"十四五"时期国家重点出版物出版专项规划项目

治疗性运动
基础与技术

Therapeutic Exercise
Foundations and Techniques
Seventh Edition

第 7 版

主　编　〔美〕卡罗琳·基斯纳（Carolyn Kisner, PT, MS）

〔美〕林恩·艾伦·科尔比（Lynn Allen Colby, PT, MS）

〔美〕约翰·博斯塔德（John Borstad, PT, PhD）

主　译　王雪强　王于领

F.A. Davis Company · Philadelphia

北京科学技术出版社

The original English language work has been published by:

The F.A. Davis Company, Philadelphia, Pennsylvania

Copyright © 2018 by F. A. Davis Company. All rights reserved.

著作权合同登记号　图字：01-2017-8976

图书在版编目（CIP）数据

治疗性运动：基础与技术：第 7 版 /（美）卡罗琳·基斯纳（Carolyn Kisner），（美）林恩·艾伦·科尔比（Lynn Allen Colby），（美）约翰·博斯塔德（John Borstad）主编；王雪强，王于领主译 . —北京：北京科学技术出版社，2022.10（2023.10 重印）

书名原文：Therapeutic Exercise: Foundations and Techniques，Seventh Edition

ISBN 978-7-5714-2248-6

Ⅰ.①治… Ⅱ.①卡…②林…③约…④王…⑤王… Ⅲ.①运动疗法 Ⅳ.①R454

中国版本图书馆CIP数据核字（2022）第060129号

策划编辑：何晓菲

责任编辑：何晓菲

责任校对：贾　荣

图文制作：北京永诚天地艺术设计有限公司

责任印制：吕　越

出 版 人：曾庆宇

出版发行：北京科学技术出版社

社　　址：北京西直门南大街16号

邮政编码：100035

ISBN 978-7-5714-2248-6

电　话：0086-10-66135495（总编室）
　　　　0086-10-66113227（发行部）

网　址：www.bkydw.cn

印　刷：北京捷迅佳彩印刷有限公司

开　本：889 mm × 1194 mm　1/16

字　数：1700 千字

印　张：68.5

版　次：2022年10月第1版

印　次：2023年10月第2次印刷

定　价：680.00元

献给 Jerry、Craig 与 Kathleen、Jodi，以及我们的孙子、孙女们——一如既往，感谢你们的爱与支持。

——Carolyn Kisner

献给 Rick 和我的大家庭——给我持续的支持与快乐的源泉。

——Lynn Allen Colby

献给 Alex 和我们的孩子——谢谢你们给予的支持、启发与希望。

——John Borstad

献给一生支持我们的父母。

献给我们的学生，他们教会了我们很多。

献给我们的同事们，他们在我们的专业发展中给予了帮助和激励。

——Carolyn Kisner、Lynn Allen Colby 和 John Borstad

主编简介

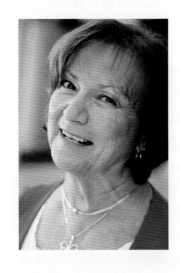

卡罗琳·基斯纳（Carolyn Kisner, PT, MS）

Carolyn 在俄亥俄州州立大学（University of Ohio State，OSU）任教 27 年后光荣退休。在任职期间，她获得了应用医学院（School of Allied Medical Professions）的优秀教学奖，并被斯芬克斯和学位帽荣誉学会（Sphinx and Mortarboard Honor Societies）授予杰出贡献奖。她组织并管理了物理治疗部门的科研项目，开设了硕士课程中的高级骨科课程（Advanced Orthopedic），并为众多研究生提供了建议。然后，Carolyn 在辛辛那提州的圣约瑟夫山学院（College of Mount St. Joseph）任教 7 年。在任职期间，她担任课程委员会主席。该委员会负责协调硕士课程的修订，并制订了物理治疗学博士入门课程。她被授予阿黛尔·克利福德修女教学杰出奖（Sister Adele Clifford Excellence in Teaching），并在 2010 年春季毕业典礼上被授予物理治疗终身成就奖（Lifetime Achievement in Physical Therapy）。

Carolyn 与 Lynn Colby 合著了《治疗性运动：基础与技术》（*Therapeutic Exercise: Foundations and Techniques*），该书于 1985 年首次出版。她和 Lynn 一直尝试跟上最新的物理治疗趋势，这在本书的每一个修订版中都得到了体现。他们还写了一本袖珍版手册，即《运动疗法临床手册》（*Ther Ex Notes: Clinical Pocket Guide*）。她的主要教学经验包括医学肌动学、骨科评估和干预、治疗性运动及手法治疗。她在国内外举办了许多关于外周关节松动、脊柱稳定、肌动学、步态和功能训练的研讨会，多次访问菲律宾、巴西、加拿大和墨西哥。她在整个职业生涯中，主要参与的临床工作是骨科门诊和家庭健康。

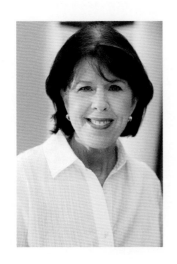

林恩·艾伦·科尔比（Lynn Allen Colby, PT, MS）

Lynn Allen Colby 是俄亥俄州州立大学荣誉退休教授。她获得了俄亥俄州州立大学的物理治疗学士学位和应用医学硕士学位。她是《治疗性运动：基础与技术》一书的合著者（现已修订至第 7 版），她还合著了《运动疗法临床手册》。她在 OSU 应用医学院（School of Allied Medical Professions）从事物理治疗专业研究长达 35 年，直至退休。作为一名教师，她还为参加应用医学专业研究生课程的物理治疗师提供建议。她在物理治疗课程中的主要教学职责包括针对肌肉骨骼和神经系统疾病的治疗性运动干预措施及儿科物理治疗。她的临床工作主要涉及骨科急诊、在特护疗养院的长期护理及各种儿科环境的住院护理和门诊护理。

在长期从事物理治疗的职业生涯中，她获得了 OSU 应用医学院的教学杰出奖，并于 2001 年被俄亥俄州物理治疗协会评为俄亥俄州年度物理治疗师。她还被 OSU 校友会授予拉尔夫·达文波特·莫尚服务和领导奖（Ralph Davenport Mershon Award for Service and Leadership）。

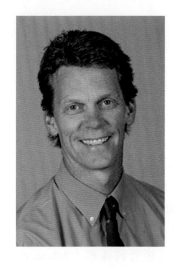

约翰·博斯塔德（John Borstad, PT, PhD）

John 是明尼苏达州德卢斯（Duluth）的圣斯考拉斯蒂卡学院（College of St. Scholastica）的教授兼校长。在担任临床医生 7 年后，他于 1999 年在明尼苏达大学（University of Minnesota）开始其职业生涯的学术阶段，并于 2003 年获得康复科学博士学位。在接下来的 13 年中，他在俄亥俄州州立大学健康与康复科学学院的物理治疗科任教。在俄亥俄州州立大学期间，他获得了美国国立卫生研究院（National Institutes of Health，NIH）、科门基金会（Komen Foundation）和美国公路交通安全管理局（National Highway Traffic Safety Administration，NHTSA）的资助，以研究肩部生物力学并为数名硕士和博士研究生提供建议和培训。John 在包括英国、日本和巴西在内的许多国家和国际会议上发表了他的研究成果。作为合著者，他的研究于 2005 年获得了玫瑰骨科物理治疗研究卓越奖（Rose Research Award for Excellence in Orthopaedic Physical Therapy Research），并于 2007 年获得了健康与康复科学学院教师研究奖（School of Health and Rehabilitation Sciences Faculty Research Award）。他于 2016 年回到家乡明尼苏达州，开始在圣斯考拉斯蒂卡学院担任学术领导。

在他的学术生涯中，John 教授过生物力学、肌肉骨骼科学和应用、循证医学实践及高阶治疗方法进展等课程。除了担任第 6 版《治疗性运动：基础与技术》的撰稿人之外，他还与 Levangie、Norkin 合著了《关节结构和功能的综合分析》（*Joint Structure and Function: A Comprehensive Analysis*）及《肌肉骨骼物理治疗》（*Grieve's Musculoskeletal Physiotherapy*）。

编者名单

Cynthia Johnson Armstrong, PT, DPT, CHT
Senior Instructor
Physical Therapy Program
University of Colorado
Aurora, Colorado

Susan Appling, PT, DPT, PhD, OCS, CMPT
Associate Professor, Clinical
Division of Physical Therapy Division
School of Health and Rehabilitation Sciences
The Ohio State University, Columbus, Ohio
Adjunct Associate Professor, Department of Physical
  Therapy
University of Tennessee Health Science Center
Memphis, Tennessee

Barbara Billek-Sawhney, PT, EdD, DPT, GCS
Professor Graduate School of Physical Therapy
Slippery Rock University
Slippery Rock, Pennsylvania

Elaine Bukowski, PT, DPT, MS, (D)ABDA
Professor Emerita of Physical Therapy
Stockton University
Galloway, New Jersey

Deborah Givens, PT, PhD, DPT,
Director, Division of Physical Therapy
University of North Carolina—Chapel Hill
Chapel Hill, North Carolina

Anne Kloos, PT, PhD, NCS
Professor Clinical Health, Physical Therapy Division
School of Health and Rehabilitation Sciences
The Ohio State University
Columbus, Ohio

Jonathan Rose, PT, SCS, MS, ATC
Assistant Professor
Department of Physical Therapy
College of Health Professions
Grand Valley State University
Grand Rapids, Michigan

Karen L Hock, PT, MS, CLT-LANA
Physical Therapist
The Ohio State University Comprehensive Cancer Center
Arthur G. James Cancer Hospital and Richard J. Solove
  Research Institute
The Stefanie Spielman Comprehensive Breast Center
Columbus, Ohio

Karen Holtgrefe, PT, DHSc, CWC
Physical Therapist and Certified Wellness Coach
Trihealth Outpatient Physical Therapy-Glenway
Cincinnati, Ohio

Barb Settles Huge, PT
Founder and Owner
BSH Wellness
President and Founder
Sisters Village, Inc 501c(3)
Fishers, Indiana

Vicky Humphrey, PT, MS
Lecturer, Physical Therapy Division
School of Health and Rehabilitation Sciences
The Ohio State University
Columbus, Ohio

Rajiv Sawhney, PT, DPT, MS, OCS
PIVOT Physical Therapy, Manager of Clinical Excellence
Adjunct Faculty
Chatham University
Pittsburgh, Pennsylvania

Jacob Thorp, PT, DHS, OCS, MTC
Associate Professor
East Carolina University
Greenville, North Carolina

主译简介

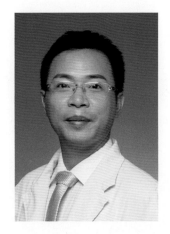

王雪强

上海体育学院运动康复学系教授，博士生导师，上海上体伤骨科医院院长。研究领域为疼痛与运动康复。荣获上海市人才发展资金、上海市"曙光计划"、霍英东教育基金会高等院校青年教师基金、上海市青年科技英才扬帆计划资助；担任 SCI 期刊 *Trials* 副主编、*BMC Geriatrics* 编委、*Neural Plasticity* 编委，中国康复医学会物理治疗专业委员会青年委员会副主任委员、中国康复医学会足踝康复专业委员会副主任委员、上海市康复医学会体医融合专业委员会主任委员；以第一作者或通信作者发表 SCI 论文 60 余篇，发表期刊为 *JAMA Network Open*、*J Sport Health Sci*、*Neurosci Biobehav Rev*、*Age Ageing* 等 SCI 收录期刊；2019 年以第一完成人获得上海市科技进步奖三等奖，2019 年荣获吴阶平医学基金会中国康复医疗机构联盟 2019 年度"突出贡献康复专家"，2020 年主持的"运动疗法"课程被评为首批国家级一流本科课程（线上）。

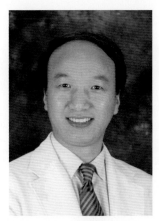

王于领

教授，博士生导师，中山大学附属第六医院康复医疗中心主任、客户服务管理处处长。本科毕业于上海体育学院体育保健康复专业，后获得中山大学公共卫生硕士学位、香港理工大学康复科学系博士学位，澳大利亚 Curtin 大学访问学者。担任中国康复医学会副秘书长、常务理事、物理治疗专业委员会主任委员、康复医学教育专业委员会副主任委员，中国生物材料学会康复器械与生物材料分会主任委员，中华医学会物理医学与康复分会康复治疗学组副组长，广东省医师协会运动医学医师分会常委、运动康复学组组长，广东省康复医学会副秘书长、物理治疗师分会会长等。

从事康复医学与物理治疗临床工作 27 年，专长于慢性疼痛、骨关节疾病、运动损伤的康复和物理治疗。长期在中山大学任教，负责中山大学中山医学院康复专业"治疗性运动""运动物理治疗学"课程，核心通识课程"运动损伤预防与康复"等教学工作。科研方面致力于慢性疼痛的脑网络机制与神经调控，人工智能与人群流行病学大数据，体力活动与慢病管理等研究。主持国家自然科学基金面上项目、国家重点研发项目课题和教育部教学项目等。担任 16 本运动医学和康复医学 SCI 期刊的编委与审稿专家。主编《运动治疗技术》《治疗性运动实验手册》等专著，主译《AAOS 骨科术后康复》《运动控制》《颈痛障碍康复管理》等专著。先后被评为"岭南名医""羊城好医生""广东省实力中青年医生"。

译者名单

主　译：王雪强　上海体育学院
　　　　王于领　中山大学附属第六医院

副主译：高　强　四川大学华西医院
　　　　朱玉连　复旦大学附属华山医院
　　　　祁　奇　上海市养志康复医院（上海市阳光康复中心）

译　者：（按姓名拼音排序）
　　　　蔡　庆　中山大学附属第三医院
　　　　陈　灿　华中科技大学同济医学院附属同济医院
　　　　邓家丰　北京和睦家医院
　　　　窦　娜　华北理工大学
　　　　冯蓓蓓　中山大学附属第六医院
　　　　郭京伟　中日友好医院
　　　　黄美贞　香港理工大学
　　　　黄晓丽　温州医科大学附属第二医院、育英儿童医院
　　　　纪美芳　昆明医科大学第一附属医院
　　　　李　超　山东中医药大学附属医院
　　　　李　林　青岛大学附属医院
　　　　李　艳　中南大学湘雅二医院
　　　　李长江　新疆医科大学第五附属医院
　　　　李扬政　浙江大学医学院附属邵逸夫医院
　　　　梁　崎　中山大学附属第一医院
　　　　廖麟荣　广东医科大学附属东莞第一医院
　　　　刘　浩　宜兴九如城康复医院
　　　　刘　凯　山东省青岛市市立医院
　　　　刘　洋　连云港长寿医院
　　　　刘书芳　广州体育学院

马　明　东南大学附属中大医院

彭松波　湖南三真康复医院股份有限公司

乔　钧　上海市长宁区精神卫生中心

荣积峰　上海市第一康复医院

苏　彬　无锡市中心康复医院

孙　扬　复旦大学附属华山医院

谭　芳　美国斯波尔丁康复医院（Spaulding Rehab Hospital）

汤炳煌　厦门弘爱康复医院

汤继芹　山东中医药大学

王　盛　苏州科技城医院

王　欣　山东绿叶医疗集团

王杰龙　苏州大学体育学院

王亚飞　中山大学附属第六医院

王宇章　北京积水潭医院

席建明　河南中医药大学第一附属医院

向　珩　天津医科大学

谢凌锋　华中科技大学同济医学院附属同济医院

谢燕菲　澳大利亚昆士兰大学

许志生　浙江大学医学院附属第一医院

薛晶晶　中山大学孙逸仙纪念医院

易　江　吉林大学第二医院

张　明　徐州医科大学附属徐州康复医院

张　鑫　同济大学

张洪蕊　济宁医学院附属医院

张立超　上海中医药大学附属岳阳中西医结合医院

张小波　杭州彩虹鱼康复医院

赵美丹　天津中医药大学

周　君　南华大学附属第一医院

朱　毅　郑州大学第五附属医院

朱红梅　北京体育大学

秘　书：郑依莉　上海体育学院
　　　　赵小宇　山西医科大学汾阳学院

译者前言

《治疗性运动：基础与技术》（*Therapeutic Exercise: Foundations and Techniques*）由美国著名物理医学与康复专家 Carolyn Kisner 和 Lynn Allen Colby 主编，是当前国际最具盛名的康复医学与物理治疗学的经典巨著之一。

为了适应康复医学在全球的迅速发展，该书在2018年更新为第7版，在以往版本的基础上新增了老年人治疗性运动、女性健康、淋巴系统疾病管理的相关内容，同时新增了对组织愈合分期和康复分期的讨论。本书的特点是将理论和实践做到最佳结合并深入讨论治疗性运动和徒手治疗的原则，提供最新的运动练习方法和疾病管理指南，同时配有专门板块总结循证医学进展。考虑到此前该书从未有简体中文版发行，在众多业内学者、康复同道的呼吁以及北京科学技术出版社的大力支持下，我们决定翻译该书的第7版。翻译工作于2018年6月正式启动，并得到了康复医学和物理治疗学界同道们的鼎力支持，作为国内学界中坚力量的60余位学者加入翻译工作，10余位海外华人学者参与审阅与修改，诸多研究生进行幕后文字工作，特别是图书秘书郑依莉、赵小宇辛勤付出，出版社编辑于庆兰、何晓菲专业负责，谨在此向各位表示衷心感谢。

治疗性运动在恢复、改善、重建功能中起着极其重要的作用，已成为物理治疗的主体。2022年3月国务院办公厅印发的《关于构建更高水平的全民健身公共服务体系的意见》提出："……制定实施运动促进健康行动计划……推广常见慢性病运动干预项目和方法，倡导'运动是良医'理念。"加快推进主动健康工作发展对全面推进健康中国建设、实施积极应对人口老龄化国家战略、保障和改善民生具有重要意义。我们意识到，应引进和吸收国际先进的治疗性运动理念和技术，并与中国物理治疗学科现状相结合，推动本学科与国际接轨，而本书简体中文译本的出版对我们从事物理治疗教学和临床康复工作具有重要的学习价值和参考意义。

书中的术语、名词翻译基本遵从原作文字，在翻译过程中发现的原作个别疏漏和错误之处，在经过反复核对后，已在本书中予以纠正。尽管我们高度重视本书的编译，每一章节在反复审校之后才最终定稿，但有些翻译仍然存留争议，翻译疏漏之处在所难免，诚恳地期待广大读者给予指正，这将是对我们最大的鼓励和帮助。

王雪强　王于领
2022年10月

第 7 版前言

30 多年前，源于满足物理治疗师基础教育需求的想法，我和 Lynn Colby 开始写第一本关于物理治疗的书。我们的初版作品是一本主要作为工具手册的大纲形式的平装书。每一个后续版本的更新都源于我们的创造性见解和尽可能为学生及专业团体带来最新资源的共同努力。Lynn 已经决定，这将是她参与的最后一个版本——我会想念她的杰出才能、她的团队精神，以及我们经年累月的合作关系。我怅然若失，不知该如何感谢她多年来对这个项目的热爱和奉献，以及通过我们的合作关系而建立的友谊。我只能说：谢谢 Lynn，尽情享受你的退休生活吧。

在此版本中，新加入的主编是物理治疗师 John Borstad 博士。他是第 6 版的撰稿人，并参与了其他的出版和研究工作。在本版本的许多章节中，您将看到他的名字，因为他已经担当了更新、修订和编辑的重任，所以我们在"主编简介"中加入了他的履历信息。他的加入令人兴奋，我期待着我们的持续合作。

这本书的主编和编者一直在努力吸收与整合最新的研究趋势和成果，以支持治疗性运动的基础概念和理论，学生可以在这些基础上学习，从业者可以在治疗患者的专业知识方面取得进步。除了对内容进行广泛而彻底的修订之外，本版本再次强调了"聚焦循证"和"临床提示"。在适用的情况下，临床实践指南（Clinical Practice Guidelines，CPG）包含在"聚焦循证"部分。

我们增加了新章节——"老年人运动"（第 24章）。由于这是物理治疗实践的一个关键领域，我们期望本章的内容将为所有从业者在治疗老年人时提供有用的信息和适合的干预方式。在第 1 章中，关于使用 ICF（《国际功能、残疾和健康分类》）语言的信息也有了重要更新；第 2 章中扩展了关于预防、健康及保健的内容；第 25 章中加入了管理男性尿失禁的内容。

与以前的版本一样，我们希望更新的第 7 版将为治疗性运动的学生和医疗从业人员提供学习和专业成长的资源。

Carolyn Kisner

致谢

我们要向在本书第 7 版的修订中贡献了自己的知识、见解和专业观点的教育工作者和临床医生表示由衷的感谢。

特别感谢 Vicky Humphrey 编辑了与本版相关的辅助功能部分，以及她对袖珍版手册 *Ther Ex Notes: Clinical Pocket Guide* 第 2 版的贡献。特别感谢 Progressive Publishing Services 的项目经理 Marsha Hall，她主持了文字编辑和制作过程。再次特别鸣谢 F. A. Davis 的工作人员，尤其是我们的高级采编编辑 Melissa Duffield，以及我们的高级发展编辑 Jennifer Pine，他们都为第 7 版的出版提供了帮助。

目　录

治疗性运动：基本概念

■ VICKY N. HUMPHREY ■ LYNN ALLEN COLBY

几乎每个人，不论其年龄，都很重视自己在日常生活中能独立进行功能性活动的能力。健康护理服务的消费者（患者 / 客户），特别是那些寻求或接受物理治疗者，通常都是因为损伤、疾病或健康相关状况，导致与运动相关的身体功能失调，限制其参与他们认为必要或重要的活动。接受物理治疗者也可能是没有身体障碍或功能缺陷的人，他们希望提高其整体健康水平和生活质量或降低受伤、疾病的风险而寻求帮助。因此，个性化设计的运动治疗方案是提供物理治疗服务的基本组成部分。因为运动治疗的最终目的是通过简单至复杂的运动干预，使消费者达到无症状运动的最佳状态。

为了制订和实施有效的运动治疗干预措施，治疗师必须理解不同的运动方式将如何影响身体各个组织和系统，以及运动产生的效果将如何对运动系统相关的重要身体功能产生影响。治疗师也必须在从首次检查到患者出院的整个过程中，整合和应用解剖学、生理学、运动学、病理学，以及行为科学

的知识来制订和实施运动计划。为了最大限度地获得积极并且有意义的功能训练效果，治疗师必须了解身体功能、健康和失能之间的关系，以及将这种概念关系运用到患者 / 客户的治疗管理上，从而提供有效果和有效率的治疗。最后，作为患者 / 客户的教育者，治疗师必须理解运动学习和运动技巧获得的基本原则，并将其运用到对患者 / 客户的运动指导和功能训练中。

因此，本章旨在介绍物理治疗中运动治疗干预的整体概览。本章也将讨论多个健康、功能和失能的模型以及与治疗性运动相关的患者 / 客户管理，并探讨运动教育和渐进模式，以及基于运动学习原则的运动功能技巧的训练策略。

治疗性运动：对身体功能的影响

物理治疗师对患者 / 客户进行持续管理的众多方法中，治疗性运动是改善或恢复个体功能以及防

止失能的重要关键方法之一 [4]。

治疗性运动的定义

治疗性运动是系统的、有计划的身体动作、姿势或活动的表现，旨在帮助患者/客户达到以下目的。

- 治疗或预防身体功能和结构的损伤。
- 改善、恢复身体活动和提高社会参与水平。
- 预防或减少健康相关的危险因素。
- 优化整体健康状态、体适能或提升幸福感。

治疗性运动对存在各类健康状况或相关身体损伤的个体的益处，在科学文献中有广泛的阐述，而本书也将在每一章中加以论述。

由物理治疗师设计的运动治疗方案，是针对每位患者或客户的独特需求而个性化设计的。患者是由物理治疗师诊断为具有损伤和功能缺陷的个体，并且接受物理治疗以改善功能并预防失能 [4]。客户是指没有被诊断有运动功能障碍，但接受物理治疗服务以促进健康和防止功能障碍的个体 [4]。由于本书的重点是对有身体功能和结构障碍、活动受限和参与受限的个体进行管理，因此本书将选用术语"患者"，而不是"客户"或"患者/客户"。我们相信，所有接受物理治疗服务的个体，必须是康复的积极参与者，而不是被动接受者，要能够在康复过程中学习如何自我管理他们的健康需求。

与运动相关的身体功能的组成部分：关键术语的定义

一个人在家中、工作场所、社区或在休闲娱乐活动中，功能独立的能力皆因身体、心理和社会功能的情况而定。与运动相关的身体功能的多样性涵盖了各种各样但又相互关联的领域，如图 1.1 所示。这些功能的不同元素我们将在下文进行定义。

平衡。 能使身体的各部分维持良好对线以对抗重力从而在支撑面上保持或移动身体（重心）而不跌倒的能力；通过感觉和运动系统的相互作用来移动身体而平衡重力的能力 [4,94,107,125,166,169,170]。

心肺耐力。 在一段时间内，进行中等强度、重复性全身活动（如散步、慢跑、骑行、游泳等）的

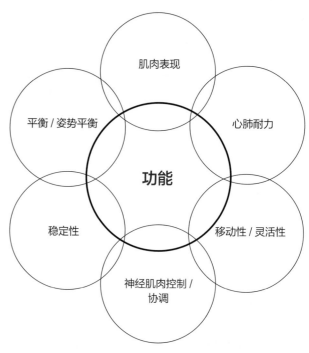

图 1.1   相关身体功能

能力 [2,115]，也称心肺体适能。

协调性。 正确的肌肉激活时间和顺序，结合适当的肌肉收缩强度，能够有效地启动、引导和分级动作。这是运动平稳、准确和高效的基础，并且这发生在自觉意识或自动化阶段 [139,142,165]。

灵活性。 不受限制地自由活动的能力，可与活动性互换使用。

活动性。 身体结构或各部分主动移动或被动移动，从而产生关节活动度进行功能运动（功能性关节活动度）的能力 [4,177]。被动活动性取决于软组织（收缩性或非收缩性）的延展性；而主动活动性需要神经肌肉的激活。

肌肉表现。 肌肉产生收缩和进行体力活动的能力。肌肉表现包括肌力、爆发力和耐力 [4]。

神经肌肉控制。 感觉和运动系统的相互作用，使协同肌、主动肌、拮抗肌、稳定肌和中和肌能够预判或回应本体感觉和运动觉的信息，从而按照正确的顺序工作并产生协调的动作 [102]。

姿势控制、姿势稳定性和平衡。 可与静态或动态平衡互换使用 [73,166,169]。

稳定性。 神经肌肉系统通过协同的肌肉活动，使近端或远端的身体部分保持在静止姿势或在运动

中控制自身稳定的能力[73,169,177]。关节稳定性是指通过被动和动态结构维持正确的关节对应骨骼对线的能力[122]。

人体运动系统是物理治疗的基础，也是发挥身体功能的关键[160]。身体各系统相互作用而控制身体功能来对施加于身体组织的力量和压力（压力 = 力量 ÷ 面积）做出反应和适应，而这些外力也是运动的组成部分[115,121,160]。例如，重力是一种持续影响肌肉骨骼系统、神经肌肉系统和循环系统的力。在常规的身体活动中，附加的力帮助身体维持功能性的力量、心肺体适能和活动性。过度的力和压力会导致急性损伤，比如扭伤和骨折；或慢性损伤，比如重复性运动损伤[121]。作用于身体的应力消失也会导致变性、退化或畸形的发生。比如，长期的卧床休息或制动，身体没有正常的承重，也会削弱肌肉和骨骼的功能[2,3,17,121]。长期的制动也会导致循环系统和心肺系统功能的衰退[2]。

身体任何一个或多个系统损伤，以及运动系统任何方面的继发损伤，不管单独还是共同存在，都会限制或阻碍个体进行或参与日常活动。运动治疗干预涉及应用严格分级的物理性压力，以及用可控制的、渐进的和安全的方式施予人体运动系统、特定组织或个别结构上的力量，以促进提升运动能力和改善个体感受[5,160]。

注意： 在一篇已发表的文章中，Sahrmann[160]总结了物理治疗先驱者几十年来的研究成果，更清楚地定义了物理治疗在医疗保健中的角色。他提出，与其说物理治疗是一种干预手段，不如说它是一种针对特定身体系统的专业学科，这一观点获得专业人士对（物理治疗）专业内容的认可。这些支持者已经将人体运动系统定义为代表物理治疗实践范围和专业知识的生理系统。在这种背景下，人体运动系统被描述为一个独立的生理系统，由相互作用的器官和系统组成，包括产生运动的神经和肌肉骨骼系统，以及支持运动的呼吸系统、心血管系统、内分泌系统和皮肤系统。

治疗性运动的干预类型

治疗性运动的程序包含了各种活动、运动和技术。个体化治疗方案的制订是基于治疗师在对患者身体检查中对造成患者身体功能或结构损伤、活动受限或参与受限的潜在风险或原因的判断[5]。治疗性运动的干预类型列在本书的专栏 1.1 中。

注意： 尽管关节松动术和手法操作程序通常被归类为手法技术而非治疗性运动[4]，但本书的作者选择了包含关节松动术在内的广义的治疗性运动概念以探讨软组织牵伸技术的全部领域。

运动安全

无论采取何种治疗性运动的干预方式，安全性是首要考虑的基本因素，不论是独立运动还是在治疗师的直接监督下运动。患者的安全当然至关重要，但也必须考虑到治疗师的安全，尤其当治疗师直接参与运动过程或应用手法治疗技术时。

许多因素可能影响患者的运动安全。进行运动之前，必须分析患者的健康史和当前的健康状况。不习惯体力消耗的患者，可能会因为在已知或未经诊断的健康状况下运动，而存在发生运动不良反应的风险。药物可能对患者运动时的平衡和协调或运动时的心肺反应产生不利影响。因此，在开始运动计划之前，必须认真识别各种风险因素并加以权衡。患者应该在运动计划开始之前出示医生开具的体检合格证明。

运动训练的环境也会影响患者的安全。足够的空间和合适的支撑面是保证患者安全的必备条件。如果在医院或家庭环境中使用运动器材，为确保患者安全，设备必须有良好的保养和正常运行状态，必须适合患者，并且必须合理地应用。

具体到运动项目中的每项运动，患者进行运动

专栏 1.1　治疗性运动的干预类型

- 有氧训练和再训练。
- 肌肉表现运动：肌力、爆发力和肌耐力。
- 牵伸技术，包括肌肉牵伸技术和关节松动（徒手操作）技术。
- 神经肌肉控制、抑制和促进技术，以及姿势意识训练。
- 姿势控制、身体力学和稳定性训练。
- 平衡训练和灵活性训练。
- 放松训练。
- 呼吸训练和呼吸肌训练。
- 任务导向性的功能性训练。

的准确性会影响安全，包括正确的姿势或身体对线，执行正确的运动模式以及运动时采用的强度、速度和时间。治疗师必须告知患者疲劳迹象、受伤风险同疲劳的关系，以及在日常运动中或运动后休息恢复的重要性。当患者在医院或家庭环境中有直接监护下进行运动项目时，治疗师可以控制这些风险变量。如果患者在家里或在社区健身中心独立进行运动训练，有效的运动指导和患者教育可以提高患者运动的安全性，并将伤害或二次受伤的风险降至最低。本章稍后的节段将讨论有效的运动指导和患者教育。

如前所述，为了避免与工作有关的伤害发生，也须考虑治疗师的安全。例如，当治疗师通过徒手施加阻力提高患者的力量或者通过手法牵伸来改善患者的关节活动范围时，治疗师必须在这些手法技术中应用适当的身体力学原理和关节保护方法，以最大限度地减少自己受伤的风险。

在本书的每个章节中，都对特定的健康状况、损伤、活动受限和参与受限的管理，以及特定治疗性运动干预的应用和进展注明了注意事项、禁忌证和安全考虑。

健康、功能和失能的分类——模型的演化和相关术语

分类系统的背景和基本原理

了解健康、功能和失能之间的复杂关系，为提供有效的医疗保健服务奠定了基础[87,153,174]。如果没有共同的概念理解和统一的词汇描述，在研究、临床实践、学术交流、政策制订和立法方面，跨学科之间的沟通和国际信息共享将受到影响[153,176,199]。

失能是指急性或慢性状况，如疾病、损伤、先天性异常或发育异常造成的功能后果。这些影响包括了人体的基本能力和个体满足需要、习惯、预期的和期望的社会功能以及角色的能力[85,123,193]。失能不仅是指一种医学状况，它是个人状况的体验——可以是暂时的或者永久的[76,199]。失能过程取决于很多因素，例如是否接受优质的护理、病情的严重程度和持续时间、患者的动机和态度以及来自家庭和

社会的支持；取决于个人情况和社会支持的变化，失能病程发生改变，而且同一医学诊断下的不同患者的功能水平也不同[85,123,176,193]。定义一个人的健康状况是否存在功能问题是一项复杂的任务，而健康从业者、研究者、教育者、决策者和立法者若能使用相同的词汇和分类系统，将有利于做出合适的决断。

功能和失能的模型——过去和现在

早期模型

在过去的几十年里，世界各地已经提出了数种描述失能的模型。早期的两种模型是 Nagi 模型[123,124]和世界卫生组织（World Health Organization，WHO）提出的国际损伤、失能和障碍分类（International Classification of Impairments, Disabilities, and Handicaps, ICIDH）模型[67,75]。美国国家医疗康复研究中心（National Center for Medical Rehabilitation Research，NCMRR）创建了第三种模型，在身体和社会风险基础上引入了个体危险因素[126]。

在 20 世纪 90 年代，物理治疗师开始探索失能模型的潜在用途，并提出失能模型和相关术语为临床决策制订和研究提供了适当的框架[64,84,162]。除此之外，从业人员和研究人员采用与失能相关的术语可规范化临床与研究文书以及沟通交流[65]。美国物理治疗协会（American Physical Therapy Association，APTA）随后将 Nagi 失能模型及相关术语的延伸纳入其共识文件，即 1997 年第一版和 2001 年第二版《物理治疗师实践指南》（*Guide to Physical Therapist Practice*[4]，通常称为《指南》）。它通过为整个物理治疗过程的组织和权衡优化临床诊断决策制订出失能模型，从而规范了文件记录、交流、临床实践和科研。

Nagi、ICIDH 和 NCMRR 模型尽管在临床实践和研究中被广泛应用，但因其过度关注残疾病理而受到国际上的质疑[41]。这些早期模型都描述了一条单向、基于医学－生物学描述、直接由疾病导致残疾的路径，没有考虑环境或社会因素的影响[41,176]。针对这些批评，世界卫生组织对 ICIDH 模型进行了广泛修订，并于 2001 年引入了国际功

能、残疾和健康分类（Internation Classification of Functioning，Disability and Health，ICF）概念，并将环境因素和个人因素纳入模型，形成生物 – 心理 – 社会模式（图 1.2）[76,77,173,174,175]。

ICF 被用于与健康状况有关的功能和失能分类，但世界卫生组织还有一个分类体系对健康状况（疾病、失调和损伤）进行分类，称为国际疾病分类（Internation Classification of Disease，ICD）。这两个分类系统的共同使用阐述了更全面和更有意义的个体或群体的健康状况[77]。

ICF 模型

与以前的模型不同，ICF 并不着重于残疾或者疾病本身，而是旨在分类和编码不同的健康状态或与健康状态相关的体验。ICF 对人的健康体验采用中性的描述，因为这些与健康和功能相关的描述是来自所有人，而不仅仅是有残疾的人[76,77,199]。ICF 也包含了环境和个人因素对残疾或非残疾者的生活及参与社会活动的影响[41,77,199]。

如表 1.1 所示，ICF 模型把健康相关信息组织分为两个基本部分。首先，标记为第 1 部分的"功能和失能"细分为两类：①身体功能和结构；②活动和参与。这两个术语——功能和失能，是基于身体功能和结构及其相关活动和参与性的分类。功能是完整的身体功能和结构以及在生活环境中的活动和参与能力的正性相互作用。相比之下，失能是身体功能和结构的损伤、活动受限和参与受限的健康状况的负面影响[76,77]。

其次，表 1.1 中标记为第 2 部分的"相关因素"，也被细分为两类：①环境因素；②个人因素。相关因素代表一个人完整的生活背景和生活状况[77]。环境因素包括有或没有健康问题的人所生活的物理环境、社会环境以及在这种境遇下的他人态度[77]。这些因素对个人来说是外在的，但对个体在身体功能和结构水平的表现以及执行活动和参与社会方面存在促进或妨碍的作用。基于此原因，模型的第 1 部分没有与第 2 部分分开，因为它们在模型编码体系中是有等级的，以代表一个人健康状况的生物 – 心理 – 社会模式[1,77,144]。

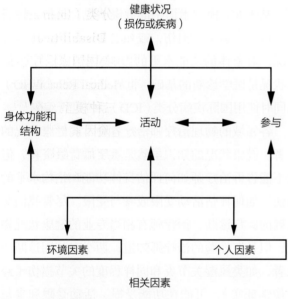

图 1.2 ICF 模型

表 1.1	国际功能、残疾和健康分类（ICF）* 模型概况			
	第 1 部分　功能和失能		**第 2 部分　相关因素**	
组成成分	**身体功能和结构**	**活动和参与**	**环境因素**	**个人因素**
领域	身体功能 身体结构	生活区域 （任务和行动）	影响功能和失能的外部因素	影响功能和失能的内部因素
结构	身体功能变化（生理） 身体结构变化（解剖）	能力：在标准环境中执行任务	产生促进或者妨碍影响的物理环境、社会环境和他人态度等特征	个人态度影响
功能				
正性方面	功能和结构调整	活动和参与	促进作用	不适用
失能				
负性方面	功能和（或）结构损伤	活动受限、参与受限	障碍、妨碍作用	不适用

* 经许可引自 International Classification of Functioning, Disability and Health: ICF. Geneva: World Health Organization, 2008, p 13.

关键术语的定义在专栏 1.2 中列出 [76,77,184]，本章后面也将给出这些内容的示例。

注意：ICF 的分类和编码方法也与其他模型的计量方法不同。个体（individual）不是分类，而是编码用以描述个人一系列健康及与健康相关的领域的状况（situation）。ICF 中使用的编码是复杂的、多因素的，包含了健康、功能和环境因素，描述个人活动表现和参与社会的能力 [1,41,77,88,174,175]。

ICF 组成和在物理治疗中的应用

背景

传统观念认为，物理治疗专业是一个以消除或矫正残疾为目的的知识体系和临床实践 [150]。然而，随着物理治疗专业的发展，实践范围已经不仅仅局限于管理和矫正残疾，现在还包括提升健康个体的幸福感和预防或减少可能导致残疾的危险因素，而这些因素既包括外在的环境因素，也包括内在的、影响每个人对自己健康状况反应的个人因素 [6]。

2008 年，APTA 正式认可了 ICF 的生物 - 心理 - 社会模式、术语和分类系统，并在过去十年间，开始持续倡议将 ICF 的框架和术语整合到研究、临床记录、教育、政策制订和立法过程中 [5,77,141]。为了促进 ICF 在临床实践活动中的应用，数篇已发表的文章建议，将 ICF 整合到物理治疗实践、伦理和

患者管理的特定领域中 [1,48,49,144,153]。2013 年，第三版《指南》仅以电子文本形式出版，旨在能及时更新，从而反映物理治疗实践的迅速革新，电子文本包括整合 ICF 作为合适的模型来定义功能和残疾领域 [5]。

例如，鼓励在临床环境中更多地使用 ICF 语言进行记录 [16,141]。最值得注意的 ICF 的应用是一系列由 APTA 专业组制订和出版的物理治疗临床实践指南。这些指南应用 ICF 概念来描述和分类物理治疗的临床干预 [58,95]。本书的部分章节，将讨论这些指南中常见于骨科的健康状况和相关损伤的运动干预治疗效果。

健康状况

基于 ICF 模型术语中的健康状况，是指急性或慢性疾病、紊乱、损伤，或如老化、怀孕、压力等状况，对个体的功能水平的影响（图 1.2）[76,77]。健康状况是医学诊断的基础，世界卫生组织（WHO）也同时使用国际疾病分类（ICD）系统进行编码 [77]。

各领域的物理治疗师治疗各种不同健康状况的患者。健康状况的知识虽然是重要的背景资料，但它不能告诉治疗师如何评估身体功能和结构水平的损伤，如何评估活动受限或参与受限。尽管我们有精确的医疗诊断，治疗师有相当专业的健康状况知识，但是有经验的治疗师知道，两个有相同诊断的患者，如类风湿关节炎和同样程度的关节损伤（经影像学证实），可能在功能受损、活动受限和参与受限的程度上有很大的不同。因此，他们的残疾程度可能大为不同。这就要求物理治疗师在设计有意义的治疗策略以改善患者功能时，必须始终注意评估特定健康状况对运动和功能的影响。

身体功能和结构

如前所述，ICF 第 1 部分的一类是身体功能和结构（表 1.1）。身体功能是指身体的生理功能，身体结构描述为身体的解剖部位。这些分类主要发生在细胞、组织或身体系统水平。

损伤种类

损伤被定义为生理、解剖、心理功能和身体结构失去完整性，部分影响身体健康状况。

有些身体结构损伤（impairments of body struc-

专栏 1.2　ICF 关键概念的定义

- **身体功能损伤（impairments of body function）**：指身体系统（包括心理功能）的相关生理问题。
- **身体结构损伤（impairments of body structure）**：指身体解剖结构的问题。
- **活动受限（activity limitations）**：指个体在执行行动、任务和功能性活动时遇到的困难。
- **参与受限（participation restrictions）**：指个体在生活场所体验的问题，包括参与自我照顾、履行家庭责任、工作或交流的困难，以及生产创造活动、娱乐和社会活动困难。
- **相关因素（contextual factors）**：指个体居住和生活的背景状态。
  - **环境因素（environmental factors）**：指与人们进行生活活动相关的物理、社会和态度等环境因素；这些可以是促进功能性活动的因素，也可能是妨碍功能性活动、导致失能的因素。
  - **个人因素（personal factors）**：指个体所具有的不属于健康领域的特征，包括年龄、性别、种族、生活方式习惯、处事方式、性格特征、情感、文化和社会背景、教育等。

ture）在物理治疗检查时可以通过视诊发现，这些损伤包括关节肿胀、瘢痕、开放性伤口、淋巴水肿或截肢。另一些损伤可通过触诊诊断，比如粘连、肌肉痉挛、关节捻发音。其他结构损伤需要通过各种各样的影像学检查来识别，比如用 X 线摄片来检查关节炎引起的关节间隙狭窄或通过磁共振（MRI）检查肌肉或韧带的撕裂。

身体功能损伤（impairments of body function）。比如疼痛、感觉减退、关节活动度下降、肌肉表现下降（强度、力量和耐力）、平衡和协调障碍、异常反射或通气量减少是物理治疗师最常发现的损伤表现，并可通过治疗性运动干预来处理。一些典型例子详见专栏 1.3。

物理治疗师通常为那些因肌肉骨骼、神经肌肉、心血管 / 肺和身体表皮系统损伤而影响运动的患者提供照顾和服务。在生物 - 心理 - 社会模型中，如 ICF，识别和记录损伤是评估在特定环境下健康状况对患者活动和行为的影响的第一步。

原发性和继发性损伤（primary and secondary impairments）。损伤可以直接源自健康状况（直接 /

原发性损伤），也可以由先前存在的损伤所导致（间接 / 继发性损伤）。例如，一个病理诊断为撞击综合征或肩袖肌腱炎（病理状态）的患者被转诊给物理治疗师，物理治疗师在身体检查中可能发现患者身体功能的原发性损伤，如疼痛、肩关节活动范围受限以及特定的肩带和盂肱关节周围肌肉无力（图 1.3）。患者还可能因为先前存在的姿势异常（继发性损伤）而发展为肩关节病理变化，从而导致上肢的使用模式改变和由于错误力学机制而产生撞击。

复合损伤（composite impairments）。复合损伤指一种损伤由原发性或继发性损害引起，并且是由多种原因共同造成的。例如，一位患者在脚踝处出现严重的内翻，导致了其踝关节距腓韧带撕裂。其脚

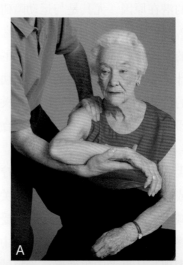

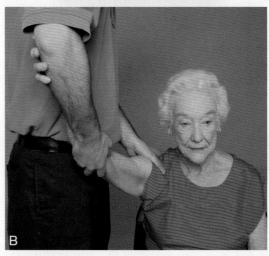

图 1.3　原发性损伤。A. 肩关节撞击综合征和相关的肩袖肌腱炎；B. 健康状况 / 病理导致了肩关节上举活动范围受限（身体功能损伤），在检查中被证实

专栏 1.3　可通过治疗性运动来处理的常见身体功能损伤

肌肉骨骼
- 疼痛。
- 肌力减弱 / 力矩下降。
- 肌肉耐力减退。
- 下列原因导致活动范围受限。
  - 关节囊的限制。
  - 关节周围结缔组织的限制。
  - 肌肉长度缩短。
  - 关节运动过度。
  - 不良姿势。
  - 肌肉长度 / 力量不平衡。

神经肌肉
- 疼痛。
- 平衡、姿势稳定或控制受损。
- 不协调，募集时序错误。
- 运动延迟。
- 张力异常（张力减低、张力亢进、肌张力障碍）。
- 无效 / 无效率的功能运动策略。

心血管 / 肺系统
- 有氧代谢能力降低（心肺耐力）。
- 循环障碍（淋巴、静脉和动脉）。
- 持续身体活动产生的疼痛（间歇性跛行）。

皮肤组织
- 皮肤活动性减少（如无活动或瘢痕粘连）。

踝被固定了几周，很可能会在固定器被移除后出现平衡障碍。由于固定和失用，这种复合损伤可能导致慢性韧带松弛（身体结构损伤）和外伤性踝关节本体感觉障碍或肌肉无力（身体功能损害）的后果。

不论患者表现出何种身体损害，治疗师必须记住损伤在不同患者身上表现不同，有效管理患者的关键是识别功能相关的损伤（functionally relevant impairments），换句话说，就是直接导致患者当前或未来在日常生活中活动受限和参与受限的那些损伤。损伤使患者处于亚健康状态，因此损伤也必须被识别出来。

和有效管理患者健康状况同样重要的是，治疗师必须分析和确定，或者至少推断患者的状况，这一点不能忽视。应当识别出身体功能或身体结构的物理损伤的潜在原因，尤其是与运动障碍有关的损伤[158,159,160]。比如，软组织生物力学异常是关节活动度受限的原因吗？如果是，哪个部位的软组织受限，又为什么会受限呢？其中的信息能协助治疗师针对损伤的可能原因、损伤本身以及相关的活动受限和参与受限，选择合适的、有效的治疗性干预措施。

虽然大多数物理治疗干预（包括治疗性运动）旨在纠正或减少身体功能的损伤，比如关节活动度或力量的减小、平衡能力差或心肺耐力受限，理想治疗的最终关键一定是提高患者在生活中的活动能力和参与表现。从患者的角度看，治疗的成功结果取决于活动和参与水平的恢复[144]。一个治疗师不能简单地认为，在损伤的水平进行干预（如力量和牵伸练习）及随后减少身体损伤（提高肌力和关节活动度）就是促进患者在工作或社会角色中活动和参与水平的进步。治疗性运动干预的特定任务整合机制将在本章后面有效管理患者的模式部分进行探讨。

活动和参与

ICF 第 1 部分的第二类是活动和参与（表1.1）。活动被定义为个人执行任务或行动，而参与则是个人在生活中参加的过程。ICF 结构中对这一部分的分类是基于一项单独的活动和生活区域列表[77]。治疗师被鼓励去根据患者的生活状况逐个

分析来区分这部分内容。已经有广泛的研究来确定这两个功能性活动的内容是不同的还是相互关联的[1,26,89,144]。由于环境和个人因素（相关因素）的变化，个人能力在执行任务和参与活动上没有明显的区别。此外，我们也建议进行更多的实证研究，以便更清楚地说明这两类，以加强学科和国家之间的数据比较。

活动受限和参与受限

用 ICF 的语言表述，活动受限（activity limitations）发生在某人执行困难、不能完成任务或日常生活行动时（专栏 1.2）[41,76,77,173,174,175,184]。如图 1.4 所示，肩关节活动受限（身体功能损伤）作为关节囊粘连（健康状况）的后果，可能限制患者洗漱梳头或进行家务活动时上举上肢过头的能力（活动受限）。

许多研究将身体功能损伤和活动受限联系起来，尤其是老年人，已确认肩关节活动受限与洗澡、穿衣时手上举过头和反转背后困难之间有关联[185]。下肢肌肉等长收缩力下降和蹲、跪困难有关联[71]。同时，下肢峰值功率下降和步行速度降低、坐位站起困难有关联[140]。然而也应该注意，单个甚至多个轻微的身体功能和结构的损伤不会持续导致所有个体活动受限。例如，一项对症状性髋或膝

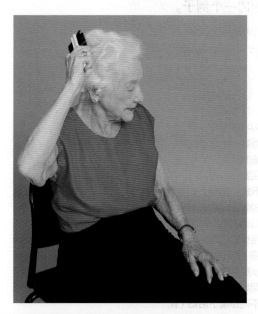

图 1.4　手上举过头的能力受限（活动受限），作为肩关节活动受损的结果可以导致患者不能独立完成自我照顾和执行家务活动困难（参与受限）

关节炎（osteoarthritis，OA）患者持续 2 年的观察研究显示，OA 影像学证实的关节间隙变窄加重（被认为是提示疾病或疾病进展的身体结构损伤），并不与患者在身体功能评估时自我测量的活动受限加重相匹配[24]。进而更多其他研究证据提示，损伤的严重性和复杂性必须达到一个关键的水平，功能的退化才开始发生，但这个水平对每个人来说是不同的[134,143]。这些例子强调 ICF 模型中环境和个人因素对功能和残疾的各个方面的影响。因此，每个个体对健康状况的反应体验是不同的。

活动受限（activity limitations）。活动需要感觉运动任务的参与，也就是说，总体身体动作通常是功能性活动的组成部分或元素。活动受限涉及执行特定任务的技能和生理问题并与其表现相关。专栏 1.4 列出了一些因身体功能和结构损伤而产生的活动受限。所列内容涉及总体身体动作，而且是从简单到复杂的日常生活技能必要的组成部分。这样定义活动受限，强调检查时通过任务分析方法，找出运动技能异常或缺乏的成分，继而将特定任务功能运动整合于运动治疗计划中的重要性。

当一个人无法或只有有限的能力完成如专栏 1.4 所列的全身组合运动时，活动受限和参与受限就可能存在了。以下是日常生活中活动和参与相互作用的一个例子。为了做一项基本家务劳动任务，如粉刷一个房间，一个人必须能握住一把油漆刷或滚子、爬上梯子、举臂过头、跪下或弯腰够到地

专栏 1.4　与活动受限相关的常见任务

执行以下任务或活动有困难或者受限制

- 伸手够物和抓握。
- 举起、承载和提物。
- 推和拉。
- 屈膝和弯腰。
- 翻转和扭转。
- 抛物和抓取。
- 滚动。
- 持续坐或站的耐力。
- 蹲（伏）和跪。
- 从椅子或地面站起和坐下。
- 起床和上床。
- 不同环境下活动（爬、走、跑）。
- 上下梯子。
- 蹦跳和跳跃。
- 踢或扔物体。

上。如果其中有一个功能性动作是受限的，则可能导致无法完成粉刷房间的整体任务。如果个体把家务劳动视为个人或社会角色的话，不能完成粉刷房间任务可能导致个体参与受限。

物理治疗检查和评估的一个必要元素是运动任务分析，以找出患者难以完成的任务的组成部分。这个分析有助于治疗师确定患者无法执行特定日常生活任务的原因。这些信息，加上对造成运动模式改变或缺乏的相关损伤的识别和测量，被用于治疗计划的制订和干预措施的选择，以恢复患者在个人、社会、工作和生活情境的整体活动和参与能力。

参与受限（participation restrictions）。和 ICF 模型（表 1.1）定义的一样，参与受限是指一个人在根据社会标准衡量的生活状况中可能遇到的问题[76,77,173,174,175,184]。更具体地说，参与受限是指不存在个人态度和环境（背景因素）差异的情况下，一个人不能参与有意义的社会实践[26,144]。

社会期望或个人角色涉及与他人的互动和参与活动，这是个体的一个重要组成部分。这些角色在年龄、性别和文化背景上有差异。专栏 1.5 概述了可能限制参与的活动或角色类别。

相关因素

ICF 第 2 部分是相关因素，分为环境因素和个人因素两部分。这些分类体现了影响功能和失能的内部和外部因素，并考虑了个体生活和生活情境的整体背景（表 1.1）。

环境因素是个体的外在因素，但它在物理的、社会的以及世界观方面的每个特征都对功能和失能存在促进或妨碍作用[77]。

因为失能是一个复杂的概念，人们对残疾的每

专栏 1.5　与参与受限相关的功能领域

- 自我照顾。
- 社区活动力。
- 作业任务。
- 学校相关任务。
- 家务（室内、室外）。
- 关怀家属。
- 娱乐和休闲活动。
- 和家人朋友的社交活动。
- 社会责任和服务。

一个方面的影响程度都还没有获得明确的理解。有种假设是当损伤或活动受限很严重且持续时间长，以至于无法被个人、家庭或社会所接受并克服时，就会产生"残疾"的感觉。对失能的认知高度依赖于个人或社会对如何或由谁来负责某些角色或任务的期望。

个人因素对个体来说是独一无二的，可能包含的特征有种族、性别、家庭背景、应对方式、教育、体能和心理状态等[77]。

注意：因为个人因素具有个性化特征，不属于健康状况的一部分，因而在 ICF 中不能被分类和编码（表 1.1）。但是，在任何管理规则中我们都应该考虑到个人因素，因为这将影响干预的结果[77]。

预防的角色

了解健康状况、损伤、活动受限和参与受限之间的关系，以及环境和个人的因素对功能的影响是预防或减少失能的基础[25,61,85]。失能不是由单一水平的损伤、活动受限或参与受限导致的，而是一个双向而复杂的过程。

例如，一个相对不活跃、长期有膝关节骨质疏松的人，因为膝关节屈曲能力受限和伸髋伸膝肌群的力量下降（身体功能受损），无法从地上或低坐位自行站起（活动受限），确实会导致日常生活中某些领域的功能障碍。失能可以被描述为自我照料的问题（无法进出一个浴盆或从一个标准高度的马桶上站起）、家务问题（无法完成家务整理、园艺或家庭维修的任务）或社会移动问题（无法独立完成上下车的动作）。

如果患者的功能性关节活动度和力量可以通过运动得到改善，并且增加的关节活动度和力量可以使患者逐渐参与更具挑战性的活动，或者使用适应性装置或辅助装置可以有效地改变物理环境时，对失能的认知可以被缩小化。

调整在家庭中的角色和任务对减少或预防失能有积极的影响。个人内在因素也对失能的预防、减少或发展产生影响。这些因素包括对改变生活方式、改善居住环境的动力和欲望水平，对调整后生活方式的理解和配合能力[193]。这个例子强调，任何关于失能的讨论都是建立在失能可以被预防或挽救的基础上的[25]。

预防的分类

失能的预防分为三类[4]。

- **一级预防**（primary prevention）。在高风险人群中，设计一些促进健康的活动来预防疾病。
- **二级预防**（secondary prevention）。早期诊断，减少现有疾病和后遗症的严重程度和持续时间。
- **三级预防**（tertiary prevention）。针对慢性、不可逆疾病的患者，运用康复来减少或限制失能的发展，并且改善患者多方面的功能。

治疗性运动是最常使用的物理治疗干预方法，在所有三类预防中都有价值。健康和保健已经前移至健康管理之前，物理治疗将以一级预防的形式参与到保健筛查、社区卫生事务及年度检查当中。负重姿势下进行抗阻运动和有氧运动经常应用在年龄相关的骨性关节炎的一级和二级预防上[40,70]。治疗慢性肌肉骨骼系统或神经肌肉系统疾病的治疗师常涉及失能的三级预防。

风险因素

通过干预（如治疗性运动）来改变风险因素，是减少或预防健康风险和继发的损伤、活动受限以及参与受限等与失能相关影响的重要方式。风险因素指可损伤人的功能的影响或特征，或者潜在残疾因素。因此，它们先于健康状况存在，并与损伤、功能限制或失能相关[25,85,193]。一些增加失能状况的风险因素包括：生物学特性、生活行为方式、心理特点及物理和社会环境的影响。关于风险因素的例子总结在专栏 1.6 中。

某些风险因素，特别是生活方式和行为习惯以及它们对疾病或损伤的潜在影响，由于公共信息及健康促进资料的传播，如 *Healthy People* 2010[188] 和 *Healthy People* 2020[189] 的推广和发放，已经被人们所熟知。健康相关风险因素的负面影响，比如久坐的生活方式、过度肥胖和吸烟等，已被公共卫生机构广泛传播。虽然健康的生活方式应包括规律的运动和身体活动这一点已被广泛记载[2,188,189]，但 *Healty People* 2000[191] 认为，健康风险因素的认识水平上升并没有很有效地体现在人们的生活方式及行为上，使其能降低疾病或损伤发生的风险[50]。这说明，知识的增加并没有改变行为。

当活跃的病理因子存在时，利用缓冲法（干预以缓解病理过程、损伤、功能受限、参与受限和潜在的失能）来减少风险因素是适当的[85]。这些重点干预方法被归纳为失能的二级预防和三级预防。开始一个规律的训练计划，提高日常基本活动水平，或通过移除建筑障碍、使用辅助装置扩大日常活动范围等环境改变，都是可以降低失能风险的缓冲实例。

总结

了解功能和失能的概念，功能、失能和健康各成分之间的关系，以及过去几十年发展起来的为临床实践和研究提供概念框架的多种分类系统和模型。这些知识依然是制订好的临床决策、有效沟通和为患者提供有效、快速和有意义的物理治疗管理和服务的基础。

全面的患者管理原则

对功能和失能概念的理解，结合基于科学文献证据的临床决策制订过程的知识，为患者在寻求和接受物理治疗服务的综合管理中提供重要基础。要提供高质量的患者服务，包括在提供管理的各个阶段都要有好的临床判断能力，能解决患者的重要问题，以及能恰当应用患者的病理、损伤、活动受限和参与受限等相互关系的知识。

本节内容的基本目的是介绍在物理治疗实践中使用的患者管理模式。在某种程度上说，基于临床推理和证据的临床决策穿插在患者管理的各个阶段。所以，物理治疗在探索系统的患者管理进程之前，应该先对临床决策和循证实践的概念作出简要描述。一个治疗师必须做的临床决策的相关例子已经在相关患者管理模型中强调了。

临床决策

临床决策指一个动态的推理和分析（批判式思考）的复杂过程。其中包括对患者干预相关情况的判断和决定[93]。对于物理治疗师来说，临床决策的多个要素之一是根据每个患者 / 客户的个体需要，选择、实施和修改运动治疗干预措施。为了做出一个有效决定，澄清、理解和结合使用批判性及创造性的思维是很有必要的[101]。这就需要一些必要的元素，来做出一个合理、有效和快速的临床决策[46,101,113,167]。这些要求罗列在专栏 1.7 中。

文献中有大量的内容，描述了物理治疗师在患者管理方面使用的几种不同策略与模式的临床决策[43,46,65,79,80,92,93,148,151,152]。其中一个模型，即临床医护人员假设导向算法（Hypothesis-Oriented Algorithm for Clinicians Ⅱ，HO AC Ⅱ）描述了一系列涉及了解临床决策情况的步骤[152]。临床决策在诊断过程的应用，文献也做了广泛的讨论[19,22,42,46,59,62,83,84,149,158,183,187,201]。

为了协助临床决策和优化患者管理，首先在医学领域发展称之为临床预测规则（clinical prediction rules，CPR）的工具正在被物理治疗师发展应用[32,52]。有些临床预测规则含有预测的因素，可以帮助临床医生建立详细的诊断或促进准确的预后，而其他则可以在大量不同种类的患者中诊查出最有可能受益于一种特定治疗方式或干预措施

专栏 1.7　患者管理中熟练临床决策的要求

- 基于有效的检查策略收集相关数据，了解相关问题的客观信息的能力。
- 获得解决问题相关知识所需要的认知和心理活动技术。
- 有效信息整合和信息处理方式。
- 处理相同或相似问题的临床经验。
- 回顾相关信息的能力。
- 整合新的和优先知识的能力。
- 从文献中获得、分析和应用高质量数据的能力。
- 组织、分类、排序和整合信息的能力。
- 认识临床模式的能力。
- 对现存问题形成工作假说和如何解决现存问题的能力。
- 了解患者的价值观和目标。
- 决定选择和制订战略方针的能力。
- 使用反思性思维和自我监控策略以做出必要调整。

的亚群。目前为止，在物理治疗师领域，有些预测工具被开发用于协助健康状况的诊断，包括髋关节疼痛患者对骨性关节炎预测[178]和小腿疼痛患者对深静脉血栓形成的预测[147]。然而，物理治疗中大量的 CPR 被建立在预测患者对治疗的可能反应。例如，CPR 已经被开发用于确定髋股关节疼痛综合征的一个亚群最有可能对腰骨盆手法产生好的治疗反应[78]；腰痛患者最有可能对核心稳定性训练有反应[72]；那些颈痛患者最有可能对胸椎整骨手法有反应[35]。

值得注意的是，迄今为止，很少有研究关注已经发表的 CPR 的确定性[15]或者特殊治疗干预对患者管理效果的影响。有两篇系统回顾文献的结果强调了这些观点。一篇回顾结论[15]提示，用来证实物理治疗师在干预中发展出的 CPR 的研究质量有很大差别。另外一篇关于肌肉骨骼状况的 CPR 的回顾性研究结果[172]显示，近来有限的证据支持用这些预测规则，预测特殊干预的效果或优化治疗。其他直接针对临床决策研究的信息被整合在本节患者管理的其他部分或者附加到后面的章节。

协调、沟通和记录

健康管理持续向着以物理治疗师作为主要从业者这个方向进展，通过这些实践，客户无需医生转诊即可获得服务。作为物理治疗管理和服务的协调者，物理治疗师有责任以口头和书面记录的方式，与所有参与患者管理的每个个体进行沟通。这也可

以直接检验物理治疗师的能力，包括做出合理临床决策的能力，遗漏一些关键症状和体征（红旗征）以及忽略患者转诊时机的隐患程度。然而，文献显示，物理治疗师做出评估、选择诊断技术、做出恰当决策，还涉及和参与患者管理的其他服务提供者的协调[23,68,91]。

接下来描述物理治疗师在患者管理中与其他服务提供者的恰当沟通和协调情况[5]。

- **联合管理**（Comanagement）：分担责任。
- **咨询**（Consultation）：提供或者寻求专家意见／评判。
- **监督**（Supervision）：委派部分治疗给有责任感的照顾提供者。
- **转诊**（Referral）：包括转诊给其他服务提供者和接受其他服务提供者的转诊两种情况。

即使在患者管理的干预或出院阶段，治疗师也可以做出转诊给其他从业人员的临床决定，这是适当的并且与物理治疗服务相辅相成的。这需要与其他保健从业者协调并沟通。例如，治疗师可能会将一个因久坐的生活方式和肥胖而整体状态下降的患者转诊给营养师，进行饮食咨询，以满足旨在改善患者有氧运动能力（心肺耐力）和一般身体素质的物理治疗项目的需要。

协调，沟通和书写记录是物理治疗师管理患者全程所必需的。这个角色包含很多与患者有关的管理任务和专业职责，如撰写报告（评估，护理计划和出院小结），设计居家运动课程，联系第三方付款人、其他医疗从业人员或社区资源和参加小组会议。

循证实践

物理治疗师希望提供高质量患者管理，必须使临床决策基于一个好的临床推理和物理治疗实践知识。循证实践原则的理解和应用，为指导临床医生在患者管理项目中的临床决策过程提供了一个基础。

近年来，APTA 通过建立指南，为治疗师设定目标，鼓励他们将研究成果应用和整合于日常实践中，并鼓励使用经过验证的临床实践指南。循证实

践已经成为 APTA 战略规划的重中之重 [8]。

循证实践过程的定义和描述

循证实践（Evidence-based practice）是"尽责、明确并且明智地使用当前的最佳证据对患者的管理做出临床决定 [156]。"循证实践还包括来自临床专家的好的研究设计的证据知识，和患者价值观、目标和实际状况的结合 [157]。

循证实践的过程包括以下步骤 [37,157]。

1. 确定患者的问题并将其转化为具体问题。

2. 搜索文献并获得与该问题有关的临床证据和科学研究结果。

3. 批判性地分析文献检索到的相关证据和反思性判断研究的质量以及确定信息对患者问题的适用性。

4. 整合评估证据和临床专家的经验以及患者的特殊情况和价值观来作出决定。

5. 将发现和决定纳入患者管理。

6. 评估干预的结果，必要时提出另一个问题。

这个过程使得执行者能够选择和解释在使用评估工具检查患者过程中发现的结果，以及基于最佳理论和科学证据实施有效的治疗方法（而不是轶事样证据，意见或传统临床经验），以便为患者提供最佳的治疗效果。

◉ 聚焦循证

在一项针对所有对象都是 APTA 成员的物理治疗师的调查中，488 名受访者回答了他们的有关临床循证方面的信仰、态度、知识和行为等问题 [90]。结果显示，治疗师相信循证在实践中是有必要的，而且当证据被用于支持临床决策时，患者管理的质量更好。但是，大多数人认为执行循证实践涉及的步骤很耗费时间，并且看起来不符合临床设置繁忙的治疗师的要求。

要求临床医生搜索文献证据来支持他每次必须做出的临床决策是不现实的。尽管临床设置时间有限，但要确定好一个能解决患者复杂问题，或能向第三方付款人证明治疗正确性的策略，"思考型治疗师"的专业责任就是寻求支持决策的证据和使用

特有的评估和治疗 [12]。

获取证据

及时从最近文献掌握证据的一种方法就是定期阅读一本专业杂志。从其他文献期刊的高质量研究（随机对照试验，文献的系统综述等等）中寻找相关证据也是重要的 [38]。那些包含文献系统综述和多系统回顾总结的杂志文章也是一个获取证据的有效手段，因为它们对一些科学研究中感兴趣的话题提供了一个简明汇编和批评性评估。

用于管理特定身体状况或损伤类群分类的基于证据的临床实践指南也已经得到发展，其解决了具体治疗策略和程序的相对有效性问题。指南提供了基于对当前文献系统评价的管理建议 [139,161]。临床实践指南广泛用来处理通常由物理治疗师管理的四个肌肉骨骼问题（特别是膝关节痛 [135]、腰痛 [136]、颈痛 [137]、肩痛 [138]），该指南由费城体育学院的物理治疗和内科专家组成的费城小组提出并发展。

正如本章前面提到的，一系列临床实践指南已经由 APTA 条款创建并出版。这些指南提供了基于证据的物理治疗建议，以管理（诊断，预后，治疗措施的选择和结果评估的应用）一些基于 ICF 模型分组的损害 / 功能障碍 [58]。大量的例子，包括颈部疼痛管理指南 [33]，膝关节疼痛和行动障碍管理指南 [104]，膝关节稳定损伤管理指南 [105]，髋关节疼痛和骨关节炎相关的活动障碍管理指南，足底筋膜炎相关的脚跟痛管理指南 [117] 和与跟腱炎相关障碍管理指南 [29]。所有已发表的临床实践指南可以在 APTA 的资源 PTN ow.org 网站上找到 [7]。更多来自最近发布指南的具体信息已被纳入本书的部分章节。

如果专题文献中包含系统综述的文章尚未出版，治疗师通过个人文献检索来确定临床问题或患者问题的证据适用性是必要的和有价值的。临床实践证据专刊是帮助实践者在没有个人搜索情况下从多种专业刊物中获得良好研究设计的另一种手段。这些期刊提供了经过批判性分析和系统评估的研究摘要。

在线书目数据库也有助于获取证据。许多数据库通过对那些针对具体患者问题或治疗干预的

多方面研究的编译和分析，提供了与各种健康职业相关的系统综述[12,37,119]。例如，Cochrane 系统评价数据库报道了同行评审的随机对照试验的总结，以及支持和反对在患者管理中使用各种干预措施包括治疗性运动的证据。尽管最近有研究[118]确定 CENTRAL（Cochrane Central Registry of Controlled Trials）、PEDro（Physiotherapy Evidence Database）、PubMed 和 EMBASE（Excerpta Medica Database）四个网站是检索物理治疗干预的临床随机试验最全面的数据库，但是只有 PEDro 专门报告了物理治疗相关的试验、综述和实践指南[109]。这些易于访问的线数据库，精简了搜索过程，并以简明的格式提供了文献中的有用信息。

为了进一步帮助治疗师在物理治疗实践中从 Cochrane 在线图书馆检索和应用相关证据，《物理治疗》（Physical Therapy）杂志发表了一篇梯归性文章，名叫《将证据与实践联系起来》（Linking Evidence and Practice，LEAP）。此文总结了与物理治疗患者管理单一主题相关的一篇 Cochrane 评价和其他科学研究成果。另外，LEAP 以例证形式展现了如何将文献综述的证据结果应用于患者管理期间的决策过程。

为了支持循证实践，本书在提出和讨论与治疗性运动干预、手法治疗技术和管理指南相关的每个章节，都突出或引用了相关研究。但是，也有某些已经使用的干预措施是缺乏研究支持。这种情况下，治疗师必须依靠临床专业知识和判断力以及患者对治疗的反应，来确定这些干预对患者治疗结果的影响。应该区别对待没有证据支持疗效的干预措施，并试图在这些领域确定新的研究支持是一种职业期望。如何在患者管理的各个阶段纳入临床决策过程和应用证据的举例，将在接下来的患者管理模型讨论中展示。

患者管理模型

物理治疗界已经制订了一个设计患者管理的全面综合方案，指导实践者通过一系列系统的步骤和决策来帮助患者达到最高水平的功能[6]。该模型在线发布在物理治疗实践指南中，如图 1.5 所示。

物理治疗实践指南所述的患者管理过程有以下几个方面元素[5,6,19,54]。

1. 全面检查，包括所示的逐次再检查。
2. 评估收集数据。
3. 基于身体功能和结构损伤、活动受限以及运动障碍导致的和（或）物理治疗干预可修复的参与受限的诊断决定。
4. 建立基于患者目标为导向的管理计划和预后。
5. 实施适当的干预措施。
6. 分析和交流干预结果。

及时决策和适当评判以及开发或调整一系列工作假设的能力，可以使患者管理以快速、有效的方式从一个阶段转到下一个阶段。

检查

患者管理模式的第一部分就是对患者进行全面综合检查。检查是治疗师获取关于患者问题以及他 / 她寻求物理治疗服务原因信息的系统过程。在最初的数据收集中，治疗师通过不同的资源获得信息。检查过程包括综合筛查和特殊诊断检查两部分。这意味着治疗师收集患者现有或潜在问题的充足信息，最终做出诊断，并确定这些问题是否可以由适当的物理治疗干预来解决。如果已确定问题的处理方式不属于物理治疗实践范畴，应将患者转诊至其他的健康照料实践者或其他有保障的资源。同时，检查也可通过对目前的损伤、功能限制和参与受限的基线测量，设定一个参考点，来测量和记录治疗结果。

全面综合检查包含 3 个不同的内容[5]。
- 患者的健康史。
- 相关的系统评价。
- 特殊检验和测量。

通过检查过程，治疗师寻找一系列问题的答案，并且做出针对这些问题的一系列的临床决策，这些临床决策形成和引导检查进程。一些需要询问的问题和需要做出的决定在专栏 1.8 中列出。

健康史（Health History）

健康史是治疗师获得患者概况（overview）的机制。概况包括健康状况的当前和过去信息（包括

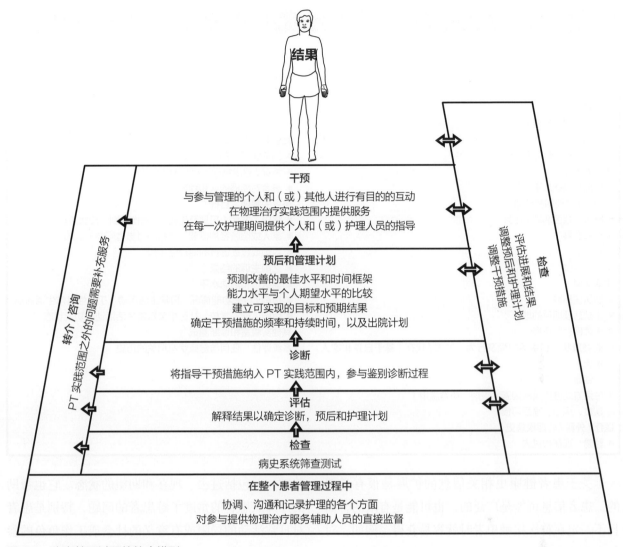

图 1.5　患者管理过程的综合模型

主观和客观）、一般健康状况（健康风险因素和并存的健康问题），以及患者寻求物理治疗服务的原因。有一项多中心研究显示，在门诊物理治疗实践中，患者有广泛的健康史，包括多种健康状况（如高血压、肺部疾病和抑郁症）的用药史和手术史（如骨科、腹部和妇科手术）[18]。

从患者健康史归纳来的数据类型总结在专栏 1.9 中 [4,19,20,97]。治疗师确定患者病史的哪个方面比其他方面更相关，且哪些数据需要多渠道获得。

患者病史资料的信息来源包括以下几类。

■ 最初调查之前或期间，患者自己填写的健康史问卷。

■ 与患者、家属或其他与患者管理相关人员的面谈。

■ 查看病例。

■ 来自转诊源、顾问或其他健康管理团队成员的报告。

专栏 1.8　首次检查需考虑的关键问题

■ 获得患者病史的最完整及最容易的可用资源是什么？

■ 如果有可能，是否需要额外获得患者关于现有病理或医学诊断的信息？

■ 基于首次工作假设，患者哪些体征和症状证明需要物理治疗中额外的试验或转诊至其他健康管理者？

■ 患者的问题是否在物理治疗实践范畴中？

■ 可以选择什么类型的特殊测试和测量来收集患者损伤、功能受限或残疾的数据？

■ 基于科学证据，哪种诊断检查能高水平地准确判断损伤、功能缺陷或失能？

■ 哪个测试是最重要的，要首先做的？哪些是可以延期到下次再做的？

专栏1.9 初诊病史收集信息

人口统计数据
- 年龄、性别、种族、民族
- 主要语言
- 教育程度

社会史
- 家庭和照顾者资源
- 文化背景
- 社会互动 / 支持系统

作业 / 休闲
- 目前和以往从事工作
- 职业 / 学校相关活动
- 娱乐，社区活动 / 任务

成长和发展
- 发展史
- 优势手脚

生活环境
- 现居住环境
- 出院后预期目的地
- 无障碍社区环境

一般健康状况和生活习惯及行为：过去 / 现在（基于自身和家人报告）
- 对健康 / 残疾的认知
- 生活方式健康风险因素（吸烟、药物滥用）
- 饮食、运动、睡眠习惯

医疗 / 外科 / 心理疾病史
- 药物：现在和过去

家族史
- 健康风险因素
- 家族疾病

认知 / 社会 / 情感情况
- 方向、记忆力
- 沟通

社会 / 情感互动
- 目前状况 / 主诉 / 关注问题
- 情况 / 寻求物理治疗帮助的原因
- 患者对障碍的认知程度

患者的需要、目标
- 病史、发病（日期及进程）、损伤机制、症状表现
- 家人或照顾者的需要、目标和对患者问题的认知
- 目前或过去进行的治疗性干预
- 之前主诉的结果

功能状态和活动水平
- 目前 / 过去功能情况：日常生活活动、工具性日常生活活动
- 目前工作、学校、社区相关日常生活活动的功能状态

其他实验室和诊断测试

系统评估：任何与健康状况相关的历史

关于患者健康史相关信息的扩展是很有必要的，患者信息可能是广泛的，也可能是有限的，而且不一定在首次接触患者时就容易获得。例如，对比在急诊机构工作的治疗师和从事居家康复工作的治疗师，前者可以获得患者的全面医疗记录，后者可能只了解患者的医疗诊断和主要手术史。无论书面报告或者病史 / 手术史信息如何，在最初接触患者之前，回顾这方面信息，可以帮助治疗师在和患者面谈时，有轻重缓急地提问和探索。

通常，口头系统性评估（review of system）是应用在收集与患者整体健康状况相关的所有主要身体系统信息的病史整理阶段[5]。系统性评估包括了解患者病史，评估前期医疗报告或实验室结果，以及患者所经历的其他症状和体征（表1.2）。这些信息可以用来确定是否有被肌肉骨骼系统或神经肌肉系统所掩盖的情况存在，或者有其他并发症的提示体征需要转诊。这一点当患者由物理治疗师直接接诊时显得非常重要[5]。

面谈是确定患者的主要关注问题和功能状况的关键——包括过去、现在和期望的状态。它也帮助治疗师从患者的角度了解患者的问题，特别是患者对日常活动的局限或有意义的社会或工作角色的参与受限的看法。患者几乎总是以功能限制或生活质量认知，而不是以现有的损伤来描述他的问题。比如，患者会说，"当我提起重物时，我的肘关节非常疼"，或"当我打网球时非常困难（或打保龄球时或从车上卸载重物时）"。面谈时，对于涉及的症状问题（如这个例子的肘关节疼痛）应该确定其位置、强度、描述和24小时内发作加重或减轻的因素。

来自骨科物理治疗门诊的病例资料已证明，通过自我报告问卷调查采集健康史数据是一个准确的资料来源[22]。另外，视患者的病情和个体情况、家庭成员、重要伴侣、照顾者或雇主的认知，往往与患者对现存问题的自身评估同等重要。

获取健康史过程中，将面谈问题分类以保持信息的条理化是有用的。同时收集和评估数据，以便识别和确定症状和体征的模式或联结，甚至可以形

表 1.2　患者管理过程中筛查的区域	
所有主要身体系统	**系统性评估：确定需要转介或其他医疗评估的健康史内容**
心血管 / 肺系统	呼吸短促、胸部疼痛或压迫感、搏动性疼痛、心肺疾病史
内分泌系统	甲状腺或其他激素状况、用药情况
眼、耳、鼻、喉	手术史或适应性设备的应用
肠胃	胃灼热、呃逆、腹泻、呕吐、便秘、严重腹部疼痛、吞咽问题
泌尿 / 生殖系统	直肠、膀胱功能问题，尿灼痛、性功能、月经周期不规律、怀孕
血液 / 淋巴系统	近期的造血系统检查结果或治疗、出血或淋巴水肿
表皮系统	皮肤癌病史、皮肤情况（湿疹、牛皮癣等），疣或增生
神经 / 肌肉骨骼系统	中枢或周围神经系统病史、肌肉抽筋、痉挛、萎缩或衰弱
整体的身体和情绪状况	持续的疲劳、不适、发热、寒战、出汗、不能解释的体重变化、抑郁、情绪波动、自杀倾向
人体运动系统	**系统性评估：针对影响运动的特殊系统，需要亲自动手检查的部分**
心血管 / 肺	心率和节律、呼吸频率、血压、水肿
表皮系统	皮肤温度、颜色、质地、完整性、瘢痕形成、伤口或切口愈合
肌肉骨骼系统	对称性、粗大关节活动范围和力量、身高和体重
神经肌肉系统	粗大协调运动的一般评定（如平衡、步态、移动、转移、活动）和运动功能（运动控制、运动学习）
沟通能力、影响力、认知、语言、学习类型	知道所需的能力、意识水平、定向（人物、空间、时间）预期的情绪 / 行为反应、学习偏好（如学习障碍、教育需要）

成一项或多项有关患者问题的初步工作假说。此假说作为诊断程序的一部分将被支持或否决。做出这些判断可以有助于制订检查计划[151,152,183]。有经验的治疗师倾向于在检查过程的相当早期，甚至在初次接触患者之前查阅患者病例时，就形成工作假说[79,80,92,114,194]。这可以使治疗师能选择哪些决定性的检查和测量作为后期检查项目，并确定其先后次序[80]。

系统性评估

一个简短但相关的身体系统筛查，叫系统性评估（systematic review）[4,5]，是指将从健康史获得的数据进行组织和择优排序，作为实际检查过程的一部分展现出来。这些运动系统成分的基线筛查可以帮助确定哪些领域的检查和测量是影响功能和观察失能的决定性诊断所必需的。通常由治疗师筛检的系统包括心血管 / 肺、表皮、肌肉骨骼和神经肌肉系统，以及患者的认知、交流和学习偏好的整体概况（表 1.2）。

系统性评估的发现，结合从患者健康史中得到的关于主诉和过去史的信息，可以使治疗师开始形成决策，确定可能导致患者损伤和功能缺陷的原因，并区分这些问题是否能被物理治疗干预有效管理[19]。如果治疗师确定患者的状况或问题是物理治疗实践领域以外的，则应该转诊或者联合其他健康管理人员[4,19,21,59]。

🎯 聚焦循证

有病例报告[68]，一个肩关节术后 5 周的患者被转诊到物理治疗，治疗师在首次检查时确定患者不相符的症状和体征提示感染或并发症，包括双侧多关节扩散痛、疲劳和其他非典型症状。治疗师决定将患者转诊到初次接诊医生，患者被确诊为继发感染。物理治疗师的这种沟通和合作管理服务的结果是积极结果——患者在接受了另外的抗感染治疗后能全程参与康复项目。

特殊检查和测量

一旦物理治疗师认为患者的问题或状况是最有可能通过物理治疗干预来解决的，下一步物理治疗师需要在检查进程中决定哪些方面的身体功能需要进一步的使用特殊测试和测量进行评估。

物理治疗师使用的特殊（定义或诊断性）测试和测量提供了患者损伤、功能限制和残疾的更深入的信息[4,53,57,97]。这些测试的特异性，使治疗师能够支持或反驳在患者病史采集和系统性评估中形成的工作假设。这些测试也会使治疗师更清楚地了解患者的目前状况，并可能揭示在患者原有病史采集或系统性评估中没有揭示的问题。如果治疗开始，这些特殊测试和测量建立了客观的基线，用于评价患者治疗后治疗效果。

当物理治疗师决定选择哪些决定性检查和测量时，应当考虑的一系列恰当特殊检查的原则总结在专栏 1.10 中[4,53,54,146]。

物理治疗师常用的特殊检查和测量方法有 20 多种[4,180]。一般情况下，测试涉及身体的多个系统，通过针对特殊的身体损伤、功能受限和参与活动受限来确定患者功能或失能的范围。例如，当对一位膝关节疼痛患者进行检查时，除了需要进行彻底的肌肉骨骼系统的检查，还需要检查患者的膝关节疼痛对神经肌肉系统（评估平衡和本体感觉）和心肺系统（评估有氧耐力）的影响。

因为本书所讨论的多种健康状况都是损伤或疾病的结果，涉及神经肌肉骨骼系统。确定肌肉骨骼系统和神经肌肉系统损伤的特殊测试和测量一些例子注释在此，它们包括但不局限于如下内容。

专栏 1.10　特殊检查和测量的选择指南

- 考虑为什么采用特殊检查，其结果的解释如何影响诊断的形成。
- 选择可以提供准确信息、有效的和可信的、其结果有良好科研证据支持的测试和测量。
- 执行多层次功能和失能的测试：损伤、活动 / 功能受限，患者对参与障碍的认知水平。
- 决定测试和测量的优先顺序，以深入了解在病史和系统检查中所指出的关键问题。
- 决定是否执行通用测试，或专门针对身体的特定部位的测试。
- 选择足以提供具体数据的测试，以支持或反驳在病史和系统检查中所做出的工作假设，并在评估数据后决定诊断、预后和管理计划。
- 选择有助于决定那些可能最恰当和有效的干预类型的测试和测量。
- 及时完成评估，避免在评估、诊断和治疗计划制订管理全过程中，收集多余的与做出和治疗决定无关的信息。

- 疼痛的评估。
- 角度测量。
- 关节灵活性、稳定性和完整性测试（包括韧带测试）。
- 肌肉表现测试（徒手肌力测试、动力测试方法）。
- 姿势分析。
- 平衡、本体感觉和神经肌肉控制的评估。
- 步态分析。
- 辅助、适应性或校正装置的评估。

特殊测试和测量的选择应基于治疗师的临床决策，以确认成反驳关于为何患者功能不佳的假设，并提供数据支持诊断、预后和管理计划的临床决策过程。

虽然损伤的特殊测试是非常重要的，但是这些测试并不能告诉治疗师这些损伤是如何影响患者的功能的。因此，每项检查需要包括使用特定的测量功能限制和残疾的工具。这些工具，往往被称为功能结果测量（functional outcome measures），这样的设计是为了反映患者病理状态、身体功能和结构的损伤、功能性活动以及健康相关的生活质量之间的相互影响[11]。

2012 年颁布的中产阶级减税法（The Middle Class Tax Relief Act）规定医疗保险和医疗救助患者接受治疗服务的付费清单要报告功能结果。该法施行的结果是，2013 年医疗保险和医疗救助中心（Centers for Medicare and Medicaid Services，CMS）建立所有门诊患者医生收费表最终规则，需要功能受限和功能结果的报告（77 Federal Regulation 68958）。功能受限报告也可以在"G 码报告"（G-Code Reporting）上查阅。G 码报告是一个编码系统，它基于 ICF 关于功能、失能和健康质量分类，以及在建立和完成"护理阶段"过程中应用测试和测量确定功能受限的严重程度。这个编码，特殊的立法以及 G 码报告的适用性都超出了本书的范围。专栏 1.11 列举了参考文献和网址，有兴趣的可以更多了解。

这些功能测试程序和工具的方式各不相同。治疗师的临床决策技术对有效选择理想的测试至

<table>
<tr><td>

专栏 1.11　功能结果报告信息资源（G 代码）

- MLN 事项特别版（SE）1307：门诊治疗功能报告要求：http://www.cms.gov/outreach-and-education/medicare-learning-network-mln/mlnmattersarticles/downloads/se1307.pdf
- CMS 手册系统传输 165：实施门诊治疗服务的基本索赔的数据收集要求－2012 年中产阶级税收减免和创造就业法案（the Middle Class Tax Relief and Jobs Creation Act, MCTRJCA）第 3005（g）节：https://www.cms.gov/Regulations-and-Guidance/Guidance/Transmittals/Downloads/R165BP.pdf
- CMS-1500（02/12）索赔示例：功能限制报告 G 代码和严重性/复杂性修饰符：https://medicare.fcso.com/Education_resources/ 0299021.pdf
- APTA 资源中的医疗保险下的功能限制报告：http://www.apta.org/Payment/Medicare/CodingBilling/FunctionalLimitation/

</td></tr>
</table>

关重要。测试用来客观地描述患者的功能受限或能力。这些都基于对患者的检查和再检查信息结果细致的综合。一些测试通过自我报告（由患者或家庭成员）[96]，其他的要求由治疗师观察和评估患者的各项功能任务的表现 [11]。一些工具测量患者完成指定身体任务的难易程度。另外一些工具则以时间（以时间为基础）或空间（以距离为基础）为标准，如在一定形式下步行速度或距离的测定 [10]。测试的分数也可以基于完成各种功能性活动需要协助（用辅助器具或由另外一个人协助）的程度来评定。

失能指数用于衡量患者对其个人失能水平的认知程度。这些自我报告工具经常侧重于日常生活活动，比如有无能力照顾一个人的自身需要（身体、社会、心理），或目前可能的、理想的、期望的或要求的社会参与水平。这些工具收集到的资料提示患者需要进行咨询，或需要其他医疗人员的介入，来解决一些社会或心理方面的障碍。

功能限制报告和 G 码分配不需要特定测试来定义其功能受限程度或复杂性。在从首次评估到出院的整个治疗过程中，治疗师有责任确定有效的、客观的研究结果。熟悉基于证据的实践指南以及如本节前面所述使用资源来应用证据将有助于新手和熟练治疗师成功完成此职业责任。

注意：定义和描述许多测量损伤、活动受限和

参与受限的测试和工具，远远超出了本书的范围或目的。读者可以参考提供此信息的文献中的几种资源 [2,7,10,11,30,108]。

评估

评估是一个分析所收集到的数据的过程。这个过程包括通过对信息的分析和整合，建立诊断、预后和管理计划，以用于一系列合理的临床决策 [4,5]。尽管评估被描述为患者管理模型的一个阶段（图 1.5），但应该在患者管理各个阶段进行一定程度的评估，从检查到结果。通过收集和整理检查中的主观和客观数据，治疗师应该能够确定以下内容。

- 患者的一般健康状况，及其现有和潜在的功能影响。
- 当前状况的急、慢性阶段和严重程度。
- 身体系统结构和功能的损伤对功能性活动的影响。
- 哪些损伤同活动受限有关。
- 患者的当前整体身体功能状况（限制和能力）与所需的、预期的或患者所期望的能力之间的差别。
- 身体功能障碍对社会/情感功能的影响。
- 物理环境对患者功能的影响。
- 患者的社会支持情况对他们当前的、期望和潜在功能的影响。

评估过程中所做的决定也可提示，治疗师或其他医务人员在确定患者的诊断和对物理治疗干预作出有效的预测之前，进行特殊测试是必要的。例如，患者的主诉与间歇性肩痛有关，但在健康史采集中提示，患者有抑郁发作，有时会使工作或社交变得困难，应该进行心理咨询或其他可能的治疗 [19]。因此心理评价结果与物理治疗干预的成功与否有密切的关系。

在对检查获得的数据进行评估，解决专栏 1.12中提出的问题，可以协助治疗师做出相关的临床决策，确定诊断和预后，并为管理计划选择可能的干预策略。

在评估过程中，查明是否相关和确定机体损伤、活动受限、参与受限和患者感知失能程度之间

的相关度尤其重要。这些关系往往不像下面的调查所指出的那样直接。

聚焦循证

在一项颈椎疾病患者的研究中[70]，通过对 3 个自我报告的评估，研究人员发现机体损伤（疼痛、关节活动度和颈部肌肉力量）和功能局限性（功能轴向旋转和升举能力）有很强的相关性，但功能局限性和患者对失能感知程度统计学相关性很弱。在另一项研究中[185]，研究人员比较了肩的关节活动度与患者进行基本自我护理活动的能力，完成这些任务的困难程度和肩部运动限制程度之间有很强的相关性。

虽然这些研究的结果在某种程度上与所选择的测量工具相关，但这些研究强调了失能评估的复杂性，并指出识别功能和失能的水平之间联系的强弱性，可以帮助治疗师更准确地预测患者的预后。评估这些关系并回答专栏 1.12 中提到的其他问题，可以为确定诊断和预后，以及制订有效的管理计划奠定基础。

诊断

术语"诊断"一词可以有两方面的含义，它既可以指一个过程也可指代一种分类[62,5]。而这两方面的含义都同物理治疗实践有关。物理治疗师应用一个系统的过程，有时可被称为鉴别诊断，以确定

专栏 1.12　评估和诊断过程中，需要考虑的关键问题

- 结构和功能损伤、活动 / 功能受限或参与受限 / 失能的范围、程度或严重性怎样？
- 是稳定的还是进行性的功能障碍？
- 个人和环境功能障碍可做多大程度上的调整？
- 当前健康状况是急性还是慢性的？
- 什么行动 / 事件可造成患者的症状和体征的变化（缓解或恶化）？
- 既往身体状况（并发症）如何影响当前的状况？
- 患者的医疗 / 外科病史和其他医务工作者的测试检查结果，与物理治疗检查的结果有哪些相关性？
- 是否有与患者的功能障碍有关的可识别的综合征（如运动模式）？
- 患者的损伤程度与活动 / 功能限制或参与受限 / 残疾程度之间是否存在可理解的关系？
- 有什么结果因素可能导致患者的障碍，活动 / 功能限制，或参与受限 / 失能吗？

适合物理治疗干预的恰当诊断[5]。诊断非常重要：诊断是判断预后、治疗干预计划等的患者管理的必需因素[4,53,97,129,158,183,202]。

诊断过程

诊断过程是一系列顺序复杂的行动和决定，包括①收集数据（检查）；②分析和解释所收集相关数据，从而做出可行的假设（评估）；③归纳整合数据（特征识别），做出诊断性假设，进而将数据分类[4,43,59,149,159,183,202]。

物理治疗师可以通过诊断流程来判别影响人体运动系统的身体结构性和功能性的损伤，而医生所判别的只是疾病[59,84,97,129,149,187]。对于物理治疗师而言，诊断过程是一个机制：治疗师通过诊断可以识别患者现有功能状况、患者期望的预后状况和患者自身恢复潜力之间的差异与一致[4]。

诊断类别

诊断类别（临床分类）可以识别和描述检查所发现的模式或综合征以及评估所得出的结论。这类诊断旨在指导治疗师制订和规划患者的预后和治疗管理计划[5]。

诊断类别用于物理治疗师从整体水平描述健康或疾病状况对人体运动系统的功能性影响[4]。这种由治疗师所定义的分类，提示了需要通过选择干预措施和制订管理计划来解决的主要功能问题。

虽然 ICF 建议物理治疗专业确立正式的有针对性的诊断分类系统，但此分类系统还没有被建立采纳。下列准则是指南中所列的，与治疗师诊断相关的分类指导[5]。

- 分类系统必须在职业的法律范围内，并在社会认可的范围内。
- 健康从业人员必须使用公认的测试和评估来做出诊断。
- 诊断标识必须是临床医生作出诊断后许可干预的状况或问题。

物理治疗的专业已经提升到博士水平，且已经被定位为基本医疗提供者，诊断已经成为研究和临床的重点[5,36,120,129,160]。专用的国际疾病分类（ICD）中的诊断并不完全包含物理治疗的适应证，因为 ICD 主要是根据疾病病理分类的。由物理治疗师确

立的诊断系统需要切合物理治疗实践的知识基础和范围 [4,42,62,84,149,158,201]。因为诊断旨在指导治疗计划，而一个可普遍接受的诊断分类将有助于促进物理治疗实践和临床科研交流的明确性 [53,84,120]。当然探讨关于建立切合物理治疗的诊断分类的历史和未来已经远远超出了本文的范围。

注意：临床实践中基于损伤 / 功能的诊断，是由美国物理治疗协会（APTA）的多区部门整合的，由世界卫生组织（WHO）推荐的国际功能、残疾和健康分类（ICF）和国际疾病分类（ICD）而制订的。在临床实践指南中获批的诊断分类，是基于物理治疗科学文献中的"最好证据"[29,33,34,104,105,117]。然而研究表明，诊断分类系统的使用和基于临床诊断选择干预方法仍有很大的差异 [120]。

预后及管理计划

首次检查完成之后，评估和诊断的数据已经被建立，包括管理计划的预后（图 1.5）在内的其他数据必须在开始任何治疗干预前确定。预后是指评估患者在一系列的治疗和护理后可以达到的最佳功能状态，和达到某种特定功能状态所需的时间 [4,97,141]。影响患者预后和功能效果的一些因素罗列在专栏 1.13 中。

即使是对于经验丰富的治疗师来说，准确断定患者的预后仍充满挑战。患者的情况越复杂，预计患者的最佳恢复程度就越困难，特别是在诊治初期。

例如，一个身体原本强健的全膝关节置换的70 岁患者，出院后被转诊到以家庭为基础的物理

治疗处接受治疗。评估这位患者独立重返家庭和社区生活的时间和治疗计划就比较简单。与此相反，对于一位车祸中多处骨折并发软组织损伤的患者，我们只能分阶段地来预测他 / 她的预后状况。

无论是以上两个骨骼肌肉系统的病例，还是其他患者个案，预后判断的准确性一定程度上都受治疗师基于下列问题的临床诊断能力的影响 [4]。

- 熟悉患者目前的健康状况，手术史及疾病或既往疾病史。
- 关于组织愈合的过程和时间阶段的知识。
- 有对类似手术的观摩经历、病理情况、损伤或功能缺陷患者的处理经验。
- 有效测试、准确发现以及有效物理治疗干预的知识。

管理计划

管理计划，作为预后的一个组成部分，是建立在患者与所有医护人员的协调之上。管理计划应包括以下组成部分 [4]。

- 患者的目标是由功能驱动的，而且有时间限定。
- 期待的功能恢复结果是有意义的、可行的、可持续和可衡量的。
- 进步程度的预测及其所需时间的估计。
- 个体化干预措施。
- 预计的治疗频次和持续时间。
- 具体的出院计划。

管理计划中目标和结果的设定

管理计划的制订涉及患者（在适当的时候包括家庭）和治疗师之间的协作和沟通 [4,84,97]。记录在管理计划中的预期目标和期待结果一定要以患者为中心，即目标和结果必须对患者有意义 [141]。这些目标和结果也必须是可衡量的并相互连接。目标（goal）是指在特定时间内希望取得的功能性改善 [4]。结果（outcome）是管理的每一阶段中，用特定的测试或评估，干预之前和之后每一次所测得的实际值。效果（result）是基于损伤、活动受限和参与受限的减轻，加上所达到的最佳功能、一般健康状况和患者满意度的总和 [4]。

建立和优化有意义的、功能相关的目标，并确

专栏 1.13　影响患者预后 / 预期效果的因素

- 疾病的复杂性，严重性，急性或慢性，患者的健康状况（病理状况），损伤和活动 / 功能限制。
- 患者的一般健康状况，并发症（如高血压、糖尿病和肥胖）和其他危险因素。
- 患者既往功能或伤残等级。
- 患者的生活环境。
- 患者和（或）家庭的目标。
- 患者的积极性和对之前治疗干预的依从性和响应。
- 安全问题。
- 支持的程度（身体，情感和社会）。
- 患者的健康素养。

定预期的结果，需要让患者和（或）家人在治疗师与患者的第一次接触中就参与到决策过程中。了解患者想要达到的治疗效果，并确定哪些效果对患者来说是最重要的，可以帮助治疗师制订并优先考虑以治疗患者的功能限制和相关的损伤为目标的干预策略。这反过来又增加了治疗成功的可能性[132,141,142]。一些治疗师经常询问患者的问题，或在管理计划中对建立预期目标和结果至关重要患者的扩展支持系统的问题都列在专栏1.14中[9,97,132,142]。

有效目标和结果设定作为一个整体向患者解释健康状况和所发现的缺陷与患者的活动受限及参与受限之间的关系，以及所采用的干预措施的原因。讨论出一个可预期达到的目标和结果，从而让治疗计划和患者对进展的期望都切合实际。这样的信息帮助患者和家庭成员设定的目标不仅是有意义的，而且是现实的和可实现的。制订短期目标和长期目标，特别是对于那些有严重或复杂问题的患者，也是帮助患者认识到治疗是一种逐渐改善和进步的过程。

管理计划还提示功能结果的最佳改善水平，以及将如何衡量这些结果。具体干预措施的概要、治疗频率和治疗时间，以及干预措施如何与实现既定目标直接相关，也必须罗列在计划中。最后，管理计划必须包括准许出院的标准。这些标准是在斟酌患者管理过程中所有治疗要素之后而做出的。

注意：对患者定期的再检查和对治疗反应的再评估，可能使最初的预后和治疗计划有修改的需要

（图1.5）

干预

干预是患者管理的一个组成部分，是治疗师与患者以及其他家庭成员、护理人员或健康服务提供者之间的有目的的互动[4,5]。治疗师根据患者的检查、评估、诊断、预后和目标，选择、规定和实施干预措施。根据患者的反应、所完成的目标或结果，来更新、持续或终止干预措施（图1.5）。

指南描述了9种适合于物理治疗师在患者护理中使用的干预措施[5]。这些分类罗列于专栏1.15中。临床推论、决策、临床实践指南、临床预测规则和循证实践是治疗师在患者管理过程中使用的工具，以协助选择特定的、个性化的干预措施[37,38,91,95,120]。

干预措施如果是有效的，那么它们就必须能减轻或消除身体功能或结构上的缺陷、活动受限和（或）参与受限，并且尽可能减少未来功能障碍的风险。此外，每一种干预的效果都应该有可靠的证据支持，最好是基于前瞻性的、随机的、控制的研究。

尽管治疗性运动的预期结果往往是改善患者功能或防止功能丧失，但在过去的几十年里，物理治疗的训练计划的重点是解决损伤问题。衡量成功的主要标准是损伤是否减少或身体各方面表现如力量、活动性或平衡是否提高，如图1.6所示。

在过去，人们认为如果损伤被解决，那么功能就会随之提高。治疗师现在认识到这个说法是不成立的。要改善预期的活动和参与表现，改善患者的健康相关生活质量，不仅应该落实治疗性运动干预，以纠正导致功能限制的损伤，还应该尽量让运

专栏 1.14　管理计划中，关于建立和优化以患者为中心的目标和成果的关键问题

- 在家里、学校、工作、社区中，或在你的闲暇时间中，什么活动对您是最重要的（分别作答）。
- 什么活动是您希望能独立完成的，但目前需要帮助才能做到？
- 就目前你很难做到或无法完成的活动中，哪些活动是您想做得更好或能再有能力完成的？
- 就您目前所有的问题，哪一项是您希望消除或减轻的？
- 您觉得自己希望完成的活动中，自己哪一方面有最大的问题？
- 您寻求物理治疗的目标是什么？
- 您希望通过治疗来完成什么？
- 什么将让您觉得在实现自己的目标方面取得了进展？
- 您希望多快达成您的目标？

专栏 1.15　物理治疗师应用的干预类别

- 患者/客户指导（普遍用于所有患者）。
- 气道清理技术。
- 辅助技术：处方、适应证、在适当的情况下制造或修改。
- 生物物理因子。
- 在自理、家庭生活、教育、工作、社交、社会和社区生活环境中的功能训练。
- 表皮修复和保护技术。
- 手法治疗技术。
- 运动功能性训练。
- 治疗性运动。

动训练有任务针对性。换言之，训练所使用运动模式应该紧密适合患者所计划或期望的功能性活动。图 1.7 用特定任务性提举模式展示了肌肉力量训练。

下面的研究证明了设计和实施紧密结合预期功能结果的练习的重要性。

◉ 聚焦循证

有一项研究对特定任务性的功能训练进行了调

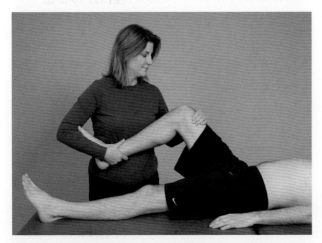

图 1.6　徒手抗阻运动，一种程序性干预，是肌肉力量或耐力受损初期康复使用的治疗性运动干预措施

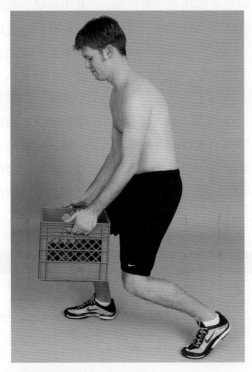

图 1.7　通过提举和放下重物箱进行特定任务性练习以备在家庭或工作中的功能性活动需要

查，让有行走能力的老年女性进行阻抗训练，以观察其是否对爬楼梯能力有改善作用 [39]。他们没有让被试者在不负重的姿势下做髋部和膝关节的伸展运动，而是通过佩戴负重背包上下楼梯来训练。结果是：这种活动不仅提高了肌肉表现（力量和耐力），而且还直接提高了受试者在日常活动中爬楼梯的效率。

一种有效地利用治疗性运动干预来提高功能能力的方法是，在治疗计划中尽可能早地整合利用安全且渐具挑战性的功能性活动，逐渐改善力量、耐力和灵活性。这种以功能为导向的锻炼，其计划直接指向并支持预期的治疗结果。选择和使用有多个目标的训练项目，也是一种恰当且高效的，可以在尽可能短的时间内最大限度地提高患者的功能。

任何干预措施的有效使用，都必须恰当地规定每次干预的强度、频率和持续时间，并应评估患者对干预措施的反应。在实施治疗性运动干预时，需要持续观测患者对运动的反应，从而决定何时以及在何种程度上提高训练计划的难度，或何时停止特定的锻炼。本书的每一章都提供了影响治疗性运动选择、应用和进程的详尽内容。

患者指导

尽管患者指导是 9 个干预类别中的一种，但它是整个管理过程中唯一的一项针对每个患者使用的项目 [5]（专栏 1.15）。因为这种干预对所有患者都是通用的，所以在本节中会更详细地介绍。根据修订后的第三版指南，患者教育的重点是：患者指导是物理治疗师对他们所治疗的个体使用的一种干预手段。教育不仅要包括患者，还要包括家庭成员、护理人员和其他参与照顾患者的医务人员 [5]。毫无疑问，物理治疗师是患者的耐心教育者、改变推动者和激励者 [31,55,82,106,127]。患者教育涵盖了所有 3 项学习领域：认知、情感和精神活动。理想的教育是在患者与治疗师的初次接触中开始，包括治疗师解释信息，询问患者相关问题，倾听患者或家庭成员的表述。

患者相关的指导是治疗师帮助患者学习如何减少损伤，并如何充分参与到训练计划中从而实现治疗目标的方法[31]。患者相关的指导首先可能侧重于向患者提供背景信息，例如基本健康状况和相关损伤及活动受限的相互关系，或解释治疗计划中具体干预措施的目的。患者指导，比如物理治疗师的运动咨询[181]，可以作为直接监督锻炼计划的替代方案，通常侧重于治疗方案的具体方面，例如教导患者及其家庭成员或护理人员可以在家中进行的一系列练习。教育指导也可以帮助患者做好过渡到不同的角色或环境的准备，或帮助他们了解出现问题的风险因素，以及对健康（health）、保健（wellness）和体适能（fitness）训练的需求。治疗师还应审查健康和保健的材料，并阐明在家如何安全使用所需的设备。

治疗师必须使用多种方法将信息传递给患者或家庭成员，如治疗师直接一对一指导、录像教学或书面指示。每一种方法都将在之后强调患者教育的学习中进行展示。

然而，书面材料，尤其是那些有插图的材料，可以由患者带回家，用于辅助理解治疗师的口头指示或录像说明。

要成为一名优秀的患者教育者，治疗师必须对学习过程有一定的了解，而这通常是为了学习或改善运动技能。作为一名教育者，治疗师还必须能够识别患者的学习方式，实施有效的教学策略，并激励患者学习新技能，坚持锻炼计划，或改变与健康相关的行为。

◉ 聚焦循证

研究表明，在家庭训练中，接受治疗师训练教育的患者比单纯通过阅读手册获得信息的患者更准确地进行了他们的锻炼[51]。另一项研究中评估了三种教学模式在锻炼计划中的有效性。接受治疗师或两种不同的录像指导的受试者比只接受书面指令的受试者，执行他们的锻炼计划更准确[145]。

结果

简单地说，结果（outcomes）就是效果（results）。收集和分析与健康服务有关的结果数据是必要的[66]。结果测量是评估服务质量、效率和

成本效益的一种手段。在整个物理治疗过程中，即治疗过程之中和治疗结束时，周期性地监测患者相关的结果[132]。通过对患者的治疗反应的定期复查和复查所生成的信息进行评估，能使治疗师明确是否达到治疗计划中预期的目标和结果，以及已经实施的干预措施是否产生了预期的结果。目标和预期结果必须根据患者的功能变化的程度或缺乏变化的程度来调整，该程度由中期结果的水平所决定。这些信息也帮助治疗师决定是否、何时以及在多大程度上调整患者管理的目标、预期成果以及干预措施（图1.5）。

在患者治疗的连续过程中，通常物理治疗师评估结果有几个广泛的范围（专栏1.16）。

功能结果

在当今注重成本的卫生保健环境中，物理治疗服务合理性的关键是识别和成功记录以患者为中心的功能结果，这些结果可归因于干预措施[4,10,30,63,179]。正如前面所讨论的（在测试和测量的相关内容中），功能受限报告在2013年成为医保对所有的门诊治疗患者的强制性报告。G码报告是一种用于提供非支付代码的方法，用于在计费期间跟踪患者的功能改善情况。

功能结果必须是有意义的、实用的、可持续的[179]。患者在工作、家庭或社区中工作的能力产生影响的成果，在患者、家庭、重要的相关人员、照护者或雇主看来是重要的和有意义的。如果预期目标和预期结果的形成是患者和治疗师之间的合作，那么结果对患者是有意义的。功能结果的实际方面意味着，功能的改善是以一种高效和合理的方式实现的。在治疗出院后，随着时间的推移，功能的改善（在可能的范围内，考虑到健康状况的性

专栏 1.16 物理治疗师评估结果的范围

- 患者的身体功能水平，包括损伤、活动/功能受限、参与受限及认知障碍。
- 预防或减少未来与健康相关的病损、活动/功能受限、参与受限、认知障碍等发生和复发的风险。
- 患者的整体健康状况或体适能水平。
- 患者满意度。
- 安全水平和患者及家属的理解程度。
- 对家庭训练和指导的依从性和毅力。

质）是可持续的。

结果测量

在物理治疗计划中确定的预期成果必须是可测量的。更具体地说，随着时间的推移，患者的状态变化必须是可量化的。正如在之前在患者管理有关内容的检查部分的讨论中所指出，物理治疗师所使用的许多具体的测试和测量方法，传统上都集中在对损伤的测量（如关节活动度、肌肉表现、关节活动性/稳定性和平衡）。损伤的减轻可能反映了干预对病理状态的效果，但可能无法转化为患者与健康相关的生活质量的改善，例如安全性和功能性能力。因此不仅需要测量损伤，还需要测试患者的身体功能水平和感知参与能力，以准确评估与患者相关的结果，包括但不局限于物理治疗干预的有效性，如运动训练。

干预措施对患者相关的功能结果的影响。 为了提供证据，支持物理治疗干预措施对减少运动障碍的有效性，门诊物理治疗改善运动评估日志（Outpatient Physical Therapy Improvement in Movement Assessment Log, OPTIMAL）作为自我报告工具，被用来测量物理治疗干预对功能的影响，并已经通过有效性和可靠性的测试[63]。该工具测量了患者在执行一系列 22 项行动时遇到的困难或信心，其中大部分与功能性活动有关，包括从躺卧到坐、从坐到站立、跪、行走、跑步、爬楼梯、够取和举起物体。此外，为了帮助治疗师设定治疗计划的目标，患者被要求确定他或她希望能够做，且能毫不费力地完成的 3 项活动。

"OPTIMAL" 还被认为是一种协助划分功能限制报告 G 码的有效性测试。因此在 2012 年，美国物理治疗协会将 "OPTIMAL" 中的每个测试活动匹配到 G 码报告的活动和参与类别，以帮助临床医生更有效地使用该工具。许多调查训练计划对功能障碍患者益处的研究[86,98,155]反映了一种研究趋势，其中包括干预措施对患者健康相关的生活质量变化的评估。评估关于降低未来损伤或进一步损伤的风险、预防进一步的功能限制或失能、家庭训练的依从性或应用促进最佳健康和体适能知识的结果，也可以帮助判定所提供的服务的成效。为了证实使用

物理治疗服务来预防疾患是有物有所值的，物理治疗师发现，收集追踪数据是很重要的。这些数据表明，由于采用了针对预防和健康促进活动的干预措施，患者对未来物理治疗服务的需求减少了。

患者满意度。 另一个在物理治疗实践中变得越来越重要的结果评估领域是患者满意度。在治疗过程中或治疗结束时对患者满意度的评估可以作为质量管理的指标。患者满意度调查，通常根据患者对其在治疗结束时的状态与其在治疗开始时的状态的比较，来确定治疗的影响[154]。测量表，如物理治疗门诊满意度调查（Physical Therapy Outpatient Satisfaction Survey, PTOPS）[154]或患者对物理治疗的满意度的 MedRisk 评估（MedRisk Instrument for Measuring Patient Satisfaction, MRPS）[13,14]，也评估了患者对物理治疗和其他医护方面的感受。患者满意度调查问卷的重要特质，是有鉴别影响满意度因素的能力。识别影响满意度的不利因素，可帮助临床医生采取措施来改进这些因素，从而为患者提供最优水平的服务[14]。

可能影响患者满意度的因素参见专栏 1.17[13,14,27,154]。

⊙ 聚焦循证

一项系统综述回顾研究了患者对肌肉骨骼物理治疗的满意程度，并分析影响北美和北欧的门诊患者满意度的因素[74]。这篇系统综述纳入了下列研究：调查、临床试验、定性研究或患者访谈。在数千篇文章中，有 15 篇符合纳入标准。对所纳入研究的数据汇总并进行荟萃分析，其结果显示，在 1

专栏 1.17 患者满意度的影响因素 *

- 治疗师的人际关系态度（沟通技巧、专业精神、乐于助人和同理心）及其对医患关系的影响。
- 对治疗师临床技能的认知。
- 在治疗阶段的功能改进程度。
- 在设定管理计划时，参与目标设定的程度。
- 患者病情的急慢性程度（在急性下有更高的满意度）。
- 获得治疗服务的便利性。
- 行政问题，如护理的连续性、时间安排的灵活性、每次就诊的等待时间、治疗时间和护理费用等。

---

* 上述决定因素无先后顺序

到 5 评分范围内（5 是最高的），患者的满意度水平是 4.41（95% 可信区间 = 4.41～4.46），表明患者对肌肉骨骼疾病的物理治疗非常满意。这项研究的一个有趣发现是，患者与治疗师之间关系的质量一直被认为是患者满意度的一个指标，而不是治疗后患者的身体功能的改善程度。

出院计划

在康复过程中尽早计划出院。如前所述，出院标准在患者的治疗计划中已经制订。对结果进行持续评估是治疗师决定患者何时出院的关键。当预期的目标和结果已经达到时，患者就可以结束住院物理治疗并出院[4]。出院计划通常包括一些家庭训练计划，适当的随访，可能转诊到社区，或者如果患者的需求随着时间的推移而改变且需要额外的服务，可以再次启动物理治疗服务（额外的看护）的重新启动。

中止治疗与出院不同[4]。中止治疗是指在实现预期目标和结果之前终止服务。几个因素可能导致服务中断，这可能包括患者要求停止治疗，患者的医疗状况发生改变如进展空间不大，或付费方认为没有进一步服务的必要。

总之，本节讨论的患者管理模式建立了一种全面的、系统的方法，为患者和客户提供了有效、高效的物理治疗和服务。该模式是一种机制，用来证明在功能和失能的概念框架中，治疗患者的各个阶段之间的相互关系。它的目的是改善患者的功能和与健康有关的生活质量。这个管理模式还强调减少疾病、损伤或失能的风险因素，促进寻求和接受物理治疗服务的患者和客户的健康和福祉。

有效训练策略和特定任务指导

正如本章前面部分所讨论的，患者相关的指导是患者管理干预阶段的一个重要组成部分。作为一名患者教育者，治疗师花费大量的时间来教导患者、他们的家人或其他看护者如何正确和安全地进行运动训练。健康素养水平和对学习方式的理解，在检查过程中评估，结合治疗师用通俗易懂的语言与患者或护理人员进行交流的技巧，是有效的训练指导的评判指标。建立在运动学习原理基础上的有效策略，旨在帮助患者在治疗师的监督下学习一项训练计划，然后在必要的时间内独立地进行训练，这样有助于患者的成功恢复。

健康素养

健康素养是指个人有能力获得、处理和理解基本的健康信息和服务，以做出适当的健康决定[190]。这一定义是由美国国家医学图书馆制订的，一直被纳入美国国家计划中，以改善医疗健康服务的获取、质量和结果，并教授健康的生活方式[189,190]。物理治疗师有专业和道德责任去了解健康素养，并发展必要的教学和沟通技能，以提供符合每个患者独特的学习需求和认知水平的高质量的指导和教育[5,47,145]。用通俗易懂的语言进行交流，包括使用容易理解的讲义、小册子、视频、图片和资料，从而缩小专业知识和患者理解之间的差距[47,145,190]。教学是物理治疗实践中的一个重要项目，在不纳入健康促进和教育要素的情况下提供干预，可能会导致患者的治疗结果不理想。

运动指导准备

当准备指导患者做一系列的练习时，治疗师应该有一个能在运动干预之前和运动期间促进患者学习的计划。治疗师和患者之间的积极关系，是创造促进学习的激励环境的一个基本方面。治疗师和患者的协作关系开始建立于双方共同制订治疗计划的目标之时。当然，这是在运动指导开始之前发生的。有效的运动指导还基于了解患者的学习方式，也就是说，他或她是否喜欢通过观察、阅读或活动实践来学习。患者的学习方式可能在治疗早期并不为人所知，所以治疗师可能需要多种教学方法进行指导。

识别患者对运动的态度有助于治疗师确定患者对运动计划的学习及坚持的接受程度。以下问题可以帮助治疗师制订提高患者锻炼积极性的策略。

- 患者是否相信运动可以减轻症状或改善功能？

■ 患者是否担心运动会不舒服？

■ 患者习惯了定期运动吗？

提高积极性的一种方法是设计运动计划，首先教授最简单的或最小压力的运动，从而确保早期干预的成功。总是以成功的方式结束一次锻炼，也有助于保持患者的积极性。在本节概述运动学习和习得简单到复杂的运动技能的概念之后，将讨论提高积极性和促进坚持锻炼计划的其他建议。专栏 1.18 总结了有效运动指导的一些实际建议。

运动学习的概念：运动和特定任务指导的基础

将运动学习原则整合到运动指导中，优化学习训练或功能任务。训练仅仅是治疗师教授的，患者需要学习的一种运动任务（一种精神运动技能）。

运动学习是一套复杂的内部过程，包括通过实践来获得和相对永久地熟练掌握运动或任务 [130,163,164,192,196]。在运动学习文献中，运动表现和运动学习之间是有区别的。运动表现包括执行技能的能力，而运动学习涉及获取和保留的能力 [56,154,163]。因此，患者在运动学习过程的早期进行锻炼或做任何熟练动作的能力并不一定代表学习了新的运动或技能。

人们认为，运动学习可能会改变中枢神经系统中感官信息的组织和处理方式，并影响运动行为的产生。此外，由于运动学习无法直接观察到，所以必须通过观察和分析个体如何执行一项技能来衡量。

运动任务的分类

基本的运动任务有三类：离散型、序列型和连续型 [163,164]。

专栏 1.18 有效运动指导的实用建议

■ 选择一个不让人分心的环境进行运动指导。
■ 最初的指导练习可以复制简单的功能任务的运动模式。
■ 演示适当的运动表现（安全与不安全的运动；正确的和不正确的动作）。然后让患者模仿你的动作。
■ 如果合适或可行，首先引导患者做其所需要的动作。
■ 使用清晰和简明的口头和书面指示。
■ 为家庭训练计划做书面说明，并提供练习的插图（示意图）。
■ 让患者向你展示其练习，你提供监督并反馈。
■ 提供具体的、与行动相关的反馈，而不是一般的、非描述性的反馈。例如，解释为什么这个练习是正确或错误的。
■ 以缓慢进阶的形式来教授整个训练计划，让患者有充足的时间在多次运动中学习和练习。

离散型任务。离散型任务包括一个可识别的开始和结束的动作。独立收缩一个特定的肌肉群（如股四头肌等长收缩），抓住一个物体、做俯卧撑、锁定轮椅、踢球是离散型运动任务的例子。几乎所有的运动，如提起和放下重物或自我牵伸运动，都可以被归类为离散运动任务。

序列型任务。序列型任务由一系列离散的动作组成，这些动作在一个特定的序列中组合。例如，用叉子吃饭，一个人必须能够抓住叉子，把叉子放在正确的位置，刺穿或铲起食物，把叉子举到嘴边。工作环境中的许多功能任务都是具有简单组件和复杂组件的序列任务。有些序列型任务需要在任务的每个部分或任务期间有特定的时间间隔。轮椅移行是序列型任务。患者必须学会如何定位轮椅，锁住轮椅，可能卸下扶手，在轮椅上向前移动，然后从轮椅上转移到另一个表面。有些转移需要冲量，而另一些则不需要。

连续型任务。连续型任务包括重复的、不间断的动作，没有明显的开始和结束。例子包括步行、上下楼梯和骑自行车。

识别患者必须学会做的熟练任务类型，可以帮助治疗师判定哪种指导策略对掌握特定的功能技能是最有益的。考虑哪些是在之后的运动任务中必须学习的东西。为了牵伸腘绳肌，患者必须学会如何定位和调整其身体，以及施加多少牵伸力才能正确进行牵伸运动。随着灵活性的提高，患者必须学会如何在功能性活动期间安全地控制新获得的活动范围内的主动运动。这就要求肌肉在未习惯的肌肉长度内以正确的强度收缩。在另一种情况下，为了防止肩关节撞击综合征或背部疼痛的复发，患者可能需要通过姿势训练来学习如何在各种的够物或提举任务中保持对躯干的正确排列，而这些任务对身体的要求略有不同。

在这两种情况下，运动学习必须发生在运动项目和功能性训练中。从这个角度看运动干预，为什么促进运动学习的策略是有效的锻炼指导的一个重要组成部分就显而易见。

运动任务的条件和进展

如果一个锻炼计划是为了改善患者的功能，它必须包括执行和学习各种任务。如果一个功能性训练计划是为了满足患者必要的和期望的功能目标，它必须在不同的条件下对患者提出要求。由Gentile 提出的运动任务分类[56]，是一个分析功能性活动的系统，以及一个用于理解可执行的简单到复杂的运动任务的条件的框架。图1.8 描述了这些条件和运动任务的难度。

理解这种分类法的组成部分及其之间的相互关系，可以帮助治疗师系统性地识别并增加功能障碍患者的活动难度。

在这个分类法中有4个主要任务维度的分类：①执行任务的环境；②任务所处环境的可变性；③在任务过程中，需要身体的静止或移动；④在任务中是否操控物品。图1.9 显示了16 种不同但相互关联的任务条件，每一种从简单到复杂的日常活动例子。

封闭或开放的环境。任务的环境条件是指在任务中物体或患者周围的人是静止的还是移动的，或者是任务执行的支撑面是固定的还是移动的。一个封闭的环境是指患者周围的物体和执行任务的支撑面不会移动。在这种类型的环境中执行功能任务时，患者可以完全集中注意力来执行任务，而且可以自行调整进度。下列例子展示了在封闭环境中的任务：坐在椅子上喝水或吃东西，保持直立的躯干，站在洗手池边洗手或梳头，在空旷的走廊里或在家具摆放一致的房间里走动。

更复杂的环境是开放环境。在任务执行过程中，物体或患者周围的人是运动的，或支撑面是不稳定的。在环境中发生的运动并不在患者的控制之下。在开放环境中发生的任务包括在可移动的支撑面保持坐姿或站立平衡（平衡板或BOSU 球；图1.10），站在一辆行驶的火车或公共汽车上，在拥挤的楼梯间上下楼梯，在繁忙的十字路口过马路，或者在网球或排球比赛中接、发球。在诸如此类的任务中，患者必须预测环境中人员或物体运动的速度和方向，或者在支撑面移动时，必须提前准备调整体位或平衡。因此，患者必须调整任务的执行速度，以适应环境条件。

同一任务的环境变化：不存在或存在。当任务发生的环境从一个任务的执行到下一个任务的执行是不变的，则不存在可变性。这项任务的环境条件是可预测的，因此，并不需要太多关注第二项任务，通常能让患者一次完成这两项任务。一些没有可变性的任务的例子是，使用相同尺寸和重量的箱子来练习安全的举重技术，用同一高度或类型的椅子练习起立和坐下，或者只在一种支撑面上行走。

当环境条件有变化时，任务就变得更加复杂了——即完成一项任务到下一项任务时，需要做出改变。有了这样的可变性，患者必须不断地监测环境变化的需求，并通过使用各种运动策略来完成这项任务，从而适应新的环境。提起和搬运不同大小和重量的物体，爬上不同高度的台阶，或者在不同地形的路面上行走，这些都是有环境变化的任务。

身体稳定或身体转移。除了环境条件外，任务还需从任务执行者的角度进行分析。在一个稳定的（固定的）位置稳定躯体的任务，如保持直立的姿势，被认为是简单的任务，特别是在封闭的环境条件下执行。当任务涉及患者从一个地方移动到另一个地方（身体转移），如执行转移、行走、跳跃或攀登时，任务就更加复杂了。当在一个变化的开放环境中移动身体时，如在拥挤的走廊中或者在不同的支撑面如草地、砾石道和人行道上行走，任务变得更加复杂且具挑战性。

操控物品：不存在或存在。执行任务时是否需要上肢操作也会影响任务的难度。当执行一个不需要操纵物品的任务时，该任务被认为比需要操控物品的任务简单。在家里，独自一人端着咖啡从一个房间走到另一个房间比双手自由（即不端咖啡）的行走任务更复杂。在繁忙的走廊上执行相同的任务会进一步增加任务的复杂性和难度。

总之，运动任务分类可以用来分析任务条件下功能任务的特征。分类法提供了一个框架，可用于设置患者个体的治疗疗程，或者在整个功能训练项目中提升运动训练的难度。

运动学习阶段

运动学习有三个阶段：认知，泛化，和自主[44,131,163,164]。在学习的每个阶段，患者的特点都

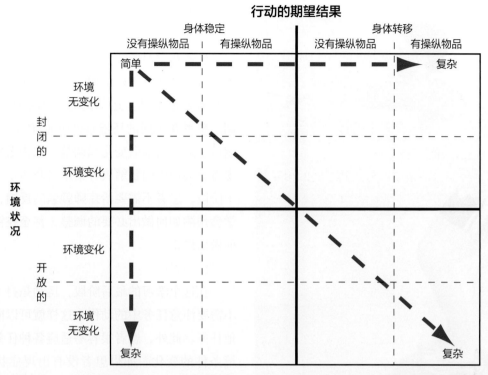

图 1.8　运动任务分类：任务难度的各个层面（经许可引自 Dennis, JK, and McKeough, DM: Mobility. In May, BJ [ed]: Home Health and Rehabilitation—Concepts of Care. Philadelphia: FA Davis, 1993, p 147.）

		身体稳定		身体转移	
		没有操纵物品	有操纵物品	没有操纵物品	有操纵物品
封闭的	环境无变化	保持平衡坐在床边，由照顾者梳头发 保持平衡，站在走廊，由照顾者扣大衣纽扣	坐在桌子边吃一顿饭 坐着做家庭账本 坐在书桌边写信	在床上翻滚 从床边起坐 浴缸里移动 每日起床到浴室	手持盛放食物或饮品的托盘，从厨房走到客厅，每次是相同的托盘和路线
	环境变化	保持平衡坐在房间内不同的椅子，如摇椅、直背椅和沙发 保持平衡站立在不同支撑面上：地毯、木板	在厨房站着卸下洗碗机内物品 坐在院子的矮凳上，弯腰铲除花园里的杂草	在单人床和双人床上翻滚 从不同高度和支撑面坐立 上下不同高度的阶梯	手持盛放食物或饮品的托盘，从厨房走到客厅，每次是不同的托盘和路线
开放的	环境无变化	在移动的电梯上保持平衡	站在移动中的电梯上重新排列包裹	沿着移动的自动扶梯或人行道上行走	在移动中的手扶梯上下走动，重新排列包裹
	环境变化	在移动的巴士上保持坐或站立平衡	在游轮甲板上喝鸡尾酒	社区活动 穿过客厅里儿童玩耍的地方	在超市购物 牵引宠物散步

图 1.9　在运动任务分类范畴中的日常生活活动（经许可引自 Dennis, JK, and McKeough, DM: Mobility. In May, BJ [ed]: Home Health and Rehabilitation—Concepts of Care, ed. 2. Philadelphia: FA Davis, 1999, p 116.）

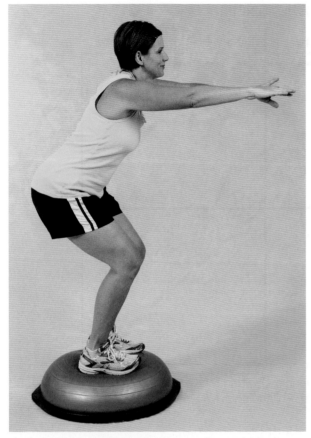

图 1.10　开放（移动）环境中执行的运动技能举例：学会在不稳定的支撑面上保持站立平衡

是不同的，因此影响治疗师在锻炼和功能训练项目中指导策略类型的选择。

认知阶段

当学习一种技巧性运动时，患者首先必须知道该做什么，也就是说，患者必须明白其目标，以及训练或功能任务的要求。然后患者必须学会如何安全、正确地完成运动任务。在这个阶段，患者需要考虑技术动作的每一个组成部分或顺序。患者通常关注的是他或她的身体是如何定位的，以及移动的距离、速度及强度。换句话说，患者试图获得锻炼的"感觉"。

因为患者所有的注意力都集中在运动任务的正确表现上，所以环境的干扰，比如一个忙碌而嘈杂的运动室（开放环境），在最初可能会干扰学习。在这个学习阶段，出现错误是很常见的，但是通过校正错误的实践，患者逐渐学会区分正确和错误的动作：最初是通过治疗师的频繁反馈，最终患者可

以自我检测运动表现（自我评价）。

泛化阶段

患者在学习的泛化阶段，会很少犯错误，并集中于对运动任务进行微调。学习专注于产生最一致和最有效的运动。运动的时间和距离也可以被微调。患者在不同的环境条件下（环境可变性），探索运动策略的细微变化和调整。在错误出现的时候患者也会使用问题解决方案来自我纠正错误。在这个阶段，患者不需要治疗师频繁的反馈，而是开始学会预测如何做出必要的调整，甚至在错误发生之前做出修正。

自主阶段

在这个学习的最后阶段，运动是自主的。患者不需要注意任务中的动作，这样就可以同时完成其他任务。此外，患者很容易适应各种任务要求和环境条件的变化。如果患者没有出现症状或其他问题，那么在这一阶段的学习中，几乎不需要任何指导。事实上，大多数患者在进入这个阶段之前就已经出院了。

影响运动学习的变量——运动指导和功能训练的考虑因素

运动学习受到许多变量的影响，其中一些变量可以在运动指导或功能训练中被治疗师运用以促进学习。其中一些变量包括运动前的注意事项、身体或心理练习，以及多种形式的反馈。对这些变量及其对运动学习的影响的理解是制订成功的运动指导和功能训练的策略的必要条件。本节概述了在运动学习的每个阶段中影响技术动作的获取和保留的关键变量。因为运动学习的概念和原理包含了大量的知识，所以读者可以参考其他更细致深入的文献资料 [45,56,111,128,130,131,163,164,192]。

练习前注意事项

在运动学习过程中，甚至在运动开始之前，许多变量会影响运动学习。患者对运动或任务的目的理解以及对任务的兴趣，都会影响技能的获取和保留。对患者来说，任务越有意义，学习就越有可能发生。在首次检查时，纳入患者认为重要的任务，可以促进患者对训练的兴趣。

对手头任务的注意力也会影响学习。集中注意

于技能学习而不受环境影响的能力有利于促进学习。在练习前指导患者如何导向其注意力，也可以影响学习。有证据表明，对损伤个体而言，如果更关注完成某项任务的结果而不是任务本身的细节，其学习能力就会得到提高[116,200]。在与运动学习有关的反馈的后续讨论中，将更详细地讨论此发现。

在开始练习之前，演示一项任务也能提高学习能力。让患者观察其他人，通常是治疗师或者是另一个患者，进行正确的运动或功能性的任务并且模仿。练习前的口头说明也可以促进技能的获取，但指令应该是简洁的。在学习过程的早期，关于任务需求的大量信息可能会使患者感到困惑，不利于学习。

训练

运动学习是实践的直接结果，即在一个任务中反复地执行一个或一系列的动作[100,163,164]。练习可能是学习运动技能的唯一最重要的变量。练习的数量、类型和可变性直接影响到技能获取和保留的程度[128,163,164]。一般来说，患者练习一种动作任务的次数越多，它就越容易被达成。在今天的医疗环境中，大多数的练习或功能任务都是在家里进行的，而不受治疗师的监督。在患者出院之前，治疗师通常会为患者设定一些家庭训练项目，提供如何在学习后期阶段新习得运动技巧的指南。

实践策略的类型也会对运动任务的学习能力产生重大影响[45,100,111,128,131,163,164,196]。常见的练习类型见专栏 1.19。学习技能的类型（离散、序列或连续）、患者的认知状态和运动学习阶段决定了哪些实践策略更合适。

部分与整体训练。在学习的早期阶段，部分训练已证明是获得复杂而连续的技能最有效的方式，因为这些技能都由简单和困难的部分组成。根据患者的认知状况，通常需要在练习整个任务之前先练习被认为有困难的部分。整体训练比部分训练能更有效地获得持续的技能，如行走和爬楼梯，其中动力或时机是学习过程中的重点。整体训练也被用于学习离散任务，例如包含重复单一动作模式的练习。

训练顺序——块序、随机和块序/随机。在康

复的最初阶段，练习通常是为了学习一些运动或功能性运动任务。在学习新运动技能的最初（认知）阶段，块序训练是合适的选择，因为它能快速提高熟练动作的表现。然而，应该尽快地过渡到随机顺序或随机/块序的练习，以将可变性引入到学习过程中。训练的可变性指的是对任务的条件进行轻微地调整（变化），例如，通过改变支撑面或执行任务的环境[56,163,164]。

尽管块序训练在最初比随机训练更能提高发挥速度，但是随机训练比块序训练更能提高技能的保留和泛化能力[128]。人们认为，在随机顺序练习中稍微改变一下任务，就会比块序练习需要更多的认知处理和解决问题的能力，因此在练习结束后最终会保留更多的新技能。然而，对于有认知缺陷的患者来说，块序训练可能更可取，因为随机训练可能会对患者造成太大的挑战，并干扰随后的学习过程[103]。

随机/块序训练比随机训练更快地获得技能，并且比块序训练更好地保留技能。因为随机/块序的练习使患者在改变任务之前至少要完成两次任务，这种形式的练习给了患者机会去识别并立即纠

专栏 1.19　运动学习的练习类型

部分与整体训练
- 部分训练。任务被分解成不同的部分。通常是任务中更困难的部分先被练习。在掌握了各个部分之后，把它们组合在一起，这样就实践了整个任务。
- 整体训练。从头到尾执行整个任务，而不分块训练。

块序、随机和块序\随机的训练顺序
- 块序训练。同样的任务或一系列的练习或任务在相同的条件和可预测的顺序中重复训练。例如，患者可以持续地在相同的环境中行走，踏上高度相同的平台，从同一高度的椅子上站起来，或者举起同等大小或重量的容器。因此，任务不因重复动作而改变。
- 随机顺序练习。具有轻微差别的任务以不可预测的顺序进行。例如，患者以随机顺序练习登上不同高度的平台，练习从不同高度或样式的椅子上站起来。因此，任务随着每次重复而改变。
- 块序/随机训练。相同任务的变量是随机执行的，但是任务的每个变量都执行不止一次。例如，患者从一个特定的高度或样式的椅子上站起来，然后第二次重复同样的任务，然后再转到另一个高度或样式的椅子上。

躯体与心理训练
- 躯体训练。练习或功能任务的动作都被实际执行了。
- 心理训练。在实际执行任务之前，对如何执行运动任务进行认知预演。可视化和运动图像练习与心理实践是同义的术语。

正同一动作序列中的错误，然后继续进行下一个任务变化 [56,163]。

躯体训练与心理训练。 躯体训练长期以来一直是物理治疗中运动指导和功能性训练的标志，而心理训练（运动意象练习）则起源于运动心理学和运动相关的训练 [164,171]。在过去的几十年里，人们一直在研究心理练习作为治疗工具在运动损伤患者康复中的应用 [45,195]。人们认为，对运动任务的心理预演强化了运动学习的认知成分，即学习在执行任务时该做什么，并改进它的执行方式。

大多数研究都支持这样一种观点，即实际执行训练任务的效果优于通过单一的心理训练来学习训练任务 [163,164]。然而，在躯体训练和康复训练中，当与运动结合使用时，心理练习已被证明能比单纯的躯体训练更快地提高运动技能的获取 [111,112,128,133]。

反馈

仅次于运动任务的训练，反馈被认为是影响运动学习的一个最重要的因素 [128]。反馈是指在执行或尝试执行运动技能的过程中或之后，学习者接收和处理的感觉信息 [56,128,130,163,164]。有许多描述性的术语用来区分不同类型的反馈。用来描述反馈的术语是基于反馈的来源（内在或增强/外在反馈），反馈的焦点［表现反馈（knowledge of performance，KP）或结果反馈（knowledge of results，KR）］，以及反馈的时间或频率（反馈进度）。专栏 1.20 和专栏 1.21 识别并定义了关于反馈的各种类型和时间安排相关的各种术语。

有多个因素影响了在运动指导或功能训练中可能出现的反馈类型，以及对技能获取（发挥）和技能保留（学习）的反馈的有效性。例如，患者的身体和认知状态以及运动学习阶段，对最有效的反馈类型以及在练习过程中实施的增强反馈的时间和频率有显著的影响。也有人建议，治疗师应该鼓励患者主动反馈自己对实践中使用的反馈类型或反馈计划的接受程度，特别是当患者达到了技能获取的初级水平时。这种积极的参与可能会提升患者的自我控制感，并被认为对学习有积极的影响 [116]。

为了在训练指导和功能训练中提供最有效的反馈形式，治疗师应当了解不同技能获取和技能保留的反馈类型的优点和限制。

内在反馈。 内在反馈来自学习者的所有感官系统，而非来自治疗师，它来自执行或试图执行任何运动。内在反馈是运动本身固有的，即它是在执行任务期间或之后自然发生的 [56,128,163]。它提供了关于任务中运动质量的持续信息，以及任务结果的信息，特别是当任务目标实现的时候。在日常生活中，内在反馈是一个持续的信息来源，在个体进行日常活动或尝试学习新的运动技能时提供表现反馈和结果反馈。

增强反馈。 对内在反馈进行补充的关于任务的执行或结果的信息被称为增强反馈 [128,163,164,198]。它也被称为外在反馈 [56,131]。与内在反馈不同的是，治疗师可以控制患者在练习过程中获得的增强反馈的类型、时间和频率。在任务进行中或结束时

专栏 1.20　运动学习反馈的类型

表现反馈（KP）与结果反馈（KR）

■ KP。在任务执行期间感知到的内在反馈，或者在完成任务后立即获得的关于运动任务的性质或质量的增强反馈（通常是口头的）。

■ KR。任务完成后的即时的对运动任务结果的增强反馈。

内在反馈

■ 在执行运动任务时所固有的感觉提示。

■ 直接来自执行或试图执行任务。

■ 可以紧随任务完成后，或甚至可能在任务完成之前发生。

■ 最常见的是本体感受，动觉，触觉，视觉，或听觉提示。

增强（外在）反馈

■ 来自外部的感觉提示，它是对内在反馈的补充，而这在任务的执行中并不是固有的。

■ 可能是由机械源或他人产生的。

专栏 1.21　反馈计划

当前与反应后反馈

■ 当前。在执行任务时发生；也被称为"实时"反馈。

■ 反应后（结束）。在完成或尝试完成一项运动技能后发生。

即时、延迟和总结的反应后反馈

■ 即时。任务完成后直接给出的信息。

■ 延迟。短时间后给出的信息，这让学习者有时间去思考一个任务的执行好坏程度。

■ 总结。有关某一运动技能多次重复训练的平均表现的信息。

多变与持续反馈

■ 多变。在运动任务的练习过程中无规律或随机发生。

■ 持续。在运动任务的练习过程中经常且连续不断地发生。

提供增强 / 外在反馈以获得表现反馈和结果反馈的信息。

注意：尽管增强反馈是一种常用的教学工具，可以促进健康个体的运动学习，但在向那些因受伤或疾病引起的感觉系统受损而可能接收到不足或不正确的内在反馈的患者传授运动技能时，增强反馈被认为尤为必要[56,128]。

治疗师可以选择多种形式的增强 / 外在反馈运用到训练指导和功能训练中[56,69,130,198]。一些例子包括在练习过程中治疗师与患者互动的口头或触觉反馈，以及来自康复超声成像设备的视觉或听觉反馈（图 1.11）以及肌电图（electromyography，EMG）的生物反馈。对之前的动作进行录像回放是另一种

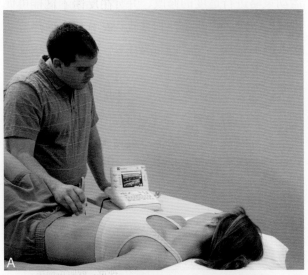

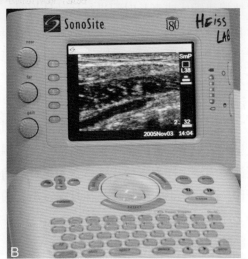

图 1.11　在运动指导时，使用康复超声成像技术在屏幕上提供增强（视觉）反馈，帮助患者学习如何激活腹直肌和腹内斜肌

增强视觉反馈。

表现反馈（KP）与结果反馈（KR）。在过去的几十年里，反馈的选择和应用在临床环境中发生了变化。传统上，治疗师会让患者专注于运动任务中固有的感觉信息（内在反馈），以"感受"任务中运动的感觉，比如在控制膝关节和保持站立平衡的同时，重心如何从一边转移到另一边。与此同时，治疗师会在重心转移活动中提供持续的反馈，通常是口头上的——关于患者姿势或膝关节控制的质量（KP）。

然而，主要针对非损伤的受试者的研究已经表明，将一个人的注意力转移到运动的结果（KR）而不是动作的细节本身，可以更有效地提高学习（保持运动技能）[200]。因此，治疗师现在倾向于强调提供关于运动技能的结果的反馈[198]。

回到重心转移的例子——在功能性训练中使用 KR，治疗师应该让患者尝试触及其重心支持之外的不同方位的物体来训练重心转移。通过给患者一个目标，这个任务就变成了目标导向，因为患者关注的是运动的结果。因此患者会根据外部提示的反馈来学习判断自己运动的有效性[116,200]。

反馈进度——增强反馈的时机和频率。在练习过程中，反馈进度（专栏 1.21）涉及提供的增强 / 外在反馈的时机和频率。反馈时机影响运动技能的获取和保留，并应当在学习过程中随时进行调整。

协同反馈是一种当患者正在执行或试图执行一项运动任务时，"实时"发生的增强反馈的形式。康复超声成像设备（图 1.11）的视觉反馈是一个协同反馈的例子。当患者第一次学习如何等长收缩躯干稳定肌肉时，视觉成像设备是很有用的，因为该肌肉收缩时没有明显的身体运动发生。

另一种形式的协同反馈，是使用手动指导为患者提供触觉提示，这样做可能对患者的安全是必要的，并且可以帮助患者理解运动或功能任务的所需动作。然而，过度或长期使用手动指导可能会阻碍运动学习，因为它可能不允许患者犯"安全错误"来弄清楚如何进行运动。正如在对运动学习阶段的讨论中所提到的，自我检测和自我纠错对于学习是

绝对必要的。指导关键是在尽可能短的时间内使用最少数量的协同反馈，这样患者就不会依赖它来完成一项任务[56]。

即时、反应后反馈是在学习的初始阶段经常使用的另一种增强/外在反馈的形式。治疗师在每次试验后立即提供关于任务结果（KR）的信息。尽管每次试验后的即时反馈可能会提高早期的技能习得，但如果没有治疗师的帮助，它也不能让患者有时间解决问题和发现错误。因此，尽管最初的技能获取可能会很快，但是包括技能保留在内的学习被推迟了[163]。

作为即时反馈的替代，治疗师的延迟反馈是每次重复一项任务或运动后或几组练习完成后，给出的总结性反馈，这使患者有时间进行自我评估和解决问题，了解在实践训练中应当如何执行，从而促进学习技能的保留和推广。尽管与协同或即时反馈相比，使用延迟或总结反馈技能获取强度较慢，但人们认为延迟反馈的时间会让患者注意到任务中固有的内在反馈[56,163,197]。

● 聚焦循证

一项对非损伤个体的研究，研究了协同、即时、反应后和总结反馈的影响[197]。当受试者进行部分负重活动时，那些接受了协同视觉反馈（通过观察一个量表）的受试者比接受了反应后反馈的受试者（即时或总结）更快地获得了这项技能。然而，在练习结束后2天，接受协同反馈的受试者在保留测试中表现比另外两组接受了反应后反馈的受试者差。此外，研究还发现总结反馈比即时、反应后反馈更有利于提高技能的保留率。

治疗师也应该考虑提供增强反馈的频率。关于增强反馈的一个基本原则是"越少越好"。尽管最大反馈频率在患者第一次学习如何完成锻炼任务或功能性任务的认知（初始）学习阶段是必要的，但过度或长时间地使用任何形式的增强反馈会造成患者反馈依赖，并妨碍自我检测和纠正[56,163,164]。例如，在每次练习后，治疗师提供过度的口头反馈也会分散和打断患者对任务的注意力。

与其在每次重复练习后提供反馈，治疗师可考虑改变给予反馈的频率（多元的反馈时间计划），即给患者不止一次重复的、可变的并难以预测的反馈。多变（间歇）反馈在实践中，被证明可以比在每次重复训练之后的持续（连续）反馈能更有效地促进运动技能的保留[69]。然而，治疗师必须记住，在学习的初始阶段，持续（连续）反馈会比多变（间歇）反馈能更快速地提高技能获取（表现）[56]。

随着时间的推移，反馈的频率也会逐渐降低，以避免反馈的过度使用。总结反馈，特别是在学习的联想阶段，是一种有效的策略，可以减少在训练中反馈的总量。随着增强反馈的减少，患者必须对运动策略进行适度的修改，并分析结果。这样可促进问题解决、自我监控和自我纠正，所有这些都使患者能够独立、安全地完成任务，并将学习转移到新的任务条件当中。

运动学习原则在运动指导中的应用

专栏1.22总结了本节中讨论的关于学习者素质信息，以及基于运动学习原理和阶段的运动指导和功能训练的有效策略的内容[44,130]。

坚持训练

对于一个功能导向的训练计划，与患者相关的有效指导必须包括促进训练依从性的方法。当患者不习惯规律锻炼或者长时间进行运动计划时，这是非常具有挑战性的。治疗的积极结果并不取决于为患者设计"理想"的锻炼计划，而是取决于患者或其家人能否实际遵循治疗方案[81,82,186]。

注意： 尽管在临床医生日常交流中和在文献中，"坚持"和"依从"两词经常被交替使用，但在这里的讨论中，我们选用了"坚持"——因为它有更深的内涵，即患者的积极参与和患者与治疗师的合作。相比之下，依从性往往意味着患者的被动行为。

影响坚持锻炼计划的因素

许多因素影响着锻炼计划的坚持[28,60,64,81,82,110,116,127,168,186]。这些因素可以分为几个类别：患者的特点、与患者健康状况或损伤相关的

专栏 1.22 运动学习的三个阶段的学习者的特点和指导策略

认知阶段

学习者特点

必须只参加手头的任务；必须考虑每一个步骤或组成部分；很容
易不专心；开始理解运动任务的要求；开始对锻炼有"感觉"；
犯错误并改变发挥，特别是在给予增强反馈的情况下；开始区
分正确和不正确的，及安全和不安全的动作。

指导策略

■ 在一个不分散注意力的（封闭的）环境中进行指导。

■ 确定运动及功能训练的目的和功能相关性。

■ 演示理想动作（树立模板）。

■ 初始阶段，指导或帮助患者进行运动。一旦患者能够安全地控
制运动，就减少手动指导。

■ 指出运动的距离和速度（需要移动的多远和多快）。

■ 强调控制运动的重要性。

■ 在适当的时候将复杂的动作分解。

■ 让患者口头描述动作的顺序。

■ 让患者演示每一项运动或任务，但只练习一些运动任务。保持
低重复和交替的任务，以确保安全，避免疲劳。

■ 指出患者应该关注的感官提示（内在反馈）。

■ 提供与表现反馈和结果反馈相关的高频并明确的积极反馈。

■ 使用多种形式的反馈（口头、触觉和视觉）。

■ 开始时在每次重复之后使用反馈来提高表现（技能获取）；逐
渐过渡到多变和延迟反馈，以促进学习（技能保留）。

■ 介绍运动的自我评价和自我纠正的概念。

■ 一开始，使用块态练习；逐步引入随机顺序练习。

■ 允许在安全范围内尝试和犯错。

泛化阶段

学习者特征

执行动作时错误或多余的动作更少，且动作更一致；并井有条地
执行运动；在练习或功能任务中改善动作；错误发生时，可自
我检测和自我纠正；较少依赖于治疗师的增强 / 外在反馈；利
用预期线索，在错误发生之前预测错误。

指导策略

■ 强调练习更加多种多样的动作或任务。

■ 增加练习或任务的复杂性。

■ 改变练习任务的顺序（随机顺序练习）。

■ 允许患者独立练习，强调解决问题的能力，并使用本体感受
（内在反馈）来进行错误检测。

■ 将功能任务模拟引入到练习中。

■ 继续提供关于 KP 和 KR 的增强反馈，但是避免使用手动指导。

■ 使用延迟或多变反馈以使学习者有机会自我发现和改正错误。

■ 通过减少反馈的总量来逐渐淡化反馈，但增加了反馈的针对性。

■ 允许学习者在提供反馈（总结反馈）之前，执行一套完整的练
习或多次功能任务。

■ 增加在运动环境中分散注意力的程度。

■ 让患者在家里或社区里进行锻炼计划。

自主阶段

学习者特征

在执行其他任务时能持续且自动地执行锻炼计划或功能任务；将
所学的运动策略应用到越来越困难的任务或新的环境中；而且
如果合适的话，在较低的体能消耗下，更快地或者能更长时间
地完成任务。

指导策略

■ 建立一系列学习者可以独立完成，难度不断加大的活动，比如
提高练习或任务的速度、距离和复杂性。

■ 建议学习者改变初始的练习或任务，并在更有挑战性的情况下
完成。

■ 如果患者仍在接受治疗，这通常是为了重新检查，除非有明显
的运动错误或潜在的不安全情况出现，否则几乎不需要任何
反馈。

■ 根据需要提供帮助，将学习的运动技能融入健身和体育训
练中。

因素，以及与训练方案相关的因素。

患者相关的因素

以下与患者相关的因素可能对依从性产生积极
或消极的影响：对健康状况、损伤或训练计划的了
解；动机水平、自律、注意力、记忆力、意愿和接
受变化能力的程度；疲劳或压力的程度；是否有时
间投入到一个锻炼计划中；患者与其治疗师的融洽
度或对训练计划的控制程度的感知；社会经济和文
化背景；运动的信念和态度以及患者对运动的重
视。患者的年龄和性别也会影响坚持锻炼计划，男
性的依从率比女性高。年龄和坚持之间的联系不太
明确。

与健康状况或损伤有关的因素

疾患的急、慢性和严重程度、基本健康状况的

专栏 1.23 促进坚持锻炼的策略

■ 探索并试着去欣赏患者对锻炼的信念或把对运动的重视作为
一种"变得更好"的手段。

■ 帮助患者认识到可以从坚持锻炼中获得益处。

■ 解释每项练习和功能性活动的基本原理和重要性。

■ 确定设计特定的锻炼，来实现以患者为中心的特定目标或功
能结果。

■ 允许并鼓励患者参与计划运动项目的性质和范围、练习和反
馈的选择和安排以及决策。

■ 允许和鼓励患者对运动项目的性质和范围，练习和反馈的选
择和安排提出意见，以及何时以及在多大程度上决定增加难
度，这样以增强患者的自我控制感。

■ 保持锻炼计划尽可能简洁。

■ 确定以实践和功能为导向的方式来选择日常工作中的练习。

■ 让患者记录练习日志。

■ 如果可能的话，安排后续访问来评估或修改练习。

■ 指出具体的运动相关的进展。

■ 确定妨碍坚持的因素（白天没有足够的时间做运动，在练习
中感到不适，缺乏必要的设备）；然后提出解决方案或调整锻
炼计划。

稳定性、相关损伤和并发症都对患者坚持训练有影响。疼痛显然是对坚持是种威胁，因此必须在锻炼计划中尽量减少。当损伤严重或长期存在时，设定能定期实现的短期目标，可以促进患者坚持一段很长时间的锻炼计划。

训练相关的因素

锻炼计划的复杂性和必要的持续时间；治疗师的指导、监督和反馈的充足性；患者是否参与制订了训练计划；从医院到家庭的持续看护都可能对坚持有影响。满足患者的兴趣水平和动机需求的训练项目有更高的依从率。门诊环境的其他因素，如地理位置和日程安排，由治疗师/运动教练创造的训练氛围，以及社会支持和个性化的关注或咨询，也是促进患者坚持训练的重要因素。

促进坚持的策略

治疗师应该预期大多数患者不会忠实地遵守任何治疗方案，特别是在疾病或受伤发生之前，尤其是缺少规律锻炼的患者。治疗师所能做的最多的就是实施能促进患者坚持的策略。在专栏1.23中，列举了一些文献中的建议[28,60,64,81,82,99,116,127,168,186]。

自学活动

批判性思考与讨论

1. 批判性地分析你自己的、一个熟人的、或者一个家庭成员的运动历史。然后确定一个规律的锻炼计划可以改善你的或他们的生活质量。

2. 研究导致原发性损伤的4种健康状况（损伤或疾病）①肌肉骨骼②神经肌肉③心血管和（或）肺④神经系统。识别与每个健康状况相关的障碍特征（体征和症状），并假设最可能出现的活动受限和参与受限。

3. 为什么物理治疗师要理解并能够清晰地表达（口头或书面形式）有各种健康状况，活动受限及参与受限的患者表现出的损伤之间的关系？

4. 上个月，你扭伤了脚踝（内翻扭伤）。你不得不使用了好几天手杖，但从那以后你就能开始独立行走了。你的脚踝剧烈运动后仍有疼痛和肿胀，在崎岖不平的地面上感觉不稳定。使用一个功能和失能的模型作为你的参考框架，基于你的病史和当前问题，指出你生活中最有可能发生的特定的活动受限和至少一个参与受限。

5. 利用你目前对检查过程的知识，制订一份你最可能选择使用的特定测试和干预措施的清单，来检查患者的主要损伤是否影响了①肌肉骨骼②神经肌肉③心血管和（或）肺④皮肤系统。

6. 你被要求就使用一种或多种新的测量工具提出建议，以便收集和分析以患者为中心的功能结果数据。回顾有关肌肉骨骼评估的文献，并确定和总结5种测量仪器的主要特征，这些仪器可测量与四肢、颈部或躯干肌肉骨骼损伤相关的活动受限。此外，确定和总结5种测量仪器评估患者在社会、家庭或工作中参与受限程度的主要特征。

7. 最近有3个人髋部骨折。所有人都接受了内侧固定开放性复位术。这些患者有一名是聪明健康的19岁大学生，他发生车祸后想在出院后回到校园；一名60岁的老人，他的生活方式是久坐不动，他计划在术后康复后返回家中，并希望尽快回到办公室工作；还有一名85岁的老人，患有严重的骨质疏松，他一直住在有辅助生活设施的环境中。在确定预期目标和预期结果，并确定对这些患者的护理计划中适当的干预措施时，必须考虑哪些问题？这些患者的目标和预期结果有何不同？

8. 确定本章描述的患者管理模型的关键组成部分，并讨论这些组成部分与治疗性运动干预的潜在用途之间的关系。

9. 使用本章中讨论的运动任务分类，找出在日常生活中必要或重要的简单到复杂的活动。确定在分类法中描述的 16 个条件变量中的至少 3 个活动。

10. 你正在为一名在家中进行术后锻炼计划和在医院开展功能性活动的患者进行随访。这位患者是一位 55 岁的计算机分析师，他在 10 天前做了（左）全膝关节置换手术。你已经完成了你的检查和评估。除了长期存在的（左）膝的退化性关节炎，患者没有其他重大健康问题。正

如你所预料的，患者有疼痛、（左）膝关节活动受限和（左）下肢力量的降低。当患者恢复体力和关节活动度时，设计一系列逐渐更具挑战性的功能性运动任务，患者可以在你的监督下进行练习，或者根据本章中描述的运动任务的分类，在家里独立完成。

（黄美贞　彭松波　译，王于领　高强　审）

参考文献

1. Allet, L, Burge, E, Monnin, D: ICF: clinical relevance for physiotherapy? A critical review. *Adv Physioth* 10:127–137, 2008.
2. American College of Sports Medicine: *ACSM's Guidelines for Exercise Testing and Prescription*, ed. 8. Philadelphia: Wolthers Kluwer/Lippincott Williams & Wilkins, 2010.
3. American College of Sports Medicine: Position stand: physical activity and bone health. *Med Sci Sports Exerc* 36:1985–1986, 2004.
4. American Physical Therapy Association: Guide to Physical Therapist Practice, ed. 2. *Phys Ther* 81:9–744, 2001, revised 2003.
5. American Physical Therapy Association: Guide to physical therapist practice, 3.0. Alexandria VA, 2014. Available at http://guidetoptpractice.org/. Accessed April 4, 2015.
6. American Physical Therapy Association: Today's physical therapist: a comprehensive review of a 21st century health care profession. Alexandria VA, 2011. Available at www.Moveforwardpt.com. Accessed March 31, 2015.
7. American Physical Therapy Association: PTNOW. Available at http://www.ptnow.org/ClinicalTools/Tests.aspx. Accessed June 26, 2015.
8. American Physical Therapy Association: APTA 2014 strategic plan. Alexandria VA, 2014. Available at www.apta.org/StrategicPlan. Accessed August 11, 2015.
9. Baker, SM, et al: Patient participation in physical therapy goal setting. *Phys Ther* 81:1118–1126, 2001.
10. Basmajian, J (ed): *Physical Rehabilitation Outcome Measures*. Toronto: Canadian Physiotherapy Association in cooperation with Health and Welfare Canada and Canada Communications Group, 1994.
11. Beaton, DE, and Schemitsch, E: Measures of health-related quality of life and physical function. *Clin Orthop* 413:90–105, 2003.
12. Beattie, P: Evidence-based practice in outpatient orthopedic physical therapy: using research findings to assist clinical decision-making. *Orthop Phys Ther Pract* 16:27–29, 2004.
13. Beattie, P, et al: Longitudinal continuity of care is associated with high patient satisfaction with physical therapy. *Phys Ther* 85(10):1046–1052, 2005.
14. Beattie, P, et al: MedRisk instrument for measuring patient satisfaction with physical therapy care: a psychometric analysis. *J Orthop Sports Phys Ther* 35:24–32, 2005.
15. Beneciuk, JM, Bishop, MD, and George, SZ: Clinical prediction rules for physical therapy interventions: a systematic review. *Phys Ther* 89(2): 114–124, 2009.

16. Bernsen, T: The future: documentation using the International Classification of Functioning, Disability and Health. In Kettenbach, G (ed): *Writing Patient/Client Notes: Ensuring Accuracy in Documentation*. Philadelphia: FA Davis, 2009, pp. 207–213.
17. Bloomfield, SA: Changes in musculoskeletal structure and function with prolonged bed rest. *Med Sci Sports Exerc* 29:197–206, 1997.
18. Boissonnault, WG: Prevalence of comorbid conditions, surgeries and medication use in a physical therapy outpatient population: a multi-centered study. *J Orthop Sports Phys Ther* 29:506–519, 1999.
19. Boissonnault, WG: Differential diagnosis: taking a step back before stepping forward. *PT Magazine Phys Ther* 8(11):46–54, 2000.
20. Boissonnault, WG: Patient health history including identification of health risk factors. In Boissonnault, WG (ed): *Primary Care for the Physical Therapist: Examination and Triage*. St. Louis: Elsevier Saunders, 2005, pp 55–65.
21. Boissonnault, WG: Review of systems. In Boissonnault, WG (ed): *Primary Care for the Physical Therapist: Examination and Triage*. St. Louis: Elsevier Saunders, 2005, pp 87–104.
22. Boissonnault, WG, and Badke, MB: Collecting health history information: the accuracy of a patient self-administered questionnaire in an orthopedic outpatient setting. *Phys Ther* 85:531–543, 2005.
23. Boissonnault, WG, Ross, MD: Physical therapists referring patients to physicians: a review of case reports and series. *J Orthop Sports Phys Ther* 42(5):446–454, 2012.
24. Botha-Scheepers, S, et al: Changes in outcome measures for impairment, activity limitation, and participation restriction over two years in osteoarthritis of the lower extremities. *Arthritis and Rheum* 59(12): 1750–1755, 2008.
25. Brandt, EN Jr, and Pope, AM (eds): *Enabling America: Assessing the Role of Rehabilitation Science and Engineering*. Washington, DC: Institute of Medicine, National Academies Press, 1997.
26. Buckhave, EB, LaCour, K, Huniche, L: The meaning of activity and participation in everyday life when living with hand osteoarthritis. *Scand J Occup Ther* 21:24–30, 2014.
27. Butler, RJ, and Johnson, WG: Satisfaction with low back pain care. *Spine J* 8:510–521, 2008.
28. Campbell, R, et al: Why don't patients do their exercises? Understanding non-compliance with physical therapy in patients with osteoarthritis of the knee. *J Epidemiol Community Health* 55:132–138, 2001.
29. Carcia, CR, et al: Achilles pain, stiffness, and muscle power deficits: Achilles' tendinitis—clinical practice guidelines linked to the International Classification of Functioning, Disability and Health from the Orthopedic Section of the American Physical Therapy

注：本书英文原版的参考文献是按照作者姓氏字母顺序排序的，而非它们在正文中被引用的顺序，为方便读者查找文献并保持版面美观，本书简体中文版保留了英文原版的参考文献形式。

Association. *J Orthop Sports Phys Ther* 40(9):A1–A26, 2010.

30. Charness, AL: Outcomes measurement: intervention versus outcomes. *Orthop Phys Ther Clin North Am* 3:147, 1994.

31. Chase, L, et al: Perceptions of physical therapists toward patient education. In Shepard, KF, Jensen, GM (eds): *Handbook of Teaching for Physical Therapists.* Boston: Butterworth Heinemann, 1997, p 225.

32. Childs, JD, and Cleland, JA: Development and application of clinical prediction rules to improve decision making in physical therapist practice. *Phys Ther* 86(1):122–131, 2006.

33. Childs, JD, et al: Neck pain: clinical practice guidelines linked to the International Classification of Functioning, Disability and Health from the Orthopedic Section of the American Physical Therapy Association. *J Orthop Sports Phys Ther* 38(9):A1–A24, 2008.

34. Cibulka, TM, et al: Hip pain and mobility deficits: hip osteoarthritis—clinical practice guidelines linked to the International Classification of Functioning, Disability and Health from the Orthopedic Section of the American Physical Therapy Association. *J Orthop Sports Phys Ther* 39(4):A1–A25, 2009.

35. Cleland, JA, et al: Development of a clinical prediction rule for guiding treatment of a subgroup of patients with neck pain: use of thoracic spine manipulation, exercise, and patient education. *Phys Ther* 87(1):9–23, 2007.

36. Coffin-Zadai, CA: Disabling our diagnostic dilemmas. *Phys Ther* 87: 641–653, 2007.

37. Cormack, JC: Evidence-based practice: what it is and how to do it? *J Orthop Sports Phys Ther* 32:484–487, 2002.

38. Costa, LOP, et al: Core journals that publish clinical trials of physical therapy interventions. *Phys Ther* 90(11):1631–1640, 2010.

39. Cress, ME, et al: Functional training: muscle structure, function and performance in older women. *J Orthop Sports Phys Ther* 24:4–10, 1996.

40. Croakin, E: Osteopenia: implications for physical therapists managing patients of all ages. *PT Magazine Phys Ther* 9:80, 2001.

41. Dahl, TH: International Classification of Functioning, Disability and Health: an introduction and discussion of its potential impact on rehabilitation services and research. *J Rehabil Med* 34:201–204, 2002.

42. Dekker, J, et al: Diagnosis and treatment in physical therapy: an investigation of their relationship. *Phys Ther* 73:568–577, 1993.

43. DeLitto, A, and Snyder-Mackler, L: The diagnostic process: examples in orthopedic physical therapy. *Phys Ther* 75:203–211, 1995.

44. Dennis, JK, and McKeough, DM: Mobility. In May, BJ (ed): *Home Health and Rehabilitation: Concepts of Care,* ed. 2. Philadelphia: FA Davis, 1999, p 109.

45. Dickstein, R, and Deutsch, JE: Motor imagery in physical therapist practice. *Phys Ther* 87:942–953, 2007.

46. Edwards, I, et al: Clinical reasoning strategies in physical therapy. *Phys Ther* 84:312–330, 2004.

47. Ennis, K, Hawthorne, K, and Frownfelter, D: How physical therapists can strategically effect health outcomes for older adults with limited health literacy. *J Geriatr Phys Ther* 35:148–154, 2012

48. Escorpizo, R, et al: Creating an interface between the International Classification of Functioning, Disability and Health and physical therapist practice. *Phys Ther* 90(7):1053–1063, 2010.

49. Finger, ME, et al: Identification of intervention categories for physical therapy, based on the International Classification of Functioning, Disability and Health: a Delphi study. *Phys Ther* 86:1203–1220, 2006.

50. Francis, KT: Status of the year 2000 health goals for physical activity and fitness. *Phys Ther* 79:405–414, 1999.

51. Friedrich, M, Cernak, T, and Maderbacher, P: The effect of brochure use versus therapist teaching on patients' performing therapeutic exercise and on changes in impairment status. *Phys Ther* 76:1082–1088, 1996.

52. Fritz, JM: Clinical prediction rules in physical therapist practice:

coming of age? *J Orthop Sports Phys Ther* 39(3):159–161, 2009.

53. Fritz, JM, and Wainner, RS: Examining diagnostic tests and evidencebased perspective. *Phys Ther* 81:1546–1564, 2001.

54. Fritz, JM: Evidence-based examination of diagnostic information. In Boissonnault, WG (ed): *Primary Care for the Physical Therapist: Examination and Triage.* St. Louis: Elsevier Saunders, 2005, pp 18–25.

55. Gahimer, JE, and Domboldt, E: Amount of patient education in physical therapy practice and perceived effects. *Phys Ther* 76:1089–1096, 1996.

56. Gentile, AM: Skill acquisition: action, movement, and neuromotor processes. In Carr, J, and Shepherd, R (eds): *Movement Science: Foundations for Physical Therapy in Rehabilitation.* Gaithersburg, MD: Aspen Publishers, 2000, pp 111–187.

57. Giallonardo, L: The guide to physical therapist practice: an overview for the orthopedic physical therapist. *Orthop Phys Ther Pract* 10:10, 1998.

58. Godges, JJ, and Irrgang, JJ: ICF-based practice guidelines for common musculoskeletal conditions. *J Orthop Sports Phys Ther* 38(4):167–168, 2008.

59. Goodman, CC, and Snyder, TEK: *Differential Diagnosis in Physical Therapy,* ed. 4. Philadelphia: Elsevier/Saunders, 2007.

60. Grindley, EJ, Zizzi, SS, and Nasypany, AM: Use of protection motivation theory, affect, and barriers to understand and predict adherence to outpatient rehabilitation. *Phys Ther* 88(12):1529–1540, 2008.

61. Guccione, A: Arthritis and the process of disablement. *Phys Ther* 74: 408–414, 1994.

62. Guccione, A: Physical therapy diagnosis and the relationship between impairment and function. *Phys Ther* 71:449–503, 1991.

63. Guccione, AA, et al: Development and testing of a self-report instrument to measure actions: Outpatient Physical Therapy Improvement in Movement Assessment Log (OPTIMAL). *Phys Ther* 85:515–530, 2005.

64. Hardman, AE: Physical activity and health: current issues and research needs. *Int J Epidemiol* 30(5):1193–1197, 2001.

65. Harris, BA: Building documentation using a clinical decision-making model. In Stewart, DL, and Abeln, SH (eds): *Documenting Functional Outcomes in Physical Therapy.* St. Louis: Mosby-Year Book, 1993, p 81.

66. Hart, DL, Geril, AC, and Pfohl, RL: Outcomes process in daily practice. *PT Magazine Phys Ther* 5:68, 1997.

67. Heerkens, YF, et al: Impairments and disabilities: the difference: proposal for the adjustment of the International Classification of Impairments, Disabilities and Handicaps. *Phys Ther* 74:430–442, 1994.

68. Heick, JD, and Boissonnault, WG: Physical therapist recognition of signs and symptoms of infection after shoulder reconstruction: a patient case report. *Physiother Theory Pract* Feb29(2):166–73,2013.

69. Herbert, WJ, Heiss, DG, and Basso, DM: Influence of feedback schedule in motor performance and learning of a lumbar multifidus muscle task using rehabilitative ultrasound imaging: a randomized clinical trial. *Phys Ther* 88(2):261–269, 2008.

70. Herman, KM, and Reese, CS: Relationship among selected measures of impairment, functional limitation, and disability in patients with cervical spine disorders. *Phys Ther* 81:903–914, 2001.

71. Hernandez, ME, Goldberg, A, and Alexander, NB: Decreased muscle strength relates to self-reported stooping, crouching, or kneeling difficulty in older adults. *Phys Ther* 90(1):67–74, 2010.

72. Hicks, GE, et al: Preliminary development of a clinical prediction rule for determining which patients with low back pain will respond to a stabilization exercise program. *Arch Phys Med Rehabil* 86:1753–1762, 2005.

73. Hodges, PW: Motor control. In Kolt, GS, and Snyder-Mackler, L (eds): *Physical Therapies in Sport and Exercise.* Edinburgh: Churchill Livingstone, 2003, pp 107–142.

74. Hush, JM, Cameron, K, and Mackey, M: Patient satisfaction with musculoskeletal physical therapy care: a systematic review. *Phys*

Ther 91(1): 25–36, 2011.

75. ICIDH: *International Classification of Impairments, Disabilities and Handicaps: A Manual of Classification Relating to Consequences of Disease.* Geneva: World Health Organization, 1980.

76. ICF: *International Classification of Functioning, Disability and Health.* Geneva: World Health Organization, 2001.

77. ICF: *International Classification of Functioning, Disability and Health.* Geneva: World Health Organization, 2008.

78. Iverson, CA, Sutive, TG, and Crowell, MS: Lumbopelvic manipulation for the treatment of patients with patellofemoral pain syndrome: development of a clinical prediction rule. *J Orthop Sports Phys Ther* 38: 297–312, 2008.

79. Jensen, GM, Shepard, KF, and Hack, LM: The novice versus the experienced clinician: insights into the work of the physical therapist. *Phys Ther* 70:314–323, 1990.

80. Jensen, GM, et al: Attribute dimensions that distinguish master and novice physical therapy clinicians in orthopedic settings. *Phys Ther* 72:711–722, 1992.

81. Jensen, GM, and Lorish, C: Promoting patient cooperation with exercise programs: linking research, theory, and practice. *Arthritis Care Res* 7:181–189, 1994.

82. Jensen, GM, Lorish C, and Shepard, KF: Understanding patient receptivity to change: teaching for treatment adherence. In Shepard, KF, and Jensen, GM (eds): *Handbook of Teaching for Physical Therapists.* Boston: Butterworth-Heinemann, 1997, p 241.

83. Jensen, GM, et al: Expert practice in physical therapy. *Phys Ther* 80: 28–43, 2000.

84. Jette, AM: Diagnosis and classification by physical therapists: a special communication. *Phys Ther* 69:967–969, 1989.

85. Jette, AM: Physical disablement concepts for physical therapy research and practice. *Phys Ther* 74:380–386, 1994.

86. Jette, AM, et al: Exercise: It's never too late—the strong for life program. *Am J Public Health* 89:66–72, 1999.

87. Jette, AM: The changing language of disablement. *Phys Ther* 85:198–199, 2005.

88. Jette, AM: Toward a common language for function, disability, and health. *Phys Ther* 86:726–734, 2006.

89. Jette, AM, et al: Are the ICF activity and participation dimensions distinct? *J Rehabil Med* 35:145–149, 2003.

90. Jette, DU, et al: Evidence-based practice: beliefs, attitudes, knowledge, and behaviors of physical therapists. *Phys Ther* 83:786–805, 2003.

91. Jette, DU, et al: Decision-making ability of physical therapists: physical therapy intervention or medical referral. *Phys Ther* 86:1619–1629, 2006.

92. Jones, MA: Clinical reasoning in manual therapy. *Phys Ther* 72:875, 1992.

93. Jones, M, Jensen, G, and Rothstein, J: Clinical reasoning in physiotherapy. In Higgs, J, and Jones, M (eds): *Clinical Reasoning in the Health Professions.* Oxford: Butterworth-Heinemann, 1995, p 72.

94. Kauffman, TL, Nashner, LM, and Allison, LK: Balance is a critical parameter in orthopedic rehabilitation. *Orthop Phys Ther Clin N Am* 6:43–78, 1997.

95. Kelley, MJ, et al: Shoulder pain and mobility deficits: adhesive capsulitis. *J Orthop Sports Phys Ther* 43(5):A1–A31, 2013.

96. Kelo, MJ: Use of self-report disability measures in daily practice. *Orthop Phys Ther Pract* 11:22–27, 1999.

97. Kettenbach, G: *Writing Patient/Client Notes: Ensuring Accuracy in Documentation.* Philadelphia: FA Davis, 2009.

98. Krebs, DE, Jetle, AM, and Assmann, SF: Moderate exercise improves gait stability in disabled elders. *Arch Phys Med Rehabil* 79:1489–1495, 1998.

99. Lange, B, et al: Breathe: a game to motivate adherence of breathing exercises. *J Phys Ther Educ* 25(1):30–35, 2011.

100. Lee, T, and Swanson, L: What is repeated in a repetition: effects of practice conditions on motor skill acquisition. *Phys Ther* 71:150–

156, 1991.

101. Leighton, RD, and Sheldon, MR: Model for teaching clinical decision making in a physical therapy professional curriculum. *J Phys Ther Educ* 11(Fall):23, 1997.

102. Lephart, S, Swanik, CB, and Fu, F: Reestablishing neuromuscular control. In Prentice, WE (ed): *Rehabilitation Techniques in Sports Medicine,* ed. 3. Boston: McGraw-Hill, 1999, p 88.

103. Lin, C-H, et al: Effect of task practice order in motor skill learning in adults with Parkinson's disease. *Phys Ther* 87(9):1120–113, 2007.

104. Logerstedt, DS, et al: Knee pain and mobility impairments: meniscal and articular cartilage lesions—clinical practice guidelines linked to the International Classification of Functioning, Disabilty and Health from the Orthopedic Section of the American Physical Therapy Association. *J Orthop Sports Phys Ther* 40(6):A1–A35, 2010.

105. Logerstedt, DS, et al: Knee stability and movement coordination impairments: knee ligament sprain—clinical practice guidelines linked to the International Classification of Functioning, Disability and Health from the Orthopedic Section of the American Physical Therapy Association. *J Orthop Sports Phys Ther* 40(4):A1–A37, 2010.

106. Lorish, C, and Gale, JR: Facilitating behavior change: strategies for education and practice. *J Phys Ther Educ* 13:31–37, 1999.

107. Lusardi, MM: Mobility and balance in later life. *Orthop Phys Ther Clin N Am* 6:305, 1997.

108. Magee, DJ: *Orthopedic Physical Assessment*, ed. 6. St. Louis: Elsevier/Saunders, 2013.

109. Maher, CG, et al: A description of the trials, reviews, and practice guidelines indexed in the PEDro database. *Phys Ther* 88(9):1068–1077, 2008.

110. Mahler, HI, Kulik, JA, and Tarazi, RY: Effects of videotape intervention at discharge on diet and exercise compliance after coronary bypass surgery. *J Cardiopulm Rehabil* 19(3):170–177, 1999.

111. Malouin, F, and Richards, CL: Mental practice for relearning locomotor skills. *Phys Ther* 90(2):240–251, 2010.

112. Maring, J: Effects of mental practice on rate of skill acquisition. *Phys Ther* 70:165–172, 1990.

113. May, BJ, and Dennis, JK: Clinical decision-making. In May, BJ (ed): *Home Health and Rehabilitation: Concepts of Care,* ed. 2. Philadelphia: FA Davis, 1999, p 21.

114. May, BJ, and Dennis, JK: Expert decision-making in physical therapy: a survey of practitioners. *Phys Ther* 71:190–202, 1991.

115. McArdle, WD, Katch, FI, and Katch, VL: *Nutrition, Energy, and Human Performance,* ed. 7. Philadelphia: Wolthers Kluwer/Lippincott Williams & Wilkins, 2009.

116. McNevin, NH, Wulf, G, and Carlson, C: Effects of attentional focus, self-control, and dyad training on motor learning: implications for physical rehabilitation. *Phys Ther* 80:373–385, 2000.

117. McPoil, TG, Martin, RL, and Cornwall, MW: Heel pain: Plantar fasciitis—clinical practice guidelines linked to the International Classification of Functioning, Disabilty, and Health from the Orthopedic Section of the American Physical Therapy Association. *The Journal of Orthop Sports Phys Ther* 38(4):A1–A18, 2008.

118. Michaleff, ZA, et al: CENTRAL, PEDro, PubMed, and EMBASE are the most comprehensive databases indexing randomized controlled trials of physical therapy interventions. *Phys Ther* 91(2):190–197, 2011.

119. Miller, PA, McKibbon, KA, and Haynes, RB: A quantitative analysis of research publications in physical therapy journals. *Phys Ther* 83: 123–131, 2003.

120. Miller-Spoto, M, and Gombatto, SP: Diagnostic labels assigned to patients with orthopedic conditions and the influence of the label on selection of interventions: a qualitative study of orthopaedic clinical specialists. *Phys Ther* 94:776–791, 2014.

121. Mueller, MJ, and Maluf, KS: Tissue adaptation to physical stress:

a proposed "physical stress theory" to guide physical therapist practice, education, and research. *Phys Ther* 82:382–403, 2002.

122. Myers, JB, et al: Reflexive muscle activation alterations in shoulders with anterior glenohumeral instability. *Am J Sports Med* 32(4):1013–1021, 2004.

123. Nagi, S: Some conceptual issues in disability and rehabilitation. In Sussman MB (ed): *Sociology and Rehabilitation.* Washington, DC: American Sociological Association, 1965, pp 100–113.

124. Nagi, SZ: Disability concepts revisited: implications for prevention. In Pope, AM, and Tarlov, AR (eds): *Disability in America.* Washington, DC: National Academies Press, 1991.

125. Nashner, L: Sensory, neuromuscular and biomechanical contributions to human balance. In Duncan, P (ed): *Balance.* Alexandria, VA: American Physical Therapy Association, 1990, p 5.

126. National Advisory Board on Medical Rehabilitation Research, Draft V: *Report and Plan for Medical Rehabilitation Research.* Bethesda, MD: National Institutes of Health, 1992.

127. Nemshick, MT: Designing educational interventions for patients and families. In Shepard, KF, and Jensen, GM (eds): *Handbook of Teaching for Physical Therapists.* Boston: Butterworth-Heinemann, 1997, p 303.

128. Nicholson, DE: Teaching psychomotor skills. In Shepard, KF, and Jensen, GM (eds): *Handbook of Teaching for Physical Therapists.* Boston: Butterworth-Heinemann, 1997, p 271.

129. Norton, BJ: "Harnessing our collective professional power": diagnosis dialog. *Phys Ther* 87:635–638, 2007.

130. O'Sullivan, SB, and Schmitz, TJ: *Improving Functional Outcomes.* Philadelphia: FA Davis, 2010.

131. O'Sullivan, SB, and Schmitz, TJ: *Physical Rehabilitation: Assessment and Treatment,* ed. 5. Philadelphia: FA Davis, 2007.

132. Ozer, MN, Payton, OD, and Nelson, CE: *Treatment Planning for Rehabilitation: A Patient-Centered Approach.* New York: McGraw-Hill, 2000.

133. Page, SJ, et al: Mental practice combined with physical practice for upper limb motor deficits in subacute stroke. *Phys Ther* 81:1455–1462, 2001.

134. Posner, JD, et al: Physical determinants in independence in mature women. *Arch Phys Med Rehabil* 76:373–380, 1995.

135. Philadelphia Panel: Evidence-based clinical practice guidelines on selected rehabilitation interventions for knee pain. *Phys Ther* 81:1675–1700, 2001.

136. Philadelphia Panel: Evidence-based clinical practice guidelines on selected rehabilitation interventions for low back pain. *Phys Ther* 81:1641–1674, 2001.

137. Philadelphia Panel: Evidence-based clinical practice guidelines on selected rehabilitation interventions for neck pain. *Phys Ther* 81:1701–1717, 2001.

138. Philadelphia Panel: Evidence-based clinical practice guidelines on selected rehabilitation interventions for shoulder pain. *Phys Ther* 81:1719–1730, 2001.

139. Philadelphia Panel: Evidence-based clinical practice guidelines on selected rehabilitation interventions: overview and methodology. *Phys Ther* 81:1629–1640, 2001.

140. Puthoff, ML, and Nielsen, DH: Relationships among impairments in lower extremity strength and power, functional limitations, and disability in older adults. *Phys Ther* 87(10):1334–1347, 2007.

141. Quinn, L, and Gordon, J: *Documentation for Rehabilitation: A Guide to Clinical Decision Making,* ed. 2, St. Louis: Saunders/Elsivier, 2010.

142. Randall, KE, and McEwen, IR: Writing patient-centered functional goals. *Phys Ther* 80(12):1197–1203, 2000.

143. Rantanen, T, et al: Disability, physical activity and muscle strength in older women: The Women's Health and Aging Study. *Arch Phys Med Rehabil* 80:130–135, 1999.

144. Rauch, A, et al: The utility of the ICF to identify and evaluate problems and needs in participation in spinal cord injury rehabilitation. *Top Spinal Cord Inj Rehabil* 15(4):72–86, 2010.

145. Reo, JA, and Mercer, VS: Effects of live, videotaped, or written instruction on learning an upper extremity exercise program. *Phys Ther* 84:622–633, 2004.

146. Riddle, DL, and Stratford, PW: Use of generic vs. region-specific functional status measures on patients with cervical spine disorders. *Phys Ther* 78:951–963, 1998.

147. Riddle, DL, et al: Preliminary validation of a clinical assessment for deep vein thrombosis in orthopedic outpatients. *Clin Orthop* 432:252–257, 2005.

148. Rivett, DA, and Higgs, J: Hypothesis generation in the clinical reasoning behavior of manual therapists. *J Phys Ther Educ* 11:40–49, 1997.

149. Rose, SJ: Physical therapy diagnosis: Role and function. *Phys Ther* 69:535–537, 1989.

150. Rothstein, JM: Disability and our identity. *Phys Ther* 74:375–378, 1994.

151. Rothstein, JM, and Echternach, JL: Hypothesis-oriented algorithm for clinicians: a method for evaluation and treatment planning. *Phys Ther* 66:1388–1394, 1986.

152. Rothstein, JM, Echternach, JL, and Riddle, DL: The Hypothesis-Oriented Algorithm for Clinicians II (HOAC II): A guide for patient management. *Phys Ther* 83:455–470, 2003.

153. Roush, SE, and Sharby, N: Disability reconsidered: the paradox of physical therapy. *Phys Ther* 91:1715–1727, 2011.

154. Roush, SE, and Sonstroen, RJ: Development of the Physical Therapy Outpatient Satisfaction Survey (PTOPS). *Phys Ther* 79:159–170, 1999.

155. Ruhland, JL, and Shields, RK: The effects of a home exercise program on impairment and health-related quality of life in persons with chronic peripheral neuropathies. *Phys Ther* 77:1026–1039, 1997.

156. Sackett, DL, et al: Evidence-based medicine: what it is and what it isn't. *BMJ* 312:71–72, 1996.

157. Sackett, DL, et al: *Evidence-Based Medicine: How to Practice and Teach EBM,* ed. 2. New York: Churchill Livingstone, 2000.

158. Sahrmann, SA: Diagnosis by physical therapists: a prerequisite for treatment. *Phys Ther* 68:1703–1706, 1988.

159. Sahrmann, S: Are physical therapists fulfilling their responsibilities as diagnosticians? *J Orthop Sports Phys Ther* 35:556–558, 2005.

160. Sahrmann, S: The human movement system: our professional identity. *Phys Ther* 94:1034–1042, 2014.

161. Scalzitti, DA: Evidence-based guidelines: application to clinical practice. *Phys Ther* 81:1622–1628, 2001.

162. Schenkman, M, and Butler, R: A model for multisystem evaluation, interpretation, and treatment of individuals with neurologic dysfunction. *Phys Ther* 69:538–547, 1989.

163. Schmidt, RA, and Lee, TD: *Motor Control and Learning: A Behavioral Emphasis,* ed. 4. Champaign, IL: Human Kinetics Publishers, 2005.

164. Schmidt, RA, and Wrisberg, CA: *Motor Learning and Performance: A Problem-Based Learning Approach,* ed. 3. Champaign, IL: Human Kinetics Publishers, 2004.

165. Schmitz, TJ: Coordination assessment. In O'Sullivan, SB, and Schmitz, TJ (eds): *Physical Rehabilitation: Assessment and Treatment,* ed. 4. Philadelphia: FA Davis, 2001, p 157.

166. Seyer, MA: Balance deficits: Examination, evaluation, and intervention. In Montgomery, PC, and Connolly, BH (eds): *Clinical Applications for Motor Control.* Thorofare, NJ: Slack, 2003, pp 271–306.

167. Seymour, CJ, and Dybel, GJ: Developing skillful clinical decisionmaking: evaluation of two classroom teaching strategies. *J Phys Ther Educ* 10:77–81, 1996.

168. Shuijs, EM, Kok, GJ, and van der Zee, J: Correlates of exercise compliance in physical therapy. *Phys Ther* 73:771–786, 1993.

169. Shumway-Cook, A, and Woollacott, MH: *Motor Control: Translating Research in Clinical Practice,* ed. 3. Philadelphia: Wolthers Kluwer/Lippincott Williams & Wilkins, 2007.

170. Shumway-Cook, A, et al: The effect of multidimensional exercises

on balance, mobility and fall risk in community-dwelling older adults. *Phys Ther* 77:46–57, 1997.

171. Sidaway, B, and Trzaska, A: Can mental practice increase ankle dorsiflexor torque? *Phys Ther* 85:1053–1060, 2005.

172. Stanton, TR, et al: Critical appraisal of clinical prediction rules that aim to optimize treatment selection for musculoskeletal conditions. *Phys Ther* 90(6):843–859, 2010.

173. Steiner, WA, et al: Use of the ICF model as a clinical problem-solving tool in physical therapy and rehabilitation medicine. *Phys Ther* 82:1098–1107, 2002.

174. Stucki, G, Ewert, T, and Cieza, A: Value and application of the ICF in rehabilitation medicine. *Disabil Rehabil* 24:932–938, 2002.

175. Stucki, G: International Classification of Functioning, Disability and Health (ICF): a promising framework and classification for rehabilitation medicine. *Am J Phys Med Rehabil* 84(10):733–740, 2005.

176. Stucki, G, Cieza, A, and Melvin, J: International Classification of Functioning, Disability and Health: a unifying model for the conceptual description of the rehabilitation strategy. *J Rehabil Med* 39:279–285, 2007.

177. Sullivan, PE, and Markos, PD: *Clinical Decision Making in Therapeutic Exercise.* Norwalk, CT: Appleton & Lange, 1995.

178. Sutive, TG, et al: Development of a clinical prediction rule for diagnosing hip osteoarthritis in individuals with unilateral hip pain. *J Orthop Sports Phys Ther* 38:542–550, 2008.

179. Swanson, G: Functional outcome report: The next generation in physical therapy reporting. In Stewart, DL, and Abeln, SH (eds): *Documenting Functional Outcomes in Physical Therapy.* St. Louis: Mosby-Year Book, 1993, p 101.

180. Task Force for Standards of Measurement in Physical Therapy: Standards for tests and measurements in physical therapy practice. *Phys Ther* 71:589–622, 1991.

181. Taylor, JD, Fletcher, JP, and Tiarks, J: Impact of physical therapistdirected exercise counseling combined with fitness center-based exercise training on muscular strength and exercise capacity in people with type 2 diabetes: a randomized clinical trial. *Phys Ther* 89(9):884–892, 2009.

182. Taylor, NF, et al: Therapeutic exercise in physiotherapy practice is beneficial: a summary of systematic reviews 2002–2005. *Aust J Physiother* 53(1):7–16, 2007.

183. Thoomes, EJ, and Schmit, MS: Practical use of the HOAC-II for clinical decision-making and subsequent therapeutic interventions in an elite athlete with low back pain. *J Orthop Sports Phys Ther* 41(2):108–117, 2011.

184. *Towards a Common Language for Functioning, Disability and Health.* Geneva: World Health Organization, 2001. Available at: http://www. who.int/classifications/icf/training/ icfbeginnersguide. pdf. Accessed July 8, 2011.

185. Triffitt, PD: The relationship between motion of the shoulder and the stated ability to perform activities of daily living. *J Bone Joint Surg Am* 80(1):41–46, 1998.

186. Turk, D: Correlates of exercise compliance in physical therapy. *Phys Ther* 73:783–786, 1993.

187. Umphried, D: Physical therapy differential diagnosis in the clinical setting. *J Phys Ther Educ* 9:39, 1995.

188. U.S. Department of Health and Human Services, Office of Disease Prevention and Health Promotion: *Healthy People 2010.* Washington, DC, 1998. Available at: http://www.healthypeople. gov/. Accessed August 2006.

189. U.S. Department of Health and Human Services, Office of Disease Prevention and Health Promotion: *Healthy People 2020.* Washington, DC: Available at: http://www.healthypeople.gov/. Accessed June 2011.

190. U.S. Department of Health and Human Services, Office of Disease Prevention and Health Promotion: *National Action Plan to Improve Health Literacy.* Washington, DC, 2010. Available at http://www.health.gov/communication/HLActionPlan/. Accessed June 2015.

191. U.S. Department of Health and Human Services, Public Health Service: *Healthy People 2000*: *National Health Promotion and Disease Prevention Objectives.*Washington, DC, 1991.

192. Van Sant, AE: Motor control, motor learning and motor development. In Montgomery, PC, Connolly, BH (eds): *Clinical Applications for Motor Control.* Thorofare, NJ: Slack, 2003, pp 25–52.

193. Verbrugge, L, and Jetle, A: The disablement process. *Soc Sci Med* 38:1, 1994.

194. Wainwright, SF, Shephard, K, and Harman, LB: Factors that influence the clinical decision making of novice and experienced physical therapists. *Phys Ther* 91(1):87–101, 2011.

195. Warner, L, and Mc Neill, ME: Mental imagery and its potential for physical therapy. *Phys Ther* 68:516–521, 1988.

196. Winstein, C, and Sullivan, K: Some distinctions on the motor learning/motor control distinction. *Neurol Rep* 21:42, 1997.

197. Winstein, C, et al: Learning a partial weight-bearing skill effectiveness of two forms of feedback. *Phys Ther* 76:985–993, 1996.

198. Winstein, C: Knowledge of results and motor learning: Implications for physical therapy. *Phys Ther* 71:140–149, 1991.

199. World Bank: World report on disability. Main report 2011. Washington, DC. Available at http://documents.worldbank.org/ curated/en/2011/01/14440066/world-report-disability. Accessed June 30, 2015.

200. Wulf, G, Hob, M, and Prinz, W: Instructions for motor learning: differential effects of internal vs. external focus of attention. *J Motor Behav* 30: 169–179, 1998.

201. Zinny, NJ: Physical therapy management from physical therapy diagnosis: necessary but insufficient. *J Phys Ther Educ* 9:36, 1995.

202. Zinny, NJ: Diagnostic classification and orthopedic physical therapy practice: what we can learn from medicine. *J Orthop Sports Phys* Ther 34:105–109, 2004. 42 Strategies for Effective Exercise and Task-Specific Instruction 5850_Ch01_001-042 17/08/17 6:00 PM Page 42

预防、健康及保健

■ SUSAN A. APPLING   ■ KAREN HOLTGREFE

"通过优化运动来改善人类体验，从而改造社会"。

APTA 的愿景

物理治疗师一直是预防、健康和保健的倡导者。他们不仅与患者一起从事康复工作，而且有机会与患者一起增强体质、改善健康及提高整体健康水平[6,38]。他们的作用包括教育、直接干预、研究、倡导和协作咨询，以及识别风险因素，并提供降低这些风险的服务[7]，从而帮助患者架起从疾病通往健康的桥梁。物理治疗师和物理治疗师助手也在他们的社区内工作，以营造和倡导适合所有人健康生活方式的良好环境。通过这些方式，他们可以实现职业的愿景："通过优化运动来改善人类体验，从而改造社会"[8]。

关键术语和概念

健康："一种身体、心理和社会健康的状态，而不仅仅是没有疾病或虚弱[84]。""一种不受疾病和损伤困扰的状态，包括与生活质量和幸福感相关的积极成分[4]。"

健全："一种包含了人类生存的所有方面和维度，包括身体健康、情感健康、精神健康和社会交往能力的状态[4]。""通过这个积极的过程人们了解并做出更成功的生存选择[48]。"

健康素养："个人获得、处理和理解并做出恰当的健康决定所需的基本健康信息和服务的能力[70]。"

健康促进："提高个人、团体或社区认识并赋予其权力追求预防和健康的任何努力[4]。"

公共卫生："通过提供资源和创造环境帮助人们保持健康来预防疾病和促进健康的实践[9]。"

健康相关的生活质量："一个广泛的多维概念，通常包括自我报告的身心健康指标[16]。"

幸福："一种对人们和社会各方面都有意义的积极结果，因为它告诉我们，人们意识到自己的生活在变好。"[19]

体能和体力活动：请参阅第 7 章。

慢性病，预防和保健

在美国，非传染性慢性病是导致死亡的主要原因，慢性病在十大死因中占了 7 个 [34,83]。就死亡率而言，四大慢性疾病包括心血管疾病、癌症、慢性呼吸道疾病和糖尿病。根据疾病控制和预防中心（Centers for Disease Control and Prevention，CDC）的数据，因慢性病死亡的人数占全球死亡人数的 2/3 [18]。

行为相关的慢性疾病

慢性疾病通常是由行为引起的。一些常见的危险行为包括吸烟和接触二手烟、体力活动缺乏和规律锻炼的缺乏、不良的饮食和营养以及过度饮酒。这些行为通常会导致一系列的健康问题，包括高血压、中风、肥胖和糖尿病等。大约 7800 万美国人单纯因肥胖而增加患心脏病、糖尿病和癌症的风险 [69]。在 2013 年，超过 76% 的成人至少有一种慢性疾病，19% 的成人患有两到三种慢性疾病，4% 的成人患有四种以上的慢性疾病 [17]。这些情况在物理治疗师干预的患者 / 客户中很常见。因此，风险因素评估必须是物理治疗师工作的一部分。

由危险行为引起的医疗费用

上面提到的危险的生活行为方式导致了医疗费用的增加。在 2014 年，美国在医疗保健方面的支出大约为 3.0 万亿美元，平均每人约 9523 美元，约为当年国内生产总值的 17.5% [20]。根据 CDC 的数据，美国在治疗慢性病方面的费用约占总的医疗费用的 86% [15]。尽管美国的医疗保健支出水平是其他工业国家的 2 倍，但美国的预期寿命在 30 个国家中排名第 24 位 [9]。美国用于预防的医疗支出仅占所有医疗保健支出的 3%，而大约有 75% 的医疗保健支出与可预防的疾病的治疗是相关的 [37]。

投资于预防

投资于预防是非常重要的，可以促进健康行为的改变和改善，从而减少医疗保健的支出。从美国健康信托基金会（Trust for America's Health Fund）2009 年的一份报告中发现，每年每人投资 10 美元用于预防和健康项目，在 1~2 年内每年可节省超过 28 亿美元的卫生保健费用，在 5 年内每年可节省超 160 亿美元 [68]，这是一个巨大的投资回报。为此，预防和公共卫生基金（预防基金）被设立，并作为《患者保护与平价医疗法案》的一部分 [9]。预防基金的目的是为公共卫生项目的投资提供资金，从而提高社区和国家的健康水平 [9]。自 2012 年预防基金成立以来，用于预防和公共卫生项目的拨款已超过 47 亿美元 [54]。这些活动和项目通常基于社区规划，旨在提高健康水平，包括减少和禁止烟草的使用，提高免疫率，增加获得照护的机会，减少艾滋病病毒的传播，和其他一些激励健康生活的方式 [9]。物理治疗师可以通过促进行为改变，减少与他们一起工作的个人的危险因素，从而不仅减轻个人和社会的经济负担，而且有利于提高个人和所在社区的健康水平。

健康

健康（wellness）有许多不同的定义和组成部分，但是人们普遍认同健康概念的多维度和相互依存性 [2,13,24,48]。各种不同的组成部分见表 2.1。国家健康研究所利用了健康模型的 6 个维度（Six Dimensions of Health Model，SDH），其中包括社会、职业、精神、生理、智力和情感维度 [48]。Adams、Bezner 和 Steinhardt 描述了健康的 6 个领域，包括情感、智力、生理、心理、社会和精神 [2]。他们创建了感知健康调查（Perceived Wellness Survey，PWS），来评估健康的 6 个领域的状况。这个工具很容易管理和计分，提高了其对物理治疗师的临床实用性 [1]。由田纳西州孟菲斯市的教会健康中心开发的健康生活的模型，包括了信仰、运动、医疗、工作、情绪、营养、家庭和朋友这几个领域[24]。图 2.1 所示的健康生活评估轮模型（Healthy Living Assessment Wheel）提供了每个领域的描述以及个人自我评估的评分系统[23]。这个工具很容易管理，并且已经在社区环境中使用。

《健康人民 2020》

1979 年美国卫生局局长发表国民健康的报告后，美国政府制订了国家预防议程，由现今卫生和公众服务部的疾病预防与健康促进卫生厅通过《健康人民 2020》（*Healthy People 2020*）[1,23,50,68] 来监督此议程，《健康人民 2020》的愿景是"全民健康长寿的社会"[72]，四个整体议程目标如下。

（1）获得高质量、更长的寿命，避免可预防的疾病、失能、损伤和过早死亡。

（2）实现健康平等，消除差距并改善所有群体健康。

（3）建立可提高全面健康的社会和物理环境。

（4）在所有生命阶段提升生活品质，并促进健康和健康行为。

主要健康指标：《健康人民 2020》包含 42 个主题领域和 1200 多个目标。自从被《健康人民 2010》确立后，主要健康指标（Leading Health Indicators，LHI）成为《健康人民 2020》目标的子集之一。LHI 被选择作为宣传高 - 优先领域和行动，以实现确定的 26 个目标。目前的 LHI 主题领域包括护理的获得、临床预防服务、环境质量、损伤与暴力、产妇婴儿和儿童健康、心理健康、营养、体力活动和肥胖、口腔健康、生殖和性健康、健康问题的社会决定因素、药物滥用和烟草使用[73]。根据 2014 年 3 月的研究进展表明，LHI 总

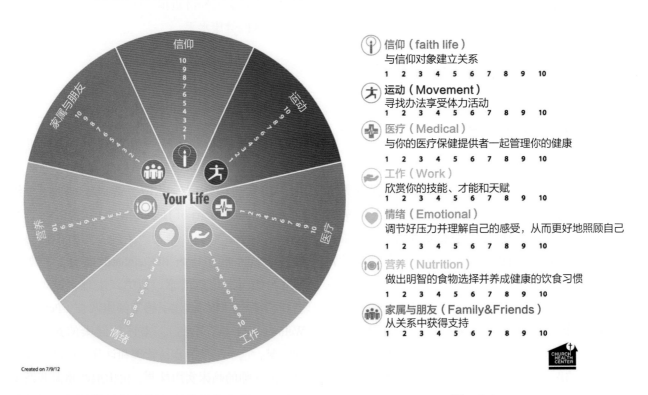

图 2.1　健康生活评估轮模型（经许可引自 Church Health Reader, Spring, 2013[24]。参考网页：http://chreader.org/wp-content/uploads/2014/12/Model-for-Healthy-Living-Assessment-Wheel.pdf）

领域	描述	模型
社会	与社区或环境互动并做出贡献； 强调自我与他人的相互依存	健康的六个方面 [48]
社会	可以为他人提供支持	感知健康模型 [2,13]
家属与朋友	从关系中获得支持	健康生活模型 [24]
职业	通过工作来欣赏自己的技能、才华和天赋，使自己在生活中得到满足和充实	健康的六个方面 [48] 健康生活模型 [24]
精神	寻找并过上有意义的生活	健康的六个方面 [48]
精神	对生活的意义和目标有积极的态度	感知健康模型 [2,13]
信仰	与信仰对象、你的邻居和你自己建立关系	健康生活模型 [24]
身体	做出合理的饮食选择并参加规律的体力活动	健康的六个方面 [48]
身体	身体健康的积极感知和体验	感知健康模型 [2,13]
运动	探索享受体力活动的方法	健康生活模型 [24]
智力	积极地运用你的头脑去发展新的技能和学习新的资讯	健康的六个方面 [48]
智力	一个人的内在动力来自适度的智力刺激活动	感知健康模型 [2,13]
情绪	接受并管理我们在人际交往中的感受	健康的六个方面 [48]
情绪	安全的自我认同感和积极的自我尊重感	感知健康模型 [2,13]
情绪	管理压力，理解自己的感受，从而更好地照顾自己	健康生活模型 [24]
心理	一个人将会对生活中的事件和环境产生积极的结果	感知健康模型 [2,13]
医疗	与你的医疗保健提供者合作管理你的医疗保健	健康生活模型 [24]
营养	做出明智的食物选择，养成健康的饮食习惯	健康生活模型 [24]

表 2.1　健康模型的领域

体上取得了积极的进展，其中 26 项指标 / 目标中有 14 项（53.9%）已达到其目标或有所改进 [74,75]。

物理治疗师在健康促进与保健中的角色

美国物理治疗协会（American Physical Therapy Association, APTA）声明："通过优化运动来改善人类体验，从而改造社会" [8]。最佳的运动方式是有目的的，在能量消耗方面是高效能的，并且能降低损伤或残疾的风险。生活质量随着运动能力的提高而改善。物理治疗师在运动系统的功能障碍的评估和治疗方面有着独特且专业的知识。

促进转型

物理治疗师可以通过在受伤、疾病发作或手术后与患者进行康复合作的方法来促进社会的转变。物理治疗师也可以向患者宣教健康知识来促进这一转变；根据患者可以利用的社会资源来达到健康的生活方式；倡导社区系统和资源来支持健康的行为和环境；影响地方、州和国家各级的公共政策；倡导缩小健康差距，来促进这一转变。通过运用临床推理、知识和技能，同时作为人体运动系统的专家，物理治疗师可以帮助患者优化运动来促进健康，预防或减少损伤，减少和（或）防止残疾的发生，最终促进社会转型。

促进健康和行为改变

根据物理治疗师的实践性质和一段时间内对患者的长期随访，物理治疗师"具有引导生活方式的独特能力 [37]"。物理治疗师不仅有机会解决患者的特定损伤和功能受限，而且可以促进健康和影响行为方式的改变，从而提高个体健康、功能水平和社区的健康水平。通过对风险因素的评估、对风险因素和行为方式的宣教，以及对个体健康不同方面的个体化设计，物理治疗师可以帮助患者获得健康和更好的生活质量。可以在 myplate.gov 网站里和《2015—2020 年美国人膳食指南》中找到有用的资源，为患者提供营养和体重管理方面的咨询。物理治疗师能够并且应该鼓励他们的患者增加运动，合理饮食和控制体重，并保持乐观的态度。

健康状态的评估

物理治疗师应该利用评估工具，例如感知健康调查或健康生活评估轮模型，来评估患者目前的健康状况（图 2.1）[1,23]。这些工具易于操作，并能深入了解每个类别以及全方面的健康状况。各领域之间需要平衡。这些领域的干预结果可以通过重复实施来评估。在获取患者的病史时，应包括有关总体健康状况、社会和健康习惯的问题，包括目前的体力活动水平、吸烟、营养、体重管理、充足的睡眠和压力水平[13]。除了询问这些行为，还可以与患者讨论干预方案，例如戒烟的确定、营养的咨询或减肥的计划。表 2.2 说明了物理治疗师的行为、知识和技能是健康实践过程中所必需的[13]。

物理治疗师的作用

物理治疗师在预防、促进健康和保健方面的作用包括以下几方面[4]。

- 识别风险因素，采取降低个人和社区风险的干预措施。
- 预防或减缓功能衰退和残疾的进展，并增加已确诊患者的体力活动。
- 通过恢复慢性病患者的技能和提高独立性来减少残疾。
- 筛查（Screening）：确认哪些个体或群体可受益于教育、干预，或转诊给适当的医疗服务提供者。
- 干预（Intervention）：从筛检过程中确认并提供干预措施。
- 咨询（Congsultation）：提供专业知识与技术。
- 教育（Education）：提供预防、健康和保健与体适能的建议。
- 关键性调查（Critical Inquiry）：获取、综合

与利用现有研究，解释数据和（或）参与研究。
- 管理（Administration）：计划、发展并管理预防或健康计划的所有方面，包括经费、人力资源与空间。

预防活动

表 2.3 列有不同预防活动的例子。发展预防活动时，必须注意三种预防的类型[4]。

- **一级预防**：预防有风险的个人或社会群体发生特定的问题或疾病，例如发展儿童体适能计划以避免儿童肥胖，或为仓库工人制订预防背部受伤的计划。
- **二级预防**：减少疾病持续时间与降低疾病的严重性，例如为骨质疏松的患者建立抗阻计划。
- **三级预防**：降低失能程度，并且促进慢性或不可逆性疾病的患者的康复，例如制订脊髓损伤患者的体适能计划。

◉ 聚焦循证

Norman 与她的合作者[50]做了关于产后妇女的心理健全状况［正向情感平衡量表（Positive Affect Balance Scale）］、抑郁的症状［爱丁堡产后抑郁量表（Edinburgh Postnatal Depressions Scale）］与体力活动（每周分钟数）的评估。干预组（$n=62$）执行女性健康的物理治疗师制订的 8 周运动与教育计划，对照组（$n=73$）则是收到了 8 周相同运动计划的宣教资料。结果比较：与对照组相比，干预组的幸福感差异有统计学意义（$P=0.007$），产后抑郁的风险降低（$P<0.001$），但在体力活动上则无差异。

风险因素的识别

建立健康、保健与体适能相关的特别计划时，干预前的筛查与风险评估是很重要的，读者可参考美国运动医学会（American College of Sports Medicine，ACSM）所提出的评估这些因素的数种工具。

表 2.2　物理治疗师健康知识和技能 [13]		
对于所有行为：正常和异常的病理生理学、损伤和疾病的流行病学、危险因素、保护性健康行为、健康行为改变理论、行为改变的社会生态学方法、咨询技巧、当地和社区资源、历史记录、建立融洽关系，以及评估准备改变的能力		
行为	**知识**	**技能**
体力活动	■ 与生活方式相关的针对年龄和疾病的运动处方 ■ 体力活动指南	■ 能够提出问题"你锻炼吗?"，并当答案是"不"时提供指导 ■ 体力活动的经历；角色模型 ■ 筛查体力活动 ■ 运动处方 ■ 咨询技巧，包括动机性访谈的技巧 ■ 时间管理（例如，将规律的体力活动融入日常生活中）
营养与体重管理	■ 基于人口的营养趋势和数据 ■ 超重和肥胖指南（例如，BMI） ■ 基本营养信息和资源（例如，网站 myplate.gov）	■ 能够提出问题"你每天吃五份水果和蔬菜吗?"和"你每天至少喝六到八杯水吗?"，并当答案是"不"时提供指导 ■ 塑造健康饮食习惯模型 ■ 筛查营养不良和肥胖 ■ 评估 BMI ■ 咨询技巧，包括动机性访谈的技巧 ■ 识别需要咨询营养专家的能力
戒烟	■ 吸烟的信息和资源 ■ 5 A's ■ 5 R's	■ 能够提出问题"你抽烟吗?"，并当答案是"是"时提供指导 ■ 不吸烟的角色模型 ■ 筛查烟草使用和戒烟意愿 ■ 咨询技巧，包括动机性访谈的技巧 ■ 内部专业协作 ■ 促进和支持戒烟的运动处方
睡眠	■ 病因学、病理生理学、诊断、治疗、预防、公共健康负担，睡眠不足和障碍 ■ 有利于睡眠的习惯和条件的推荐	■ 能够提出问题"你每晚有 7 到 8 小时的睡眠吗?"，"你早上累吗?"，"你能很快睡着吗?"，"你白天犯困吗?"，"你晚上醒来吗?"，如果答案显示"睡眠习惯不良"，提供指导 ■ 健康的睡眠习惯的角色模型 ■ 筛查睡眠障碍 ■ 提供关于最佳的睡眠习惯指导的能力 ■ 识别需要参考其他从业人员的能力 ■ 提高睡眠的运动处方
压力管理	■ 积极和消极压力之间的区别 ■ 放松技巧的理论 ■ 体力活动在压力管理中的角色 ■ 恢复理论	■ 能够提出问题"你觉得紧张吗?"，并当答案是"是"时提供指导 ■ 压力管理角色模型 ■ 筛查压力 ■ 指导放松技巧的能力（例如，深呼吸，PMR，可视化，冥想，自主训练、生物反馈、按摩） ■ 压力管理的运动处方，包括太极和瑜伽 ■ 时间管理的技巧 ■ 识别需要参考其他从业人员的能力

注：引自 Phys Ther 95(10): 1433-1444, 2014, 经美国物理治疗协会许可。©2015 年美国物理治疗协会 [13]

表 2.3　预防活动	
风险筛查评估	**健康促进、保健与体适能**
脊柱侧弯	教育：为家长制订关于原发性脊柱侧弯的识别及治疗传单
肥胖	干预：为超重青少年与成人制订运动 / 体适能计划，包括营养和体重管理教育。利用 myplate.gov 网站获得教育和追踪工具
骨质疏松	教育：制订关于骨质疏松的社区教育计划（运动重要性、降低家中跌倒概率） 管理：为骨质疏松者制订抗阻运动课程筛查：在社会健康展会上进行跌倒风险因素筛查
跌倒	关键调查：完整的文献回顾，并且确认最适合的跌倒风险测试 干预：制订运动计划提高老年人肌力、平衡和协调能力
工作场所评估	咨询：与公司的人力资源部一起确认降低工作场所伤害的方法 教育：对员工和管理层进行正确的身体力学、工作环境设计以及降低伤害风险方面的教育

干预前的筛查

在参加中等强度体力活动之前，应询问参加者数个问题（专栏 2.1）[65]，若参加者对一个或更多问题回答"是"的话，应在计划开始前询问其医生的意见（见第 24 章）。对于表现较好的客户，可以用功能性运动筛查（Functional Movement Screen，FMS）和选择性运动功能评估（Selective Functional Movement Assessment，SFMA）去评估 7 种活动的运动模式[25,26]。FMS 已用于评估运动员、消防员和军事人员。SFMA 是一个类似的评估，但用于已知的肌肉骨骼疼痛的评估[22,28,41,51]。

风险评估

应评估参加者特定问题相关的危险因素，如冠状动脉疾病（Coronary Artery Disease，CAD）与骨质疏松（专栏 2.2）[3,47]。识别风险因素可引导治疗师决定如何治疗。如果识别出多种风险因素，如有

冠状动脉疾病，治疗师需要在做计划之前转诊给医生。然而，若风险因素很少，治疗师应在既定的指南下监测并进行所选择的活动或运动（见第 7 章）。

识别出有骨质疏松风险的人，需要额外筛查平衡与肌力，由此治疗师可制订适当的运动计划，以降低活动中受伤的风险（见第 6 章及第 8 章）。

确定改变的意愿

一旦完成干预前的筛查及风险评估后，在制订个性化的计划之前，重要的是知道患者是否准备去改变。有多种关于促进健康的干预措施的理论和模型可以解释行为变化是如何发生的，理解这些行为改变理论将有助于帮助治疗师与患者达到期望的结果。

行为改变理论

社会认知理论（social cognitive theory，SCT）。SCT 的基本前提是，学习发生在社会的环境之中，在认知过程、环境和行为之间有一种动态的交互作用[12]。一个人必须相信他或她能够改变一种特定的行为，并且改变这种行为的结果是积极的，超过可能的消极结果。例如，一位患者想要减肥，除了期望改变造成肥胖的行为，患者必须相信他或者她能够成功（自我效能），以及预后结果将能改善他或她的健康。假使患者决定用运动减肥，对于如何执行与推进运动计划应给予清楚的指示，并且必须对表现有所反馈，以达成减肥的最终结果。自我效能是这个模型中的一部分。许多研究人员发现积极的自我效能是成功参与体力活动的关键[56,64,80]。

健康信念模式（healthy belief model，HBM）。HBM 是解释健康相关行为的最具影响力和广泛使用的心理社会方法之一，最初用来解释人们未能参与预防计划或检测疾病的项目的原因[27,59]。HBM 有 6 种结构成分：易感性、严重性感知、益处感知、障碍感知、行为暗示和自我效能感[59]。首先，个体必须对发生某个疾病有足够的担心（威胁感，易感性和严重性感知）。其次，个体需要相信他们如果遵循健康建议（自我效能），并且通过这样做可以成功地达到预期的结果（感知益处）。采取预防性行动可能是由益处感知大于障碍感知导

专栏 2.1　活动前问题筛查

1. 你是否被诊断过有心脏病？
2. 你是否曾被建议，只能在医生指导下从事体力活动？
3. 你是否在体力活动时感觉胸痛？
4. 过去的一个月内，在没有体力活动时是否会感觉胸痛？
5. 你是否被诊断为关节炎、骨质疏松，或在体力活动时感觉关节疼痛加重？
6. 你目前是否服用调节血压或心脏疾病的处方药？
7. 你是否曾失去平衡或失去意识？
8. 是否有任何的状况会阻碍你进行体力活动？

专栏 2.2　冠状动脉疾病与骨质疏松的危险因素

冠状动脉疾病危险因素
- 家族史
- 吸烟
- 高血压
- 高胆固醇血症
- 空腹血糖调节受损
- 肥胖
- 久坐的生活方式

骨质疏松的危险因素
- 骨骼矿物质密度分数为 -2.5 或更低
- 停经
- 高加索人或亚裔
- 家族史
- 低体重
- 几乎没有体力活动
- 吸烟
- 长期卧床
- 长期使用类固醇

致的。改变威胁感的因素包括行为暗示，比如牙医的提醒卡、媒体的宣传或是关爱的人的疾病[27]。以减肥为例，一个人必须相信体重超标会使他或她更容易患上心脏病（威胁感）。这种威胁感可能会因为家族史而更严重。这个人也许明白改变饮食有助于减重，但不确定减重的最佳方法，这个人可能会考虑参加减重计划，但不确定他或她是否负担得起每周的费用（障碍感知）。假使威胁感够高，这个人会选择参加减重计划以获得期望的好处，或选择不需要相同花费的不同减重方法，比如使用myplate.gov之类的互联网资源。

理论转变模式（Transtheoretical model）：理论转变模式（The transtheoretical model，TTM）也被称为变化阶段模型，在1979年被Prochaska首次提出。TTM是一个综合框架，用来了解个人和群体如何采用和保持健康行为来达到最佳的健康状态[55]。

TTM有5个改变阶段[27,44,55,59,67]。

前视期阶段：在未来6个月内没有意愿做出改变。

考虑阶段：准备在未来6个月内做出改变。

准备阶段：已经开始采取步骤，在接下来的30天内在行为和计划上做出期望的改变。

行动阶段：已经改变行为但不到6个月。

维持阶段：维持改变行为超过6个月。

了解患者处在哪一个阶段及了解患者关于改变的意愿，物理治疗师就可以协助规划干预，特别是在这个人尚未准备好做出任何改变时，这也允许治疗师在适当时间地点给予患者所需资讯。图2.2以运动为例描述了一种用于确定个体处于什么状态的算法。

🎯 聚焦循证

Chen[21]使用健康信念模式（HBM）评估在长期照护（Long-Term Care，LTC）机构的老人关于参与体力活动的障碍。受访居民指出有5个主要障碍：①身体衰弱和健康问题；②害怕跌倒与受伤；③过去很少或没有体力活动；④对体力活动认识有限；⑤环境限制。作者建议借助关怀计划、教

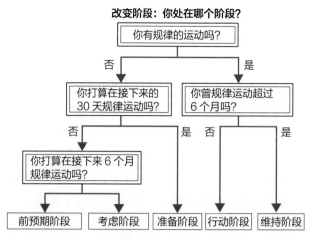

图2.2 理论转变模型算法。（引自Reed et al: What makes a good staging algorithm: Examples from regular exercise. Am J Health Promot 12(2):57–66, 1997）[57]

育和干预措施来解决这些可调整的障碍，增加住在LTC的老人的体力活动，避免其功能与活动度的进一步下降。

影响能力改变的动机

根据定义，动机是我们如何让自己或他人行动起来[64,67]。当试图给予个人或群体动机时，需要考虑动机的几个方面。内在动机是什么？尽力而为是因为目标还是期望？是任务的难度或潜在的动机吗？一个人是否有能力去学习，并且能成功学以致用吗？

动机激励是什么？积极或消极的强化或奖励可以提高动机，成功或失败也是如此。总之，最佳的动机激励是较少失败和（或）较多成功。

最后，动机任务是什么？这和个人的认知水平和反馈情况相关，并且需要纳入如何改进的信息。

体力活动指南

2008年10月，美国卫生与公众服务部（Department of Health and Human Services）发布了《美国人体力活动指南》（*Physical Activity Guidelines for Americans*），该指南为6岁及以上的人群以及特定的亚健康人群提供了体力活动的建议[78]。本文件以体力活动指南咨询委员会

（Physical Activity Guidelines Advisory Committee）的调查结果为基础，该委员会对体力活动和健康的科学资料进行了广泛的分析。他们的研究结果表明，体力活动有比没有好，多比少好。指南包括了为达到最大程度的健康益处而建议进行的最低程度的体力活动，尽管更多的运动会带来更多益处。健康的好处包括了降低许多慢性疾病的风险。体力活动指南咨询委员会还发现，肌肉力量训练和有氧运动是有益的，体力活动的好处远远超过了风险。目前指南在不断更新中。

体力活动建议

为获取最大化的健康效益，以下是每个年龄组的体力活动的建议。

儿童和青少年

儿童和青少年（6 岁及以上）每天要参加至少60 分钟的中等至高强度体力活动。

■ 一周至少 3 次，体力活动水平是高强度的。
■ 骨骼和肌肉的锻炼都应该包含在每周至少 3 次的活动中。
■ 体力活动应该是符合年龄和有趣的。

成人

成人应该参加每周至少 150 分钟中等强度的体力活动或每周至少 75 分钟的高强度体力活动。

■ 每次至少 10 分钟，每天累计。
■ 每周至少 2 天的肌肉力量训练。

老人

老年人（65 岁及以上）应尽可能地遵循成人指导原则。

■ 应该参加每周至少 150 分钟中等强度的体力活动或每周至少 75 分钟的高强度体力活动。
■ 包含平衡训练以预防跌倒。
■ 每次至少 10 分钟，每天累计。
■ 每周至少 2 天的肌肉力量训练。

残疾的成人

有残疾的成人应尽可能遵守成人的指导方针。不能遵守的人应参考以下建议。

■ 根据自己的能力进行有规律的体力活动，避免不运动。

■ 咨询他们的医护人员，以获得适合他们能力的个性化方案。

对残疾人士的考虑

残疾人数占美国总人数的 19%。世界卫生组织（World Health Organization，WHO）对残疾的定义是："涵盖损伤、活动受限和参与受限的概念。"残疾是指个体与健康状况（如脑瘫、唐氏综合征和抑郁），以及个人和环境因素（如消极态度、交通不便、公共建筑和有限的社会支持）之间的相互作用[82]。在世界卫生组织的 ICF 中，残疾和功能被视为多因素和生物 – 心理 – 社会现象，两者都受到身体结构、个体和社会层面的影响[49]。

健康差距与风险因素

作为一个群体，残疾人比没有残疾的人有更大的健康差距[60]。患有慢性疾病的残疾成人和那些没有残疾的人相比，通常得到的预防性服务较少，健康状况也要差一些[58]。这些人患继发性疾病风险较高，包括肥胖、高血压、心脏病、中风、糖尿病、关节炎、哮喘和抑郁症，并且更容易有不健康的行为，如吸烟、不良饮食和体力活动不足[58,60,61,79,8]。根据 WHO 的描述，残疾人和没有残疾的人有相同的医疗保健需求，而残疾人找到技能和设施不足的卫生保健提供者的可能性高出 2 倍，被拒绝提供医疗保健服务的可能性高出 3 倍，在医疗保健系统受到不良对待的可能性高出 4 倍[81]。

残疾人，尤其是那些有智力障碍的人，被描述为处在"健康边际（thinner margin of health）"[53]，因此，体力活动尤为重要。最重要的是，残疾人并不一定"有病"，大多数是身体健康的。然而，他们身体结构和功能的损伤、活动受限和参与受限常常使他们处于危险之中，更容易受到健康问题的影响。照护者和家属对残疾人的个人能力的态度会助长残疾人的习得性无助，进一步阻碍体力活动。此外，由于设施往往不具有包容性或适应性，残疾人通常很少有机会参与促进健康的行为。

残疾儿童往往有个性化的教育计划，并经常与学校系统内外的物理治疗师合作。随着这些孩子长大成人，接受物理治疗的机会可能会受到限制。通常健康和体适能专业人员在与残疾人，特别是智障人士合作时会缺乏足够的培训。另外家属和照护者对自身的健康态度经常会影响残疾人的态度和健康水平，而这些照护者的教育水平也是促进残疾人健康所必需的。

为残疾人实现健康公平

《健康人民 2020》确认了残疾人群与健康人群之间存在的差距，《健康人民 2020》的四大目标之一就是实现健康公平，消除差距，改善包括残疾人在内的所有群体的健康状况 [73]。《健康人民 2020》中关于残疾人的一些目标是①参与公共卫生活动；②得到及时的干预和服务；③无障碍环境的实现以及④参与日常的生活活动。为了实现这些目标，必须制订将残疾人纳入公共卫生项目的方案 [79]。体力活动在提高健康生活质量和消除健康差距方面起着关键的作用。如上所述，在美国体力活动指南中，残疾人应该积极活动，避免不活动。残疾人健康计划的一些目标见专栏 2.3。

资源（Resources）：国家健康、体力活动和残疾中心（National Center on Health, Physical Activity, and Disability，NCHPAD）是一个很好的资源，它提供有关体力活动、健康促进和残疾的信息，并为专业人员和希望拥有健康的生活方式的残疾人提供健康促进的资源 [46]。NCHPAD 主要为身体、感觉和认知障碍患者服务。专业的资源包括建立包容性社区、无障碍健身、全面健身（i-Fit Tips）的工具，以及脊髓损伤的健康生活指南。也有一些为个人提供与各种残疾有关的健康生活方式的资源和获得进入社区的途径。"获取事实（Get the Facts）"出版物为残疾人提供了锻炼指南，以及对 NCHPAD 14 周的健身计划的描述。专栏 2.4 提供了从 NCHPAD 获取的残疾人锻炼的初步步骤。

物理治疗师的角色（Role of physical therapist）：物理治疗师主要通过对患者 / 客户的教育和运动的干预，从而对整体健康产生积极的影响。物理治疗

师有机会为残疾人士提供咨询，帮助他们制订健身计划以促进健康。这些可以通过干预措施来完成，旨在提高肌肉力量、灵活性、肌肉耐力以及心肺耐力。对于发育弛缓的个体的健身计划的主要目标见专栏 2.5 [62]。

坚持锻炼（Exercise adherence）：体力活动对所有人来说都很重要，尤其对残疾人，但是锻炼计划是否能够持之以恒可能是一个问题。在这一人群中，一些促进坚持锻炼的建议包括：与朋友或看护者一起进行体力活动，坚持使用锻炼日志，以及在实现目标时给予奖励（最好不是食物）[62]。记住，"一刀切（one size fits all）"的锻炼方法并不适用于

专栏 2.3　为残疾人制订的健康计划的目标

1. 减少继发性疾病。
2. 在整个生命周期中保持功能性独立。
3. 提供一个休闲和享受的机会。
4. 通过减少影响健康的环境障碍来提高整体生活质量。

专栏 2.4　锻炼的初步步骤（NCHPAD） [46]

1. 告诉你的医生、其他医疗保健提供者或主要的护理人员：你正在考虑开始一个锻炼计划。
2. 如果可能的话，参加分级运动测试来确定你目前的健康水平。
3. 找出影响因素，比如药物对锻炼的影响。
4. 如果可能的话，向受过培训的运动专家咨询个性化的运动处方。
5. 确定你的目标，确保它们是 S.M.A.R.T.。

S.M.A.R.T.：具体的（Specific），可衡量的（Measurable），可实现的（Attainable），相关的（Relevant），有时间限制的（Time Bound）。

专栏 2.5　为发育迟缓的个体实施健身计划的主要目标 [62]

1. 目标是每天消耗 0.2 ~ 0.4 kcal。最健康人群的目标是 400 kcal/d，而亚健康人群的目标是 200 kcal/d，并且 6 个月的训练后可以达到 300 kcal/d。
2. 在制订健身计划时使用 3- 2- 1 原则。
 - 30 分钟的心肺训练（以 45%~55% 最大心率开始）。
 - 20 分钟的力量训练（可能需要较长时间掌握；安全力量范围内）。
 - 10 分钟的柔韧性练习。
3. 包括各种活动：周一 / 三 / 五一项活动，周二 / 四另一项活动，周末有不同的活动。
4. 目标是每天 30 ~ 60 分钟。这可以分为 4 组 15 分钟，3 组 20 分钟，或者 2 组 30 分钟。做对个体有用的事。
5. 结构式的计划需要获得医生许可。

残疾人。必须考虑到残疾的具体变化、并发症以及个人和环境方面的障碍。通过健身计划来解决这些问题，以获得体力活动和健康水平的提高，减少身体结构和功能的损伤、减轻活动受限和参与受限[5]。

正念：对健康的影响

慢性病或持续性疼痛以及慢性骨骼肌疾病，对整体健康有影响。慢性病的神经生理变化发生在周围神经系统和中枢神经系统。物理治疗师可以将正念的原则与传统的锻炼结合起来，来解决神经可塑性的变化，以帮助患者和有持续症状的客户缓解相关的压力和焦虑[45,52]。物理治疗师有序开展着身体和运动意识方面的工作，而正念意识的增加被证明是非常有益的。正念可以帮助患者/客户学会将自己从疾病中解脱出来，提高生活质量。正念意识的应用包括预防损伤、康复和增加患者对不适或痛苦的治疗的耐受性。

正念的定义

正念的定义："以一种特定的方式去注意：有意识、非批判地觉察当下[39]。"简单地说，就是全神贯注。正念也被描述为"……对正在进行的内部和外部刺激的非判断性观察"[10]。也就是说，认知（recognizing），如思想、感知、感觉和情绪，进入到觉知（awareness），是可以被观察到的，而不是以任何方式被评判的——不是好或坏的，不是有益的或有害的，也不是重要的或不重要的。注意力分散在现代西方文化中占主导状况，而正念是一种合乎逻辑的反应。正念是专注于当下的一种方式，这种方法与人们所处的环境相结合，将他们视为整体而非局部。McManus 根据 Kabat-Zinn 的工作描述了 7 种正念的品质特征[40,45]，包括当下觉知（present moment awareness）、内心善良（fundamental kindness）、非批判（nonjudging）、接纳（acceptance）、不努力（nonstriving）、不知道（not knowing）和放手（letting go）。具体描述见专栏 2.6。

正念冥想

正念冥想被定义为"在当下有意地训练觉知"，通常会带来更多的同情、理解、内心的平静和幸福[45]。正念减压（Mindfulness based stress reduction，MBSR）最初是由 Jon Kabat-Zinn 于 1979 年在马萨诸塞大学医学中心（University of Massachusetts Medical Center）开发的[45]。MSBR 对"正念冥想对慢性疼痛、多发性硬化、抑郁和焦虑、癌症、牛皮癣的患者以及高中、大学和精英运动员的人的不同影响"进行了研究。

研究表明正念冥想对注意力调节、身体觉知和情绪调节都有积极的影响[36]。MBSR 的课程鼓励非批判地接纳，以减少焦虑及疼痛，鼓励运动和放松，并将这些技能转化到日常生活[35,52]。正念冥想已经被证明对免疫反应有积极的影响[31]，可以减少应激反应[30]，降低血清皮质醇水平，增加血清蛋白，降低心率和血压。有越来越多的证据表明正念冥想可以显著地减轻痛苦的主观感受[84]。已经有人提出，正念冥想相关的疼痛缓解可能与其他认知技巧在疼痛调节方面具有相同的最终途径，从而重新评估错误的信念并重新调整消极的状态[84]。MBSR 还被证明可以减少持续性疼痛相关的压力、焦虑和抑郁，提高对疼痛的耐受度，并且有希望治疗慢性骨骼肌肉疾病的中枢敏感性[29,35,52,63]。

专栏 2.6　正念的品质特征[45]

1. 当下觉知：正念使一个人体验当下的和平和幸福。
2. 内心的善良：对自己善良，也对他人善良。
3. 非批判：根据过去经验的好坏自动选择行为，并能限制对自我的理解，正念允许没有这些自动行为的人成为公正的证人。
4. 接纳：接受自己的想法、感觉和行为。
5. 不努力：努力的目的是充分意识到自己的经历，而不是试图强迫或改变这种经历。
6. 不知道：正念允许预先的设想、概念和期望暂时停止，以便自觉学习而不是被强迫学习生活中的新事物。以"初学者的心态"来迎接这个世界。
7. 放手：意识到生命是变化的，正念让人放手，并对这些变化敞开心扉。

正念呼吸

正念呼吸是物理治疗师使用的将正念整合的一种干预方法。患者和客户在做非常具有挑战性的运动或痛苦的动作时常常屏住呼吸。McManus 主张，每一个健康计划都应该包括正念呼吸的指导。她建议，通过正念呼吸的练习，能够观察到心理、生理和情感的自动反应，这些反应在严重的症状和痛苦中发挥着作用[45]。

正念呼吸包括在痛苦时观察呼吸和深呼吸，它可以作为正念冥想的一部分（15 ~ 60 分钟）或简短（5 分钟）的练习进行教授。专栏 2.7 列举了正念呼吸的例子。更多的例子可以在 McManus 的文章中找到[45]，或可以上网搜索"正念呼吸练习"，很多冥想练习方法可以在网上找到。目前，可在手机和平板电脑上使用许多 APP，以进行正念练习。

正念进食

Kabat-Zinn 经常提到的学习正念技巧的训练是正念进食训练[40]。这个练习大约持续 5 分钟或更长时间，有一个经典案例是练习专心吃葡萄干。就像其他正念训练一样，当你发现你的注意力无法集中在手上的任务时，你要温柔地将注意力转移到葡萄干和正在做的事情上。首先将葡萄干拿在手上观察，观察葡萄干的颜色和细节。你要回想葡萄干是如何到你的手中的，从它的种植、生长和收获，到它在你手中。它在手中移动着，你可以视察它的质地，闻一闻，并注意你的唾液腺或胃的任何反应。把它放在嘴里，慢慢品尝。然后咀嚼它，体会它的感觉，葡萄干的质地和味道，以及身体对它的反应。最后，将葡萄干吞下。然后再体会这种体验。

制订与实施计划

整体而言，在制订和实施预防、健康和保健计划时要遵循几个步骤[27,44]。这些步骤总结在专栏 2.8 中。下面的案例说明了这个过程。

案例：运动与骨质疏松

步骤 1：评估需求

■ Gretchen 为 ABC 医院的物理治疗师，已完成当地骨质疏松支持小组使用抗阻训练及负重

专栏 2.7　正念呼吸训练（来自 McManus）[45]

■ 采取舒适的坐姿，避免无精打采。坐着，这样你的肩膀就会和你的臀部对齐，双脚都放在地板上。闭上你的眼睛，想象大自然给你带来的意念，比如在你眼里，海洋或山脉是怎样的。这种意念是开放的和非批判的。

■ 现在把同样的意念带到你内心，同时观察你的呼吸。当你吸气的时候，简单地感觉你身体的哪个部分在运动。当你呼气时，简单地感觉你身体的哪个部分在移动。不要试图下意识地改变你的呼吸，就只是观察你的呼吸。

■ 你可以在身体不同的部位体验呼吸的运动。你可能会注意到你的腹部移动，你的胸腔在上升和下降，或者你的胸部在你呼吸时运动。每一次呼吸都是独一无二的。每时每刻体会你身体的运动。

（暂停，让参与者练习）

■ 现在把一只手放在你的上胸部。腹部稍收紧。匀速呼吸，感觉你的胸腔在上升和下降。这被称为上胸部呼吸或浅呼吸。

（暂停，开始练习）

■ 注意你的感觉。

■ 现在把你的手放在肚脐的位置。当你吸气的时候，你应该感觉到你的腹部向前推你的手。你也可以感觉到你的下肋骨微微打开。当你呼气的时候，你的腹部应该会轻轻向后。这叫作膈肌呼吸或腹部呼吸。

（暂停，开始练习）

■ 注意你的感觉。

■ 现在用任何你觉得舒服和自然的方式呼吸。只是观察你的体验。

（短暂的暂停）

■ 现在轻轻转动你的肩膀，伸个懒腰，看这如何影响你的呼吸。

（暂停，开始练习）

■ 重新坐直，肩胛骨向后和向下运动，胸部轻轻向上运动。这个动作要小而柔和。注意这个动作是如何影响你的呼吸的。

（暂停，开始练习）

■ 现在，回到舒适的姿势和你觉得自然的呼吸模式。再一次，观察你的吸气和呼气。

（暂停，开始练习）

■ 现在，慢慢地把你的意识回到房间里，慢慢把你眼睛睁开。

训练来增加骨密度的最新研究的教育课程。

■一位女士与 Gretchen 联系，请她开设抗阻训练课程，包括自由重量（指可调节重量的负荷物）及固定器械。

需求：指导骨质疏松的妇女，安全进行抗阻训练。

步骤 2：设定目标

目标：针对有骨质疏松的妇女建立 2 个教育和运动课程（第一级与第二级），并强调预防骨折的重要性以及抗阻运动与负重运动的技巧。

专栏 2.8　制订与实施预防、健康与保健的步骤

步骤 1：评估需求
■ 确认目标人群
  ■ 儿童
  ■ 成人
  ■ 老年人
  ■ 工业 / 商业
  ■ 学校系统
  ■ 社区
  ■ 特殊人群（例如，帕金森病患者）

步骤 2：设定目标
■ 确定计划目的
■ 确定要达成的目标
  ■ 筛查
  ■ 教育
  ■ 运动计划
■ 确定计划的目的

步骤 3：制订干预措施
■ 筛查：确认筛查时使用的是有效及可信的正确工具
■ 教育：制订给参加者的计划，包括讲义
■ 运动：建立每堂课的计划
■ 组织工作
  ■ 确定计划地点的安全
  ■ 考虑停车与场所便利性
  ■ 决定计划的时间与长度
  ■ 决定空间可容纳的人数
  ■ 确定由谁实施计划（自己或需要协助）
  ■ 编写演示文稿 / 计划，包括参与者的讲义
  ■ 定制预算：决定花费及参与者的收费标准

步骤 4：实施干预措施
■ 认识到即使已有最佳的计划，要有适应能力且为突发事件做好准备也很重要

步骤 5：评估结果
■ 在教育课程方面，要求参加者评估该课程，并考虑后续的追踪评估
■ 运动课程方面，记录基准线数据，并评估课程中与结束课程时的进步
■ 要求参加者评估运动计划
■ 要求反馈有关改进计划的建议（例如，不同的时间，体量更小的班级，更长时间的课程等）

目标

1. 向参与者介绍抗阻训练和负重运动对骨骼健康的影响。

2. 向参与者介绍骨质疏松患者运动的禁忌证与适应证。

3. 向参与者介绍抗阻运动的正确技巧，包括自重、弹力带、弹力圈与固定器械的使用。

4. 向参与者演示抗阻运动的正确技巧。

5. 检查日常活动与运动中的姿势和身体力学。

步骤 3：制订干预措施

Gretchen 决定制订 2 个运动课程：第一级和第二级。如果要参加第二级课程，需先完成第一级课程。其中第一级课程的运动和教育课程包括四部分，如表 2.4 所述。

Gretchen 决定和作业治疗部合作，共同指导最后一堂课，主要强调日常活动姿势及身体力学的正确技巧。当确定了课程数目和大概内容后，

表 2.4　针对骨质疏松的第一级运动与教育课程内容

课堂	内容 / 计划
1	■ 介绍 ■ 讨论每年身高的测量 ■ 评估脚踝的平衡性与柔软度 ■ 检查及讨论良好的姿势 ■ 讨论抗阻训练的好处 ■ 进行运动：肩胛后缩、收下巴、椅子上从坐到站、倾斜骨盆、踮足跟 / 足尖
2	■ 简短复习与询问第一堂课的内容 ■ 讨论预防跌倒 ■ 讨论与示范肌力运动的正确技巧 ■ 用弹力带进行运动：手臂双侧水平外展、锻炼菱形肌、腿部推举 ■ 无弹力带运动：站姿髋关节外展与登阶
3	■ 简短复习与询问先前内容 ■ 讨论需避免的运动类型 ■ 讨论与示范如何正确地举重，及如何决定起始重量 ■ 讨论运动中如何增加重复次数与重量 ■ 在有负重和无负重的情况下进行锻炼：肩部推举、坐式飞鸟、站姿髋关节伸展、俯卧双侧肩胛后缩、俯卧对侧手臂与腿部抬举、弓箭步
4	■ 复习询问先前内容 ■ 作业治疗回顾各种辅助器材 ■ 示范刷牙、铺床与吸尘的正确姿势与身体力学 ■ 最后询问问题 ■ 评估计划

Gretchen 开始规划和制订计划。

- 她在 ABC 医院预定了一个中等规模的开放房间，时间为 4 周，课程安排在周二晚上 6 点到 8 点半。
- 她决定在房间的前面摆上桌子和椅子进行教授和讨论，在后面空地上进行锻炼。课程限制在 20 人以内。
- 她制订每堂运动／教育课程的目的与内容，包括参与者讲义，并将所有资料按照周数放到讲义夹，放在主讲者列的每堂课所需物品清单中。
- 她制作了一本介绍课程时间和地点的小册子，并寄给了骨质疏松症支持小组。第一级运动和教育课程的费用是 25 美元。有兴趣的参与者打电话预约上课时间，以保留课程位置。

步骤 4：实施干预措施

本计划共有 10 位参与者，并且按计划进行 4 周。

步骤 5：评估结果

给予参与者一份课程评估表，请参与者完成关于地点、时间、内容与整体计划的满意度的填写。此外，Gretchen 评估了参与者对于第二级课程的意愿。第二级课程将在有设备的健身中心上课，一共有 3 堂课。

最后对于这个项目的整体评估是积极的，仅有少数人倾向于在一周的不同日子或一天的不同时间上课，总之 10 位参加者内有 8 位愿意参加第二级课程。

制订预防、健康与保健计划的其他注意事项

以下为需要考量的其他要点[43]。

- 运动或活动需要针对个人目标。例如，马拉松跑者的个体化训练需要跑步，而并非骑自行车。而对于抗阻训练及有氧运动训练的具体原则与程序，可分别见第 6 章与第 7 章。

- 考虑在"需求评估"环节中询问参加者，什么会激励他们参与，然后采纳他们的建议。
- 对于儿童，计划应具有趣味性，少一些结构性，但应有特定的时间长度。对儿童的建议是体力活动的持续时间为每天 60 分钟（中等强度或高强度）。
- 对老年人，计划应缓慢开始，并让参加者体会成功。考虑个人如何将各种运动或活动纳入其日常生活中。计划进行的场所应该是宽敞明亮、无障碍的。除了一些有慢性病不能运动的，老年人与成人的体力活动指南是相同的，都是每周至少 5 天，每天 30 分钟的中等强度的有氧训练，每次至少运动 10 分钟。老年人也应该做一些运动以提高平衡能力和降低跌倒的风险[77]。其他一些关于老年人的运动建议见第 24 章。
- 若进行筛查，应给参加者筛查结果与后续建议的讲义。
- 在给参加者制作讲义时，应考虑人群的特殊性。给儿童的讲义应是彩色的、有趣的；给老年人的讲义应该用大的字体，保持用语的简单，并且少用医学术语，书写应该尽可能清楚。
- 尽可能包含运动图片。
- 考虑你与参加者的时间投入与相关花费。表 2.5 列出了影响运动坚持的相关因素。

表 2.5　影响运动坚持的相关因素	
阻碍	促进
指导能力不佳或有限	有效的指导能力
不适当的上课或计划时间	作为日常生活的一部分
受伤	没有受伤
觉得运动无聊	享受－乐趣－多变性
个人依从性差	来自团体的社会支持
没有感觉任何进展	定期更新进度
家庭反对	家庭同意；正向加强

自学活动

批判性思考与讨论

1. 在病例中，针对骨质疏松妇女发展运动计划提出了第二级课程，按照概述步骤制订与实施计划，包括每堂运动课程的内容、骨质疏松者使用的健身器材与所需的讲义。

2. 本章回顾了一级、二级与三级预防的不同，针对各级分类，描述物理治疗师能提供的一个筛查计划与健康计划（运动或教育）。

3. 在表 2.1《健康人民 2020》的目标之一是改善慢性下腰痛患者的活动受限（功能限制）的情况。应用行为改变理论之一来描述受限情况，从而达成目标，并为达成目标提出策略。

4. 应用本章提出的 5 个步骤，为一组因肥胖与有久坐生活方式而被确定患有 2 型糖尿病风险的五年级和六年级（10～12 岁）的男孩与女孩，制订预防与健康计划。可参考第 6 章的制订针对儿童锻炼计划的特殊注意事项。

（朱红梅　译，王于领　高强　审）

参考文献

1. Adams, T, Bezner, J, and Steinhardt, M: Perceived wellness survey. Available at http://www.perceivedwellness.com/pws.pdf. Scoring instructions available at http://www.perceivedwellness.com/pws_scoring.htm. Accessed April 2016.

2. Adams, T, Bezner, J, and Steinhardt, M: The conceptualization and measurement of perceived wellness: integrating balance across and within dimensions. *Am J Health Promot* 11:208–218, 1997.

3. American College of Sports Medicine: *ACSM's Guidelines for Exercise Testing and Prescription*, ed. 8. Philadelphia: Lippincott Williams & Wilkins, 2010.

4. American Physical Therapy Association: *Guide to Physical Therapist Practice 3.0*. Available at http://guidetoptpractice.apta.org. Accessed March 2016.

5. American Physical Therapy Association: Physical fitness for special populations. Available at: http://www.apta.org/pfsp/. Accessed May 2016.

6. American Physical Therapy Association: Physical therapists' role in prevention, wellness, fitness, health promotion, and management of disease and disability. Available at http://www.apta.org/uploadedFiles/APTAorg/About_Us/Policies/Practice/PTRoleAdvocacy.pdf#search=%22Role%20of%20Physical%20Therapists%20in%20Fitness%22. Accessed June 2016.

7. American Physical Therapy Association: Today's physical therapist: a comprehensive review of a 21st century health care profession. 2011. Available at http://www.apta.org/uploadedFiles/APTAorg/Practice_and_ Patient_Care/PR_and_Marketing/Market_to_Professionals/Todays PhysicalTherapist.pdf. Accessed May 2016.

8. American Physical Therapy Association: Vision statement for the physical therapy profession and guiding principles to achieve the vision. Available at http://www.apta.org/Vision/. Accessed March 2016.

9. American Public Health Association: Center for public policy issue brief. The prevention and public health fund: a critical investment in our nation's physical and fiscal health. Available at https://www.apha.org/~/media/files/pdf/topics/aca/apha_prevfundbrief_june2012.ashx. Accessed March 2016.

10. Baer, RA: Mindfulness training as a clinical intervention: a conceptual and empirical review. *Clin Psychol Sci Prac* 10:125–143, 2003. Available at http://www.wisebrain.org/papers/MindfulnessPsyTx.pdf. Accessed May 2016.

11. Bandura, A: Self-efficacy: toward a unifying theory of behavioral change. *Psychol Rev* 84(2):191–215, 1977.

12. Bandura, A: *Social Foundations of Thought and Action*. Englewood Cliffs, NJ: Prentice Hall, 1986.

13. Bezner, JR: Promoting health and wellness: implications for physical therapist practice. *Phys Ther* 95(10):1433–1444, 2015. Available at http://dx.doi.org/ 10.2522/ptj.20140271. Accessed March 2016.

14. Brault, MW: Americans with disabilities: 2010 [brief]. Current populations report. Available at http://www.census.gov/prod/2012pubs/p70-131. pdf. Accessed May 2016.

15. Centers for Disease Control and Prevention: Chronic disease prevention and health promotion. Available at http://www.cdc.gov/chronicdisease/index.htm. Accessed June 2016.

16. Centers for Disease Control and Prevention: Health related quality of life. Available at http://www.cdc.gov/hrqol/index.htm. Accessed March 2016.

17. Centers for Disease Control and Prevention: Number of respondentreported chronic conditions from 10 selected conditions among adults aged 18 and over, by selected characteristics: United States, selected years 2002–2013. Available at http://www.cdc.gov/nchs/hus/contents2014. htm#043. Accessed March 2016.

18. Centers for Disease Control and Prevention: Preventing chronic disease: eliminating the premature causes of death and disability in the US. Available at http://www.cdc.gov/chronicdisease/about/prevention.htm. Accessed March 2016.

19. Centers for Disease Control and Prevention: Well-being. Available at http://www.cdc.gov/hrqol/wellbeing.htm. Accessed March 2016.

20. Centers for Medicare and Medicaid Services: National health expenditures 2014 highlights. Available at https://www.cms.gov/Research-Statistics-Data-and-Systems/Statistics-Trends-and-Reports/NationalHealth ExpendData/ Downloads/highlights.pdf. Accessed March 2016.

21. Chen, Y: Perceived barriers to physical activity among older adults residing in long-term care institutions. *J Clin Nurs* 19:432–439, 2010.

22. Chorba, RS, Chorba, DJ, Bouillon, LE, Overmyer, CA, Landis, JA: Use of a functional movement screening tool to determine injury risk in female collegiate athletes. *N Am J Sports Phys Ther* 5:47–54, 2010.

23. Church Health Center Wellness: The model for healthy living assessment wheel. Available at http://chreader.org/wp-content/

uploads/2014/12/Model-for-Healthy-Living-Assessment-Wheel. pdf. Accessed April 2016.

24. Church Health Center Wellness: The model for healthy living. *Church Health Reader* Spring, 2013. Available at http://chreader. org/modelhealthy-living/. Accessed April 2016.

25. Cook, G, Burton, L, and Hoogenboom, B: Pre-participation screening: the use of fundamental movements as an assessment of function - part 1. *N Am J Sports Phys Ther* 1:62–72, 2006.

26. Cook, G, Burton, L, and Hoogenboom, B: Pre-participation screening: the use of fundamental movements as an assessment of function - part 2. *N Am J Sports Phys Ther* 1:132–139, 2006.

27. Cottrell, RR, Girvan, JT, and McKenzie, JF. *Principles & Foundations of Health Promotion and Education,* ed. 5. Boston: Benjamin Cummings, 2012.

28. Cowen, VS: Functional fitness improvements after a worksite-based yoga initiative. *J Bodyw Mov Ther* 14:50–54, 2010. Available at http://dx.doi. org/10.1016/j.jbmt.2009.02.006.Accessed April 2016.

29. Cramer, H, Haller, H, Lauche, R, and Dobos, G: Mindfulness-based stress reduction for low back pain: a systematic review. *BMC Complement Altern Med.* 12:162, 2012.

30. Davidson, R, Abercrombie, J, Nitschke, JB, and Putnam, K: Regional brain function and disorders of emotion. *Curr Opin Neurobiol* 9(2): 228–234, 1999.

31. Davidson, RJ, et al: Alterations in brain and immune function produced by mindfulness meditations. *Psychosom Med* 65(4):564-570, 2003. doi: 10.1097/01.PSY.0000077505.67574.E3.

32. Dean, E: Physical therapy in the 21st century (part I): toward practice informed by epidemiology and the crisis of lifestyle conditions. *Physiother Theory Pract* 25:330–353, 2009.

33. Hays, L, et al: Exercise adoption among older, low-income women at risk for cardiovascular disease. *Public Health Nurs* 27:79–88, 2010.

34. Heron, M: Deaths: leading causes for 2013. *National Vital Statistics Reports* 65(2), 2008. Available at http://www.cdc.gov/nchs/data/ nvsr/nvsr65/nvsr65_02.pdf. Accessed March 2016.

35. Hofmann, SG, Sawyer, AT, Witt, AA, and Oh, D: The effect of mindfulness-based therapy on anxiety and depression: a meta-analytic review. *J Consult Clin Psychol* 78:169, 2010.

36. Hozel, B, et al: How does mindfulness meditation work? Proposing mechanisms of action from a conceptual and neural perspective". *Perspect Psychol Sci* 6(6): 537–559, 2011. doi: 10.1177/1745691611419671. PMID 26168376.

37. Institute of Medicine: For the public's health: investing in a healthier future. Available at http://www.nap.edu/download. php?record_id=13268#. Accessed March 2016.

38. Jewell, DV: The roles of fitness in physical therapy patient management: applications across the continuum of care. *Cardiopul Phys Ther J* 17: 47–62, 2006.

39. Kabat-Zinn, J: *Wherever You Go, There You Are: Mindfulness Meditation in Everyday Life.* New York: Hyperion, 1994.

40. Kabat-Zinn, J: *Full Catastrophe Living: Using the Wisdom of Your Body and Mind to Face Stress, Pain and Illness.* New York: Delacorte Press, 1990.

41. Kiesel, K, Plisky, P, and Butler, R: Functional movement test scores improve following a standardized off-season intervention program in professional football players. *Scand J Med Sci Sports* 21:287–292, 2011. doi: 10.1111/j.1600-0838.2009.01038.x.

42. Kosma, M, Cardinal, B, and Rintala, P: Motivating individuals with disabilities to be physically active. *Quest* 54:116–132, 2002.

43. McArdle, WD, Katch, FI, and Katch, VL: *Essentials of Exercise Physiology,* ed. 3. Philadelphia: Lippincott Williams & Wilkins, 2005.

44. McKenzie, J, Neiger, B, and Smelter, J: *Planning, Implementing, and Evaluating Health Promotion Programs*, ed. 4. San Francisco: Pearson Education, 2005.

45. McManus, CA: *Group Wellness Programs: For Chronic Pain and Disease Management.*Waltham, MA: Butterworth Heinmann, 2003.

46. National Center on Health, Physical Activity and Disability: Get the facts. Available at http://www.nchpad.org/Get~the~Facts/files/inc/ b9f958ffcb. pdf. Accessed June 2016.

47. National Osteoporosis Foundation: Are you at risk? Available at http://nof.org/articles/2. Accessed April 2016.

48. National Wellness Institute: Six dimensions of wellness model. Available at http://c.ymcdn.com/sites/www.nationalwellness.org/ resource/resmgr/docs/sixdimensionsfactsheet.pdf. Accessed April 2016.

49. National World Health Organization: International Classification of Functioning, Disability and Health (ICF). 2010. Available at http:// www.who.int./classifications/icf/en/ index.html.Accessed June, 2016.

50. Norman, E, et al: An exercise and education group improves well-being of new mothers: a randomized controlled trial. *Phys Ther* 90:348–355, 2010.

51. O'Connor, FG, Deuster, PA, Davis, J, Pappas, CG, and Knapik JJ: Functional movement screening: predicting injuries in officer candidates. *Med Sci Sports Exerc* 43:2224–2230, 2011. doi: 10.1249/MSS.0b013e318223522d.

52. Pelletier, R, Higgins, J, and Bourbonnais, D: Addressing neuroplastic changes in distributed areas of the nervous system associated with chronic musculoskeletal disorders. *Phys Ther* 95(11):1582–1591, 2015. Available at http://dx.doi.org/10.2522/ptj.20140575. Accessed June 15, 2016.

53. Pope, A, and Tarlov, A (eds): *Institute of Medicine. Disability in America: Toward a National Agenda for Prevention.* Washington, DC: National Academy Press; 1991.

54. Prevention and Public Health Fund: Funding distributions. Available at http://www.hhs.gov/open/prevention/fy-2015-allocation-pphf-funds. html. Accessed April 2016.

55. Prochaska, JO, Johnson, S, and Lee P: The transtheoretical model of behavior change. In Shumaker, SA, Schron, EB, Ockene, JK, and McBee, WL (eds): *The Handbook of Health Behavior Change.* ed. 2. New York: Springer Publishing Company, 1998, pp 59–84.

56. Purdie, N, and McCrindle, A: Self-regulation, self-efficacy, and health behavior change in older adults. *Educ Gerontol* 28:379–400, 2002.

57. Reed, GR, Velicer, WF, Prochaska, JO, Rossi, JS, and Marcus, BH: What makes a good staging algorithm: Examples from regular exercise. *Am J Health Promot* 12(1):57–66, 1997.

58. Reichard, A, Stolzle, H, and Fox, MH: Health disparities among adults with physical disabilities or cognitive limitations compared to individuals with no disabilities in the United States. *Disabil Health J* April 4(2): 59–67, 2011. doi: 10.1016/j.dhjo.2010.05.003.

59. Rimer, BK, and Glanz, K: *Theory at a Glance: A Guide for Health Promotion Practice,* ed. 2 [NIH Pub. No. 05-3896]. Washington, DC: National Cancer Institute, 2005. Available at http://www.sneb. org/2014/Theory%20at%20a%20Glance.pdf. Accessed April 2016.

60. Rimmer, JH: Health promotion for people with disabilities: the emerging paradigm shifts from disability prevention to prevention of secondary conditions. *Phys Ther* 79:495–502, 1999.

61. Rimmer, JH, Chen, M-D, and Hsieh, K: A conceptual model for identifying, preventing, and managing secondary conditions in people with disabilities. *Phys Ther* 91:1728–1739, 2011.

62. Rimmer, JH: Developmental disability and fitness. National Center for Health, Physical Activity and Disability. Available at http:// www.nchpad.org/104/800/Developmental~ Disability~and~Fitness. Accessed June 2016.

63. Santarnecchi, E, D'Arista, S, Egiziano, E, et al: Interaction between neuroanatomical and psychological changes after mindfulness-based training. *PloS One.* 9:e108359, 2014.

64. Self Determination Theory: An approach to human motivation and personality. Available at http://selfdeterminationtheory.org/about-thetheory/. Accessed April 2016.

65. Shephard, R: PAR-Q, Canadian home fitness test, and exercise screening alternatives. *Sports Med* 5:185–195, 1988.

66. Sudsuang, R, Chentanez V, and Veluvan, K: Effect of Buddhist meditation on serum cortisol and total protein level, blood

pressure, pulse rate, lung volume and reaction time. *Physiol Behav* 50(3):543–548, 1991.

67. Thompson, C: *Prevention Practice and Health Promotion: A Health Care Professional's Guide to Health, Fitness, and Wellness,* ed. 2. Thorofare, NJ: Slack, Inc., 2015.

68. Trust for America's Health: Prevention for a healthier America: investments in disease prevention yield significant savings, stronger communities. Washington, DC. Available at http://healthyamericans. org/reports/prevention08/Prevention08.pdf. Accessed March 2016.

69. Trust for America's Health: The state of obesity 2015. Available at http://healthyamericans.org/reports/stateofobesity2015/. Accessed March 2016.

70. US Department of Health and Human Services: *Healthy People 2010*. Washington, DC: U.S. Government Printing Office, 2000. Originally developed for Ratzan, SC, and Parker, RM: Introduction. In Selden, CR, Zorn, M, Ratzan, SC, and Parker RM (eds): *National Library of Medicine Current Bibliographies in Medicine: Health Literacy*. NLM Pub. No. CBM 2000-1. Bethesda, MD: National Institutes of Health, US Department of Health and Human Services, 2000. Available at http://health.gov/communication/literacy/quickguide/factsbasic.htm#one. Accessed February 2016.

71. US Department of Health and Human Services and US Department of Agriculture: *2015-2020 Dietary Guidelines for Americans,* ed. 8. 2015. Available at http://health.gov/dietaryguidelines/2015/guidelines/. Accessed June 2016.

72. US Department of Health and Human Services, Office of Disease Prevention and Health Promotion: History and development of healthy people. Available at https://www.healthypeople.gov/2020/about/Historyand-Development-of-Healthy-People. Accessed April 2016.

73. US Department of Health and Human Services, Office of Disease Prevention and Health Promotion: Healthy People 2020 framework. Available at https://www.healthypeople.gov/sites/default/files/HP2020Framework.pdf. Accessed April 2016.

74. US Department of Health and Human Services, Office of Disease Prevention and Health Promotion: Healthy People 2020 leading health indicators. Available at https://www.healthypeople.gov/2020/Leading-Health-Indicators. Accessed April 2016.

75. US Department of Health and Human Services, Office of Disease Prevention and Health Promotion: *Healthy People 2020* leading health indicators: progress update. Available at https://www.healthypeople. gov/sites/default/files/LHI-ProgressReport-ExecSum_0.pdf. Accessed April 2016.

76. US Department of Health and Human Services, Office of Disease Prevention and Health Promotion: Physical activity guidelines. Available at http://health.gov/paguidelines/guidelines/chapter3.aspx. Accessed April 2016.

77. US Department of Health and Human Services, Office of Disease Prevention and Health Promotion: Physical activity guidelines. Available at http://health.gov/paguidelines/guidelines/older-adults.aspx. Accessed April 2016.

78. US Department of Health and Human Services, Office of Disease Prevention and Health Promotion: Physical activity guidelines. Available at http://health.gov/paguidelines/pdf/paguide.pdf. Accessed April 2016.

79. US Department of Health and Human Services, Office of Disease Prevention and Health Promotion: *Healthy People 2020*. Available at https://www.healthypeople.gov/2020/topics-objectives/topic/disabilityand-health#4. Accessed June 2016.

80. Wilson, R, et al: Literacy, knowledge, self-efficacy, and health beliefs about exercise and obesity in urban low-income African American women. *JOCEPS* 53:7–13, 2008.

81. World Health Organization: Better health for people with disabilities infographic. Available at http://www.who.int/disabilities/facts/Infographic_en_pdf.pdf?ua=1. Accessed June 2016.

82. World Health Organization: Disability and health. Fact Sheet No. 352. Available at http://www.who.int/mediacentre/factsheets/fs352/en/. Accessed June 2016.

83. World Health Organization: Non-communicable diseases country profiles 2014. Available at http://apps.who.int/iris/bitstream/10665/128038/1/ 9789241507509_eng.pdf?ua=1. Accessed March 2016.

84. World Health Organization: Preamble to the constitution of the World Health Organization as adopted by the International Health Conference, New York, 19-22 June, 1946. Available at http://www.who.int/about/definition/en/print.html. Accessed February 2016.

85. Zeidan, F, Grant, JA, Brown, CA, McHaffie, JG, and Coghill, RC: Mindfulness meditation-related pain relief: evidence for unique brain mechanisms in the regulation of pain. *Neurosci Lett* 520:165–173, 2012.

关节活动度

■ VICKY N. HUMPHREY　■ LYNN ALLEN COLBY

第
3
章

关节活动度（range of motion，ROM）技术是一种用于评估关节运动，启动治疗干预计划的基本技术。运动是完成功能性活动所需要的最简单的形式，可以视为肌肉或外力以各种模式或活动范围来移动骨骼。当一个人移动时，由中枢神经系统引起或控制复杂的肌肉活动。骨骼紧随连结的关节而相互移动。关节的结构，以及关节周围软组织的完整性和灵活性，会影响任何两个骨骼之间所产生的活动量。关节的最大活动范围即关节活动度。当一个部位在其关节活动范围内移动时，所有在该处的结构，如肌肉、关节面、滑膜液关节囊、韧带、筋膜、血管及神经都会受到影响。关节活动范围内的运动最简单的描述方式是关节活动范围和肌肉活动范围，常使用屈曲、伸展、外展、内收及旋转来描述关节活动。关节活动范围通常用量角器测量，并记录其度数[21]。肌肉活动范围则与肌肉的功能性活动度有关。

功能性收缩活动度（function excursion）是肌肉拉长到最大程度后所能缩短的距离[13]。在某些情况下，肌肉的功能性收缩活动度或活动范围直接受其所跨越的关节的影响。例如肱肌的活动范围受限于肘关节可活动的范围。此说法适用于跨越单关节的肌肉（肌肉的近端与远端分别附着于关节两侧的骨头上），但对双关节或多关节肌肉（跨越两个或两个以上关节的肌肉），其范围可超越该肌肉所跨越的任一关节的活动范围。腘绳肌是典型的跨越髋关节和膝关节的双关节肌，如果肌肉收缩的同时引起膝关节屈曲和髋关节伸展，当肌肉缩短至一个位置时它无法再收缩，称为主动不足（active insufficiency），这是它运动范围的终点。当肌肉被完全拉长而限制其所跨越的关节的活动，此时处于被动不足（passive insufficiency）的状态。于腘绳肌而言，被动不足状态发生于膝关节伸展而髋关节完全屈曲受限（反之，髋关节完全屈曲而膝关节伸展受限）。双关节和多关节肌肉通常是在其功能性收缩活动度的中间部分起作用，在此存在理想的长度－张力关系[13]。

为了维持正常的关节活动度，肢体须定期在可达到的活动范围内活动，无论是关节活动范围还是肌肉活动范围。人们认识到有许多因素会降低关节活动度，如全身性、关节性、神经性或肌肉性疾病、手术或外伤损伤或者是其他原因导致的无法活动或被固定等。在治疗上，关节活动范围训练用来保持关节和软组织活动性以尽量减少组织的弹性丧失和挛缩[7]。Robert Salter 通过大量的临床和实验研究证明，在各种病理条件下，运动对组织愈合均是有益的[28-34]。

本章所讲述的关节活动度原则不包括以牵伸来增加运动范围。治疗活动性障碍的牵伸与徒手操作的原则和技巧在第 4 章和第 5 章中叙述。

ROM 运动的类型

被动关节活动度（PROM）运动。 PROM 运动是身体某个部位在不受限制的关节活动范围内的运动，该运动完全依靠外部力量；很少或没有自主性肌肉收缩。外部力量可以是重力、器械、他人或自己身体的另一个部分[9]。被动运动不等同于被动牵伸（见第 4 章对被动牵伸的定义和说明）。

主动关节活动度（AROM）运动。 AROM 运动是身体某个部位在不受限制的关节活动范围内，通过该关节的肌肉主动收缩所产生的运动。

主动－助力关节活动度（AAROM）运动。 AAROM 运动是主动关节活动的一种，以徒手或机械提供外力，协助需要帮助的原动肌以完成运动。

ROM 运动的适应证、目标与限制因素

被动关节活动

被动关节活动的适应证

■ 对于急性发炎的组织部位，被动运动是有益的；主动运动不利于其愈合。损伤和手术后炎症反应通常为 2～6 天。

■ 当患者无法或不被允许主动移动身体的一个或数个部位时，例如，当昏迷、瘫痪或完全卧床休息时，运动是由外力来提供的。

■ 为了防止收缩的组织在手术修复后因主动运动导致二次肌肉损伤，可介入被动关节活动。

被动关节活动的目标

被动关节活动的首要目标是减少因制动产生的并发症，如软骨变性、粘连和挛缩形成以及血液循环不通畅[9,27,33]。其具体目标如下。

■ 保持关节和结缔组织活动性。

■ 将挛缩的影响减至最小。

■ 保持肌肉的弹性。

■ 协助增加血液循环及血管动力。

■ 增强软骨膜的运动以提供软骨养分和促进关节内物质的扩散。

■ 减少或抑制疼痛。

■ 加快受伤或手术后愈合过程。

■ 帮助维持患者对运动的意识。

被动关节活动的其他作用

■ 当治疗师检查微动结构时，被动关节活动用来确定运动受限范围、关节稳定性，以及肌肉和其他软组织的弹性。

■ 在治疗师教授患者进行主动运动时，被动关节活动可用来演示运动轨迹。

■ 当治疗师准备为患者牵伸时，往往是先进行被动关节活动后再进行被动牵伸技术。

被动运动的限制因素

当肌肉受到神经支配且在患者清醒的情况下，真正被动、放松的关节运动是很难获得的。被动运

动无法达到下列目的。

- ■ 防止肌肉萎缩。
- ■ 增强肌力或肌耐力。
- ■ 达到主动、随意肌肉收缩程度的血液循环。

主动关节活动与主动 – 助力关节活动

主动关节活动的适应证

- ■ 当患者肌肉能自主收缩，并能在主动而无帮助的情况下移动某个肢节时，则使用主动关节活动。
- ■ 当患者肌肉无力，而无法使关节在理想的活动范围内运动时（通常是对抗重力的），主动 – 助力关节活动以一种精心控制的方式，为肌肉提供足够的帮助，使肌肉可以发挥最好的功能，并逐渐加强。一旦患者可以控制自己的关节活动，他们就会进行徒手或器械抗阻训练，以提高肌肉表现、恢复功能性活动（见第 6 章）。
- ■ 当肢体制动一段时间后，主动关节活动作用于制动部位的上部和下部区域，使该区域保持尽可能正常的状态，以及为新的活动做准备，比如拄着手杖走路。
- ■ 主动关节活动可用于有氧训练项目（见第 7 章），用来减轻持续姿势带来的压力（见第 14 章）。

主动关节活动的目标

如果没有炎症和主动运动的禁忌，主动关节活动与被动关节活动目标相同。此外，活跃的肌肉收缩运动和自发性肌肉控制的运动学习，在生理上都能有所助益。其具体目标如下。

- ■ 保持参与肌肉的弹性和收缩性。
- ■ 提供来自收缩肌肉的感觉反馈。
- ■ 为骨骼和关节组织的完整性提供刺激。
- ■ 加速血液循环，防止血栓形成。
- ■ 发展功能性活动的协调性和动作技能。

主动运动的限制因素

对于强有力的肌肉，主动关节运动并不能维持或增强其力量，除了所使用的运动模式外，主动关节运动也无法提高运动技巧或协调性。

ROM 运动的注意事项和禁忌证

当运动会影响愈合情况时，主动关节活动和被动关节活动都是禁忌的（专栏 3.1），但是完全制动却会导致粘连和挛缩形成，血液循环迟滞，愈合时间延长。Salter[30] 与其他人 [18] 已证明早期、连续、无痛范围内的被动关节活动有利于软组织和关节病变的愈合和早期康复（讨论参见本章后段）。传统上，关节活动一直是急性撕裂骨折以及手术后的禁忌，但由于受控制的运动已被证明可以降低疼痛并增加恢复的速度，所以只要是对患者的耐受性进行监测，仍可早期进行受控制的运动。

对于治疗师来说，认识到运动的价值及其被滥用的可能性，并在急性恢复阶段，患者能耐受的情况下，维持其活动范围及其速度是很有必要的 [9]。禁止对该部位造成额外的创伤。过多或错误的动作的迹象，包括疼痛和炎症的增加（肿胀、发热、发红）。有关何时使用各种主动和被动治疗性运动的原则见第 10 章。

通常上肢的主动关节活动训练和床旁可耐受的少量步行训练可作为心肌梗死、冠状动脉搭桥术和经皮冠状动脉腔内成形术后的早期运动。但仔细监测其症状、自觉用力程度及血压是必要的 [8,24]。如果患者的反应或症状会危及生命，可早期在主要关节部位小心地开始被动关节活动，并伴随一些足踝部位的主动关节活动，以免静脉淤血及血栓形成。基于患者的耐受情况逐渐开展个性化治疗 [8,24]。

专栏 3.1　ROM 运动的注意事项和禁忌证的总结

当动作会破坏愈合过程时，不应该做 ROM 运动。

- ■ 在早期愈合阶段，可在可控范围内做无痛运动，已被证明有利于愈合及早日康复。
- ■ 注意运动过多或错误动作的信号，包括疼痛和炎症的增加。
- ■ 当患者的反应或病情危及生命时不应该做 ROM 运动。
- ■ 全身主要关节可以小心地进行被动关节活动，而主动活动踝关节和足部，可以减少静脉淤血及血栓形成。
- ■ 心肌梗死、冠状动脉搭桥术或经皮冠状动脉腔内成形术之后，上肢的主动运动和有限的步行训练通常是可以在严密监测的情形下进行的。
- ■ 机械通气患者中断使用镇静剂后，可早期启动 ROM 运动，从关节主动运动逐渐发展到坐、站和走。

注意：ROM 运动不等同于牵伸，对于被动与主动牵伸技巧的注意事项和禁忌证，请见第 4 章和第 5 章。

机械通气患者的早期活动（一项研究中为插管后的 1 ~ 2 天 [25]，另一项研究表明不超过 3 天 [35]）包括镇静剂中断后的主动关节活动，与标准化护理（通过谵妄时间、去除呼吸机的天数以及出院后功能恢复结果来测量）相比较，持续进行坐、站、走等日常生活活动训练更有利于改善患者的状况。

应用 ROM 技术的原则和步骤

检查、评估和治疗计划

1. 检查和评估患者的损伤和功能水平，确定注意事项及预后，并计划干预方法。

2. 判断患者参与 ROM 运动的能力，以及被动关节活动、主动 – 助力关节活动和主动关节活动是否能够满足当前的目标。

3. 确定针对组织状况和个人健康的安全运动量。

4. 决定哪种模式才能最好地匹配目标。ROM 技术可以应用在以下几方面。

    a. 运动解剖平面：额状面，矢状面，横断面。

    b. 肌肉延伸的范围：与肌肉拉力线相反。

    c. 组合模式：对角线动作和组合多个运动平面的动作。

    d. 功能模式：用于日常生活活动的动作。

5. 监测患者在检查和干预治疗期间及之后的整体状况和反应；注意任何生命体征、肢体温度和颜色、关节活动度、疼痛或动作质量等方面的改变。

6. 文件记录、沟通结果和干预措施。

7. 必要的话，重新评估和修改干预措施。

患者准备

1. 与患者沟通，描述计划和用以实现目标的干预措施。

2. 去除限制性衣物、床单、护腕及包扎敷料，必要时需遮挡患者身体。

3. 将患者置于舒适体位，确保身体的正确对位对线及稳定性，但允许治疗师在关节活动范围内移动该部位。

4. 采取良好的姿势，以便使用身体结构力学。

技巧的应用

1. 握住关节以控制运动。若关节疼痛则改变抓握部位及方式，然后继续提供必要的支持以控制其运动。

2. 支撑结构完整性缺失的区域，如活动过度的关节、新发骨折的部位或瘫痪的肢体部位。

3. 在完全无痛范围内移动该肢体，直到组织产生阻力。不要强行超出范围，如果强行活动，它会成为一种牵伸技术。

4. 平缓而有节奏地完成 5 ~ 10 次动作。重复次数取决于计划目标、患者的病情以及对治疗的反应。

被动关节活动的应用

1. 被动关节活动过程中，运动的力量是外源的，可由治疗师或机械设备提供。合适情况下可由患者健侧肢体提供力量来辅助移动。

2. 患者的跨关节肌肉不会主动抗阻。如果肌肉收缩，就成了主动运动。

3. 运动在关节活动范围内进行，即在无痛或无强迫动作的范围内运动。

主动关节活动的应用

1. 用被动关节活动示范需展示的运动，然后要求患者演示该运动。如有必要，治疗师可以将手放在可以协助和指导患者的位置。

2. 只有在必要时才提供帮助。当运动较难完成时，只需要在关节活动范围内的开始和结束时，或重力产生最大力矩（扭矩）时协助。

3. 该动作在允许的关节活动范围内进行。

关节活动技术

这一节所描述的姿势与关节活动技术可以用于被动关节活动、主动 – 助力关节活动和主动关节活动。当由被动关节活动过渡到主动关节活动时，重力发挥着重要的作用，尤其是对肌无力的患者而言。当某个部位进行抗重力运动时，可能需要对患者提供帮助。然而当平行于地面移动时（去重力或无重力），则只需在该肌肉在这个范围内移动时给予支持。当该部位由重力影响向下移动时，拮抗肌会被激活，而可能需要辅助控制其下降。治疗师必须注意到这些影响，视情况改变患者的姿势，以达到理想的主动 – 助力关节活动和主动关节活动目标。进展到徒手和器械抗阻以增加肌力的原则和技术描述见第 6 章。

▶ 临床提示
■ 当从被动关节活动过渡到主动关节活动时，改变患者的体位，利用重力以辅助或抵抗运动。
■ 若肌力评定等级低于 3/5，需提供适当辅助以完成减重状态下的功能性活动。

以下的描述大部分情况是患者处于仰卧位置。对于许多动作，不同的姿势是可以的，而对于某些动作，一个固定姿势是必须的。为了提高效率，尽可能以一种姿势执行所有运动，然后改变患者的姿势，并以该姿势执行所有适当的动作，尽量少让患者翻身。由于个体体型和环境限制可能导致治疗师的手部位置发生变化。治疗师使用良好的身体结构力学，运用正确的固定和动作让患者完成目标，并避免伤害脆弱的结构，是首要的考虑。

注意：上方手这个术语是指治疗师的手位置靠近患者的头部；下方手是指治疗师的手位置靠近患者的足部。关节活动范围的拮抗活动被组合在一起，以便于应用。

上肢

肩关节：屈曲与伸展（图 3.1）
治疗师手部放置与操作
■ 下方手握住患者的肘部。
■ 上方手横跨抓住患者的手腕与手掌。
■ 抬起手臂举至可运动的范围并返回。

注意：为了形成正常运动，肩胛骨应该在肩关节屈曲时可自由上旋。如果只想让盂肱关节产生运动，则牵伸时肩胛骨是固定的（见第 4 章）。

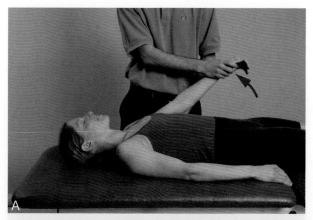

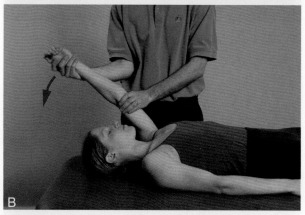

图 3.1　肩关节屈曲，手的位置和姿势。A. 起始。B. 完成

肩关节：伸展（过伸）（图 3.2）
为了伸展超过 0°，患者取仰卧位，将肩关节置于床的边缘。或者患者取侧卧位、俯卧位或坐位。

肩关节：外展和内收（图 3.3）
治疗师手部放置与操作

采用与肩关节屈曲相同的抓握方法，但将上臂移至床的边缘，便于完成全关节活动，肘关节可以

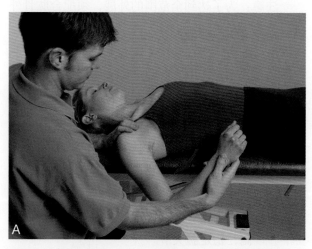

图 3.2　过伸的肩关节。A. 患者肩关节置于床的边缘

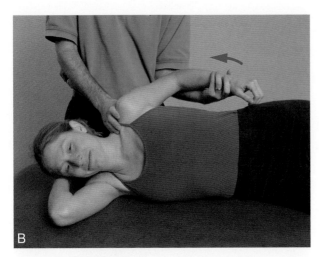

图 3.2 续　B. 患者侧卧位

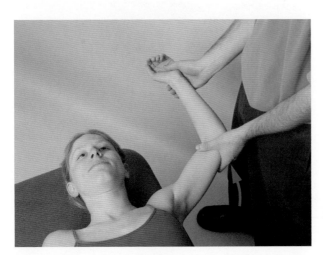

图 3.3　肘屈曲位时肩关节外展

屈曲。

注意：为了达到全范围的外展，须配合肱骨外旋以及肩胛骨上回旋。

肩关节：内旋和外旋（图 3.4）

肩关节外展 90°，肘关节屈曲 90°，前臂保持中立位。旋转可以以患者的手臂在胸部侧边的姿势进行，但在这个姿势下不可能做到完全的内旋。

治疗师手部放置与操作

■ 治疗师将示指放在患者的手背部，位于患者的拇指和示指之间，握持患者的手和手腕。

■ 将你的拇指和其余手指放在患者手腕的任意一侧，稳定腕关节。

■ 以另一只手固定肘关节。

■ 像转动车轮上的辐条一样，移动前臂来旋转肱骨。

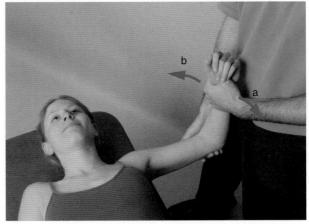

图 3.4　起始姿势。a. 内旋。b. 外旋

肩关节：水平外展（伸展）和水平内收（屈曲）（图 3.5）

将患者的肩关节置于床的边缘，手臂内收

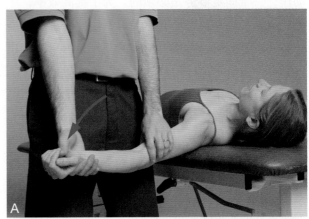

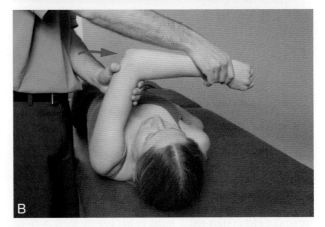

图 3.5　肩关节的水平外展和水平内收。A. 水平外展。B. 水平内收

或外展 90° 位置下进行全范围的水平外展或水平内收。

治疗师手部放置与操作

手的位置与肩关节屈曲相同，但是随着你将患者的手臂移向一侧，到身体上方时，将你的身体转过来面对患者的头部。

肩胛骨：上举 / 下降，前伸 / 后缩，上旋 / 下旋（图 3.6）

患者俯卧位，上臂置于体侧；或侧卧位，面向治疗师，且患者的手臂搭在治疗师的前臂上。

治疗师手部放置与操作

■ 上方手呈握杯状盖住肩峰，另一手放在肩胛骨下角处。

■ 在上举、下降、前伸、后缩时，锁骨也随着肩胛骨的动作朝肩峰移动。

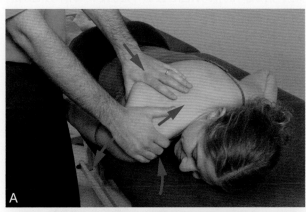

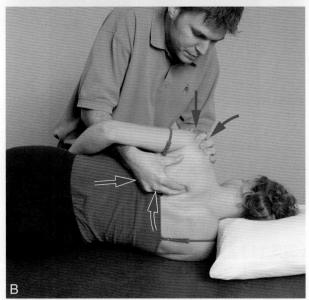

图 3.6　肩胛骨的关节活动。A. 俯卧。B. 侧卧

■ 在旋转时将肩胛骨运动指向肩胛骨下角，并同时将肩峰推往相反的方向，以产生旋转效果。

肘关节：屈曲与伸展（图 3.7）

治疗师手部放置与操作

■ 一手握住前臂远端固定腕关节，同时控制前臂的旋前与旋后。

■ 另一手支撑肘关节。

■ 分别于前臂旋前、旋后位屈曲和伸展肘关节。

注意：肘关节伸展时肩胛骨不要前倾，因为它会掩盖真实的关节活动范围。

双关节肱二头肌的牵伸

患者仰卧位、俯卧位、坐位或站立位，将患者的肩关节置于治疗床边缘直至伸展超过 0°。

治疗师手部放置与操作

■ 首先，一手握住腕关节使前臂旋前，另一手支撑肘关节使肘关节伸展。

■ 然后，肩关节伸展（过度伸展）至手臂前方达到组织阻力点，此时可完全、充分拉长肱二头肌。

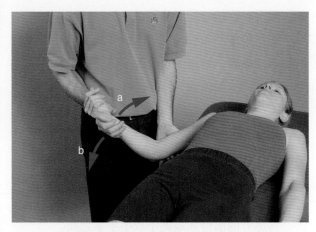

图 3.7　前臂旋后时肘关节的活动。a. 屈曲。b. 伸展

双关节肱三头肌长头的牵伸（图 3.8）

当肱三头肌收缩至接近正常活动范围时，患者需采取坐位或站立位以达到全范围关节活动。若肌肉活动明显受限，可在俯卧位下进行。

治疗师手部放置与操作

■ 首先，一手在前臂远端充分地屈曲患者的肘关节。

■ 然后，另一手支撑肘关节下方抬起肱骨以屈曲肩关节。

■ 当手臂后方感到不舒服时，此时达到其伸展的全范围。

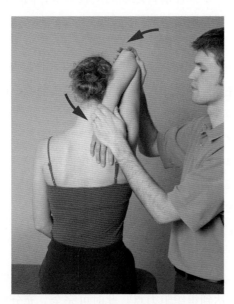

图 3.8 肱三头肌长头关节活动范围的终末位

前臂：旋前与旋后（图 3.9）

在肘关节屈曲或伸展位下前臂旋前或旋后。当肘关节伸展时，通过固定肘关节防止肩部旋转。

治疗师手部放置与操作

■ 一手握持患者的腕关节，并把拇指和其余手指放在前臂远端。

■ 另一手固定肘关节。

■ 该运动是桡骨围绕尺骨在桡骨远端旋转。

可替代的抓握位置

将患者的前臂远端夹于双手手掌之间。

注意：不要因转动手而压迫腕关节，以桡骨围绕尺骨转动来控制其旋前与旋后运动。

腕关节：屈曲（掌屈）和伸展（背伸）；桡偏（外展）与尺偏（内收）（图 3.10）

治疗师手部放置与操作

对于腕关节的所有动作，均需以一手握住腕关节远端，而另一手稳定前臂。

注意：如果肌腱在越过手指时受到张力作用，

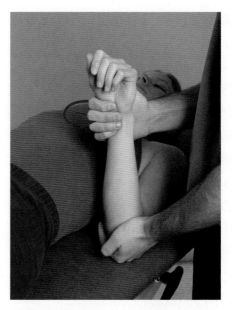

图 3.9 前臂的旋前与旋后

则手指肌肉的活动范围会影响腕关节的活动范围。为了达到腕关节的全关节活动范围，则要在移动腕关节时，使手指自如活动。

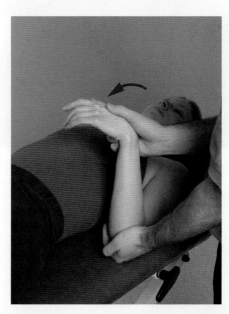

图 3.10 腕关节的活动。如图所示为腕关节屈曲；注意被动牵拉外部肌腱时手指可自由活动

手部：在腕掌和掌骨间关节拉平和增加掌弓（图 3.11）

治疗师手部放置与操作

■ 治疗师面对患者的手，将双手的手指置于患者的手掌，大鱼际置于手背。

■将掌骨往掌心推以增加掌弓，而往背侧推则
拉平掌弓。

可替代的抓握位置

一只手置于患者的手背侧，以拇指和其余四指
拱起掌骨。

注意：在腕掌关节，拇指的伸直与外展在维持
手部功能性运动的空间结构方面发挥着重要的作
用。应该在稳定大多角骨的情况下移动第一掌骨，
进行该关节独立的屈伸及外展和内收运动。

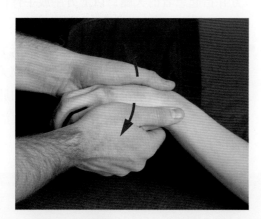

图 3.11　掌弓的关节活动

**拇指与其他手指的关节：屈曲、伸展、外展与
内收（图 3.12）**

拇指和其他手指的关节包括掌指及指间关节。

治疗师手部放置与操作

■根据患者的姿势，将其前臂和手部稳定在床
上、桌上或紧靠治疗师的身体。

■逐个活动患者手的每个关节，其方法为用一
只手的示指和拇指稳定关节近端，以另一只
手的示指和拇指活动关节远端。

可替代的操作

在能提供良好的稳定性的基础上，可同时活
动数个关节。例如，活动第 2~5 指的各掌指关节
时，以一只手稳定掌骨，另一只手活动所有指骨
近端。

注意：若要完成全关节活动范围，不要让手指
的外在肌紧张。肌肉的张力可以通过活动手指时活
动腕关节来缓解。

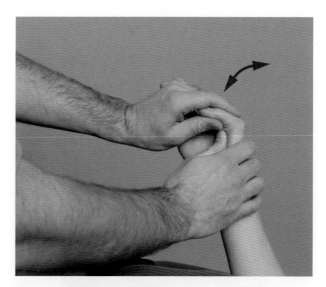

图 3.12　拇指掌指关节的活动

**腕关节和手外在肌的牵伸：屈肌和指伸肌（图
3.13）**

治疗师手部放置与操作

■首先，活动远端指间关节并稳定住，然后活
动近端指间关节。

■维持上述两个关节在其活动范围的终末位，
然后活动掌指关节至允许活动范围的终末位。

■稳定各指间关节并开始伸展腕关节，当患者
感觉前臂不适时则肌肉已被完全拉长。

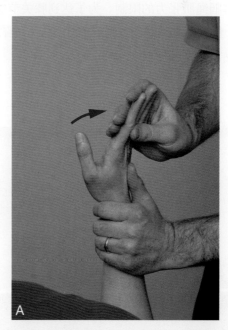

图 3.13　腕关节和手外在肌的牵伸。A. 手指屈肌活动范
围终末位

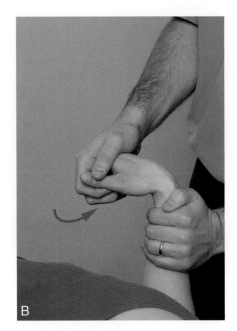

图 3.13 续　B. 伸肌的活动范围

注意：从最远端的指间关节开始活动，将其对小关节的压力降至最低。当外在肌被拉长时则无法达到其全关节活动范围。

下肢

髋关节和膝关节联合：屈曲与伸展（图 3.14）

为了达到髋关节的完全屈曲，膝关节必须屈曲，以缓解腘绳肌张力的限制。为了达到膝关节完全的屈曲，髋关节必须屈曲以缓解股直肌张力的限制。

治疗师手部放置与操作

■ 上方手的手掌和手指置于患者膝关节下方，

下方手置于患者的踝关节下方，支撑并抬起患者的下肢。

■ 当膝关节完全屈曲时，将上方手移动到大腿处。

髋关节：伸展（过伸）（图 3.15）

若患者的活动范围正常或接近正常，则须采取俯卧或侧卧位。

治疗师手部放置与操作

■ 如果患者俯卧，以下方手置于患者膝关节下方并抬起患者的大腿，以上方手或手臂稳住骨盆。

■ 如果患者侧卧，以下方手置于大腿膝关节内侧面，以上方手稳定骨盆。若要达到髋关节伸展的全关节活动范围，不要完全屈曲膝关节，因为跨双关节的股直肌会限制其活动范围。

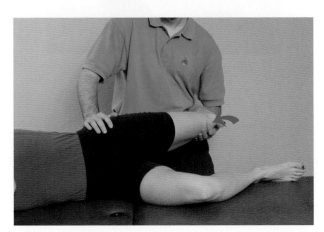

图 3.15　侧卧位下髋关节伸展

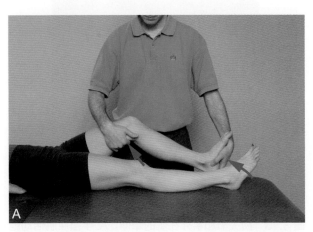

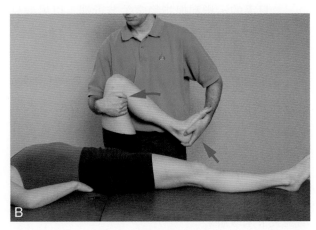

图 3.14　髋关节和膝关节屈曲。A. 起始位置。B. 结束位置

双关节腘绳肌的拉长（图 3.16）
治疗师手部放置与操作

- 下方手置于患者足跟，上方手置于膝关节上方。
- 保持膝关节伸直而髋关节屈曲。
- 如果膝关节需要支撑，则将患者的下肢放在你的前臂上，你的手肘屈于腓肠肌下方而你的手置于患者膝关节的前面，另一只手则视需要提供支撑或稳定。

注意：如果腘绳肌很紧张以致限制膝关节的伸展，此时需在肌肉耐受的范围内，在不移动髋关节的情况下，尽量伸直膝关节以达到肌肉的可耐受范围。

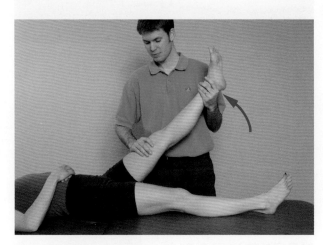

图 3.16　腘绳肌的活动

双关节股直肌的拉长

患者取仰卧位，膝关节屈曲置于治疗床的边缘或者采取俯卧位。

治疗师手部放置与操作

- 取仰卧位时，屈曲对侧下肢的髋关节和膝关节以稳定腰椎，并将脚放在治疗床上（屈膝仰卧）。
- 取俯卧位时，用上方手稳定骨盆。
- 使患者的膝关节屈曲，直到大腿前方有组织抵抗感，则达到全关节活动范围。

髋关节：外展和内收（图 3.17）
治疗师手部放置与操作

将上方手置于患者膝关节下方，下方手置于患者的足跟下方，以支撑患者的下肢。

- 为了达到全范围的内收，需在对侧下肢处于部分外展的姿势下进行。
- 进行外展和内收时，保持患者的髋关节和膝关节处于伸直和旋转中立位姿势。

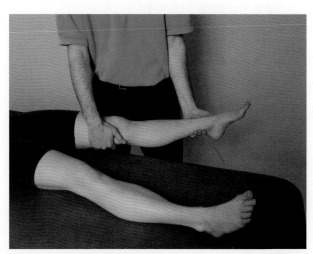

图 3.17　髋关节外展，保持膝关节的伸直和旋转中立位

髋关节：内旋（内侧）和外旋（外侧）
治疗师手部放置与操作（髋、膝关节伸展位）

- 上方手置于患者膝关节近端，下方手握持踝关节近端。
- 将大腿向内及向外转动。

治疗师手部放置与操作（髋、膝关节屈曲位）（图 3.18）

- 将患者的髋关节和膝关节屈曲成 90°，以上方手支撑膝关节。
- 如果膝关节不稳，则以下方手抱住大腿以支

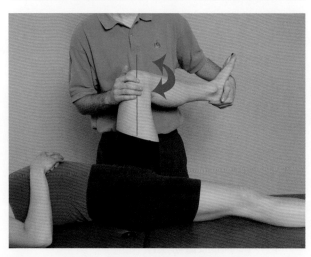

图 3.18　在髋关节屈曲 90° 姿势下旋转髋关节

撑小腿近端和膝关节。

■ 像钟摆一样摆动腿以旋转股骨。

■ 这种抓握方式为膝关节提供支持，如果有膝关节不稳的情况时应谨慎使用。

踝关节：背伸（图3.19）

治疗师手部放置与操作

■ 用上方手稳定患者的踝关节。

■ 用下方手呈杯状抓握患者的足跟，治疗师的前臂沿患者的足底放置。

■ 拇指和其余四指把跟骨拉向远端，辅以前臂向上推。

注意： 如果膝关节屈曲，则可以达到踝关节的全关节活动范围。若膝关节伸展，可以延长双关节腓肠肌的动作范围，但腓肠肌会限制其完全的背伸。踝关节在膝关节这两种姿势下背伸以提供关节和肌肉的活动范围。

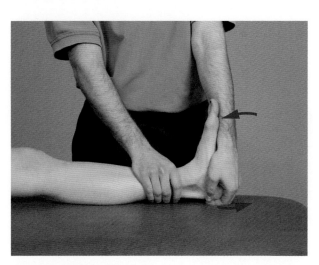

图3.19　踝关节背伸

踝关节：跖屈

治疗师手部放置与操作

■ 以下方手支撑足跟。

■ 将上方手放在足背上并推至跖屈。

注意： 对于卧床患者，踝关节往往因自身重力和被子的重量而跖屈，因此可以不必进行这项运动。

距下（下踝）关节：内翻和外翻（图3.20）

治疗师手部放置与操作

■ 将下方手的拇指置于两边任一足跟的内侧，

其余四指置于关节外侧。

■ 将足跟往内、往外旋转。

注意： 足的外旋可与内翻结合，而内旋可与外翻结合。

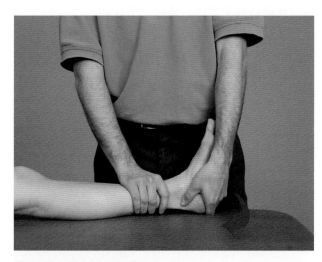

图3.20　距下关节内翻

跗横关节

治疗师手部放置与操作

■ 一只手稳定患者的距骨和跟骨。

■ 另一只手握住手舟骨和骰骨。

■ 提起和放下足弓以轻轻旋转足中区。

足趾关节：屈曲、伸展、外展与内收（跖趾与趾骨间关节）（图3.21）

治疗师手部放置与操作

■ 一只手稳定要被移动的关节近端的骨骼，另

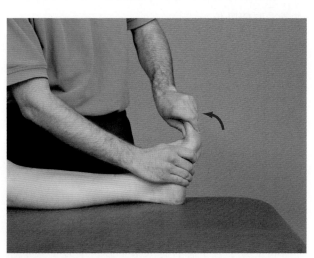

图3.21　踇趾跖趾关节的伸展

一只手移动远端的骨骼。

■ 该技巧与手指的关节活动相同。

足趾的几个关节可以被同时活动，只要小心不压迫到任何结构。

颈椎

站在治疗床末端，将双手置于枕骨区下方，以支撑患者的头部。

屈曲（向前弯曲）（图 3.22A）
治疗师手部放置与操作

■ 抬头，做类似点头的动作（下巴朝向喉部）以屈曲颈部。

■ 全范围的点头动作完成后，继续屈曲颈椎，并将头贴近胸骨。

伸展（向后弯曲和过伸）
治疗师手部放置与操作

将头向后弯曲。

注意：如果患者取仰卧位，仅头部和上颈椎可伸展，头部必须离开治疗床末端，以伸展整个颈椎。患者也可以取俯卧位或坐位。

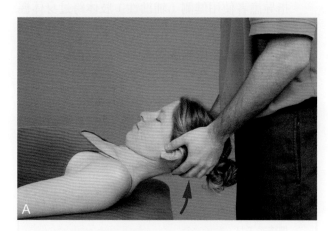

图 3.22　颈椎的关节活动。A. 颈椎屈曲

侧屈（侧弯）和旋转（图 3.22B）
治疗师手部放置与操作

将头颈侧屈（耳朝向肩膀）和旋转（从一边向另一边转动）时，要保持颈椎位于屈曲与伸展正中位。

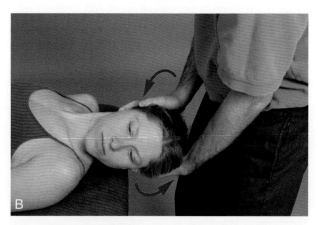

图 3.22 续　B. 颈椎旋转

腰椎

屈曲（图 3.23）
治疗师手部放置与操作

■ 两膝关节向胸部靠拢（髋关节和膝关节屈曲）。

■ 脊柱的屈曲发生于髋关节完全屈曲和骨盆开始后倾时。

■ 更大范围屈曲可由下方手将患者的骶骨抬起而得。

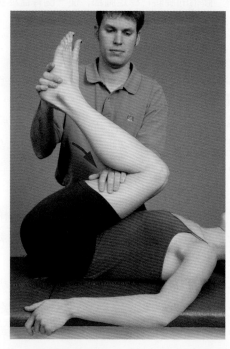

图 3.23　为使腰椎屈曲使患者的髋关节屈曲直到骨盆后倾

伸展

患者取俯卧位，以达到全范围伸展（过伸）。

治疗师手部放置与操作

双手在大腿下面，将大腿向上抬起，直到骨盆前倾且腰椎伸展。

旋转（图 3.24）

患者取卧钩位，屈髋屈膝，双足置于治疗床上。

治疗师手部放置与操作

■ 将患者的双膝向侧边同一方向推动，直到对侧骨盆离开治疗床面。

■ 用上方手稳定患者的胸部。

■ 在相反方向上重复上述动作。

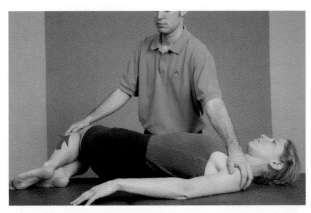

图 3.24　腰椎的旋转：稳定胸部，使一侧骨盆尽量抬离床面

▶ **临床提示**

通过组合几个平面的多个关节活动，形成功能性或对角线运动模式，以此获得高效的关节活动。

■ 例如，腕关节屈曲可与尺偏相结合；肩关节前屈时可结合外展和外旋。

■ 模拟功能性运动模式，例如：类似梳头一样将手放在头后方同时加上颈部的旋转。详见本章末的专栏 3.3。

■ 本体感觉神经肌肉易化（PNF）模式的运动可有效地应用于被动关节活动、主动 – 助力关节活动和主动关节活动的技巧中。有关这些模式的描述见第 6 章。

自我助力关节活动

当患者理解并学习该做什么之后须尽快开始自我照顾。即使无力或瘫痪的患者也可以学习如何移动患部，了解在安全范围内运动的重要性。在手术或外伤后，禁止做肌肉的强力性收缩运动，此时可通过自我助力关节活动来保护正在愈合的组织。应用各种设备及健侧肢体的辅助以达到被动关节活动度或主动 – 助力关节活动度的目标。自我助力关节活动已成为居家运动计划的一部分（专栏 3.2）。

徒手助力

对于单侧无力、瘫痪或术后恢复早期的患者，可以教会他们利用健侧肢体辅助患侧肢体移动。这些运动可在俯卧位、坐位或站立位进行。重力会改变患者的姿势，当抵抗重力运动时，重力会限制其主要动作，此时需提供一定的辅助。当肢体向下运动时，重力引起运动，此时需辅助拮抗肌以控制动作不偏离重心。

手腕和前臂

指导患者使用健侧（辅助性）肢体跨过身体握住患侧的手腕，以支撑手腕和手臂（图 3.25）。

■ **肩关节屈曲与伸展**：患者将患肢抬举过头部后再返回到同一侧（图 3.25）。

■ **肩关节水平外展和内收**：开始时手臂外展 90°，患者将肢体越过胸部后再返回到同侧。

专栏 3.2　自我助力关节技术
自我助力关节活动的形式
■ 徒手。
■ 器械。
■ 棍棒或 T 杆。
■ 手指阶梯、爬墙、滚球。
■ 滑轮。
■ 滑板 / 粉板。
■ 交替式运动设备。
自我助力关节活动的教学指南
■ 教导患者动作的作用。
■ 教导患者正确的体位和稳定方法。
■ 观察患者的表现并纠正任何替代或不安全的动作。
■ 如果使用设备，要消除所有危险以保证操作时的安全。
■ 提供有关重复次数和频率的指导。
接下来的治疗时间内要重复这些运动，视患者的反应和治疗计划调整进展，以达成目标。

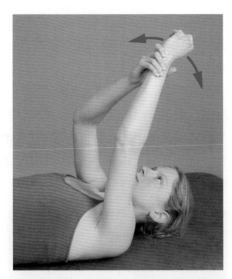

图 3.25 自我助力关节活动：肩关节屈曲和伸展。水平外展和内收可以以相同的握法进行

■ **肩关节旋转**：开始时手臂在患者一侧轻度外展，将肘部放在一个小枕头上以使其抬高或外展 90°，肘关节屈曲 90°，患者用健侧肢体"像车轮辐条一样"移动前臂（图 3.26），重点在于旋转肱骨而不仅仅是屈伸肘关节。

■ **肘关节屈曲和伸展**：患者屈曲肘关节，直到手靠近肩关节，然后将手伸向同侧腿。

■ **前臂旋前与旋后**：开始时前臂越过身体上方，患者将桡骨绕尺骨旋转。对患者强调不要在腕关节处扭转手部。

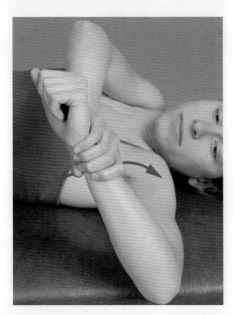

图 3.26 自我助力关节活动：肩关节内旋和外旋时手臂的放置位置

腕关节和手

患者将健侧手指移向患侧手的背侧，拇指屈向掌侧。

■ **腕屈曲与伸展以及桡偏与尺偏**：患者将腕关节向各个方向活动，不要给手指施加压力（图 3.27）。

■ **手指屈曲与伸展**：患者使用健侧拇指伸展患侧手指，以健侧手指呈杯状抓握患侧手指及手背使其屈曲（图 3.28）。

■ **拇指屈曲对掌与伸展复位**：患者以健侧手指呈杯状抓握患侧拇指的大鱼际肌桡骨侧，健侧拇指沿患侧拇指的掌面牵拉（图 3.29）。屈曲和拇指对掌时，患者以健侧手杯状抓握患侧手的背面，并将第一掌骨推向小指。

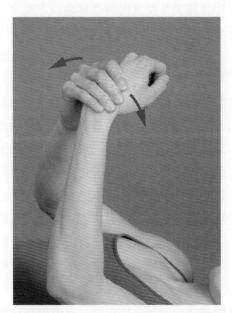

图 3.27 腕关节自我助力屈曲和伸直，手指没有承受任何压力

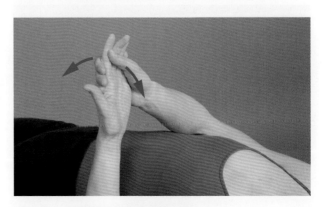

图 3.28 自我辅助手指屈曲和伸展

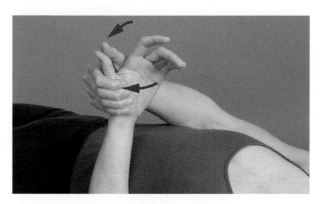

图 3.29　自我辅助拇指伸展

髋关节和膝关节

■ **髋关节和膝关节屈曲**：患者取仰卧位。指导患者用带子放在患侧膝关节下方提起患侧膝关节（图 3.30）。患者可以用一只手或双手抱住膝关节使其向胸部移动以完成全关节活动范围。患者在坐位状态下，可以用手提举大腿，并屈曲膝关节直到动作范围的终末位。

■ **髋关节外展和内收**：由于足的重量及其与床面的摩擦力，仰卧位姿势下，虚弱的患者难以辅助患侧下肢执行外展和内收动作。然而，将无力的下肢由一边移到另一边对于个体完成床上转移是很有必要的。为了练习这项功能性活动，指导患者将健侧足从膝关节下方滑向踝关节，然后将患肢从一边移到另一边。自我助力关节活动可以在坐位时用双手辅助移动大腿向内和向外。

■ **髋关节外展与外旋组合**：患者坐在地板上或床上，背部给予支撑，患者髋关节和膝关节

屈曲而足部放在地面或床面上。膝关节由上肢辅助向外移动（朝向桌/床），然后恢复原位（图 3.31）。

踝关节和足趾

■ 患者取坐位，患肢越过健肢，使远端下肢置于健侧膝关节上。以健侧手移动患侧的踝关节达到踝背伸、跖屈、内翻与外翻、足趾屈曲或伸展（图 3.32）。

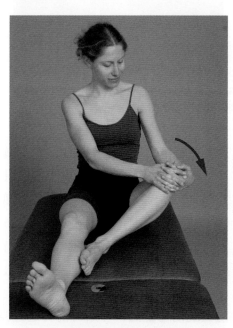

图 3.31　自我辅助髋外展与外旋

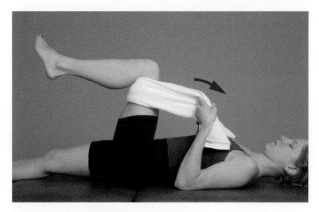

图 3.30　自我辅助髋关节屈曲

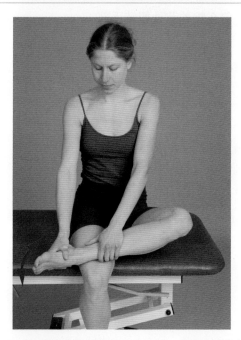

图 3.32　自我辅助踝关节和足趾运动：患者的姿势与手的位置，图中显示内翻与外翻

棍棒（T 杆）运动

当患者患侧上肢有自主肌肉控制，但需要指导或刺激方能完成肩关节或肘关节的全关节活动范围时，用棍棒（手杖、T 杆或类似物体）以提供辅助（图 3.33）。

基于患者现有功能程度选择体位。如果需要最大限度的保护，大部分的技术选择在仰卧位下进行。坐位或站位需要更好的控制力。姿势的选择也取决于重力对无力的肌肉的作用。开始时即指导患者用正确的动作完成每一项活动以防止其产生代偿动作。患者双手抓住棍棒，通过健侧肢体引导及控制动作。

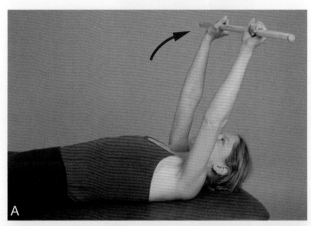

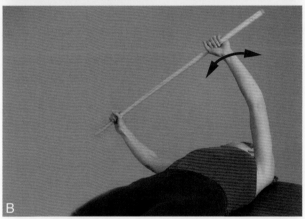

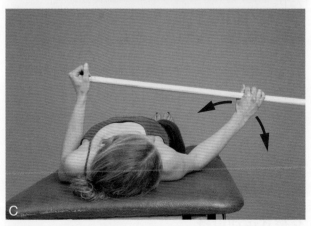

图 3.33　患者使用棍棒辅助肩关节运动。A. 屈曲。B. 水平外展 / 内收。C. 旋转

- 肩关节屈曲与复位：双手握持棍棒与肩同宽，向上举起该棒至允许动作范围，可能的话保持肘关节伸直（图 3.33A）。肩肱关节的运动应平稳流畅，防止肩胛骨上提或身体移动等代偿运动。
- 肩关节水平外展和内收：将该棒举至肩关节屈曲 90° 的高度。保持肘关节伸直，患者在允许活动范围内推、拉棍棒（图 3.33B）。注意不要让身体旋转。
- 肩关节内旋和外旋：患者的手臂置于身体两侧，肘关节屈曲 90°。将棍棒从身体一侧移动至另一侧，完成手臂的旋转，同时保持肘关节在身体两侧（图 3.33C）。旋转应该发生在肱骨，不要让肘关节屈曲与伸直。为了防止代偿运动，同时给予盂肱关节轻微的牵拉，可放置一个小毛巾卷在腋下，并指示患者，"不要让毛巾卷移动"。
- 肩关节内旋和外旋——替代姿势：患者的肩关节外展 90°、肘关节屈曲 90°，外旋时，将棍棒移向患者的头侧，内旋时，将棍棒移向腰部。
- 肘关节屈曲与伸直：患者的前臂可旋前或旋后，双手握持棍棒、与肩同宽。指导患者屈曲和伸直肘关节。
- 肩关节过伸：患者可取站立位或仰卧位，把棍棒置于臀部后方。用双手握持该棒，与肩同宽，然后将棍棒举离身体。患者应避免躯干产生代偿运动。
- 运动的变化和组合：比如，患者开始时把棍棒放在臀部后方，然后把棍棒向上移，以实现肩胛骨浮翼现象，肩关节内旋，肘关节屈曲。

爬墙运动

爬墙运动（或使用手指阶梯这样的装置）可巩

固患者的目标，为患者进行肩关节活动度训练提供动力。墙上的标记也可以用来提供所达高度的视觉反馈。手臂可屈曲和外展（图 3.34）。患者手臂抬高时，身体可向墙壁靠近。

注意：必须指导患者采用正确的动作，不可以有身体向一侧弯曲、踮脚或耸肩等代偿运动。

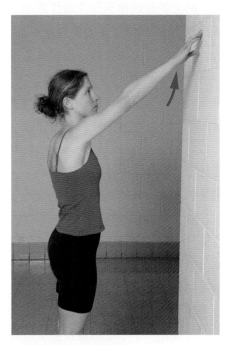

图 3.34   爬墙运动以抬高肩部

过肩滑轮

如果有正确的指导，滑轮系统可有效地辅助患肢练习关节活动度。滑轮已经被证明能比治疗师辅助关节活动和使用持续被动运动装置（详见后章）提供更多的肌肉活动，所以这种形式的辅助应该只用于需要肌肉活动的时候[6]。

居家使用时，可把单个滑轮绑在一个皮带上，皮带被关闭的门夹住，滑轮也可以被附在一个顶部杠杆或固定在天花板上。设置好滑轮，使之直接位于正在运动的关节正上方，使拉力线有效地移动四肢，而不仅仅是压迫关节面。患者可取坐位、站位或仰卧位。

肩关节活动（图 3.35）

指导患者双手各握一个手柄，且以健侧手拉绳子以抬举患肢向前（屈曲）、向外（外展），

或在肩胛平面运动（肩胛运动平面为额状面前倾30°）。患者不应该耸肩（肩胛骨上提）或躯干倾斜。指导和引导患者，以获得平稳、流畅的运动。

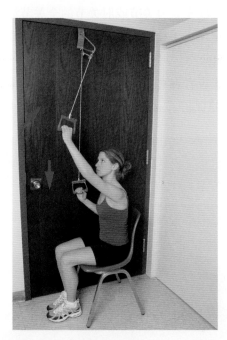

图 3.35   使用过肩滑轮协助抬举肩关节

注意：肩关节的辅助滑轮运动很容易被患者误用，导致肱骨对肩峰造成挤压。持续受压会导致疼痛及功能下降。患者的正确选择及对其正确的指导可避免这个问题。如果患者不能学习以正确的力学方式运用滑轮，则不应该进行这些练习。若疼痛增加、关节活动度减少，应停止这项活动。

肘关节屈曲

手臂置于躯干两侧，患者举起前臂并屈曲肘关节。

滑板／粉板

使用光滑平面，在解除肢体重力和摩擦力的影响下完成关节活动。可能的话，可以使用带滚轴的板子。其他方法包括表面涂粉或在肢体下方垫毛巾等，使其可以沿光滑的表面滑动。任何形式的运动均可以做，但最常见的是仰卧位下髋外展、内收；以及坐位时肩的水平外展、内收。

交替式运动设备

几种设备，如自行车、上身或下身测力计，或

交替式运动设备等，可以被设定为用健侧肢体辅助患侧肢体完成屈曲、伸直运动。可移动式设备可连接到患者的床、轮椅或标准型椅子。可随意调整运动的范围以及肢体的移动。交替式运动设备有额外的优势，它可以通过改变运动参数和监测心率及疲劳程度而使设备用于交互模式、耐力训练及肌力训练（见第 6 章的"抗阻运动的一般原则"与第 7 章的"有氧运动的原则"）。

持续被动运动

持续被动运动（continuous passive motion，CPM）是指由一个机械设备通过被动方式在可控制的关节活动范围内缓慢且持续地移动关节。几乎身体的每一个关节都有可使用的机械设备（图3.36），这是根据 Robert Salter 的动物实验及相关临床研究结果开发出来的，该研究显示持续被动运动有利于疾病或损伤后关节结构及软组织的愈合 [28-34]。自持续被动运动设备被开发以来，研究者进行了一系列的研究，以确定其应用的参数。但由于设备被用于许多不同条件，而且研究利用了不同协议的各种不同的程序，所以尚未建立明确的描述 [4,16,22]。

持续被动运动的益处

文献显示，持续被动运动可以有效地减少关节制动的负面效应，如关节炎、关节挛缩、关节内骨折等 [23]。尽管有一些研究质疑，长期进行持续被动运动的疗效与传统治疗并无明显区别，但也有研究表明持续被动运动改善了各种外科术后尤其是术后早期恢复阶段其关节活动度的恢复速率 [3,16,22,28-34,36]。

持续被动运动的益处如下 [11,17,19]。

■ 避免关节粘连、挛缩，减少关节僵硬。
■ 为肌腱和韧带的愈合提供刺激作用。
■ 加快活动关节上的伤口的愈合。
■ 增强关节润滑液的润滑作用，从而加快软骨内愈合与再生的速度。
■ 预防制动的不良影响。
■ 加快关节活动度的复原。

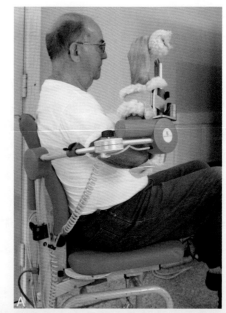

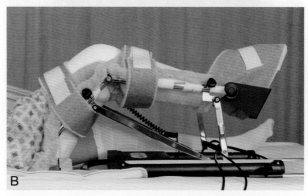

图 3.36　用于肩关节和膝关节的持续运动设备

■ 减轻术后疼痛。

◉ 聚焦循证

有研究比较了各类术后进行不同参数的持续被动运动以及其他早期运动的短期和长期效果 [1,25,6,11,14,15,22,17,26,27,37,39]。一些研究显示，进行持续被动运动的患者和那些进行被动关节活动或其他形式的早期运动的患者，其效果并无显著差异 [5,14,15,27,38]。研究证明，术后进行持续被动运动使患者较快地获得了增加关节活动度的短期效果。因此与其他形式的干预相比，进行持续被动运动可能会更早出院 [3]。不过长期而言，与接受其他形式的早期运动的患者相比，其对功能的改善并没有什么不同 [4,17,37,39]。

Cochrane Review 对 24 组随机对照研究的结果

进行了综述，对于全膝关节置换术后进行持续被动运动结合物理治疗的患者，持续被动运动在改善膝关节的主动屈曲活动范围、疼痛、功能性活动及其生活质量的临床疗效方面，没有足够的证据可以证明其可作为常规干预措施使用。被动屈曲膝关节、被动或主动伸展膝关节之间并没有明显差异[11]。

Cochrane Review 对 808 位全膝关节置换术后静脉血栓栓塞的患者进行的 11 组随机对照研究的结果也进行了综述。作者得出的结论是：目前没有足够的证据表明进行持续被动运动能减少全膝关节置换术后静脉血栓栓塞[12]。他们提出进行更高质量的研究很有必要。

研究发现，进行持续被动运动也会有不利的影响，如需要更大的镇痛干预及手术后血液引流增加[26,38]。这与声称持续被动运动有降低术后疼痛和术后并发症的疗效是矛盾的[29-33,36]。持续被动运动的成本效益、患者的依从性、专业人员对设备的使用和监督管理、住院时间、恢复速度以及如何确定合适的患者群体等都已成为是否选择进行持续被动运动时要考虑的问题[15,20]。

持续被动运动通用指南

持续被动运动的一般准则如下[2,4,10,16,18,28,33]。

1. 即使术后患者处于麻醉状态，或在早期厚重敷料限制其运动的情况下，应尽早地将该设备应用于患侧肢体。

2. 确定关节的活动范围是有准则的：最初往往从 20°~30° 的小范围开始，在患者能耐受的范围内，每天逐渐增加 10°~15°。最初的活动范围可基于患者的允许活动范围和耐受程度确定。一项关于全膝关节置换术后进行持续被动运动以促进膝关节屈曲的研究发现，这组患者有更大的活动范围，且较早出院[39]，尽管在第 4 周时组间区别无明显差异。

3. 确定运动的速度：在患者耐受的情况下，通常以 45 秒或 2 分钟为一个循环。

4. 不同的程序使用持续被动运动设备的时间均不同，由连续 24 小时到每天 3 次、每次连续 1 小时不等[10,18,33]。报告显示，每天使用较长时间能缩短住院天数，减少术后并发症，且出院时有较大的关节活动度[10]。也有研究比较了 1 天 5 小时与 1 天 20 小时的结果，两者并无显著差异[2]。有一项研究比较了短时间使用持续被动运动设备（每天 3~5 小时）至长时间使用持续被动运动设备（每天 10~12 小时）各时段的区别，发现 4~8 小时的使用时间可最大限度增加患者的依从性和活动范围[4]。

5. 物理治疗通常于患者尚未使用持续被动运动设备期间开始，包括主动-助力与肌肉等长收缩。重要的是让患者学会使用和发展运动控制以改善其运动。

6. 持续被动运动设备的最少使用时间通常少于 1 周，或至少达到一个理想的活动范围。由于持续被动运动的设备是便携式的，若治疗师和医生认为长时间的使用对患者是有益的，则可以居家使用。在这些案例中，需要指导患者、家庭成员或其照顾者正确使用设备。

7. 持续被动运动设备是可调的、容易控制的、多功能的且便携的。有些需装电池（充电电池），并允许患者在进行日常活动的同时佩戴设备长达 8 小时。

功能模式的 ROM 运动

通过功能模式来完成运动，首先要确定哪一种动作模式是理想的，然后通过徒手辅助，在适当情况下加以机械辅助或是让患者自我辅助。功能模式有利于开启日常生活活动（activity of daily living, ADL）能力、工具性日常生活活动（instrumental activity of daily living，IADL）能力的教学，以及指导视力受损患者进行功能性活动。利用功能模式，可帮助患者认识关节活动的目的和价值，随着力量和耐力的提高可发展日常生活活动中使用的动作模式。专栏 3.3 列出了一些例子及基本动作。当患者不再需要辅助且可以安全和正确地执行该模式时，便可将其应用于其日常生活活动中以加强运动学习而使动作更具有功能性。

专栏 3.3　功能性 ROM 运动

早期上肢与颈部关节活动范围的功能性训练模式可包括如下活动。

■ 握持餐具：利用手指伸直和屈曲。

■ 进食（从手到口）：利用肘关节屈曲及前臂旋后以及一些肩关节屈曲、外展与外旋。

■ 够到不同高度的货架：利用肩关节屈曲与肘关节伸直。

■ 刷牙或往后梳头发：利用肩关节外展及外旋，肘关节屈曲，颈部旋转。

■ 把电话放至耳边：利用肩关节外旋，前臂旋后，以及颈椎侧曲。

■ 穿上或脱下衬衫或夹克：利用肩关节伸直、外旋，肘关节屈曲和伸直。

■ 将手伸出车窗至自动取款机（或伸手取停车卡）：利用肩关节外展、外旋，肘关节伸直及一些躯干的侧曲。

早期下肢及躯干关节活动范围的功能性训练模式包括如下活动。

■ 从仰卧到坐在床的一旁：利用髋关节外展与内收，其次是髋关节和膝关节屈曲。

■ 站起来 / 坐下和行走：利用髋关节和膝关节屈曲与伸直，踝关节背伸和跖屈，以及一些髋关节旋转。

■ 穿上裤子和鞋子：利用髋关节外旋和外展，膝关节屈曲及踝关节背伸和跖屈与躯干屈曲。

自学活动

批判性思考与讨论

1. 分析各种功能性活动，如梳妆、穿衣、洗澡、从椅子上站起、上下车，并确定进行每项活动所需要的功能性活动范围。

2. 观察重力或其他因素对上述所列出的活动的关节活动范围的影响。若患者因为无法控制运动所需的范围以致无法完成运动，这将决定你怎样建立一个运动计划以发展个体所需的功能。

实践练习

1. 与你的同伴在俯卧、侧卧、坐位下进行上肢、下肢的被动关节活动。

a. 对于一些动作范围，例如肩关节与髋关节伸展，髋伸展而膝屈曲，髋关节旋转，以上的各种体位各有哪些优缺点？

b. 从被动关节活动过渡到主动 – 助力关节活动、主动关节活动，并比较在仰卧位及其他体位下重力对其的影响以及所需的工作量。

2. 比较当每个双关节肌肉拉长超过其各自的关节以及每次肌肉松弛时，髋、膝、踝关节的关节活动度。

（李艳　译，祁奇　王雪强　审）

参考文献

1. Alfredson, H, and Lorentzon, R: Superior results with continuous passive motion compared to active motion after periosteal transplantation: a retrospective study of human patella cartilage defect treatment. *Knee Surg Sports Traumatol Arthrosc* 7(4):232–238, 1999.

2. Basso, DM, and Knapp, L: Comparison of two continuous passive motion protocols for patients with total knee implants. *Phys Ther* 67:360–363, 1987.

3. Brosseau, L, et al: Efficacy of continuous passive motion following total knee arthroplasty: a metaanalysis. *J Rheumatol* 31(11): 2251–2264, 2004.

4. Chiarello, CM, Gunersen, L, and O'Halloran, T: The effect of continuous passive motion duration and increment on range of motion in total knee arthroplasty patients. *J Orthop Sports Phys Ther* 25(2):119–127, 1997.

5. Denis, M, et al: Effectiveness of continuous passive motion and conventional physical therapy after total knee arthroplasty: a randomized clinical trial. *Phys Ther* 86(2):174–185, 2006.

6. Dockery, ML, Wright, TW, and LaStayo, P: Electromyography of the shoulder: an analysis of passive modes of exercise. *Orthopedics* 11:1181–1184, 1998.

7. Donatelli, R, and Owens-Burckhart, H: Effects of immobilization on the extensibility of periarticular connective tissue. *J Orthop Sports Phys Ther* 3:67–72, 1981.

8. Fletcher, GF, et al: Exercise standards for testing and training: a scientific statement from the American Heart Association. *Circulation* 128:873–934, 2013.

9. Frank, C, et al: Physiology and therapeutic value of passive joint motion. *Clin Orthop* 185:113–125, 1984.

10. Gose, J: Continuous passive motion in the postoperative treatment of patients with total knee replacement. *Phys Ther* 67:39–42, 1987.

11. Harvey, LA, Brosseau, L, and Herbert, R. Continuous passive motion following total knee arthroplasty in people with arthritis. *Cochrane Database of Systematic Reviews* 2: Art. No: CD004260, 2014.

12. He, ML, Xiao, ZM, Zeng, M, et al: Continuous passive motion for

preventing venous thromboembolism after total knee arthroplasty. *Cochrane Database of Systematic Reviews* 7: Art. No: CD0008207, doi: 10.1002/14651858.pub3, 2014.

13. Houglum, PA and Bertoti, DB: *Brunnstrom's Clinical Kinesiology,* ed. 6. Philadelphia: FA Davis, 2012.

14. Kumar, PJ, et al: Rehabilitation after total knee arthroplasty: a comparison of 2 rehabilitation techniques. *Clin Orthop* 331:93–101, 1996.

15. LaStayo, PC, et al: Continuous passive motion after repair of the rotator cuff: a prospective outcome study. *J Bone Joint Surg Am*80(7):1002–1011,1998.

16. LaStayo, PC: Continuous passive motion for the upper extremity. In Hunter, JM, MacKin, EJ, and Callahan, AD (eds): *Rehabilitation of the Hand: Surgery and Therapy,* ed. 4. St. Louis: Mosby, 1995.

17. Lenssen A, et al: Effectiveness of prolonged use of continuous passive motin (CPM), as an adjunct to physiotherapy, after total knee arthroplasty. *BMC Musculoskeletal Disorders.* Available at http://www.medscape.com/viewarticle/574961_print. Accessed February 8, 2015.

18. McCarthy, MR, et al: The clinical use of continuous passive motion in physical therapy. *J Orthop Sports Phys Ther* 15:132–140, 1992.

19. Maniar, BN, Baviskar, JV, et al: To use or not to use continuous passive motion post-total knee arthroplasty. *J of Arthroplasty* 27(2):193–200, 2012.

20. Nadler, SF, Malanga, GA, and Jimmerman, JR: Continuous passive motion in the rehabilitation setting: a retrospective study. *Am J Phys Med Rehabil* 72(3):162–165, 1993.

21. Norkin, CC, and White, DJ: *Measurement of Joint Motion: A Guide to Goniometry,* ed. 4. Philadelphia: FA Davis, 2009.

22. O'Driscoll, SW, and Giori, NJ: Continuous passive motion (CPM) theory and principles of clinical application. *J Rehabil Res Dev* 37(2):179–188,2000.

23. Onderko, LL and Rehman, S: Treatment of articular fractures with continuous passive motion. *Ortho Clin N Am* 44(3):345–356, 2013.

24. Pescatello, LS (ed): *ACSM's Guidelines for Exercise Testing and Prescription.* Philadelphia: Wolters Kluwert/Lippincott Williams & Wilkins Health, 2014.

25. Pohlman, MC, et al: Feasibility of physical and occupational therapy beginning from initiation of mechanical ventilation. *Crit Care Med* 38(11):2089–2094, 2010.

26. Pope, RO, et al: Continuous passive motion after primary total knee arthroplasty: does it offer any benefits? *J Bone Joint Surg Br* 79(6):914–917, 1997.

27. Rosen, MA, Jackson, DW, and Atwell, EA: The efficacy of continuous passive motion in the rehabilitation of anterior cruciate ligament reconstructions. *Am J Sports Med* 20(2):122–127, 1992.

28. Salter, RB: History of rest and motion and the scientific basis for early continuous passive motion. *Hand Clin* 12(1):1–11, 1996.

29. Salter, RB, Simmens, DF, and Malcolm, BW: The biological effects of continuous passive motion on the healing of full thickness defects in articular cartilage. *J Bone Joint Surg Am* 62:1232–1251, 1980.

30. Salter, RB: The prevention of arthritis through the preservation of cartilage. *J Can Assoc Radiol* 31:5–7, 1981.

31. Salter, RB, Bell, RS, and Keely, FW: The protective effect of continuous passive motion on living cartilage in acute septic arthritis. *Clin Orthop* 159:223–247, 1981.

32. Salter, RB: *Textbook of Disorders and Injuries of the Musculoskeletal System,* ed. 3. Baltimore: Williams & Wilkins, 1999.

33. Salter, RB, et al: Clinical application of basic research on continuous passive motion for disorders and injuries of synovial joints: a preliminary report of a feasibility study. *J Orthop Res* 1:325–342, 1984.

34. Salter, RB: Continuous passive motion: from origination to research to clinical applications. *J Rheumatol* 31:2104–2105, 2004.

35. Schweickert, WD, et al: Early physical and occupational therapy in mechanically ventilated, critically ill patients: a randomized controlled trial. *Lancet* 373(9678): 1874–1882, 2009.

36. Stap, LJ, and Woodfin, PM: Continuous passive motion in the treatment of knee flexion contractures: a case report. *Phys Ther* 66:1720–1722, 1986.

37. Wasilewski, SA, et al: Value of continuous passive motion in total knee arthroplasty. *Orthopedics* 13(3):291–295, 1990.

38. Witherow, GE, Bollen, SR, and Pinczewski, LA: The use of continuous passive motion after arthroscopically assisted anterior cruciate ligament reconstruction: help or hindrance? *Knee Surg Sports Traumatol Arthrosc* 1(2):68–70, 1993.

39. Yashar, AA, et al: Continuous passive motion with accelerated flexion after total knee arthroplasty. *Clin Orthop* 345:38–43, 1997.

第 4 章

改善灵活性的牵伸

■ LYNN COLBY ■ JOHN BORSTAD
■ CAROLYN KISNER

术语"灵活性"一词通常定义为身体结构或身体部位移动的能力，从而允许进行的功能性活动所需的活动范围（range of motion, ROM），简称为功能性 ROM[3]。它也可以被定义为个体启动、控制或维持身体的主动运动以完成运动任务的能力（功能灵活性）[41,116]。灵活性，与功能性 ROM 相关，涉及关节的完整性与软组织的柔韧性。鉴于这一点，横跨或环绕关节的软组织应具备足够的延展性方能使个体完成功能性任务与活动。但重要的是，完成功能性活动所需的 ROM，并不

等同于完全或"正常"的 ROM。

足够的软组织活动性和关节活动范围也需要必要水平的肌肉功能支持，包括力量、耐力和神经肌肉控制。充分的肌肉功能不仅可以实现功能灵活性，还可以帮助应对施加于身体的负荷，并有可能帮助预防肌肉骨骼系统的损伤 [58,66,71,120,132,139]。

活动不足或功能性活动减少通常是由于软组织的适应性短缩或延展性降低导致的。导致活动不足的潜在因素包括：①身体部位长时间固定不动；②久坐的生活方式；③姿势性对线不良导致的肌肉

长度改变；④与肌肉骨骼疾病或神经肌肉疾病相关的肌肉功能障碍（无力）；⑤组织创伤导致的炎症和疼痛；⑥先天性或后天畸形。任何导致灵活性受限与软组织延展性下降有关的因素均有可能导致肌肉功能障碍[82]。活动不足可导致个体的活动受限及参与受限[10,18]。

当灵活性受限对功能产生不利影响或增加受伤风险时，牵伸疗法就成为了个体化康复计划不可或缺的一部分。牵伸运动也被认为是健身和体育锻炼的重要组织成分，旨在促进健康、降低受伤或二次受伤的风险[58,120,132,159]。牵伸（stretching）是一个通用术语，用来描述延长（拉长）适应性短缩、活动不足的结构以提高软组织的延展性、灵活性和ROM 的任何治疗性操作[70,155]。

治疗师只有系统地检查、评估和诊断患者的问题，才能明确哪些结构导致其活动受限，并指出是否需要、何时需要以及需要何种类型的牵伸程序。在康复过程的早期，徒手牵伸和关节松动术（joint mobilization）/ 手法治疗（manipulation）是治疗者直接"动手"的干预，因此也许是最适宜的技术；之后，经过认真指导，患者在密切监督下独立进行自我牵伸运动可能是当前更为适宜的干预措施。在某些情况下，应使用机械牵伸装置，尤其是徒手治疗无效时。但无论选用何种类型的牵伸疗法，增加的 ROM 均应经常在功能性活动和肌力锻炼中加以使用。本章所描述的牵伸疗法旨在提高肌肉 – 肌腱单元及关节周围结构的收缩性与非收缩性成分的延展性。同时，本章将对这些疗法的效果进行探讨。除了本章所展示的四肢牵伸程序，第 16 章至第 22 章分别描述和演示了身体各部位的自我牵伸运动；第 5 章描述和演示了四肢的关节松动术 / 手法治疗操作程序；第 15 章为颞颌关节、肋骨和骶骨的关节松动术 / 手法治疗操作程序；第 16 章为脊柱的手法操作技术。

与灵活性及牵伸相关的术语定义

柔韧性

柔韧性是指在不受限制且无痛的关节活动范围内，平顺、轻松地转动单一关节或系列关节的能力[82,100]。柔韧性受肌肉长度、关节完整性和关节周围软组织延展性的影响[3]。当横跨关节的肌肉 – 肌腱单元具有足够的延展性以产生形变和顺应牵伸力时，柔韧性最大。此外，活动关节的关节运动能力（关节表面滚动和滑动的能力）及其周围结缔组织形变的能力也会影响到关节的 ROM 与柔韧性。

动态柔韧性与被动柔韧性

动态柔韧性。这种类型的柔韧性，也称为主动灵活性或主动关节活动范围，是指肌肉主动收缩使关节在其允许的 ROM 内活动的程度。动态柔韧性取决于肌肉在 ROM 内收缩的能力及组织延展的程度和质量。

被动柔韧性。这种类型的柔韧性，也称为被动灵活性或被动关节活动范围，是关节被动地在其允许的 ROM 内活动的程度，取决于横跨、包绕关节的软组织的延展性。被动柔韧性是（但不能确保）动态柔韧性的先决条件。

活动不足

活动不足（hypomobility）是指单一关节或系列关节的灵活性下降或运动受限。许多病理过程与活动不足相关，且许多因素可能会导致运动受限。这些因素总结于表 4.1。

挛缩

活动受限的范围可以从轻微紧张到不可逆挛缩。挛缩（contracture）被定义为关节周围肌肉 – 肌腱单元和其他横跨或包绕关节的软组织的适应性短缩，导致被动或主动牵伸的显著抵抗及关节活动受限[12,33,51,82,104]。与挛缩相关的受限可显著损害功能性能力。

目前尚未明确软组织延展性下降所致活动受限应达到何种程度才能定义为挛缩。但通常挛缩指活动能力几乎完全丧失，短缩（shortness）则表示运动能力部分丧失[82]。紧绷（tightness）常用于临床和健身中描述软组织适应性短缩所致的活动受限，肌肉缩短极为轻微。肌肉紧绷也可用以表示肌肉的收缩性和非收缩性成分的适应性短缩[70]。

表 4.1　造成运动受限的因素	
因素	**举例**
长时间制动：外源性因素 ■ 石膏和矫形器 ■ 骨牵引	骨折、截骨术、软组织创伤或修复
长时间制动：内源性因素 ■ 疼痛 ■ 关节炎症与积液 ■ 肌肉、肌腱或筋膜病变 ■ 皮肤疾病 ■ 骨性限制 ■ 血管疾病	轻伤或重伤，退行性疾病 关节疾病或创伤 肌炎、肌腱炎、筋膜炎 烧伤、皮肤移植、硬皮病 骨赘、关节强直、手术融合 周围淋巴水肿
久坐的生活方式和习惯性错误或不对称的姿势	受限于床上或轮椅，因职业或工作环境长时间固定姿势
瘫痪、肌张力异常和肌肉失衡	神经肌肉疾病：中枢神经系统或周围神经系统功能障碍（痉挛状态、僵直、软瘫、无力、肌肉防御性收缩、肌肉痉挛）
姿势对线不良：先天性或后天性	脊柱侧弯、脊柱后凸

按部位命名挛缩

挛缩描述为关节一侧的组织紧缩。如果屈 / 伸关节轴的屈曲一侧紧缩，即称为屈曲挛缩。例如，患者肘关节屈肌短缩而无法完全伸肘，可称其为肘关节屈曲挛缩；患者髋关节内收肌过紧而下肢无法完全外展，可称其为髋关节内收挛缩。

挛缩与收缩

挛缩和收缩（肌肉在缩短或拉长期间产生主动张力的过程）这两个术语不是同义词，也不可互换使用。

挛缩的类型

挛缩还可通过其所涉及的不同类型软组织的病理变化来进一步定义 [32]。

肌静止性挛缩。在肌静止性（肌源性）挛缩中，虽然肌肉 – 肌腱单元发生适应性短缩且关节活动度显著下降，但并无特定的肌肉病理变化 [32]。从形态学角度来看，虽然有可能存在肌节单位数量的连续下降，但个体的肌节长度并未变短。肌静止性挛缩可通过牵伸运动在相对较短的时间内获得解决 [32,51]。

假性肌静止性挛缩。灵活性受损和 ROM 受限也可能是脑血管意外、脊髓损伤或颅脑损伤等中枢神经系统损害导致的高张性结果（例如，痉挛或僵直）[32,51]。而肌肉痉挛或防御性收缩及疼痛也会造成假性肌静止性挛缩。这两种情形下，受影响的肌肉似乎一直处于收缩状态，从而导致了对被动牵伸的过度抵抗。因此，使用假性肌静止性挛缩或表观性挛缩（apparent contracture）这一术语来表述。如果应用神经肌肉抑制程序可暂时性降低肌肉张力，那么或许有可能完全、被动地拉长明显短缩的肌肉。

关节内挛缩和关节周围性挛缩。关节内挛缩是关节内病理改变的结果。这些变化可能包括粘连、滑膜增生、关节积液、关节软骨不规则或骨赘形成 [51]。当横跨或附着于关节或关节囊的结缔组织失去活动性，限制了正常的关节面运动时，就产生了关节周围性挛缩。

纤维化挛缩和不可逆挛缩。肌肉和关节周围结构的结缔组织的纤维化改变可导致这些组织粘连，而后发展成纤维化挛缩 [160]。虽然牵伸有可能增加纤维化挛缩部位的关节活动度，但往往难以重建理想的组织长度 [33]。

当正常肌肉和组织周围的结缔组织被大量相对不具延展性的纤维性粘连、瘢痕组织 [33] 或异位骨所替代时，将会产生非手术干预无法恢复的软组织延展性的永久丧失。这些变化可发生于处于短缩位置的长期制动组织，或组织受伤并发炎症反应之后。纤维化挛缩存在的时间越长或组织替代范围越广，就越难恢复理想的灵活性，发生不可逆挛缩的可能性就越大 [33,145]。

选择性牵伸

选择性牵伸是通过将牵伸技术应用于某些肌肉和关节，同时限制其他肌肉或关节活动，以改善患者整体功能的过程。在决定哪些肌肉要牵伸，哪些肌肉可以略有缩短时，治疗师必须始终牢记患者的功能需求，以及保持灵活性和稳定性之间的平衡以实现最佳的功能表现的重要性。

在为终身瘫痪患者做牵伸时，通常需要决定哪些肌肉 – 肌腱单元和关节应选择性受限，举例如下。

■ 脊髓损伤患者的躯干稳定性是其维持独立坐姿的必要条件。胸段和颈段损伤的患者无法主动控制背部伸肌，此时可例行牵伸腘绳肌以改善或维持其延展性，并可有腰部伸肌适度程度的活动不足，这样患者有略短缩的结构，为维持长时间坐姿提供一定程度的躯干稳定。但考虑患者还需要足够的活动性来完成独立地穿衣和转移，若腰背活动受限过多则会降低功能。

■ 脊髓损伤手内肌神经支配不足者，可允许指长屈肌略微活动不足，但应同时保持腕关节伸肌的灵活性，这样患者可通过腱固定动作（tenodesis action）重获抓握能力。

过度牵伸与活动过度

过度牵伸是指远超正常肌肉长度和关节及周围软组织活动范围的牵伸[82]，其结果会导致活动过度（过度灵活）。

■ 对于某些力量和稳定性正常的健康个体而言，参与需要过度灵活的体育活动时，通过过度牵伸产生选择性的活动过度是必要的。

■ 如果静态支撑结构和（或）关节的动态肌肉控制不能在活动期间将关节保持在稳定的功能位置，活动过度会导致有害的关节不稳。关节不稳常引起疼痛，且容易发生肌肉骨骼损伤。

改善软组织活动范围的干预措施概述

许多治疗性干预措施旨在提高软组织的活动性，以提高关节活动度和柔韧性。牵伸和关节松动术 / 手法治疗是描述提高受限软组织延展性治疗操作的术语。

以下术语描述的技术旨在提高软组织延展性和关节灵活性，其中一些将在本章的后续部分做深入探讨。

牵伸：徒手或机械 / 被动或辅助

当受限的关节刚好超过其可活动的 ROM 时，末端范围的牵伸力将拉长短缩的肌肉 – 肌腱单元和（或）关节周围结缔组织。牵伸力可通过徒手接触施加或机械装置施加，且可以是持续的或是间歇的。牵伸时，如果患者处于尽可能放松的状态，称为被动牵伸；如果患者能协助将关节活动到更大的范围，则称为辅助牵伸。

自我牵伸

在治疗师的指导和监督下，由患者独立完成的任何牵伸运动均称为自我牵伸。这样，患者在可活动的 ROM 的末端施力以延长活动不足的软组织。柔韧性练习也由患者独立完成，但该术语所表示的牵伸通常是指灵活性未受损的个体在普通体能训练和健身计划中的牵伸运动。

神经肌肉易化和抑制技术

神经肌肉易化和抑制技术基于短缩肌肉的张力在伸展之前或牵伸期间反射性降低这一原理。因为使用抑制或易化技术来帮助拉长肌肉与本体感觉神经肌肉易化（proprioceptive neuromuscular facilitation，PNF）技术的运动方法相关[136,148]，许多临床医生和作者将这些程序称为 PNF 牵伸[29,36,131]、主动抑制[70]、主动牵伸[158]或易化牵伸[117]。基于 PNF 原理的牵伸程序将在本章的后面部分讨论。

肌肉能量技术

肌肉能量技术是从正骨医学中演变出来的徒手操作，用以拉长肌肉、筋膜和松动关节[21,26,157]。该操作利用患者精确控制方向和强度的自主性肌肉收缩来对抗施术者所施加的力（参阅第 5 章、第 15 章和第 16 章的特定技术描述）。由于神经肌肉抑制的原理也被纳入这一方法，"等长收缩后放松"这个术语也用于描述这些技术。

关节松动术 / 手法治疗

关节松动术是由临床医生专门应用于关节结构的技巧性徒手治疗措施，用于受限 ROM 的疼痛控制和关节损伤治疗[64,78]。第 5 章详细描述并演示了四肢关节徒手治疗的使用原则和基本技术，在身体区域相关章节中（见第 17 ~ 22 章）描述并演示了四肢动态关节松动术；第 15 章介绍了肋骨、骶骨和颞颌关节相关技术；第 16 章介绍了脊柱关节技术。

软组织松动术 / 手法治疗

软组织手法技术是用以改善任何活动性受限软组织的延展性的。这些技术涉及应用特定且渐进的徒手力量，如持续徒手按压或缓慢的深抚按摩（deep stroking）。临床医生也可以用特制的器械来施加这些力量。包括摩擦按摩[70,138]、肌筋膜释放[20,63,93,138]、穴位按压[70,138,147]和扳机点治疗[93,138,147]等在内的许多技术，均需徒手操作于束缚软组织的结缔组织以改善组织的活动性。虽然它们都是徒手牵伸技术的有力辅助手段，但具体技术在本书中均未做描述。

神经组织松动术（神经脑脊膜松动术）

神经松动术主要用于改善或恢复神经组织的活动性。在创伤或外科手术后，神经组织活动性可能会受组织粘连或瘢痕组织的限制。关节活动时，这些粘连增加了神经组织的张力并可导致疼痛或神经症状。经特定测试明确神经组织的活动性后，可通过选择性技术来松动神经通路[19,70]。这些技术将在第 13 章中描述。

牵伸的适应证、禁忌证与潜在的结果

牵伸的适应证与禁忌证

在某些情况下，牵伸是适宜且安全的，但也有一些情况不应实施牵伸。专栏 4.1 和 4.2 罗列了牵伸的适应证和禁忌证。

牵伸的潜在益处与结果

提高柔韧性与关节活动度

牵伸的预期结果是恢复或提高肌肉 – 肌腱单元延展性，以恢复或达到功能性活动所需的灵活性和 ROM。正如本章所讨论的那样，大量证据表明，牵伸，尤其是静态牵伸和 PNF 牵伸，大大提高了柔韧性并增加了 ROM。决定牵伸运动效果的参数，如强度、持续时间和频率，将在本章后段讨论。

牵伸改善 ROM 的基本机制包括肌肉 – 肌腱单元和周围筋膜的收缩性、非收缩性成分的生物力学与神经学的改变。这些改变被视为肌肉延展性提高、长度增加或肌肉刚度（被动肌肉 – 肌腱张力）降低的结果[56,97,99,105,125]（本章下一节将讨论这些潜在影响）。筋膜可以通过加热及牵伸过程中产生的机械应力来增加顺应性[128]。也有人推测牵伸后 ROM 的增加可能是因为个体感知的改变或与牵伸相关的感觉耐受所致[87,152]。有证据显示静态牵伸改善了踝背伸的 ROM 但并未改变肌肉 – 肌腱单元结构，那么 6 周的牵伸带来的改变唯有耐受性提升可以解释[85]。

大众健身

牵伸除了可用来改善柔韧性和关节活动度之外，通常还可以用在剧烈运动前的热身阶段或运动后的放松阶段。牵伸也常被认为是大众健身训练计划、娱乐或工作场所活动以及竞技体育准备活动的

专栏 4.1　牵伸的适应证

- 因粘连、挛缩、瘢痕组织形成使得软组织延展性下降，ROM 受限，从而造成活动受限与参与受限。
- 活动受限可能会造成本可预防的结构上畸形。
- 肌肉无力和对侧组织短缩导致的 ROM 受限。
- 可作为整体体适能训练计划或运动专项训练计划的一部分以预防或降低肌肉骨骼损伤的风险。
- 可在剧烈运动前后使用。

专栏 4.2　牵伸的禁忌证

- 骨性阻挡限制关节活动。
- 新发骨折，骨性愈合不完全。
- 有证据显示在受限组织及其周围区域存在急性炎症、感染过程（发热和肿胀）或软组织愈合受干扰。
- 关节运动或肌肉拉长时有剧烈的急性疼痛。
- 可见血肿或其他组织受伤的迹象。
- 已存在关节的过度活动。
- 短缩的软组织提供必要的关节稳定性以代偿受损的正常的结构稳定性或神经肌肉控制。
- 短缩的软组织使得瘫痪或严重肌肉无力患者能实现特定功能性技能，改变组织短缩状态后该技能就无法实现。

重要组成部分。

其他潜在益处

传统观点认为，牵伸的潜在益处和结果包括预防或降低软组织损伤的风险、减少运动后（延迟发作）肌肉酸痛和增强身体活动能力[47,66,71,132]，但这些益处的推论支持证据尚不明确。

预防受伤和减少运动后肌肉酸痛。虽然柔韧性下降与下肢肌肉、肌腱较高的损伤风险有关[159]，但牵伸有益于预防或降低损伤风险尚未有定论。数篇关键的回顾性分析文献中，绝大多数研究认为剧烈运动前热身阶段的大强度牵伸与预防及降低软组织受伤风险[67,120,125,140]或运动后延迟性肌肉酸痛的严重程度及持续时间[67,68]之间的联系很少。

增强活动能力。牵伸另外的潜在好处是增强身体活动能力，如提升肌力、爆发力或耐力；或改善身体功能，如步行、跑步速度和跳跃能力。

因此，对于参加健身或体育相关训练项目的个体而言，在力量训练之前进行牵伸运动非常常见。在参加需要肌力或爆发力的运动项目（如短跑或纵跳）之前，一般也会做牵伸运动。

为了有效评估牵伸对身体活动能力的影响，就需要区分剧烈活动之前进行的一次性牵伸运动（急性或赛前牵伸）和数周的规律牵伸运动（慢性牵伸）。系统性文献回顾[124]和后续的研究[30]表明，急性静态牵伸在牵伸过程后没有即时效果或者降低了（而非增强）肌肉表现（肌力、爆发力或耐力）。急性牵伸对需要力量的活动（如短跑或跳跃）表现并无益处或会产生负面影响[9,56,109,124,133]。当静态牵伸持续时间超过 90 秒时，肌肉表现下降最大；相反，急性动态牵伸，尤其是持续时间较长（超过 90 秒）的牵伸[9]似乎可以提高运动表现。动态牵伸定义为通过主动 ROM 对每个关节进行有控制的运动[54]。同样，作为综合训练计划的一部分，一段时间内的规律牵伸运动（慢性牵伸）不仅可以增强柔韧性，而且对身体活动能力也有益。这种牵伸方式可改善肌力或爆发力，这可能是改变了牵伸肌肉的长度–张力关系所致[59,84,124,133]。定期参加牵伸运动可提高步行效率[59]，提高身体运动表现，如提高短跑和跳跃能力[124,133]。

软组织特性：对制动与牵伸的反应

身体在功能性活动中不受限制地活动的能力取决于神经肌肉的主动控制和软组织的被动延展性。如上所述，可限制和降低灵活性的软组织包括具有收缩性和非收缩性成分的肌肉和各种类型的结缔组织（肌腱、韧带、关节囊、筋膜和皮肤）。多数情况下，结缔组织延展性的下降是造成健康个体和受伤、患病或接受手术的患者的灵活性受限的主要原因。

在受伤或手术后，通常会制动一段时间来保护关节或组织，但这可能会导致软组织形态的适应性改变。每种类型的软组织都有其独特性，影响其制动反应及制动后恢复延展性的能力。当牵伸技术作用于这些软组织时，牵伸力的方向、速度、强度（幅度）、持续时间和频率，以及组织温度、张力和刚度，都会相互作用，影响软组织的反应和牵伸的结果。具体而言，收缩性和非收缩性软组织的机械特性以及收缩性组织的神经生理学特性都会影响到组织的延展。此外，牵伸后肌肉–肌腱单元的延展性改善可能是牵伸感觉（如个体对活动末端不适的感知）改变的结果[99,152]。

软组织对制动和再活动的生物力学、生物化学和神经生理反应的理论机制大部分源自动物研究，牵伸增加人体组织延展性的确切生理机制尚不清楚。但人类肌肉、肌腱组织的超声成像研究证实了先前的离体材料试验中肌腱应力适应性的结果[86,96]。具体而言，肌肉刚度降低（使用超声弹性成像技术可量化为剪切弹性系数的降低）被认为是延展性提高的可能机制[1,108]。了解这些组织的特性及其对制动和牵伸的反应是为行动不便的患者选择和应用最安全、最有效牵伸技术的基础。

当软组织被牵伸时，会发生弹性、黏弹性或可塑性变化。收缩性和非收缩性组织都具有弹性和可塑性特性，只有非收缩性结缔组织才具有黏弹性。

- 弹性指受牵伸软组织在牵伸解除后短时间直接恢复至其牵伸前长度的能力[24,39,90,91,111]。
- 黏弹性或黏弹性变形是软组织的时间依赖性特性。当施加牵伸力时，黏弹性组织最初会抵抗变形，如抵抗长度的改变；如果牵伸力持续作用，组织会被缓慢拉长；当牵伸力移除后，黏弹性组织逐渐恢复到牵伸前的状态[90,97,98,111,152]。

■ 可塑性或塑性变形是指软组织在牵伸力移除后有长度变长的趋势[90,145,152]。

非收缩性软组织的机械特性

非收缩性软组织遍布全身，并组成各种类型的结缔组织，以支持身体结构。韧带、肌腱、关节囊、筋膜、肌肉中的非收缩组织（图 4.1）及皮肤都具有结缔组织的特性，可导致粘连和挛缩的发生。这些组织都有可能会失去延展性并致使灵活性下降。当这些组织限制关节 ROM 并需要牵伸时，重要的是了解它们对牵伸力的强度和持续时间的反应，并要认识到增加结缔组织延展性的唯一方法是重塑其基本结构[33]。

结缔组织的组成成分

结缔组织由三种类型的纤维组成，即胶原蛋白纤维、弹性蛋白纤维和网状蛋白纤维，以及由蛋白多糖和糖蛋白组成的非纤维基质[34,145]。

胶原蛋白纤维　胶原蛋白纤维决定了组织的强度和刚度，并抵抗张力变形。原胶原晶体构成了胶原微纤维的基石。这些纤维的每一层都按照组织的关系和尺寸排列而成（图 4.2）。共有 6 级、19 种胶原蛋白[29]。随着胶原蛋白纤维的发展和成熟，它们会结合在一起，结合最初为不稳定的氢键，然后转化为稳定的共价键。这些键结合越强，组织的机械性就越稳定。具有较大比例胶原蛋白的组织，可提供更好的稳定性。

弹性蛋白纤维　弹性蛋白纤维提供了可延展性，在小负荷下表现出很高的伸长率，并且在较高负荷下会突然断裂而不变形。有较多弹性蛋白的组织柔韧性更好。

网状蛋白纤维　网状蛋白纤维参与构成了组织的主体。

基质　基质是一种含水的有机凝胶，由蛋白多糖（PG）和糖蛋白组成。PG 具有水合基质，有稳定胶原蛋白网络和抵抗应力的作用（这在软骨和椎

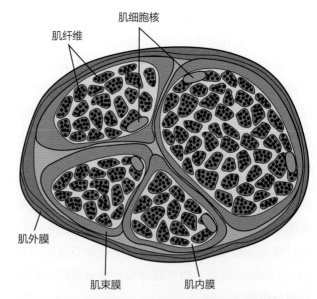

图 4.1　肌肉结缔组织。肌肉结缔组织的横切面显示肌束膜是如何连接到外层的肌外膜的（经许可引自 Chleboun, G: Muscle structure and function. In Levangie, PK, and Norkin, CC [eds]: Joint Structure and Function: A Comprehensive Analysis, ed. 5. Philadelphia: FA Davis, 2011, p 117.）

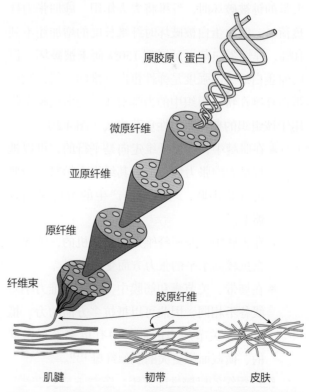

图 4.2　胶原纤维的组成，显示原胶原晶体聚集形成胶原蛋白。结缔组织中纤维的组成与组织的功能相关。具有平行的纤维走向的组织（如肌腱）能够比纤维走向较随意的组织（如皮肤）承受更大的张力负荷

间盘中尤为重要）。PG 的类型和数量与组织在功能上受到的压缩和牵张应力的类型成正比[34]。糖蛋白主要提供组织基质成分之间以及细胞和与其相对的基质之间的连结。基质的作用是减少纤维之间的摩擦，运输组织内的营养物质和代谢物，并维持纤维之间的空间，以防止纤维之间过度交联[44,145]。

非收缩性组织的机械性行为

各种非收缩性组织的机械性行为取决于胶原蛋白纤维和弹性蛋白纤维的比例、PG 的比例以及纤维的结构走向。那些能承受高张力负荷的组织中胶原纤维含量很高，那些能承受更大压缩负荷的组织中 PG 的浓度更高。当负荷环境发生变化时，组织的成分也随之改变。

胶原蛋白纤维是吸收大部分牵张应力的结构性元素。其机械性能可参考以下段落中描述的应力 - 应变曲线来进行解释。随外部负荷增加，胶原蛋白纤维由波状排列迅速拉直伸长。随着负荷的持续增加，张力增加，纤维变硬。持续加载将逐渐增加纤维应变，直到胶原纤维之间的键开始断裂。当大量的键被破坏时，纤维将失去作用。施加张力性负荷时，胶原蛋白被破坏时纤维长度的增加还不到 10%，弹性蛋白却可延展到 150% 而未被破坏。但胶原蛋白纤维的强度是弹性蛋白纤维的 5 倍。胶原蛋白纤维在特定组织中的力学对线和走向反映了作用于该组织的典型张力性负荷模式（图 4.2）。

- 在肌腱中，胶原纤维走向是平行的，可以抵抗最大的张力性负荷。其纤维力学对线与肌肉纤维串联，可将肌肉产生的力传递到骨骼上。
- 在皮肤中，胶原纤维走向是随机的，因此在抵抗较高水平的张力方面受到限制。
- 在韧带、关节囊和筋膜中，胶原纤维力学对线各不相同，因此可以抵抗多方向的力。抵抗主要关节应力的韧带中有更多平行走向的、横截面积更大的肌原纤维[113]。

结缔组织的机械性能解释：应力 - 应变曲线

应力 - 应变曲线显示了结构的机械强度（图 4.3），并可以用来解释外部负荷应力下结缔组织发生的情况[34,143,145]。当张力性负荷作用于结构时，会产生延展；应力 - 应变曲线则显示了材料在结构破坏前的强度特性、刚度和可存储的能量。

- 应力是单位面积上的力（或负荷）。机械应力是抵抗外在负荷的内部反应或阻力。
- 应变是当外部负荷（如牵伸力）作用于结构上时产生的变形或拉长的量。

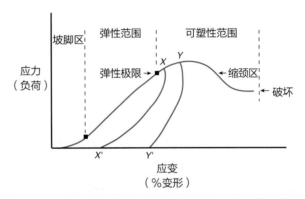

图 4.3　应力 - 应变曲线。当受到应力时，波浪状的胶原纤维变直（坡脚区）。随着应力的增加，在弹性范围内发生可恢复的变形。一旦达到弹性极限，胶原纤维和组织就会在可塑性范围内破坏，当应力释放时，会释放热量和出现新的长度。从应力点（X）开始的长度至释放应力时产生的新的长度（X'）所释放的热量用这两点之间曲线下的面积表示。Y 到 Y' 表示从附加应力到塑性区域的额外长度，将释放更多热量。缩颈区，是组织有相当程度的弱化，变形所需力较少的区域。此时给予很小的负荷，也会迅速导致完全破坏

应力的类型

有三种类型的应力会造成结构的应变。

- 张力：对抗组织拉长的应力。牵伸产生张力性应力。
- 压缩应力：对抗组织挤压的应力。承重时关节负荷产生压缩应力。
- 剪切力：对抗两个或两个以上作用于相反方向的力而产生的剪切力。

应力 - 应变曲线区域

坡脚区　处于三维基质中的胶原纤维呈静止波浪状，对负荷的第一反应是拉直和对齐。这种反应在最小的作用力下发生，由于组织应力的小幅增加所致。应力 - 应变曲线的坡脚区代表了这种变化，且是大多数功能性活动通常发生的范围。

弹性范围 / 线性区。邻近坡脚区，应力和应变之间直接相关，应力变化导致应变成正比变化。该范围也称为线性区，其斜率取决于特定组织对负荷的反应。随应变快速增加而对负荷做出反应的组织（如骨骼），会比对应变增加反应较小的组织有更陡的斜率和更高的刚度。关于牵伸，低应变区以外的组织应力使胶原纤维沿受力方向排列；随着应变的增加，胶原蛋白化学键之间开始有一些微观破坏，水分可能会从基质中排出；如果应变未超出线性区或未维持，负荷释放时，组织将恢复其原始尺寸和形状（详见下文长时间牵伸的蠕变和应力－松弛的讨论）。

弹性极限。弹性极限是线性区的末端，也是组织无法恢复其原始尺寸和形状的点。

可塑性范围。应变超出弹性极限即开始导致组织永久性变形。可塑性范围从弹性极限延伸到断裂（破坏）点，且当外部负荷释放后，该范围内的组织将产生永久性变形。可塑性变形是胶原蛋白之间的化学键相继被破坏（微观破坏）所致。由于胶原蛋白是晶体结构，所以个别纤维发生断裂但并未受到牵伸，这一过程可能会导致牵伸后组织长度增加。

极限强度。组织所能承受的最大负荷是其极限强度。一旦到达这一点，由于组织的宏观破坏，应变的进一步增加并不因应力的增加而改变。到达缩颈区，组织可承受负荷明显减弱，并迅速导致损伤。实验表明，单独的胶原纤维破坏前最大张力性变形（应变）为 7%~8%，而整根韧带在断裂前可承受 20%~40% 的应变[113]。

破坏。组织破裂并失去其完整性，即破坏。

结构刚度。曲线的线性区（弹性范围）的斜率称为杨氏模量（Young's modulus）或弹性模量（the modulus of elasticity），表示组织的刚度[34]。在线性区，刚度较大的组织具有更陡的斜率，随着应力的增加弹性变形的变化较小。挛缩和瘢痕组织具有更大的刚度，可能是因为胶原纤维与其周围的基质之间有着更高程度的结合。在相似的外力作用下，刚度较小的组织较刚度较大的组织具有更高的伸长率[34]。

▶ **临床提示**

韧带损伤（拉伤）等级与应力－应变曲线相关。

Ⅰ级（微观破坏）：部分纤维变形后断裂，进入可塑性范围的前部。

Ⅱ级（宏观破坏）：更多数量的纤维断裂，变形后组织被部分破坏，进入可塑性范围的后部。

Ⅲ级（完全破裂或组织破坏）：变形超过可塑性范围。

时间与速度对组织变形的影响

由于结缔组织具有黏弹性特性，外部负荷作用于组织的时间和速度将会影响其反应。

速度依赖。当负荷快速作用于黏弹性组织时，应力－应变曲线的斜率将比负荷缓慢作用时更陡。实际上，当以较高速度施加负荷时，组织会变得更硬。这种应力反应通过将变形保持在塑性范围以下并最大程度地减少了破坏的可能性，从而保护了组织。黏弹性是一种非常有价值的组织特性，因为它允许身体在短时间内承受较高的负荷——这是进行高速的事件或活动期间经常会遇到的组合。在牵伸过程中逐渐施加的组织负荷将使这种速度依赖性反应最小化。

蠕变。逐渐增加的外部负荷施加于黏弹性组织并持续时，组织将在维持牵伸的过程中继续被缓慢拉长（图 4.4A）。这种对持续负荷的缓慢适应体现了黏弹性组织的时间依赖性。组织变形量取决于力的大小和施加力的速度。以低强度负荷达到弹性范围，长时间作用可增加结缔组织变形，使得胶原纤维联结逐渐重排（重塑）并重新分配水分到周围组织[33,91,143]。升高组织温度可增强蠕变和组织的延展性[150,154]。从蠕变中完全恢复需要一段时间，不如从短时间负荷中恢复得那么快。应用于慢性挛缩的长时间牵伸可以充分利用这种组织特性。

应力－松弛。对黏弹性组织施加低于破坏点的负荷并保持恒定时，维持变形量所需的力量逐渐减小[33]（图 4.4B）。这种反应也是结缔组织黏弹性特性和含水量重新分布的作用。应力－松弛是长时

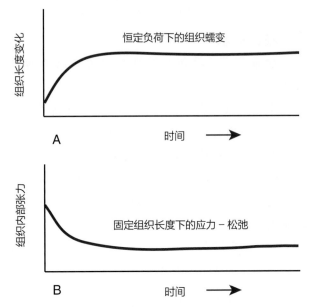

图 4.4 组织由于黏弹性而对长时间牵伸力产生反应。A. 蠕变效果。恒定的负荷随着时间的推移使得组织长度增加，直至平衡。B. 应力－松弛效果。组织长度固定并保持负荷恒定，组织内部张力不断降低，直至平衡

间牵伸过程中使用的基本原理，需在牵伸位置保持负荷数小时或数天。恢复与永久性长度变化取决于变形量和变形维持的时间长短 [33]。

循环负荷和结缔组织疲劳 短时间内组织的重复负荷增加了热量的产生，并可能在低于正常负荷水平时就导致破坏。同样，重复负荷越大，达到破坏所需的周期数就越少。这种现象称为结缔组织疲劳。循环（重复）负荷导致结缔组织疲劳的例子有应力性骨折和过用综合征。这些情况下，负荷强度和重复次数超过了耐久性极限。但若施加的负荷低于该耐久性极限，再多次数的循环也不会导致破坏。动物研究证实，循环负荷若比静态负荷更快导致韧带刚度下降，则提示组织损伤 [142]。

结缔组织牵伸的机械原理总结

■ 结缔组织变形（牵伸）取决于负荷大小和负荷施加速度。组织长度或柔韧性的永久性改变需要破坏胶原蛋白键并重组纤维。组织破坏始于纤维完全破坏之前的原纤维微观破坏。完全性组织破坏可由单次的最大应力或重复性的次最大应力所致。微观破坏导致的永久性延长可以通过蠕变、应力－松弛和有控制的循环负荷发生。

■ 如果每次牵伸之间有足够的时间，愈合和适应性重塑功能可使组织对重复、持续的负荷作出反应。这对于提高组织的柔韧性和抗拉强度非常重要。如果没有足够的愈合和重塑时间，即会像过用综合征和应力性骨折那样发生组织损伤（破坏）。牵伸通常不会每天高强度进行，以便有时间来愈合。如果因微小撕裂造成过度炎症，额外的瘢痕组织会导致更多的受限 [33]。

■ 个体必须使用新获得的活动范围来让组织得到重塑并训练肌肉来控制新的活动范围。如果新获得的活动范围未实现功能性使用，则组织可能逐渐恢复到其短缩时的长度。

胶原的变化影响应力－应变的反应
制动的影响

制动导致胶原蛋白翻转，且和新的、无应力纤维的键合作用减弱，导致刚度降低。紊乱的胶原纤维之间存在较大的交叉联结，且维持纤维间隙和润滑的基质效果降低，从而导致粘连形成 [44,143]。制动的组织恢复到正常抗张力强度的速度很慢。例如，制动 8 周后，猴子的前交叉韧带在最大负荷的 61% 时破坏；修复 5 个月后，在 79% 时破坏，修复 12 个月后，在 91% 时破坏 [112,114]。制动后发生的破坏表现为能量吸收减少，刚度下降。

不活动的影响（正常活动减少）

不活动会导致胶原纤维的大小减小和数量下降，从而导致组织减弱 [34]。随着胶原蛋白的减少，占据优势的弹性蛋白纤维成比例增加，导致组织顺应性升高。从这些变化中恢复需要大约 5 个月的规律循环负荷，身体活动对结缔组织的强度是有益的。

年龄的影响

衰老会降低组织的最大抗张力强度和刚度，并且减慢对负荷适应的速度，以及患过用综合征、疲劳破坏和牵伸撕裂的风险升高 [113]。

皮质类固醇的影响

皮质类固醇的使用会对胶原蛋白的机械特性造成长期、有害的影响，抗张力强度随之下降 [34]。注射皮质类固醇的不良反应包括胶原蛋白合成和组织减少、坏死以及Ⅲ型与Ⅰ型胶原的比例增加。注射

部位周围的纤维细胞死亡,恢复时间长达 15 周[113]。

损伤的影响

受损组织遵循可预测的愈合模式(见第 10 章),新合成的Ⅲ型胶原蛋白桥接损伤部位。这种胶原蛋白在结构上弱于成熟的Ⅰ型胶原蛋白。随着重塑的进展,胶原蛋白最终发育为Ⅰ型胶原蛋白。重塑通常在损伤后 3 周左右开始,并根据结缔组织结构的大小和破坏的程度持续数月到 1 年。

影响胶原的其他状况

相比于正常情况,营养缺乏、激素失调和透析在低负荷水平时,结缔组织更易于损伤[34]。

肌肉组织的机械与生理学特性

肌肉由收缩性和非收缩性结缔组织组成。肌肉的收缩性成分(图 4.5)赋予其收缩性和应激性特征。

肌肉内及其周围的非收缩性结缔组织(图 4.1)具有所有结缔组织共同的特性,包括抵抗变形力的能力[24,97,98]。肌肉非收缩性结缔组织结构包括肌内膜,即最内层分隔单根肌原纤维的膜状组织;包裹纤维束的肌束膜;肌外膜,为包裹整个肌肉的筋膜鞘。肌肉的这种结缔组织架构正是肌肉抵抗被动拉力能力的主要来源[24,33,111]。这些结缔组织的胶原纤维内部和纤维之间的黏附可以抵抗和限制运动,并导致关节挛缩[33]。

肌肉的收缩成分

肌肉由许多相互平行的肌纤维组成。一根肌纤维由许多肌原纤维组成。每根肌原纤维由更小的肌节组成,肌节在肌原纤维内呈序列(端到端)排列。肌节是肌原纤维的收缩单位,由肌动蛋白和肌球蛋白重叠的肌丝组成。肌节赋予肌肉收缩和放松的能力。当运动单元刺激肌肉收缩时,肌动蛋白 –肌球蛋白丝形成连接称为横桥(cross-bridges),肌丝相对于彼此滑动,并且使肌肉缩短;当肌肉放松时,肌丝轻微滑开,肌肉恢复静息长度(图 4.6)。

收缩单元对牵伸和制动的机械反应

随着时间的推移,肌节的解剖结构和生理功能会发生许多变化。这些变化可能是由于运动期间的牵伸或长时间的制动后的再活动造成的。此外,肌

肉内及其周围的非收缩性结构也会影响肌肉对牵伸和制动的反应[31,90]。

对牵伸的反应

当肌肉被牵伸拉长时,牵伸力通过肌内膜和肌束膜传递到肌纤维。据推测,分子间的相互作用将

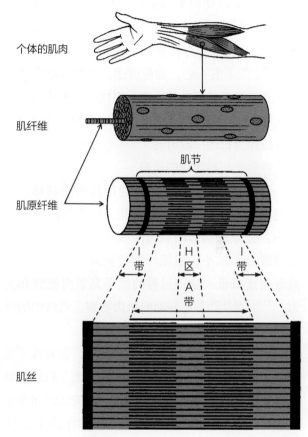

图 4.5　骨骼肌的结构

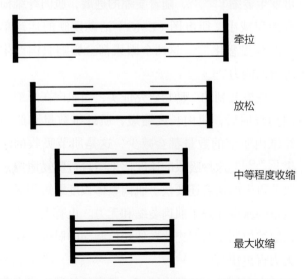

图 4.6　肌丝滑动模型。肌肉收缩单元——肌节的拉长和缩短

这些非收缩性成分与肌节联系起来，并使这种力的传递成为可能[39]。

在被动牵伸过程中，肌肉发生纵向（串联）和横向（平行）的力量传递[39]。在牵伸的初始阶段，串联弹性成分张力急剧上升；随着牵伸的进行，肌丝滑行使得横桥机械分裂，导致肌节突然拉长[39,55,90,91]，有时也称为肌节屈服（sarcomere give）[55]。当牵伸力释放时，各个肌节恢复到静息长度[39,90,91]（图 4.6）。如前所述，肌肉在短期牵伸后恢复其静息长度的特性称为弹性。若要使长度维持或更持久（黏弹性或可塑性）地增加，牵伸力必须维持相当长的一段时间[39,90,152]。

对制动与再活动的反应

形态学变化　如果肌肉经历长时间制动，不参与功能性活动，且施加于其上的物理应力大大减小，会导致制动的肌肉中收缩蛋白的衰减，如肌纤维直径减小、肌原纤维数量减少，肌内毛细血管密度降低。这一过程的结果是肌肉萎缩和无力[13,17,60,77,80,90,106,141]。制动的肌肉萎缩，肌肉中的纤维和脂肪组织则会增加[106]。

肌肉的类型影响其对制动的反应，张力性（慢收缩）姿势型肌纤维比位相性（快收缩）肌纤维更快、更广泛地发生萎缩[90,91]。制动的持续时间和姿势也会影响萎缩和无力的程度，持续时间越长，肌肉萎缩和功能肌力丧失越严重。短短数日到一周即可发生萎缩[79,80,141]，随着萎缩的进展，肌肉纤维横截面积减小，肌电图（EMG）活动反映的运动单位的募集恶化[90]。这两个因素都会影响肌肉产生力量的能力。

短缩位制动　动物研究证实，当肌肉在短缩位制动数周后，肌肉长度缩短，肌纤维数量和肌原纤维内肌节的数量都会减少，这是肌节吸收的结果[77,90,137]。这种吸收的速度比试图自行恢复肌肉、肌节再生的速度还要快。肌肉整体长度缩短和肌节数量的减少导致了肌肉萎缩和无力。也有人认为，在短缩位制动的肌肉比在伸长位制动的肌肉萎缩、无力得更快[17]。

由于制动引起肌肉缩短，肌肉的长度－张力曲线会往左移，当肌肉在正常静息长度收缩时，产生最大张力的能力下降[24]。当肌肉受牵伸时，肌肉长度的缩短也导致被动紧张更早地发生。这种机械改变与新的肌肉长度以及制动导致的结缔组织在肌肉组织中的比例升高有关。重要的是，结缔组织的增加和过早产生被动张力也有助于在拉长时保护较短和较弱的肌肉[33,60]。

伸长位制动　有时肌肉会长时间固定在伸长的位置。这种情况常发生在一些外科手术中，例如肢体延长术[14]，应用姿势石膏[72]，或使用动态矫形器来牵伸长期的挛缩并增加 ROM[12,101]。有一些动物研究证据[137]及有限的人类骨骼肌肉研究证据[14]表明，肌肉长时间保持在伸长位置时会通过增加串联肌节的数量来适应，有时也称为肌原纤维形成[39]。理论上，肌节的增加维持了肌肉中肌动蛋白和肌球蛋白肌丝的最佳功能重叠[90]，并且如果在功能性活动中规律地使用新获得的长度，则可能会有相对永久的肌肉增长。

通过增加串联肌节，使拉长的肌肉（纤维）成为更长的肌肉（纤维）所需的最少时间尚不清楚。在动物研究中，往往需要将肌肉在拉长的位置连续固定数周，肌节数量的增加才能增加肌肉长度[90]。因此推测，使用石膏[72]、动态矫形器[101]或牵伸运动[39]同样也有助于肌肉长度的增加（通过关节 ROM 的增加间接量化）。有意思的是，有报道称，用于延长患者股骨的长期持续的肢体牵引是人类骨骼肌肌节适应的直接证据[14]。

适应　在伸长位或缩短位所产生的肌肉收缩单位（肌节的增加或减少）的适应性拉长是短暂的，如果肌肉恢复其制动前的使用和功能性活动的延长程度，适应性变化仅能持续 3～5 周[80,90]。在临床实践中，患者需要在各种功能性活动中全范围地运动，以维持牵伸获得的肌肉延展性和关节 ROM。

骨骼肌的神经生理学特性

肌肉－肌腱单元的神经生理学特性也会影响肌肉对牵伸的反应和牵伸疗法的效果。特别是肌肉－肌腱单元的两个感觉器官，即肌梭和高尔基腱器是机械感受器，向中枢神经系统传递肌肉－肌腱单元内的物理环境信息。这些信息通常会导致肌肉反应，可能会影响牵伸的效果。

肌梭

肌梭是肌肉的主要感觉器官，对快速与持续性（张力性）牵拉很敏感（图 4.7）。肌梭的主要功能是检测和传递肌肉长度变化和长度变化速度的信息。

肌梭是传入感觉纤维末梢、传出运动纤维末梢和称为梭内肌纤维的特殊肌肉纤维组成的小的被包裹的受体。梭内肌纤维包束在一起，平行排列于构成骨骼肌主体的梭外肌纤维之间[60,73,94,119]。梭内肌纤维两端连接到梭外肌纤维，因此当肌肉受到牵伸时，梭内肌纤维也被牵伸。梭内肌纤维也可以收缩，但只有其末端（极区）可以收缩，中间区（赤道区）不能收缩。因此，当梭内肌纤维受到刺激而收缩时，它会延长中间区并激活核袋和核链中的感受器。小直径的运动神经元，称为 γ 运动神经元，支配梭内肌纤维的收缩极区，并调整肌梭的灵敏度以检测长度的变化。大直径 α 运动神经元支配梭外肌纤维。

梭内肌纤维一般分为两种：核袋纤维（nuclear bag fibers）和核链纤维（nuclear chain fibers），根据其细胞核在赤道区的排列来命名。来自核袋纤维的主要（Ⅰa 型）传入纤维感知并引起肌肉对快速和持续牵伸做出反应，而来自核链纤维的次要（Ⅱ型）传入纤维只对持续性牵伸敏感。

当受到刺激时，α 或 γ 运动神经元的主要和次要传入神经突触分别引起其自身的梭外或梭内肌纤维的激活。基本上，有两种牵伸方式可以刺激这些感觉传入———一种是通过肌肉的整体拉长来刺激，另一种是通过 γ 传出神经通路刺激梭内肌纤维收缩。

高尔基腱器

高尔基腱器（Golgi tenolon organ，GTO）是位于梭外肌纤维肌腱连接处附近的感受器。GTO 功能为监测肌肉 – 肌腱单元张力的变化。这些被包裹的神经末梢编织在肌腱的胶原束中，并通过Ⅰb 型纤维传递感觉信息。这些感受器对肌肉 – 肌腱单元在正常运动期间因被动牵伸或主动肌肉收缩而引起的轻微张力变化非常敏感。

当肌肉产生张力时，GTO 激活并向脊髓发出抑制 α 运动神经元活动的信号，并降低肌肉 – 肌腱单元的张力[22,60,73,119]。对于神经肌肉系统而言，抑制是一种神经元兴奋性下降和突触电位改变的状态，将削弱肌肉收缩的能力[71,73,94]。

最初，GTO 被认为仅对高水平的肌肉紧张做出反应，以作为肌肉保护机制。但后来，GTO 已被证实具有较低的激活阈值，能够持续监测和调节

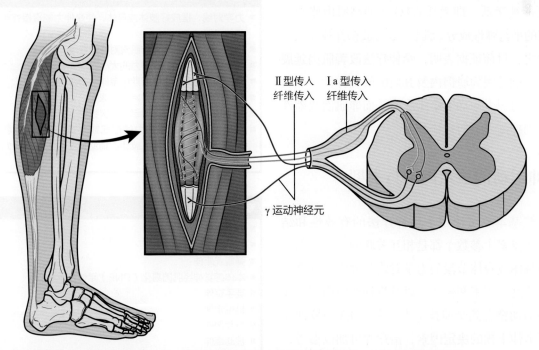

图 4.7 肌梭的梭内肌纤维和梭外肌纤维，牵张感受器，传入和传出神经纤维，以及脊髓传导过程

运动过程中肌肉主动收缩的力量或被动牵伸时肌肉的张力[57,119]。

肌肉对牵伸的神经生理反应

牵张反射 当对肌肉-肌腱单元施加快速或持续的牵伸力时，梭内肌纤维的主要和次要传入纤维会感知长度变化。这些传入信号经由脊髓中的 α 运动神经元激活梭外肌纤维。这种运动反应被称为牵张反射（Stretch reflex），定义为肌肉牵伸时主动张力的增强或易化。这种增加的张力会抵抗延长，并且被认为会影响牵伸疗法的效果[8,43]。当拉长的肌肉的牵张反射被激活时，关节对侧肌肉的活动也可能会降低（抑制）[94,148]，称为交互抑制（reciprocal inhibition），但迄今为止仅在动物模型研究中有记录[22,131,152]。为尽量减少牵张反射的激活和随后肌肉张力的增高，缓慢、低强度、长时间的牵伸比快速施加的短时牵伸更好。

自主抑制 GTO 对其所在的肌肉-肌腱单元中的肌肉张力有抑制作用，尤其是长时间施加的牵伸力，这种效应称之为自主抑制（autogenic inhibition）[60,94,119]。GTO 对肌肉收缩成分的抑制作用被认为有助于在牵伸操作期间反射性松弛肌肉，使肌肉能够抵抗较低的肌张力而被拉长。因此，如果对肌肉施加低强度、缓慢的牵伸力，牵张反射就不太可能被激活，即激活 GTO 并抑制肌肉张力，使肌肉的平行弹性成分（肌节）维持放松并被拉长。

总之，目前证据表明，牵伸疗法改善肌肉延展性，更可能是因为肌肉内及其周围的黏弹性、非收缩性结缔组织上施加的牵张应力，而非肌肉收缩性成分受到抑制（反射性松弛）[22,97,98,99,131]。

牵伸运动的决定因素与类型

有些基本要素决定了牵伸疗法的有效性和结果。这些要素（参数）都是相互关联的，包括牵伸过程中身体或身体节段的力学对线与固定、强度、时间、速度、频率和模式，以及将神经肌肉因素和功能性活动整合到牵伸技术中。专栏 4.3 中罗列并定义了牵伸干预的决定因素，治疗师可加以参考，从而设计安全、有效，满足患者需求、功能性目标

和能力的牵伸方案。本章将对这些决定因素逐个讨论。

大多数研究以健康的年轻成人作为研究对象，比较了有效牵伸的模式、强度、持续时间和频率。但这些研究结果和建议难以推广并应用于长期挛缩或其他形式组织受限的患者。因此，许多决策，特别是那些与牵伸模式、强度、持续时间和频率相关的决策，依然是基于科学循证与治疗师的合理临床判断。

牵伸运动有四大类：静态牵伸、循环（间歇）牵伸、弹震式牵伸和基于 PNF 原理的牵伸技术[38,47,69,163]。这些牵伸形式中的每一种均可以有效拉长组织并增加 ROM。各种牵伸均可以通过不同的方式实现，如徒手或机械、被动或主动、由治疗师完成或由患者独立完成，由此产生了许多描述牵伸疗法的术语。本节将介绍和讨论专栏 4.4 中所列出的牵伸疗法。

力学对线与固定

适当的力学对线与有效的固定是肌肉测试、角度测量和所有治疗性运动的基本组成部分，同时也

专栏 4.3 牵伸干预的决定因素

- **力学对线**：摆放好肢体或身体，使牵伸力能直接作用于目标牵伸肌群。
- **稳定**：固定需要牵伸的肌肉附着的骨段。
- **牵伸强度**：施加的牵伸力的大小。
- **牵伸持续时间**：牵伸周期中牵伸力的作用时间。
- **牵伸速度**：牵伸力的初始作用速度。
- **牵伸频率**：每天或每周牵伸的次数。
- **牵伸模式**：施加牵伸力的形式或方式（静态、弹震式或循环），患者参与程度（被动、辅助或主动）或牵伸力的来源（徒手、机械或自我）。

专栏 4.4 牵伸的类型

- 静态牵伸
- 循环 / 间歇牵伸
- 弹震式牵伸
- 本体感觉神经肌肉易化（PNF）牵伸技术
- 徒手牵伸
- 机械牵伸
- 自我牵伸
- 被动牵伸
- 主动牵伸

是有效牵伸的基本要素。

力学对线

为确保患者牵伸期间的舒适性和稳定性，患者和待牵伸的特定肌肉及关节应有适当的力学对线或姿势调整。力学对线会影响到软组织张力的基线值，从而影响到关节的可动 ROM。除了要牵伸的肌肉、关节的力学对线之外，还须考虑到躯干与相邻关节的力学对线。例如，为有效牵伸股直肌，当膝关节屈曲而髋关节伸展时，横跨两个关节（腰椎和骨盆）的肌肉应保持在中立位置。有效牵伸需最大化起点和止点之间的距离，因此必须避免这一必要条件受到破坏，如骨盆前倾、髋关节屈曲或在我们的示例（图 4.8）中出现的外展都应加以避免。同样，当患者自我牵伸以增加肩关节屈曲时，躯干应直立不驼（图 4.9）。

注意：本章和后面几章，明确了牵伸过程中适当的力学对线和姿势调整的建议。如果患者由于不适、相邻关节活动受限、神经肌肉控制不足或心肺能力不足而无法达到推荐姿势，治疗师必须严格分析情况以确定替代的姿势。

固定

为实现特定肌肉或肌肉群及相关关节周围结构

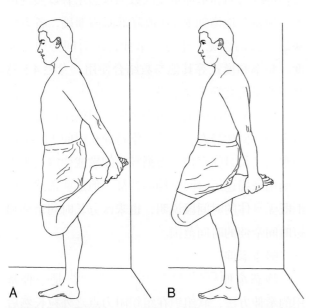

图 4.8　股直肌牵伸。A. 股直肌牵伸的正确力学对线：膝屈曲时，腰椎、骨盆和髋关节维持在中立位。B. 髋关节屈曲的不正确位置。此外，还应避免骨盆前倾、腰椎过伸和髋关节外展

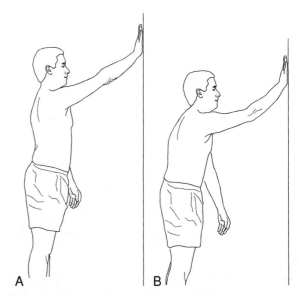

图 4.9　肩关节自我牵伸。A. 牵伸时力学对线正确以增加肩关节屈曲：颈椎和胸椎是直立的。B. 力学对线不正确：头部前移和躯干弯曲

的有效牵伸，必须稳定（固定）被拉长的肌肉 – 肌腱单元的近端或远端附着部位。若未做固定，附着部位随着组织自由移动，会无法完成有效牵伸。虽然两端均可固定，但徒手牵伸时（图 4.10 A）治疗师通常稳定近端附着点而移动远端。

自我牵伸过程中，静止的物体（如椅子或门框）或患者主动肌肉收缩可在身体其他部位活动时提供一个固定端。自我牵伸时，通常远端固定而近端活动（图 4.10 B）。

多身体节段的固定也有助于维持有效牵伸所需的适当的力学对线。例如，牵伸髂腰肌时，骨盆和腰椎必须维持在中立位，以避免因为伸髋而使腰背部受压（图 4.26）。固定的方式包括徒手接触固定、布带或皮带固定、体重固定或坚硬的表面（如桌子、墙壁或地板）固定。

牵伸强度

牵伸的强度由施加于软组织上的牵伸负荷所决定。临床医生和研究人员普遍认为，牵伸应以低强度、低负荷的方式进行 [2,12,14,28,47,69,92]。对患者而言，低强度牵伸比高强度牵伸更为舒适，并最大限度地减少了自主或非自主的肌肉防御性收缩，使患者保持放松或协助牵伸操作。

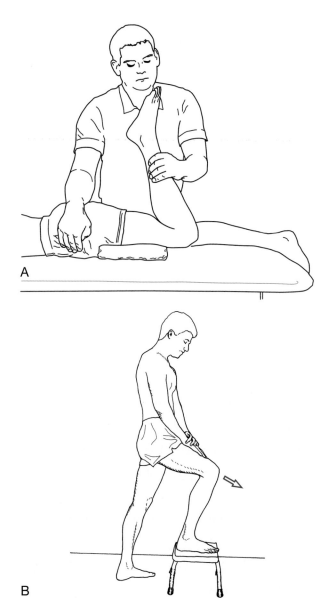

图 4.10　牵伸股四头肌时的固定方式。A. 当活动远端以增加膝关节屈曲时，受牵伸的肌肉（股四头肌）的近端附着处（股骨和骨盆）被固定。B. 股四头肌自我牵伸时，患者向前弓箭步移动近端节段（股骨），并通过足部来固定其远端节段（胫骨）

低强度牵伸可提高 ROM 的改善速度，不会使因制动而可能虚弱的组织承受过度负荷和发生潜在的损伤[92]。比起高强度牵伸，低强度牵伸更能有效拉长有慢性挛缩的致密结缔组织，且不易造成软组织损伤和运动后酸痛[4]。

牵伸持续时间

治疗师在选择和实施牵伸疗法时，重要的决定之一是确定适用于各种情况的安全、有效、实用和高效率的牵伸持续时间。牵伸持续时间是指施加牵伸力并且使组织维持在伸长位置的时间段。持续时间通常是指单个牵伸周期的持续时间。如果在治疗期间进行多次牵伸（牵伸周期），则所有牵伸周期累积的时间反映了总的牵伸持续时间，也称为总牵伸时间。通常，单个牵伸周期的持续时间越短，牵伸期间所需的重复次数就越多。持续时间和周期的许多组合方案都被研究过，以确定最佳效果。

◉ 聚焦循证

Cipriani 及其同事研究发现[25]，腘绳肌牵伸重复 2 次每次 30 秒与重复 6 次每次 10 秒效果相同。同样，Johnson 等人报道[76]，通过牵伸腘绳肌，重复 3 次每次 30 秒与重复 9 次每次 10 秒效果相同。但 Sainz de Baranda 及其同事的研究表明[127]，每天牵伸 180 秒也可有效改善腘绳肌长度，不论个体的牵伸周期是 15 秒、30 秒还是 45 秒。相比之下，Roberts 和 Wilson 发现[122]，在 5 周的时间内，在相同的总持续时间内，每天牵伸 3 次每次 15 秒比每天 9 次每次 5 秒的牵伸对 ROM 改善更多。

数十年间，尽管进行了许多研究，但通过单一牵伸持续时间和牵伸重复次数的理想组合以实现最大、最持久地增加 ROM 或降低肌肉僵硬，各方仍缺乏一致的意见。毕竟，牵伸持续时间必须与强度、频率和模式等其他参数结合使用。专栏 4.5 总结了若干研究的主要结果。

许多描述性词汇可用来区分长时间牵伸与短时间牵伸。例如静态、持续、维持和长时间等术语可用来描述长时间牵伸，而循环、间歇或弹震式等术语则用来描述短时间牵伸的特征。但这些描述性词汇既无具体的时间段说明，也未区分长时间牵伸和短时间牵伸的时间范围。

静态牵伸

静态牵伸[2,7,8,25,38,42,43,52,87,107,110,122,151,161] 是一种常用的牵伸方法，软组织在组织阻力点之外拉长然后在一段时间内被持续的牵伸力保持在拉长的位置。静态牵伸的持续时间可在牵伸之前确定，也可以根据患者在牵伸过程中的耐受性和反应来确定。

专栏 4.5　牵伸强度、持续时间、频率和模式的循证关系及对牵伸结果的影响

- 牵伸强度和持续时间之间以及牵伸强度和频率之间存在反比关系。
  - 牵伸强度越低，患者可耐受牵伸的时间就越长，软组织可维持在伸长的位置的时间越长。
  - 牵伸强度越高，牵伸频率就越低，从而为组织愈合和消除残余肌肉酸痛留出时间。
- 低负荷、长时间的牵伸被视为最安全的牵伸形式，且软组织可产生最显著的弹性变形和长期的可塑性变化。
- 对活动不足的健康人施以徒手牵伸和自我牵伸 [7-9,25,52] 及对慢性挛缩患者施以长时间机械牵伸 [72,75,92,102]，均可使其 ROM 显著增加。
- 对健康老年人，进行重复 4 次每次 15 秒、30 秒和 60 秒的腘绳肌牵伸证实能显著增加 ROM，且最大和最持久的改善出现在重复进行 60 秒的牵伸周期中 [52]。
- 对于健康的年轻人和（或）中年人，牵伸的结果如下。
  - 持续牵伸下肢肌肉组织 15 秒、30 秒、45 秒、60 秒或 120 秒，均可使 ROM 显著增加 [7,25,43,156]。
  - 对腘绳肌施加 30 秒和 60 秒的持续牵伸，每天重复 1 次，均比每天 1 次每次 15 秒的牵伸更能有效增加 ROM，但前两者相比效果相同 [7,9]。
  - 每天 2 次每次 30 秒的腘绳肌静态牵伸可以显著改善其柔韧性，结果类似于每天 6 次每次 10 秒的静态牵伸 [25]。

- 每次牵伸周期超过 60 秒似乎并没有额外的好处 [7,83]。
  - 对于改善 ROM 而言，3 个 30 秒和 1 分钟的牵伸周期并不比每次牵伸 1 个周期更有效 [7]。
- 总持续时间较长的被动牵伸比短时间的牵伸更持久地降低肌肉 – 肌腱僵硬 [56,97,125]。
  - 健康年轻成人进行 2 分钟的腓肠肌被动牵伸只能使其刚度一过性下降，而 4 分钟和 8 分钟的牵伸则可减轻僵硬长达 20 分钟 [125]。
- 当牵伸的总持续时间（总拉长时间）相同时，循环牵伸同样有效，并且可能比静态牵伸更舒适 [135]。
- 对于慢性、纤维化挛缩患者，牵伸的结果如下。
  - 持续的徒手牵伸或自我牵伸（多次重复 15 秒或 30 秒牵伸）可能并没有效果 [92,107]。
  - 用矫形器或石膏进行长时间静态牵伸效果会更好 [75,92,102]。
- 活动不足的健康人，牵伸频率为每周至少 2 次；软组织病变者，需要更频繁的牵伸才能获得 ROM 的增加 [9]。
- 牵伸疗法停止后，健康成人因牵伸获得的 ROM 通常只维持数周至一个月；只有在功能性活动中使用新获得的 ROM 和（或）维持牵伸疗法，才能实现灵活性的永久改善 [156]。

　　静态牵伸持续时间的定义差异很大。该术语用于描述徒手牵伸或自我牵伸的单次牵伸周期时，1 次牵伸维持时间为 5 秒到 5 分钟不等 [7,8,14,25,52,87,92,110,122,151,161]；如果以机械装置提供静态牵伸，则时间范围可以从近 1 小时到数日或数周不等 [15,72,75,92,101]（参阅本节后面机械牵伸的其他信息）。

⊙ 聚焦循证

　　腘绳肌牵伸的系统性文献中 [38]，静态牵伸最常使用的是 1 次或多次重复的 30 秒徒手牵伸或自我牵伸。小腿肌肉牵伸的相关综述中也指出 30 秒是有效牵伸持续时间的中位值 [161]。

　　静态牵伸是公认的有效改善柔韧性和 ROM 的牵伸方式 [2,38,69,70,87,110,125,152]，且较弹震式牵伸更为安全 [42]。早期研究发现，在静态牵伸过程中肌肉产生的张力大约是弹震式牵伸过程中产生张力的一半。这符合我们目前对位于肌肉内和其周围的结缔组织的黏弹性特性及肌肉收缩性成分的神经生理学特性的理解。

　　如本章前面所述，非收缩性软组织适应于低强度、连续施加的牵伸力，如静态牵伸。此外，低强度、缓慢施加、连续的、末端范围的静态牵伸似乎并不会引起受牵伸肌肉显著的神经肌肉激活 [22,99]。然而静态牵伸通过激活 GTO 来促进被牵伸肌肉的神经肌肉松弛（抑制）的说法并未获得人体研究实验证据的支持 [22,131]。

静态渐进性牵伸

　　静态渐进性牵伸是描述如何应用静态牵伸获得最大效果的术语。短缩的软组织保持在舒适的伸长位，直至患者或治疗师感觉到一定程度的松弛。然后，短缩的组织逐渐拉长，并再次在新的终止范围位置保持额外的一段时间 [15,75]。这种方法包括周期性地调整关节或肢体节段的力学对线以增加牵伸力并利用软组织的应力 – 松弛特性 [102]（图 4.4B）。

　　探索静态渐进性牵伸优点的许多研究已经检验了动态矫形器（图 4.13）的效果，它允许患者控制关节成角活动的程度 [15,75]。徒手牵伸和自我牵伸也常以这种方式进行。

循环（间歇）牵伸

　　循环（间歇）牵伸指以一种持续时间相对较短的牵伸力在一次治疗过程中反复地逐渐施加、

释放，然后多次重复地牵伸[50,103,135]。通过循环牵伸，在末端范围的牵伸力以较慢的速度、可控的方式、相对较低的强度施加。基于这些原因，循环牵伸和以高速运动为特征的弹震式牵伸并不相同。

循环牵伸与治疗期间重复多次的静态牵伸之间并没有明显的区别。有些作者认为，循环牵伸的每个牵伸周期应保持在 5～10 秒[50,135]，但另一些作者则将 5～10 秒的牵伸归为静态牵伸[25,122]；此外，对于区分循环牵伸和静态牵伸治疗期间所需的最少重复次数也未能达成共识。在实践中，通常根据患者对牵伸的反应决定重复次数。

虽然证据有限，但循环牵伸已被证实与静态牵伸一样有效或比后者更有效地增加柔韧性[103,135]。

◉ 聚焦循证

一项针对健康年轻成人的研究发现，对小腿肌肉进行 60 秒的循环牵伸比单次 60 秒、2 次 30 秒或 4 次 15 秒的静态牵伸更能使组织在较低的负荷下产生反应，这可能是由于肌肉刚性下降所致[103]。另一项研究则比较了循环牵伸与静态牵伸[135]，作者推测循环牵伸的内在运动可能会产生热量，导致软组织更容易被牵伸；作者也指出循环牵伸比长时间的静态牵伸更舒适。

牵伸速度

缓慢牵伸的重要性

为最大程度减少牵伸过程中的肌肉活动并降低组织受伤和牵伸后肌肉酸痛的风险，牵伸力应逐渐施加并缓慢释放。逐渐施加的牵伸不太可能增加结缔组织的牵张应力[97,98]或激活牵张反射，也可缓和结缔组织的黏弹性效应，使其更为顺应。此外，以低速施加的牵伸力对治疗师或患者来说更容易控制，因此也比高速牵伸更安全。

弹震式牵伸

快速、有力的间歇性牵伸（高速和高强度牵伸）通常被称为弹震式牵伸[2,7,8,47,163]。其特征是以快速的关节运动迅速拉长目标软组织。例如，快速的直腿抬高可用于弹震式牵伸腘绳肌。虽然静态牵

伸和弹震式牵伸都被证明可同等程度地改善柔韧性，但比起静态牵伸，弹震式牵伸被认为会导致受牵伸组织创伤更重，且残留肌肉酸痛更多[153]。

动态牵伸，早期被认为可提高运动表现，是以控制性运动来牵伸肌群[54]。动态牵伸类似于弹震式牵伸，也通过使关节在 ROM 内活动来实现，但在低速和低强度下二者是完全不同的。随着动态牵伸成为体育活动前静态牵伸的可行性替代[9]，它也可能适合于大众健身或康复计划。

尽管弹震式牵伸可以安全地增加参加训练项目的年轻健康受试者的 ROM[65]，但大多数情况下，它并不被推荐用于老年人、久坐个体、有肌肉骨骼病变或慢性挛缩的患者。这项建议的理由基于以下内容[33]。

- 因制动或失用而无力的组织很容易受伤。
- 慢性挛缩中的致密结缔组织不易适应高强度、短时间的牵伸；相反，它变得更脆弱且容易撕裂。

体能锻炼训练计划与进阶康复中的高速牵伸

虽然仍有争议，但某些情况下，高速牵伸适用于某些个体。例如，参与某项运动的训练有素的运动员，如需要极大动态柔韧性的体操运动员，就可能需要在体能训练计划中加入高速牵伸。此外，在肌肉骨骼损伤后希望恢复高难度的娱乐或体育活动，处于康复最后阶段的年轻、活跃患者可能需要在开始进行增强训练或模拟特定体育运动或训练之前小心地进行渐进的高速牵伸活动。

当判断为适宜进行高速牵伸时，建议使用低强度牵伸，同时密切关注有效稳定性。以下自我牵伸程序的设计目的在于实现由静态牵伸到动态牵伸再过渡到弹震式牵伸，以改善动态柔韧性[163]。

- 静态牵伸→慢速、短程、末端范围的牵伸→慢速、全范围牵伸→快速、短程、末端范围的牵伸→快速、全范围牵伸。
- 牵伸力的施加由个体主动收缩被牵拉肌肉与结缔组织对侧的肌群开始。

牵伸频率

牵伸频率是指患者每天或每周完成干预计划的

次数。牵伸的最佳频率取决于以下因素：灵活性受损的根本原因、组织愈合的质量和水平、挛缩的长期性和严重程度、患者的年龄、皮质类固醇的使用，以及先前的牵伸反应等。由于很少有研究试图在一天或一周内确定牵伸的最佳频率，因此治疗频率往往取决于经验和好的判断力。牵伸频率一般为每周 2 ~ 5 次，时间间隔根据组织愈合速度和运动后酸痛最小化而定。最终，牵伸频率取决于治疗师的临床判断以及患者的反应和需求。

治疗师必须知道重复牵伸可能导致的组织损伤的迹象。需要适当平衡胶原蛋白组织微观破坏和随后的修复过程，以增加软组织的拉长程度。负荷频率过高，组织破坏将超过修复，可能造成组织宏观破坏。此外，如果随着时间的推移，ROM 逐渐减小，且因重复性应激导致持续性的轻度炎症反应，也可能导致过多的胶原蛋白和肥厚性瘢痕形成。

牵伸模式

牵伸运动可以通过多种方式进行。牵伸模式是指如何施加牵伸力以及谁来主动参与该过程。类别包括但不限于徒手、机械或自我牵伸，以及被动、辅助或主动牵伸。无论选择和实施何种牵伸模式，短缩的肌肉必须保持放松，且受限的结缔组织必须尽可能容易地受到牵伸。为促进效果，应在牵伸之前进行低强度的主动运动或治疗性热疗以对要拉长的组织进行热身。

牵伸并无最佳形式或类型。重要的是治疗师和患者有许多可供选择的牵伸模式。专栏 4.6 列出了一些治疗师需要回答的问题，以确定在康复计划的不同阶段，每位患者适合哪种形式的牵伸，且哪种可能最有效。

徒手牵伸

特征 徒手牵伸时，治疗人员或照护者应用外力使目标组织延长超过组织阻力点。治疗师徒手控制稳定部位和牵伸方向、牵伸速度、强度和持续时间。徒手牵伸可在患者的帮助下被动完成，甚至也可以由患者独立完成。

徒手牵伸通常采取可控的静态牵伸，其强度与患者的舒适度一致，保持 15~60 秒并重复数次。

为了实现渐进性延长，强度通常随着后续重复的耐受性提高而增加。

▶ 临床提示

请记住：牵伸和 ROM 练习并不是同义词。牵伸使软组织结构超出其可用长度以增加 ROM，而 ROM 练习则是在组织可用长度的限制内维持灵活性。

效果 尽管临床医生广泛使用徒手牵伸，但其增加组织延展性的效果仍值得商榷。虽然有些研究者报告徒手牵伸能够增加非受损受试者的肌肉长度和 ROM[43]，但其他研究者却报告徒手牵伸的效果可以忽略不计[61]，特别是存在与组织病变相关的长期挛缩时[92]。这些不同的结果可能是由于典型的徒手牵伸持续时间较短造成的。

应用 以下是一些徒手牵伸使用的注意事项。

■ 在牵伸计划的早期阶段，当治疗师想要确定患者对于不同牵伸强度或持续时间反应如何，以及何时是最佳稳定时机时，徒手牵伸可能最为适合。

■ 如果患者缺乏要牵伸的身体部分的神经肌肉控制而无法自我牵伸时，则由治疗师或照护者进行被动徒手牵伸最为适合。

■ 当患者对要牵伸的身体部位有足够的神经肌肉控制时，要求其协助治疗师进行牵伸通常会有所助益，尤其当患者恐惧移动或难以放松时。当患者向心收缩目标肌肉对侧的肌肉

专栏 4.6 选择牵伸方法的注意事项

■ 根据您的检查结果，哪些组织出现问题并损害灵活性？
■ 有疼痛或炎症的证据吗？
■ 活动不足存在多久了？
■ 受限组织处于愈合的哪个阶段？
■ 先前用过什么形式的牵伸？患者的反应如何？
■ 有什么潜在的疾病、障碍或畸形可能会影响到牵伸疗法的选择？
■ 患者是否有能力主动参与、协助或独立执行运动？考虑患者的身体素质、年龄、配合能力或遵守和记住指示的能力。
■ 来自治疗师或照护者的帮助是否足以执行牵伸疗法和提供适当的稳定？如果是的话，治疗师或照护者协助患者进行牵伸运动的程度和力量又是多少？

以协助运动关节时，目标肌肉会倾向于反射性地放松并可以伸长。这是基于 PNF 技术的几种牵伸技术之一，将在本章后面讨论。

■ 使用与自我 ROM 练习类似的步骤和手部放置位置（见第 3 章），患者也能独立完成徒手牵伸来拉长目标肌肉和关节周围组织。这通常称作自我牵伸，将在本节的下一个主题中详细讨论。

注意：徒手牵伸的具体指南及肢体徒手牵伸技术的描述与图示（图 4.16 ~ 4.34），将在本章后面部分做介绍。

自我牵伸

特征　自我牵伸（也称为柔韧性运动或主动牵伸）是患者经认真指导、监督练习后独立完成的牵伸疗法。自我牵伸使患者能够维持或增加由治疗师直接干预所获得的延展性。这种形式的牵伸通常是家庭锻炼计划中不可或缺的部分，对于许多肌肉骨骼和神经肌肉疾病的长期自我管理是必要的。

效果　为促进效果，应教导患者正确且安全地执行自我牵伸技术。本章前面提到的因素，如力学对线、固定、强度、剂量和模式，治疗师都必须和患者确定，以防止再受伤并维持功能。

应用　适用于徒手牵伸的强度、速度、持续时间和频率指南也适用于自我牵伸。每次 30~60 秒的静态牵伸被认为是最安全的自我牵伸。

自我牵伸可以通过以下几种方式进行。

■ 使用第 3 章中描述的自我 ROM 练习的姿势，患者可以用单手或双手被动地移动受限关节的远端节段，伸长短缩的肌肉，同时稳定近端节段（图 4.11 A）。

■ 如果短缩肌肉的远端节段稳定附着在支撑面上，则可以以体重作为牵伸力的来源，拉长短缩的肌肉 – 肌腱单元（图 4.11B）。

■ 使用 PNF 牵伸技术将神经肌肉抑制整合于自我牵伸技术中以促进被拉长的肌肉松弛。

■ 低强度主动牵伸（有些人称之为动态关节活动[8]），利用目标肌肉对侧肌肉的重复、短时间、末端范围的主动收缩，是另一种形式的自我牵伸运动[8,151,158]。

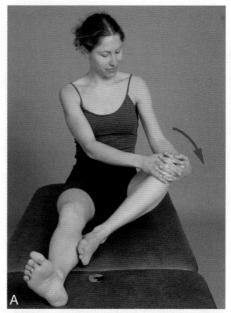

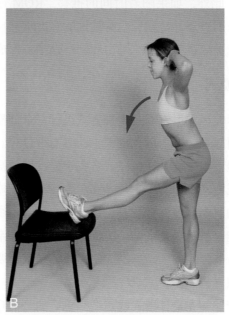

图 4.11　自我牵伸。A. 当患者徒手自我牵伸髋关节内收肌和内旋肌时，移动远端节段（股骨），同时以体重稳定近端节段（骨盆）；B. 自我牵伸腘绳肌时，患者前屈并移动近端节段时，通过足部在椅子上固定其远端节段（胫骨）。上身重量作为牵伸力来源

机械牵伸

特征　可能是由于塑性变形的缘故，机械牵伸装置持续在很长时间内施加强度非常低的牵伸力可以产生相对持久的软组织延长。

有许多利用设备牵伸短缩的组织并增加 ROM 的方法。设备可以像铅袋或滑轮系统一样简单，也可以像某些可调式矫形装置或自动牵伸机器那样复

杂 [12,15,75,89,92,101,135]。这些机械牵伸装置可提供恒定负荷和可变位移或可变负荷和恒定位移。

效果　两类机械牵伸装置的功效研究 [15,75] 主要基于它们对蠕变或应力－松弛的短期软组织特性以及塑性变形的长期影响。

在使用机械牵伸装置时，在解释能够获得"永久性"的延展结果的产品信息时要谨慎。术语"永久性"可能意味着在停止使用牵伸装置后增加的长度可维持至少数天或一周，但长期随访可能显示组织已恢复其短缩的状态。

应用　治疗师通常负责推荐最适合患者的牵伸装置类型，并教患者如何安全地使用装置以及在家庭环境中如何使用监控装置。治疗师也可以参与制作用于机械牵伸的石膏或矫形器。

以下几种机械牵伸形式均已被证实有效，特别是在减少长期挛缩方面。

- 以铅袋重量施加牵伸力（图 4.12），铅袋可以只有几磅（1 磅≈ 0.45 千克）重 [92]。
- 关节活动系统（Joint Active Systems™）这样的可调式矫形器（图 4.13）可让患者在治疗过程中控制和调整牵伸力 [15,75]。
- 当矫形器就位时，预置负荷保持不变。

机械牵伸的时间

机械牵伸与徒手牵伸或自我牵伸运动相比，使用的牵伸总持续时间更长。文献中报道的机械牵伸持续时间每次从 15~30 分钟到 8~10 小时不等 [15,56,75]，甚至有除洗漱时间和运动时间外的持续整天的机械牵伸 [12]，系列石膏固定则要连续穿戴数天或数周后才拆除，然后重新调整制作 [72]。牵伸持续时间取决于设备类型、患者的承受能力，以及损害的原因，严重程度和长期性。与健康的轻度活动不足的患者相比，患有神经或肌肉骨骼疾病的慢性挛缩患者通常需要较长的牵伸持续时间 [15,72,75,92,102,107]。

◉ 聚焦循证

Light 与其同事 [92] 比较了机械牵伸和徒手牵伸对长期双膝关节屈曲性挛缩的老年护理院中非卧床老人的影响。两种类型的牵伸每天应用 2 次，每周

5 天，持续 4 周。治疗时将低强度、长时间的机械牵伸［由滑轮系统施加 5~12 磅（2.27~5.44 千克）的牵伸力，持续 1 小时］应用于一侧膝关节，并且由治疗师对另一侧膝关节施加徒手被动牵伸（3 次 1 分钟的重复静态牵伸）。研究结果发现机械牵伸比徒手牵伸能更有效地减少膝关节屈曲挛缩。受试者也反映，延长的机械牵伸比徒手牵伸更为舒适。研究者承认，研究中机械牵伸总持续时间（40 小时）比徒手牵伸总持续时间（2 小时）要长得多，但徒手牵伸是实用且典型的临床设置。

本体感觉神经肌肉易化牵伸技术

本体感觉神经肌肉易化（PNF）牵伸技术 [22,69,99,115,131]，有时又被称为主动牵伸 [158] 或易化牵

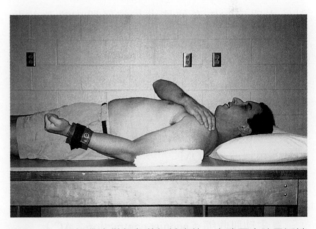

图 4.12　用铅袋来做低负荷机械牵伸，自我固定肱骨近端以牵伸屈肘肌，增加肘关节伸展的末端范围

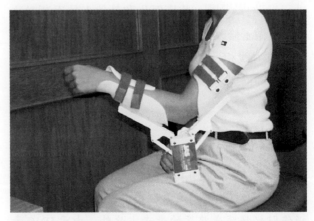

图 4.13　JAS 矫形器是一种由患者控制的静态渐进性牵伸装置（Courtesy of Joint Active Systems, Effingham, IL.）

伸[117]，将主动肌肉收缩整合于牵伸之中。这些技术用于抑制或易化肌肉激活，由于肌肉在牵伸时尽可能地保持放松，从而提高了肌肉延长的可能性。

PNF 牵伸潜在机制的传统解释是在牵伸过程中发生的自主抑制或相互抑制的反射性肌松弛。这种抑制会导致肌纤维张力降低，并且目标肌肉的收缩性成分对拉长的抵抗力降低。但这种解释近年来饱受质疑。

当前的观点认为，在 PNF 牵伸过程中或之后 ROM 的增加并不能简单归结于自主抑制或相互抑制，更涉及了本体感觉信息的脊髓处理。确切地讲，ROM 的增加是更复杂的感觉运动处理机制的结果，很可能结合了肌肉 - 肌腱单元的黏弹性适应及患者对牵伸耐受性的提高[22,99,131]。无论这些相互矛盾的观点解释如何，大量的研究证实了各种 PNF 牵伸技术可以提高柔韧性和增加 ROM[8,36,50,115,158]，但并未明确 PNF 牵伸技术与神经肌肉松弛的关联。也有证据表明[99]，PNF 牵伸可比静态牵伸获得更多的 ROM 改善，但是对于某一种 PNF 技术是否显著优于另一种 PNF 技术还未达成共识。

PNF 牵伸类型

PNF 牵伸技术有几种类型，所有这些技术都被证实可以改善 ROM。

- 保持 - 放松（hold-relax，HR）或收缩 - 放松（contract-relax，CR）。
- 主动肌收缩（agonist contraction，AC）。
- 保持 - 放松合并主动肌收缩（HR-AC）。

经典的 PNF 技术总是以肌群结合对角线模式进行运动[117,118,148]。临床医生和其他人员逐渐对这些技术做了修改，包括单个平面内的牵伸或与特定肌群拉力线相反的牵伸[8,27,63,71,99,115,158]。（PNF 对角线模式的描述请参阅第 6 章）。

▶ 临床提示

PNF 牵伸技术要求患者对范围受限的目标肌肉或关节对侧肌肉有正常的神经支配和自主控制。因此，这些技术不能有效地用于因神经肌肉疾病或损伤引起瘫痪或痉挛的患者。此外，由于 PNF 牵伸程序旨在影响肌肉的收缩成分，而不是非收缩性结缔组织，因此更适合用于肌肉痉挛引起的运动限制，而不适用于长期的纤维性挛缩。

保持 - 放松与收缩 - 放松

在保持 - 放松（HR）与收缩 - 放松（CR）牵伸中[27,71,99,115,117,118]，首先将范围受限的目标肌肉拉长至组织阻力点或至患者感觉舒适的程度，然后患者对目标肌肉主动进行预牵伸，在末端范围对抗临床医生施加的徒手阻力，完成等长收缩，收缩大约持续 5 秒，然后自主放松目标肌肉。由于范围受限肌肉的伸长，临床医生可将肢体被动活动到新范围。有 PNF 使用经验的临床医生报告，患者认为通过 HR 和 CR 技术使肌肉被动拉长比徒手被动牵伸更舒适[71]。图 4.14 所示为使用 HR 和 CR 技术牵伸短缩的双侧胸大肌，增加肩部水平外展范围。

注意：虽然术语 CR 和 HR 时常交替使用，但两者在经典的 PNF 技术中的描述并不相同。两种技术都以对角线模式进行；在 CR 技术中，允许肢体旋转肌在预牵伸阶段向心收缩，而对角线模式的所有其他肌群为等长收缩；相反，在 HR 技术中，对角线模式的所有肌肉在预牵伸阶段为等长收缩[118,148]。

如前所述，关于 PNF 有效性的传统解释是神经肌肉松弛是靶肌肉预牵伸等长收缩后的自主抑制所致[19,117,118]。也有研究者对这一假设提出异议[99]，将柔韧性的改善归结于肌肉 - 肌腱单元的黏弹性。这些研究报告了范围受限肌肉预牵伸收缩后感觉放电（EMG 活动增多），表明肌肉在牵伸前并没有反射性放松。然而，另一项研究的结果表明[28]，HR 或 CR 技术并无收缩后 EMG 活动增多的证据。

鉴于预牵伸收缩后神经肌肉放松程度的证据并不一致，临床人员必须根据患者的反应来确定 HR 或 CR 技术的有效性。

注意：牵伸前重复多次的最大等长收缩可导致动脉血压急性升高，特别是第 3 次后[29]。

▶ 临床提示

在牵伸前，患者不必进行活动范围受限的目标肌肉的最大等长收缩。为使瓦尔萨尔瓦动作（与高

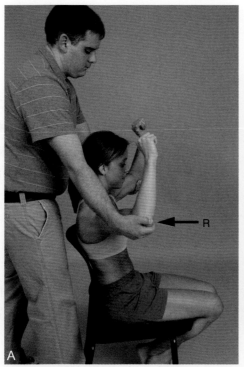
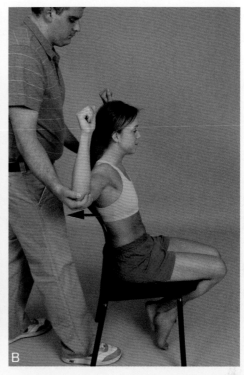

图 4.14 双侧胸大肌的保持－放松（HR）牵伸过程。A. 治疗师将患者的双肩水平外展至舒适位置，患者等长收缩胸大肌，对抗治疗师的阻力 5~10 秒。B. 患者自主放松，治疗师通过水平外展肩关节到新增的范围来被动延长胸大肌，将肌肉保持在舒适延长的位置休息 10 秒后，重复整个过程数次

强度用力相关的血压升高）的不良影响降至最低，每次重复 HR 或 CR 技术时进行亚极量强度等长收缩，只维持 5 秒，并要求患者规律呼吸。从实际角度来看，如果患者足够强壮，治疗师也更容易控制亚极量收缩。

主动肌收缩

另一种 PNF 牵伸技术是主动肌收缩（AC），这个术语可能有一定的误导性[28,71,115]。在这里"主动肌（agonist）"指的是范围受限的目标肌肉的对侧肌肉，而"拮抗肌（antagonist）"指的是范围受限的肌肉。它可能有助于构建这种范式，即短缩的肌肉（拮抗肌）阻止了原动肌（主动肌）主动完成全关节活动范围动作。动态关节活动度（dynamic ROM, DROM）[8] 和主动牵伸[158] 等术语也被用于描述 AC 技术。

执行 AC 技术时，患者向心收缩（缩短）范围受限肌肉的对侧肌肉，然后保持在活动末端范围至少数秒[22,28,71,115]。患者独立控制肢体的运动，从

容、缓慢，而非弹震式。多数时候，缩短收缩是在不增加阻力的情况下进行的。例如，若髋屈肌群是范围受限的目标肌肉群，则患者通过在末端范围俯卧抬腿进行髋伸肌向心收缩并在末端范围维持数秒；短暂休息后，重复此操作。

已有使用 AC 程序增加肌肉长度和关节 ROM 的报道，但在比较 AC 技术与静态牵伸的有效性时，证据并不一致。

🔵 聚焦循证

有两项研究比较了 AC 技术（研究中称为 DROM）和静态牵伸在 6 周干预后对健康受试者腘绳肌的影响。其中一项研究[151] 显示，DROM 与静态牵伸同样有效；但另一项研究[8] 显示，每天 1 次 30 秒的静态牵伸所提高的腘绳肌柔韧性几乎是每天 6 次每次 5 秒的维持于末端范围的 DROM 的 3 倍。

在一项针对髋关节屈肌活动不足和周期性腰椎或下肢疼痛的年轻成人的研究中，研究者比较了 AC 技术的主动牵伸与静态被动牵伸[158]。两种技

术均可使髋关节的伸展增加，但 AC 和被动牵伸之间无显著性差异。

除与 AC 牵伸技术相关的证据外，临床医生还观察到以下情况。

- 当有显著的拮抗肌收缩保护受限的肌肉拉长和关节运动时，AC 技术似乎特别有效，但在减轻慢性挛缩方面效果较差。
- 当患者无法在 HR 和 CR 技术中让范围受限的肌肉产生强烈、无痛的收缩时，AC 技术也有效。
- AC 技术也有助于启动新获得的关节 ROM 的神经肌肉控制，以重建动态柔韧性。
- 如果患者的柔韧性接近正常，AC 技术效果最差。

注意：在主动肌群向心收缩时，应避免全范围、弹震式运动。

▶ 临床提示

执行 AC 技术时，如果主动肌在非常短缩的位置收缩，患者应在每次重复收缩的间隙休息，以免肌肉抽筋。

经典的 PNF 理论认为，当主动肌激活并向心收缩时，拮抗肌（范围受限肌肉）相互抑制，使肌肉更容易放松和拉长 [117,122]。但是，相互抑制的理论机制仅在动物研究中获得证实 [119]。而 AC 牵伸进行过程中的相互抑制证据尚未在人类研究中被证实 [22,119,131]。事实上，在范围受限肌肉的 AC 牵伸过程中，EMG 活动增加，并不相互抑制 [28,115]。

保持 - 放松合并主动肌收缩

保持 - 放松合并主动肌收缩（HR-AC）牵伸技术结合了 HR 和 AC 技术。HR-AC 技术也被称为 CR-AC 技术 [22] 或慢逆转保持 - 放松技术 [148]。执行 HR-AC 牵伸时，将肢体移动到活动范围受限的目标肌肉感觉到组织阻力的位置，然后让患者的范围受限肌肉进行抵抗、预牵伸等长收缩，接着自主放松肌肉，并立即向心收缩其对侧肌肉 [28,117,148]。例如，要牵伸膝屈肌，先将患者的膝关节伸展并置

于舒适的末端位置，然后让患者对膝屈肌进行抗阻等长收缩约 5 秒，告诉患者自主放松，再尽可能地主动伸膝，并在新获得的活动范围内维持数秒。

● 聚焦循证

两种 PNF 牵伸技术的比较研究有不同的结果。一项研究 [50] 报道，HR-AC 技术较单独的 HR 技术增加更多的踝背伸范围，且 HR-AC 技术和 HR 技术均较徒手被动牵伸增加更多的活动范围；但另一项研究 [71] 报道，使用 HR 和 HR-AC 技术对于活动范围的改善并没有显著性差异。

注意：与保持 - 放松（HR）及主动肌收缩（AC）技术所描述的注意事项相同，遵循临床提示，尽量减少并发症和不适。

在牵伸中整合功能性训练

肌力和肌耐力的重要性

如前所述，软组织制动一段时间后肌力会产生改变 [23,106]。肌肉产生张力的峰值降低，非收缩性组织的抗张力强度降低。已经拉长并持续一段时期的肌肉及其已经短缩的拮抗肌均会变得无力 [82,90,91]。因此，在牵伸过程中尽可能早地进行低负荷抗阻训练来提高肌肉表现（肌力与耐力）是非常重要的。

提高活动范围受限的相关肌肉的拮抗肌的神经肌肉控制能力和肌力很重要。例如，如果屈肘肌是限制关节活动度的肌群，应强调在新获得的活动范围内行伸肘收缩训练。早期使用主动肌能够让患者主动拉长活动不足结构，并使用新获得的活动范围。

当 ROM 接近"正常"或功能水平时，为维持全 ROM 的主动肌和拮抗肌的肌力平衡，之前活动范围受限的主动肌牵伸后也必须加强其肌力。徒手和机械抗阻训练是增强肌力的有效训练方式，以下提到的功能性负重活动能够针对性增强耐力肌群。

使用提高的灵活性进行功能性活动

如前所述，由牵伸训练所获得的柔韧性和

ROM 是暂时性的，在停止牵伸后只能短暂维持 4 周左右[156]。要实现永久性 ROM 改善并减少功能限制的最有效方法是定期将新获得的关节活动范围的功能性活动整合到牵伸计划中。运用功能性活动维持灵活性还可以提高牵伸的多样性和趣味性，这也许有利于提高患者的依从性。

　　主动运动应在无痛 ROM 内进行。即使组织延展性和 ROM 取得极小的改善，患者都应尽快通过模拟功能性活动的运动方式来使用新获得的活动范围。这样在患者准备进行特定的功能性活动时，即可过渡到使用全部可用的 ROM。

　　功能性运动练习应作为牵伸训练的补充。例如，如果患者通过牵伸提高肩关节的活动能力时，可让患者充分利用可用的 ROM，在梳洗或穿衣时，尽可能做从背后和过头伸手去够的动作，或者把东西放在高架上（图 4.15）。与此同时，可以逐渐地增加放于架子上或者从架子上拿走的物品的重量来加强对肩关节的肌肉组织的训练。

　　如果牵伸训练的重点是拆除腿部石膏固定后改善膝关节屈曲功能，那么就应该强调患者从椅子上站起或弯腰从地板上捡东西前的双侧膝关节屈曲。这些负重活动也能强化因为腿部制动处于短缩位置而变得无力的股四头肌。

牵伸疗法的运用指南

　　以下的指南对牵伸疗法的制订和实施很重要。患者状态的检查、评估结果决定了对患者最有效的牵伸需求及类型。本节确定了在牵伸前、牵伸期间和牵伸后的一般指导原则，以及徒手牵伸的具体指导原则。专栏 4.7 和专栏 4.8 列出了指导患者自我牵伸训练和使用机械牵伸装置的特别注意事项。

患者检查与评估

- 详细回顾患者的病史，进行全面系统的病例回顾。
- 选取并实施合适的测试与评定。确定相关和相邻关节的可用 ROM，并评估主动、被动活动能力是否受损。

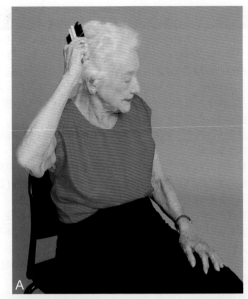

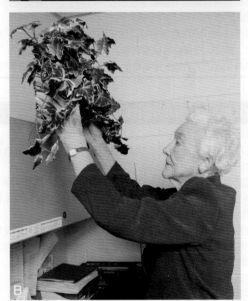

图 4.15　在日常生活活动中使用牵伸所获得的 ROM

- 判断活动不足是否与其他身体结构或者功能受损相关，以及是否由此导致了活动受限和参与受限。
- 判断软组织是否是活动受损的根源。如果是的话，应区分是关节囊、关节周围结构、非收缩性组织及肌肉长度短缩中何者为 ROM 受限的原因。一定要评估关节内活动与筋膜活动性。
- 评估相关组织的应激性及其愈合阶段。当对患者四肢或者躯干进行活动时要密切注意患者对动作的反应。这不仅有助于确定相关组

专栏 4.7   指导患者自我牵伸训练的特别注意事项

■ 确保仔细指导患者自我牵伸训练过程的所有要素，包括适当的力学对线与稳定性、强度、持续时间和频率。由于许多自我牵伸训练都是利用部分身体重力作为牵伸作用力（远端固定，移动身体），因此要强调缓慢、稳定牵伸的重要性，而不应采取产生动量的弹震式牵伸，后者虽然有可能延长组织长度但也可能会造成软组织的可动性降低。

■ 确保患者在稳定、坚固、舒适的平面进行牵伸训练以保持合适的力学对线。

■ 监督患者并提出建议和更正以确保患者在进行训练时采用安全的生物力学方式来保护关节和韧带，尤其是在 ROM 的末端。应更多关注维持姿势的对齐和有效稳定。

■ 强调牵伸训练前进行低强度、节律性热身活动的重要性，比如骑自行车。由于未预热的组织很容易受伤，因此牵伸不能作为日常锻炼的第一项活动。

■ 如果合适和可能的话，指导患者独立地将神经肌肉抑制技术（如保持 – 放松技术）整合到牵伸运动中。

■ 提供带有插图的书面指导给患者，以便于他们独自完成牵伸训练时参考。

■ 展示居家环境中常见的可以用于辅助牵伸活动的物品，如毛巾、腰带、扫帚和家庭重物等。

■ 强调在合适的功能性运动中使用新获得的 ROM 的重要性。

专栏 4.8   使用机械牵伸设备的具体注意事项

■ 详尽了解产品信息。

■ 要熟悉产品推荐的牵伸方案，查找证明设备或者方案有效性的研究。

■ 判断是否有必要修改所建议的方案以满足患者的需求。例如，是否应修改建议的牵伸强度或者推荐的穿戴时间（持续时间和频率）？

■ 将设备交给患者带回家之前应检查是否完好。指导患者如何使用并安全调整以维持设备的正常工作。应告知患者当设备故障时如何联系维修。

■ 告知患者如何检查来自牵伸装置的过度压力或潜在的皮肤刺激。

■ 如果牵伸设备是"自制的"（如沙袋），应检查设备是否安全、有效。

■ 要求患者每日记录使用牵伸装置的情况。

■ 定期复查和评估患者并检查设备以确定机械牵伸方案的有效性，并根据需要修改和推进方案。

■ 确保患者通过主动锻炼来补充机械牵伸。

织的愈合阶段，也有助于治疗师确定患者在舒适牵伸范围内的合适牵伸剂量（如强度和持续时间）。

■ 评估活动受限区域相关肌肉的肌力，并切实考虑牵伸活动对受限组织的治疗价值。理想情况下，患者应发展足够的肌力来控制和安全使用新获得的 ROM。

■ 考虑患者希望通过干预方案实现的目标（如功能改善程度），并判断这些目标是否切合实际。

■ 分析任何可能对牵伸训练效果产生不利影响的因素。

牵伸前的准备

■ 与患者一同回顾牵伸训练的目标和预期疗效。征得患者的同意后开始治疗。

■ 选择最有效和最高效的牵伸技术。

■ 通过局部加热或者低强度主动运动的方式对需牵伸的组织进行热身。紧张的结构通过热身可增加其延展性，降低因牵伸而受伤的风险。

■ 让患者处于一个舒适、稳定的姿势，以便患者在牵伸时达到正确的运动平面。牵伸的方向与关节或肌肉受限制的方向相反。

■ 向患者解释牵伸的过程，并确保患者能理解。移除牵伸部位的所有限制性衣物、绷带或矫形器。

■ 告知患者尽可能放松的重要性，且牵伸应在患者可耐受的范围内进行。

徒手牵伸的应用

■ 将肢体缓慢地移动至 ROM 受限的范围末端。

■ 握住运动关节的近端和远端，抓握应牢靠但又不能给患者带来不适。如果有必要，可在皮下组织较少、感觉减退的部位或骨突的表面使用软垫，并尽量使用更大的手掌接触面来施加力量。

■ 徒手或以设备固定近端，活动远端。

■ 进行多关节肌肉牵伸时，固定活动受限肌肉的近端或远端。牵伸时先一次一个关节地操作，再同时跨关节牵伸肌肉，直至软组织达到合适的长度。为了尽量减小对小关节的压力，应先牵伸远端关节再牵伸近端关节。

■ 考虑对活动受限肌肉结合预牵伸和等长收缩技术（保持 – 放松技术）。

■ 在牵伸过程中最大限度减轻关节压力，在运动的关节上施加轻微的分离（Ⅰ级）。

■ 牵伸时采用缓慢、稳定的节律，并谨记牵伸运动方向与活动受限肌肉拉力线方向相反。要求患者协助牵伸或被动牵伸拉长组织长度。将活动不足的软组织移动至组织阻力点，然后继续牵伸使其稍超过此点。牵伸的力量足以产生软组织结构张力但又不能过大而引发疼痛或造成结构损伤。患者应有牵伸感但不会感到疼痛。当牵伸鞘内粘连肌腱时，患者可能会有刺痛感。

■ 维持在牵伸位置 30 秒或更长的时间，在这个过程中组织的张力应该缓慢降低。当组织的张力降低时，可将肢体或关节移向更远处以逐渐拉长张力性降低的组织。

■ 逐渐释放牵伸的力量。在活动受限组织处于舒适牵伸位置时允许治疗师和患者短暂休息。然后重复几次这样的过程。

■ 如果患者看起来无法耐受持续的牵伸，可以在肌肉拉长时使用几次缓慢、温和、间歇的牵伸。

■ 如果合适的话，在牵伸操作过程中，对粘连区域及其附近选择性地应用软组织松动技术治疗，如筋膜按摩或交叉摩擦按摩（cross-fiber fiction massage）。

▶ **临床提示**

不要在一两个疗程内就试图获得全活动范围。活动性障碍的解决是一个缓慢、渐进的过程，也许需要数周的牵伸才能获得显著的疗效。在牵伸治疗期间，重要的是使用最新获得的活动范围来维持治疗的效果。

牵伸后的操作

■ 冷敷已牵伸的软组织，使其在伸长的位置上冷却。冷敷可降低牵伸过程中微创伤所导致的肌肉酸痛。当软组织在拉长位置冷敷时，ROM 的增加更容易维持[73,102]。

■ 让患者在牵伸后立即进行新获得的活动范围

的主动 ROM 练习和肌力训练。在治疗师的监督和反馈下，患者通过日常生活、工作和娱乐中的功能性活动来使用新获得的活动范围。

■ 在新获得的活动范围内，当柔韧性改善时应增强拮抗肌的肌力以确保神经肌肉的控制和稳定性。

牵伸注意事项

许多通用的注意事项适用于所有的牵伸治疗。对于社区健身计划或面向大众的运动产品，需要留意牵伸训练的一些特别注意事项。

一般注意事项

■ 不要使关节被动活动超过其正常的关节活动度。谨记正常（标准）ROM 因人而异。成人中女性的柔韧性高于男性[162]；治疗老年人时，要注意年龄相关的柔韧性改变。

🎯 **聚焦循证**

一些研究表明柔韧性随着年龄的增长而降低，特别是当活动水平降低时[4,5]。然而，一项针对 200 多名 20~79 岁规律运动的成人的研究表明，腘绳肌长度并未随年龄的增长而显著减少[162]。

■ 因疾病、长期卧床、年长或长期使用类固醇药物导致已知或疑似骨质疏松症的患者要格外小心。

■ 保护新近愈合的骨折，确保骨折部位和发生运动的关节之间有适当的固定。

■ 请记住，较长的杠杆力臂会产生更强的力矩。应始终注意到每个节段上的施力点都会影响目标组织的牵伸负荷。

■ 避免强力牵伸长期制动的肌肉和结缔组织，肌腱和韧带等结缔组织长期制动后抗拉强度降低[90]。相比低强度、长时间牵伸治疗，高强度、短时间牵伸容易造成创伤并导致软组织无力。

- 逐渐增加剂量（强度、持续时间和频率）以最大限度地减少软组织创伤和运动后肌肉酸痛。如果患者牵伸后关节疼痛或肌肉酸痛持续超过了 24 小时，这就可能是牵伸过量而导致的炎症反应，从而增加了瘢痕组织的形成。患者牵伸后应该体验到的只是短暂的压痛，而不是长时间的不适。
- 避免牵伸水肿的组织。相较于正常组织，水肿的组织更容易受伤，持续刺激通常会导致疼痛和水肿加重。
- 避免过度牵伸无力的肌肉，特别是支撑身体结构的抗重力肌。

大众柔韧性训练的特别注意事项

为达到或者维持健康水平，很多人参与了居家或社区体能锻炼计划，自我牵伸运动通常是这些锻炼计划的组成部分。因此，人们经常在健身课程或流行的视频 / 电视节目中学习自我牵伸技术。虽然这些资源中的大部分信息通常是安全、准确的，但为大众设计的柔韧性锻炼计划也可能存在错误或潜在的问题。这些问题可能是由于受训的专业人员未对个体的具体受限情况进行评估而使用"一刀切"的方法所导致的。

常见错误和潜在问题

非选择性或严重失衡的牵伸活动。一般柔韧性训练可能仍会牵伸已经拥有较好活动性或过度松弛的身体部位，同时也会忽略因错误姿势或不活动而紧绷的身体部位。例如，久坐人群因常做低头弯腰姿势 / 懒散姿势（slumped posture），髋部屈肌、躯干屈肌、肩关节伸肌、肩关节内旋肌和肩胛伸肌可发生不同程度的活动不足。另外，许多商业性的提高柔韧性的训练计划常过分强调牵伸后部肌群，但却未涉及牵伸前部紧张肌群的内容，这样原先错误的姿势可能会恶化而非改善。

热身不足。参加柔韧性训练的个体，在牵伸之前没有热身。

稳定性不足。训练经常缺乏有效的自我固定方式可能导致对紧张结构施加的牵伸应力转移到了其他柔韧性正常甚至过度松弛的组织结构上。

使用弹震式牵伸。尽管这种现象已经减少，但仍有一些训练提倡弹震式牵伸。由于这种牵伸方式不易控制，增加了肌肉运动后疼痛和软组织损伤的风险。

强度过大。这种训练经常将"没有疼痛就没有疗效"的口号作为牵伸强度的指标。有效的柔韧性训练应该是在个人可耐受的疼痛水平上逐步进行的训练。

异常的生物力学模式。一些流行的牵伸训练并没有遵循局部的生物力学机制。比如在做跨栏动作以同时牵伸下肢跟腱和股四头肌时，可能会对膝关节内侧关节囊和韧带产生不利应力。

与年龄相关的差异的信息不足。一项柔韧性训练必定不可能适合所有年龄段的人群。随着年龄逐渐增长，相关组织的柔韧性逐渐降低 [4,5,77]。因此，通常情况下年长的个体比年轻的个体柔韧性更差。甚至青少年在快速生长后表现出柔韧性下降，跨两个关节的肌群表现尤为明显。针对大众的柔韧性训练可能对这些正常情况下产生的柔韧性下降没有好的效果。

降低风险的策略

- 在可能的情况下，进行柔韧性训练之前先评估训练的合适强度和安全性。
- 如果你训练的患者最近正在参加外部机构的减肥课程，你需要对其所选的课程进行分析来判断课程是否适合或安全。
- 通过评估患者家庭运动视频的内容和安全性，了解当前的运动计划、产品和趋势。
- 判断是否存在为相近年龄或者相似身体条件的个体设计的课程或者视频。
- 排除或者修改为患者设计的训练计划的前后不一致的地方。
- 确保训练项目能够保持主动肌和拮抗肌之间柔韧性的平衡，重点牵伸那些随着年龄、错误姿势和久坐生活习惯而短缩的肌群。
- 告知患者自我牵伸训练的基础理论，评估其正在使用的训练设备。鼓励患者选择安全合适的牵伸训练，避免无意义和产生永久性损伤的练习。

- 确保患者理解在牵伸前进行热身的重要性，并对如何热身给出指导。
- 确保患者知道如何为自己提供有效的固定方式，以及如何对某个指定肌群进行牵伸。
- 告知患者如何确定合适的牵伸强度。确保患者知道在训练后肌肉酸痛程度应为轻微且持续不超过 24 小时。

牵伸疗法的补充

医生处理患者的结构性或者功能性损伤（慢性疼痛、肌肉僵硬或失衡、活动受限）时，发现针对身体、大脑和情绪的辅助疗法结合提高患者功能和生活质量的训练中是有效的，比如放松训练、普拉提课程、瑜伽和太极。将其他的一些治疗整合进牵伸训练中也是有效的，包括表面或者深部热疗、冷疗、按摩、生物反馈和关节牵引。

补充疗法

放松训练

许多医生已经应用放松训练很多年来帮助患者减轻疼痛、降低肌张力、缓解焦虑和压力[49,53,74,129,146]，并用于治疗物理性损伤、紧张性头痛、高血压、呼吸窘迫等疾病。渐进性放松、生物反馈、压力和焦虑管理、想象疗法可用来获得放松的效果。以下是对这些技术的描述。

在全身放松的过程中，会出现许多生理、行为、认知和情绪反应。这些关键指标包括：肌肉紧张度降低、血压降低、心跳和呼吸频率降低、四肢皮肤温度升高、瞳孔缩小、身体几乎不动、闭眼、面部表情坦然、下颌和手放松、分散注意力降低。

放松训练的一般要素

放松训练的目的是通过有意识的努力或者思考来改善整个身体的肌张力、疼痛和受限部位。训练通常在一个安静的、灯光柔和的、有着可以让患者专注的舒适音乐或听觉提示的环境下进行。患者进行深呼吸训练或者观看一个令人平静的画面。在给以指令时，治疗师使用平静的、柔和的声音。

应用放松训练的举例

自我暗示训练。 这种方式由 Schultz、Luthe[129] 以及 Engle[49] 提出，包括通过自我暗示进行意识放松和冥想训练。

渐进性放松。 该方法由 Jacobson[74] 提出，是系统的、由远端肌肉到近端肌肉随意收缩和放松的过程，有时被应用于分娩前教育。

意识贯穿运动。 这个理论由 Feldenkrais[53] 提出，整合感触觉、肢体和躯干的运动、深呼吸、自我放松和自我按摩。通过改变肌肉失衡和异常的姿势力线来治疗肌肉的紧张和疼痛。

实施渐进性放松技术的顺序

- 在安静的环境中，患者采取一个舒服的姿势，确保松解开较紧的衣物。
- 患者进行深呼吸，自我放松。
- 让患者自主地收缩手或者足的远端肌肉组织几秒钟（5~7 秒），然后放松这些肌肉 20~30 秒。
- 建议患者试着感受手或足的沉重感和放松后肌肉发热的感觉。
- 逐渐往更靠近身体的部位进行，患者进行更近端的肌肉的主动收缩和主动放松。最终让患者进行等长收缩，有意识地放松整个肢体。
- 患者感受到放松和发热，由肢体最终传递到整个身体。

普拉提

普拉提是把西方生物力学机制、核心稳定性、运动控制的理论和东方身体、精神、情绪相互作用的理论结合起来的一种训练方式[6]。普拉提通常由深呼吸、核心稳定性训练、激活或放松特定肌群、姿势控制、意识训练、力量训练（最主要的是使用体重作为抗阻力量来源）、平衡训练和柔韧性训练构成[134]。

尽管普拉提是健身训练中的一种，但对于病情复杂的患者，治疗师通常会将普拉提中的某些训练方式运用于患者的治疗当中。尽管缺乏研究证据，但普拉提训练被认为对于健康人群和有损伤的患者在功能（包括柔韧性、力量和疼痛控制）和生活质量上有着积极的影响[81,126]。

热疗

在牵伸前进行热身是康复训练和健身的重要组成部分。充足的动物研究和临床研究表明，随着肌肉内温度的升高，收缩性和非收缩性软组织的伸展性也随之升高。另外，当肌肉温度上升时，所需要的牵伸应力和牵伸时间都会减少[88,89,123,154]。肌梭的 Ⅱ 型传出神经纤维的发出速度降低，GTO 敏感度提高，神经冲动更易发出[57]。另外，组织放松时更易被拉长，牵伸时肌肉僵硬程度会更轻，患者舒适感更强。

▶ **临床提示**

尽管牵伸经常被认为是剧烈活动前热身活动的一种方式[132]，但合适的热身（通常是低强度的活动）必须在牵伸前进行。

热身方法

浅表热疗（热敷和蜡疗）和深部热疗（超声和短波透热）对组织的加热机制不同[104,121]。这些热疗方式最主要是用来加热局部区域，如单一关节、肌群、韧带，在牵伸前或牵伸过程中可以采取这种方式来热身[4,83,123]。应在牵伸前还是牵伸过程中使用热疗还没有定论。

在牵伸大肌群前热身可以采用能够广泛促进循环和提高整体温度的低强度的主动活动[43,83]。一些常见的热身运动包括短时间步行、在固定自行车上无疲劳骑车、使用楼梯踏步机、主动踮脚运动或几分钟手臂练习。

热身的效果

单独做这些热身运动对提高肌肉柔韧性作用微小或者没有效果[16,43,65,135]。然而一些证据表明，在长期治疗后，热疗结合牵伸相较于单独使用牵伸新获得的组织长度更长[45,46]。其他的研究并没有说明两种方式在提高 ROM 方面有明显的不同[43,65,83,139]。

冷疗

与热疗相比，在牵伸前进行冷疗有更多的研究[139]，对于健康个体和有痉挛或上运动神经元损伤的患者，研究者认为冷疗能够降低肌张力，在牵伸时降低肌肉的敏感性[148]。在软组织损伤后立刻进行冷疗能够有效地减少疼痛和肌肉水肿；愈合期瘢痕产生后进行牵伸时，冷疗能够使愈合组织更少地被拉长、更不易产生微水肿[33,88]。在牵伸后，在软组织拉长的姿势下对其进行降温能够更长期地维持其长度，减轻牵伸后肌肉疼痛[89]。

▶ **临床提示**

本书的作者们建议，在软组织损伤后第一个 24～48 小时内使用冷疗来减轻肿胀、肌肉痉挛和疼痛。谨记，在组织愈合的急性炎症反应期内禁止牵伸（见第 10 章）。在急性炎症反应期过后应用牵伸治疗时，作者们建议在牵伸训练前或牵伸过程中进行热身。在牵伸训练后应当在牵伸拉长姿势下使用冷疗来减轻牵伸后肌肉疼痛，以长时间地保持新获得的 ROM。

按摩

按摩放松

可以使用按摩的轻拍或深拍技术来放松局部肌肉[40,138]。一些处理疼痛、缓解压力或焦虑的方法中经常使用轻拍技术进行自我按摩以增强放松的效果[53]。在一些体育训练或者调整训练中[11,138]，按摩可以达到常规放松或者在紧张体育活动后快速恢复的目的[144]。已有研究表明按摩能够促进肌肉的血液循环，减轻肌肉痉挛，在牵伸训练中联合使用按摩是有效的。

软组织松动术 / 手法

按摩的种类在广义上也包括软组织松动术 / 手法。尽管这些技术包含了各种形式的深按摩，根本目的不是放松而是提高粘连或者短缩结缔组织（筋膜、韧带、肌腱）的柔韧性[20]。

临床上会应用一些软组织松动术 / 手法来提高软组织的柔韧性。这些技术通常针对某一特定组织或者特定附着体，其原理主要基于应力 – 松弛的力学作用。应用技术时产生的应力在慢慢移动过程中维持足够长的时间，组织因此产生了应力 –

松弛效应。使用肌筋膜按摩时[20,93]牵伸应力贯穿于筋膜平面或者肌肉和隔膜之间。使用摩擦按摩时[35,70,138]深部循环按摩与纤维方向相反（与组织纤维垂直），按摩可以松解粘连，减轻肌腱及其滑膜鞘间的表面粗糙程度。器具辅助下的软组织松动术使用专业工具来松解筋膜和瘢痕组织。当肌肉愈合后也可使用摩擦按摩来提高瘢痕组织的柔韧性。理论上，所施加的应力使瘢痕组织塑形，将胶原纤维沿着应力方向排布来获得正常的柔韧性。这些形式的结缔组织按摩与其他软组织松动术的方法和技术相同，对活动受限的患者的治疗是有效的。

生物反馈

生物反馈是其他能够帮助患者学习和实践放松过程的一种工具，在正确的指导下，通过生物反馈设备患者可以监控肌肉紧张并学习如何使其缓解。通过设备的视觉或者听觉反馈，患者可以感知到肌肉的放松。患者通过自主降低肌张力，疼痛得到减轻，柔韧性得到提高。生物反馈也可用于增强患者随意肌的主动收缩，比如在膝关节术后学习训练股四头肌时。

关节牵引或摆动

在牵伸肌腱前进行轻微的关节手法分离可以抑制关节疼痛和关节周围的肌肉痉挛（见第 5 章）[35,70,78]。使用利用肢体重力的关节摆动运动也可以分离关节面，同时振荡和放松肢体。在远端增加 1～2 磅（0.45～0.91 千克）的重量能够提高关节面的分离程度，对关节组织产生牵伸应力。

在运动解剖平面上的徒手牵伸技术

与第 3 章 ROM 训练中描述的一样，徒手牵伸也是在患者仰卧位下进行。患者姿势（如仰卧位或坐位）是由所做运动决定的，患者的姿势在需要时会被记录。第 9 章阐述了在水中的徒手牵伸过程。

有效的徒手牵伸需要对患者进行充分的固定，要求治疗师有足够的力量和良好的身体素质。根据治疗师和患者的身高、体重调整患者的姿势，建议

牵伸或固定时手的接触位置由治疗师决定。

对牵伸技术的每一项描述都是由其所增加的运动解剖平面和该平面标注的被牵伸的肌群来定义的。功能性 ROM 的受限通常是由多个肌群和关节周围结构的短缩造成的，对运动复合平面的运动产生影响。在这种情况下，并不推荐使用对角线模式同时牵伸多个肌群（比如在第 6 章里所描述的上下肢的 D_1 和 D_2 屈曲及伸展模式），因此本节并未进行描述。作者们认为组合的对角线运动模式适合通过被动和主动训练来维持现有的 ROM，该模式能够增强多组肌群的肌力但并不能有效应用于肢体短缩或者活动受限的特定肌肉或肌群。各个牵伸部位的特别注意事项也在这部分进行说明。

使用机械设备的长时间被动牵伸技术与徒手牵伸具有相同的稳定性。机械牵伸所采用的应力是低强度的，相较于徒手牵伸能维持更长的时间。牵伸应力由重力或者矫正器提供而不是由物理治疗师的力量和耐力提供。患者通过绑带、皮带或者支撑物维持稳定。

提示：颈椎、胸椎和腰椎肌群徒手牵伸将在第 16 章讲述。脊柱和四肢的无治疗师辅助的自我牵伸技术将在第 16～22 章讲述。

上肢牵伸技术

肩关节：特殊注意事项
肩关节的主动肌更多地附着于肩胛骨而不是胸骨。因此，在牵伸肩周肌肉时固定肩胛骨非常重要。若不做固定，牵伸应力会传导至肩胛胸壁的肌肉，可能会造成这些肌肉的过度拉长，牵伸有效性降低，造成代偿性的盂肱关节 ROM 提高。

- 当肩胛骨固定并不允许外展和向上旋转时，盂肱关节仅有 120° 的前屈和外展范围。
- 要获得完整的外展 ROM，肱骨必须外旋。
- 阻抗肩关节前屈、外展和外旋的肌肉更易短缩。少有肌肉短缩会限制肩关节内收和后伸。

肩关节前屈
牵伸肩关节的伸肌，增大肩关节的前屈范围（图 4.16）。

治疗师手部放置与操作

■ 抓住肱骨远端的后部，靠近肘上区域。

■ 固定肩胛骨靠近腋窝一侧的边缘来牵伸大圆肌，固定胸壁外侧和骨盆上部来牵伸背阔肌。

■ 将患者上肢活动到最大前屈 ROM 来牵伸肩

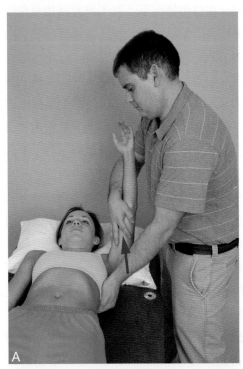

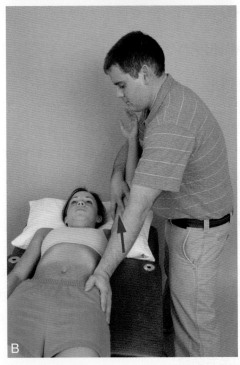

图 4.16　肩关节前屈。A. 接触、固定肩胛骨并牵伸大圆肌来增大肩关节的前屈范围；B. 接触、固定骨盆并牵伸背阔肌来增大肩关节前屈范围

关节伸肌。

肩关节最大后伸

牵伸肩关节屈肌，增大肩关节的后伸范围（图 4.17）。

治疗师手部放置与操作

患者体位

患者取俯卧位。

治疗师手部放置与操作

■ 支撑前臂，抓握肱骨远端。

■ 固定肩胛骨的后侧，限制其他部位的活动。

■ 将患者上肢移至肩关节最大后伸位来拉长肩关节屈肌。

肩关节外展

牵伸内收肌，增大肩关节的外展范围（图 4.18）。

治疗师手部放置与操作

■ 使患者屈肘 90°，抓握患者肱骨远端。

■ 固定肩胛骨的外侧缘。

■ 将患者肩关节外展至最大程度，对肩关节的内收肌进行牵伸。

肩关节内收

为了增大肩关节的内收范围需要牵伸外展肌群。很少有患者不能做到内收肩关节至 0°（上臂在患者体侧）。即使患者因肩关节软组织损伤或关节损伤术后穿戴一个外展护具或胸椎护具，这时患者在垂直于重力的推力下拉长肩关节外展肌肉，患者仍能够内收至中立位。

肩关节外旋

牵伸内旋肌肉，增大肩关节的外旋范围（图

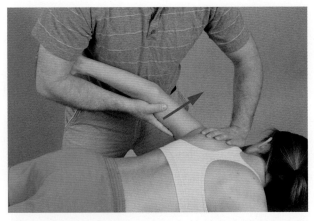

图 4.17　接触、固定肩胛骨，增大超过中立位的肩关节后伸范围

4.19)。

治疗师手部放置与操作

■ 将肩关节外展至一个舒服位置，最初在 30° 或者 45°，如果盂肱关节稳定的话后移至 90°，或者将患者上肢置于身体一侧。

■ 使患者屈肘 90° 以方便利用前臂产生杠杆。

■ 一只手抓住患者前臂中部掌侧位置。

■ 患者平躺，利用治疗床固定患者的肩胛骨。

■ 通过让患者前臂更靠近治疗床来产生外旋，

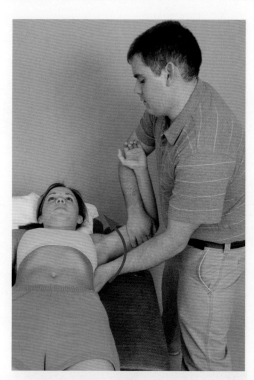

图 4.18　手置于肩胛骨上并固定，牵伸以增大肩关节外展范围

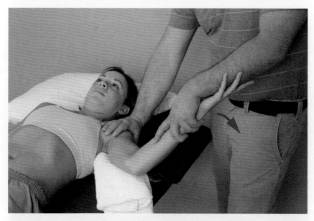

图 4.19　肩关节轻微外展和前屈，治疗师将手置于前臂中到远端，来增加肩关节的外旋。在肱骨远端下面垫一个毛巾卷来维持肩关节的轻微前屈。使用床面来固定肩胛骨

牵伸内旋肌肉。

注意：拉长肩关节内外旋肌肉时，牵伸应力会不可避免地经过肘关节，确保肘关节稳定并且没有疼痛。另外，保持牵伸应力在一个较低水平，特别是对有骨质疏松的患者要格外注意。

肩关节内旋

牵伸外旋肌肉，增大肩关节的内旋范围（图 4.20)。

治疗师手部放置与操作

■ 将肩关节外展至一个舒服的位置，确保内旋时不会因胸部而限制活动（最初在 45°，后在 90°)。

■ 使患者屈肘 90° 以利用前臂产生杠杆。

■ 一只手握住患者前臂中部背侧，固定肩关节前部，用另一只手和前臂支撑肘关节。

■ 将患者的上臂内旋来牵伸肩关节外旋肌肉。

肩关节水平外展

牵伸胸肌，增大肩关节的水平外展范围（图 4.21)。

患者体位

为在仰卧位下达到最大水平外展范围，患者的肩关节必须在治疗床边缘。肩关节由 60° 外展至 90°。患者肘关节前屈。

治疗师手部放置与操作

■ 抓住肱骨远端的前侧。

■ 固定肩关节前侧。

■ 将患者上肢移至治疗床边缘外，充分水平外展以牵伸水平内收肌。

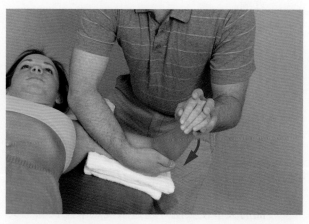

图 4.20　以手固定患者肩关节来增大肩关节的内旋范围

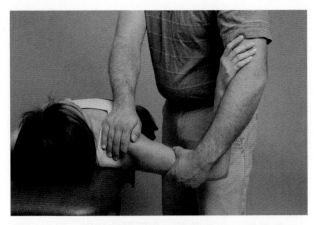

图 4.21　以手固定患者肩关节前侧和胸部，增加肩关节超过中立位的水平外展范围（牵伸胸大肌）

注意：水平内收肌通常双侧都紧张。治疗师可对双侧均进行牵伸，或者由患者使用墙拐角或体操棒来进行双侧自我牵伸（图 17.30~17.32）。

肩胛骨灵活性

患者必须有完整的肩胛骨活动范围才能拥有完整的肩关节运动（见第 5 章肩胛骨松动手法技术）。

肘关节和前臂：特别注意事项

一些像肱二头肌和肱桡肌这样跨过肘关节的肌肉也会影响前臂的旋前和旋后。因此，在牵伸肘关节屈肌和伸肌时，这些操作同样要在前臂旋前位和前臂旋后位分别进行。

肘关节屈曲

牵伸单关节肘关节伸肌，增大肘关节屈曲范围。

治疗师手部放置与操作

■ 抓住邻近腕关节的前臂远端。

■ 上肢置于患者体侧由治疗床支撑，固定肱骨近端。

■ 屈曲患者肘关节刚好超过阻抗点来拉长肘关节伸肌。

在肩关节前屈体位下牵伸肱三头肌长头来增大肘关节的屈曲范围（图 4.22）。

患者体位、治疗师手部放置与操作

■ 患者取坐位或者仰卧位，尽可能前屈患者肩关节。

■ 在维持肩关节前屈位下，抓住上臂远端，屈曲肘关节使其刚好超过阻抗点来拉长肱三头肌长头。

肘关节伸展

牵伸肘关节屈肌，增大肘关节的伸展范围（图 4.23）。

治疗师手部放置与操作

■ 抓住前臂远端。

■ 上肢置于患者体侧由治疗床支撑，固定肩胛骨和肱骨近端上侧区域。

■ 伸肘至刚好超过阻抗点来拉长肘关节屈肌。

注意：确保前臂分别处于旋后、旋前、中立位

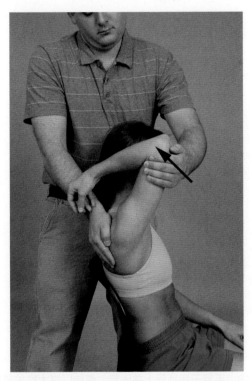

图 4.22　以手为肩关节前屈提供固定，增大肘关节的屈曲范围（牵伸肱三头肌长头）

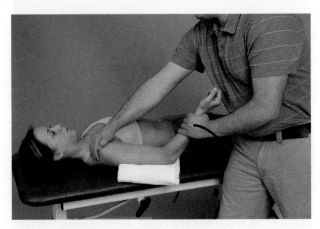

图 4.23　在牵伸过程中以手固定肩胛骨和肱骨近端，增大肘关节的伸展范围

时分别牵伸肘关节屈肌。

在肩关节伸展位下牵伸肱二头肌长头来增大肘关节的伸展范围。

患者体位、治疗师手部放置与操作

- 患者取仰卧位、靠近治疗床边缘，固定肩关节前侧，或者患者取俯卧位，固定肩胛骨。
- 旋前前臂，伸肘关节，然后伸肩关节。

注意：在外伤或烧伤后肘关节周围可能产生异位骨化（在关节周围的软组织内产生异位骨质）[48]。人们认为强力的肘关节屈肌被动牵伸可能会提高异位骨化发生的风险。因此，肘关节区域的主、被动牵伸应当非常轻柔和循序渐进。也可以考虑使用像主动肌收缩这样的主动牵伸技术。

前臂旋前或旋后

增大前臂的旋前和旋后范围。

治疗师手部放置与操作

- 患者肱骨由治疗床支撑，屈肘 90°，治疗师抓住前臂远端。
- 固定肱骨。
- 将前臂旋前或旋后，刚好超过阻抗点。
- 确保在围绕尺骨旋转时牵伸应力施加在桡骨上。不要拧手，避免对腕关节施加应力。
- 在肘关节伸展位下重复这个过程。确保肱骨固定，避免肩关节的内旋和外旋。

腕关节和手：特殊注意事项

手指的外附肌群跨过腕关节可能影响腕关节的 ROM。由于屈腕、伸腕肌肉附着于肱骨外上髁，腕关节的活动受肘关节和前臂位置影响。

当牵伸腕关节的肌肉组织时，牵伸应力应该施加在掌指关节（metacorpo-phalangeal，MCP），手指应放松。

患者体位

当牵伸腕关节和手部肌肉时，患者靠近治疗师坐在椅子上，前臂旋后，利用治疗床固定前臂。

腕关节屈曲

增大腕关节的屈曲范围。

治疗师手部放置与操作

- 前臂可以在旋后位、中立位或旋前位。
- 患者前臂抵住治疗床来进行固定，治疗师抓

住患者手的远端。
- 屈曲患者腕关节，允许患者手指被动地伸开来拉长腕关节伸肌。
- 要进一步牵伸腕关节伸肌的话，屈曲患者肘关节。

腕关节伸展

增大腕关节的伸展范围（图 4.24）。

治疗师手部放置与操作

- 前臂旋前或者置于中立位，抓住患者手的掌侧。如果存在腕关节屈曲痉挛，可能有必要将患者的手放置在治疗床的边缘。
- 患者抵住治疗床来固定前臂。
- 伸患者手腕，允许手指被动屈曲，拉长腕关节屈肌。

桡偏

增大腕关节的桡偏范围。

治疗师手部放置与操作

- 沿着第五掌骨抓住患者手的尺侧。
- 固定腕关节在中立位。
- 固定前臂。
- 桡偏腕关节来拉长尺侧肌肉。

尺偏

增大腕关节的尺偏范围。

治疗师手部放置与操作

- 沿着第二掌骨抓住患者手的桡侧。
- 固定前臂。
- 尺偏腕关节来拉长桡侧肌肉。

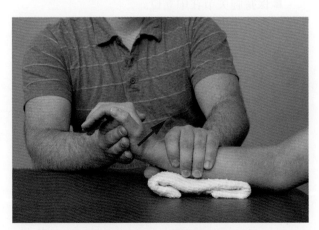

图 4.24　手放置位置如图，固定前臂，增大腕关节的伸展范围进行牵伸

手指：特别注意事项

由于手指的关节结构、固有肌、多关节的外在肌的复杂关系，需要仔细检查、评估由活动受限导致手功能障碍的因素。治疗师必须判断活动受限是来自于关节受限、肌肉－肌腱延展性下降还是肌腱和韧带的粘连。每个手指需要单独地进行牵伸而不是同时进行。如果外在肌限制了活动，对一个关节进行拉长而其他关节固定，然后保持延长的位置，对第二个关节进行牵伸，以此类推，直到获得正常长度。从最远端关节开始进行活动来减轻手指小关节面的剪切应力。对于粘连肌腱的具体干预措施在第 19 章进行讲述。

拇指的腕掌关节

增大拇指腕掌关节（carpometacarpal, CMC 关节）的屈曲、伸展、外展和内收范围。

治疗师手部放置与操作

- 使用拇指和示指固定患者的大多角骨。
- 使用另一只手的拇指和示指抓住患者第一掌骨（不是第一指骨）。
- 向期望的方向活动第一掌骨来增大 CMC 关节的屈曲、伸展、内收和外展范围。

手指的掌指关节

增大手指的掌指关节（MCP 关节）的屈曲、伸展、外展和内收范围。

治疗师手部放置与操作

- 通过示指和拇指来固定患者掌骨。
- 用另一只手的拇指和示指抓住近端指骨。
- 保持腕关节在中立位。
- 向期望的方向牵伸 MCP 关节。
- 允许指间关节（ihterphalangeal, IP 关节）的被动屈曲或伸展。

近端指间关节和远端指间关节

增大近端指间关节（proximal interphalangeal, PIP 关节）和远端指间关节（distal interphalangeal, DIP 关节）的屈曲和伸展范围。

治疗师手部放置与操作

- 用手指抓住患者指骨的中部或远端。
- 使用另一只手的手指固定指骨的近端或中部。
- 将 PIP 或 DIP 关节向预定方向活动来进行牵伸。

牵伸手指的固有肌和外附肌

牵伸手指的固有肌和外附肌在第 3 章进行了描述。为牵伸这些肌肉使其超过活动范围，治疗师的手要像操作被动 ROM 技术那样来放置和固定。技术上不同的地方在于治疗师需要将每一部分都进行活动牵伸。

下肢牵伸技术

髋关节：特别注意事项

髋关节的肌肉附着于骨盆或者腰椎，当牵伸髋关节的肌肉时必须固定骨盆。如果骨盆并没有固定，牵伸应力会传递到腰椎并产生代偿性的活动。

髋关节屈曲

在膝关节屈曲前提下增大髋关节的前屈范围，牵伸臀大肌。

治疗师手部放置与操作

- 同时屈曲膝关节和髋关节。
- 固定对侧股骨防止骨盆后倾。
- 将患者髋关节和膝关节进行最大程度屈曲来拉长单关节髋部伸肌。

伸膝时进行髋关节前屈

伸膝时进行髋关节前屈，牵伸腘绳肌（图 4.25A）。

治疗师手部放置与操作

- 患者膝关节完全伸直，治疗师使用上肢和肩部支撑患者的下肢。
- 使用另一只手、绑带或由助手固定患者对侧大腿前侧区域。
- 膝关节伸直（0°），髋关节处于中立位，尽可能地屈髋。

注意：在屈髋前外旋髋关节，牵伸应力会集中在腘绳肌中部。在牵伸前内旋髋关节，牵伸应力会集中在腘绳肌外侧。

治疗师可选择的体位

治疗师跪在治疗垫上，用肩部抵住患者足跟和远端胫骨（图 4.25B）。将双手放在患者大腿远端前侧来保持膝关节伸展，患者另一侧下肢由绑带或毛巾缠绕大腿远端进行固定，并借助治疗师的膝部

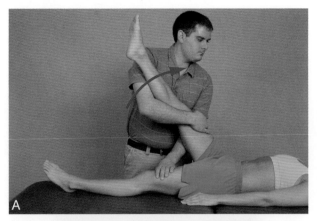

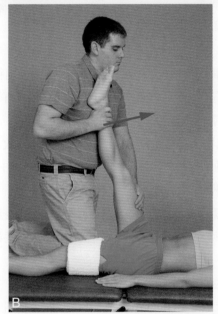

图 4.25　手法接触位置如图，固定对侧股骨从而固定骨盆和后背来进行牵伸，伸膝的状态下增加髋关节屈曲范围（牵伸腘绳肌）。A. 治疗师站在治疗床旁；B. 治疗师跪在治疗床上

来保持这个位置。

髋关节伸展

增大髋关节的伸展范围，牵伸髂腰肌（图 4.26）。

治疗师手部放置与操作

患者靠近治疗床边缘以便被牵伸的髋关节可以伸展到超过中立位。另一侧髋关节和膝关节屈曲靠近胸部来固定骨盆和脊柱。

治疗师手部放置与操作

■ 治疗师使用一只手将患者对侧下肢屈髋屈膝压近患者胸部，患者可环抱大腿并保持该姿势来辅助完成固定，防止牵伸过程中骨盆

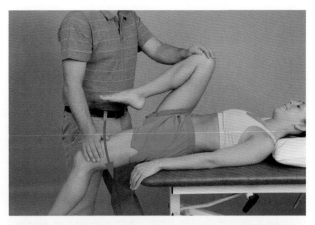

图 4.26　手法接触位置如图，在患者仰卧位下固定骨盆，增大髋关节伸展范围（牵伸髂腰肌）。在这个姿势下屈膝也能够拉长股直肌

前倾。

■ 使用另一只手在大腿远端前侧施加向下的应力，将髋关节移向伸展位或过伸位。允许膝关节伸展，以便跨两个关节的股直肌不会限制活动范围。

患者体位

患者取俯卧位（图 4.27）。

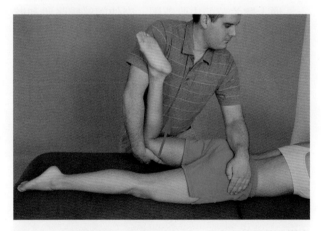

图 4.27　手法接触位置和固定如图，患者在俯卧位下增大髋关节的伸展范围

治疗师手部放置与操作

■ 治疗师支撑并握住患者股骨远端的前侧区域。

■ 在患者臀部施加垂直向下的力来固定骨盆。

■ 伸展髋关节，将股骨抬离床面。

屈膝时髋关节伸展

膝关节屈曲的同时进行髋关节伸展，牵伸股直肌。

患者体位

使用先前所描述的仰卧位或俯卧位来增大髋关节的伸展范围（图 4.26，图 4.27）。

治疗师手部放置与操作

■ 在一侧髋关节完全伸展进行牵伸的体位下，将手移至患者胫骨远端，轻微地屈曲膝关节至最大程度。

■ 髋关节不能外展或旋转。

髋关节外展

增大髋关节的外展范围，牵伸内收肌（图 4.28）。

治疗师手部放置与操作

■ 使用上肢支撑患者大腿远端。

■ 通过在对侧髂骨前侧施加应力或者让对侧下肢轻微外展来固定骨盆。

■ 尽可能外展髋关节来牵伸内收肌。

注意：如果膝关节稳定而且没有疼痛，可以小心地把应力施加在踝关节中部。施加在局部的外展应力会对于膝关节这样的中间支撑组织产生较大的应力，通常情况下作者不建议使用。

髋关节内收

增大髋关节的内收范围，牵伸阔筋膜张肌和髂胫束（iliotibial tract, IT）（图 4.29）。

患者体位

患者侧卧，髋关节优先处于牵伸位。贴近床面的髋关节和膝关节屈曲来固定患者。

治疗师手部放置与操作

■ 治疗师使用上方手在髂嵴位置固定患者骨盆。

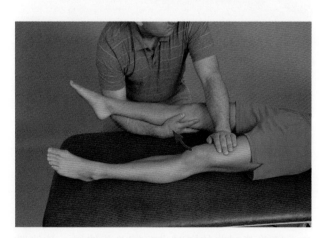

图 4.28　手法接触位置如图，固定对侧下肢（或骨盆）进行牵伸来增大髋关节的外展范围

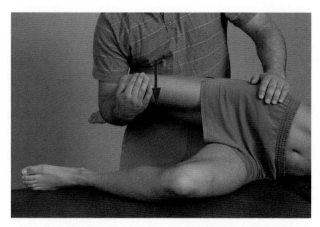

图 4.29　患者取侧卧位。手法接触位置如图，牵伸阔筋膜张肌和髂胫束

■ 膝关节屈曲，伸髋至中立位或者稍微后伸位。在牵伸前轻微前屈外展髋关节有利于将牵伸传导至髂胫束。

■ 让患者在重力作用下进行髋关节内收，治疗师另一只手在股骨远端外侧区域施加一些内收牵伸应力来进一步牵伸髋关节。

注意：如果患者的髋关节并没有伸展至中立位，在牵伸阔筋膜张肌前一定要对屈髋肌群进行牵伸。

髋关节外旋

增大髋关节的外旋范围，牵伸内旋肌肉（图 4.30A）。

患者体位

患者取俯卧位，髋关节伸展，屈膝 90°。

治疗师手部放置与操作

■ 治疗师抓住下肢胫骨的远端进行牵伸。

■ 另一只手在臀部施加应力来固定骨盆。

■ 在踝关节外侧或者胫骨外侧区域施加应力来尽可能外旋髋关节。

替代体位和操作

患者屈髋屈膝 90° 坐在治疗床的边缘。

■ 治疗师使用一只手在患者髂嵴施加压力来固定骨盆。

■ 在踝关节外侧或者下肢外侧区域施加应力完成髋关节外旋。

注意：当治疗师以这种方式对下肢实施牵伸时，力会穿过膝关节要确保膝关节是稳定和无痛

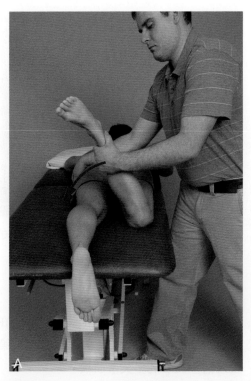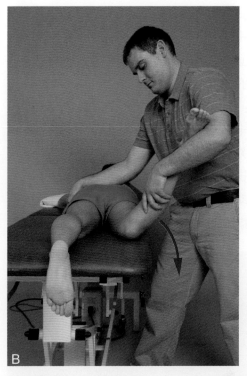

图 4.30　髋关节外旋。A. 手法接触位置如图，固定骨盆来增大髋关节的外旋范围。B. 手法接触位置如图，患者取俯卧位，固定骨盆来增大髋关节的内旋范围

的。如果膝关节并不稳定，可以通过抓握患者股骨远端来施加牵伸应力，但是这种操作杠杆原理运用不佳，很容易扭转皮肤。

髋关节内旋

增大髋关节的内旋范围，牵伸外旋肌肉（图 4.30B）。

患者体位和稳定性

与先前描述的增大患者外旋范围的姿势相同。

治疗师手部放置与操作

在内踝或者胫骨内侧施加应力，尽可能地内旋髋关节。

膝关节：特别注意事项

牵伸过程中髋关节的位置影响膝关节的屈肌群和伸肌群的柔韧性。必须将腘绳肌和股直肌的柔韧性与其他可能影响膝关节运动的单一关节肌肉分开进行评估和检查。

膝关节屈曲

增大膝关节的屈曲范围，牵伸膝关节伸肌（图 4.31）。

患者体位

患者取俯卧位。

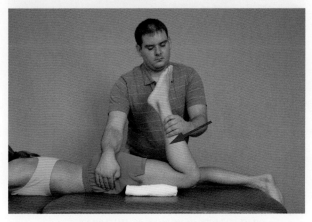

图 4.31　患者俯卧位下的手法接触位置和固定如图，增大膝关节的屈曲范围（牵伸股直肌）

治疗师手部放置与操作

■ 在髂嵴处施加垂直向下的压力固定骨盆。

■ 抓住胫骨远端前侧区域，屈曲患者膝关节。

注意：在患者膝关节下大腿区域垫一个毛巾卷防止牵伸时治疗床对髌骨的压迫。在俯卧位下过分用力地牵伸膝关节伸肌可能会造成膝关节损伤或水肿。

替代体位和操作

■ 患者取坐位，大腿由治疗床支撑，腿在床的

边缘处尽可能屈曲。

- 使用一只手固定股骨近端前侧区域。
- 在远端胫骨前侧施加牵伸应力，屈曲膝关节刚好超过组织阻抗点。

注意：当完成从 0° 到 100° 的膝关节屈曲时，这种姿势非常有用。俯卧位更适合完成从 90° 到 135° 的膝关节屈曲。

膝关节伸展

在活动范围中间部分内增大膝关节的伸展范围，牵伸膝屈肌（图 4.32）。

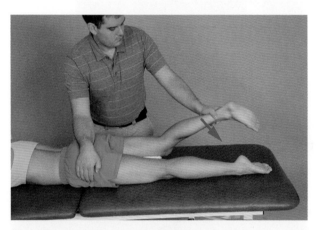

图 4.32　患者俯卧，手法接触位置如图，固定患者，在活动范围中间部分增大膝关节的伸展

患者体位

患者取俯卧位，在远端股骨下垫一个小毛巾卷。

治疗师手部放置与操作

- 治疗师一只手抓住胫骨远端，用另一只手固定患者髂嵴来防止髋关节屈曲。
- 缓慢地伸膝来牵伸膝关节屈肌群。

在活动范围末端进行膝关节伸展

增大膝关节活动范围末端的伸展（图 4.33）。

患者体位

患者取仰卧位。

治疗师手部放置与操作

- 抓住胫骨远端。
- 手或者前臂放置在患者大腿前部来固定髋关节。防止牵伸时髋关节前屈。
- 在胫骨远端后侧提供牵伸应力来伸展患者膝关节。

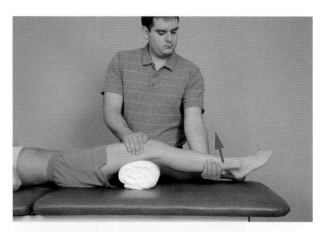

图 4.33　手法接触位置和固定如图，增大膝关节的活动范围末端伸展

踝关节和足：特别注意事项

踝关节和足都是由多个关节组成。在增加踝、足 ROM 时考虑这些关节的灵活性（见第 5 章）以及跨这些关节的多关节肌肉。

踝关节背伸

膝关节伸直位下增大踝关节的背伸范围，牵伸腓肠肌（图 4.34）。

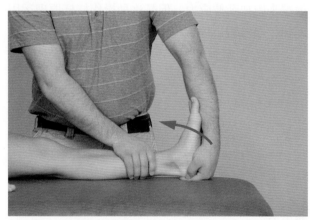

图 4.34　手法接触位置如图，伸膝下增大踝关节的背伸范围（牵伸腓肠肌）

治疗师手部放置与操作

- 一只手抓住患者的足跟（跟骨），维持距下关节处于中立位，将自己的前臂沿着长轴贴近患者足底。
- 另一只手固定胫骨上侧区域。
- 用手指向下牵拉跟骨，同时利用前臂向距骨头近端方向施加应力，使踝关节背伸。

屈膝时增大踝关节的背伸范围，牵伸的是比目鱼肌。膝关节屈曲以消除双关节肌腓肠肌的影响。手法接触位置、固定方式、牵伸方式与伸膝时牵伸一致。

注意：当牵伸腓肠肌或比目鱼肌时，避免在足部掌骨处施加过高的应力和拉直足弓。过度牵伸足弓可能会造成扁平足或者摇椅足。

踝关节跖屈

增大踝关节的跖屈范围。

治疗师手部放置与操作

- 一只手支撑患者胫骨远端后侧区域。
- 抓住足部跗骨和掌骨区域。
- 在足前侧区域施加牵伸应力来完成足跖屈。

踝关节内翻和外翻

增大踝关节的内翻和外翻范围。踝关节的内翻和外翻作为旋前、旋后的组成部分发生在距下关节。距下关节的灵活性（有足够力量时）对于在不稳定平面行走非常重要。

治疗师手部放置与操作

- 一只手抓住患者踝关节远端固定距骨。
- 另一只手抓住跟骨并进行内翻和外翻。

牵伸踝足部位特定肌肉

治疗师手部放置与操作

- 使用近侧手固定患者胫骨远端。

- 另一只手握住脚掌，使应力方向与牵伸肌腱方向相反。对肌肉远端附着的骨骼施加牵伸应力。
  - 牵伸胫骨前侧（踝关节内翻和背伸），跨过跗骨和跖骨抓住足背侧来进行跖屈和外翻。
  - 牵伸胫骨后侧（踝关节内翻和跖屈），围绕跗骨和跖骨抓住足底进行背伸和外翻。
  - 牵伸腓骨侧（踝关节外翻），抓住足外侧的跗骨和跖骨进行内翻。

足趾屈曲和伸展

增大足趾的屈曲和伸展范围。最好逐一牵伸限制运动的肌肉。一只手固定患者受限关节的近端，另一只手沿所需方向移动趾骨。

颈椎和躯干牵伸技术

增大颈椎、胸椎和腰椎的活动范围的技术将在第 16 章进行讲述。

自我牵伸技术

患者使用合适工具独立进行自我牵伸的案例将在第 17～22 章（上下肢）和第 16 章（颈椎和躯干）进行讲述。

自学活动

批判性思考与讨论

1. 什么样的检查结果让你确定牵伸训练是一项合适的治疗？

2. 讨论各种牵伸训练的优点和不足，特别是徒手牵伸、自我牵伸和机械牵伸。在什么情况下一种方式优于其他方式？

3. 讨论牵伸训练的效果是如何受收缩性和非收缩性软组织对牵伸的反应影响的。

4. 解释应如何使用牵伸的强度、速度、持续时间和频率这些因素来实现最佳的牵伸疗效。

5. 讨论对一个健康但是肩关节、膝关节或踝关节活动受限的人和患有骨质疏松的同样部位活动受限的老年人进行牵伸训练存在哪些差异。

6. 解释下列神经肌肉抑制的治疗原理有何不同：HR、HR-AC、CR 和 AC。在什么情况下某一项技术优于其他技术？

7. 选择一项受欢迎的训练视频。审查和评估视频中的柔韧性练习。视频对身体部位或关节的柔韧性训练描述是否合适？训练是否安全、正确？训练对于目标人群是否合适？

8. 你的患者因为慢性肌腱损伤在过去几个月内参加了普拉提课程，但是现在患者正在接受你的治疗。你如何将患者参加的课程与你的治疗计划结合起来？

实践练习

1. 患者取仰卧位、俯卧位、侧卧位或坐位，安全和可行地徒手牵伸上肢和下肢的主要肌群。

2. 在考虑每个肌肉活动和牵伸力线时，展示如何准确地完全牵伸下列肌肉：胸大肌、肱二头肌、肱三头肌、肱桡肌、肱肌、尺侧腕伸肌、桡侧腕屈肌、指深屈肌、指浅屈肌、股直肌、髂腰肌、腓肠肌、比目鱼肌、胫骨前肌和胫骨后肌。

3. 告诉患者如何使用重力作为牵伸应力对上下肢大肌群进行牵伸。确保在牵伸的时候保持有效的固定。

4. 使用保持 – 放松、收缩 – 放松和 PNF 中保持 – 放松合并主动肌收缩技术牵伸最少两组肩关节、肘关节、腕关节、髋关节、膝关节和踝关节的肌群。确保姿势、力线和固定部分的正确。

5. 为一位办公室久坐人员设计一系列有效果、有效率的能在家里每日完成的自我牵伸训练，并告知该对象。

6. 确定一项你的实验对象喜欢的娱乐或体育活动，展示在活动前需要进行的牵伸训练。

7. 设计一项全身渐进性放松训练，然后让你的实验对象使用此放松训练。

（谢凌锋　许志生　译，王雪强　祁奇　审）

参考文献

1. Akagi, R, and Takahashi, H: Effect of a 5-week static stretching program on hardness of the gastrocnemius muscle. *Scand J Med Sci Sports* 24:950–957, 2014.

2. American College of Sports Medicine: *ACSM's Resource Manual for Guidelines for Exercise Testing and Prescription*, ed. 6. Baltimore: Wolters Kluwer/Lippincott Williams & Wilkins, 2010.

3. American Physical Therapy Association: *Guide to Physical Therapist Practice*, 3.0. Available at: http://guidetoptpractice.apta.org. Accessed March 2015.

4. Amundsen, LR: The effect of aging and exercise on joint mobility. *Orthop Phys Ther Clin North Am* 2:241, 1993.

5. Amundsen, LR: Effects of age on joints and ligaments. In Kauffman, TL (ed): *Geriatric Rehabilitation Manual*. New York: Churchill Livingstone, 1999, pp 14–16.

6. Anderson, BD, and Spector, A: Introduction to Pilates-based rehabilitation. *Orthop Phys Ther Clin North Am* 9:395–411, 2000.

7. Bandy, W, Irion, J, and Briggler, M: The effect of time and frequency of static stretch on flexibility of the hamstring muscle. *Phys Ther* 77:1090–1096, 1997.

8. Bandy, W, Irion, J, and Briggler, M: The effect of static stretch and dynamic range of motion training on the flexibility of the hamstring muscles. *J Orthop Sports Phys Ther* 27(4):295–300, 1998.

9. Behm, DG, and Chaouachi, A: A review of the acute effects of static and dynamic stretching on performance. *Eur J Appl Physiol* 111:2633–2651, 2011.

10. Beissner, KL, Collins JE, and Holmes, H: Muscle force and range of motion as predictors of function in older adults. *Phys Ther* 80:556–563, 2000.

11. Benjamin, PJ, and Lamp, SP: *Understanding Sports Massage*. Champaign, IL: Human Kinetics, 1996.

12. Blanton, S, Grissom, SP, and Riolo, L: Use of a static adjustable ankle-foot orthosis following tibial nerve block to reduce plantar-flexion contracture in an individual with brain injury. *Phys Ther* 82(11):1087–1097, 2002.

13. Bloomfield, SA: Changes in musculoskeletal structure and function with prolonged bed rest. *Med Sci Sports Exerc* 29:197–206, 1997.

14. Boakes, JL, et al: Muscle adaptation by serial sarcomere addition 1 year after femoral lengthening. *Clin Orthop Rel Res* 456:250–253, 2007.

15. Bonutti, PM, et al: Static progressive stretch to re-establish elbow range of motion. *Clin Orthop* 303:128–134, 1994.

16. Boone, L, Ingersoll, CD, and Cordova, ML: Passive hip flexion does not increase during or following ultrasound treatment of the hamstring muscle. *Sports Med Training Rehabil* 9(3):189–198, 2000.

17. Booth, FW: Physiologic and biochemical effects of immobilization on muscle. *Clin Orthop* 219:15–20. 1994.

18. Brach, J, and Van Swearingen, JM: Physical impairment and disability: relationship to performance of activities of daily living in communitydwelling older men. *Phys Ther* 82:752–761, 2002.

19. Butler, DS: *The Sensitive Nervous System*. Adelaide, Australia: Noigroup Publications, 2000.

20. Cantu, RI, and Grodin, AJ: *Myofascial Manipulation: Theory and Clinical Application*, ed. 2. Gaithersburg, MD: Aspen, 2001.

21. Chaitow, L: *Muscle Energy Techniques*, ed. 3. St. Louis: Elsevier, 2007.

22. Chalmers, G: Re-examination of the possible role of the Golgi tendon organ and muscle spindle reflexes in proprioceptive neuromuscular facilitation muscle stretching. *Sports Biomech* 3:159–183, 2004.

23. Chandler, JM: Understanding the relationship between strength and mobility in frail elder persons: A review of the literature. *Top Geriatr Rehabil* 11:20–37, 1996.

24. Chleboun, G: Muscle structure and function. In Levangie, PK, and Norkin, CC (eds): *Joint Structure and Function: A Comprehensive Analysis*, ed. 5. Philadelphia: FA Davis, 2011, pp 108–137.

25. Cipriani, D, Abel, B, and Purrwitz, D: A comparison of two stretching protocols on hip range of motion: implications for total daily stretch duration. *J Strength Cond Res* 17:274–278, 2003.

26. Clark, MA: Muscle energy techniques in rehabilitation. In Prentice, WE, and Voight, ML (eds): *Techniques in Musculoskeletal Rehabilitation*. New York: McGraw-Hill, 2001, pp 215–223.

27. Clark, S, et al: Effects of ipsilateral anterior thigh soft tissue stretching on passive unilateral straight leg raise. *J Orthop Sports*

Phys Ther 29(1):4–9, 1999.

28. Condon, SN, and Hutton, RS: Soleus muscle electromyographic activity and ankle dorsiflexion range of motion during four stretching procedures. *Phys Ther* 67:24–30, 1987.

29. Cornelius, WL, Jensen, RL, and Odell, ME: Effects of PNF stretching phases on acute arterial blood pressure. *J Appl Physiol* 20:222–229, 1995.

30. Cramer, JT, et al: An acute bout of static stretching does not affect maximal eccentric isokinetic peak torque, the joint angle at peak torque, mean power, electromyography, or mechanomography. *J Orthop Sports Phys Ther* 37(3):130–139, 2007.

31. Culav, EM, Clark, CH, and Merrilees, MJ: Connective tissue matrix composition and its relevance to physical therapy. *J Orthop Sports Phys Ther* 79:308–319, 1999.

32. Cummings, GS, Crutchfeld, CA, and Barnes, MR: *Soft Tissue Changes in Contractures*, vol 1. Atlanta: Stokesville, 1983.

33. Cummings, GS, and Tillman, LJ: Remodeling of dense connective tissue in normal adult tissues. In Currier, DP, and Nelson, RM (eds): *Dynamics of Human Biologic Tissues*. Philadelphia: FA Davis, 1992, pp 45–73.

34. Curwin, S: Joint structure and function. In Levangie, PK, and Norkin, CC (eds): *Joint Structure & Function: A Comprehensive Analysis*, ed. 5. Philadelphia: FA Davis, 2011, pp 64–107.

35. Cyriax, J: *Textbook of Orthopedic Medicine: Treatment by Manipulation*, ed. 11. Philadelphia: WB Saunders, 1984.

36. Davis, DS, et al: The effectiveness of 3 proprioceptive neuromuscular facilitation stretching techniques on the flexibility of the hamstring muscle group. *J Orthop Sports Phys Ther* 34(1):33A–34A, 2004.

37. Dean, BJF, et al: The risks and benefits of glucocorticoid treatment for tendinopathy: a systematic review of the effects of local glucocorticoid on tendon. *Sem Arthritis Rheum* 43:570–576, 2014.

38. Decoster, LC, et al: The effect of hamstring stretching on range of motion: a systematic literature review. *J Orthop Sports Phys Ther* 35:377–387, 2005.

39. DeDeyne, PG: Application of passive stretch and its implications for muscle fibers. *Phys Ther* 81(2):819–827, 2001.

40. DeDomenico, G, and Wood, EC: *Beard's Massage*, ed. 4. Philadelphia: WB Saunders, 1997.

41. Dennis, JK, and McKeough, DM: Mobility. In May, BJ (ed): *Home Health and Rehabilitation: Concepts of Care*. Philadelphia: FA Davis, 1999, pp 109–143.

42. de Vries, HA: Evaluation of static stretching procedures for improvement of flexibility. *Res Q* 33:222–229, 1962.

43. de Weijer, VC, Gorniak, GC, and Shamus, E: The effect of static stretch and warm-up exercise on hamstring length over the course of 24 hours. *J Orthop Sports Phys Ther* 33(12):727–732, 2003.

44. Donatelli, R, and Owens-Burkhart, H: Effects of immobilization on the extensibility of periarticular connective tissue. *J Orthop Sports Phys Ther* 3:67–72, 1981.

45. Draper, DO, and Richard, MD: Rate of temperature decay in human muscle following 3 MHz ultrasound: the stretching window revealed. *J Athletic Training* 30:304–307, 1996.

46. Draper, DO, et al: Shortwave diathermy and prolonged stretching increase hamstring flexibility more than prolonged stretching alone. *J Orthop Sports Phys Ther* 34(1):13–20, 2004.

47. Dutton, M: *Orthopedic Examination, Evaluation, and Intervention*, ed. 4. New York: McGraw-Hill, 2004, pp 521-556.

48. Ellerin, BE, et al: Current therapy in the management of heterotopic ossification of the elbow: a review with case studies. *Am J Phys Med Rehabil* 78(3):259–271, 1999.

49. Engel, JM: Relaxation and related techniques. In Hertling, D, and Kessler, RM (eds): *Management of Common Musculoskeletal Disorders*, ed. 4. Philadelphia: Lippincott Williams and Wilkins, 2006, pp 261–266.

50. Etnyre, BR, and Abraham, LD: Gains in range of ankle dorsiflexion using three popular stretching techniques. *Am J Phys Med* 65:189–196, 1986.

51. Euhardy, R: Contracture. In Kauffman, TL (ed): *Geriatric Rehabilitation Manual*. New York: Churchill-Livingstone, 1999, pp 77–80.

52. Feland, JB, et al: The effect of duration of stretching of the hamstring muscle group for increasing range of motion in people aged 65 years or older. *Phys Ther* 81(5):1110–1117, 2001.

53. Feldenkrais, M: *Awareness Through Movement*. New York: Harper & Row, 1985.

54. Fletcher, IM: The effect of different dynamic stretch velocities on jump performance. *Eur J Appl Physiol* 109:491–498, 2010.

55. Flitney, FW, and Hirst, DG: Cross-bridge detachment and sarcomere "give" during stretch of active frog's muscle. *J Physiol* 276:449–465, 1978.

56. Fowles, JR, Sale, DG, and MacDougall, JD: Reduced strength after passive stretch of the human plantarflexors. *J Appl Physiol* 89:1179–1188, 2000.

57. Fukami, Y, and Wilkinson, RS: Responses of isolated Golgi tendon organs of the cat. *J Physiol* 265:673–689, 1977.

58. Gilchrist, J, et al: A randomized controlled trial to prevent noncontact anterior cruciate ligament injury in female college soccer players. *Am J Sports Med* 36(8):1476–1483, 2008.

59. Godges, JJ, MacRae, PG, and Engelke, KA: Effects of exercise on hip range of motion, trunk muscle performance, and gait economy. *Phys Ther* 73:468–477, 1993.

60. Guyton, AC, and Hall, JE: *Textbook of Medical Physiology*, ed. 13. Philadelphia: WB Saunders, 2016, pp 75-93.

61. Halbertsma, JPK, et al: Repeated passive stretching: acute effect on the passive muscle moment and extensibility of short hamstrings. *Arch Phys Med Rehabil* 80:407–414, 1999.

62. Halkovich, LR, et al: Effect of Fluori-Methane® spray on passive hip flexion. *Phys Ther* 61:185–189, 1981.

63. Hanten, WP, and Chandler, SD: The effect of myofascial release leg pull and sagittal plane isometric contract-relax technique on passive straightleg raise angle. *J Orthop Sports Phys Ther* 20:138–144, 1994.

64. Hengeveld, E, and Banks, K: *Maitland's Peripheral Manipulation*, ed. 5. Oxford, UK: Butterworth Heinemann, 2014, pp 1-87.

65. Henricson, AS, et al: The effect of heat and stretching on range of hip motion. *J Orthop Sports Phys Ther* 6(2):110–115, 1984.

66. Herbert, LA: Preventative stretching exercises for the workplace. *Orthop Phys Ther Pract* 11:11, 1999.

67. Herbert, RD, Gabriel, M: Effects of stretching before and after exercising on muscle soreness and risk of injury: Systematic review. *BMJ* 325:468–472, 2002.

68. Herbert, RD, de Noronha, M, and Kamper, SJ: Stretching to prevent or reduce muscle soreness after exercise. *Cochrane Database of Systematic Reviews* 7:1–48, 2011.

69. Hertling, D: Soft tissue manipulations. In Hertling, D, and Kessler, RM (eds): *Management of Common Musculoskeletal Disorders*, ed. 4. Philadelphia: Lippincott Williams & Wilkins, 2006, pp 179–259.

70. Hertling, D, and Kessler, RM: Introduction to manual therapy. In Hertling, D, and Kessler, RM (eds): *Management of Common Musculoskeletal Disorders*, ed. 4. Philadelphia: Lippincott Williams & Wilkins, 2006, pp 112–132.

71. Hulton, RS: Neuromuscular basis of stretching exercise. In Komi, PV (ed): *Strength and Power in Sports*. Boston: Blackwell Scientific, 1992, pp 29–38.

72. Ito, CS: Conservative management of joint deformities and dynamic posturing. *Orthop Phys Ther Clin N Am* 2(1):25–38, 1993.

73. Iyer, MB, Mitz, AR, and Winstein, C: Motor 1: lower centers. In Cohen, H (ed): *Neuroscience for Rehabilitation*. Philadelphia: Lippincott Williams & Wilkins, 1999, pp 209–242.

74. Jacobson, E: *Progressive Relaxation*. Chicago: University of Chicago Press, 1929.

75. Jansen, CM, et al: Treatment of a knee contracture using a knee orthosis incorporating stress-relaxation techniques. *Phys Ther* 76(2):182–186, 1996.

76. Johnson, AW, et al: Hamstring flexibility increases the same with 3 or 9 repetitions of stretching held for a total time of 90 s. *Phys Ther*

Sport 15:101–105, 2014.

77. Jokl, P, and Konstadt, S: The effect of limb immobilization on muscle function and protein composition. *Clin Orthop* 174:222–229, 1983.

78. Kaltenborn, FM: *The Kaltenborn Method of Examination and Treatment, Vol 1: The Extremities*, ed. 5. Oslo: Olaf Norlis Bokhandel, 1999.

79. Kannus, P, et al: The effects of training, immobilization and remobilization on musculoskeletal tissue. I. Training and immobilization. *Scand J Med Sci Sports* 2:100–118, 1992.

80. Kannus, P, et al: The effects of training, immobilization and remobilization on musculoskeletal tissue. II. Remobilization and prevention of immobilization atrophy. *Scand J Med Sci Sports* 2:164–176, 1992.

81. Keays, KS, et al: Effects of Pilates exercises on shoulder range of motion, pain, mood, and upper extremity function in women living with breast cancer: A pilot study. *Phys Ther* 88:494–510, 2008.

82. Kendall, F, et al: *Muscles, Testing and Function: With Posture and Pain*, ed. 5. Philadelphia: Lippincott Williams & Wilkins, 2005.

83. Knight, CA, et al: Effect of superficial heat, deep heat, and active exercise warm-up on the extensibility of the plantar flexors. *Phys Ther* 81(6):1206–1214, 2001.

84. Kokkonen, J, et al: Chronic static stretching improves exercise performance. *Med Sci Sports Exerc* 39(10):1825–1831, 2007.

85. Konrad, A, and Tilp, M: Increased range of motion after static stretching is not due to changes in muscle and tendon structures. *Clin Biomech* 29:636–642, 2014.

86. Kubo, K, et al: Measurement of viscoelastic properties of tendon structures in vivo. *Scand J Med Sci Sports* 12(1):3–8, 2002.

87. Law, RYW, et al: Stretch exercises increase tolerance to stretch in patients with chronic musculoskeletal pain: A randomized, controlled trial. *Phys Ther* 89(10):1016–1026, 2009.

88. Lehmann, JF, and DeLateur, BJ: Therapeutic heat. In Lehmann, JF (ed): *Therapeutic Heat and Cold*, ed. 4. Baltimore: Williams & Wilkins, 1990.

89. Lentell, G, et al: The use of thermal agents to influence the effectiveness of a low-load prolonged stretch. *J Orthop Sports Phys Ther* 16(5):200–207, 1992.

90. Lieber, RL: *Skeletal Muscle Structure, Function, and Plasticity: The Physiological Basis of Rehabilitation*, ed. 3. Philadelphia: Wolters Kluwer/Lippincott Williams & Wilkins, 2010.

91. Lieber, RL, and Boodine-Fowler, SC: Skeletal muscle mechanisms: implications for rehabilitation. *Phys Ther* 73:844–856, 1993.

92. Light, KE, et al: Low-load prolonged stretch vs. high-load brief stretch in treating knee contractures. *Phys Ther* 64(3):330–333, 1984.

93. Liston, C: Specialized systems of massage. In De Domenico, G, and Wood, EC (eds): *Beard's Massage*, ed. 4. Philadelphia: WB Saunders, 1997, pp 163–171.

94. Lundy-Ekman, L: *Neuroscience: Fundamentals for Rehabilitation*, ed. 2. Philadelphia: WB Saunders, 2002.

95. Macefield, G, et al: Decline in spindle support to alpha motoneurons during sustained voluntary contractions. *J Physiol* 440:497–512, 1991.

96. Maganaris, CN: Tensile properties of in vivo human tendinous tissue. *J Biomech* 35(8):1019–1027, 2002.

97. Magnusson, SP, et al: Biomechanical responses to repeated stretches in human hamstring muscle in vivo. *Am J Sports Med* 24:622–628, 1996.

98. Magnusson, SP, et al: A mechanism for altered flexibility in human skeletal muscle. *J Physiol* 497:291–298, 1996.

99. Magnusson, SP, et al: Mechanical and physical responses to stretching with and without pre-isometric contraction in human skeletal muscle. *Arch Phys Med Rehabil* 77:373–378, 1996.

100. McClure, M: Exercise and training for spinal patients. Part B. Flexibility training. In Basmajian, JV, and Nyberg, R (eds): *Rational Manual Therapies*. Baltimore: Williams & Wilkins, 1993, p 359.

101. McClure, PW, Blackburn, LG, and Dusold, C: The use of splints in the treatment of stiffness: biologic rationale and an algorithm for making clinical decisions. *Phys Ther* 74:1101–1107, 1994.

102. McHugh, MP, et al: Viscoelastic stress relaxation in human skeletal muscle. *Med Sci Sports Exerc* 24:1375–1381, 1992.

103. McNair, PJ, et al: Stretching at the ankle joint: viscoelastic responses to hold and continuous passive motion. *Med Sci Sports Exerc* 33:354–358, 2001.

104. Monroe, LG: Motion restrictions. In Cameron, MH (ed): *Physical Agents in Rehabilitation*, ed. 2. Philadelphia: WB Saunders, 2003, pp 111–128.

105. Morse, CI, et al: The acute effects of stretching on the passive stiffness of the human gastrocnemius muscle-tendon unit. *J Physiol* 586:97–106, 2008.

106. Mueller, MJ, and Maluf, KS: Tissue adaptation to physical stress: A proposed "physical stress theory" to guide physical therapist practice, education, and research. *Phys Ther* 82(4):383–403, 2002.

107. Muir, IW, Chesworth, BM, and Vandervoort, AA: Effect of a static calfstretching exercise on resistive torque during passive ankle dorsiflexion in healthy subjects. *J Orthop Sports Phys Ther* 29:107–113, 1999.

108. Nakamura, M, et al: Acute effects of static stretching on muscle hardness of the medial gastrocnemius muscle belly in humans: An ultrasonic shearwave elastography study. *Ultrasound Med Biol* 40(9):1991–1997, 2014.

109. Nelson, AG, et al: Acute effects of passive muscle stretching on sprint performance. *J Sports Sci* 23:449–454, 2005.

110. Nelson, RT, and Bandy, WD: Eccentric training and static stretching improve hamstring flexibility of high school males. *J Ath Training* 39:31–35, 2004.

111. Neuman, DA: *Kinesiology of the Musculoskeletal System: Foundations for Rehabilitation*, ed. 2. St. Louis: Mosby, 2010.

112. Noyes, FR: Functional properties of knee ligaments and alterations induced by immobilization. *Clin Orthop* 123:210–242, 1977.

113. Noyes, FR, et al: Advances in understanding of knee ligament injury, repair, and rehabilitation. *Med Sci Sports Exerc* 16:427–443, 1984.

114. Noyes, FR, et al: Biomechanics of ligament failure. *J Bone Joint Surg Am* 56:1406–1418, 1974.

115. Ostering, LR, et al: Differential response to proprioceptive neuromuscular facilitation (PNF) stretch technique. *Med Sci Sports Exerc* 22:106–111, 1990.

116. O'Sullivan, SB: Assessment of motor function. In O'Sullivan, SB, and Schmitz, TJ (eds): *Physical Rehabilitation: Assessment and Treatment*, ed. 4. Philadelphia: FA Davis, 2001, pp 177–212.

117. O'Sullivan, SB: Strategies to improve motor control and motor learning. In O'Sullivan, SB, and Schmitz, TJ (eds): *Physical Rehabilitation: Assessment and Treatment*, ed. 4. Philadelphia: FA Davis, 2001, pp 363–411.

118. O'Sullivan, SB: Interventions to improve motor control and motor learning. In O'Sullivan, SB, and Schmitz, TJ (eds): *Improving Functional Outcomes in Physical Rehabilitation*. Philadelphia: FA Davis, 2010, pp 12–41.

119. Pearson, K, and Gordon, J: Spinal reflexes. In Kandel, ER, Schwartz, JH, and Jessell, TM (eds): *Principles of Neural Science*, ed. 4. New York: McGraw-Hill, 2000, pp 713–736.

120. Pope, RP, et al: A randomized trial of pre-exercise stretching for prevention of lower limb injury. *Med Sci Sports Exerc* 32:271–277, 2000.

121. Rennie, S, and Michlovitz, SL: Biophysical effects of temperature elevation. In Bellew, JW, Michlovitz, SL, and Nolan, TP (eds): *Modalities for Therapeutic Intervention*, ed. 6. Philadelphia: FA Davis, 2016, pp 62–68.

122. Roberts, JM, and Wilson, K: Effect of stretching duration on active and passive range of motion in the lower extremity. *Br J Sports Med* 33:259–263, 1999.

123. Rose, S, et al: The stretching window, part two: rate of thermal decay in deep muscle following 1 MHz ultrasound. *J Athletic*

Training 31:139–143, 1996.

124. Rubini, EC, Costa, ALL, and Gomes, PSC: The effects of stretching on strength performance. *Sports Med* 37(3):213–224, 2007.

125. Ryan, ED, et al: The time course of musculotendinous stiffness responses following different durations of passive stretching. *J Orthop Sports Phys Ther* 38(10):632–639, 2008.

126. Rydeard, R, Leger, A, and Smith, D: Pilates-based therapeutic exercise: effects on subjects with nonspecific, chronic low back pain and functional disability—a randomized controlled trial. *J Orthop Sports Phys Ther* 36(7):472–484, 2006.

127. Sainz de Baranda, P, and Ayala, F: Chronic flexibility improvement after 12 week of stretching program utilizing the ACSM recommendations: Hamstring flexibility. *Int J Sports Med* 31:389–396, 2010.

128. Schleip, R: Fascial plasticity—a new neurobiological explanation: part 1. *J Bodywork Movement Ther* 7(1):11–19, 2003.

129. Schultz, JH, and Luthe, W: *Autogenic Training: A Psychophysiologic Approach in Psychotherapy*. New York: Grune & Stratton, 1959.

130. Segal, NA, Hein, J, and Basford, JR: The effects of Pilates training on flexibility and body composition: an observational study. *Arch Phys Med Rehabil* 85:1977–1981, 2004.

131. Sharman, MJ, Creswell, AG, and Riek, S: Proprioceptive neuromuscular facilitation stretching: mechanisms and clinical implications. *Sports Med* 36:929–939, 2006.

132. Shehab, R, et al: Pre-exercise stretching and sports-related injuries: Knowledge, attitudes, and practices. *Clin J Sports Med* 16:228–231, 2006.

133. Shrier, I: Does stretching improve performance? A systematic and critical review of the literature. *Clin J Sport Med* 14:267–273, 2004.

134. Smith, E, and Smith, K: *Pilates for Rehab: A Guidebook for Integrating Pilates in Patient Care*. Minneapolis, MN: OPTP, 2005.

135. Starring, DT, et al: Comparison of cyclic and sustained passive stretching using a mechanical device to increase resting length of hamstring muscles. *Phys Ther* 68:314–320, 1988.

136. Sullivan, PE, and Markos, PD: *Clinical Decision Making in Therapeutic Exercise*. Norwalk, CT: Appleton & Lange, 1995.

137. Tabary, JC, et al: Physiological and structural changes in the cat soleus muscle due to immobilization at different lengths by plaster casts. *J Physiol (Lond)* 224:231–244, 1972.

138. Tappan, FM, and Benjamin, PJ: *Tappan's Handbook of Healing Massage Techniques*. Stamford, CT: Appleton & Lange, 1998.

139. Taylor, BF, Waring, CA, and Brashear, TA: The effects of therapeutic heat or cold followed by static stretch on hamstring muscle length. *J Orthop Sports Phys Ther* 21:283–286, 1995.

140. Thacker, SB, et al: The impact of stretching on sports injury risk: A systematic review of the literature. *Med Sci Sports Exerc* 36:371–378, 2004.

141. Thompson, LV: Skeletal muscle adaptations with age, inactivity, and therapeutic exercise. *J Orthop Sports Phys Ther* 32(2):33–57, 2002.

142. Thornton, GM, Schwab, TD, and Oxland, TR: Fatigue is more damaging than creep in ligament revealed by modulus reduction and residual strength. *Ann Biomed End* 35(10):1713–1721, 2007.

143. Threlkeld, AJ: The effects of manual therapy on connective tissue. *Phys Ther* 72:893–902, 1992.

144. Tiidus, PM: Manual massage and recovery of muscle function

following exercise: A literature review. *J Orthop Sports Phys Ther* 25:107–112, 1997.

145. Tillman, LJ, and Cummings, GS: Biologic mechanisms of connective tissue mutability. In Currier, DP, Nelson, RM (eds): *Dynamics of Human Biologic Tissues*. Philadelphia: FA Davis, 1992, p 1–44.

146. Townsend, MC: Psychiatric Mental Health Nursing: *Concepts of Care*, ed. 3. Philadelphia: FA Davis, 2000.

147. Travell, JG, and Simons, DG: *Myofascial Pain and Dysfunction Trigger Point Manuals*, vol 2. Baltimore: Williams & Wilkins, 1992.

148. Voss, DE, Ionla, MK, and Myers, BJ: *Proprioceptive Neuromuscular Facilitation*, ed. 3. Philadelphia: Harper & Row, 1985.

149. Walker, SM: Delay of twitch relaxation induced by stress and stress relaxation. *J Appl Physiol* 16:801–806, 1961.

150. Warren, CG, Lehmann, JF, and Koblanski, JN: Elongation of rat tail tendon: effect of load and temperature. *Arch Phys Med Rehabil* 52:465–474, 1971.

151. Webright, WG, Randolph, BJ, and Perin, DH: Comparison of nonballistic active knee extension in neural slump position and static stretch techniques on hamstring flexibility. *J Orthop Sports Phys Ther* 26:7–13, 1997.

152. Weppler, CH, and Magnuson, SP: Increasing muscle extensibility: a matter of increasing length or modifying sensation. *Phys Ther* 90(3):438–449, 2010.

153. Wessel, J, and Wan, A: Effect of stretching on intensity of delayed-onset muscle soreness. *J Sports Med* 2:83–87, 1994.

154. Wessling, KC, Derane, DA, and Hylton, CR: Effect of static stretch vs. static stretch and ultrasound combined on triceps surae muscle extensibility in healthy women. *Phys Ther* 67:674–679, 1987.

155. Wilkinson, A: Stretching the truth: A review of the literature on muscle stretching. *Aust J Physiother* 38:283–287, 1992.

156. Willy, RW, et al: Effect of cessation and resumption of static hamstring muscle stretching on joint range of motion. *J Orthop Sports Phys Ther* 31:138–144, 2001.

157. Wilson, E, et al: Muscle energy techniques in patients with acute low back pain: a pilot clinical trial. *J Orthop Sports Phys Ther* 33(9):502–512, 2003.

158. Winters, MV, et al: Passive versus active stretching of hip flexor muscles in subjects with limited hip extension: a randomized clinical trial. *Phys Ther* 84(9):800–807, 2004.

159. Witvrouw, E, et al: Muscle flexibility as a risk factor for developing muscle injuries in male professional soccer players: a prospective study. *Am J Sports Med* 31:41–46, 2003.

160. Wong, K, Trudel, G, and Laneuville, O: Noninflammatory joint contractures arising from immobility: animal models to future treatments. *BioMed Res Int*, 2015, Article ID 848290, 6 pages, http://dx.doi.org/10.1155/2015/848290.

161. Youdas, JW, et al: The effect of static stretching of the calf muscle-tendon unit on active ankle dorsiflexion range of motion. *J Orthop Sports Phys Ther* 33(7):408–417, 2003.

162. Youdas, JW, et al: The influence of gender and age on hamstring muscle length in healthy adults. *J Orthop Sports Phys Ther* 35(4):246–252, 2005.

163. Zachazewski, JE: Flexibility in sports. In Sanders, B (ed): *Sports Physical Therapy*. Norwalk, CT, Appleton & Lange, 1990, pp 201–229.

第5章

四肢关节松动／徒手操作技术

■ CAROLYN KISNER

关节松动术，也称为徒手操作技术，属于手法治疗技术，其通过特殊技巧改变关节的力学机制从而减少疼痛和治疗关节活动受限的关节损伤。关节力学机制改变可能是疼痛和肌肉保护，关节渗液，关节囊或支持韧带挛缩或粘连，或异常的关节运动所导致。关节松动牵伸技术不同于其他形式的被动或自我牵伸（详述于第 4 章），不同之处在于他们通过复制正常关节力学机制来针对性地处理关节囊受限，同时最小化关节中关节软骨的异常压力。

从历史来看，自治疗师开始使用被动的、技巧性的关节技术起，"松动"一直是首选术语，因为松动在词义内涵上风险性低于徒手操作。高速猛推（high velocity thrust, HVT）技术，通常称为徒手操作术，并未被普遍教授或为大多数执业者所用。然而，随着教育水平的提高 [3,5] 和物理治疗实践的发展 [2]，非冲击和冲击徒手操作技术都是治疗师可以学习并在许多机构中安全使用的技能。*Manipulation Education Manual for Physical Therapist Professional Degree Programs*[2] 以及 *Guide to Physical Therapist Practice*[8] 将"松动"和"徒手操作"这两个术语结合起来，以展示它们的共同用法。

一则期刊评论 [25] 描述了在没有明确定义的情况下交替使用这些术语所导致的问题。作者举了当使用的技术没有被具体描述时，会在解释研究和描述预后结果间产生混淆的例子。他们还指出在与患者和转诊来源方面的沟通中也可能存在混淆。因此，执行者在涉及徒手操作技术时清楚地理解和定义所使用的技术的特征是至关重要的。

在本书中术语"松动"和"徒手操作"将可互换使用，以非冲击技术和冲击技术加以区分。当谈及松动／徒手操作干预技术时，本章的操作程序部分描述了明确速度、范围和力量施加的方向，以及目标、相关结构运动和患者体位的重要性 [24]。为了尽量减少对预后结果解释上的差异，此信息应用于所有文件和沟通中。

为了应用关节松动／徒手操作技术进行有效治疗，治疗师必须了解并能够评估神经肌肉骨骼系统的解剖学、关节运动学和病理学特点，并能确认何时技术是适用的或何时其他技术对于恢复运动能力更有效。如果没有适应证，滥用关节技术可能会对患者的关节造成潜在的损害。我们默认在学习本书展示的技术之前，学生或治疗师已经（或将同时）学习了骨科检查和评估，因此能够选择适当的、安全的技术来治疗患者的损伤。读者可以参考若干资料来获得额外的检查和评估程序的研究 [6,12,17,20]。当技术适用时，关节徒手操作技术是一种能够恢复或维持关节内运动安全的、有效的方法，也可用于治疗疼痛 [12,17]。

关节松动／徒手操作的原理

术语定义

松动／徒手操作

如前文所述，松动和徒手操作是两个具有相同含义的术语，因此可以互换。通常，它们是被动的、技巧性的手法治疗技术，运用生理或附属运动以不同的速度和幅度应用于关节和相关的软组织以实现治疗目的。速度和幅度的可变范围可以从快速低幅到慢速高幅，也就是说，应用该技术时强度和速度是统一体 [12,17]。

冲击／徒手操作。 冲击是指高速低幅技术 [12,30]，在关节病理受限的末端实施，旨在改变位置关系，解除粘连或激活关节感受器 [30]。病理受限是指在可用 ROM 的末端存在着受限。

注意： 冲击和徒手操作这两个术语通常可以互换使用，然而存在使用徒手操作指代所有徒手操作技术（包括非冲击技术）的趋势，本书将不会互换使用这两个术语。

自我松动（自动松动）

自我松动是指采用特定的关节牵引或者滑动对关节囊施加牵伸力的自我牵伸技术。结合其适应证，这些技术将在涉及身体特定部位的章节中描述。

动态关节松动

动态关节松动（mobilization with movement, MWM）是在治疗师施加持续附属运动进行松动的同时，患者在末端范围施加主动生理运动，然后以无痛作为界限在运动末端被动加压或牵伸。此技术经常应用在无痛方向上，并被描述为将关节的运动轨迹从错误位置中纠正[23,26]。新西兰的 Brian Mulligan 最先提出了此技术[26]。特定四肢关节部位的 MWM 技术详见第 17 ~ 22 章。

生理运动

生理运动是指患者可以自主完成的运动（例如，标准或习惯性的动作，诸如屈曲、外展和旋转）。描述这些涉及骨骼的运动时会使用术语"骨骼运动学（osteokinematics）"。

附属运动

附属运动是正常 ROM 所必需的关节和周围组织的运动，但患者不能主动完成[30]。与附属运动相关的术语是组件运动（component motions）和关节内运动。

组件运动。伴随主动但非随意控制的运动。该术语通常与附属运动同义使用。例如，肩关节屈曲时肩胛骨上回旋和锁骨旋转，踝关节运动时腓骨的旋转，都是组件运动。

关节内运动。关节内运动描述了关节面之间的运动以及关节囊允许骨骼移动的延展性或弹性。这些运动对于功能正常的关节完成 ROM 是必需的，可以被动地展示出来，但是它们不能由患者主动地完成[30]。这些运动包括关节面分离、滑动、挤压、滚动和旋转。描述关节内骨骼表面的这些运动时会使用术语"关节运动学（arthrokinematics）"。

注意：分离或滑动关节面以减轻疼痛或恢复关节内运动的操作是本书描述的关节松动技巧之基础。

休息位

休息位、开放位和放松位是描述在关节处可能具有最大灵活性的位置的术语，也就是说，在此位置关节囊和支撑韧带上的张力最小。该位置通常用于测试关节内运动和实施初始的松动治疗。

麻醉下徒手操作

麻醉下徒手操作是在患者麻醉状态下通过松解关节周围的粘连来恢复全关节活动范围的方法。该技术利用生理运动或附属运动进行高速冲击或被动牵伸。治疗师可以协助外科医生在手术室中应用这些技巧性很强的技术并继续进行跟踪照护。

肌肉能量技术

肌肉能量技术利用附着在关节附近的深层肌肉主动收缩，其拉力线可以产生预期的附属运动。该技术需要治疗师固定肌肉远端附着的部分，给予肌肉等长收缩的指令引导关节产生附属运动。关于骶髂关节及颈椎颅下部位的几种特定的肌肉能量技术，将分别在第 15 章与第 16 章中描述。

关节运动的基本概念：关节运动学

关节形态

在滑膜关节中相对应骨骼之间发生的运动的类型受到关节表面形态的影响。这些形态可以描述为卵形或鞍形[13,17,19,33]。

- 在卵形关节中，关节表面一个是凸面而另一个则是凹面（图 5.1A）。
- 在鞍形（马鞍状）关节中，关节表面在一个方向上是凹面的，而在另一个方向上是凸面的，相对应的关节表面分别是凸面和凹面——类似于骑马者与马鞍之间的形态互补（图 5.1B）。

运动类型

当骨性杠杆围绕运动轴线运动时，骨的表面也在关节中的相对应骨的表面上运动。

- 骨性杠杆的运动称为摆动，通常描述为屈曲、伸展、外展、内收和旋转。可以用关节活动度测量仪测量运动的角度，称为 ROM。

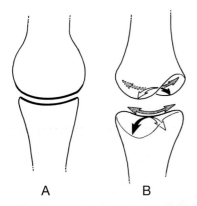

图 5.1 关节形态。A. 卵形关节的表面一个是凸面而另一个是凹面。B. 鞍形（鞍状）关节的关节表面在一个方向上是凹面的，而在另一个方向上是凸面的，相对应的关节表面分别是凸面和凹面

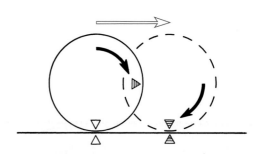

图 5.2 一个表面在另一个表面上滚动的示意图。一表面上的新点与相对应表面上的新点接触

■ 关节内骨表面的运动是滚动和滑动或旋转的可变组合运动[13,17,19,33]。这些附属运动允许骨干摆动更大的角度。为了能滚动、滑动或旋转，必须有足够的关节囊松弛度或关节内运动。

滚动

一块骨在另一块骨上滚动的特征（图 5.2）如下。

■ 表面不一致。

■ 一表面上的新点和相对应表面上的新点接触。

■ 滚动导致骨骼成角运动（摆动）。

■ 无论表面是凸面（图 5.3 A）还是凹面（图 5.3 B），滚动始终与骨骼摆动的方向相同。

■ 滚动（如果单独发生）会导致骨骼摆动侧的表面受压，另一侧表面分离。单独使用骨成角被动牵伸可能会使关节表面的某些部分压力过大，潜在地导致关节损伤。

■ 在功能正常的关节中，滚动不会单独发生，而是与关节的滑动和旋转同时发生。

滑动 / 平移

一块骨在另一块骨上滑动（平移）的特征如下。

■ 在单纯的滑动中，表面必须是一致的，不能是平面（图 5.4A）或曲面（图 5.4B）。

■ 一表面上的同一点会与相对应表面上的新点接触。

■ 关节不会发生单纯的滑动，因为表面不会完

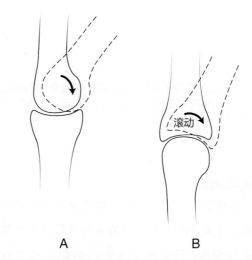

图 5.3 无论移动骨是凸面还是凹面，滚动始终与骨骼运动方向相同 A. 凸面；B. 凹面

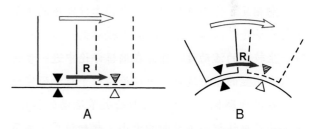

图 5.4 一表面在另一表面上滑动的示意图，不论是平面还是曲面，一表面上的同一点会与相对应表面上的新点接触。A. 平面。B. 曲面

全一致。

■ 滑动的方向取决于移动面是凹面还是凸面。如果移动的关节面是凸面，则滑动与骨成角运动的方向相反（图 5.5A）。如果移动面是凹的，则滑动与骨成角运动方向相同（图 5.5B）。

注意：这种机械力学关系称为凹凸法则，是使用关节滑动技术时确定松动施力方向的理论基础[15]。

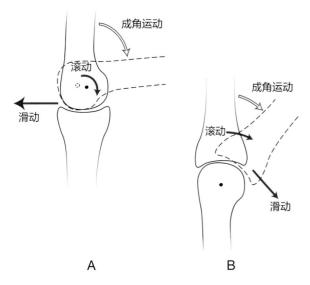

图 5.5　凹凸法则的示意图。A. 如果移动骨的表面是凸面，则滑动的方向与骨成角运动的方向相反。B. 如果移动骨的表面是凹面，则滑动与骨成角运动的方向相同

聚焦循证

　　一些研究[11,14,16]检查了肩部运动时肱骨头的平移运动，并且结果表明平移的方向与凹凸法则所预测的方向相反。Hsu 及其同事[15]提出，这种与凹凸法则相矛盾的现象是肩关节囊在运动过程中不对称收紧的结果，导致移动骨平移的方向与关节囊收紧方向相反。他们证明，结合平移牵伸紧张的关节囊会影响受限组织而导致实验中被解剖尸体的肩关节产生较大的活动度。作者在编辑评论中进一步讨论这一明显的矛盾现象，该评论指出了对于研究结果潜在的误解似乎否定了对凹凸关节运动的描述；重要的是要认识到关节面的大小、起始位置 / 关节面的关系，而不仅仅是关注最终位置以及关节囊紧密度的影响。

关节滚动 - 滑动组合

■ 关节表面越一致，一块骨在另一块骨面上运动时滑动越多。

■ 关节表面越不一致，一块骨在另一块骨上运动时滚动越多。

■ 当肌肉主动收缩以移动骨骼时，一些肌肉可能会引起或控制关节表面的滑动。例如，肩部外展时肱骨头向尾端滑动是由肩袖肌肉引

起的，膝关节屈曲时胫骨向后滑动是由腘绳肌引起的。如果此功能失去会使关节力学机制异常，可能导致关节微创伤和功能障碍。

■ 本章所描述的关节松动术是利用关节运动的滑动成分来恢复关节内运动和逆转关节活动不足。滚动（被动成角牵伸）不用于牵伸紧张的关节囊，因为它会造成关节挤压。

▶ 临床提示

　　当治疗师使用关节运动的滑动成分对关节面进行被动附属运动时，该技术被称为平移滑动、平移或简单滑动[17]。若温和地施加可用于控制疼痛，或者在应用时结合一个牵伸力以牵伸关节囊。

旋转

一块骨在另一块骨上旋转的特征包括如下几点。

■ 一部分骨围绕一固定的机械轴旋转（图 5.6）。

■ 当骨旋转时移动表面上的同一点会画出圆弧。

■ 旋转很少在关节单独发生，而是与滚动和滑动相结合。

■ 在人体关节中发生旋转的三个例子分别是肩关节屈曲 / 伸展、髋关节屈曲 / 伸展，以及桡肱关节旋前 / 旋后（图 5.7）。

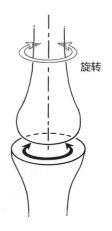

图 5.6　旋转的图示。一部分骨围绕一固定的机械轴旋转

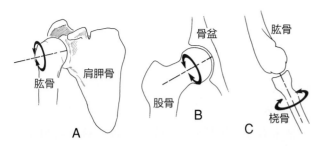

图 5.7　发生关节旋转部位的示例。A. 肱骨（肩关节）屈曲 / 伸展；B. 股骨（髋关节）屈曲 / 伸展；C. 桡骨头（桡肱关节）的旋前 / 旋后

被动成角牵伸与关节滑动牵伸

■ 被动成角牵伸操作，在使用骨性杠杆牵伸紧张的关节囊时，可能会导致疼痛或关节创伤加重，原因如下。

　■ 杠杆的使用放大了关节处的受力。

　■ 该力导致关节表面在骨滚动的方向上受压（图 5.3）。

　■ 仅有滚动而无滑动不能重现正常的关节力学机制。

■ 关节滑动牵伸操作，使用关节功能中平移滑动成分来牵伸紧张的关节囊，更安全，更具选择性，原因如下。

　■ 施力接近关节表面的位置，施力的强度可控制在与病变相符的程度。

　■ 施力的方向重现关节力学的滑动成分并且不会压迫软骨。

　■ 运动的幅度很小但确切地作用于关节囊或韧带受限或粘连的部分。因此，力被选择性地施加于期望的组织。

影响关节的其他附属运动

挤压

挤压是相对应的骨与骨之间的关节间隙减少。

■ 挤压通常会发生在四肢和脊柱关节负重时。

■ 一些挤压发生在肌肉收缩时，从而为关节提供稳定性。

■ 当一块骨在另一块骨上滚动时（图 5.3），在骨成角运动的一侧也会发生一些挤压。

■ 正常的间歇性挤压负荷有助于滑液的流动，从而有助于保持软骨健康。

■ 异常的高挤压负荷可能导致关节软骨损伤和退化。

牵引 / 分离

牵引和分离不是同义词。牵引是纵向牵拉。分离是分开，或牵拉开。

■ 当牵引力施加到骨的长轴时，并不总是会发生关节表面的分开（分离）。例如，如果当手臂在体侧时对肱骨干进行牵引，则会导致关节表面的滑动（图 5.8A）。盂肱关节的分离需要施力方向与关节盂垂直（图 5.8B）。

■ 为了使本书表述清晰，每当要对骨进行长轴牵拉，使用术语长轴牵引（long-axis traction）。关节面分离时，都使用术语分离（distraction）、关节牵引（joint traction）或关节分离（joint separation）。

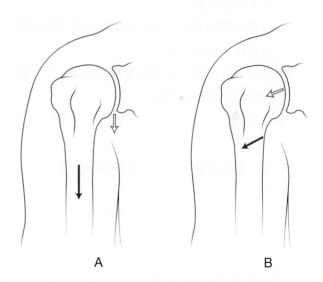

图 5.8　牵引 / 分离。A. 肱骨干牵引导致关节表面向尾端滑动；B. 盂肱关节的分离需要施力方向与关节盂垂直

▶ **临床提示**

　就关节松动 / 徒手操作技术而言，温和地施加分离可用于控制或缓解疼痛，或者在应用时施加一个牵伸力牵伸关节囊。为了使患者感到舒适，在应用牵伸滑动技术时会使用轻微的分离力量。

关节运动的作用

关节运动利用滑液流动来刺激生物活动，滑液为关节表面无血管的关节软骨和关节内半月板的纤维软骨带来营养[19]。在关节制动不久后关节软骨开始萎缩[1,8,9]。

关节与关节周围组织的可延展性和抗牵伸强度可以通过关节运动维持。随着制动，纤维脂肪增生，导致关节内粘连以及肌腱、韧带和关节囊组织的生化改变，进而导致关节挛缩和韧带力量减弱[1]。

来自关节感受器的传入神经将信息传递给中枢神经系统，从而提供对位置和运动的感知。当关节损伤、关节内肿胀或退化时，本体感觉反馈的重要来源潜在地减少，这可能会影响以下感觉功能[6,37]。

- 静态位置和运动速度的感觉（关节囊表面存在 I 型感受器）。
- 运动速度的变化（关节囊深层和关节脂肪垫中存在 II 型感受器）。
- 运动的方向感（ I 型和 III 型感受器；关节韧带中存在 III 型感受器）。
- 调节肌张力（ I 型、 II 型和 III 型感受器）。
- 伤害性刺激（在纤维囊、韧带、关节脂肪垫、骨膜和血管壁上存在 IV 型感受器）。

使用关节松动 / 徒手操作的适应证和限制

温和的关节松动术可用于治疗疼痛和肌肉保护性收缩，而牵伸技术可用于治疗运动受限以改善功能性和活动性。

疼痛、肌肉保护性收缩和痉挛

关节疼痛、肌肉保护性收缩和肌肉痉挛可以使用温和的关节内运动技术来治疗，以促进神经生理学和机械效应[12]。

神经生理学效应

小幅振动和分离运动被用于刺激机械感受器，可以抑制脊髓或脑干水平的伤害性刺激的传递[30,33]。

机械效应

关节的小幅度分离或滑动被用于引起滑液运动，滑液是将营养物质带到无血管部分的关节软骨（如关节内的纤维软骨）的载体。温和的关节内运动技术有助于维持营养物质的交换，这样就阻止了当关节肿胀或疼痛而无法完成关节活动时血液淤滞所产生的疼痛和退化。当用于治疗疼痛、肌肉保护性收缩或肌肉痉挛时，这些技术不在反应性组织上使用（参见禁忌证和注意事项部分）。

可逆的关节活动不足

可逆的关节活动不足可以通过逐渐增强的关节内运动牵伸技术来治疗，以延展活动不足的关节囊和韧带结缔组织。持续或振动的牵伸力被用于延展机械性缩短的组织[12,17]。

位置错误 / 半脱位

一块骨与另一块骨相对应表面的位置发生错误可能导致运动受限或疼痛。这可能发生在创伤性损伤、制动一段时间或肌肉失衡后。错误的位置可能会因关节上神经肌肉控制不良而持续存在，因此每当个体尝试主动完成 ROM 时，关节面的运动轨迹错误会导致疼痛或运动受限。在个体主动活动关节完成 ROM 时，MWM 技术试图重新调整相应的骨与骨的位置关系[26]。冲击技术用于明显的半脱位复位，如牵拉肘或头状骨 – 月状骨半脱位。

渐进性限制

可以应用关节内运动技术来治疗运动逐渐受限的疾病，以维持可用的活动度范围或延迟渐进的机械限制。分离或滑动的强度取决于患者对治疗的反应和疾病的状态。

功能性制动

当患者在一段时间内不能功能性地移动关节时，可以使用非牵伸的滑动或分离技术来治疗关节，以维持可用的关节内活动范围并防止制动所致的退化和受限。

🔘 聚焦循证

DiFabio[7] 总结了腰部有躯体疼痛综合征的患者进行手法治疗（主要是松动 / 徒手操作）的有效性的证据，并得出结论——接受手法治疗的患者比对照组有显著改善。Boissonnault 和同事[5] 引用了一些研究，这些研究证明了在腰痛及肩峰撞击综合征、骨性关节炎和颈痛患者中手法治疗干预措施的有效性［定义为"以不同速度和幅度应用于关节和（或）相关软组织的一系列技巧性被动活动"］。然而，目前尚缺乏对于所有四肢关节松动效果的随机对照研究。患者选择和（或）使用关节松动 / 徒手操作技术的案例研究将会在不同章节中确认说明（见第 15 章和第 17～22 章）。

关节松动 / 徒手操作技术的局限性

关节技术不能改变疾病的进程，如类风湿关节炎或损伤的炎症过程。在这些情况下，治疗的目的是尽量减少疼痛，维持可用的关节内活动，并减少任何机械性受限的影响（见第 11 章）。

治疗师的技能会影响预后结果。如果遵循应用说明并注意预防措施，则本书所描述的技术是相对安全的。然而，如果未经适当检查和筛选就对患者不加区别地使用这些技术，或者应用时用力过猛，则可能导致关节创伤或活动过度。

禁忌证和注意事项

关节松动 / 徒手操作牵伸技术的真正禁忌证是关节活动过度、关节液渗出和炎症。

活动过度

- 患者关节的韧带或关节囊可能存在坏死时，不应使用结合牵伸的关节松动术。
- 如果保持在运动范围内，存在疼痛且关节活动过度的患者可以从温和的关节内运动技术中受益。不能使用牵伸。

关节渗液

创伤或疾病可能会造成关节肿胀（渗液）。关节快速肿胀通常提示关节内出血，并且可能是因创伤或血友病等疾病所致。需要医学干预如抽取关节内血液，尽量减少其对关节软骨的坏死作用。缓慢的肿胀（超过 4 小时）通常提示由轻微创伤、刺激或关节炎等疾病引起的浆液性渗出（滑液过多累积）或关节水肿。

- 不要用松动或被动牵伸技术牵伸肿胀的关节。关节囊容纳了过多的液体，已经处于被牵伸状态。运动受限来自过多的液体和肌肉对疼痛的反应，而并非纤维缩短。
- 不要压迫或牵伸关节囊，轻柔的振动可能有助于阻断疼痛刺激的传递，因而患者不觉得疼痛，也有助于改善关节内液体流动，同时保持可达到的关节内运动。
- 如果患者因手法操作引发疼痛加剧或关节易激惹，则该技术应用得过于剧烈，或者目前的病理状态不应该采用这一技术。

炎症

只要炎症存在，牵伸会加重疼痛和肌肉保护性收缩，并导致更严重的组织损伤。轻柔的振动或分离运动可能会暂时抑制疼痛反应。有关炎症的适当治疗方法，请参阅第 10 章。

牵伸时需要特别注意的状况

在大多数情况下，比起利用骨杠杆牵伸紧绷的组织和导致关节挤压的被动成角牵伸技术，关节松动 / 徒手操作技术更安全。如果症状改善和患者的反应良好，可以在以下状况中极其谨慎地使用松动技术。

- 恶性肿瘤。
- 在放射影像学检查中可见的骨骼疾病。
- 未愈合的骨折（骨折部位和固定方式，将决定徒手操作技术是否可以安全地应用）。
- 过度疼痛（确定疼痛的原因并相应地改变治疗方法）。

- 相关关节活动过度（相关关节必须适当固定，这样松动产生的力就不会传导给它们）。
- 全关节置换（置换的作用机制是自我限制，因此松动技术可能不合适）。
- 新形成或减弱的结缔组织，如外伤后即刻、手术、失用或当患者服用某些药物如皮质类固醇时（温和渐进的技术帮助正在成长的纤维建立良好的排列，而强力的技术具有破坏性）。
- 系统性结缔组织疾病，如类风湿关节炎会使结缔组织变弱（温和的技术可能有益于受限组织，但强力的技术可能会使组织破裂并导致不稳定）。
- 结缔组织薄弱且循环不良的老年人（在组织可耐受的范围内使用温和的技术可能有助于提高活动能力）。

应用被动关节技术的程序

检查和评估

若患者有运动受限或疼痛，请检查并确定是哪些组织造成功能受限及其病理状态。治疗方向应主要指向缓解疼痛或牵伸受限的关节或软组织 [5,12]。

疼痛的特性

在测量 ROM 时的疼痛特性将有助于确定恢复的阶段和治疗技术的使用剂量（图 10.2）。

- 如果在组织受限之前出现疼痛，例如在急性损伤后或在疾病的活动期肌肉保护性收缩造成疼痛，可以使用抑制疼痛的温和关节技术。相同的技术也可以帮助维持关节内运动（参见下一节运动分级或剂量的相关内容）。在以上这些情况下牵伸是禁忌证。
- 如果疼痛与组织受限同时发生，如在受损组织开始愈合时出现疼痛和受限，则应谨慎对待。针对紧张的结构实施温和的牵伸技术能够逐渐地改善运动，而不是通过让组织再度受伤而加剧疼痛。
- 如果牵伸紧张的关节囊或关节周围组织，疼痛出现在组织受限后，可以积极使用牵伸结

合关节内运动技术，针对关节周围组织可使用第 4 章所描述的牵伸技术。

关节囊受限

若存在以下部分或所有的迹象，则表明关节囊运动受限，并会对松动技术有所反应。

- 关节的被动 ROM 受限于关节囊模式（四肢各个关节的模式详述在第 17 ~ 22 章）。
- 当过度压力作用于范围受限的组织时，有明显的关节囊末端感觉。
- 进行（关节）活动性测试时，关节内运动减少。
- 若韧带纤维紧张时关节内运动减少且疼痛，粘连和韧带挛缩限制了运动。如果针对紧张的力线应用关节松动术，韧带通常会有所反应。

半脱位或脱位

一块骨相对另一块骨半脱位或脱位，并且松散无序的关节内结构阻碍了正常运动时，可能对冲击技术有反应。应用于肢体关节的一些比较简单的冲击技术将在本书的相应章节中描述；针对脊柱的冲击技术在第 16 章中描述。

文档记录

建议使用标准化术语进行交流，以便促进应用松动 / 徒手操作有效结果的研究。由美国骨科手法物理治疗师协会（American Academy of Orthopaedic Manual Physical Therapists）所组成的工作组出版了关于徒手操作技术的使用建议 [24]。相关内容简短地列于专栏 5.1 中。

本节说明了治疗师应用技术的原则，描述了应用力量的速率、可达到运动范围的定位以及治疗师

专栏 5.1　文档记载描述松动和徒手操作技术的特征 [24]

1. 施力的速度。
2. 在可达到的运动范围内的位置。
3. 治疗师施力的方向。
4. 施力的目标（用可触诊的解剖结构说明力量施加的具体结构）。
5. 相关结构的运动（首先确认要运动的结构，然后是保持固定的结构）。
6. 患者姿势。

用力的方向和目标。施力的目标、结构运动和患者体位是特定于每种关节技术的。本章描述了四肢关节松动术，第 15 章描述了颞下颌关节松动术，第 16 章描述了脊柱的松动技术。

非冲击和冲击技术的运动分级或剂量

两种分级剂量（或应用速度）系统及其在可用的运动范围内的应用已经普及 [12,17]。

非冲击振动技术（图 5.9）

利用生理运动（骨骼运动学）或关节内运动（关节运动学）技术来实施振动。

剂量和应用速度

Ⅰ级。在运动的起始端进行小幅节律振动。它们通常是快速振动，如徒手振动。

Ⅱ级。在未达到运动受限的范围内进行大幅度节律振动。它们通常以每秒 2 次或 3 次的频率持续进行 1 ~ 2 分钟。

Ⅲ级。在可达到的运动范围内进行大幅度节律振动，到达运动受限位置。它们通常以每秒 2 次或 3 次的频率持续进行 1 ~ 2 分钟。

Ⅳ级。在可达到的运动受限处施以小幅节律振动并且能感受到软组织的抵抗，通常是快速振动，如徒手振动。

适应证

■ Ⅰ级和Ⅱ级主要用于治疗疼痛或因肌肉保护性收缩导致的关节受限。振动技术可以通过重复刺激机械感受器，阻断传导到脊髓或脑干的疼痛路径，达到抑制疼痛刺激感觉的作用 [30,38]。这些非牵伸运动通过促进滑液流动以改善软骨的营养。

■ Ⅲ级和Ⅳ级主要用于牵伸手法。

■ 为达到不同效果需要改变振动速度，如低幅高速振动可以抑制疼痛，低速振动可以放松肌肉保护性收缩。

非冲击持续关节内运动技术（图 5.10）

该分级系统仅描述关节内运动技术，包括关节面的分开（分离）或滑移 / 平移（滑动）。

剂量和应用速度

根据适应证，应用技术速度应缓慢且持续数秒，在部分放松后重复。

Ⅰ级（松弛）。关节囊无紧张感时小幅分离。它平衡了关节内黏滞力、肌肉张力和大气压力。

Ⅱ级（紧张）。足够的分离或滑动使关节周围的组织紧张。Kaltenborn[15] 称这是"拉紧松弛"。

Ⅲ级（牵伸）。应用分离或滑动，其幅度要足够大以牵伸关节囊和关节周围结构。

适应证

■ Ⅰ级分离与所有的滑动运动结合应用，用于缓解疼痛。使用间歇性分离持续 7 ~ 10 秒并在两个分离之间休息几秒钟，做若干循环。

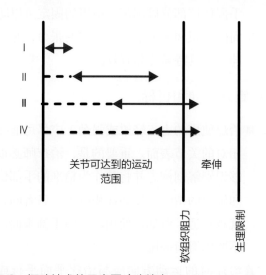

图 5.9　振动技术的示意图（改编自 Hengeveld, E and Banks, K: Maitland's Peripheral Manipulation, ed.4.Oxford: Butterworth Heinemann, 2005）

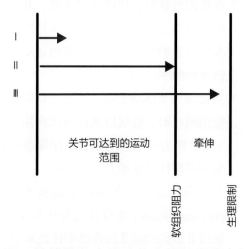

图 5.10　持续关节内运动技术的示意图（改编自 Kaltenborn, FM, et al: Manual Mobil ization of the Joints: Joint Examination and Basic Treatment, Vol 1: The Extremities, ed. 8. Oslo, Norway: Norli, 2014. 11）

注意患者反应以决定继续重复还是中止。

- Ⅱ级分离用于初始治疗，以确定关节的敏感性。一旦明确了关节反应，就可以相应地增加或减少治疗剂量。
- 间歇应用温和的Ⅱ级分离可用于抑制疼痛。当 ROM 达不到时，Ⅱ级滑动可用于维持关节内运动。
- Ⅲ级分离或滑动用于牵伸关节结构，从而增加关节内运动。对于受限关节，施加至少 6 秒的牵伸力，然后部分放松（至Ⅰ级或Ⅱ级），然后缓慢重复间隔 3~4 秒的间歇牵伸。

振动技术与持续技术的比较

当使用任一分级系统时，Ⅰ级和Ⅱ级都属于低强度的，因此不会在关节囊或周围组织上产生牵伸力，尽管根据定义，Ⅱ级持续牵伸技术会将松弛的组织拉紧，而Ⅱ级振动技术用于保持关节活动的松弛。Ⅲ级与Ⅳ级振动技术和Ⅲ级持续牵伸技术的强度相似，因为它们都在运动受限处施加牵伸力，差别在于牵伸力的重复节律或速度。

- 为了清晰和一致，本书提及剂量时，标记振动分级表示振动技术的应用剂量；标记持续分级表示持续关节内运动技术的应用剂量。
- 选择使用振动技术还是持续牵伸技术取决于患者的反应。
  - 在处理疼痛时，建议使用Ⅰ级、Ⅱ级振动技术或缓慢间歇的Ⅰ级、Ⅱ级持续牵伸技术；患者的反应决定了关节内运动技术的强度和频率。
  - 当处理关节活动受限，从而在功能性活动范围减小时，建议以循环方式应用持续技术；牵伸力应用时间越长，结缔组织的蠕变和可塑性形变越大。
  - 当试图通过使用关节内运动技术（joint-play techniques）来维持可用范围时，可以使用Ⅱ级振动或Ⅱ级持续牵伸技术。

冲击/高速猛推（high velocity thrust，HVT）

HVT 是一种高速低幅的技术。

- 在应用之前，将关节运动至受限处，此时所有松弛组织会被拉紧，然后对受限组织施加快速冲击。重要的是确保冲击力推进的幅度要小，这样就不会损伤不相关的组织或失去对操作的控制。
- HVT 只重复一次。

适应证

HVT 用于解除粘连或脱位的关节表面再复位。

摆位和固定

- 患者和待治疗的肢体应进行摆位，以便患者能够放松。为了放松跨关节肌肉，可以在应用松动技术之前或之间使用抑制性技术（见第 4 章）。
- 关节内运动（被动附属运动）的检查和第一次治疗应在该关节松弛位或休息位进行，以使关节囊最大程度松弛。在某些情况下，应用的位置是关节疼痛最轻的位置。
- 随着治疗的进展，在施加松动术之前，可将关节摆位至可到达范围的终末端或附近。这使得受限组织处于其最长的状态，在此位置施加牵伸力会更有特异性和有效性[17]。
- 牢固舒适地固定关节一端，通常是近端骨。使用松动带、治疗师的另一只手，或者由助手握住该部分以固定。适当的固定可以防止周围组织和关节承受不必要的张力，并使牵伸力更具特异性和有效性。

治疗施力方向和目标

- 治疗使用的力（轻柔或强劲）应尽可能接近相对的关节表面。重要的是，治疗师必须能够识别解剖标志并将其作为精准的手部位置和施力的指引。接触面积越大，患者的感觉就越舒适。例如，使用较平的手部表面，而不要用拇指按压。
- 治疗时的运动方向应与治疗平面平行或垂直。Kaltenborn[17] 将治疗平面描述为垂直于从旋转轴到关节凹面中心连线的平面。平面位于关节凹面，因此其位置由凹面骨骼的位置决定（图 5.11）。

■ 应用分离技术时要垂直于治疗平面。移动整块骨，使关节面分离。

■ 应用滑动技术时要平行于治疗平面。可以用

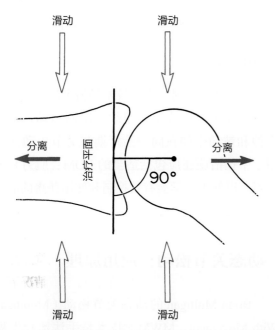

图 5.11　治疗平面（Treatment plane，TP）与从旋转轴到关节凹面中心的连线成直角，并位于凹面。关节牵引（分离）垂直于治疗平面而滑动平行于治疗平面

凹凸法则来确定滑动的方向。如果移动骨的关节面是凸面，则滑动治疗方向应该与骨摆动的方向相反。如果移动骨的关节面是凹面，则滑动治疗方向应该与骨摆动的方向相同（图 5.5）。或者，如果在检查时发现关节有受限的感觉，则在牵伸受限的方向上滑动。

■ 移动整块骨使关节面在另一个关节面上滑动。不应该用骨作杠杆；避免骨的弧线运动（摆动），这会引起滚动并因此挤压关节表面。

治疗的开始和进阶（图 5.12）

1. 无论是减轻疼痛还是增加关节内运动，初始治疗都是一样的。目的是在治疗进行之前了解关节反应性。将关节置于休息位或活动度最大的位置，使用 Ⅱ 级持续技术进行关节面分离[17]。注意关节的即时反应和范围。

2. 次日，评估关节反应或让患者在下次就诊时报告反应。

■ 如果疼痛加剧、敏感性升高，则将治疗幅度降低至 Ⅰ 级振动。

■ 如果关节状况相同或更好，则执行以下任

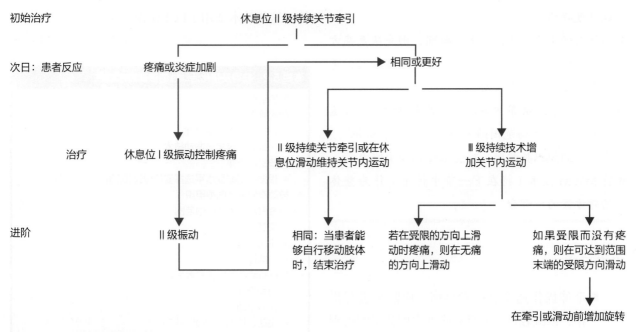

图 5.12　治疗的开始和进阶

一操作：如果治疗的目标是维持关节内运动，则重复相同的操作；或者如果治疗的目标是增加关节内运动，则将操作进阶到牵伸技术。

3. 当 ROM 技术为禁忌或在一段时间内不可使用时，可用滑动技术维持关节内运动，使用 Ⅱ 级持续或 Ⅱ 级振动技术。

4. 要进阶至牵伸技术时，将骨移动到可达到 ROM[17] 的末端，然后应用 Ⅲ 级持续分离或滑动技术。进阶包括预先将骨置于可达到范围的末端和在应用 Ⅲ 级分离或滑动技术之前旋转骨骼。滑动和旋转的方向由关节力学机制决定。例如，随着肩外展的进展，肱骨外旋；随着膝关节屈曲的进展，胫骨内旋。

▶ 临床提示

为使松动有效，应注意以下几点。

- 牵伸前加热关节周围组织。手法，按摩或轻柔的肌肉收缩可以增加血液循环并使组织变暖。
- 肌肉放松技术和 Ⅰ 级、Ⅱ 级振动技术可能会抑制肌肉保护性收缩，如有需要，应与持续牵伸技术交替使用。
- 使用 Ⅲ 级滑动技术时结合 Ⅰ 级分离。Ⅱ 级或 Ⅲ 级分离不应与 Ⅲ 级滑动一起使用，以避免对关节造成过度损伤。
- 如果在受限方向上滑行太过疼痛，则先从无痛方向上进行滑动。当活动度改善且疼痛减轻时，再进展到受限方向上滑动。
- 应用牵伸增加关节内运动时，首先将骨移至可达到的关节内运动范围的末端，即"拉紧松弛"。当感觉到组织抵抗时，对受限处施加牵伸力。
- 将 MWM 技术（将在下一节中讨论）作为整体治疗方案的一部分。

患者反应

- 牵伸操作通常会引发疼痛。应隔天进行操作，以减轻疼痛并且在牵伸之间让组织得到修复。在此期间，患者应练习 ROM 至新获

得的范围。

- 如果牵伸后疼痛加剧持续超过 24 小时，则表明治疗的剂量（振幅）过大或治疗持续时间过长。减少剂量或持续时间，直到疼痛得到控制。
- 应在治疗后和下次治疗前再次评估患者的关节和 ROM。治疗的调整取决于关节反应。

总体计划

在功能下降时，松动技术是整个治疗计划的一部分。如果肌肉或结缔组织也限制运动，则 PNF 牵伸和被动牵伸在同一治疗期与关节松动交替使用。干预措施还应包括适当的 ROM、肌力和功能练习，以便患者学会有效控制和使用获得的活动性（专栏 5.2）。

动态关节松动：应用原理

Brian Mulligan 的动态关节松动（Mobilization With Movement，MWM）技术是手法治疗发展从主动自我牵伸练习、治疗师施加的被动生理运动到被动附属运动松动技术的自然延续[23]。MWM 是无痛附属运动松动同时结合主动和（或）被动生理运动[26]，然后以无痛为界限在活动末端加压或牵伸。这些技术适用于以下情况。

专栏 5.2　获得及强化活动性的建议治疗顺序

1. 加热组织
2. 放松肌肉
   - 保持 – 放松抑制技术
   - Ⅰ 级或 Ⅱ 级关节振动技术
3. 关节松动牵伸
   - 根据组织耐受水平选择姿势位置和剂量
4. 被动牵伸关节周围组织
5. 患者积极使用新活动范围
   - 交互抑制
   - 主动 ROM
   - 功能性活动
6. 保持新活动范围和患者指导
   - 自我牵伸
   - 自动松动
   - 主动、抗阻性 ROM 练习
   - 进行新活动范围的功能性活动

- 无手法治疗的禁忌证存在（本章前面已有描述）。
- 已进行完整的骨科检查，评估结果显示为局部肌肉骨骼病理状态。
- 特定的生物力学分析揭示出与功能相关的局部运动丧失和（或）疼痛。
- 在应用该技术期间或之后不会产生疼痛[22]。

MWM 临床实践的原理与应用

可比较体征。在检查中查找一个或多个可比较体征[12]。可比较的体征是在治疗操作之后可以重复检出的阳性测试体征，用来确定手法的有效性。例如，可比较体征包括关节内运动减少，ROM 减少或特定功能性活动中与运动相关的疼痛，如腕抗阻背伸时出现肘关节外侧疼痛，踝关节背伸的疼痛受限或过顶上举的疼痛。

被动技术。应用被动关节松动也遵循上一节描述的 Kaltenborn 原则[17]。利用关节解剖和力学机制的知识，以及对组织张力的感受和良好的临床推理，治疗师研究各种平行或垂直方向的附属运动滑动技巧组合，确定无痛的治疗方向和附属运动的分级。这些运动可能是滑动、旋转、分离或组合运动。该附属运动必须是无痛的。

附属运动滑动结合可比较体征。当治疗师维持无痛附属运动松动力时，要求对患者执行可比较体征。可比较体征应该即刻明显改善，即 ROM 应该增大，并且运动应该没有原来那么痛苦[26]。

无痛。治疗师必须持续观察患者的反应，确保治疗不会产生疼痛。可比较体征未改善则表明治疗师未找到附属运动的正确方向，或是运动分级或该技术不适合。

重复次数。治疗师持续维持适当的附属运动松动力，同时患者重复先前受限和（或）疼痛的运动或活动 6～10 次。治疗期间随着重复运动的进行，预期会进一步改善，特别是当应用无痛被动加压以实现末端负荷时。

技术描述。适于四肢关节的技术将会在本书对不同病症的治疗部分中描述（见第 17～22 章）。

患者反应和进阶

以疼痛为指引。成功的 MWM 技术应用过程中应无痛，同时功能显著改善。

自我治疗。一旦确定了患者的反应，通常可以使用和运动扎贴相结合 MWM 技术和（或）由患者实施 MWM 技术并同时进行主动生理活动的自我治疗[10]。

总计划。通过 MWM 恢复关节功能，患者根据随后康复过程中肌力、耐力和神经控制的恢复来实现进阶。持续改善才能证明持续干预是必要的。

理论框架

Mulligan 假设了一种位置错误模型来解释其治疗效果。另外，还需考量由于瞬时旋转轴改变和神经生理反应模式引起的不正确关节轨迹机制[10,22,23,27]。关于 Mulligan 概念在脊柱和四肢的应用的更多细节，请参考其著作 *Manual Therapy* 中 "NAGS" "SNAGS" "MWMS" 等相关内容[26]。

◉ 聚焦循证

早期对 MWM 的研究已证实其益处，然而其影响肌肉骨骼系统的机制，无论是力学机制还是生理机制尚未完全确定[4,18,29,31,32,35]。Paungmali 及其同事[31]的一项研究将应用 MWM 治疗慢性肱骨外上髁疼痛与安慰剂干预进行对比，应用 MWM 后即刻疼痛显著减轻，握力提高，交感神经系统反应改善，其结果与脊柱徒手操作治疗的研究相似。作者的解释是无论脊椎还是肘关节接受徒手操作治疗，都会有多系统的反应。

四肢关节松动术

以下是给初级治疗师和想要打卜四肢关节松动术基础的读者使用关节分离和滑动技术的建议。这些技术有许多可调整之处。其中一些调整方式会在讨论相关特定损伤及干预的章节中详述（见第 17～22 章）。分离和滑动技术应按照本章前面所述的剂量、频率、进阶、注意事项和程序实施。脊柱徒手操作和 HVT 技术将在第 16 章介绍。

注意：术语，如近端手、远端手、外侧手或其他描述性术语，用以表示治疗师所使用相对患者或其肢体较近端、远端或外侧的手。

肩关节复合体

肩带关节（joints of shoulder girdle）由三个滑膜关节，即胸锁关节、肩锁关节和盂肱关节，以及肩胛胸壁功能性关节组成（图 5.13）。为了达到肱骨完全上举，锁骨抬高和旋转，肩胛旋转和肱骨外旋的附属运动与组合运动，以及充分的关节内运动是必要的。盂肱关节技术之后将介绍锁骨和肩胛骨技术。有关肩关节复合体（shoulder girdle complex）力学机制的回顾，请参阅第 17 章。

盂肱关节

凹面关节盂承接凸面的肱骨头

休息位。肩部外展 55°，水平内收 30°，并旋转，使前臂置于身体相对水平面上（也称为肩胛骨平面）。

治疗平面。治疗平面位于关节窝并随着肩胛旋转而移动。

固定。用治疗带或助手辅助以固定肩胛骨。

盂肱关节分离（图 5.14）

适应证

测试：初始治疗（Ⅱ级持续技术）；疼痛控制（Ⅰ级或Ⅱ级振动技术）；整体活动（Ⅲ级持续技术）。

患者体位

仰卧位，手臂处于休息位。

治疗师体位与手部放置

- 治疗师站在患者的一侧，面向他或她的头部。
- 使用靠近治疗部位的手（如治疗患者的左肩就使用治疗师的左手）放在患者的腋下，拇指置于关节远端边缘前方，其余手指位于后侧。将患者前臂支撑于治疗师躯干和肘关节之间。
- 另一手从外侧支撑患者肱骨。

松动用力

手置于腋下，向外侧移动肱骨。

注意：将整个手臂从关节盂面向外移动，远离关节窝平面。可以在任何位置分离肱骨（图 5.17，图 5.19，图 17.20）。治疗师必须清楚肩胛骨旋转量并调整对肱骨的分离力，让施加力垂直于关节窝平面。

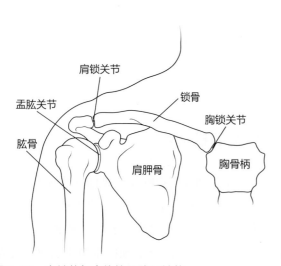

图 5.13　肩关节复合体的骨骼和关节

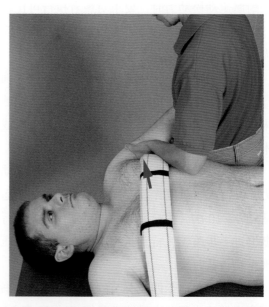

图 5.14　盂肱关节：休息位分离。注意，施力垂直于关节盂窝中的治疗平面

盂肱关节休息位向尾端滑动（图 5.15）

适应证

增加外展范围（Ⅲ级持续技术）；若肱骨头上移，使其复位。

患者体位

仰卧位，手臂处于休息位。

治疗师体位与手部放置

■ 治疗师站立在患者待治疗手臂一侧，并支撑患者前臂于治疗师躯干与肘关节之间。将一只手放在患者的腋下以提供Ⅰ级分离力。

■ 另一只手的虎口置于患者肩峰的远端。

松动用力

置于上方的手将患者肱骨向下滑动。

盂肱关节向尾端滑动（长轴牵引）

患者体位

仰卧位，手臂处于休息位。

治疗师体位、手部放置和松动用力

支撑患者前臂于治疗师躯干与肘关节之间。用双手握住患者前臂，治疗师把身体重心移向患者足部的方向，向尾端方向用力。

盂肱关节向尾端滑动进阶（图 5.16）

适应证

增大外展范围。

患者体位

■ 仰卧位或坐位，手臂外展至可达到范围的

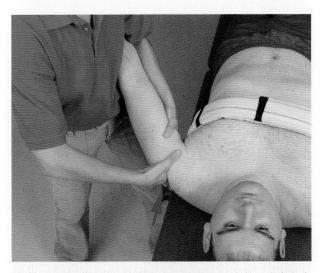

图 5.15 盂肱关节：休息位向尾端滑动。注意，分离力由腋下手施加，并且向尾端滑动的力来自肱骨头上方的手

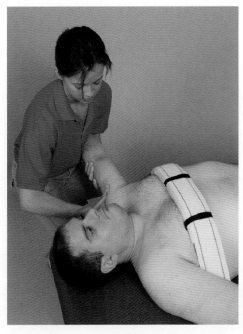

图 5.16 盂肱关节：在肩部接近 90° 时向尾端滑动

末端。

■ 当手臂接近并超过 90° 时，在活动末端位置应将肱骨外旋。

治疗师体位与手部放置

■ 患者仰卧时，治疗师面向患者足部站立，并用远端手固定患者手臂置于治疗师体侧，并稍微外移躯干，通过长轴牵引提供Ⅰ级分离力。

■ 患者坐位，治疗师站在患者身后，用远端手握住患者肱骨远端，这只手通过长轴牵引提供Ⅰ级分离力。

■ 将另一只手的虎口放在患者肩峰远端、肱骨的近端。

松动用力

将手放在肱骨近端，沿着肩胛骨的关节窝向下方滑动肱骨。

盂肱关节上举进阶（图 5.17）

适应证

增加外展 90° 以上的范围。

患者体位

仰卧位或坐位，手臂外展外旋至其可达到范围的末端。

治疗师体位与手部放置

■ 手部位置与向尾端滑动进阶相同。

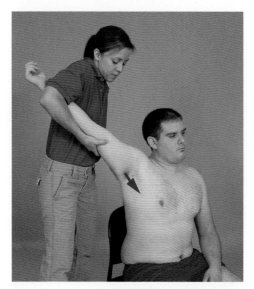

图 5.17　盂肱关节：坐位上举进阶。当活动度大于 90° 时使用的技术。注意肱骨处于外旋位；对肱骨头施加的压力朝向腋下

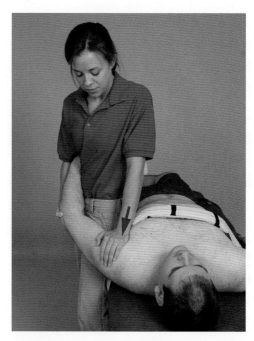

图 5.18　盂肱关节：休息位向后滑动

■ 治疗师调整身体姿势，使施加松动力的手与关节窝内的治疗平面一致。

■ 用手握住肘部，施加 I 级分离力（长轴牵引力，如图 5.17 所示）。

松动用力

■ 将手放在肱骨近端，使肱骨逐渐向前，朝腋下关节囊的下皱襞逐渐向前滑动肱骨。

■ 施加力的方向取决于肩胛骨向上旋转和前伸的程度。

盂肱关节休息位向后滑动（图 5.18）

适应证

增大屈曲和内旋范围。

患者体位

仰卧位，手臂处于休息位。

治疗师体位与手部放置

■ 治疗师背对患者，站于患者躯干和手臂之间。

■ 躯干支撑患者手臂，用外侧手握住患者肱骨远端。在该位置为关节提供 I 级分离力。

■ 将上方手外缘置于关节前缘远端，手指指向患者头部。用这只手给予松动力量。

松动用力

治疗师屈曲膝关节通过移动整个手臂将肱骨头向后滑动。

盂肱关节向后滑动进阶（图 5.19）

适应证

屈曲接近 90° 时增加向后滑动范围；增加水平内收范围。

患者体位

仰卧位，手臂屈曲 90° 并内旋，肘关节屈曲。手臂也可以置于水平内收位。

治疗师体位与手部放置

■ 在肩胛骨下放置衬垫以固定肩胛骨。

■ 将一只手置于肱骨近端表面以施加 I 级分离力。

■ 将另一只手放在患者的肘关节上。

■ 用治疗带环绕治疗师骨盆和患者肱骨施加分离力。

松动用力

沿肱骨长轴将肘关节向下推以向后滑动肱骨。

盂肱关节休息位向前滑动（图 5.20）

适应证

增大后伸和外旋范围。

患者体位

俯卧位，手臂置于休息位超过治疗床边缘，治疗师以大腿支撑患者手臂并用软垫固定肩峰。也可以采用仰卧位。

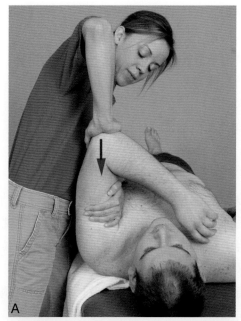

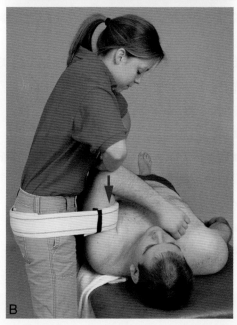

图 5.19　盂肱关节：向后滑动进阶。A. 单手施加 I 级分离力；B. 用治疗带施加 I 级分离力

治疗师体位与手部放置

■ 治疗师朝向治疗床头端站立，靠近治疗床的腿向前迈步成弓箭步。

■ 用外侧手支撑患者手臂于自己的大腿上；位于治疗师大腿上的手臂提供 I 级分离力。

■ 将另一只手的尺骨边缘放在肩峰后角的远端，手指指向患者头部；用这只手给予松动力量。

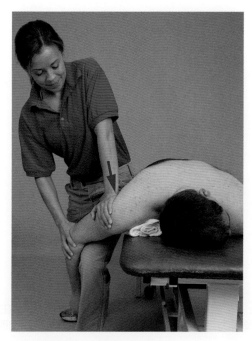

图 5.20　盂肱关节：休息位向前滑动

松动用力

向前和向内滑动肱骨头。屈曲双膝使患者整个手臂向前移动。

注意：不要在肘关节处抬起患者手臂，从而造成肱骨成角。这种角度可能导致肱骨头向前半脱位或脱位。请勿使用此位置增大外旋范围。将肩关节置于外展 90° 外旋位并施加向前滑动的力可引起肱骨头向前半脱位。

盂肱关节外旋进阶（图 5.21）

适应证

增大外旋范围。

治疗师体位与手部放置

由于在肱骨外旋位向前滑动有导致半脱位的风险，应使用分离进阶或上举进阶来增加活动度。

■ 分离进阶：从肩关节休息位开始，将肱骨外旋转至活动范围末端，然后在垂直于关节窝的治疗平面的方向施加 III 级分离力。

■ 上举进阶（图 5.17）：该技术包含了活动末端外旋。

■ 一些研究表明，向后滑动增大了外旋范围。当肱骨头在关节窝内向前位移且关节囊后面紧张时，这一手法是特别有意义的[11,14,15,16]。

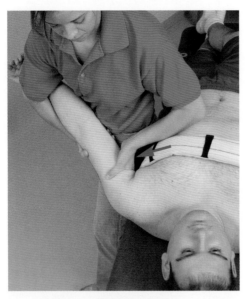

图 5.21　盂肱关节：外旋进阶的分离技术。注意，在施加分离牵伸力之前，肱骨位于休息位并在最大外旋活动范围

肩锁关节

适应证。提高关节的活动性。

固定。外侧手包绕肩峰固定肩胛骨。

锁骨相对肩峰向前滑动（图 5.22）

适应证

坐位或俯卧位。

治疗师体位与手部放置

■ 患者坐位，治疗师站于患者身后，用外侧手的手指固定肩峰。

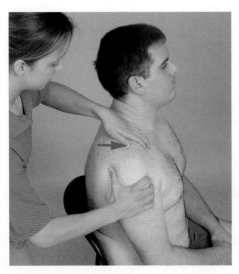

图 5.22　肩锁关节：向前滑动

■ 另一只手的拇指置于锁骨后方接近关节间隙内侧，从下穿过上斜方肌。

■ 患者俯卧时，在肩部下方垫毛巾卷以固定肩峰。

松动用力

用拇指向前推动锁骨。

胸锁关节

关节面。锁骨近端关节面的上 / 下面为凸面，前 / 后面为凹面，其与胸骨柄之间具有关节盘。

治疗平面。对于前伸 / 后缩，治疗平面位于锁骨。对于上举 / 下降，治疗平面位于胸骨柄。

患者体位和固定。患者仰卧，以胸腔为胸骨提供固定。

胸锁关节向后滑动和向上滑动（图 5.23）

适应证

向后滑动增大后缩范围；向上滑动可增大锁骨下降范围。

治疗师体位与手部放置

■ 将拇指放在锁骨近端的前表面上。

■ 屈曲示指并将中间指骨沿锁骨尾侧表面放置以支撑拇指。

松动用力

■ 向后滑动：用拇指向后方推。

■ 向上滑动：用示指向上推动。

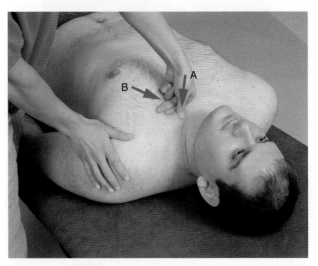

图 5.23　胸锁关节：向后和向上滑动。A. 用拇指下压向后滑动；B. 用示指上推向上滑动

胸锁关节向前和向尾端（向下）滑动（图 5.24）

适应证

向前滑动增大前伸范围；向尾端滑动以增大锁骨升高范围。

治疗师体位与手部放置

治疗师的拇指放置在锁骨下方，其余手指置于锁骨上方，包绕锁骨。

松动用力

- 向前滑动：用拇指和其余手指向前提起锁骨。
- 向尾端滑动：用手指向下按压锁骨。

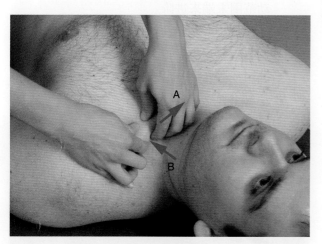

图 5.24 胸锁关节：向前和向尾端滑动。A. 向上提拉锁骨以向前滑动；B. 用弯曲的手指向尾端按压以向尾端滑动

肩胛胸壁软组织松动（图 5.25）

肩胛胸壁关节不是真正的关节，但支持关节的软组织和肌肉被松动可以增加肩胛骨的上提、下降、前伸、后缩、上回旋和下回旋范围，以及促进正常肩带浮翼的活动。

患者体位

如果活动性受限相当严重，则由俯卧位开始，再进阶至侧卧位。患者面向治疗师，由治疗师下方手臂支撑患者垂放的手臂，让肩胛肌肉放松。

治疗师体位与手部放置

将上方手置于肩峰以控制运动方向，用下方手的手指扣住肩胛内缘和下角。

松动用力

从肩胛下角上推或推动肩峰将肩胛骨向所需方

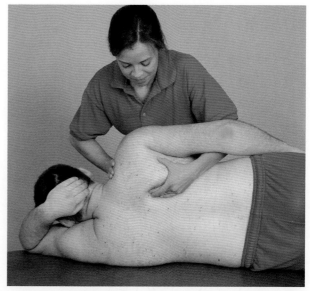

图 5.25 肩胛胸壁关节：上提、下降、前伸、后缩、上回旋、下回旋以及浮翼

向移动。

肘关节和前臂复合体

肘关节和前臂复合体由四个关节组成：肱尺关节、肱桡关节、近端桡尺关节和远端桡尺关节（图 5.26）。为达到肘关节完全屈曲和伸展，内翻和外翻的附属运动（伴随桡侧和尺侧滑动）是必需的。本节描述了各个关节的松动技术以及附属运动。关节力学机制的综述，请参阅第 18 章。

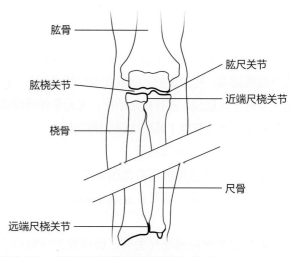

图 5.26 肘关节和前臂复合体的骨和关节

肱尺关节

凸面滑车与凹面鹰嘴窝连接。

休息位。 屈肘 70°，前臂旋后 10°。

治疗平面。 治疗平面位于鹰嘴窝，与尺骨长轴约成 45° 角（图 5.27）。

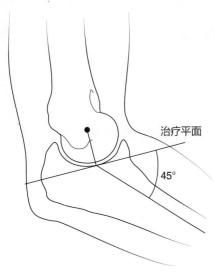

图 5.27　肱尺关节的侧视图，治疗平面如图所示

固定。 用治疗带将肱骨固定在治疗床上或由助手固定。如果肘关节周围肌肉在松动时能维持肌肉放松，则患者可以面对治疗师侧卧并以对侧手固定肱骨。

肱尺关节分离和进阶（图 5.28A）

适应证

测试；初始治疗（Ⅱ 级持续）；疼痛控制（Ⅰ 级或 Ⅱ 级振动）；加大屈曲或伸展范围（Ⅲ 级或 Ⅳ 级）。

患者体位

仰卧位，肘关节位于治疗床的边缘，或者用垫子支撑鹰嘴近端。将患者的手腕放在治疗师肩部上，让肘关节处于休息位，进行初始治疗。无论牵伸到屈曲还是伸展，将关节置于其可达到范围的末端。

治疗师体位与手部放置

■ 当处于休息位或屈曲范围末端时，将内侧手的手指放在患者尺骨近端掌侧面上；用另一只手加固它。

■ 如要单独松动肱尺关节，请确保治疗师的手不与桡骨接触。

■ 在伸展范围末端时，治疗师站立并将近端手的掌根放在患者尺骨近端部分上，并用另一只手支撑前臂远端。

松动用力

在尺骨近端与骨干成 45° 角施力。

肱尺关节向远端滑动（图 5.28B）

适应证

增大屈曲范围。

患者体位、治疗师体位与手部放置

■ 患者仰卧位，肘部位于治疗床边缘。

■ 从肘关节休息位开始，通过将其置于屈曲活动范围末端来进阶。

■ 治疗师将内侧手的手指放在患者尺骨近端掌侧表面；用另一只手加固它。要将松动力单纯施加于肱尺关节，请确保治疗师的手不要接触患者桡骨近端。

松动用力

首先施加与尺骨成 45° 角的关节分离力，然后

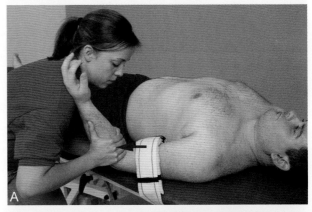

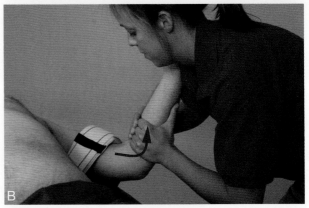

图 5.28　肱尺关节。A. 分离和进阶；B. 分离向远端滑动（勺形运动）

在保持分离的情况下，做勺形运动沿尺骨长轴向远端施力。

肱尺关节桡侧滑动

适应证

增大内翻范围。此为伴随肘关节屈曲的附属运动，可用于增大屈曲角度。

患者体位

■ 患者侧卧在需要被松动的手臂之上，肩关节外旋，肱骨由治疗床支撑。

■ 从肘关节休息位开始，进阶至屈曲活动范围末端。

治疗师体位与手部放置

将近端手的掌根放在肘关节远端；用另一只手支撑前臂远端。

松动用力

在尺骨上向桡侧施力。

肱尺关节尺侧滑动

适应证

增大外翻范围。此为伴随肘关节伸展的附属运动，可用于增大伸展范围。

患者体位

■ 与向桡侧滑动相同，但在前臂近端下方放置方垫或楔形垫以固定（使用远端固定）。

■ 开始于肘关节休息位，后进阶到伸直活动范围末端。

松动用力

在肱骨远端向桡侧施力，使尺骨向尺侧滑动。

肱桡关节

凸面的小头与凹面桡骨头组成关节（图 5.26）。

休息位。 肘关节伸展，前臂旋后至可达到活动范围末端。

治疗平面。 治疗平面位于桡骨头凹面并垂直于桡骨长轴。

固定。 用一只手固定患者肱骨。

肱桡关节分离（图 5.29）

适应证

提高肱桡关节的活动度；徒手操作牵拉肘关节使肘关节前推（桡骨近端位移）。

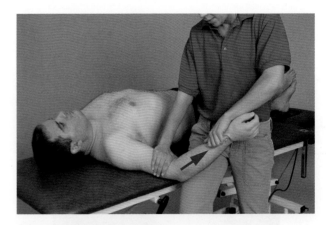

图 5.29　肱桡关节：分离

患者体位

仰卧位或坐位，手臂放在治疗床上。

治疗师体位与手部放置

■ 治疗师站在患者前臂尺侧，位于患者髋关节和上肢之间。

■ 用上方手固定患者的肱骨。

■ 用下方手的大鱼际肌和手指抓握住桡骨远端。确保没有抓握住尺骨远端。

松动用力

向桡骨远端施力（长轴牵引导致关节牵引）。

肱桡关节背侧 / 掌侧滑动（图 5.30）

适应证

桡骨头背侧滑动以加大肘关节伸展范围；掌侧滑动以加大肘关节屈曲范围。

患者体位

仰卧位或坐位，肘关节伸展并旋后至可达到活动范围的末端。

治疗师体位与手部放置

■ 对着患者手臂内侧的手固定肱骨。

■ 外侧手掌面抓握住桡骨掌侧面，其他手指握住桡骨头背侧面。

松动用力

■ 用手掌将桡骨头向背侧推动，或用手指将其向掌侧推。

■ 如果往掌侧滑动需要更强的力，请重新调整身体位置，再将掌根部置于关节背侧向掌侧推动。

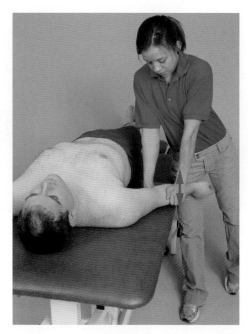

图 5.30   肱桡关节：背侧 / 掌侧滑动。也可采取坐位，如图 5.32 所示，肘关节处于伸展位，用近端手固定肱骨（而非尺骨）

肱桡关节挤压（图 5.31）

适应证

减少肘部牵伸时造成的半脱位。

患者体位

坐位或仰卧位。

治疗师体位与手部放置

■ 右手抓握住患者右手，或左手抓握住患者左手。另一只手由后方固定肘关节。如果患者

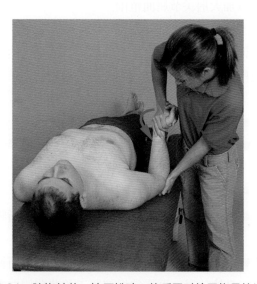

图 5.31   肱桡关节：挤压松动。旋后同时给予桡骨快速冲击力以挤压桡骨

处于仰卧位，固定手置于患者肘关节下方并由治疗床支撑。

■ 将鱼际隆起放在患者的鱼际隆起（锁定拇指）上。

松动用力

将患者的手腕伸展，同时沿大鱼际往下推，并将前臂旋后同时行桡骨长轴挤压。

注意：急性半脱位复位时，可使用 HVT。

近端桡尺关节

桡骨头的凸面与尺骨上桡骨切迹的凹面组成关节（图 5.26）。

休息位。肘部弯曲 70°，前臂旋转 35°。

治疗平面。治疗平面位于尺骨上桡骨切迹，平行于尺骨的长轴。

固定。固定尺骨近端。

近端桡尺关节背侧 / 掌侧滑动（图 5.32）

适应证

背侧滑动增大旋前范围；掌侧滑动增大旋后范围。

患者体位

■ 坐位或仰卧位，从肘关节屈曲 70° 且前臂旋后 35° 开始。

■ 在施加相应的滑动之前，将前臂置于旋前或旋后的活动范围受限处。

治疗师体位与手部放置

■ 前臂背侧面或掌侧面接近患者。内侧手抓握患者前臂内侧固定尺骨。

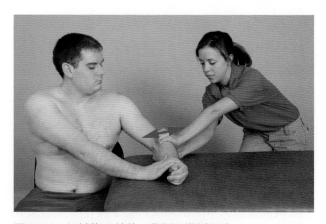

图 5.32   近端桡尺关节：背侧和掌侧滑动

- 另一手用屈曲的手指和手掌抓握住患者桡骨头。

松动用力

- 用手掌推动或用手指拉动，迫使桡骨头向掌侧或背侧滑动。
- 如果需要更强的力，移动到患者的另一侧，转换手用手掌施力推，而不是手指。

远端桡尺关节

桡骨上尺骨切迹的凹面与尺骨头的凸面构成关节。

休息位。 前臂旋后 10°。

治疗平面。 治疗平面位于桡骨关节面，平行于桡骨长轴。

固定。 尺骨远端。

远端桡尺关节背侧 / 掌侧滑动（图 5.33）

适应证

背侧滑动增大旋后范围；掌侧滑动增大旋前范围。

患者体位

坐位，前臂放在治疗床上。从休息位开始，然后推进至旋前或旋后活动范围末端。

治疗师体位与手部放置

一手的四指放在患者尺桡关节背面，而大鱼际和拇指置于掌侧面来固定尺骨远端。另一只手以相同的方式握住桡骨远端。

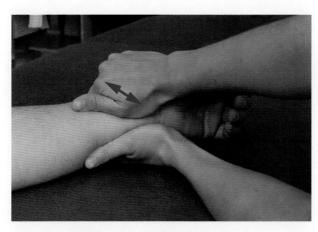

图 5.33　远端桡尺关节：背侧和掌侧滑动

松动用力

平行于尺骨，滑动桡骨远端，背侧滑动增大旋后范围或掌侧滑动增大旋前范围。

腕关节与手部复合体

做腕关节松动时，首先应以组合的形式做近端腕骨和远端腕骨的整体分离和滑动。为了达到全范围的关节活动，必须施行单个腕骨松动 / 操作术。这一部分将在整体腕关节松动术中进行描述。腕关节复合体的力学机制将在第 19 章进行概述（图 5.34）。

桡腕关节

桡骨远端的关节面作为凹面，近排腕骨（由手舟骨、月骨和三角骨组成）作为凸面。

休息位。 桡骨和第三掌骨位于一条直线并伴随轻微尺偏。

治疗平面。 治疗平面是与桡骨长轴垂直的桡骨关节面。

固定。 远端桡骨和尺骨。

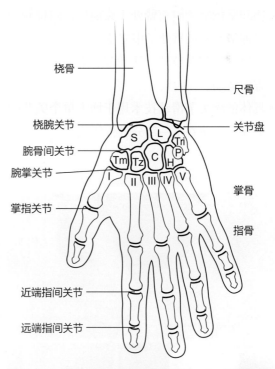

图 5.34　腕关节和手部的骨与关节。S: 手舟骨；L: 月骨；Tri: 三角骨；P: 豌豆骨；Tm: 大多角骨；Tz: 小多角骨；C: 头状骨；H: 钩骨

桡腕关节分离（图 5.35）

适应证

适用于测试、初始治疗、控制疼痛、改善腕关节的整体活动性。

患者体位

患者坐位，前臂放置于治疗床上，腕关节越过治疗床边缘。

治疗师体位与手部放置

■ 用靠近患者的手握住茎突周围，将桡骨和尺骨固定在治疗床上。

■ 另一手握住远排腕骨。

松动用力

沿手臂向远端施加拉力。

桡腕关节 整体滑动和进阶

适应证

向背侧滑动增大屈曲活动度（图 5.36A）；向掌侧滑动增大伸展活动度（图 5.36B）；向桡侧滑动增大尺偏活动度；向尺侧滑动增大桡偏活动度（图 5.37）。

患者体位、治疗师体位与手部放置

■ 患者坐位，前臂置于治疗床上并放松，向背侧和掌侧滑动时前臂处于旋前位，向桡侧和尺侧滑动时前臂处于中立位。

■ 进阶：当腕关节处于活动范围末端时向特定方向滑动。

■ 具体的腕关节滑动技术用于增大单个关节的活动性，将在下一部分进行叙述。

松动用力

力量来自置于远端腕骨的手。

具体腕骨的松动术（图 5.38，图 5.39）

要想腕关节达到全范围的关节活动，必须对单个腕骨进行松动。桡腕关节和腕骨间关节特殊的生物力学机制会在第 19 章进行叙述。对单个腕骨进行松动时应遵循如下准则。

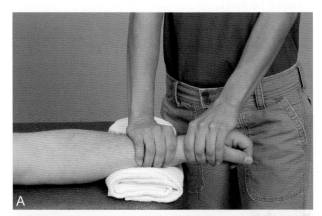

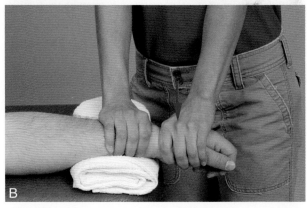

图 5.36 桡腕关节整体滑动。A. 向背侧滑动；B. 向掌侧滑动

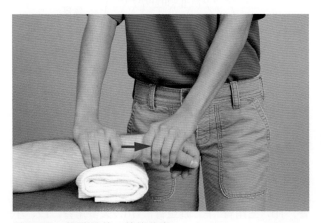

图 5.35 桡腕关节：整体分离

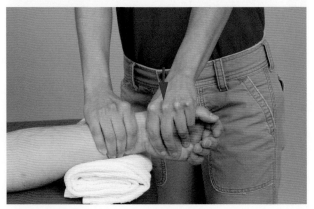

图 5.37 桡腕关节整体滑动：向尺侧滑动

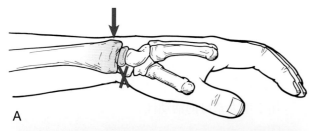

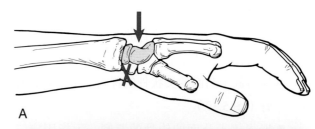

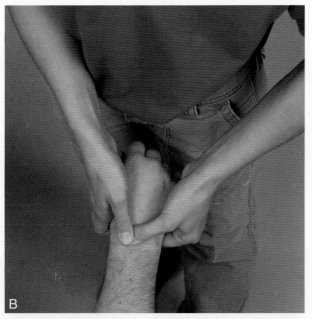

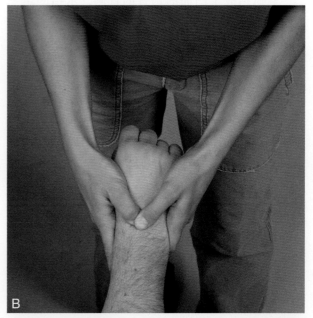

图 5.38　具体腕骨的松动术：固定远端骨，将近端骨向掌侧滑动。图示为用示指固定手舟骨和月骨，用拇指将桡骨推向掌侧滑动，以增大腕关节屈曲角度。A. 图示为侧面观，箭头指示处为拇指放在桡骨上的位置，"×"为示指固定的位置；B. 图示为拇指重叠放于桡骨的俯视图

图 5.39　具体腕骨的松动术：固定近端骨，将远端骨向掌侧滑动。图示为用示指固定月骨，用拇指将头状骨推向掌侧滑动，以增大伸展角度。A. 图示为侧面观，箭头指示处为拇指放在头状骨上的位置，"×"为示指固定的位置；B. 图示为拇指重叠放于头状骨的俯视图

患者和治疗师体位

- 患者坐位。
- 治疗师站立位，握住患者的手，使患者肘部悬空无支撑。
- 手臂的重力对关节施加了轻度牵引力，所以治疗师只需要施加滑动的力量。

手部放置和适应证

明确需要松动的具体关节的位置，将示指放在骨的掌侧面，以达到固定作用。将拇指重叠放在骨的背侧面，用于操作。其余手指握住患者的手使其放松。

增大屈曲活动度。将起固定作用的示指放于凸面的骨的下方（即掌侧面），将用于操作的拇指重叠放在凹面的骨的背侧面。

- 拇指放于凹面的桡骨的背侧，示指固定手

舟骨。

- 拇指放于凹面的桡骨的背侧，示指固定月骨（图 5.38）。
- 拇指放于大多角骨 – 小多角骨的背侧，示指固定手舟骨。
- 拇指放于凹面的月骨的背侧，示指固定头状骨。
- 拇指放于凹面的三角骨的背侧，示指固定钩骨。

增大伸展活动度。将起固定作用的示指放于凹面的骨的下方（即掌侧面），将用于操作的拇指重叠放在凸面的骨的背侧面。拇指施加操作力量。

- 拇指放于凸面的手舟骨的背侧，示指固定桡骨。
- 拇指放于凸面的月骨的背侧，示指固定

桡骨。

- 拇指放于凸面的手舟骨的背侧，示指固定大多角骨 / 小多角骨。
- 拇指放于凸面的头状骨的背侧，示指固定月骨（图 5.39）。
- 拇指放于凸面的钩骨的背侧，示指固定三角骨。

松动用力

- 在各种情况下，力量都来自重叠覆盖在背侧面的拇指。
- 在背侧面施力时，压力会作用于腕管内的神经、血管和肌腱，腕尺管会变窄，可以施加较大的松动力量来消除疼痛。
- 可以使用 HVT 技术，即对各个腕骨施加压力时快速向上或向下摇动腕关节和手。

尺骨－半月板－三角骨关节

要松解关节盘，可能需要限制腕关节或前臂的活动，然后在固定好的三角骨上施加一个将尺骨向掌侧滑动的力。

第二至第四指的腕掌关节和掌骨间关节

手的握拳和伸开以及掌弓的维持需要借助腕骨与掌骨之间的整体活动性。

腕掌关节分离（图 5.40）

固定、治疗师体位与手部放置

用一只手的拇指和示指固定各个腕骨，另一只手抓住掌骨近端。

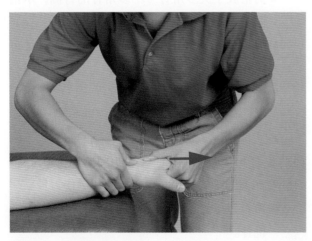

图 5.40　腕掌关节：分离

松动用力

对掌骨施加长轴牵引力。

腕掌关节和腕骨间关节向掌侧滑动

适应证

用于增大掌弓的活动性。

固定、治疗师体位与手部放置

用一只手的拇指和示指固定腕骨，将另一只手的鱼际隆起处沿掌骨背侧面放置，施加松动力量。

松动用力

将掌骨近侧端向掌侧滑动。使用牵伸技术可以让掌弓成杯状或者变平坦，此部分在第 4 章进行叙述。

拇指的腕掌关节

拇指的腕掌关节是一个鞍状关节。拇指做手掌外展 / 内收运动时（掌骨垂直做远离或靠近手掌的运动），大多角骨作为凹面，近端掌骨作为凸面。拇指做桡骨外展 / 内收运动时（掌骨在手掌平面内做远离或接近桡骨的运动；以前称作屈曲 / 伸展），大多角骨作为凸面，近端掌骨作为凹面。

休息位。休息位是桡骨外展 / 内收运动和手掌外展 / 内收运动的中间位。

固定。用靠近患者的手固定大多角骨。

治疗平面。做外展 / 内收运动时，治疗平面是大多角骨；做屈曲 / 伸展运动时，治疗平面是近端掌骨。

腕掌关节分离（拇指）

适应证

适用于测试、初始治疗、控制疼痛、改善整体的活动性。

患者体位

患者的前臂和手放松地放在治疗床上。

治疗师体位与手部放置

- 用靠近患者的手固定大多角骨。
- 用周围其他的手指环握住患者的掌骨（图 5.41A）。

松动用力

施加长轴牵引力，分离关节表面。

腕掌关节滑动（拇指）（图 5.41）
适应证

- 向尺侧滑动增大桡骨内收活动度。
- 向桡侧滑动增大桡骨外展活动度。
- 向背侧滑动增大手掌外展活动度。
- 向掌侧滑动增大手掌内收活动度。

患者体位、治疗师体位与手部放置

- 直接抓住或使用手指包绕远排腕骨，固定大多角骨。
- 将另一只手的鱼际隆起放置在与滑动方向相反侧的第一掌骨掌根部。例如，图 5.41A 中，鱼际隆起放于掌骨的桡侧，可以向尺侧滑动。

松动用力

用鱼际隆起在掌骨根部施加力量，调整治疗师体位以施加图 5.41 中所示方向的力。

各掌指关节和指间关节

在所有关节中，近端关节面的末端作为凸面，远端关节面的近侧端作为凹面。

注意：因为所有手指的关节表面是相似的，因此，各个关节的所有操作的方式是一致的。

休息位。 对于各个关节来说，休息位是轻度屈曲位。

治疗平面。 治疗平面是远端关节表面。

固定。 患者前臂和手放于治疗床上放松；治疗师用一只手的手指固定近端关节表面。

掌指关节和指间关节分离（图 5.42）
适应证

适用于测试、初始治疗、控制疼痛、改善整体的活动性。

治疗师体位与手部放置

治疗师使用近侧手固定近端骨；用另一只手的手指和拇指环握住关节附近的末端骨。

松动用力

施加长轴牵引力，分离关节表面。

掌指关节和指间关节滑动和进阶
适应证

- 向掌侧滑动增大屈曲活动度（图 5.43）。

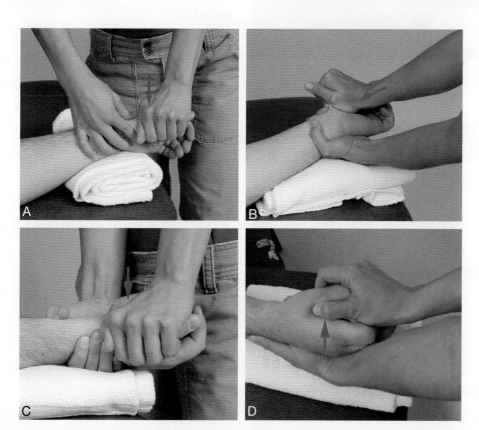

图 5.41　拇指腕掌关节滑动。A. 向尺侧滑动增大桡骨内收活动度；B. 向桡侧滑动增大桡骨外展活动度；C. 向背侧滑动增大手掌外展活动度；D. 向掌侧滑动增大手掌内收活动度。注意治疗师的拇指放于患者示指和拇指之间的虎口处，向掌侧滑动

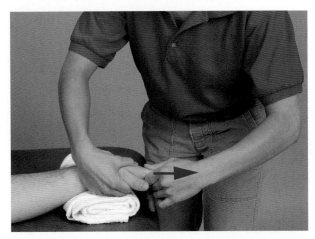

图 5.42　掌指关节：分离

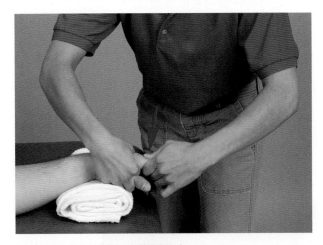

图 5.43　掌指关节：向掌侧滑动

- 向背侧滑动增大伸展活动度。
- 向桡侧或尺侧滑动（由手指决定）增大外展或内收活动度。

松动用力

通过拇指或鱼际隆起在骨端近侧施加滑动力量。进阶时，将关节置于关节活动范围末端施加轻度牵引力和滑动力。进行滑动之前可以增加旋转运动。

髋关节

作为凹面的髋臼容纳着作为凸面的股骨头（图5.44）。髋关节的生物力学机制将在第 20 章进行介绍。

休息位。 髋关节屈曲30°，外展30°，同时

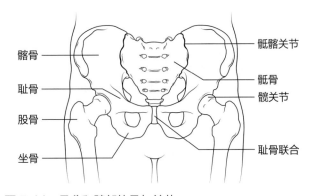

图 5.44　骨盆和髋部的骨与关节

处于轻度外旋位。

固定。 使用治疗带将骨盆固定在治疗床上。

治疗平面。 治疗平面位于髋臼内。

髋关节负重面分离，尾端滑动（图 5.45）

因为髋关节结构位于深部，垂直于治疗平面的牵引力会导致上方的负重面向外侧滑动。尾端滑动可以分离负重面。

适应证

适用于测试、初始治疗、控制疼痛、改善整体的活动性。

患者体位

患者仰卧位，髋关节处于休息位，膝关节伸展。

特别注意： 当患者存在膝关节功能障碍时，不使用此体位，而使用下述替代体位。

治疗师体位与手部放置

治疗师站于治疗床尾部，用治疗带环绕住自己的躯干和患者的踝关节，然后将治疗带在患者足部交叉。治疗师将手放置在踝关节近端、治疗带下方。治疗带帮助治疗师使用身体的重力施加松动力量。

松动用力

当治疗师身体向后倾斜时，对患者的腿部施加长轴牵引力。

髋关节尾端滑动的替代体位和操作

- 患者仰卧位，髋、膝关节屈曲，足部平放于治疗床上。
- 治疗师用手环握住股骨髁和大腿末端，切忌对髌骨施加压力。
- 力量源于治疗师手部，当治疗师身体向后倾

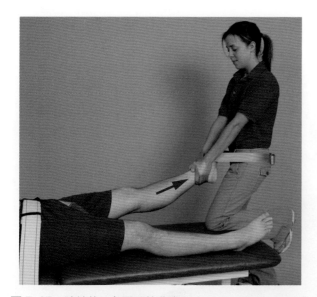

图 5.45　髋关节：负重面的分离

斜时施加向尾端方向的力量。

髋关节向后滑动（图 5.46）

适应证

增大屈曲活动度，增大内旋活动度。

患者体位

- 患者仰卧位，髋关节位于治疗床末端。
- 患者通过屈曲对侧髋关节，以及用手将大腿抵于胸部，帮助固定骨盆和腰椎。
- 最初，髋关节固定在休息位；进阶至关节活动范围终末端。

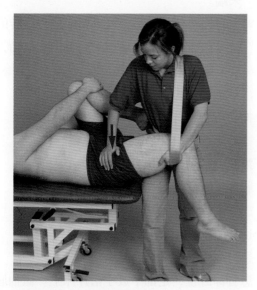

图 5.46　髋关节：向后滑动

治疗师体位与手部放置

- 治疗师站于患者大腿内侧。
- 将治疗带环绕住患者大腿下方和治疗师肩部，帮助支撑下肢。
- 将远端手放于大腿末端和治疗带之间，将近端手放于大腿近端的前侧。

松动用力

治疗师肘关节伸展，膝关节屈曲；近端手向后方施加力量。

髋关节向前滑动（图 5.47）

适应证

增大伸展活动度，增大外旋活动度。

患者体位

患者俯卧位，躯干平放于治疗床上，髋关节越过治疗床边缘，对侧足放于地板上。

治疗师体位与手部放置

- 治疗师站于患者大腿内侧。
- 将治疗带环绕住患者大腿和治疗师肩部，帮助支撑下肢。
- 治疗师用远端手握住患者腿部。
- 治疗师将近端手放于患者大腿近端的后侧、臀部稍下方。

松动用力

治疗师保持肘关节伸直，膝关节屈曲；近端手向前方施加力量。

替代体位

- 患者侧卧位，大腿放松微屈位，用软枕支撑。
- 治疗师站于患者的后方，用靠近头侧的手跨越前上方的髂骨固定患者的骨盆。
- 治疗师用靠近尾端的手从后方向前推大转子。

膝关节复合体

膝关节由股骨髁和胫骨平台的两个关节面、两个关节面之间的纤维软骨盘以及髌骨和滑车构成的关节组成（图 5.48）。膝关节屈曲时伴随胫骨内旋；膝关节伸展时伴随胫骨外旋。另外，正常的膝关节运动中，屈曲时伴随髌骨向尾端滑动，伸展时伴随

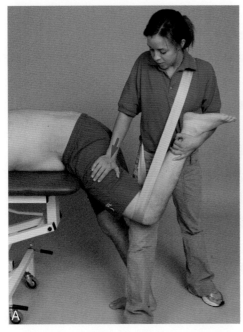
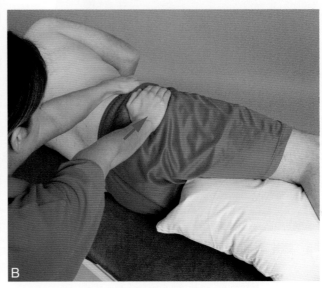

图 5.47　髋关节：向前滑动。A. 俯卧位；B. 侧卧位

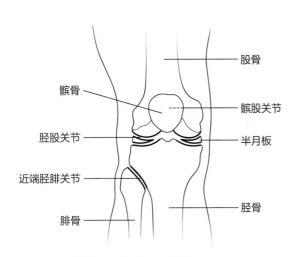

股骨

髌骨

髌股关节

胫股关节

半月板

近端胫腓关节

腓骨

胫骨

图 5.48　膝关节和腿部的骨与关节

髌骨向头端滑动。这些力学机制将在第 21 章进行叙述。

胫股关节

胫骨平台作为凹面，股骨髁作为凸面。膝关节的生物力学机制在第 21 章进行叙述。

休息位。膝关节休息位是 25° 屈曲位。

治疗平面。治疗平面位于胫骨平台表面；因此，当膝关节角度变化时，治疗平面随着胫骨的变化而变化。

固定。在大多数情况下，使用治疗带或者通过治疗床固定股骨。

胫股关节分离：长轴牵引（图 5.49）

适应证

适用于测试、初始治疗、控制疼痛、改善整体的活动性。

患者体位

- 患者坐位、仰卧位或俯卧位，始于膝关节休息位。
- 进阶至膝关节位于屈曲或伸展活动范围末端。
- 当施加牵引力之后，可以增加胫骨旋转的力量。在屈曲范围末端增加胫骨内旋活动，伸展范围末端增加胫骨外旋活动。

治疗师体位与手部放置

抓住患者腿部远端，双手放于踝部近端。

松动用力

沿胫骨长轴施加拉力，分离关节表面。

胫股关节向后滑动（图 5.50）

适应证

适用于测试、增大屈曲活动度。

患者体位

患者仰卧位，足部平放于治疗床上。做抽屉试验采用此体位，可用于从前方或后方松动胫骨，但

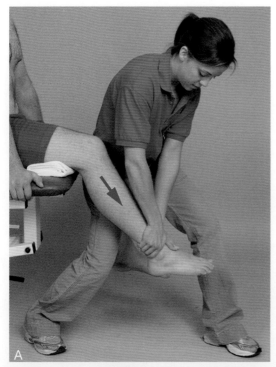

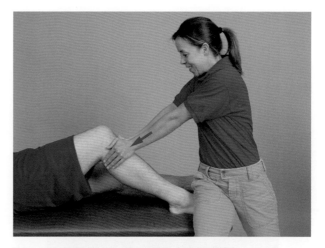

图 5.50　胫股关节：向后滑动（抽屉试验）

是，此体位下做滑动时不能施加 I 级分离力。

治疗师体位与手部放置

　　治疗师坐于治疗床上，用大腿固定患者足部。双手握住胫骨，拇指在前，其余四指在后。

松动用力

　　治疗师伸直肘关节，身体向前倾斜；用拇指将胫骨向后推。

胫股关节向后滑动：替代体位以及进阶（图 5.51 ）

患者体位

■ 患者坐位，膝关节屈曲越过治疗床边缘，始于休息位（图 5.51）。将膝关节屈曲至接近 90°，同时伴随着膝关节内旋。

■ 当膝关节屈曲超过 90° 时，患者俯卧位；松动时在髌骨近端放置一小毛巾卷以减小对髌骨的压力。

治疗师体位与手部放置

■ 当患者处于休息位时，治疗师站在患者前侧。用远侧手握住腿部的远端，将近侧手掌放于胫骨平台前缘。

■ 当膝关节屈曲接近 90° 时，治疗师坐于矮凳子上；将患者腿部固定于两膝之间，一手放于胫骨平台前缘。

■ 当患者俯卧位时，治疗师一手固定股骨，另一手放于胫骨平台边缘。

松动用力

■ 治疗师伸直肘关节，身体向胫骨倾斜，将胫

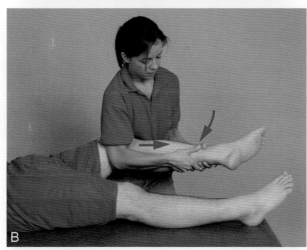

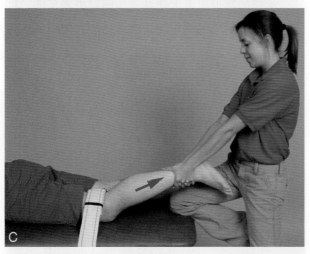

图 5.49　胫股关节：分离。A. 坐位；B. 仰卧位；C. 俯卧位

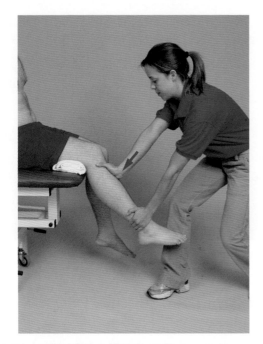

图 5.51 胫股关节：向后滑动，坐位

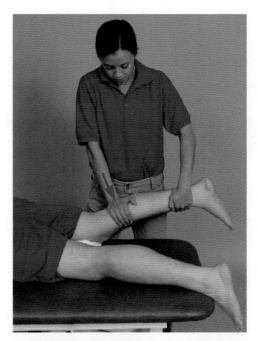

图 5.52 胫股关节：向前滑动

骨向后滑动。

■ 在屈曲范围末端将胫骨内旋时，在胫骨内侧向后施加力量。

胫股关节向前滑动（图 5.52）

适应证

增大伸展角度。

患者体位

■ 患者俯卧位，膝关节始于休息位；进阶至关节活动范围末端。将小软垫放于股骨末端以防止对髌骨加压。

■ 做抽屉试验时也可采取此体位。松动的力量源于身体倾斜时位于胫骨后方的手指（图5.50）。

治疗师体位与手部放置

治疗师用靠近胫骨远端的手握住胫骨远端，将近端手掌放于胫骨近端的后方。

松动用力

用放在胫骨近端的手向前施加力量。力量可能传导到胫骨平台内侧或外侧，使一侧关节分离。

替代体位和操作

■ 如果患者不能处于俯卧位，那么让患者仰卧，在胫骨下放一固定垫。

■ 对股骨向后施加松动的力量。

髌股关节

在正常的膝关节屈曲活动中，髌骨在股骨上向尾端滑动；在正常的膝关节伸展活动中，髌骨向头端滑动。

髌股关节向尾端滑动（图 5.53）

患者体位

患者仰卧位，膝关节伸展；进阶至膝关节屈曲范围末端。

治疗师体位与手部放置

治疗师靠近患者大腿站立，面对患者足部。将靠近大腿侧手部的虎口放于髌骨上缘，使用另一只

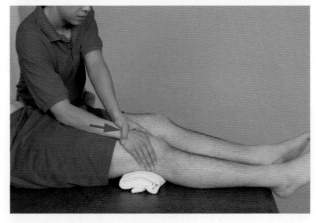

图 5.53 髌股关节：尾端滑动

手施加强化力量。

松动用力

将髌骨向尾端滑动，方向与股骨平行。

注意：操作时切忌对髌骨向股骨髁方向加压。

髌股关节向内侧或外侧滑动（图 5.54）

适应证

增大髌骨活动度。

患者体位

患者仰卧位，膝关节伸直，侧卧位时可用于向内侧滑动（图 21.10）。

治疗师体位与手部放置

治疗师将掌根沿患者髌骨内侧缘或者外侧缘放置。当手沿内侧缘放置时治疗师站在治疗床的对侧，当手沿外侧缘放置时治疗师站在治疗床的同侧。将另一手放在股骨下方以固定股骨。

松动用力

使髌骨抵抗终末阻力向内侧或外侧滑动。

腿和踝关节

腿部的关节包括近端和远端胫腓关节；在所有的踝关节和距下关节活动中，都存在以上关节的附属运动（图 5.48 和 5.57A）。腿部、足部和踝关节在负重和非负重情况下复杂的生物力学机制在第 22 章进行叙述。

胫腓关节

近端胫腓关节向前（腹侧）滑动（图 5.55）

适应证

增大腓骨头的活动度，复位腓骨头后方半脱位。

患者体位

■ 患者侧卧位，躯干和髋关节向俯卧方向部分旋转。

■ 大腿向前屈曲从而使膝关节和小腿在治疗床上放松，或者用一软垫支撑。

治疗师体位与手部放置

■ 治疗师站于患者后方，一手放于胫骨下方，固定胫骨。

■ 将另一只手的掌根部放于腓骨头的后方，并用前方的手指环握住腓骨头。

松动用力

用掌根部从腓骨头后方向前外侧施加力量。

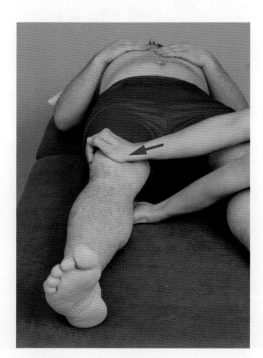

图 5.54　髌股关节：向外侧滑动

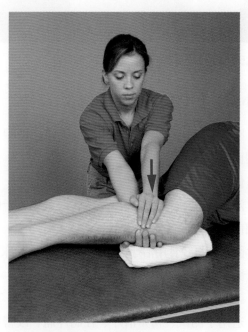

图 5.55　近端胫腓关节：向前滑动

远端胫腓关节向前（腹侧）滑动或向后（背侧）滑动（图 5.56）

适应证

当远端胫腓关节形成的踝穴限制踝关节背伸活动时，此操作可增大踝穴的活动度。

患者体位

仰卧位或俯卧位。

治疗师体位与手部放置

治疗师位于治疗床床尾，将靠内侧的手的其余四指放于胫骨下方，拇指放于胫骨上方，以固定胫骨。将另一只手的掌根放于外踝，手指放于下方。

松动用力

患者俯卧位，治疗师对腓骨施加向前方的力量；患者仰卧位，治疗师施加向后方的力量。

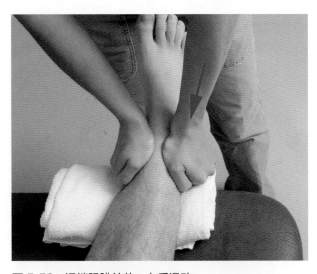

图 5.56　远端胫腓关节：向后滑动

距小腿关节（踝上关节）（图 5.57）

距骨关节面作为凸面，由胫腓骨组成的踝穴作为凹面。

休息位。 跖屈 10°

治疗平面。 治疗平面位于踝穴内，相对于腿部施加前-后方向的力量。

固定。 将胫骨用治疗带或用手固定在治疗床上。

距小腿关节分离（图 5.58）

适应证

适用于测试、初始治疗、控制疼痛、改善整体的活动性。

患者体位

患者仰卧位，下肢伸直。始于踝关节休息位，进阶至背伸或跖屈关节活动范围末端。

治疗师体位与手部放置

■ 治疗师站于治疗床尾，双手手指放于患者踝穴稍远端并握住足背。

■ 将拇指放于足跖面，握住足部使其保持休息位。

松动用力

通过身体向后倾斜，沿腿部长轴向远端施加

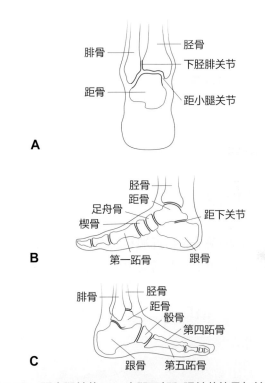

图 5.57　距小腿关节。A. 小腿下部和踝关节的骨与关节的前面观；B. 内侧观；C. 踝关节和足部的骨与关节的外侧观

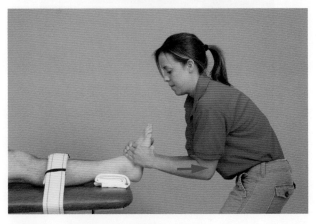

图 5.58　距小腿关节：分离

拉力。

距小腿关节向背侧（向后）滑动（图 5.59）

适应证

增大背伸活动范围。

患者体位

患者仰卧位，下肢放于治疗床上，足跟在治疗床边缘。

治疗师体位与手部放置

- 治疗师站于患者侧方。
- 治疗师使用靠近头侧的手固定患者的腿部或使用治疗带将患者腿部固定在治疗床上。
- 将另一只手的虎口掌侧面放于患者距骨上方、踝穴稍远端。
- 用拇指和其余四指环握住足部，维持踝关节于休息位。向尾端施加 I 级牵引力。

松动用力

通过推距骨使距骨相对于胫骨向后滑动。

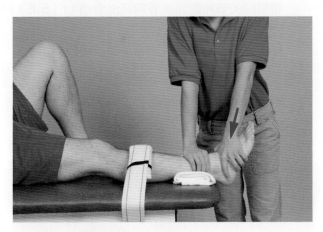

图 5.59　距小腿关节：向后滑动

距小腿关节向腹侧（向前）滑动（图 5.60）

适应证

增大跖屈活动范围。

患者体位

患者俯卧位，足部越过治疗床边缘。

治疗师体位与手部放置

- 治疗师站于治疗床尾，将外侧手置于患者足背施加 I 级牵引力。
- 将另一只手的虎口放于距骨和跟骨的后面、踝穴的稍末端。

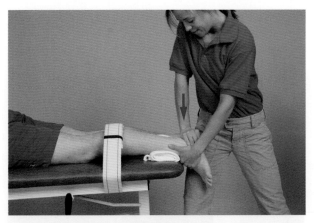

图 5.60　距小腿关节：向前滑动

松动用力

把跟骨相对于胫骨向前推，这样使距骨向前滑动。

替代体位

- 患者仰卧位，治疗师将近端手放于踝穴的前方，固定腿末端。
- 远端手于跟骨下方呈杯状抓握。
- 将跟骨向前推时，距骨会向前滑动。

距下关节（距跟关节），后室

跟骨和距骨组成的关节被跗骨管分开。这些独立关节的复杂生物力学机制将在第 22 章进行叙述。此处只介绍后室松动。在后室中，跟骨作为凸面关节，距骨作为凹面关节。

休息位。休息位处于内翻和外翻的中间位。

治疗平面。治疗平面位于距骨上，与足底平行。

固定。利用踝关节背伸来固定距骨。也可用治疗师的手来固定距骨。

距下关节分离（图 5.61）

适应证

适用于测试、初始治疗、控制疼痛、改善内翻和外翻的整体活动性。

患者体位、治疗师体位与手部放置

- 患者仰卧位，腿部放于治疗床上，足跟超过治疗床边缘。
- 将患者髋关节外旋，利用治疗师大腿对患者前足跖面的压力使距小腿关节可以固定在背伸位。

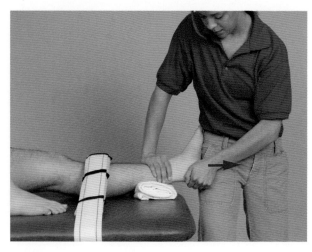

图 5.61　距下关节（距跟关节）：分离

■治疗师用远端手从足后方抓住跟骨，另一只手将距骨和踝穴固定于治疗床上。

松动用力

将跟骨沿腿部长轴向末端牵拉。

距下关节向内侧或向外侧滑动（图 5.62）

适应证

向内侧滑动增大外翻活动度；向外侧滑动增大内翻活动度。

患者体位

患者侧卧位或俯卧位，腿部放于治疗床上。

治疗师体位与手部放置

■治疗师肩部和手构成的直线与足底平行。

■用近端手固定距骨。

■向外侧滑动时将远端手掌根部放于跟骨内侧；向内侧滑动时放于跟骨外侧。

■远端手指环握住足背面。

松动用力

向尾端施加 I 级牵引力，然后用手掌根部于跟骨侧方沿足跟跖面平行方向施加力量。

替代体位

体位与牵引体位相似，用手掌根部对跟骨向内侧或向外侧施加力量。

跗骨间关节和跗跖关节

当足从背伸向跖屈方向运动时，所有关节的凹面和凸面的方向一致。例如，近端关节面是凸面时，远端关节面则是凹面。对每个关节的操作都是相同的。调整手部放置的位置，固定近端骨，移动远端骨。

跗骨间关节和跗跖关节向跖面滑动（图 5.63）

适应证

增大跖屈附属运动的活动度（对旋后运动是必要的）。

患者体位

患者仰卧位，髋关节、膝关节屈曲；或者坐位，膝关节屈曲越过治疗床边缘，足跟放于治疗师腿上。

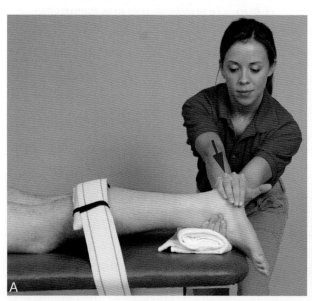

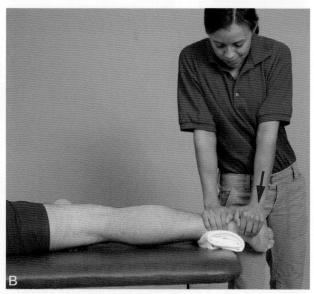

图 5.62　距下关节：向外侧滑动。A. 俯卧位；B. 侧卧位

固定、治疗师体位与手部放置

■ 将示指放于近端骨的跖面，以固定近端骨。

■ 治疗师位于患者足外侧，沿足内侧面松动跗骨关节。将近端手放于足背面，手指指向足内侧，此时示指可以放置于骨下方并覆盖住骨，将骨固定。

■ 将远端手的鱼际隆起放于要松动骨的背侧面，手指放于跖面。

■ 松动外侧跗骨关节时，治疗师位于患者足内侧，手指指向外侧，手部放于刚刚描述的骨的位置。

松动用力

对远端骨从足背侧向跖面施加力量。

跗骨间关节和跗跖关节向背侧滑动（图 5.64）

适应证

增大向背侧滑动附属运动的活动度（对旋前运动是必要的）。

患者体位

患者俯卧位，膝关节屈曲。

固定、治疗师体位与手部放置

■ 将近端骨固定。

■ 治疗师站于患者腿部内侧，手指环握住足部外侧（图 5.64），松动外侧跗骨关节（如跟骰关节）。

■ 治疗师站于患者腿部外侧，手指环握住足部内侧，松动内侧骨（如距骨上的足舟骨）。

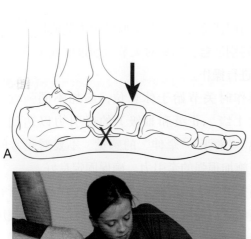

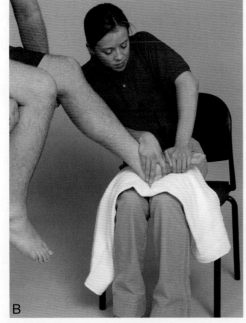

图 5.63 近端骨固定时将远端骨向跖面滑动，图示为治疗师用示指固定足舟骨，将楔骨向跖面滑动，可以提高足弓。A. 图示为足内侧观，"×"为示指固定位置，箭头处为治疗师用手鱼际隆起向下施加的压力位置；B. 该手法的操作图

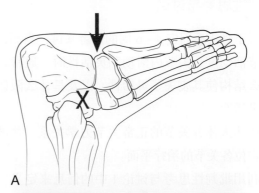

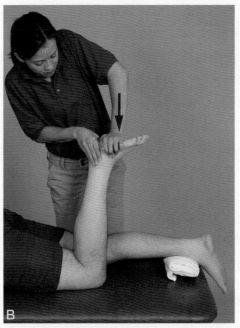

图 5.64 将远端跗骨相对于近端跗骨向背侧滑动。如图中所示，通过距骨传导的压力来固定跟骨，并且使骰骨向背侧滑动。A. 图示为足外侧，"×"处为固定部位，箭头处为治疗师掌根向下（背侧）施加力量的位置；B. 该手法的操作图

■ 治疗师用的第二掌指关节抵住骨块，滑动骨块。

松动用力

从足部跖面向背侧施加力量。

替代操作

除固定远端骨并将近端骨向跖面滑动以外，体位和手部放置与向跖面滑动时相同。这是远端骨向背侧面滑动的相对运动。

跗骨间关节、跗趾关节和趾骨间关节

和手部相同，足部的跗骨间关节、跗趾关节和趾骨间关节均以相同的方式固定和松动。在各种情况中，近端骨的关节表面均作为凸面，远端骨的关节表面均作为凹面。手法很简单，治疗师固定近端骨，滑动远端骨的骨面，向跖面滑动以改善屈曲角度，向背面滑动以改善伸展角度，向内侧或外侧滑动以改善内收和外展活动度。

自学活动

批判性思考与讨论

1. 对于骨折后固定 4~6 周的患者来讲，当测试关节活动度、关节内活动和灵活性时，通常是什么结构使其丧失了灵活性，以及是什么限制了灵活性。

2. 描述人体各关节的正常关节力学关系，并准确定位各关节的治疗平面。

3. 利用批判性思考与讨论 1 中的信息来定义一种特殊的骨折，前臂远端的科莱斯骨折（Colles fracture）。确定哪项手法对获得关节活动性和相关关节的关节活动范围是必须的，如腕关节、前臂和肘关节，结缔组织和肌肉。练习使用每项手法。

4. 解释使用被动关节操作技术治疗因疼痛和肌肉保护性收缩所致的活动受限，或者关节囊和韧带受限的原理。那么对不同情况的患者使用此技术的要点有何不同？

5. 描述关节松动术如何符合关节活动受限患者的整体干预计划。

6. 阐述被动关节松动术和 MWM 技术的不同点。

实践练习

与同伴练习上肢和下肢各个关节的松动术。

特别注意：切忌对关节活动过度或关节不稳的患者进行操作。

1. 操作时关节始于休息位，施加不同强度（持续 I 级、II 级和 III 级）的牵引力以达到"松弛""紧张""牵伸"的感觉。不要对正常的关节施加很强的牵引力。确保固定良好。

2. 当关节处于休息位时，可以对该关节进行所有适当的滑动操作。进行每项滑动操作时确保使用 I 级牵引力。操作时变换持续时间和振动幅度。

3. 将关节置于"关节活动范围末端"，进行进阶操作。
   ■ 在此位置下对肢体进行牵引。
   ■ 在此活动度下对关节进行适当的滑动操作（进行每项滑动操作时确保施加 I 级牵引力）。
   ■ 增加旋转运动（例如肩关节外展时增加外旋运动），然后进行适当的滑动。

（李长江 汤炳煌 译，王雪强 祁奇 审）

参考文献

1. Akeson, WH, et al: Effects of immobilization on joints. *Clin Orthop* 219:28–37, 1987.
2. American Physical Therapy Association: *Guide to Physical Therapist Practice 3.0,* Available at http://guidetoptpractice.apta.org/. Accessed March 26, 2015.
3. American Physical Therapy Association Manipulation Task Force Manipulation Education Committee: *Manipulation Education Manual for Physical Therapist Professional Degree Programs.* Alexandria, VA: American Physical Therapy Association, 2004.
4. Backstrom, KM: Mobilization with movement as an adjunct intervention in a patient with complicated De Quervain's tenosynovitis: a case report. *J Orthop Sports Phys Ther* 32(3):86–97, 2002.
5. Boissonnault, W, Bryan, JM, and Fox, KJ: Joint manipulation curricula in physical therapist professional degree programs. *J Orthop Sports Phys Ther* 34(4):171–181, 2004.
6. Cyriax, J: *Textbook of Orthopaedic Medicine, Vol I: The Diagnosis of Soft Tissue Lesions,* ed. 8. London: Bailliere & Tindall, 1982.
7. DiFabio, RP: Efficacy of manual therapy. *Phys Ther* 72:853–864, 1992.
8. Donatelli, R, and Owens-Burkhart, H: Effects of immobilization on the extensibility of periarticular connective tissue. *J Orthop Sports Phys Ther* 3:67–72, 1981.
9. Enneking, WF, and Horowitz, M: The intra-articular effects of immobilization on the human knee. *J Bone Joint Surg Am* 54:973–985, 1972.
10. Exelby, L: Mobilizations with movement: a personal view. *Physiotherapy* 81(12):724–729, 1995.
11. Harryman, DT, et al: Translation of the humeral head on the glenoid with passive glenohumeral motion. *J Bone Joint Surg Am* 72:1334–1343, 1990.
12. Hengeveld, E, and Banks, K: *Maitland's Peripheral Manipulation,* ed. 4. Oxford: Butterworth Heinemann, 2005.
13. Houglum, PA and Bertoti, DB: *Brunnstrom's Clinical Kinesiology,* ed. 6. Philadelphia: FA Davis, 2012.
14. Howell, SM, et al: Normal and abnormal mechanics of the glenohumeral joint in the horizontal plane. *J Bone Joint Surg Am* 70:227–232, 1988.
15. Hsu, AT, et al: Changes in abduction and rotation range of motion in response to simulated dorsal and ventral translational mobilization of the glenohumeral joint. *Phys Ther* 82(6):544–556, 2002.
16. Itoi, E, et al: Contribution of axial arm rotation to the humeral head translation. *Am J Sports Med* 22:499–503, 1994.
17. Kaltenborn, FM, Evjenth, O, Kaltenborn, TB, et al: *Manual Mobilization of the Joints: Joint Examination and Basic Treatment, Vol I: The Extremities,* ed. 8. Oslo, Norway: Norli, 2014.
18. Kavanagh, J: Is there a positional fault at the inferior tibiofibular joint in patients with acute or chronic ankle sprains compared to normals? *Manual Ther* 4(1):19–24, 1999.
19. Levangie, PK, and Norkin, CC: *Joint Structure and Function: A Comprehensive Analysis,* ed. 5. Philadelphia: FA Davis, 2011.
20. Magee, DJ: *Orthopedic Physical Assessment,* ed. 6. St. Louis: Saunders, 2014.
21. McDavitt, S: Practice affairs corner—a revision for the Guide to Physical Therapist Practice: mobilization or manipulation? Yes! That is my final answer! *Orthop Phys Ther Pract* 12(4):15, 2000.
22. Meadows, J: *Orthopedic Differential Diagnosis in Physical Therapy: A Case Study Approach.* Toronto: McGraw-Hill, 1999.
23. Miller, J: The Mulligan concept—the next step in the evolution of manual therapy. *Orthop Division Rev* 2:9–13, 1999.
24. Mintken, PE, et al: A model for standardizing manipulation terminology in physical therapy practice. *J Orthop Sports Phys Ther* 38:A1, 2008.
25. Mintken, PE, et al: Moving past sleight of hand. *J Orthop Sports Phys Ther* 40(8):536–537, 2010.
26. Mulligan, BR: *Manual Therapy: "NAGS," "SNAGS," "MWMS",* etc., ed. 6. Wellington: Plane View Press, 2010.
27. Mulligan, BR: Mobilizations with movement (MWMs). *J Manual Manipulative Ther* 1(4):154–156, 1993.
28. Neumann, DA: The convex-concave rules of arthrokinematics: flawed or perhaps just misinterpreted? *J Ortho Sports Phys Ther* 42(2):53–55, 2012.
29. O'Brien, T, and Vincenzino, B: A study of the effects of Mulligan's mobilization with movement of lateral ankle pain using a case study design. *Manual Ther* 3(2):78–84, 1998.
30. Paris, SV: Mobilization of the spine. *Phys Ther* 59(8):988–995, 1979.
31. Paungmali, A, et al: Hypoalgesic and sympathoexcitatory effects of mobilization with movement for lateral epicondylalgia. *Phys Ther* 83(4):374–383, 2003.
32. Vincenzino, B, and Wright, A: Effects of a novel manipulative physiotherapy technique on tennis elbow: a single case study. *Manual Ther* 1(1):30–35, 1995.
33. Warwick, R, and Williams, S (eds): Arthrology. In *Gray's Anatomy,* British ed. 35. Philadelphia: WB Saunders, 1973.
34. Wegener, L, Kisner, C, and Nichols, D: Static and dynamic balance responses in persons with bilateral knee osteoarthritis. *J Orthop Sports Phys Ther* 25(1):13–18, 1997.
35. Wilson, E. Mobilizations with movement and adverse neutral tension: an exploration of possible links. *Manipulative Phys Ther* 27(1):40, 1995.
36. Wyke, B: The neurology of joints. *Ann R Coll Surg* 41:25–50, 1967.
37. Wyke, B: Articular neurology: a review. *Physiotherapy* 58(3):94–99, 1972.
38. Wyke, B: *Neurological aspects of pain for the physical therapy clinician.* Columbus, OH: Physical Therapy Forum, 1982.

肌肉表现（muscle performance）指的是肌肉做功（力 × 距离）的能力[9]。虽然定义简单，但肌肉表现是功能性活动的一个复杂组成成分，并受全身各系统的影响。影响肌肉表现的因素包括肌肉的形态特性、神经支配、生物化学和生物力学的影响，以及代谢系统、心血管系统、呼吸系统、认知和情感功能。一个健康、功能齐全的肌肉系统，不仅能满足人体的身体需求，还能允许个体移动、创造、工作和追求有意义的生活。

肌肉表现的关键因素是肌力、爆发力和肌耐力[9]。如果其中的单个或多个因素受损，将导致活动和参与受限，或者增加功能障碍的风险。许多因素如受伤、疾病、制动、失用或不活动等都会使肌肉的运动表现受损，导致肌力减弱和肌肉萎缩。当肌肉运动表现缺损，抗阻运动可作为恰当的运动干预措施。

抗阻运动（resistance exercise）是一种抵抗外在徒手或器械施加的阻力而产生动态或静态肌肉收缩的活动[95,236]。抗阻运动又称为抗阻训练[6,7,161]，是功能受损个体的康复计划中的必要元素。此外，抗阻运动还是促进和维持健康，提高运动技能，降低受伤和患病风险的重要组成部分[6,7,231]。

对患者或客户进行综合的检查和评估是治疗师判断抗阻运动计划是否合适和有效的基础，而许多因素都会影响这一判断，即如何设计、执行和进阶运动。影响因素，如潜在的病理改变、肌肉表现受损的范围和严重程度、其他存在的功能缺失、受伤或术后组织愈合的阶段、患者或客户的年龄、整体的健康水平、合作与学习的能力等全都必须考虑在内。一旦设计和制订抗阻运动计划，治疗师应该立即开始实施计划或指导和监督运动，以保证患者可平稳过渡到独立执行居家康复计划。

本章提供了抗阻运动的基础知识，指出了抗阻训练计划的决定因素，总结了徒手和机械抗阻运动的原则和指导，并探索了抗阻运动的不同计划，也提出了关于肌肉表现改善与功能能力提高相关性方面的科学证据。本章描述和有图示的特定技术着重肢体的徒手抗阻运动，主要用于康复早期阶段，其他由患者或客户独立进行的机械抗阻运动将在第16 ~ 23 章中加以阐述。

肌肉表现和抗阻运动：定义和指导原则

肌肉表现的三个要素[9]——肌力、爆发力和肌耐力，都可以通过抗阻运动加以提高。每一个要素的改善程度取决于如何运用抗阻运动的原则，以及运动强度、频率和运动持续时间等因素的影响。工作、休闲及日常生活活动中的体力需求，通常涉及肌肉表现的三个方面，所以大部分的康复训练计划尽可能地达到肌力、爆发力和肌耐力之间的平衡，以符合个体的需求和目标。除了对肌肉表现有正面的影响外，抗阻训练也能带来很多其他益处[6,7,8]，这些潜在的益处列于专栏 6.1。在简短介绍肌肉表现的三个要素后，本节内容将讨论运动处方和训练的指导原则。

肌力、爆发力和肌耐力

肌力

肌力（muscle strength）是一个广义的术语，指的是收缩性组织产生张力的能力。更具体的说法是只要有足够的强度（strength），可收缩组织就可以产生足够的力量（force）来满足系统的生理和功能需求[175,184,202]。实际上，肌力为肌肉或肌群在单一最大用力抵抗阻力时，可测量到的最大阻力值[9]。功能性肌力在功能性活动中以平滑、协调的方式产生合适的力量，与神经肌肉系统有关[41,211]。肌力不足可导致严重的功能丧失，甚至

专栏 6.1　抗阻运动的潜在好处

- 强化肌肉表现：恢复、改善或维持肌力、爆发力及肌耐力。
- 增加结缔组织的强度：肌腱、韧带和肌肉内结缔组织。
- 增加骨密度和（或）减少骨质丢失。
- 在身体活动时减少关节应力。
- 减少身体活动中软组织受伤风险。
- 改善受伤软组织修复和愈合能力及组织的重塑能力。
- 改善平衡。
- 在日常生活活动、职业和休闲活动中提升身体表现。
- 对身体组成有正向的改变：瘦体重升高，体脂降低。
- 提高身体健康的感觉。
- 对失能和生活质量产生积极的认知。

影响到最基本的日常生活活动。

肌力训练。提高肌力是全部年龄层及不同能力程度的个体在大多数康复或健身锻炼计划中不可或缺的部分[6,8,83,162,213]。肌力训练（肌力强化训练）的定义是肌肉或肌群以相对较少的重复次数或在较短时间内，通过抬举、放下或控制外在负荷而进行的系统化训练[7,32,95]。对肌力训练最常见的适应性改变是肌肉产生最大力量的能力增加，这主要是神经适应及肌肉纤维体积增加的结果[7,8,184]。

爆发力

爆发力（muscle power）与肌力和运动速度相关，其定义是单位时间内肌肉所做的功（力 × 距离 / 时间）[175,184,202]。换句话说，爆发力就是做功的速率。肌肉收缩的速率以及力和速度的关系是影响爆发力的关键因素[32,202]。由于功可以是在很短时间内，也可以是在很长一段时间内产生，因此，功可以是单一次的高强度活动（如将一件很重的行李举过头顶或完成一次跳高），也可以是重复爆发不那么强烈的活动（如爬一段楼梯）。无氧爆发力（anaerobic power）和有氧爆发力（aerobic power）这两个术语有时被分别用来表示这两种形式的爆发力[184]。

爆发力训练。许多运动任务或多或少包含力量和速度的冲击运动，因此在康复计划中需要优先考虑重建爆发力，而肌力是提高爆发力的必要基础。爆发力可以通过在特定时间段内，增加肌肉的做功量或在一定做功下，降低做功时间来获得。运动强度越大〔力量和（或）距离〕和产生力量的时间越短，爆发力就越大。对于爆发力的训练计划，如增强式训练（plyometric training）或牵伸 – 短缩训练（stretch-shortening drills），运动时间是最常应用的变量[277]（见第 23 章）。

肌耐力

肌耐力（endurance）是一个广义的术语，用来指在长时间内执行重复的或持续活动的能力。心肺耐力（全身耐力）与动态运动的重复性有关，如散步、骑自行车、游泳或上肢功率自行车训练这些动用身体大肌群的活动[6,7]。肌耐力相关内容将在第 7 章中做详细探讨。

肌耐力（有时称之局部耐力）是肌肉长时间抵抗负荷（阻力）重复收缩，产生并维持张力及对抗疲劳的能力[6,7,224]。有氧爆发力（aerobic power）一词有时与肌耐力可以交替使用。维持身体各部位的平衡与正确的力线，需要姿势肌具有良好耐力。事实上，几乎所有日常生活工作都需要一定程度的肌肉和心肺耐力。

虽然肌力与肌耐力两者彼此相关，但彼此并不总是有良好的关联。即使肌群强壮也并不能排除肌耐力受损的可能性，如一个强壮的工人可以毫无困难地多次抬举重达 4.5kg 的物品，但这个工人的上肢与躯干肌群可能没有足够的肌耐力，在一整天工作中抬举 4.5kg 重物数百次，而不发生过度运动或潜在的伤害。

耐力训练。耐力训练（耐力运动）是在较长时间内多次使用肌力去抬起、放下或控制一个低负荷外力的系统性练习[7,8,184,202,248]。耐力训练的关键参数是低强度肌肉收缩、高重复次数及持续时间长。和肌力训练不同，耐力训练增加的是肌肉的氧合能力及新陈代谢能力，并允许肌肉能较好地输送与使用氧气。对许多肌肉表现受损的患者而言，耐力训练比肌力训练在改善功能方面有更积极的影响。此外，使用低强度阻力的运动计划可将对关节潜在伤害降到最小，对软组织造成刺激更少，也比采用大强度抗阻训练更为舒适。

超负荷原则

描述

超负荷原则（overload principle）是指导使用抗阻运动来改善肌肉表现的基本原理。超负荷原则描述的是如果要改善肌肉表现，应用的抗阻负荷要超过肌肉的新陈代谢能力，也就是说肌肉完成的挑战必须要高于当前水平。如果在肌肉适应后，外力保持不变，那么肌肉的运动表现水平则会维持而不再增加。

超负荷原则的应用

超负荷的原则侧重在运用肌肉的进展性负荷，例如运动的强度或量。抗阻运动的强度指的是施加于肌肉上的阻力大小，而运动量包括的变量有重复次数、组数或频率，可调整其中的任何一项或多项来逐步增加对肌肉的需求。

- 在肌力训练计划中，施加肌肉阻力的量是逐渐增加的。
- 对于耐力训练，更强调的是增加肌肉持续收缩的时间，或是动作的重复次数，而不是增加阻力。

注意：为确保安全，超负荷原则的应用必须根据病理改变、患者年龄、组织愈合的阶段、患者的反应、整体能力和患者的目标而定。在再次增加运动强度或运动量之前，肌肉及相关身体系统需要时间适应当前的运动强度或运动量。

适应性原则

适应性原则（specific adaptation to imposed demands，SAID）[7,184]是另一个应用在肌肉表现的基本原理。这个原则指的是改善特定肌肉表现的原理，而抗阻计划应该符合这一原理架构。例如，增加肌肉爆发力的运动计划应该包括增加做功需求的同时降低完成做功的时间。这个原则可应用于所有身体系统，并作为 Wolff 定律（即身体会随着时间而适应施加在其上的应力）的延伸。SAID 原则能帮助治疗师决定运动处方及应该选择哪个运动参数，以产生最符合患者功能需求和目标的特定训练效果。

训练的特异性

训练的特异性，也称运动特殊性，是一个被广泛接受的观念。其认为：肌力、爆发力和耐力改善等训练的适应性结果会因执行训练方式的不同而有高度的特异性[7,176]。只要有可能，合并到训练计划中的运动应该模拟预期功能。举例来说，若期望的功能性活动需要较多的肌耐力而非肌力，那么应强调进行长时间低强度运动。

训练特异性也应考虑最佳运动形式（类型）、运动速度[24,74,197,217]、患者或关节体位[155,156,270]及运动时的运动模式。如若期望的功能预后结果是上和下楼梯的能力，运动就应在负重模式下执行离心及向心运动，并且进展到期望的速度。无论要学习的动作任务是简单还是复杂，都应该要强调特定任务练习。目前认为训练特异性的基础与肌肉的形态及新陈代谢改变，以及运动学习相关训练刺激的神经适应有关[210]。

训练转移

和 SAID 原则相反，也有文献报道，从一种运动或任务产生另一类的运动或任务训练效应，这样的现象称为训练转移、溢出或交叉训练效应。有报道称，在训练速度[137,260]及运动形式或种类上，训练转移非常有限[74]。此外，还有人提出，抗阻训练计划中的交叉训练效果，可由运动侧肢体转移到非运动的对侧肢体[268,269]。

肌力训练计划显示有中等程度改善肌耐力的训练转移效果[17]。相反，肌耐力训练对肌力仅有微小或没有交叉训练效果[7,16,95]。在实际中，联合使用肌力和肌耐力训练，则不利于改善肌力[102,146]。以一固定运动速度的肌力训练结果显示，可改善一些较高或较低速度的运动肌力[137,260]，但这些溢出效应实际上比使用特异性训练原则所产生的训练效果要差。

虽然有证据显示抗阻运动计划会有小幅度训练转移效应，但大部分研究仍强调在设计运动计划时，应尽可能重复所期望的功能性活动。

可逆性原则

抗阻运动计划产生的身体系统适应性变化都是短暂的，除非是训练诱发的改善被规律用于功能性活动，或个体参与了抗阻运动的维持计划[6,7,45,82,184]。

停止训练后，肌肉表现会在停止抗阻运动 1 或 2 周后开始下降，直到训练效果消失[7,82,161,199]。因此，应尽早将在康复计划中获得的肌力与肌耐力应用于日常生活活动，也建议患者参与抗阻运动的维持计划，并作为终生整体康复的一部分。

骨骼肌功能及对抗阻运动的适应

了解在主动收缩过程中影响正常肌肉产生力量能力的因素对理解神经肌肉系统如何适应抗阻训练是至关重要的。而这样的知识，也是治疗师在针对存在肌无力与功能限制的患者或是想降低受伤风险的健康个体设计合理临床决策的基础。

影响正常骨骼肌张力产生的因素

注意：要简单回顾骨骼肌结构请参考本书第 4 章，有多种资源可获得关于肌肉结构与功能的深层信息 [175,176,184,202]。

形态、生物力学、神经、新陈代谢及生物化学因素会影响正常骨骼肌产生张力的能力，所有这些因素都会影响骨骼肌力量产生的大小、时间与速度，以及肌肉容易疲劳的特性。肌肉本身的特性和主要神经因素，及对于主动肌肉收缩所产生的张力大小影响，概述于表 6.1 [7,175,176,184,202]。

额外的因素，如肌肉的能量有效储存、运动后的疲劳及恢复的影响、个人年龄、性别及心理 / 认知状况，都会影响肌肉发展与维持张力的能力，治疗师必须了解这些影响患者运动表现的因素及运动计划的潜在效果。

能量的储存和血液供应

肌肉需要足够能源来完成收缩、产生张力及抵抗疲劳。肌肉也需要充足的血液供应来提供组织的供氧和营养，并完成从肌肉到其他器官的代谢产物运输。血管化的程度与组织主要纤维类型有关，这直接影响了肌肉的疲劳情况。3 个主要的能源系统（ATP-PC 系统、无氧 / 糖酵解 / 乳酸系统、有氧系统）将在第 7 章介绍。

疲劳

疲劳是一种会影响肌肉表现的复杂现象，一定要将其纳入抗阻运动的计划当中。根据种类来区分，疲劳有许多不同的定义。

肌肉（局部）疲劳。与抗阻运动关系最大的是骨骼肌疲劳。肌肉疲劳，即肌肉对于重复刺激的反应减少，表现在动作单位电位逐渐降低 [176,184]。当肌肉对抗负荷重复静态或动态收缩时，疲劳会发生在运动之中。

肌肉疲劳是对运动的一种急性生理反应，是正常和可逆的。其特征是神经肌肉系统产生力量的能力逐渐下降，这种暂时的下降，会导致肌肉力量的减弱 [23,52,176,241]。

许多复杂组合的因素会造成肌肉反应减弱，包括肌肉本身收缩机制的干扰（相关的储存能量减少、氧气不足、细胞内钙离子的敏感性与可获得性降低，以及氢离子堆积），也可能是肌肉神经接头处兴奋性降低，或者是受中枢神经系统抑制（保护）的影响 [176,184,202]。

肌肉的纤维类型可分成两大类（Ⅰ 型和 Ⅱ 型），它影响着肌肉抵抗疲劳的程度 [176,184,202]。

表 6.1　影响骨骼肌产生张力的决定因素与相关因素	
因素	**影响**
肌肉横截面积及大小（包括肌肉纤维数量及大小）	肌肉直径越大，产生张力的能力越大
肌肉形态：纤维排列及纤维长度（也和肌肉的横截面直径相关）	产生力量较大的肌肉，为羽状或多羽状的短纤维（如股四头肌、腓肠肌、三角肌及肱二头肌）
	长且平行设计的纤维，缩短速率高但产生力量小（如缝匠肌、蚓状肌）
肌肉纤维种类的分布：Ⅰ 型（张力性、慢缩）及 ⅡA 型和 ⅡB 型（相位性、快缩）	高比例的 Ⅰ 型纤维：产生力量小，到达最大力量的速度慢，但抗疲劳
	高比例的 ⅡA 型和 ⅡB 型纤维：产生力量大且快速，也容易快速疲劳
肌肉收缩时长度 - 张力关系	肌肉收缩时，若接近或在生理静息长度下会产生最大张力
肌肉力量矢量和关节旋转轴之间的力臂	较长的力臂产生较大的张力
运动单位的募集	激活的运动单位数量及同步性越大，产生的力量越大
运动单位激活的频率	激活频率越高，产生的张力越大。
肌肉收缩种类	力量输出从最大到最小：离心、等长、向心肌肉收缩
肌肉收缩速率（力量 - 速度关系）	向心收缩：↑速度—↓张力 离心收缩：↑速度—↑张力

Ⅱ型肌肉纤维（相位性、快缩）又根据其收缩及疲劳特性进一步分为两个次分类（ⅡA 型和ⅡB型）。一般而言，Ⅱ型纤维在短时间产生大量张力，ⅡB 型纤维主要执行无氧代谢活动，并且比ⅡA 型纤维更容易产生疲劳。Ⅰ型肌肉纤维（张力性、慢缩）产生的张力较低，但可维持长时间收缩，这些纤维和ⅡA 型纤维一样执行有氧代谢，但Ⅰ型比ⅡA 型纤维更能抵抗疲劳。表 6.2 比较了各种肌肉纤维种类的特征 [7,175,176,202]。

由于不同肌肉包含不同比例的张力性和相位性纤维，功能也因此特异化。例如，姿势肌中Ⅰ型纤维（慢缩、张力性）分布比例较高，以允许其维持低张力长时间的收缩。就功能而言，姿势肌适合用来维持身体直立以对抗重力或维持身体稳定以对抗重复性负荷。而在疲劳谱上的另一端，具有大量ⅡB 型纤维（快缩、相位性）的肌肉，可在相当短的时间内产生大量张力。这些肌肉功能使人能移动较重的负荷，但容易疲劳。

运动时肌肉疲劳的临床体征总结于专栏 6.2，当抗阻运动中出现这些体征和症状时，治疗师就该减少运动肌肉负荷或停止运动，并转而训练其他肌群，允许疲劳的肌肉有休息和恢复的时间。当抗阻运动是家庭计划的一部分时，治疗师应该教导患者识别疲劳的体征和一些减少疲劳效果的策略。

心肺（整体）疲劳。这种疲劳是个体对一些长时间体能活动，如行走、慢跑、骑自行车或重复工作等的身体系统反应下降。心肺疲劳与身体有效使用氧气的能力相关。与耐力训练相关的心肺疲劳可能由下列多种因素引起 [23,108]。

■ 血糖（葡萄糖）水平降低。

■ 肌肉与肝脏的糖原储存减少。

■ 钾离子耗竭，特别是老年患者。

疲劳阈值。疲劳阈值是运动到无法再持续的程度 [23]。患者的疲劳阈值可以通过记录执行运动的持续时长或重复次数获得。该值为以后身体活动中的适应性改变设立了一个可测量的基准。

影响疲劳的因素。疲劳的影响因素很多，如患者的健康状态、饮食或生活方式（久坐或活跃）都会影响疲劳阈值。但若有神经肌肉疾病、心肺疾病、炎症、癌症相关或心理疾病的患者，疲劳的发生通常是异常的 [3,52,90]，如有可能突然发生、更为快速，或有可预期的时间间隔。

建议治疗师要熟悉不同疾病及药物作用相关的疲劳模式。例如，多发性硬化症的患者，通常在休息后或早晨醒来时功能良好，然而到了下午患者就会到达疲劳的阈值，并变得明显无力，然而到了傍晚，疲劳就会减轻且肌力逐渐恢复。患有心脏、周围血管及肺部疾病的患者，以及接受化疗或放射治疗的癌症患者，氧气输送系统都有损害，因此这些患者更容易疲劳，并且需要更长时间从运动后的疲劳中恢复 [3,90]。

户外或室内温度、空气质量及海拔等环境因素，也会影响疲劳发生的速度和运动后恢复所需的时间 [163,184]。

运动后的恢复

每个抗阻运动计划中都应留出足够的时间用来恢复运动疲劳，这适用于运动组内与组间的恢复。在激烈运动后，身体需要时间恢复到体能活动前的状态，而急性运动疲劳恢复后，肌肉产生力量的能力为运动前的 90%~95%，通常需要 3~4 分钟，

表 6.2　肌肉纤维种类及抗疲劳能力

特点	Ⅰ型	ⅡA 型	ⅡB 型
抗疲劳性	高	中	低
微血管密度	高	高	低
能源系统	有氧	有氧	无氧
直径	小	中	大
收缩速率	慢	快	快
最大肌肉缩短速度	慢	快	快

专栏 6.2　肌肉疲劳的体征和症状

■ 肌肉不适的感觉，疼痛及抽搐。
■ 颤抖或无意识地收缩肌肉。
■ 连续重复动作，收缩无意识地变慢。
■ 做动作时抽筋或前后不一致。
■ 在相同程度的动态抗阻运动过程中，无法完成全关节活动度的动作模式。
■ 使用代偿动作——也就是不正确的动作模式来完成活动。
■ 无法继续低强度的身体活动。
■ 等速肌力测试的最大力矩值下降。

大部分的恢复发生于第 1 分钟 [49,233]。

在肌肉的恢复中，氧气和能量能快速恢复储备。运动后约 1 小时，乳酸会从骨骼肌及血液中清除，而糖原的储备需要在数天后才能恢复。

◉ 聚焦循证

数十年来的文献显示，恢复期若进行低强度运动（主动恢复），比完全休息（被动恢复）能恢复得更快速 [28,49,107,233]。低强度运动能帮助较快恢复的原因，可能是运动时神经及循环的积极影响 [49,233]。

▶ 临床提示

肌肉表现（肌力、爆发力或肌耐力）只有在每次运动课程后有足够时间来从疲劳中恢复，才能够逐渐提高 [28,107]。若抗阻运动计划中缺乏足够的休息间隔时间，患者的表现就会停滞或减退。有证据表明，训练或运动过度的肌肉会明显肌力下降（见本章训练或运动过度部分的附加讨论），研究也显示疲劳的肌肉更容易发生急性拉伤 [182]。

年龄

肌肉表现随着生命过程不断改变。无论抗阻训练计划的目标是治疗损伤及活动受限，还是增强体适能及身体活动表现，了解不同年龄阶段肌肉表现的"典型"变化及肌肉对运动的反应，对于针对各年龄层开具有效、安全的抗阻运动处方是必要的。本部分内容会讨论整体生命过程中肌肉表现的主要改变，并总结于专栏 6.3。

儿童早期和青春期

按绝对数值计算，从出生到青春期，男孩与女孩的肌肉力量都依实际年龄呈线性增加 [183,249,274]，肌耐力在儿童期也都呈线性增加 [274]，而呈线性增长的主要原因是肌肉质量的增加。肌肉纤维数量主要在出生前或之后很快被固定 [231]，但也有文献推论到童年早期纤维数量能持续增加 [274]。从出生到青春期，纤维成长（横截面积的增加）相对稳定，而纤维种类分布的改变在 1 岁就相对完成，由主要为 II 型纤维向 I 型和 II 型纤维均衡分布转变 [274]。

整个童年期中，男孩会比女孩有稍多的绝对及相对肌肉质量（每千克体重的肌肉含量），从童年

专栏 6.3   生命过程中年龄相关的肌肉及肌肉表现的变化总结

婴儿期、儿童期早期及青春期前
- 出生时，肌肉约占体重 25%。
- 在出生之前或婴儿期早期，肌肉纤维总数即形成。
- 出生后 I 型和 II 型纤维的分布，在 1 岁前几乎完成。
- 从婴儿期到青春期，肌肉纤维大小与肌肉质量呈线性增加。
- 在整个儿童期到青春期，男孩和女孩的肌力与肌耐力随实际年龄呈线性增加。
- 由儿童期早期到青春期，在肌肉质量（绝对与相对）和肌力方面男孩会大于女孩 10%。
- 从儿童期一直到青春期前，训练引发的肌力增加在两种性别中相当，没有证据显示肌肥大的现象。

青春期
- 肌肉纤维大小及肌肉质量快速增加，特别是男孩。在青春期肌肉质量每年增加大于 30%。
- 两种性别的肌力都快速增加。
- 男孩与女孩的肌力发展程度有明显差异。
- 男孩的肌肉质量及身高体重先于肌力达到峰值；女孩则是肌力先于体重达到峰值。
- 两种性别因抗阻训练所产生的相对肌力增加的程度相当，但男孩的肌肥大较明显。

青年及中年
- 肌肉质量在女性 16~20 岁间达顶峰；而男性则在 18~25 岁间达顶峰。

- 在成年早期，肌肉质量约占总体重的 40%，男性较女性的肌肉质量多一些。
- 肌力持续发展到 20 岁，尤其是男性。
- 肌力及肌耐力在 20 岁达顶峰，女性比男性早。
- 肌肉质量早在 25 岁就开始减少。
- 30 岁开始到 50 岁或 60 岁，每增加 10 岁肌力降低 8%~10%。
- 体能较活跃的成人，其肌力和肌耐力下降得会慢一点。
- 仅适度增加体育活动，就可以改善肌力和肌耐力。

成年晚期
- 在 60~70 多岁之间，每增加 10 岁肌力降低 15%~20%，之后每 10 年降低 30%。
- 到 80 多岁，肌肉质量与青壮年期的最大肌肉质量比减少 50%。
- 肌肉纤维大小（横截面积），I 型和 II 型纤维数量，及 α 运动神经元的数量全部减少。
- II 型肌肉纤维会先发生萎缩。
- 肌肉收缩速度和最大爆发力均减少。
- 耐力和最大耗氧量逐渐且渐进地减少。
- 肌肉产生力量的能力减少。
- 60 多岁期间，功能性运动能力开始降低。
- 在 80 多岁，随着肌肉耐力的降低，功能性运动能力明显降低。
- 成年晚期的抗阻运动计划，可能产生显著的肌力、爆发力与耐力改善。

早期到青春期，男孩比女孩多约 10%[183]。这种差异可能与相对肌肉质量有关，虽然观察到肌力差异可能也和社会期待心理有关。

适当设计的抗阻运动计划能改善儿童肌力，甚至使其超过正常成长与发展的水平，这点已经被公认。此外，训练会导致青春期前儿童的肌力改善，这主要是因为神经肌肉的适应，即肌肉质量上并没有显著增加[22,84]。而文献综述[83,85]显示许多研究支持此观点，然而儿童参与抗阻运动仍有受伤风险，如骨骺骨折或撕脱骨折，因为儿童肌肉骨骼系统尚未发育成熟[22,27,95,253]。

美国儿科学会（American Academy of Pediatrics）[5]、美国运动医学学会（ACSM）[6]和美国疾病控制与预防中心（CDC）[36]支持青年人群从一个适当的年龄开始，参加设计合理并受谨慎监督的抗阻运动计划（图 6.1）。按此说法，两项重要问题需要被提出：从童年的哪个阶段开始抗阻训练计划是合适的？另外，安全的训练计划有哪些构成要素？

对于学步期、学龄前，甚至小学低年级儿童而言，一般共识是，比起有组织的抗阻训练计划，自由玩耍和有组织但适龄的体能活动，在促进体适能并改善肌肉表现上是更有效的方式。这就强调，在人生的前 10 年，大部分或所有时间应放在娱乐和学习动作技巧上[264]。然而对于青春期前儿童，何时和何种情况下抗阻训练为合适的运动形式，尚无一致的看法。虽然建议儿童参与适龄的定期体能活动已有一段时间[5,6,36]，在赛前、赛中，甚至是赛后，年长（青春期前儿童）男孩和女孩参与特定的体育训练计划（包括抗阻运动）的做法已经很普遍，理论上认为这可提高运动表现并降低发生运动相关损伤的风险。此外，青春期前儿童受伤时，日常的康复计划也可能包含抗阻运动。因此，了解运动对该年龄阶段的影响，是建立安全的、具有实际目标的计划的基础。

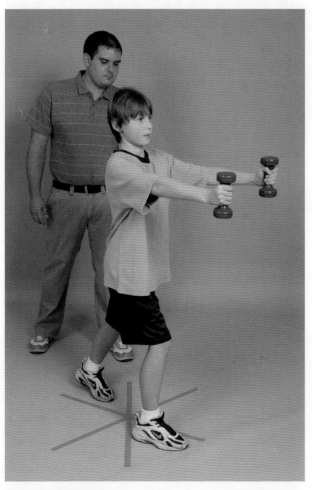

图 6.1　若在青春期前开始抗阻训练，应利用体重或轻负荷进行，并且小心监督

◉ 聚焦循证

许多研究显示青春期前儿童群体，肌力与肌耐力的改善与年轻成人训练产生的获益相似[27,85,86,141]。和成人一样，当训练停止，肌力水平会逐渐退回到训练前的水平[82]，这说明维持稳定程度的训练对儿童及成人都有好处[83]。

尽管已有大量研究证实通过肌力和肌耐力训练可获益，但对于儿童进行结构化的抗阻训练计划，再配合一般体育锻炼计划，可减少损伤或提高运动表现的证据仍不足[5]。然而，均衡的运动计划显示了其他健康相关的益处，包括心肺适能增加、降低血脂及促进心理健康[22,27,82,141]。这些发现显示，若在青春期前的年龄阶段参与适度（低负荷和低重复次数）的抗阻训练计划，并且有足够休息时间与密切监督，可能是有价值的[5,22,83,253]。

青春期

由于青春期激素水平的改变，肌力会迅速发展，尤其是男孩。在这段发育期间，男孩和女孩的肌力会有典型的差异，一部分原因是激素分泌的差异。青春期男孩，在 10～16 岁间肌力每年增加 30%，肌肉质量会比肌力更早达到峰值[34,183]；青春期女孩，则是达到肌肉质量峰值前就先达肌力峰值[88]。整体而言，肌肉质量在青春期男孩增加 5 倍，而女孩增加 3.5 倍[34,183]。虽然大部分对成长所作的纵向研究都止于 18 岁，但肌力会持续发展，直到 20 多岁甚至到 30 岁[183]，特别是男性。

如同青春前期儿童，青春期的抗阻训练也会产生明显的肌力增加。在青春期，这些肌力增加平均地正常成长及成年增加效果高出 30%～40%[83]。一个针对青春期人群均衡的训练计划，包括在休赛季与赛季前的有氧体能训练，以及赛季期间更为激烈的训练或专项体育训练之后的低强度抗阻训练[22]。在青春期肌力训练的好处与青春期前儿童获得的好处相似[82,86]。

青年及中年

虽然关于 20～50 岁时期的肌力与肌耐力典型数据多为男性而非女性，仍然可以看到一些两性共通的原则[178]。女性的肌力会比男性的肌力先达到峰值，女性会在 20 岁内达到峰值，而大部分男性则在 30 岁达到峰值。在达到峰值后，肌力将逐年降低 1%[274]或每 10 年降低 8%[100]。这种肌力的下降在 50 岁前都不明显[264]，而生活状态活跃的成人比不活跃的成人会倾向在较晚年龄才开始下降，或下降速度较慢[104,274]。一周进行数次抗阻训练（图 6.2），或仅是参加中等强度的活动，在此阶段改善肌肉表现的潜力仍很高。美国运动医学学会[8]和疾病控制与预防中心[35]已经出版了关于青年及中年人将抗阻训练作为整体健身计划的相关指南。

成年晚期

在大多数情况下，男性和女性在 60～70 岁间肌肉产生张力能力的退化速率是每 10 年 15%～20%，之后每 10 年退化速率增加到 30%[104,178]。然而，维持高活动量的老年男性与女性退化速率明显较慢（每年只减少 0.3%）[113]，这些不同的发现及其他文献数据认为，老年肌力的丧失可能有部分原因是活动逐渐减少与失用[39]。成年晚期的下肢和躯干肌力和稳定性的丧失，特别是 70 岁、80 岁或更

年长，与功能性的能力逐渐退化及跌倒的频率增加有关[39,125]。

老年人肌力和肌耐力的退化，除了与逐渐失用与活动减少有关之外，也与许多其他因素相关。很难判定这些因素与年龄相关的肌力退化何者为因或何者为果。神经肌肉因素包括肌肉质量减少（萎缩），Ⅰ型与Ⅱ型肌纤维数量减少与相对应的肌肉内结缔组织增加，肌肉横截面积减少，Ⅱ型肌纤维选择性萎缩，以及肌肉长度—张力关系的改变，这些因素相较运动单元的激活和放电速率下降与灵活性（柔韧性）下降更相关[35,100,136,229,258,264,279]。运动单元数量的减少也会在 60 岁后出现[136]。

除了肌力下降，肌肉收缩速度、肌耐力及肌肉疲劳恢复能力也随着老龄化而逐渐降低[136,258]。与年轻人相比，年长者产生相同的绝对与相对力矩值水平所需时间及主动收缩后需要达到放松的时间都更长[100]。因此，由于需要快速反应，随着运动速度降低，爆发力的产生能力也会下降，如从低的座

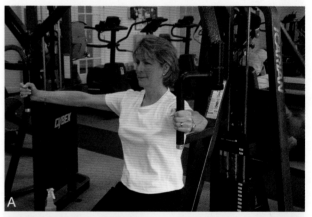

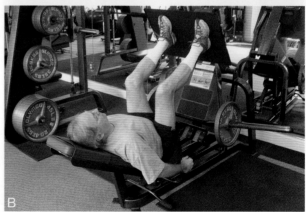

图 6.2　活跃的青年或中年人的健身计划，包括均衡的抗阻训练。A. 上肢肌力训练；B. 下肢肌力训练

椅站起或调整平衡预防跌倒等动作会变慢。而随着年龄增长，爆发力比起肌力的退化，与功能限制和失能有着更强的相关性[220]。

有关老龄化造成肌耐力改变的资料很有限，一些证据显示肌肉持续低强度用力的能力也会随老龄化而降低，部分原因是肌肉血液供应及微血管密度减少、线粒体密度降低、酶活性改变以及葡萄糖运输减少[100]。因此，老年人可能较容易发生肌肉疲劳。在健康且活跃的老年人群中，肌耐力衰退可能会推迟至 70 岁[136]。

过去几十年来，当社区卫生保障体系和公众逐渐重视成人晚期抗阻训练的好处后，越来越多老年人开始参与包括抗阻运动在内的健身计划，而美国运动医学会和疾病控制与预防中心针对年龄超过 60 岁的健康成人出版了相应的抗阻训练指南[6,37]（关于老年人运动的更多信息，请见第 24 章）。

心理及认知因素

一些心理因素会影响肌肉表现，也会影响个人动作完成的难易度、激烈度或谨慎度。就像受伤与疾病对肌肉表现有负面影响一样，心理状态也会影响肌肉表现。例如，害怕疼痛、受伤或再受伤，由疾病带来的沮丧感，因老龄化造成的注意力或记忆力衰退，颅脑损伤或是药物相关副作用，都会对运动能力产生负面影响。反过来，心理因素也可对身体表现产生正面影响。

将有效的患者宣教用于最大程度提高运动表现及学习的原则和方法，已在第 1 章中讨论。这些原则和方法必须应用于抗阻训练计划中，以发展功能性活动必备的肌力、爆发力与肌耐力。以下相互关联的心理因素和运动学习的其他方面，都会影响肌肉表现及抗阻训练计划效果。

注意力

患者必须能专注于规定的任务，学习怎样正确完成它。注意力是可处理环境中相关数据且筛检无关信息并对身体内在信息产生反应的能力。无论是在刚学习一个运动还是后来独立进行一项运动计划时，注意力都是必需的。为了患者的安全性和理想的长期训练效果，关注抗阻运动的形式与技巧中的注意力是必要的。

动机与反馈

若要让抗阻运动训练计划有效，患者必须有意愿开始并充分努力坚持一段时间的运动计划。利用有意义及被认为有治疗潜能与效果的活动，或定期调整例行的运动内容，将有助于协助维持患者对抗阻运动的兴趣。举例来说，记录患者肌力进步情况或制成表格也有助于维持训练意愿。在执行抗阻运动计划时，尽早将肌肉表现的进步融入功能性活动，将肌力的改善转为实际能力，从而让这些进步变得有意义。

学习运动或运动技巧时反馈的重要性已在第 1 章中讨论。此外，反馈对于患者的意愿及后续患者对于运动计划的坚持有正面影响。例如，某些自动化设备，如等速肌力训练仪，可提供视觉及听觉信号让患者了解在执行特定运动时，是否每次肌肉收缩都在特定的强度或做功范围内，以达到治疗效果。记录一段时间的进步，如各种运动中使用的外力的大小或行走距离及速度的改变，也能提供正向反馈，以维持患者在抗阻运动计划中的意愿。

抗阻运动产生的生理适应

在康复及体能训练计划中应用抗阻运动，对于全身各系统都有相当大的影响。对于肌肉表现受损的患者或希望改善或维持健康水平、增强表现或减少发生受伤风险的个体，抗阻运动都同样重要。当身体系统处于较平常大但合适水平的抗阻运动中时，刚开始会发生急性生理反应，然后产生适应性变化，也就是在一段时间后，身体系统会随着进行抗阻运动时间的推移逐渐适应新的身体需求[6,7,184]。抗阻运动诱发的适应性变化称为慢性生理反应，总结于表 6.3 中，并将在本部分进行讨论。肌力训练与耐力训练在产生适应性反应方面的主要差异也会提及。

对于超负荷训练引起的肌肉表现的适应性改变，部分决定了抗阻运动计划的有效性。而产生适应性变化的时间会因人而异，取决于个人健康状况及参加抗阻运动计划前的状态[8]。

神经适应

抗阻运动计划中一开始骨骼肌产生张力能力快

表 6.3　抗阻运动产生的生理适应性变化		
指标	肌力训练的适应性变化	耐力训练的适应性变化
骨骼肌结构	肌纤维肥大：ⅡB 型纤维最明显 肌纤维可能增生 纤维种类组成：ⅡB 型到ⅡA 型纤维的重塑；没有Ⅰ型纤维向 　Ⅱ型纤维的转变（即没有转变） 毛细血管床密度↓或没变化 线粒体密度及体积↓	轻微或没有肌纤维肥大 毛细血管床密度↑ 线粒体密度及体积↑ （数量和大小↑）
神经系统	运动单元募集（运动单元激活↑） 激活速率↑（收缩时间↓） 激活同步性↑	没有改变
代谢系统和酶活性	↑ATP 及 PC 储存 ↑肌红蛋白储存 甘油三酯储存：变化情况不清楚 ↑肌苷酸磷酸活化酶 ↑肌激酶	↑ATP 及 PC 储存 ↑肌红蛋白储存 ↑甘油三酯储存 ↑肌苷酸磷酸活化酶 ↑肌激酶
身体组成	↑瘦体重（无脂肪）；↓体脂比例	瘦体重没变化；体脂比例↓
结缔组织	↑肌肉内肌腱、韧带及结缔组织的张力性强度 ↑骨骼矿物质密度；骨骼质量没有变化或可能	↑肌肉内肌腱、韧带及结缔组织张力性强度 ↑承重的骨骼矿物质化

速增加，这被普遍认为大部分源自神经反应，而非肌肉本身适应性变化[103,176,195,225]。在抗阻训练的前 4~8 周肌电图活动增加反映了这一点，但几乎没有证据表明肌纤维增大。而在抗阻运动计划的后期，即使肌肥大已达高峰，额外增加的肌力也可能源自神经活动的增加[162,184]。

抗阻运动最初的神经适应性变化归结于运动学习和协调的改善[103,161,163,184]，其通过激活更多的运动单元而使肌肉募集增加，同时使运动单元激活速率及同步性增加[103,161,217,225]。有学者推测这些改变是因中枢神经抑制作用减少、高尔基腱器敏感性下降，或运动单元神经肌肉接头发生改变所致[103,225]。

骨骼肌的适应性变化

肌肥大

如前所述，肌肉产生张力的能力直接和个人肌纤维的生理横截面积有关。肌肥大是因肌纤维体积增加造成个体的肌纤维体积的增加[198,258]。肌肥大会在长时间中到高强度的抗阻运动后出现，通常是 4~8 周[1,271]，但也可能在更高强度的抗阻运动后出现，时间短至 2~3 周[243]。肌肥大在肌力增加中扮演了重要角色。

虽然肌肥大机制是复杂的，且对于刺激增长的原因尚不清楚，但骨骼肌肥大似乎是蛋白质（肌动蛋白与肌球蛋白）合成作用增加及蛋白质破坏减少造成的。肌肥大也和刺激氨基酸吸收的生物化学改变相关[161,184,198,258]。

蛋白质合成的最大量增加和肌肥大，与大运动量、中等强度阻力的离心运动有关[161,223]。而且，ⅡB 型纤维似乎在抗阻运动中体积增加最明显[184,202]。

增生

虽然此话题已被讨论多年，但该现象的证据稀少，有些想法认为高强度抗阻训练后部分的肌肉体积增加是因为过度增生，也就是肌纤维数量的增加。动物实验研究表明纤维数量的增加[111,112]是纤维产生纵向分裂的结果[13,134,191]。文献中假设，当单条肌纤维的体积增加到无法产生效率时，就会分裂形成 2 条纤维[111]。

对增生概念持反对意见的学者认为，纤维分裂的证据，可能是由于实验室的组织准备不当所造成的[109]。文献中普遍的看法认为，增生要么是没有产生，要么就是产生了也是非常有限，其影响也毫无意义[6,176,181]。

肌纤维类型的适应性变化

如前所述，ⅡB 型（相位性）纤维在高强度抗阻运动中更容易产生肌肥大。此外，在收缩及代谢特性方面，肌纤维存在很大程度上的可塑性[229]。在耐力训练中，ⅡB型纤维转换成ⅡA型纤维很常见[229]，在高强度抗阻运动中的前几周也是如此[243]，让Ⅱ型纤维更能抗疲劳。有一些证据显示在去除神经支配的实验动物肢体上[208,286]、人类脊髓损伤及一段时间在外层空间失重下[229]，Ⅰ型纤维会转换成Ⅱ型纤维。然而，很少或甚至没有证据显示在执行康复或健身计划时，出现有Ⅱ型纤维转换为Ⅰ型纤维的[184,229]。

血管及代谢的适应性变化

心血管和呼吸系统的适应性变化是低强度、大量抗阻运动的结果，这将会在第7章中讨论。与耐力训练产生的结果相反，当肌肉因高强度、小量运动产生肌肥大时，因每单位肌纤维产生的肌原纤维数量增加，而导致毛细血管床密度实质减少[7]。参与高强度抗阻运动的运动员实际上每单位肌纤维的毛细血管数量，比起接受耐力训练的运动员甚至是未受训练的个体还要少[148,256]。其他代谢相关的改变，如线粒体密度减少，也会发生在高强度的抗阻运动中[7,161]。这与肌肉氧化能力减弱有关。

结缔组织的适应性变化

用来改善肌力的抗阻运动，似乎可以增加肌腱、韧带和骨骼的抗张力强度，虽然目前这方面的证据不多[47,247,287]。

肌腱、韧带及肌肉中的结缔组织

肌腱的强度改善通常发生在肌腹与肌腱的结合处，而韧带强度的增加则会发生在韧带与骨骼的结合处。一般认为，肌腱及韧带的张力性强度会因抗阻运动增加，以支撑肌肉力量及体积的适应性改变[287]。因此，强壮的韧带与肌腱较不容易受伤。肌肉的结缔组织也会变厚，以给予增大的肌肉纤维较多支持[184]。也有文献指出，非收缩性软组织的强度，在离心抗阻运动下比其他类型的抗阻运动发展更快速[246,247]。

骨骼

大量数据显示，骨骼矿物质密度，与肌力和体能活动水平高度相关[229]。因此，一般建议应进行体能活动和运动，尤其是在承重的姿势下，以减轻或预防与年龄相关的骨量流失[218]，当骨量流失或骨质疏松已经存在时，这样的运动也可以降低骨折风险或改善骨密度[51,228]。

◉ 聚焦循证

虽然来自前瞻性研究的证据有限且缺乏定论，但以足够的强度和在特定区域承重的抗阻运动显示可以增加或维持骨骼矿物质密度[150,154,168,190,201]。相反，大量针对年轻、健康女性[222]及绝经后女性[219,234]所做的报道显示，抗阻运动下的骨骼矿物质密度并没有明显增加，然而在这些研究中的抗阻运动，并没有结合特定区域承重，此外负重训练计划的强度可能不足以对骨骼密度产生影响[168,228]，运动计划的时间可能也不够长。有文献显示需要有9个月到1年的时间运动，才能使骨骼密度发生明显可见的增加[8]。虽然目前还没有研究显示抗阻运动可以预防脊椎骨折，但有部分证据认为背伸肌肌力与脊椎骨骼矿物质密度密切相关[234]。

目前研究仍继续在找寻最有效的运动形式，以强化骨密度、预防与年龄相关的骨量流失和骨折。有关骨质疏松的预防与管理等信息可参考第11章和第24章内容。

抗阻运动的决定因素

许多相关因素决定了抗阻运动计划的合适性、有效性和安全性。把抗阻运动作为已知或潜在的肌肉表现受损的患者的康复计划的一部分，或将其纳入整体健身计划，以改善健康个体的健康水平，或作为综合运动计划的一部分以增加运动表现和降低受伤风险是正确的。

在设计一个抗阻计划以改善单一层面或多重层面的肌肉表现，并达到期望的功能性预后结果时要应考虑专栏6.4和本段中讨论的每一个要素。适当排列和固定是任何用来改善肌肉表现的运动设计的两个常用要素。也必须确定合适的运动剂量，抗阻运动剂量包括了运动强度、运动量、频率和持续时间。每个要素都是使肌肉逐渐适应过度负荷而改善肌肉表现的构成部分，同时也必须考虑运动的速度

专栏 6.4　抗阻运动计划的决定因素

- 每次运动时身体部位的排列。
- 近端或远端关节的固定，避免代偿。
- 强度：运动负荷或阻力水平。
- 运动数量：运动课程中动作总重复次数与组数。
- 运动顺序：运动课程中肌群的运动顺序。
- 频率：每天或每周内的运动课程数。
- 休息间隔：运动课程间和组间允许的恢复时间。
- 持续时间：抗阻运动计划的总时数。
- 形式：肌肉收缩类型、阻力的类型、动作弧线或主要使用的能源系统。
- 速度：完成每一个运动的速率。
- 周期化：抗阻训练里特定时期内的强度及量的变化。
- 与功能性活动整合的运动：使用接近或符合功能需求的运动。

和形式（类型）。最后，两组间合适的休息间隔也必须要考虑。美国运动医学学会以缩写 FITT 表示抗阻运动的关键决定要素，分别代表运动的频率（frequency）、强度（intensity）、时间（time）和类型（type）[6]。

- 与本章第一部分 SAID 原则相同，抗阻运动的决定要素必须针对患者期望的特定功能性目标。其他因素，如造成肌肉表现下降的根本原因，损伤的程度；患者的年龄、病史、心理状态及社会情境，也将影响抗阻运动计划的制订与实施。

排列和固定

正确的排列及有效的固定是徒手肌力测试及肌力测定法的基本要素，也是抗阻运动中重要要素。要有效地强化特定肌肉或肌群且避免代偿性动作，身体适当的摆位及肢体或身体部位的排列是必要的。代偿动作是邻近较强的主动肌或通常作为稳定肌的肌群产生的替代性动作[152]。如果要想抗阻运动对目标肌肉或肌群最有利，必须避免代偿动作。若将徒手肌力测试中排列及固定的原则[132,152]尽量应用到抗阻运动中，通常可避免代偿动作。

排列

排列及肌肉作用。 正确排列会根据要被强化的肌肉纤维方向、拉力的对线和肌肉需要加强的具体功能而定。必须将患者或是身体各部位处于适当的位置，因此肢体或身体部位的动作方向可模拟要强化的肌肉或肌群所产生的动作。例如，为了强化臀

中肌肌力，当患者抵抗阻力外展下肢时，髋关节必须维持轻度后伸，骨盆必须轻微向前移动。若下肢外展时髋关节屈曲，邻近的阔筋膜张肌将成为主要动作肌而臀中肌的作用将会削弱（图 6.3）。

排列及重力。 在某些形式的抗阻运动中，患者或肢体相对于重力的排列或摆位也可能很重要，特别是将体重或自由重量（哑铃、杠铃和沙袋）作为阻力来源时。患者或肢体的摆位，在某种程度上需要考虑提供的阻力和重力怎样同时作用在需要被强化的肌肉上。

再次以强化臀中肌肌力为例，若沙袋绑在下肢，患者必须采用侧卧位才能同时对抗自身重量和沙袋产生的阻力。然而，要是患者采用仰卧位，沙袋产生的阻力和自身重量就会主要作用在髋屈肌上而非髋外展肌上。

固定

固定指的是稳住身体的某一部位或维持身体稳定[152]。抗阻运动时要维持正确排列，确保正确的肌肉作用及运动模式，并避免不必要的代偿动作，必须有效固定。在稳定表面上运动自身，如坚固的治疗床上，有助于维持身体稳定。自身重量也有助于运动时的固定。最常要固定的部位是需强化的肌肉近端附着点，但有时是固定远端附着点。例如，在长坐位利用弹力带抗阻进行踝泵运动以增强跖屈

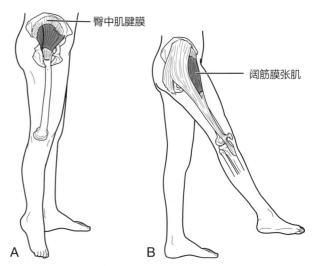

图 6.3　当完成髋外展运动时，应维持髋关节在后伸和轻度外旋位。A. 强化臀中肌，如果允许在外展髋关节。B. 先屈曲髋关节（阔筋膜张肌力线）再外展髋关节，则降低了对臀中肌的训练效果

肌肌力时，腿部肌肉近端附着点必须被固定；然而，如果在站立位抵抗自身重量和额外阻力的情况下增强肌力时，则足的远端部分应固定在所接触的地面上。

抗阻运动的固定可通过外在或内在的方法给予。

- 外在固定可通过治疗师徒手或患者使用设备如皮带、固定带获得，或是利用身体依靠在椅背或治疗床面等坚硬的支撑面上通过重力作用以稳定身体。
- 内在固定是通过不参与运动模式的邻近肌群的等长收缩来实现的，但要维持被强化肌肉的近端附着的身体部位的稳定。举例来说，在仰卧位完成双侧直腿抬高，当髋屈肌抬起双腿时，腹肌收缩以固定骨盆及腰椎。这种形式的固定只有在固定肌群足够强壮或不疲劳时有效。

运动强度

抗阻运动计划中的运动强度是指每次重复运动时施加在收缩肌肉上的外部阻力。阻力的大小也被称为运动负荷或训练负荷，也就是肌肉负荷程度，或抬举、放下或维持的重量。

切记，和超负荷原则一样，要改善肌肉表现，肌肉所承担的负荷需比通常承受的重量大。一种让肌肉逐渐承受过度负荷的方式，就是在运动计划中逐渐增加阻力量 [6,8,95,162,163]。

亚极量运动负荷和极量运动负荷

许多因素决定了抗阻运动是以亚极量或极量肌肉负荷执行，这些因素包括了运动计划的目标及预期的功能结果，肌肉表现缺失的原因、损伤程度、受伤组织愈合阶段、患者的年龄、一般健康状况及体适能水平。整体而言，比起健康个体的体能训练计划，有损伤的个体的康复计划的阻力水平通常较低。

中到低强度运动的亚极量负荷和高强度运动的亚极量或极量负荷的适应证，概括在表 6.4 中。

注意：运动强度不应大到引起疼痛。随着运动强度增加，患者需要进一步努力以增加运动强度，

这与心血管风险有直接关系。患者必须不断被提醒，将节奏性呼吸融入每次重复运动中，以降低这些风险。

初始运动负荷（阻力大小）及训练效果的记录

在抗阻运动中，要估计给患者施加多少阻力总是个挑战，特别是在强化肌力训练计划刚开始时。徒手抗阻运动中的阻力量的给予完全是主观的，是基于治疗师对患者努力程度的判断、患者运动中的表现和反应决定的，而在使用机械抗阻的运动计划中，阻力可以被量化。

重复最大剂量

计算适当运动训练负荷的一种方式是决定重复最大剂量。此术语最初先由 DeLorme 于几十年前在一项渐进性抗阻运动（progressive resistive exercise, PRE）的阻力训练方式研究中提出 [60,61]。重复最大剂量（repetition maximum, RM）的定义是在疲劳之前，全部可用的活动范围内，特定重复次数下能有控制地移动的最大重量或负荷。

RM 的使用。使用 RM 的 2 个主要理由是：①在特定重复次数的训练时，确定初始的运动负荷（重量）；②记录肌肉或肌群动态肌力的基线测量值，将其与运动引起的力量提高进行比较。DeLorme 提出使用 1RM（受测者在可用的活动范围下仅可移动 1 次的最大重量）作为受测者最大用力的基线，但是使用多次最大重复次数来训练，特别是 10RM（在活动范围内可抬举与放下 10 次的重量）[61]。

尽管有人批评说建立 1RM 的方法涉及一些反复试验，但这仍是在研究中常用来测量肌力的方式，并显示对健康年轻成人、运动员 [95,163] 和活跃的老年人 [194,252,262] 在开始执行体能训练计划时为安全和可信的测量工具。

注意：使用 1RM 作为动态肌力的测量基线，对于某些患者人群是不适当的，因为 1 次最大用力可能需要不安全的用力。如关节损伤的患者、正处在软组织损伤恢复或软组织受伤风险的患者、有骨质疏松或有骨质疏松风险的患者或患有心血管疾病的患者。

表 6.4 低强度和高强度运动的适应证	
低强度	**高强度**
在软组织愈合早期，必须保护受伤组织时	当运动目标是要增加肌力及爆发力，也可能是要增加肌肉体积时
一段固定时间后，当关节软骨无法承受大的压力，或可能发生骨骼去矿物质化时，会增加病理性骨折风险	在肌肉骨骼受伤后的康复计划进阶阶段，准备回到高需求的职业或休闲活动的其他健康成人
评估患者对抗阻运动的反应，尤其是在制动一段时间后	对于没有已知疾病的个体的体能训练计划
当一开始学习运动时，强调正确方式	用于个人举重竞赛或健身的训练
对于大部分的儿童或老年人	
当运动目是改善肌耐力时	
运动课程前后热身及放松	
慢速等速肌力训练中，以减轻关节压力	

▶ 临床提示

为了避免 1RM 相关的试验和错误，或避免让有风险的患者做出单次最大用力，目前已经发展出公式并形成了表格[6,135]，让治疗师可以根据患者对抗较少阻力并完成较多重复次数的情况计算要强化的各肌肉群的 1RM。

另外一个确认基准 RM 的实用、省时的做法是让治疗师选择特定阻力（重量），并记录肌肉开始疲劳前，在全部活动范围内可完成动作的重复次数。例如，若完成 6 次动作重复，基准阻力则为 6RM。记住，疲劳的迹象为对抗阻力时无法完成全部可用的活动范围。

决定基准肌力或初始运动负荷的替代方法

缆线张力计（cable tensiometry）[184] 及等速或手握肌力测定法[53] 是替代 RM 建立动态或静态肌力基准测量的方式。也有使用体重百分比来估计肌力训练计划中所需的阻力大小[226]。一些运动的举例列于专栏 6.5 中。显示的百分比以运动计划刚开始时各种运动重复 10 次作为基础，可作为康复进阶的指引。不同肌肉群的百分比并不相同。

当最大用力不适合时，可用 Borg CR 10 量表（Borg CR 10 Scale）[29] 测量感受的负荷水平，此量表是强化肌力运动中估计阻力合适水平和足够运动强度的有用工具[8]。专栏 6.6 提供了 Borg CR 10 的分类量表。

训练范围

建立 RM 的基准大小后，开始抗阻运动时所

使用的阻力大小通常由计算特定肌群 1RM 的百分比来决定。运动计划开始时，对于久坐、未受训练的个体，要达到训练诱发的肌力适应必须使用非常低的百分比（30%~40%），但对于先前受高强度训练的个体，则会使用非常高的百分比（>80%）。对于健康但未受过训练的成人，训练范围通常在 1RM 基准大小的 40%~70% 之间[6,8,13]。较低的百分比在运动计划初始阶段更为安全，在进阶负荷之

专栏 6.5 对于所选运动以体重百分比作为初始的运动负荷
■ 一般仰卧推举：30% 体重
■ 一般腿部伸直：20% 体重
■ 一般腿部屈曲：10%~15% 体重
■ 一般腿部推举：50% 体重

专栏 6.6 Borg CR 10 量表评估自感运动量 [29]		
0	无感觉	
0.3		
0.5	非常弱	可察觉的
0.7		
1	较弱	
1.5		
2	弱	轻
2.5		
3	中等	
4		
5	强	重
6		
7	较强	
8		
9		
10	非常强	"最大"
11		
•	最大极限	最高极限

前，个体可以集中学习正确的运动形式和技巧。对于儿童和老年人，推荐在低到中等百分比范围内进行锻炼[6,8,13]。而对于有明显肌力缺损的患者或进行肌耐力训练的人群，则使用低负荷，可能是30% ~ 50%的水平，这是安全并具有挑战性的。

运动量

在抗阻运动中，运动量是运动训练期间，某一特定运动的重复次数乘以组数得出的结果，再乘以阻力大小[6,8,162]。相同的重复次数与组数组合不应该使用在所有肌群中。

运动的组数及重复次数与阻力强度成反比关系。强度或阻力越高，重复次数和组数则越少；相反，阻力越小，重复次数和组数可能更多。因此，阻力大小直接决定了可能的重复次数及组数。

重复次数。运动项目中的重复次数是指连续进行特定运动的次数，更具体地说，是在抗阻运动负荷下通过一系列连续且完整的运动来移动肢体时完成肌肉收缩的次数。

如果使用设计的RM，特定运动负荷的重复次数会反映在其中。举例来说，9kg负重下的10次重复就是10RM。如果确定把1RM作为动态肌力的基准大小，以1RM的百分比当作运动负荷，将直接影响患者在疲劳前完成重复动作的次数。"普通"未受训练的成人，在强度相当于1RM的75%的负荷下运动，在需要休息前能完成大约10RM[16,184]；在60%的强度下，大约可完成15RM；而在90%的强度下，通常只可能完成4或5RM。

在实际情况下，初始运动负荷选定后，在短暂休息前的目标重复次数通常是在一定范围内，而不是一个精确的重复次数。例如，在休息之前，患者可能在抵抗特定负荷下完成8 ~ 10次重复，这被称为重复最大剂量范围（RM zone）[184]，给患者的运动计划提供了弹性。

选择的目标重复次数取决于患者的身体状况和其运动的目的是为改善肌力还是耐力。肌力训练或耐力训练并没有理想的重复次数，尽管文献结果显示运动计划中采用从2~3RM到15RM不等有较大

的肌力训练效果[16,164]。

组数。预先确定连续性重复运动的次数，就是运动的一回合或一组。每一组特定重复次数之后，就会有一短暂休息间隔。例如，在强化单一特定肌群的单次运动课程内，患者可能被要求抬举8 ~ 10次的特定重量，休息后再举8 ~ 10次，这就是2组的8 ~ 10RM。

和重复次数相同，每个运动课程内并没有理想的组数，但对于成人一般建议2 ~ 4组[6]。1组到6组都可达到正向的训练效果[8,162]。在抗阻运动计划早期或体能维持计划中，最常使用的是低强度的单组运动。多组运动则用于计划的进阶，而且在进阶训练中较单组运动更有效[164]。

改善肌力、爆发力或肌耐力的训练：运动负荷及重复次数的影响

因为强度不同的训练和运动量都能导致由正向的训练引起的肌肉表现适应，所以每次运动选择运动负荷/重复次数及运动组数的自由度相当高。临床医生根据患者或客户的目标是改善肌力、爆发力还是耐力而选择合适的运动量参数以提高他们的能力。

提高肌力

在DeLorme早期研究[60,6]中，在训练阶段内执行3组的10RM的运动，可导致肌力增加。但目前肌力训练的建议有些改变。一篇研究[15]显示，对于健康但未受训练的个体，要产生适应性肌力增加，建议使用最大用力的40% ~ 60%。然而，其他研究则建议使用中等强度的运动负荷（1RM的60% ~ 80%），做2 ~ 3组，重复8 ~ 12次，会导致疲劳[6,162]。在完成目标重复次数且不再发生疲劳后，就可继续增加阻力水平，让肌肉再次过度负荷。

提高爆发力

爆发力可以通过改变训练强度和速度来发展。爆发力训练推荐的强度是1RM负荷的20% ~ 70%，而运动的速率是爆发性或阵发性的。超过350篇研究的综合而来的平均训练值显示，爆发力整体上小幅增加是81%的1RM负荷快速完成3.8组的6.4次重复的结果[188]。不出意料，训练变

量，尤其是阻力负荷的增加与爆发力提高之间成线性关系。在上肢和下肢，推荐每周训练 3 ~ 4 次以提高爆发力[188]。第 23 章提供了提高爆发力的其他详细策略。

提高肌耐力

提高肌耐力的训练，需要在运动中对抗亚极量负荷并完成多次重复动作[7,162,248]。例如，对抗轻的重量或轻级弹力带，完成 3 ~ 5 组的 40 ~ 50 次重复动作，当增加重复次数或组数变得没效率时，就可稍微增加负荷。

肌耐力训练也可通过逐渐增加等长肌肉持续收缩时间达成，由于肌耐力训练是在对抗非常低水平的阻力下执行，它可以在康复计划早期开始进行，而不会增加愈合组织的受伤风险。

▶ 临床提示

当受伤组织被固定时，Ⅰ型纤维（慢速收缩）发生萎缩的速度比Ⅱ型纤维（快速收缩）快[198]。因为失用也会使慢肌纤维转换成快肌纤维，这些变化引起抗重力肌肉相对于拮抗肌产生非常快速的萎缩[176]，因此应强调在受伤或手术后早期开始肌耐力训练。

运动顺序

运动课程中运动完成的顺序对肌肉疲劳及适应性训练效果有所影响。通常在大部分康复或体能训练计划中，许多肌肉群在一次运动课程中进行运动时，应先进行大肌群运动再进行小肌群运动，而多关节运动应在单一关节运动前先进行[8,95,161,162]。此外，在适当热身后，较高强度的运动应在低强度运动之前先进行[8]。

运动频率

抗阻运动计划的频率指的是每天或每周运动课程的次数[6,8]，频率也可指每周特定肌群运动的次数或进行特定运动的次数[6,162]。和其他要素一样，频率取决于其他决定因素，如强度、运动量、患者

目标、整体健康状况、先前参加抗阻的运动计划及对训练的反应。运动强度及量越大，运动课程从暂时的疲劳反应中恢复的休息时间就越长。常见因过度训练造成表现退步的原因（见本章后面讨论）有频率过高、休息不足和渐进性疲劳。

因为某些形式的运动需较长的恢复时间，执行频率应较其他形式的运动低。举例来说，高强度离心运动会使软组织产生较多微损伤，而且比向心运动有更高的肌肉酸痛发生率[14,99,204]，因此，离心运动训练课程中的休息间隔较长，并且频率也较其他形式的运动低。

虽然每周理想的频率仍无定论，但有一些通则可遵循。运动计划一开始，只要强度及重复次数是低的，有时可一天内进行数次短时间的运动训练。这样频率通常适用于术后早期，手术肢体被固定，运动仅限于无阻力的等长收缩运动，以降低肌肉萎缩风险。随着运动强度和量的增加，每周 2 ~ 3 次、隔天一次或增加至 1 周 5 次也是常见的[6,8,95,161]。训练主要肌群后需要有 48 小时的休息间隔，可通过一天运动上肢，接下来的一天运动下肢来达到。

在维持计划中运动频率可以减少，通常是 1 周 2 次。对于青春期前儿童及高龄老年人，频率一般会限制在每周不超过 2 ~ 3 次训练[6,8,36,37]。训练有素的运动员在进行体能训练、爆发力提升及举重等训练中会了解自身对运动的反应，常以高强度及大运动量的方式训练，高至每周 6 次[8,162,164]。

运动持续时间

运动持续时间是执行抗阻运动计划的总周数或总月数。根据肌肉表现受损的原因，有些患者只需 1 或 2 个月的训练，就可恢复到期望的功能或活动水平，而有些人则需要持续终身的运动计划来维持理想的功能状态。

如本章前面所述，在抗阻运动计划早期（2 ~ 3 周后）观察到的肌力增加主要为神经适应结果。肌肉若要产生明显变化，像是肌肥大或血管形成增加，至少需要 6 ~ 12 周抗阻运动[1,6,184]。

休息间隔（恢复期）

休息间隔的目的。 休息是抗阻运动计划很重要的组成部分，使身体有时间从肌肉疲劳中恢复过来或去除不良反应，如对于运动诱发的肌肉酸痛而言，休息是必要的。只有在渐进性负荷与充足休息间隔的平衡下，肌肉表现才会进步。因此，必须要注意运动组数间与运动课程间的休息。

将休息整合到运动中。 每个运动肌群的休息间隔会根据运动强度和量而定。一般而言，运动强度越高则需要的休息间隔越长。对于中等强度的抗阻运动，建议每组运动间隔休息 2 ~ 3 分钟，低强度运动后较短的休息间隔就足够了，而对于高强度抗阻运动则较长的间隔时间（>3 分钟）是适当的，特别是涉及大的、跨多关节的运动肌群[6,8] 时。刚运动过的运动肌群在休息时，可在同一肢体上的其他肌群或对侧肢体的相同肌群执行抗阻运动。

较容易出现疲劳的处于病变状态的患者，以及儿童或老年人，应在每组运动间至少休息 3 分钟，进行非抗阻运动时如进行低强度自行车运动或对侧肢体进行相同运动。记住，对于缓解肌肉疲劳主动恢复比被动恢复更有效。

也必须考虑运动课程间的休息。当开始中强度的肌力训练（通常在软组织受伤后的康复计划的中间期）时，运动课程间应有 48 小时的间隔时间，也就是隔一天训练，将会使患者有足够时间恢复。

运动形式

抗阻运动计划的运动形式指的是运动的具体形态、肌肉收缩类型和执行运动的方式，如患者可能以动态或静态方式，以负重或不负重姿势执行运动。运动形式也包含阻力形式，也就是如何施加动阻力，可用徒手或机械方式施加阻力。

如同抗阻运动的其他决定因素一样，选择的运动形式是基于本章中所强调的许多因素。本段中会简短回顾各种运动形式，而深入解释与分析这些种类的每一个运动，可在本章下一部分内容及第 7 章中找到。

肌肉收缩的类型

图 6.4 描述了在抗阻运动计划中可能产生的肌肉收缩类型和它们彼此间的关系，以及其与肌肉表现间的关系[175,202,236]。

- 静态或动态肌肉收缩是运动的两大分类。
- 静态收缩指的是内在的等长收缩，通常称为肌肉固定，或抵抗无法移动的外力。
- 执行动态抗阻运动可用向心（肌肉缩短）或离心（肌肉延长）收缩，或两者并用。
- 当肢体运动的速度是由控制速率的机器维持在一定速度时，有时称之为等速收缩[236]。另一种观点认为这只是一种在控制状况下的动态（缩短或延长）收缩[175]。

运动时的体位：负重或不负重

患者相对于负重表面的身体姿势或肢体位置发生改变，也包括运动形式改变。当采取不负重姿势，远端部位（足或手）可以自由移动时，通常称为开链运动；若在负重姿势，身体在固定的远端部位上移动时，则通常称为闭链运动[175,202,236]。与使用本术语相关的概念和问题将在本章后面讨论。

阻力形式

- 徒手阻力与机械阻力为外在阻力的两大分类。
- 可用机械阻力提供固定或变化的负荷，如自

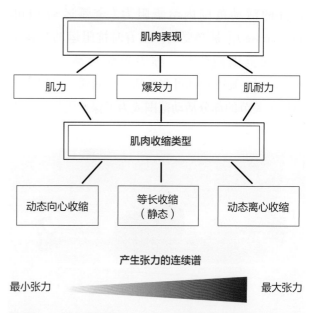

图 6.4　肌肉收缩类型：与肌肉表现及产生张力能力之间的关系

由重量或固定器械。

- 可调节阻力[133] 可由等速肌力仪提供，该肌力仪通过调节外在阻力与运动中的内力相匹配来控制速度。

- 如果运动在抗重力姿势下执行，体重或部分体重也可作为阻力来源。虽然只对抗身体部分重量的阻力（没有额外的外在阻力）而进行的运动被定义为主动而非主动抗阻运动，但可以通过改变患者的体位，施加来自体重的大量阻力。例如，在完成俯卧撑时，如需进阶上肢肌群的负荷，可从站姿依靠墙面做俯卧撑进展到斜靠在工作台上，接着在水平姿势下（图 6.5），最后在头低脚高的姿势下做俯卧撑。

能量系统

运动形式也可由运动中使用的能源系统来分类。无氧运动为高强度的运动下执行低重复次数的运动，因为肌肉在接近最大运动强度时会很快疲劳，增强肌力的运动就属于这类。有氧运动是在较长一段时间内从事低强度、高重复性的运动，这种运动形式主要增加肌耐力与心肺耐力（详细讲解请见第 7 章）。

活动范围：短弧或全弧运动

要建立整个关节活动范围的肌力，在整个允许的活动范围内给予阻力［全弧运动（full-arcexercise）］是必要的。但有时抗阻运动只在部分活动范围内执行，称为短弧运动（short-arc exercise）。短弧运动可避免活动疼痛弧，可以用于不稳定关节的部分活动范围或为了保护受伤后或手术后愈合中的组织。

运动形式及功能应用

若要抗阻运动计划对功能产生正面影响，特定形式的训练是必要的。当组织愈合状况允许时，执行肌肉收缩的类型或是运动的姿势，应尽可能模拟预期的功能性活动[197]。

运动速度

肌肉收缩的速度明显影响肌肉产生的张力，也会影响到肌力与爆发力[209]。在抗阻运动计划中经常调控运动速度，为患者恢复从事各种不同运动速度的功能性活动做好准备。

力与速度的关系

肌肉的向心与离心收缩的力－速度关系是不同的，如图 6.6 所示。

向心肌肉收缩

在最大用力程度的向心肌肉收缩中，当肌肉缩短速度增加，肌肉可产生的力量会减少。当肌肉以较快的速度缩短时，肌电图的活动及力矩也会减少，这可能是因为肌肉没有足够时间建立最大张力[50,175,202,236,27]。

离心肌肉收缩

在最大用力的离心收缩中，当肌肉主动延长速度增加时，刚开始肌肉产生的力量也会增加，但很

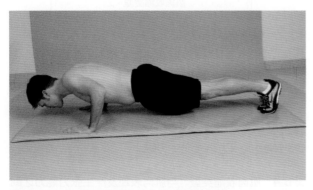

图 6.5　以自身体重作为阻力来源做俯卧撑

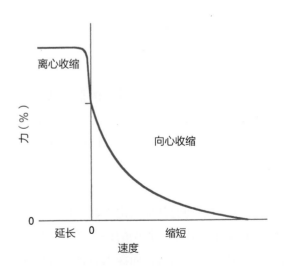

图 6.6　向心与离心运动的力－速度曲线（经许可引自 Levangie, PK, and Norkin, CC: Joint Structure and Function—A Comprehensive Analysis, ed. 5. Philadelphia: FA Davis, 2011, p. 121.)

快会趋于平衡[38,59,175,202,236]。刚开始力量的增加，可能是由于肌肉开始承受过度负荷的保护性反应。在肢体快速转换方向时，这种反应可能被认为对于减震或快速减速是重要的[72,236]。力量的增加也可能因肌肉的非收缩性组织受牵拉产生[59]。相反，其他研究指出，离心力的产生在本质上不受速度影响，在慢速及快速下都保持一致[50,115]。

抗阻运动的应用

在运动计划中，应该纳入一系列从慢速到快速的运动。自由重量抗阻运动只有在身体执行慢至中速的运动时，才是安全且有效的，因为患者可维持对移动重量的控制。由于许多功能性活动需要快速的肢体运动，所以只执行慢速训练是不够的。在20世纪60年代晚期，等速肌力仪的发展[133,192]，为临床医生提供了可以实施快速和慢速抗阻运动的工具。近年来，一些阻力可变的运动器材（气动及液压）和弹性阻力产品为快速度下安全训练提供了更多选择。

特定速度的训练是康复计划成功的基础。研究结果显示，抗阻运动计划中训练诱发的肌力增加，主要与其训练速度相关[24,74,142]，而大于和小于的训练速度的训练效果有限[137,260]。因此，抗阻运动的训练速度在选择时，应符合或接近期望的功能性活动的需求[53,142]。

利用速度谱恢复方案的等速肌力训练及增强式训练（也称为牵拉—缩短训练），常强调高速训练。这些运动方式将在本章后面和第23章分别讨论。

训练的周期化和变化

周期化也称为周期训练，是抗阻运动的一种方式，将训练计划分解为具体时间间隔，并建立系统性变量，包括运动强度、重复次数、组数或频率[94,162]。这种训练方法的发展是为训练有素的运动员的举重竞赛做准备。周期化的目的是优化训练计划的进阶，避免过度训练和预防训练前心理懈怠，并优化竞赛中的表现。

周期化将训练日程分解成多个循环或阶段，有时候会持续一整年，目的是为竞赛期的"巅峰"表现做准备。在每一个循环中，不同类型的运动执行着不同的强度、运动量、频率和休息间隔。尽管周期化在竞赛前被普遍应用，但支持其有效性的证据很少[94,164,184]。在这里介绍周期性训练的概念，是因为它的某些应用可能用于受伤运动员高级阶段康复的临床场景[89]。

功能整合

稳定性和灵活性的平衡

功能性活动和任务需要在神经肌肉控制稳定的前提下达到主动运动的平衡。稳定性对于功能性活动中控制方向的快速改变是必要的。当运动需要多关节肌群的正确激活顺序和强度时，通过适当的主动肌和拮抗肌在单个关节的激活达到稳定。例如，一个人必须在维持躯干直立和脊柱稳定后才能抓住、举起和转移重物。由于稳定性和灵活性之间的相互作用，抗阻运动计划必须强调躯干与肢体的静态肌力和动态肌力。

肌力、爆发力与肌耐力的平衡

许多功能性任务涉及肌力、爆发力及肌耐力，需要人体能执行缓慢而受控的动作、快速动作、重复动作及长时间维持姿势的运动能力。分析患者需要执行的动作任务，可提供针对特定任务的抗阻运动计划的框架。

特定任务动作模式的抗阻运动

为了使患者达到常规功能性活动的要求，阻力应被纳入到特定任务的运动模式中。在运动过程中，在解剖平面，对角线模式和结合任务特定的动作模式中施加阻力，是谨慎进阶抗阻运动计划的重要策略。而在控制与监督下模拟功能性动作是一种让患者安全恢复独立功能性活动的方式[197]。

例如，刚开始进行低阻力、低重复次数的推、拉、抬举及维持活动，一段时间后，患者可以逐渐进阶阻力的强度和剂量，直到在没有监督或居家环境下，能恢复执行原有的功能性活动。自我管理成功的关键是教导患者如何判断肌肉产生张力的速度、强度及持续时间，并且要有正确的动作时序，这些对于安全而有效率地执行动作任务是必要的。

抗阻运动的类型

在康复或训练方案中，抗阻运动类型的选择受多种因素的影响，包括原发性和继发性肌肉受损的原因及程度、肌肉表现受损的情况、组织愈合的阶段、关节对压力和运动的耐受程度、患者的一般功能水平（身体功能和认知功能）、设备的实用性、患者的目标以及期望通过训练方案达到的功能结局，都应该被考虑在内。治疗师拥有一个丰富的运动训练库，可根据患者的需求选择合适的训练类型，从中选择一个抗阻运动方案。在患者的康复方案中，没有一种抗阻运动是最好的，治疗师需要考虑专栏 6.7 中罗列的问题。

应用 SAID 原则是制订完善的运动方案的关键。治疗师必须明确运动训练的强度、运动量、运动顺序、运动频率、休息间期及本章前文针对有效的渐进性抗阻运动所提到的其他因素。表 6.5 总结了渐进性抗阻运动训练需要考虑的因素。

本部分内容介绍的运动类型包括静态、动态、向心和离心、等速、开链和闭链运动。另外，还有徒手阻力、机械阻力、恒定阻力及可调阻力的抗阻运动。本书对每种形式抗阻运动的益处、局限性及应用范围均会进行分析和讨论，同时将对文献中提到的支持证据进行总结。

徒手和机械抗阻运动

从广义上讲，负荷能够以两种方式作用在收缩肌肉上：徒手方式和机械方式。两种形式抗阻运动

专栏 6.7　抗阻运动的类型选择：需要考虑的问题

- 基于你的检查和评估结果，你需要确定肌肉表现受损的程度和类型。
- 基于肌肉表现受损的潜在的病理性原因或组织愈合所处阶段，什么类型的抗阻运动应该是最合适的？
- 抗阻训练方案的目标及期望达到的效果是什么？
- 动态肌力或静态肌力对于达到预期结果是否更有效？
- 哪种抗阻运动类型与期望的目标最相符？
- 在抗阻运动中患者的体位是否有限制或受限？
  - 负重是否为禁忌，限制或者完全许可？
- 是否存在受损关节或邻近关节活动性减低（因为疼痛或挛缩），从而影响患者的体位？
  - 因为活动性减低，是否在部分关节活动度内患者无法安全或舒适地执行抗阻运动？
  - 是否存在心血管或呼吸问题影响到体位？
- 患者是否期望可以使用机械阻力独立进行训练或通过治疗师提供最合适的阻力进行训练？
- 什么类型的器械是运动所需要的？
- 什么类型的运动更加接近或类似患者的功能性活动？

表 6.5　渐进性抗阻运动训练：需要考虑的因素

因素	进阶方案
强度（运动负荷）	亚极量→极量（或接近极量） 低负荷→高负荷
体位（非负重或负重）	变量：根据病理及受损情况，负重限制（疼痛，水肿，不稳定性）及康复方案的目标
重复次数及组数	少量→大量
频率	变量：基于运动强度和运动量
肌肉收缩类型	静态→动态 向心和离心：变化进阶
关节活动度	短弧→全弧度 稳定的范围→不稳定的范围
运动平面	单平面→多平面
运动速度	慢速→快速
神经肌肉控制	近端控制→远端控制
功能性动作模式	单一→复杂 单关节→多关节 近端控制→远端控制

的益处和局限性将在后面的部分进行总结（见专栏 6.15 和 6.16）。

徒手抗阻运动

徒手抗阻运动是一种主动抗阻运动，其中外在阻力由治疗师或者其他健康专业人员提供。也可以教患者利用自己的身体对特定肌群提供徒手阻力。徒手抗阻运动的阻力不能定量，当肌肉力量减弱，只能对抗最小到中等阻力时，该技术常在运动训练早期使用。当关节活动范围需要被严格限制时，也适用。抗阻运动所提供的外在阻力大小受治疗师力量的限制。

注意： 徒手抗阻运动所应用的技术一般是在解剖平面和对角线模式下进行，这将在本章的后文进行介绍。

机械抗阻运动

机械抗阻运动是一种主动抗阻运动，其阻力由设备或机械装置提供。阻力大小可定量测量，并随时间渐进增加。当外加阻力大于治疗师所能徒手提供的阻力时，非常适用。

注意： 机械抗阻训练与所使用的阻力训练系统和方案密切相关，如 PRE、循环阻力训练（circuit weight training）、速度谱康复系统（velocity spectrum rehabilitation）。后文将对不同类型阻力设备的特点进行叙述。

等长运动（静态运动）

等长运动是一种肌肉静态收缩运动，收缩过程中不产生可知的肌肉长度改变和可见的关节活动[175,202]。虽然这种肌肉收缩形式并不做功（作用力 × 距离），但肌肉所产生的张力和力量是可测量的。等长运动的外在阻力来源包括徒手阻力、静态姿势下手持的重物、自身体重或使用一个不可移动物体。

重复等长收缩，如每天进行每组 20 次收缩，每次对抗阻力大小接近最大阻力，每次收缩维持 6 秒，是一种提高肌肉等长收缩力的有效方法。交叉运动效应（cross-exercise effect）（即对对侧、未运动侧肌群肌力也有一定程度的提高），作为训练的转移性结果（训练的转移性概念，即训练一侧肢体

而导致训练效果转移到另一侧没有运动的肢体），也可以通过最大等长收缩训练获得[63]。

等长收缩运动的使用原理

在进行功能性活动过程中，全身各部分的运动控制都需要静态性的肌力和肌耐力。大多数的功能性活动都需要身体某一部位的静态控制与另一部位动态控制的结合。制动和失用将导致静态性的肌力快速下降，预计以每周 8%[180] 至每天高达 5%[200] 的速度下降。

功能性需求经常涉及以短时间对抗高水平的阻力或以长时间对抗低水平的阻力来保持一个姿势。静态肌肉在这两个方面的表现，提示在日常生活任务中维持足够的姿势稳定和预防损伤方面，肌耐力比肌力具有更重要的作用[184]。例如，躯干和下肢的姿势肌在维持身体直立位时持续等长收缩对抗重力，并提供平衡和功能性活动需要的稳定。在功能性活动中，以激活和维持肌肉低水平的共同收缩达到关节的动态稳定。也就是说，关节周围的拮抗肌同时等长收缩[186]。肘、腕和手部肌群等长收缩产生的肌力和肌耐力也非常重要，如当需要长时间持续握住重的物体时。

记住这些例子，就不难理解为何等长收缩运动是康复和训练方案中用于改善功能性活动的重要组成了。等长收缩运动的原理和适应证总结见专栏 6.8。

等长收缩运动的类型

在连续的康复阶段，不同类型的等长收缩运动可用于不同的治疗目的。所有类型运动（定位收缩运动除外）都包括某种形式的可见阻力，因此可用于改善静态肌力或建立持续肌肉控制（肌耐力）。

专栏 6.8　等长运动：原理和适应证总结

- 当外在制动（如石膏、支具或骨牵引）导致关节活动受限时，用于最大程度减少肌肉萎缩。
- 当因软组织受伤或手术限制关节活动时，用于重建愈合组织的神经肌肉控制。
- 用于建立姿势或关节稳定。
- 当使用动态抗阻运动可能破坏关节完整性或造成关节疼痛时，用于提高肌力。
- 为满足特定任务需求，在关节活动的不同范围下进行肌肉静态收缩。

由于没有施加可见的阻力，肌肉定位收缩运动在技术上讲不是抗阻运动的一种形式。然而，将它放在这部分内容里讨论，主要目的是提示在康复和训练的方案中，连续的等长收缩运动可用于多种诊疗目的。

肌肉定位收缩运动。 肌肉定位收缩是肌肉在几乎没有任何阻力的情况下所做的低强度等长收缩。肌肉等长收缩可用于缓解肌肉疼痛和痉挛，在软组织损伤急性愈合期用以放松肌肉和改善血液循环。例如，膝关节受伤或手术后进行的股四头肌激活训练。

因为肌肉定位收缩过程中一般不对抗阻力，所以它一般不提高肌力，除非针对非常弱的肌肉。然而，肌肉定位收缩可以减缓肌肉萎缩，在超早期康复关节制动以保护愈合组织时，可用以维持肌纤维之间的滑动。

稳定性运动。 这种形式的等长运动，用于发展持续水平的亚极量肌肉共同收缩，来改善姿势控制或动态关节稳定。稳定性运动一般由等长收缩构成，在抗重力或体重的姿势下对抗阻力[186]。外在阻力可以由体重或徒手提供。

常用于描述特定类型的稳定性运动的几个术语，包括节律性稳定（rhythmic stabilization）和交替等长收缩（alternating isometrics），两种技术均与本体感觉神经肌肉易化技术有关[212,272]。稳定性运动注重躯干/姿势控制，通常指动态稳定性运动、核心稳定性运动和节段稳定性运动。这些运动的应用见第 16 章。设备，如 BodyBlade（图 6.50）和稳定球，都被用于动态稳定性运动训练。

多角度等长运动。 指在可允许的 ROM 内在多个关节位置上施加阻力进行等长运动[53]。在可允许的关节活动范围内，动态抗阻运动会引起疼痛或不被建议时，使用该方法可改善整个关节活动范围内的肌力。

等长训练的特点和效果

抗阻运动方案中，等长运动的有效利用依赖于对它的特点、潜在效果和局限性的了解。

肌肉收缩的强度。 肌肉等长收缩过程中产生的肌肉张力与关节位置和收缩时肌肉长度有关[270]。

最大的等长收缩肌力在肌动蛋白和肌球蛋白最大程度重叠和最大潜能形成横桥的关节位置上发生。当关节移动远离最佳位置，产生的等长收缩潜力将下降。肌肉收缩达到肌肉最大自主收缩力的 60% 时，运动强度足以改善肌力[156,270]。关节在不同位置上，肌肉对抗的外加阻力应随位置不同而有所调整。通过等长运动，肌力提高后，外加阻力应渐进性增加。

▶ **临床提示**

当进行等长运动时，应避免肌肉收缩过程中的潜在损伤，缓慢地施加阻力和释放阻力。这有助于评估肌肉张力和确保肌肉收缩是无痛的。本方法也在运动的起始和结束时，用于减少非控制性关节活动的风险。

肌肉激活的持续时间。 为了达到静态肌肉表现的适应性改变，等长收缩应该保持 6 秒，不超过 10 秒，以免引起肌肉快速疲劳。这样使肌肉每次收缩都有足够的时间，达到最大张力并产生代谢上的变化[128,184]。10 秒收缩时间包括肌肉张力 2 秒的上升时间、6 秒的维持时间和 2 秒的下降时间[53]。

重复收缩。 重复收缩每组维持 6~10 秒，可以降低肌肉痉挛和增加等长收缩的有效性。

关节角度和模式特异性。 肌力增加只发生在阻力施加的关节角度或邻近的关节角度，即训练角度[155,156,270]。生理性溢出（physiological overflow）很小，仅发生在超过训练角度 10° 的位置[156]。因此，当进行多角度等长收缩训练时，阻力应该施加在关节活动范围内的 4~6 个不同的角度上。此外，等长抗阻运动是模式特异性的，引起静态收缩力增加，对于动态收缩力基本没有效果。

阻力来源。 等长运动可在有设备或无设备的情况下进行。例如，多角度的等长运动可以通过对抗徒手阻力或单纯由患者推固定物如门框或墙壁来完成。

用于动态运动的设备也可用于训练等长运动。例如，重量滑轮系统提供大于肌肉收缩力的阻力，则可进行等长抗阻运动。大多数的等张训练设备，可在多个关节角度下将每秒移动范围设置为 0° 以进行多角度的等长抗阻运动训练。

注意：患者在进行等长运动过程中常屏住呼吸（憋气），尤其是对抗亚极量的外在阻力时。此时很可能由于瓦尔萨尔瓦动作（Valsalva maneuver）引起血管加压反应，导致血压快速上升。患者在进行等长运动的过程中，应配合有节奏的呼吸，强调在肌肉收缩时呼气，可最小化这种反应。

禁忌证：对于有心血管功能障碍病史的患者，高强度等长收缩运动是禁忌证。

动态运动：向心和离心运动

肌肉通过两种收缩形式引起关节移动，即向心运动或离心运动。如图 6.7 所示，向心运动是指在动态运动中，肌肉克服外在阻力，产生的张力引起肌肉物理性缩短的运动，如上举重物时。相反，离心运动是指在动态运动中，产生的肌肉张力低于外在阻力，在控制负荷的情况下造成肌肉物理性伸长的运动，如放下重物时。

当进行向心和离心运动时，施加的阻力有多种形式：①恒定阻力，如体重、自由重量或简单的滑轮重力系统；②提供非恒定阻力的重力机械设备或弹力带；③可保持肢体运动速度的等速训练设备。

注意：虽然等张运动（指相同的张力）这个词非常频繁地用于描述抗阻动态肌肉收缩，但这个术语的使用是不正确的。事实上，当身体的一个部位移动时，肌肉在不同角度下可能缩短或延长，其产生的张力是变化的。这是由肌肉的长度 – 张力关系及外在负荷的力矩变化导致的[175,202,236]。因此，本书中"等张"这个词不再用于描述动态抗阻运动。

向心运动和离心运动的使用原理

向心、离心运动在康复和体能训练方案中有特别意义。肌肉向心收缩，加速身体部位的移动；而离心收缩，减速身体部位移动。在高冲击性活动中，离心收缩可作为吸收能量的来源[59,169]。

大多数的日常生活活动，都属于肌肉向心和离心收缩的结合，如上下坡、上下楼梯、由椅上站起及坐下或捡起和放下物体。因此，建议在存在肌肉表现受损患者的康复进程中纳入向心和离心运动

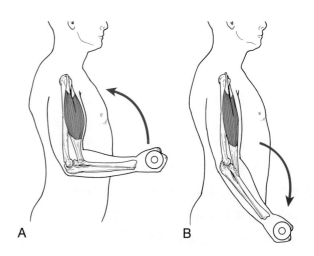

图 6.7　在举起重物和放下重物时屈肘肌的收缩。A. 向心收缩。B. 离心收缩

训练。

离心训练的特别考量

离心训练被认为是康复方案中的重要组成部分。离心运动适用于肌肉骨骼损伤或手术后及体能训练的患者，以减少涉及高强度减速、快速转变方向或重复肌肉离心收缩相关活动的受伤风险和再受伤风险[10,169,205,242]。离心训练也被认为可以改善运动相关的体能表现[8,169]。

传统上，在康复的进阶阶段，准备让患者从事高需求的体育运动或工作相关活动前，训练强调高强度离心负荷，如离心等速训练或增强式训练（plyometric training）（见第 23 章）[169]。然而，近期越来越强调，在肌肉骨骼受损或手术后的早期康复方案中应用渐进性离心训练，可更有效地减少肌力和体能的丧失。然而，早期施行离心抗阻运动的安全性仍需要临床对照研究的验证。

◉ 聚焦循证

Gerber 等人[105]进行了一个前瞻性的随机临床试验，以评估接受关节镜下前交叉韧带（ACL）重建术后康复早期（术后 2~3 周）的患者进行渐进性离心运动方案的安全性和效果。研究中所有受试者均在术后开始进行 15 周传统但"加速的"（早期负重和 ROM 训练）运动训练方案。在术后的 2~3 周后，一半的受试者（实验组）接受电动离心单车（motorized eccentric ergometer）12 周渐进性的下肢

训练。对照组在同样的 12 周时间内接受向心收缩阻力的标准化下肢单车渐进性训练[105]。

术前、术后第 15 周和术后第 26 周均检查膝关节渗出情况和稳定性，以及膝关节和大腿的疼痛程度。在术前和术后第 26 周，测量股四头肌肌力和单腿远跳距离。研究结果表明在观察的任一时点，两组间膝关节或大腿疼痛、膝关节渗出和稳定性没有显著性差异。重要的是，离心训练组股四头肌肌力和体能表现有显著提高，但对照组没有。本研究显示，在 ACL 重建术后早期康复阶段，进行渐进性离心抗阻训练对减少肌力缺失和改善体能表现是安全而有效的。

Gerber 等人[106] 对原研究中 80% 的受试者进行的长达 1 年的随访研究显示，离心训练组股四头肌肌力和体能表现仍持续优于对照组。

向心运动和离心运动的特点与效果

离心运动与向心运动的特点和效果总结于专栏 6.9 中。

运动负荷和肌力增加。 在同等情况下，肌肉最大向心收缩较最大离心收缩产生力量更小（图 6.6）。换句话说，放下负荷较举起负荷需要更大的收缩力。肌肉向心收缩较离心收缩可控制的负荷大小差异可能与肌肉可收缩和不可收缩成分有关。在离心运动中，当负荷被放下，不仅需要肌肉收缩成分的主动收缩，而且需要肌肉内和肌肉周围不可收缩的结缔组织的作用。相反，在向心运动中，当一个重物被举起时只有肌肉收缩成分负责举起重物[59]。

与离心收缩相比，在向心收缩中更多的运动单元可被募集以控制相同的负荷，提示向心运动较离心运动具有更低的机械效能[59,72]。因此，患者在控制相同负荷时，向心运动的用力较离心运动更大。当一个重物被举起或者放下时，向心运动期所对抗的最大阻力较离心运动期更小。

当抗阻运动方案包括最大离心收缩运动和最大向心收缩运动，如果运动负荷逐渐增加，随着时间的推移，离心训练产生离心肌力增加程度较向心训练产生向心肌力增加程度更高。其原因可能是离心训练较向心训练所使用的负荷更大[223]。

> **▶ 临床提示**
>
> 在控制负荷时，离心运动所募集的运动单元较向心运动少，所以当肌力非常弱，低于 3 级（3 级／5 级）时，无外在阻力（重力除外）的肌肉主动离心收缩可用于产生主动的肌肉收缩，并发展初始水平的肌力和神经肌肉控制。换句话说，当有明显的肌肉无力时，放下肢体时对抗重力比举起肢体时可能更加容易。

注意： 与向心运动相比，离心运动对心血管系统的应激更大（如心率和动脉血压的增加）[59]，可能是因为离心训练所使用的负荷更大，这强调了高强度运动期间配合节律性呼吸的必要性（有关心血管注意事项，请参考本章抗阻运动的禁忌证）。

运动的速度。 执行向心或离心运动的速度会直接影响神经肌肉单元产生力量的能力[50,72]。特定的外在阻力将导致肌群零速度的收缩（等长）。如果外在阻力轻度下降，慢速、高张力的向心收缩可以举起负荷。随着外在阻力的降低，对抗阻力向心收缩所需要的张力降低，向心收缩的速度也随之增加。相反，如果引起等长收缩的外在阻力逐渐增加，慢速、高张力的离心收缩用于放下负荷。渐进性增加外在负荷，在提高速度时需要增大离心收缩张力，直至到达能力的平台期（图 6.6）。

专栏 6.9　离心运动与向心运动对比：特点总结

- 离心运动中能控制的外在负荷更大。
- 最大用力的离心训练导致肌力和肌肉质量增加程度比最大用力的向心训练更大。
- 与向心训练相比，离心训练相关的适应性改变更具有模式和速度的特异性。
- 与向心收缩相比，离心肌肉收缩在新陈代谢上更有效且更少出现疲劳。
- 与向心收缩相比，陌生、高强度的离心收缩运动后更可能产生和引起更严重的迟发性肌肉酸痛。

> **▶ 临床提示**
>
> 常见的一种误解是，认为高强度抗阻运动中重物被快速上举（向心收缩）和缓慢放下（离心收

缩），缓慢离心收缩将增加肌力，因为其产生了更大的张力。实际上，如果负荷是恒定的，离心收缩期间所产生的张力较向心收缩更低。为了产生更大的张力，唯一的办法是，在每一周期的离心收缩阶段增加阻力。这通常需要运动同伴在向心收缩阶段帮助上举负荷。这是一种高强度形式的运动，应该只用于对运动高需求或参加举重比赛的健康人。这种方法不适用于肌肉骨骼损伤恢复中的患者。

能量消耗。在相同运动负荷条件下，离心运动在代谢水平方面比向心运动更有效能，即肌肉离心收缩比向心收缩消耗更少氧气和储存的能量[40]。因此，利用离心收缩活动，如跑下坡，比相同的向心收缩活动可能更有效地改善肌耐力，因为离心运动过程中肌肉疲劳的发生更缓慢[59,223]。

训练的特异性。目前尚不明确向心收缩或离心收缩的训练效果是否有模式特异性。虽然有大量证据支持训练的特异性[25,74,197,230,261]，但也有一些证据表明使用一种模式进行训练会导致另一种模式下的力量增强[78]。大多数时候，离心训练比向心训练更具有模式特异性[223]。离心训练较向心训练，也具有更高的速度特异性[223]。因此，由于训练的转移通常是很有限的，选择能模拟患者所需要的功能性动作往往是一个明智的决定。

交叉训练效应。向心训练[268]和离心训练[269]均产生交叉训练效应，即在训练肌群的对侧即非运动侧肢体，随训练时间增加，肌力有轻微增加。这种效应也发生在使用联合向心和离心收缩（如上举和放下重物）进行高强度运动时。

交叉训练效应可在高负荷运动时稳定身体，由非运动肢体的重复性收缩引起。虽然交叉训练是一个有趣的现象，但没有证据表明这对患者功能性活动能力有正面作用。

运动诱发肌肉酸痛。重复、快速地渐进性高强度肌肉离心收缩较高强度向心收缩，与延迟性肌肉酸痛（delayed-onset muscle soreness，DOMS）较高的发生率和严重程度更具有相关性[14,42,99,204]。推测 DOMS 更容易在离心运动中出现，可能是因为在离心运动中控制和放下重物时对肌肉和结缔组织会造成更大损伤[14,42]。这也提示，DOMS 的高发生率可能对运动训练诱导的肌力增加造成不利影响[59,74,99]。

应该注意的是，没有足够的证据表明当向心运动和离心运动的强度和运动量相等时，运动后出现 DOMS 的程度没有显著性差异[92]。再者，如果离心运动的运动强度和运动量渐进性增加，DOMS 一般不会发生[105]。

动态运动：恒定阻力和可调阻力

最常用的动态抗阻训练系统是渐进性抗阻运动（progressive resistance exercise，PRE）。后文中有关于机械抗阻训练系统的介绍，并提及了 PRE 的相关信息。

动态运动：恒定阻力

对抗恒定外在阻力的动态运动（dynamic constant external resistance，DCER），是肢体在关节活动度内对抗恒定外在负荷的一种抗阻训练形式[162]，阻力可以由手持自由重量（可调节重量的负荷物）或沙袋、重物器械或重量滑轮系统提供。

DCER 这个术语，用于代替等张运动（张力相等）。虽然外在负荷不变，但在不同的关节活动角度时由重物和肌肉张力产生的力矩不同[175,236]。如果外加负荷低于肌肉产生的力矩，肌肉向心收缩，使负荷加速；如果外在负荷高于肌肉产生的力矩，肌肉离心收缩，使负荷减速（图 6.7）。

DCER 运动有内在局限性。当上举或放下恒定负荷时，在整个关节活动范围内只在一个点产生肌肉收缩的最大力矩与重物产生的最大力矩相匹配。治疗师需要知道运动中外在力矩的改变和肌肉长度 - 张力的关系，根据在哪一体位需要提供最大阻力来判断体位和外在阻力是否最合适（图 6.46，图 6.47）。尽管有这个局限性，DCER 运动仍然是康复训练方案、有效肌肉负荷训练方案和诱发训练后肌肉表现改善的主流方法。

可调阻力运动

可调阻力运动，是动态运动的一种形式，克服了对抗恒定外在负荷的局限性。特殊设计的抗阻训练设备，对收缩的肌肉施加不同的阻力，以在 ROM 中的多个点更有效地施加负荷。在整个活动范围内通过重量线缆系统在不对称形状凸轮上移动，借由杠杆力臂系统（图 6.8）、液压或气压改变阻力[237]。但这些器材如何改变阻力以符合肌肉产生的力矩曲线是一个问题。

因为弹性材料的固有特性和它对牵伸的反应，利用弹性阻力产品（弹力带和弹力管）进行的动态运动被认为是可调阻力运动[139,145,232]。除了弹力带或弹力管的内在阻力渐进性增加，施加于身体的力的方向的变化也可提供可调阻力（更多关于弹力设备的信息请参见本章最后部分）。

注意：当动态运动通过徒手提供阻力，有经验的治疗师可以在关节活动范围内给收缩的肌肉提供变化的阻力。治疗师根据患者的用力及反应，在关节活动范围内提供适当的阻力。

DCER 和可调阻力运动的特殊考量

运动肢体的移动度。 不论是 DCER 还是可调阻力运动，运动肢体的移动度都由患者自我控制（除了在活动范围受限的仪器上执行的运动）。在使用自由重量、滑轮系统、弹力设备时，为了控制肢体运动的弧度和方向，将有更多肌肉被募集。

运动的速度。 虽然每天大部分的日常活动、作业活动和体育活动都以中速至快速进行，但动态运动经常以相对低的速度进行，以避免可能威胁患者安全性的动量和不受控制的运动（根据参考文献，利用自由重量的典型动态运动一般是以每秒 60° 的速度进行[53]）。因此，在低速下训练诱导出现的肌力改善，可能无法让患者为需要快速力量爆发或改变方向的活动做好准备。

> **临床提示**
> 利用通过液压和气压结构调节阻力的设备，以及弹性阻力产品可进行安全、中速至快速的阻力训练。

等速运动

等速运动是由等速肌力仪（图 6.9）这种速度限制设备，在预先设定的肌肉缩短和伸长速度与关节角速度下，保持运动速度恒定的一种动态运动形式[53,76,133,192]。等速指的是以相同（恒定）的速度进行运动，不同于 DCER 运动选择一特定重量（阻力大小）施加于收缩肌肉上，等速训练控制的是训练肢体运动速度，而非负荷大小。肌肉所对抗的阻力取决于肢体施加于设备上的力量大小[5,138]。

因为外在阻力根据施加于设备上的力量大小

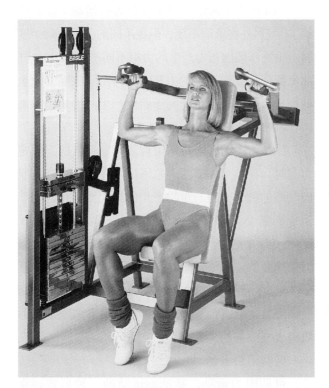

图 6.8　Cybex/Eagle 体适能系统之肩关节下压，在关节活动范围内提供可调节的阻力（Courtesy of Cybex, Division of Lumex, Ronkonkoma, NY.）

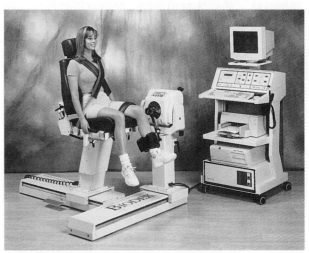

图 6.9　用于测试和训练的 Biodex 等速肌力仪（Courtesy of Biodex Medical Systems, Inc., Shirley, NY.）

而进行调整，等速运动也被称为"调节阻力运动"[133]。如果在运动中使用最大力量，所产生的力矩将随着肌肉长度和内在动量而有所不同。等速肌力仪测量不同的力矩，调节外在阻力以保持速度的恒定。当运动在垂直面上进行时，肌力仪将结合重力和肌力进行调整。虽然早期提倡等速训练，认为其优于自由重量或重量滑轮系统提供的阻力训练，但没有足够的证据支持。至今，等速训练被认为是可被纳入康复训练后期的众多方法之一。

等速训练的特点

本部分对等速运动的主要特点进行了简要总结。对于等速测试和训练的更多详细信息，可查看相关资源[4,53,75,76,116]。

恒定速度。 等速运动的基本概念是指在整个关节活动范围内，关节角速度是预先设定的，受控制的，且相对恒定的。因为肢体运动惯性，经常在关节活动范围的起始和末端角速度是不恒定的。

训练速度的范围和选择。 肌肉等速肌力仪可提供的运动速度范围很广。现在的肌力仪可将肢体移动速度从 0°/s（等长模式）调整至 500°/s。如表 6.6 所示，训练速度可分为低速、中速和快速。这样的速度范围理论上可为患者提供准备接受功能性活动所需肢体的运动速度范围。

训练速度应尽可能满足预先设定的功能任务需求。较快的训练速度类似或接近一些功能性活动技巧中肢体运动速度，如行走或抬举[4,283]。例如，步行中下肢平均角速度为 230°/s ~ 240°/s[5,53,283]。尽管有这个例子，但在许多功能性活动中肢体移动的速度远远超过了在等速肌力仪上训练的速度。

训练速度的选择应基于运动模式（向心或离心）。如表 6.6 所示，向心运动中推荐的训练速度

表 6.6	向心等速运动训练的速度分级 *
分级	**角速度**
等长	0°/s
慢速	30°~60°/s
中速	60°~180° 或 240°/s
快速	180°/s 或 240°~360°/s 或更大

* 离心训练的训练速度倾向于更慢，范围是 30°/s~120°/s，大多数从 60°/s~120°/s 开始。

范围较离心运动更大[4,76,116]。

交替与单独的肌肉训练。 等速肌力仪的一个优点是能针对关节的拮抗肌群提供阻力，即交替训练。例如，可设定训练参数，让患者执行股四头肌向心收缩接着进行腘绳肌向心收缩。这不同于 DCER 训练，相同肌群重复进行向心和离心收缩。等速肌力仪也可以设定为针对目标肌群在离心模式之后进行向心模式，以便在获得恒定速度和可调阻力的益处同时模拟 DCER 训练[282]。这两种方法在康复和功能训练中各有优点。

训练的特异性。 等速训练大部分都有速度的特异性[23,116,142]，从一种训练速度明显溢出到另一训练速度的证据有限[137,260]。等速运动模式特异性的证据尚不清楚[10,76,115,197,230]。

因为等速运动倾向于速度特异性，常利用速度谱训练系统，让患者可以在多种速度（90°/s ~ 360°/s）下运动[4,53,76]（这种等速训练的方法将在后文等速设备中讨论）。

关节的应力。 在向心运动中，快角速度运动对关节产生的应力较慢角速度运动对关节产生的应力更小[4,53,75,76]。这种效应与以下说法相一致，即向心收缩时移动速度增加，肌肉力量下降，更小的肌肉力量会减少对关节的应力。

疲劳的调节。 因为肌肉对抗的阻力和等速肌力仪上产生的阻力成正比，较低的肌肉输出力量不一定会导致运动停止。这意味着当肌肉疲劳时患者仍能以恒定的速度执行额外的重复动作，只是肌肉输出力量会减少。

疼痛弧的调节。 如果患者在做等速训练运动过程中，运动弧的某一部分出现暂时性疼痛，等速训练设备可通过调节施加于肢体上的外在阻力以减小通过此运动弧时的力量。如果患者因为突发疼痛在抗阻运动中停止动作，推动肌力仪扭转力臂的力就会消失，也就不会有外在阻力。

训练效果和功能的延续

大量研究表明，等速训练对于改善一项或多项肌肉表现参数（肌力、肌肉爆发力和肌耐力）是有效的[10,24,76,137,185,197]。相比之下，关于等速训练改善功能性活动相关的研究却很有限。有两个研究表明

高速向心和离心等速训练与网球发球和投球速度的增加有关 [78,193]。

功能转化方面的限制。 大部分等速肌力训练设备中，有许多因素会限制等速训练效果转化为功能表现的改善。虽然等速训练提供许多训练速度，但是许多日常生活活动及体育活动中，肢体动作的速度远超过等速训练仪所能提供的最大速度。此外，在大多数功能性任务中，肢体的运动是在多个速度下进行的，而不是恒定速度，这取决于任务情境。

此外，等速运动通常只训练单块肌肉或对侧肌群，只在单一平面运动，且不承重。虽然单一肌群的训练可以改善特定肌群的肌力，但大部分功能性活动需要的是多肌群收缩且多关节在多平面上的运动。有些活动受限是可以通过调整仪器的设置来解决，允许在对角线平面上进行多轴运动、多关节阻力运动或闭链运动。

等速训练的特殊考量
设备的可行性

从实际角度来看，等速训练运动的一个局限性在于患者只能在提供这个设备的场所将这项运动纳入康复计划中。此外，患者在启动设备时，需要他人的帮助，运动过程中需要监督。可行性方面的考量表明是否将等速肌力仪纳入康复计划与高额的支出有关。

适当的设置

采用产品说明书中推荐的体位，在确保运动安全的情况下应对关节位置作适当的调整。例如，虽然在训练肩部旋转肌群时肩关节 / 肘关节的推荐位置为 90°/90°，但患者在运动时处于休息位或将手臂放在一侧会更安全。

在康复计划中等速训练的起始及进阶

等速训练一般会在康复训练后期进行，当主动活动可以达到全范围或现有活动范围并且无痛时开始。关于等速训练的实施和进阶推荐指南见专栏 6.10[4,5,76,116]。

开链和闭链运动

背景

在临床实践和康复文献中，功能性活动和运动

> **专栏 6.10　康复计划中等速训练的进阶**
>
> - 起始时，保持低阻力，在进行最大用力的等速运动前施行亚极量等速运动。
> - 为避免不稳定或疼痛的关节活动，在进行全运动弧前应进行短运动弧的训练。
> - 在进阶到更快速运动前，应先进行慢速到中速（60°/s~180°/s）的训练。
> - 在介绍离心运动前，先说明一下在多种速度下进行最大向心收缩的原因：
>   - 向心等速运动更容易掌握，更容易被患者所控制；
>   - 在离心等速运动中阻力臂的移动速度不受患者的控制，但可由等速肌力仪机械控制。

常被分为负重或非负重两类。而另一种类似的分类方式则是将运动分为闭链运动和开链运动。这些概念，可追溯到 20 世纪 50 年代，Steindler[244] 通过人体运动分析，提出了功能和运动两种独特的分类方法体系。

Steindler[244] 将开链运动描述为有序排列的关节末端部分是自由移动的。身体的末端部分在空间中完全不受限制地运动，如挥手或摆腿。开链运动一般注重单一关节的运动。相反，闭链运动是指末端的身体部位遇到一定程度的外在阻力，限制了肢体远端的运动。终末部位固定，外在阻力导致近端部位和关节在固定的远端部位上运动。闭链运动强调关节加压，较开链运动而言，自然地更具有功能性。Steindler 和 Brunnstrom 都注意到了末端在固定平面的运动相比在自由运动时，肌肉的动作会改变。例如，胫骨后肌的功能在开链运动中是内翻和跖屈足踝关节。相反，在步行周期中的支撑相，胫骨后肌功能首先是使距下关节旋前减速，然后使同一关节旋后，以提高足部刚度为最后迈步作准备。

开链和闭链术语的争议和不一致性

虽然在临床实践和康复文献中，描述运动的术语的确十分普遍，但关于术语应如何使用，以及开链与闭链运动由什么组成，仍缺乏统一的共识 [25,67,68,118,239,275]。

不一致性的来源之一是闭链运动在本质上是否负重。Steindler[244] 并未特别指出负重运动一定是属于闭链运动，但他给出的很多例子，都是下肢涉及负重的相关例子。在康复文献中，闭链运动并非是必需元素，可包括 [57,93] 也可以不包括 [122,239]。一项

资料建议所有的负重运动都涉及闭链运动，但不是所有闭链运动都要在负重体位下进行 [239]。例如，下蹲运动被认为是负重运动，也是闭链运动，但下肢蹬举运动（leg press）并不负重，也属于闭链运动。

另一个模棱两可的观点是远端部位一定要固定在一表面上，才能被称为闭链运动。虽然 Sterindler[244] 描述这是闭链运动的一种情形，但另一种闭链运动是远端肢体在运动中对抗外在阻力。这两个概念互相对立，导致这些术语无法完全正确使用。

上举手持重物或者推举对抗等速肌力仪的力臂，这样的运动在文献中统一被认为是开链运动。虽然在这些运动中并没有轴向的负荷，但如果远端部位是在对抗相当大的外在阻力，也可被认为是在做闭链运动 *[56,57,79,93,122,221,245,275,280]。

考虑人类运动的复杂性，单一的分类系统使用两种描述不能满足功能性活动及治疗性运动干预多维运动的分类。

开链运动与闭链运动术语的转换

为确定未解决的术语问题，几位作者提供了替代或附加术语来对活动和训练进行分类。其中一个建议是利用术语，即远端固定（distally fixated）和非远端固定（nondistally fixated）代替闭链运动和开链运动 [196]。远端部位固定和非远端部位固定也常用于替代使用。另一建议是加入第三种描述，即部分动力链（partial kinetic chain）[275]，以描述远端部位（手或足）抗阻力但不是绝对的固定的运动

动，如使用蹬腿机、踏步机或滑板。当远端部位固定时，则采用闭链运动这个术语。

另一种分类系统是将运动分为单关节运动（运动只发生在单一关节部位）或动力链运动（多个关节连接的多节段同时运动）[153,213]。远端部位运动的界限（可移动或固定）或负荷状态（负重或非负重）不是该术语涉及的参数。然而，应该将其他更复杂的分类考虑在内 [68,174]。

另一种选择是用于描述特定的运动状态，即大多数开链运动被认为是单一关节不负重的运动，大多数闭链运动是多关节负重运动 [126]。

虽然推荐的术语可转换使用，但开放动力链和闭合动力链这两个术语仍然在临床实践和文献中被广泛使用。因此，由于认识到这些术语的不一致性和局限性，以及理解许多运动和功能性活动同时存在"开"和"闭"情况，作者建议本书继续用开放动力链和闭合动力链来描述运动。在全文中常被缩写为（开链和闭链）[26,32,56,57,70,76,77,118,122,143,189,250,280]。

开链和闭链运动的特点

作为本书讨论运动的基础，为了理清相关定义，以下内容描述了开链和闭链运动的操作定义和特点。这些参数的定义是现在文献中最常用到的。开链和闭链运动常见特征的比较见表 6.7。

开链运动

开链运动是指远端部位（手或足）可在空间中自由移动的运动，不需要引起相邻关节的同时运动 [56,77,79,93,153]。肢体运动只发生在活动关节的远端，跨关节的肌肉可以被激活。例如，在膝关节屈

表 6.7　开链和闭链运动的特点	
开链运动	**闭链运动**
远端部位在空间中移动	远端部位与支持面相连并保持接触
独立关节运动；不引起邻近关节可预期的运动	关节动作相互关联，邻近关节有相对可预期的动作模式
只运动关节的远端部位	身体部位动作发生于运动关节的远端和（或）近端
肌肉激活主要发生在主要动作肌且单独作用于动作关节的肌肉	肌肉激活发生在多肌群中，动作关节的远端与近端均参与
一般是非负重姿势下执行	一般但不总是在负重姿势下执行
阻力施加于远端部位	阻力施加于多个移动部位
关节的外在旋转负荷是常见的	负重中关节的轴向负荷是常见的
经常需要额外的固定（徒手或器械）	肌肉收缩，关节的挤压、耦合，为姿势控制提供了内在稳定性

曲的开链运动中（图6.10），腘绳肌的活动是独立于其他髋关节或踝关节肌群的募集。开链运动一般在非负重体位下进行[57,93,189,285]。在抗阻运动中，阻力施加于远端部位[56,77,79,93,122,153,189,239,275]。

闭链运动

闭链运动所涉及的运动，是指远端部位固定或稳定在一支持面上，身体或近端部位在此基础上运动。一个关节的运动以一种相对可预测的形式引起近端和远端关节的同时运动。例如，双侧短弧度下蹲运动（微蹲）（图6.11）然后回到直立体位，该过程中膝关节屈伸，髋和踝关节也以可预测的方式运动。

闭链运动一般在负重体位下进行[56,78,93,122,189,285]。例如，上肢的闭链运动包括四点支撑的平衡运动、在椅子上的俯卧撑、墙上推举或俯卧位的俯卧撑；下肢的闭链运动包括弓箭步、下蹲、上阶梯或下阶梯或提踵运动。

注意：本书中，包括远端部位保持在支持面上的负重运动属于闭链运动，如在固定式自行车、越野滑雪机或台阶踏步器上的运动。上肢有些非负重运动也被认为是闭链运动，如在过头高度的单杠上完成引体向上。

开链和闭链运动的选择

基于个体康复计划目标选择开链和闭链运动，应认真分析每一种运动形式潜在的优缺点。因为功

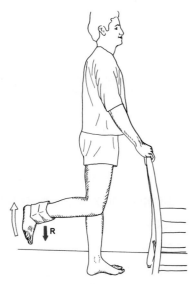

图 6.10   屈曲膝关节时的开链运动

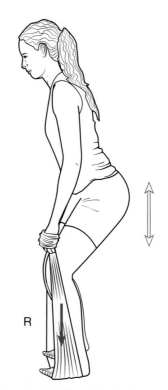

图 6.11   屈伸双侧髋关节和膝关节时的闭链运动

能性活动结合了许多开链和闭链运动，整合包含有开链与闭链运动的特定任务到康复和体能训练计划中是合适的。两种类型都被成功纳入到治疗方案和家庭训练计划中，增加了训练的可变性和挑战性。

● 聚焦循证

没有证据表明"闭链运动"比"开链运动"更加偏向于功能性。Davies[54]的文献综述中提到有大量证据表明，开链与闭链运动有改善上肢和下肢肌肉表现的效果。然而，这些研究中，仅有非常少的临床随机对照试验证明肌肉表现的改善与功能受限的减少或体能表现的改善有关。

关于开链、闭链运动的益处和局限性，以及选择总结如下。只要有可能，应根据现有的科学证据分析这两种运动形式的益处及局限性，或比较这两种运动的具体形式。有些报道提出的益处与局限性是有证据支持的，而有些则是根据个人观点或传闻报道。

注意：大多数比较和分析开链或闭链运动的报

道和调查研究都集中于膝关节，尤其是前交叉韧带或髌股关节。很少有研究报道提及开链和闭链运动在上肢的应用和影响。

单一肌肉群

开链运动比闭链运动更能改善单一肌肉或肌群的表现。而闭链运动较开链运动更容易产生动作代偿并掩盖单一肌肉的肌力缺失。

🔵 聚焦循证

一项研究探讨前交叉韧带重建后只进行闭链阻力训练计划的效果，发现股四头肌有残留肌力不足的情况[238]。研究者认为残留的肌力缺失，可通过在术后康复计划中纳入股四头肌开链运动得以避免。

运动控制

比起闭链运动中多关节动作，在开链抗阻运动中单一动作关节能形成较好的运动控制。在开链运动中，治疗师常通过徒手、皮带或绑带固定以保持患者肢体稳定。相对地，在闭链运动中患者通常使用肌肉稳定，以控制关节或目标关节的近端与远端结构。在康复计划的早期，开链运动对改善目标关节的单一运动占有优势。

关节挤压

在开链或闭链状态下，几乎所有的肌肉收缩都会产生挤压作用，使得关节面靠近并为关节提供稳定性[175,202,236]。更多的关节挤压发生在负重过程中，与活动关节低水平的切应力有关。如发生在膝关节，在负重活动中胫股关节向前或向后移位减少[284,285]。在闭链运动中，在轴向负荷和负重情况下而产生的关节挤压被认为可引起关节面耦合增加，并进一步提供稳定性[60,84]。

共同激活与动态稳定

因为大多数闭链运动都是在负重体位下执行，这样的运动通常被认为可刺激关节和肌肉机械感受器，共同激活协同肌与拮抗肌（共同收缩），以促进动态稳定性[212,251,265]。如在站姿下蹲的动作中，股四头肌和腘绳肌共同收缩，共同控制膝关节和髋关节运动，那么下蹲训练将是提高膝关节稳定性的

恰当选择。在下肢闭链运动肌肉激活方面的研究中，同时存在支持[31,48,276]和反对[80]的观点。

上肢闭链运动被认为可提高肩胛骨和盂肱关节的稳定性，以改善肩关节复合体的动态稳定性[77,275]。尽管可信，但在负重运动如俯卧位做俯卧撑或在椅子上做俯卧撑时，肩带肌群的共同收缩的证据有限[170]。一些开链运动被认为能够促进肌肉的共同收缩，如 PNF 运动中对角线交替等长收缩[212,251,265]、在非负重姿势下实施牵伸 – 短缩训练、使用 BodyBlade（图 6.50）及高速等速训练等运动均可刺激肌群的共同激活，以促进动态稳定。目前，利用开链运动方式促进肌群共同收缩的证据有限。

在膝关节周围肌肉高速向心等速训练的研究中[71,117]，在膝关节伸展末端主动肌和拮抗肌的共同收缩可被观察到。研究者推测在伸膝活动达活动范围末端前，膝关节屈肌群利用离心收缩来降低肢体速度。然而，并没有足够证据表明，在最大用力、较慢等速（60°/s）训练下，存在膝关节肌群的共同激活[167]。可能只有较快等速运动可以引起肌肉的共同收缩效应。

注意： 高负荷、开链运动可能对不稳定、受伤或新近恢复的关节有不利影响，如前交叉韧带损伤的膝关节[80,143,276,284]。

本体感觉、运动觉、神经肌肉控制和平衡

精确熟悉关节位置和关节运动知识是功能运动中神经肌肉控制训练初期运动再学习的基础。在软组织或关节受损后，本体感觉和运动觉均被破坏，并且神经肌肉控制改变。在康复中，从受损区域利用感觉信息重建到能有效地启动和控制运动是应该优先做的[173]。已有研究表明，膝关节前交叉韧带重建术后的康复训练可改善本体感觉与运动觉[17,171]。

与开链运动相比，闭链运动可诱发更多的本体感觉和运动觉反馈。理论上，由于闭链运动中跨多关节的多个肌群被激活，与开链运动相比，激活了更多肌肉感受器和关节内外结构的感受器。闭链运动中使关节挤压的负重，被认为可刺激机械感受器和增加运动控制的感觉输入[122,171-174,221,251,276]。

◉ 聚焦循证

与开链运动相比，尽管有更多的假设支持闭链运动可更大程度增加本体感觉和运动觉，但相关的证据不统一。一项研究[172]表明肩部不稳定的患者在由闭链和开链运动组成的训练计划中，比单纯开链运动计划可获得肩关节运动觉更大程度的恢复。相比之下，对受试者感觉膝关节位置的能力的评估显示，闭链运动与开链运动并没有显著性差异[255]。

最后，闭链运动对于改善站立位平衡和姿势控制是非常好的选择。平衡训练是骨骼肌肉损伤或手术后功能性活动重建及降低再受伤风险康复计划中的重要元素[149]。第 8 章将讨论改善身体平衡机制的活动和参数。

功能转化和损伤预防

大量的证据已经表明，开链和闭链运动均可有效改善肌力、肌爆发力和肌耐力[54,56,57]。证据也显示无论是进行开链或闭链运动，只要对肌群施加一定程度的外在阻力，肌电图的活动在两种情况下是类似的[25,68]。

也就是说，与运动学习和特定任务训练的原则一致，若想让运动对功能结局有所改善，我们应该基于患者的能力来选择任务以模拟他们的功能需要和目标[56,118,239,275]。

◉ 聚焦循证

一项对 24 位健康受试者进行的研究，比较闭链杠铃深蹲和开链等速伸膝对垂直跳测试的影响。受试者随机分为 2 组，每周训练 2 次，为期 6 周，渐进增加外在阻力。研究发现，闭链运动组垂直跳表现改善了 10%，而开链运动组相对于基线表现并没有改善[15]。闭链运动，尤其是跳跃运动，可减少落地时膝关节力量，并降低膝关节受伤的风险[129]。

开链和闭链运动训练的实施与进阶

开链和闭链运动训练的实施与进阶的一般原则、指南在运动强度、运动量、运动频率及休息间歇各参数上是相似的。这些变量在本章前面已经讨论过。关于闭链运动进阶的指南总结见表 6.8。

开链运动训练介绍

一般开链运动训练在非负重体位下进行，当负重是禁忌或需要严格限制时，开链运动是唯一的选择。当存在软组织疼痛、水肿或运动链中任一部分运动限制时均可以在邻近关节进行开链运动训练。例如，在下肢胫骨骨折后，需要石膏固定制动并限制负重至少几周。在这期间，增强髋部肌力的开链运动可以开始进行，负重逐渐增加，直到可进行闭链运动。

任何涉及开链运动的活动都可以通过开链运动进行重复，首先通过建立单一的控制，增强较弱肌群的肌力，然后模拟功能性运动模式。

闭链运动和负重限制：非负重的应用

如必须限制负重，替代开链运动的安全方式是让患侧肢体部分负重执行闭链运动，这对上肢而言容易完成；但在下肢，由于患者在闭链运动中是直立姿势，则必须减少一侧或双侧下肢的轴向负重。

用于减少下肢在闭链运动中的负重有两种方法，一是水疗，如第 9 章所述，或使用平行杠在站立期间让肢体不负重。水的浮力可有助于减轻下肢负重，但水的阻力可限制运动速度，并且水池并不常见。使用平行杠的一个局限性在于运动中控制负重的量不够精确。改变策略，如果可能，可应用减重平板训练系统，以减少下肢的负重[151]。这个系统允许患者进行多种闭链运动，在康复早期以功能性速度进行步行训练。

闭链运动的进阶

闭链运动进阶的参数和建议见表 6.8，内容虽不全面但较灵活。在康复计划进阶时，更多新颖的闭链运动训练形式，如超等长训练和灵敏性训练（在第 23 章将会讨论到），可被采用[58,79]。运动的选择和进阶常基于治疗师的判断力，因为他们会考虑患者对当前运动的反应和功能需求。

抗阻运动的一般原则

本部分内容所提到的抗阻运动的原则适用于各年龄段人群的徒手和机械抗阻运动，但并不是一成

表 6.8　闭链运动的参数和进阶	
参数	**进阶**
负重程度	部分负重→全负重（下肢：水中运动、平行杠、悬吊系统；上肢：推墙俯卧撑→改良俯卧位俯卧撑→俯卧位俯卧撑） 全负重 + 额外负重（配重背心或皮带，持重或袖带，弹性阻力）
支撑面	从宽→窄 双侧→单侧 在支撑面上固定→在支撑面上滑动
支撑面	稳定→不稳定 / 移动 （下肢：地面→摇摆板、侧板、跑步机） （上肢：地面、桌面或墙→摇摆板或侧板、球） 坚硬→柔软（地面、桌面→地毯、海绵） 高度：地面→增加高度（低阶→高阶）
平衡	外在支撑→无外在支撑 睁眼→闭眼
肢体动作的活动度	小→大范围 短弧→全弧（若合适）
运动平面或方向	单平面→多平面 前→后→对角线 （向前走→倒退走；向前上台阶→向后上台阶） 矢状面→冠状面或水平面 （前后滑动→左右滑动；向前或向后上台阶→侧向上台阶）
运动速度或方向变化	慢→快

不变的。很多情况下要根据治疗师的判断进行调整。关于徒手抗阻运动、PNF、机械抗阻运动的内容将在本章后文介绍。

检查和评估

与其他形式的治疗性运动相同，完整的检查和评估是个体化抗阻训练方案的基石。因此，开始任何形式的抗阻运动前应进行评估。

- 对患者进行全面的评估，包括病史、系统性回顾、选择性测试和测量。
  - 定量和定性地评估肌力、肌耐力、关节活动度及整体的功能表现水平以确定基线，以便未来比较进展程度。
  - 对于患者的状况，应确定一个标准化具有信度和效度的评估指标。
- 评估以发现是否是进行抗阻运动的合适的时

机。一些有助于我们解读的问题列于专栏6.11 中。确定最相关的功能受损、患者期望可达到的目标、运动计划期望的功能结果。
- 将抗阻运动纳入整体治疗性运动干预方案中，包括如牵伸、关节松动术、平衡训练和心肺体适能运动。
- 再次周期性评估和记录进展，以调整运动剂量（强度、运动量、运动频率和休息间歇）和抗阻运动的类型，持续给患者增加训练难度。

抗阻运动的准备

- 选择并设立合适且预期有效的抗阻运动形式，如选择徒手或机械阻力，或两者结合。
- 如果施行机械抗阻运动，应确定需要用到及可用的设备是什么。
- 回顾患者期望的目标及预期的功能结果。
- 向患者解释运动计划和操作。确保患者和（或）家人理解并知情。
- 请患者穿着宽松的衣服和有支撑度的鞋子以便于运动。
- 如果可能，选择坚实而舒适的支撑面进行运动。

专栏 6.11　抗阻运动是否合适？应考虑的问题

- 是否有肌肉表现的受损？如果有，这些受损情况是否是你观察到的或患者及家属所报告的功能障碍的原因？
- 发现的肌肉表现受损是否会引起将来的功能受限？
- 受损的组织的激惹性和目前愈合阶段如何？
- 是否有组织水肿的表现？
- 是否有疼痛？如果有，是在休息时还是运动中出现，在特定的 ROM 内还是位于特定的组织中？
- 是否有对肌肉表现有不良影响的其他受损存在？如运动、平衡、感觉、协调或认知问题。
- 患者期望达到的目标和功能结果是什么？根据肌肉表现受损情况这些目标是否实际？
- 考虑患者现在的状态，抗阻运动是否合适？还是禁忌？
- 现存的肌肉表现受损，是否可以通过抗阻运动改善或消除？
- 应该强调一种类型的肌肉表现吗？
- 患者在运动训练计划中，是否需要监护或辅助，是否可以独立执行？
- 抗阻运动计划期望的频率和持续时间如何？是否需要维持进行该计划？
- 对于患者的体能状况，以及整体健康水平或年龄，是否有其他特别的注意事项？

■ 示范每个运动及期望的运动模式。

实施抗阻运动

注意：这些一般性指南适用于对抗徒手或机械阻力的动态运动。除了这些指南，也请参考本章后续介绍的徒手及机械阻力的特殊考量与指引。

热身

开始进行抗阻运动前，以轻的、重复的、动态的、特定部位但不施加阻力的动作来热身。例如，下肢抗阻运动前，如果可以的话先让患者在跑步机上行走 5~10 分钟，再做下肢与躯干的柔韧性运动。

阻力施加的位置

■ 阻力最常施加在需强化肌肉的远端部位。例如，为了加强三角肌前束的力量，可在患者肩前屈的过程中在肱骨远端施加阻力（图 6.12）。在远端施加阻力可利用最小的徒手或机械阻力产生最大的外在力矩。

■ 如果关节是稳定无痛的，并且肌力足够支撑关节，应跨中间关节施加阻力。例如，为了利用机械阻力强化三角肌前束的肌力，常使用手持重物提供阻力。

■ 如外在负荷产生的阻力使患者感觉不适，治疗师应改变阻力施加的位置或扩大阻力施加的面积。

阻力的方向

在向心抗阻运动中，施加阻力的方向与期望运动的方向相反；在离心抗阻运动中，施加阻力的方向与期望运动的方向相同（图 6.12）。当使用徒手阻力时，在整个运动弧中垂直施加阻力是最有效的。

固定

为避免代偿动作，固定是必要的。

■ 对于非负重抗阻运动，应在强化肌肉的近端附着点施加外在固定。例如，强化肱二头肌，应在肩关节前部施加固定，抗阻进行肘屈曲（图 6.13）。合适的时候，也可以利用皮带或捆绑带提供外在稳定。

■ 在负重情况下进行多关节的抗阻运动，患者必须激活和控制肌肉以稳定非运动部分。

运动的强度 / 阻力大小

注意：运动强度应与运动期望的目标、肌肉收缩形式及其他方面的剂量相一致。

■ 一开始，让患者对抗最小负荷学习正常的运动技巧，练习运动模式。

■ 让患者使用受控制且无痛的力。阻力大小应该确保运动表现流畅且无弹跳。

■ 当患者无法完成现有的 ROM 或出现肌肉震

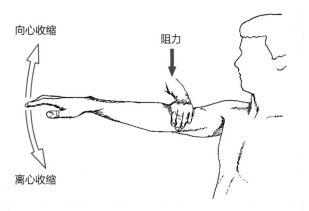

图 6.12　在被训练部位的远端施加阻力。阻力施加在与肢体运动相反的方向上，以抗阻进行向心收缩，若阻力施加在肢体运动的相同方向上，则抗阻进行离心收缩

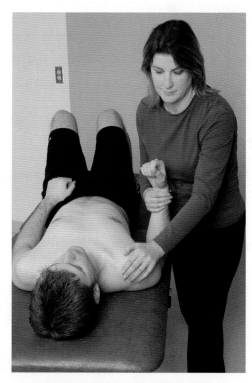

图 6.13　应在强化的肌肉近端附着点进行固定。图中，肱骨近端和肩胛骨被固定，进行抗阻肘屈曲

颤及代偿运动时，应调整对线、稳定性及阻力大小。

重复次数、组数和休息间歇

■ 对于大多数成人而言，对抗中等强度的负荷时，特定动作重复 8~12 次。这个量可引起预期的肌肉急性和慢性疲劳反应及适应性地增加肌力。

■ 如果患者不能完成至少 8 次的重复次数，则减小阻力。

■ 在简短休息后，如果可以的话，增加重复次数，第二组运动应重复 8~12 次。

语言或书面指令

当使用机械阻力或徒手阻力指导运动时，应用更容易理解的简单指令，不要使用医学术语。例如，告诉患者"弯曲和伸直您的肘部"而不是"屈曲和伸展您的肘关节"。确保对于家居方案的一部分抗阻运动的描述，是书面的或有清楚插图的。

监测患者

观察患者执行运动的情况，修改无效或不正常的技术（根据体位、稳定性、速度和疲劳情况）。通过主观和客观信息，评估患者在运动前、中、后的反应。定期监测患者的生命体征，以评估患者对运动的生理反应。本章后文将介绍相关的注意事项。

整理运动

在一系列的抗阻运动后应进行节律性、非抗阻动作的整理运动（如摆动手臂、步行、骑固定单车）。抗阻运动后进行轻柔的牵伸也是合适的。

抗阻运动的注意事项

无论抗阻运动方案的目标、设立及实施的运动形式如何，该运动必须不仅要有效而且是安全的。治疗师对检查结果的解读可帮助判断有效性，而了解注意事项可以最大程度确保患者的安全。抗阻运动的一般注意事项见专栏 6.12。关于注意事项的更多信息见接下来的内容。

屏气现象

屏气动作或现象如瓦尔萨尔瓦动作（Valsalva

专栏 6.12　抗阻运动时的一般注意事项

■ 保持剧烈运动时环境温度设置是适宜的。

■ 着便于散热和排汗的衣服。

■ 注意在运动中患者不应该有疼痛。

■ 一开始进行抗阻运动时，不应该使用最大阻力，尤其在离心运动中，应减少延迟性肌肉酸痛（delayed-onset muscle soreness，DOMS）。在恢复阶段进行轻至中等强度的运动。

■ 儿童、老年人和骨质疏松患者在进行运动时，避免使用大阻力。

■ 对不稳定关节或未完全愈合的骨折远端不施加阻力。

■ 患者在抗阻运动中避免屏气，以预防憋气，强调用力时呼气。

■ 避免非控制的弹跳动作，这可能影响到安全性和有效性。

■ 注意适当地固定和使用适度水平的阻力，以预防不正确或代偿动作。

■ 避免运动对背部造成过度的、不必要的继发性压力。

■ 了解患者所服用的药物，这些药物可改变患者对运动的急性和慢性反应。

■ 避免因过度频繁运动造成积累性疲劳，以及过度训练或过度运动的影响。包括两组训练之间充分的休息间隔，允许有足够的时间恢复。

■ 如果患者出现疼痛、头晕、不正常或急促的呼吸应停止运动。

---

maneuver），是指关闭声门的情况下进行呼气的动作，这种动作在抗阻运动中应尽量避免。屏气现象遵循以下顺序：深吸气，接着关闭声门，腹部肌肉收缩。这将增加腹腔与胸腔内压，进一步迫使心脏将血液用力泵出，因此突发短暂性的动脉血压增高 [144]。

运动时，通常会在最大用力等长收缩 [87] 和动态肌肉收缩 [179] 时出现屏气现象。研究显示肌肉等长收缩引发的血压升高现象和最大自主用力程度成正比 [179]。屏气现象加上最大用力收缩将增加心血管损伤风险。虽然屏气现象被认为常发生在等长和离心抗阻运动中，但最近的一项研究 [179] 表明，血压升高程度与用力程度更相关——并非严格只是与肌肉收缩形式（模式）有关。

有风险的患者

对于患有冠状动脉疾病、心肌梗死、脑血管疾病或高血压的人群，发生血压快速增高这个并发症的风险相当高。对于接受过神经手术、眼部手术或椎间盘病变的患者也有风险。高风险人群在进行运动训练时，一定要密切关注他们的呼吸。

▶ **临床提示**

虽然抗阻运动常被推荐用于有心血管病史或

风险的患者，但选择确定对个体安全、合适的抗阻运动模式非常重要。此外，除了知道抗阻运动的筛查指南[6]，与患者的诊疗医生保持密切沟通也很重要。在清楚了解患者病史后，一般建议运动使用低强度抗阻训练（上半身运动强度在健康人群的 30%~40%，而下半身运动强度在健康人群的 50%~60%）[6]。

在抗阻运动中预防风险
- 提醒患者不要屏气。
- 让患者在运动过程中有节律地呼吸或数数。
- 在患者上举重物时呼气，放下重物时吸气[8]。
- 限制高风险患者进行高强度抗阻运动。

代偿动作

在运动时，当外在阻力太大而无法在运动过程中控制目标肌群时，可发生代偿动作。相似地，在运动中，当因为疲劳或疼痛出现，肌肉表现下降时，患者可能募集其他肌肉或利用替代动作进行运动[152]。例如，三角肌或冈上肌无力或肩外展时疼痛，患者可能高耸一侧肩胛骨，利用躯干向对侧弯曲来举高手臂。为避免运动中出现代偿动作，在抗阻运动中可施加适当的阻力和进行正确的固定。

过度训练和过度运动

重复执行大强度阻力或消耗性训练的运动计划时必须谨慎进阶，以避免出现过度训练或过度运动的问题。这些术语指的是肌肉表现和体能（暂时或永久）的退化现象，可发生在健康个体或有某种神经肌肉疾病患者中。

在多数情况下，与肌肉急性疲劳有关的不适感会使个体停止运动。但对于有过强运动动机的运动员[101]或因神经肌肉疾病造成感觉损伤而无法充分感受到疲劳的患者，情况未必如此[211]。

过度训练

过度训练一词常用于描述健康个体参与高强度、高水平肌力和肌耐力训练方案时出现的体能下降[101,166]。慢性疲劳、塌陷（staleness）和力竭这些术语也用于描述这个现象。当发生过度训练时，

个体发生渐进性疲劳更快，因为生理和心理因素从剧烈运动中恢复需要更长时间。

过度训练一般由运动间不足的休息间歇、过快的运动进阶、不当饮食和液体摄入引起。幸运的是，健康个体的过度训练是可预防的，是可逆的现象，可通过周期性减少运动量和运动频率缓解[101,161,164,166]。

过度运动

过度运动有时称为过度运动无力，指由于非进行性神经肌肉疾病造成已经无力的肌肉，其肌力进行性衰退的情形[211]。这种现象在 50 多年前，在脊髓灰质炎恢复期积极参与康复训练的患者中已经被观察到[21]。在多数情况下，被观察到的肌力减退是永久性的或长期的。最近，过度运动无力在其他非进行性神经肌肉疾病患者中也有报道，如吉兰-巴雷综合征[52]。脊髓灰质炎后综合征也被认为与长期过度使用无力肌肉有关[90]。

过度运动无力已经在动物实验模型中建立[124]，这为研究其形成原因提供了更多资料。在周围神经损伤后，快速开始剧烈运动，功能性运动肌力恢复速度减慢，提示在失神经的肌肉中蛋白质过度分解。

治疗过度运动无力的关键是预防。在抗阻运动方案中，存在神经肌肉功能受损或系统性、代谢性及炎症性疾病的患者进行抗阻运动时，肌肉发生疲劳的敏感性增加，应密切监测这类人群，缓慢且谨慎地进阶运动，经常进行再次评估以确定他们对抗阻运动的反应。这些患者不应该运动到力竭，应该在运动中有更长、更频繁的休息间隙[3,52]。

运动诱发肌肉酸痛

几乎每个人在开始进行阻力运动时均经历过肌肉酸痛。这种情况在不经常运动的人身上和运动方案中包括离心运动时更常见。运动诱发的肌肉酸痛可分为两类：急性肌肉酸痛和延迟性肌肉酸痛。

急性肌肉酸痛

急性肌肉酸痛是指在剧烈运动到肌肉力竭后或运动过程中立即出现的肌肉酸痛感[43]，是由于血流不足和氧合不足，及运动肌肉中代谢产物如乳酸和钾离子的堆积所导致[7,43]。这种感觉特点为肌肉

烧灼感或疼痛感，一般认为有害的代谢产物堆积刺激游离神经末梢并导致肌肉疼痛。剧烈运动后感受到的肌肉疼痛是暂时的，运动后只要有足够的血流及氧气再补充，一般很快就会消失。适度低强度的整理运动（主动恢复）将有助于恢复[49]。

延迟性肌肉酸痛

延迟性肌肉酸痛（DOMS）指的是在剧烈且不熟练的抗阻运动或任何形式的肌肉过度使用后（一般 12～24 小时后），发生在肌腹或肌肉肌腱结合处的疼痛[66,97,138]。如本章已经讨论过的向心和离心运动，高强度肌肉离心收缩将引起严重的延迟性肌肉酸痛综合征[14,59,72,92,97,207]。专栏 6.13 列出了 DOMS 整个发展期的体征和表现。虽然时间过程不同，但是体征和表现会持续 10～14 天，然后逐渐消退[14,72,92]。

DOMS 原因。虽然早在 20 世纪早期，就开始有针对延迟性肌肉酸痛的许多研究，但 DOMS 相关的组织损伤机制（力学、神经或细胞层面）仍不明确[42,187]。有多种理论被提出，但其中有一些后来被推翻了。早期的研究者提出了新陈代谢废物堆积理论（metabolic waste accumulation theory），认为急性肌肉酸痛及延迟性肌肉酸痛都源自运动后肌肉内乳酸堆积。虽然后来证实此为急性运动后出现肌肉疼痛的原因，但不是引起延迟性肌肉酸痛的原因[266]。许多研究指出，运动到力竭后只需要 1 小时恢复就可以清除骨骼肌和血液中的乳酸[97]。

肌肉痉挛理论（muscle spasm theory）认为，疼痛反馈循环导致了肌肉痉挛是 DOMS 的原因，而疼痛反馈循环的原因是运动时组织缺血及新陈代谢废物堆积[65]。它认为运动后持续几天的疼痛 – 痉挛循环反射引起延迟性肌肉酸痛的感觉。但后续研究显

示肌电图活动并没有增加，延迟性肌肉酸痛由肌肉痉挛引发的证据并不充足，这种说法也有缺陷[2]。

尽管有关 DOMS 成因的研究仍在继续，但目前的研究似乎表明，DOMS 与肌肉收缩引起的某种形式的肌纤维和（或）肌肉周围结缔组织的机械破坏或微创有关，这些都会导致组织变性[42,99]。组织损伤的证据如运动后几天出现血清肌酸激酶升高、炎症和水肿[2,98,99]。

与延迟性肌肉酸痛有关的肌力暂时降低及酸痛感或疼痛感似乎在不同的时间过程中独立发生。肌力缺失在酸痛前发生并持续至酸痛缓解后[62,204]。因此，肌力的下降似乎是肌肉损伤的结果，可能是肌纤维中 Z 带的损伤[42,203]，这可直接影响肌肉收缩单位的结构完整性，而不是疼痛导致的神经肌肉抑制[203,204]。

DOMS 的治疗与预防。在运动方案开始时就进行 DOMS 的预防和治疗似乎是无效的，或者只有一点效果。临床及健身中心普遍认为通过运动强度和运动量逐渐进阶[46,72]，以及进行低强度热身和整理运动[64,72,235]，或剧烈运动前后对运动肌肉进行温和的牵伸[64,235]可预防 DOMS，或者至少减轻 DOMS。尽管这些技术已被常规提倡和应用，但文献中很少甚至是没有证据支持它们有预防 DOMS 的效果。

有些证据显示在完成引起延迟性肌肉酸痛的离心运动前，进行重复的向心运动，尽管无法完全预防但可降低肌肉酸痛的严重度及降低血中其他肌肉损伤的生理标志物[206]。矛盾的是，在 DOMS 发生之前或在发生初期继续进行规律的离心运动，可降低 DOMS 的影响[7,42,43,46]。这种反应通常是指"重复回合效应"（repeated-bout effect），一回合离心运动可以保护肌肉免受随后的离心运动的损害，很可能是反复进行相同水平的离心运动而造成的肌肉损伤，导致 DOMS 最初发生，肌肉适应了生理应激，预防了下一次 DOMS 的发生[7,42,169,187]。

至今，无统一的针对 DOMS 的有效治疗方法。证据显示，持续引起 DOMS 的训练方案不加重肌肉损伤或减慢恢复进程[42,207]。研究证据表明轻度、快速的等速向心运动可减轻肌肉酸痛，加速

> **专栏 6.13　延迟性肌肉酸痛的体征和表现**
>
> - 在运动后 12～24 小时出现肌肉酸痛和疼痛，在 48～72 小时达到峰值，之后 2～3 天逐渐消退。
> - 运动相关的肌腹或肌肉肌腱结合处，触诊时有痛感。
> - 被动牵伸或主动运动相关的肌肉酸痛感增加。
> - 局部水肿及温度升高。
> - 在疼痛出现前，自发性肌肉缩短反映了肌肉僵硬[62]。
> - 在肌肉酸痛期间关节活动范围减小。
> - 产生肌肉酸痛前会出现肌力下降，并在疼痛消失后持续 1～2 周。

DOMS 相关的肌力缺失的恢复[120]。但也有证据表明，低强度运动对于改善肌力或缓解肌肉酸痛无明显效果[69,267]。

物理因子治疗及按摩手法技术的效果仍不确切。据报道，有研究显示电刺激对减轻肌肉酸痛是有效的[62,147]，但也有研究显示是无效的[267]。虽然剧烈离心运动后冷疗，尤其是冷水浸浴，可减轻肌肉损伤的症状，但对于肌肉压痛感或肌力缺失的减轻并没有效果[81]。而且，尽管在体育领域运动员运动后会广泛采用按摩手法放松肌肉，但仍然没有证据表明其对减轻 DOMS 的症状和体征是有效的[147,259,267]。其他治疗，如高压氧治疗和使用营养补充剂，也显示获益有限[46]。然而，使用压力袖套（compression sleeves）[166,171]和使用具有镇痛效果的局部水杨酸乳膏（salicylate creams），可以减轻 DOMS 的相关症状及加速恢复。

◉ 聚焦循证

在一项关于最大离心运动诱发的 DOMS 前瞻性研究中[160,165]，在运动肌群上使用压力袖套，结果并没有增加上臂围度，提示此方法可能预防软组织水肿。与未穿戴压力袖套组对比，穿戴压力袖套组患者自我感知的肌肉酸痛感缓解速度更快，峰值力矩缺失的改善速度也更快。

总结，虽然针对 DOMS 的干预措施似乎是有效的，但明确的治疗方法仍不确定。

病理性骨折

当个体患有骨质疏松或处于骨量减少的高风险时，在参加抗阻运动时应注意其是否存在病理性骨折的风险。骨质疏松的更多信息将在第11章和第24章中详细描述，它是一种系统性骨骼疾病，以矿物质减少，骨吸收和骨形成不平衡为特点，导致骨骼变脆弱。除了骨量流失外，还存在骨干变细及髓腔变大等特点[7,30,168]。

骨质疏松引发的相关骨骼变化，使骨骼无法承受外界压力，使其非常容易发生病理性骨折。病理性骨折或脆性骨折，指的是骨骼因疾病而变得脆

弱，只要低强度压力作用在骨骼系统上就会引发骨折[30,110,201]。病理性骨折多数发生在椎体、股骨、腕骨及肋骨[110,168]。因此，为设计和实施一个安全的运动方案，治疗师需要知道患者是否有骨质疏松的病史，以及训练是否会增加病理性骨折的风险。如果患者不了解自己的骨质疏松病史，治疗师必须识别哪些因素容易造成患者骨质疏松[30,51,168]。正如第11章所述，绝经后妇女，是原发性骨质疏松（Ⅰ型）的高风险人群。继发性骨质疏松（Ⅱ型）与长期制动、失用、限制负重或长时间服用某些药物如皮质类固醇或免疫抑制剂有关。

病理性骨折的预防

大量的研究表明，包括抗阻运动在内的体力活动有积极的成骨效应。因此，除了负重下的有氧运动，抗阻运动已成为患有骨质疏松或有骨质疏松高风险个体康复和体能训练方案的重要组成部分[6,7,218,228]。因此，具有高风险病理性骨质的患者可经常参与抗阻运动训练，以增加骨密度为目标。

成功、安全的抗阻运动应给予足够的负荷，以满足超负荷原则及达到运动计划的目的，但应避免负荷过大以致发生病理性骨折。对于患有骨质疏松或有骨质疏松风险的个体，降低抗阻运动中病理性骨折风险的指导和注意事项见专栏 6.14[201,218,228]。

抗阻运动的禁忌证

只有少数情况下抗阻运动是应避免的。在急性炎症期，以及一些急性疾病和功能失常时，抗阻运动通常是禁忌的。通过仔细选择合适的运动形式（静态或动态；负重或非负重），保持低至中等水平的初始运动强度，可避免抗阻运动后的不良反应。

疼痛

如果患者在没有外力的主动运动过程中出现严重关节或肌肉疼痛，则不应该进行动态抗阻运动；在进行肌肉测试时，若患者在等长收缩抗阻时，感觉到急性肌肉疼痛，则不应该开始抗阻运动。此外，如果患者的疼痛不能通过减少阻力而消除，则应停止抗阻运动。

- 运动强度。避免高强度、大剂量的负荷训练。根据骨质疏松的严重度,从最小强度开始重量训练(1RM 的 40%~60%),如果可以的话渐进到中等强度(1RM 的 60%~80%)。
- 重复次数及组数。一开始,多个动作只进行一组,每个动作从一开始的 6~8 次到 8~12 次。
  - 逐渐地进阶强度和运动量(重复次数),最终达到每次练习 3~4 组的中等强度水平。
- 运动频率。每周进行抗阻运动 2~3 次。
- 运动类型。将负重活动纳入抗阻运动,但应遵循以下的注意事项。
  - 避免高强度活动如跳跃或单脚跳。大部分肌力训练在负重姿势下以低强度方式进行,如弓箭步或抗阻上下台阶(手持重物、配重背心或弹性阻力)。
  - 避免高速运动。
  - 避免躯干屈曲时伴随旋转,以及在脊柱屈曲活动范围末端抗阻。这样会导致椎体前方过高负荷,造成椎体前方压缩性骨折、椎体楔形变、椎体高度变小。
  - 避免可引起髋关节扭转的下肢负重运动,尤其是当存在股骨近端骨质疏松时。
  - 避免在站立位的下肢运动时失去平衡,让患者保持在稳定平面上,如平台板。如果患者有跌倒风险或曾有跌倒史,可在座椅上完成运动以达到脊柱的负重。
  - 在小组运动治疗时,保持参与者与指导者的低比例;如有跌倒风险或有骨折病史的患者参与时,应考虑由一位受过训练的人,在一对一的直接监督下进行运动。

炎症

动态和静态抗阻运动在神经肌肉疾病炎症期是绝对禁止的。例如,急性前角细胞疾病(吉兰 – 巴雷综合征)或炎性肌肉疾病(多发性肌炎、皮肌炎)的患者进行抗阻运动时,可能引起不可逆的肌肉损伤,而导致肌力进一步下降。在关节急性炎症期动态抗阻运动也是禁忌。动态抗阻运动可刺激关节造成更严重的炎症。施以非常轻微的阻力,进行柔和的规定动作是合适的。

严重的心肺疾病

有严重的心脏或呼吸道疾病,或伴有急性心肺症状的疾病严禁进行抗阻运动。例如,患有严重冠状动脉疾病、心肌炎、心肌病、充血性心力衰竭或有未控制的高血压或心律失常的患者,不应该参加剧烈的体力活动,包括抗阻运动训练项目[6]。

在心肌梗死或冠状动脉搭桥手术后,抗阻运动应该至少被推后 5 周(包括 4 周监护下的心脏康复

耐力训练),直到得到医生的许可[6]。

徒手抗阻运动

定义和应用

徒手抗阻运动是主动抗阻运动的其中一种方式,是在肌肉动力性或静力性收缩时,由治疗师施加阻力,完成的抗阻训练。

- 当关节可以活动时,在关节允许的活动范围内施加阻力。
- 在 PNF 技术的对角线模式或模拟功能性活动的组合模式训练中[159,265],阻力施加在运动解剖学平面上。
- 与徒手肌力测试方法一样,对特定肌肉的运动施加阻力,以增加肌力[135,152]。
- 徒手抗阻运动通常在主动辅助运动和主动运动之前进行。在康复方案中,徒手抗阻运动也可以作为持续性主动运动的一部分,以改善或恢复肌肉表现。

作为抗阻运动的一种方式,徒手抗阻运动有很多优点,但是也有一些缺点和局限性。具体见专栏 6.15。

建议和特殊注意事项

在本章前面部分所讨论的抗阻运动应用的一般原则同样适用于徒手抗阻运动。除此之外,对于徒手抗阻运动还有一些特殊事项需要注意。下文提及的徒手抗阻运动原则是在运动解剖学平面和 PNF 对角线模式下进行的。

治疗师的人体力学

- 尽可能选择高度合适或高度可调的治疗床,便于调整患者体位,同时利于治疗师恰当应用人体力学。
- 治疗师采取尽可能靠近患者的姿势,避免加重治疗师腰部压力,以利于最大程度地控制患者上肢或下肢。
- 在徒手施加阻力时,治疗师可以增大支撑面积来维持自身躯体的稳定性。当移动患者肢体时,注意重心的转移。

专栏 6.15　徒手抗阻运动：优点与缺点

优点

- 在康复早期，当肌肉无力（徒手肌力测试 4/5 级或更小）时最为有效。
- 是由助力运动过渡到机械抗阻运动的有效训练方式。
- 徒手阻力的分级比机械阻力分级更精细。
- 在整个关节活动过程中，治疗师可以根据患者用力的程度或运动的疼痛弧调整阻力大小。
- 在整个关节活动范围内，肌肉能够最大限度地发挥作用。
- 在整个关节活动范围内都可以由治疗师仔细控制，以保护愈合中的组织或避免在关节不稳的范围内运动。
- 能有效增强动力性或静力性肌力。
- 徒手直接固定患者肢体可以使其避免代偿性动作。
- 可以在患者的多种体位下进行。
- 容易调整阻力施加的部位。
- 在治疗过程中，治疗师可以直接与患者互动，并持续观察患者的表现。

缺点

- 运动负荷（阻力的大小）是主观的，不能测量或量化记录以建立基线及评估运动改善肌肉表现的效果。
- 所施加阻力的大小会受限于治疗师自身的力量，因此对于原本强壮的肌群而言，所施加的阻力并不足以达到增加其肌力的目的。
- 动作的速度大多处于慢速和中速，无法延续到大多数功能性活动之中。
- 患者无法独立完成大部分肌群的徒手肌力训练。
- 无法在居家康复计划中实施，除非有照护者协助。
- 对治疗师而言，耗费时间和精力。
- 如果用于改善肌耐力是不太现实的，因为过于耗费时间。

徒手阻力的应用和固定

- 回顾手法、阻力方向与固定点的原则与指导（见专栏 6.12 和 6.13），如果在患者移动的肢体远端施加阻力，必要时可以用另一只手固定收缩肌肉的近端附着点。可应用适当的手法（徒手接触）给予触觉和本体感觉刺激，帮助患者感知运动的方向[251]。
- 在可达到的关节活动范围内，根据肌肉力量的大小，给予相应等级和变化的阻力。

▶ **临床提示**

当应用徒手阻力时，治疗师必须掌握熟练的技巧，能根据治疗的需要提供足够的阻力，但又不能超过患者的用力，特别是当患者有明显肌力不足时。

- 要逐渐地施加或减小阻力，保持运动的平稳，不要出现意外或不受控制的动作。

- 治疗师抓握患者的肢体，要尽可能地贴近自己的躯体，便于充分借用身体的重量，而不是仅仅使用上肢的力量。这样可以提供更大的阻力，特别是在患者肌力增加时。
- 为了增加关节的稳定性，可以应用主动肌和拮抗肌交替等长收缩的徒手抗阻运动（译者注：节律性稳定技术），并在交替等长收缩的过程中始终保持徒手接触。当肌肉交替收缩时，不要出现突然的放松或关节运动。

口头指令

- 当患者开始运动时，为了保持更好的控制，口头指令与应用阻力的时机需要相互协调。
- 使用简单、直接的口头指令。
- 使用不同的口头指令，促进等长、向心或离心收缩。在进行等长抗阻运动时，告诉患者"保持"，或者"不要让我移动你"，或者"用跟我一样的力气对抗我"；在进行向心抗阻运动时，告诉患者"推"或"拉"；在进行离心抗阻运动时，告诉患者"当我推或者拉你时，顺着相同的方向慢慢移动"。

重复次数和组数 / 休息间隔

- 与其他抗阻运动方式一样，徒手抗阻运动重复的次数取决于患者的反应。
- 在徒手抗阻运动时，治疗师自身的肌力和耐力也会影响重复次数。
- 要给治疗师和患者足够的休息时间。当重复训练 8～12 次后，患者或治疗师都会开始感觉到一定程度的肌肉疲劳。

技术：一般背景

本部分的主要内容是介绍上肢和下肢的徒手抗阻运动技术，徒手阻力作用于解剖学平面上的向心运动。如果徒手阻力作用于离心运动，则肢体移动的方向应该相反。所有的运动都是在非负重姿势下进行，并且每个动作只针对单一肌肉或肌群。

与第 3 章相同，本章描述和图示的运动大部分都是在患者仰卧位进行的。有时需要根据治疗师和患者的体型大小和肌力来变换治疗师的姿势或手的位置。适当或必要时，可以选择俯卧位或坐位等替代体位。最后，为了满足各种有着明显不同的能力、功能受限和病理状态的患者，治疗师必须学会变通，能够在患者各种体位下施加徒手阻力。

　　注意：在本章所有的图示中使用实线箭头标示阻力（R）施加的方向。

　　在一个运动治疗方案中，可以在反转运动（如屈/伸、内收/外展）中均施加阻力，以增强主动肌和拮抗肌的肌力和神经肌肉的平衡控制能力。这种反转动作模式的抗阻训练也可以提高患者平稳和快速转换运动方向的能力，这种神经肌肉的技能在功能性活动中十分重要。动作方向转换需要运动肌和稳定肌之间的肌肉控制，并利用向心收缩和离心收缩来减少动量，在可控制的情况下从一个方向转换到相反的运动方向。

　　在下面的内容中，将讲述和图解与本体感觉神经肌肉易化（PNF）技术相关对角线模式中的徒手抗阻。在第 17～23 章中，也有其他增加四肢的肌力、爆发力、肌耐力和神经肌肉控制的抗阻运动方法。在这些章节中，包含许多离心抗阻运动、负重姿势下的训练和功能性运动模式的示例和图解。在第 16 章中，有颈椎、胸椎和腰椎抗阻运动的讲述和图解。

上肢

肩关节屈曲
治疗师手部放置与操作
- 如果肘关节稳定并且没有疼痛，可在上臂远端的前侧或前臂远端部位施加阻力（图 6.14）。
- 利用治疗床面固定肩胛骨和躯干。

肩关节伸展
治疗师手部放置与操作
- 在上臂远端后侧或前臂远端部位施加阻力。
- 利用治疗床面固定肩胛骨。

肩关节后伸
患者仰卧位并靠近治疗床缘，或者侧卧位和俯卧位，确保肩关节可充分后伸。
治疗师手部放置与操作
- 阻力的施加方式和肩关节伸展相同。
- 如果患者处于仰卧位，则固定肩关节前侧。

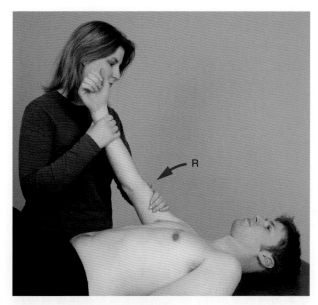

图 6.14　肩关节屈曲抗阻运动

- 如果患者处于侧卧位，则必须充分固定躯干和肩胛骨。通常可以让患者靠近治疗床缘，然后治疗师利用自己的身体去固定。
- 如果患者处于俯卧位，则只需要徒手固定患者肩胛骨。

肩关节外展和内收
治疗师手部放置与操作
- 患者肘关节屈曲 90°，在患者上臂远端部位施加阻力。在上臂外侧面施加阻力，肩关节抵抗阻力外展（图 6.15）；在上臂内侧面施加阻力，肩关节抵抗阻力内收。
- 如有必要，可固定肩关节上面部分（图 6.15中未显示），以避免患者通过耸肩（肩胛骨

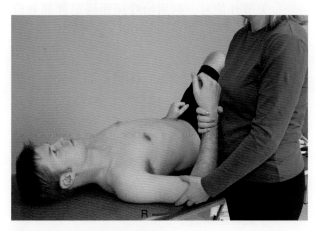

图 6.15　肩关节外展抗阻运动

上提）来启动肩关节外展。

注意：当抵抗阻力外展超过 90º 时，盂肱关节要外旋，以防止软组织撞击。

肩胛平面手臂上举

治疗师手部放置与操作

- 患者体位与治疗师手的放置同肩关节屈曲相同。
- 当患者在肩胛骨平面（冠状面向前 30º~40º）上举手臂时，施加阻力 [175,211]。

▶ **临床提示**

虽然肩胛平面手臂上举不是一个发生在解剖学平面的肩关节动作，但是肩胛平面的抗阻运动仍然有其优点。还没有足够的证据证明 [227,273]，当手臂在肩胛平面上举时，盂肱关节的主要肌群会产生比在冠状面或矢状面更大的力矩。不过，已经证明在肩胛平面进行肌力训练时盂肱关节更加稳定，并且可降低软组织撞击的风险 [183,211]（见第 17 章中的其他论述）。

肩关节内旋和外旋

治疗师手部放置与操作

- 肘关节屈曲 90º，并将肩关节置于完全内收和外展 90º 的中间位置。可以放置一条毛巾在上臂远端，以使肩关节在肩胛平面上。
- 当肩关节内旋和外旋时，在前臂远端部位施加阻力（图 6.16A）。
- 当肩关节内旋时，在锁骨位置固定；当肩关节外旋时，利用治疗床面固定背部和肩胛骨。

替代操作

变换肱骨的位置（图 6.16B）。如果盂肱关节的活动性和稳定性尚可，当肩关节做抗阻力旋转运动时，可将其置于外展 90º 位置。

肩关节水平外展和内收

治疗师手部放置与操作

- 肩关节和肘关节均屈曲 90º，并将肩关节置于旋转运动的中立位。
- 当肩关节水平内收或外展时，在上臂远端，

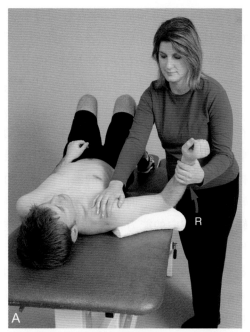

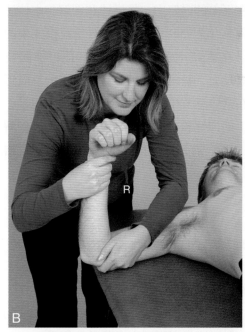

图 6.16 肩关节内旋和外旋。A. 肩关节在屈曲并外展（在肩胛平面上的运动）体位下的外旋抗阻运动。B. 肩关节外展 90° 体位下的内旋抗阻运动

靠近肘关节上方的位置施加阻力。

- 当水平内收时，固定肩关节前侧；水平外展时，利用治疗床面固定肩胛骨和躯干。
- 当患者在仰卧位、侧卧位或俯卧位做水平外展 0°~45° 抗阻运动时，患者必须靠近治疗床缘。

肩胛骨的上提和下降

治疗师手部放置与操作

■ 患者采取仰卧、侧卧位或坐位。

■ 当肩胛骨上提时，沿着肩带上方，约靠近锁骨上方的位置施加阻力（图 6.17）。

替代操作：肩胛骨的下降

仰卧位单侧肩胛骨下降抗阻运动时，让患者将手尽力向足的方向伸够，并用自己的手去推治疗师的手。当患者有足够的肌力时，可让患者坐于治疗床边缘用双手支撑床面并抬高躯干，进行上肢负重运动。

肩胛骨的前伸和后缩

治疗师手部放置与操作

■ 在肩关节前部肱骨头处施加阻力，肩胛骨抵抗阻力前伸。在肩关节后部施加阻力，肩胛骨抵抗阻力后缩。

■ 如果患者处于坐位或侧卧位，面向治疗师，可直接在肩胛骨部位施加阻力。

■ 固定躯干以防躯干旋转。

肘关节屈曲和伸展

治疗师手部放置与操作

■ 为了增强肘关节屈肌群肌力，可在前臂远端的前侧施加阻力（图 6.18）。

■ 前臂可以置于旋前、旋后和中立位置，以对肘关节不同的屈肌群进行抗阻运动训练。

■ 为了增强肘关节伸肌群肌力，让患者俯卧位（图 6.19）或者仰卧位，并在前臂远端施加阻力。

■ 在做这两个运动时，要固定肱骨上部。

前臂旋前和旋后

治疗师手部放置与操作

■ 患者肘关节屈曲 90º（图 6.20），在前臂远端桡骨上方施加阻力，同时防止肱骨旋转。

注意：不要在患者手部施加阻力，以避免在腕关节处产生扭转力。

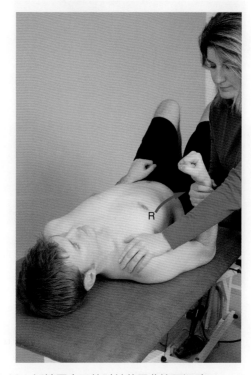

图 6.18　近端固定下的肘关节屈曲抗阻运动

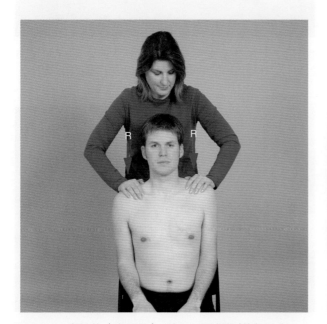

图 6.17　肩关节（肩胛骨）上提，两侧同时施加阻力

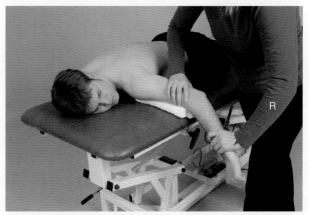

图 6.19　肘关节伸展抗阻运动

腕关节屈曲和伸展
治疗师手部放置与操作

- 在患者手部掌骨的掌侧或背侧施加阻力，以分别完成屈曲抗阻和伸展抗阻运动（图 6.21）。
- 固定患者前臂远端的掌侧或背侧。

腕关节桡偏和尺偏
治疗师手部放置与操作

- 在第二掌骨和第五掌骨交替施加阻力，完成桡偏和尺偏抗阻运动。
- 固定患者前臂远端。

手指的运动
治疗师手部放置与操作

- 在运动关节的远端施加阻力，每次只施加阻力于 1 个关节运动（图 6.22，图 6.23）。
- 固定运动关节的近端和远端。

下肢

髋关节屈曲伴膝关节屈曲
治疗师手部放置与操作

- 在大腿远端前侧施加阻力（图 6.24）。可同时在小腿远端后侧，大约位于踝关节上方处施加阻力，膝关节屈曲抗阻运动。
- 患者用足够的腹肌肌力固定骨盆和腰椎。

注意：在髋关节屈曲抗阻运动时如果骨盆旋前和腰椎前凸增加，可让患者屈曲对侧髋关节和膝关节，并将足置于治疗床上，以固定骨盆和保护下

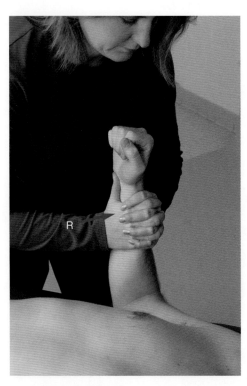

图 6.20　前臂旋前抗阻运动

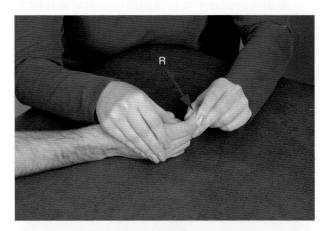

图 6.22　固定掌指关节（MCP）及远端指骨间关节（DIP），示指近端指骨间关节（PIP）的屈曲抗阻运动

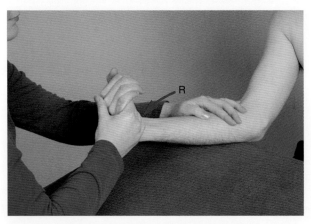

图 6.21　前臂固定下的腕关节屈曲抗阻运动

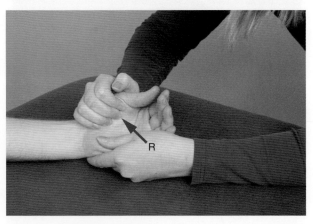

图 6.23　拇指对掌抗阻运动

背部。

髋关节伸展

治疗师手部放置与操作

■ 治疗师以一只手在大腿远端后侧施加阻力，同时另一只手在足跟下方施加阻力（图6.25）。

■ 利用治疗床面固定骨盆和腰椎。

髋关节后伸

患者体位：俯卧位。

治疗师手部放置与操作

■ 患者俯卧位，在大腿远端后侧施加阻力（图6.26）。

■ 固定骨盆后侧，以避免腰椎产生运动。

髋关节外展和内收

治疗师手部放置与操作

■ 如果膝关节稳定且无疼痛，可在大腿远端外侧和内侧施加阻力，分别抵抗阻力外展（图6.27）和内收。或者在小腿远端的外侧及内侧面，大约在踝关节上方位置施加阻力。

■ 固定骨盆，避免因腰方肌代偿作用引起髋关节上提（hip-hiking），同时保持大腿中立位，防止股骨外旋和随后髂腰肌的代偿作用。

髋关节内旋和外旋

患者体位：仰卧位，髋关节和膝关节伸展。

治疗师手部放置与操作

■ 在大腿远端外侧施加阻力，髋关节外旋抗阻

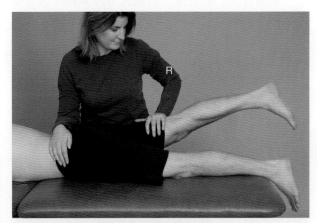

图 6.26　固定骨盆，髋关节后伸至活动范围末端的抗阻运动

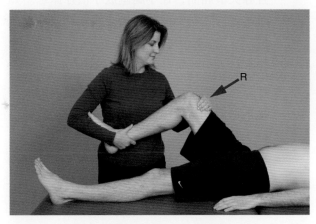

图 6.24　伴膝关节屈曲的髋关节屈曲抗阻运动

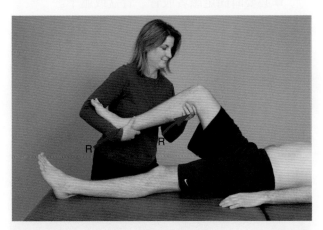

图 6.25　髋关节伸展伴膝关节伸展抗阻运动，治疗师一只手置于腘窝处，以防止膝关节过伸

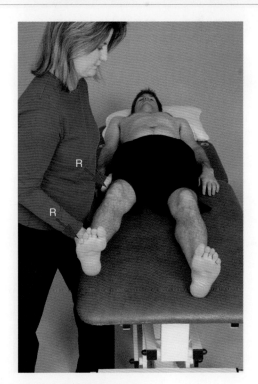

图 6.27　髋关节外展抗阻运动

运动；在大腿内侧施加阻力，髋关节内旋抗阻运动。

■ 固定骨盆。

患者体位：仰卧位，且髋关节和膝关节屈曲（图 6.28）。

治疗师手部放置与操作

■ 当外旋时，在小腿内侧约踝关节上方位置施加阻力；当内旋时，在小腿外侧施加阻力。

■ 给予大腿支撑，保持髋关节屈曲 90°，固定骨盆前侧。

患者体位：俯卧位，且髋关节伸展和膝关节屈曲（图 6.29）。

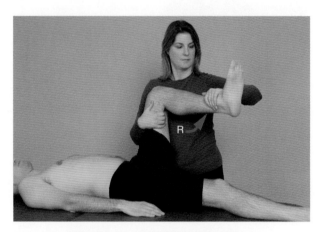

图 6.28   患者仰卧位，髋关节外旋抗阻运动

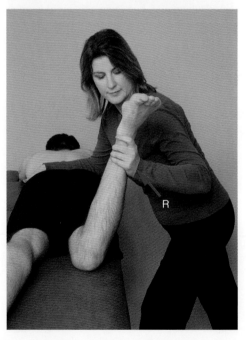

图 6.29   患者俯卧位下髋关节内旋抗阻运动

治疗师手部放置与操作

■ 在小腿内侧或外侧施加阻力。

■ 在臀部上方施加压力以固定骨盆。

膝关节屈曲

■ 膝关节屈曲抗阻运动可以结合髋关节屈曲抗阻运动进行，和前面所述患者仰卧位髋关节屈曲抗阻运动操作相同。

患者替代体位：俯卧位且髋关节伸展（图 6.30）。

治疗师手部放置与操作

■ 在小腿后侧靠近足跟部位施加阻力。

■ 手臂置于臀部上方以固定骨盆后侧。

患者替代体位：患者坐于治疗床缘，双侧髋关节和膝关节屈曲，并给予背部支撑和固定。

膝关节伸展

患者替代体位

■ 如果患者仰卧于治疗床上，髋关节必须外展且膝关节屈曲，让小腿垂放于治疗床缘。如果患者股直肌和髂腰肌紧张，则不可采用此体位，因为会导致骨盆前倾，并对腰部造成额外压力。

■ 如果患者俯卧位，可在大腿远端前侧的下方垫一毛巾卷，以保证在膝关节伸展时髌骨仍可正常滑动。

■ 如果患者坐位，可以将毛巾卷垫在大腿远端后侧下方（图 6.31）。

治疗师手部放置与操作

■ 在小腿前侧施加阻力。

■ 必要时固定患者股骨、骨盆或躯干。

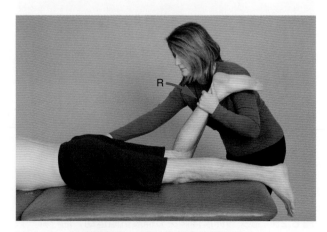

图 6.30   固定髋关节，膝关节屈曲抗阻运动

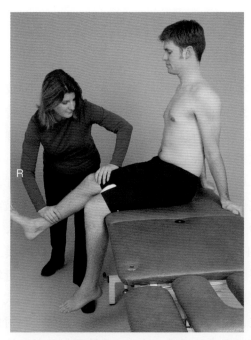

图 6.31 患者坐位并利用其上肢固定躯干，而治疗师固定其大腿，患者做膝关节伸展抗阻运动

踝关节背伸和跖屈
治疗师手部放置与操作

■ 在足背近足趾位置施加阻力，抵抗阻力背伸踝关节（图 6.32A）；在跖骨足底侧施加阻力，抵抗阻力跖屈（图 6.32B）。

■ 固定小腿。

踝关节内翻和外翻
治疗师手部放置与操作

■ 在第 1 跖骨内侧施加阻力，踝关节内翻抗阻运动；在第 5 跖骨外侧施加阻力，踝关节外翻抗阻运动。

■ 固定小腿。

足趾屈曲和伸展
治疗师手部放置与操作

■ 当患者足趾屈曲和伸展时，在足趾的跖侧或背侧施加阻力。

■ 固定运动关节的上下相邻关节。

本体感觉神经肌肉易化：原则与技术

本体感觉神经肌肉易化（proprioceptive neuro-muscular facilitation，PNF）技术是一种运动治疗

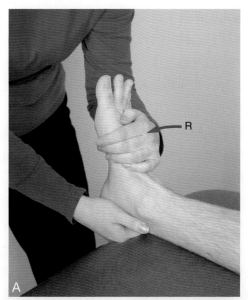

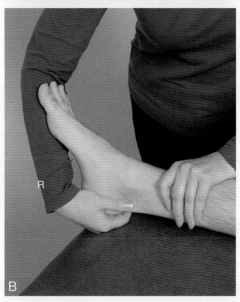

图 6.32 踝关节背伸和跖屈。A. 踝关节背伸抗阻运动。B. 踝关节跖屈抗阻运动

方法，结合了以功能为基础的对角线动作模式和神经肌肉促进技术，用于促进运动神经反应和改善神经肌肉控制和功能。这个被广泛应用的技术是在二十世纪四五十年代由 Kabat、Knott 和 Voss 创建[159]，他们的工作整合了功能性活动的动作分析与当时的运动发育、运动控制和运动学习理论，以及神经生理学原则，并将其作为运动和康复治疗的基础。虽然 PNF 技术在神经康复中应用已有很长时间，但现在也广泛应用于患有骨骼肌肉疾病的患者的康复中，这些疾病会导致四肢、颈部和躯干的

神经肌肉控制发生改变 [127,,21,263]。

本体感觉神经肌肉易化技术可用于增强肌力和肌耐力，促进稳定性、活动性、神经肌肉控制和动作协调性，并为功能重建奠定基础。本体感觉神经肌肉易化技术的应用可贯穿康复的各个时期，从组织愈合早期的等长收缩技术到康复末期的抵抗最大阻力的高速、对角线运动，本体感觉神经肌肉易化技术都是有益的。

这种运动治疗方法的特点是利用对角线模式和感觉刺激，特别是本体感觉、皮肤、视觉和听觉刺激，以激发或加强运动反应。这种运动的理念和方法是利用较强肌群的对角线模式，促进较弱肌群的反应。本部分讨论本体感觉神经肌肉易化的重点是应用本体感觉神经肌肉易化模式和技术，作为抗阻运动的一种重要形式，以增强肌力、肌耐力和动态稳定性。

虽然本体感觉神经肌肉易化技术有单侧和双侧模式，并可以在不同的负重和非负重体位下应用，但是在本部分只描述和图解患者仰卧位下的单侧模式。在本书中第 4 章中有关于本体感觉神经肌肉易化牵伸技术的阐述，特别是收缩 – 放松和保持 – 放松技术，或其他可以增加柔韧性的技术。如第 3 章提到的对角线模式在被动和主动 ROM 训练中的应用，以及四肢和躯干的对角线模式应用和使用阻力训练设备等，将在本书后面的其他章节中描述。

对角线模式

本体感觉神经肌肉易化模式是由四肢、躯干、颈部的多关节、多平面、对角线和旋转动作组成。在执行这些动作模式的时候多个肌群会同时收缩。在上肢和下肢有两组对角线模式：对角线 1（D$_1$）和对角线 2（D$_2$）。每个模式均可在屈曲或伸展方向的运动中应用，我们定义为上肢或下肢 D$_1$F（D$_1$ Flexion）或 D$_1$E（D$_1$ Extension），D$_2$F（D$_2$ Flexion）或 D$_2$E（D$_2$ Extension）。这些模式包含了肢体每个关节的运动，但我们用肢体最近端关节（肩关节或髋关节）的运动来识别不同模式。换言之，模式的命名是根据肩关节或髋关节在对角线模式时完成的运动。表 6.9 总结了每种对角线模式的组成动作。

如上所述，对角线模式可以单侧或双侧应用。双侧模式包括对称性模式（如双侧肢体 D$_1$F）、不对称性模式（一侧肢体 D$_1$F，同时对侧肢体 D$_2$F）或交叉模式（一侧肢体 D$_1$F，同时对侧肢体 D$_1$E）。此外，还有专门针对肩胛骨或骨盆的模式和整合对角线运动与功能性活动的技术，如翻身、爬行和步行。另外还有一些专业资料描述和图示了本体感觉神经肌肉易化技术的多种变化及其应用 [212,251,265]。

表 6.9　本体感觉神经肌肉易化模式的动作组成：上肢和下肢

关节和部位	对角线 1：屈曲（D$_1$F）	对角线 1：伸展（D$_1$E）	对角线 2：屈曲（D$_2$F）	对角线 2：伸展（D$_2$E）
上肢模式的动作组成				
肩关节	屈曲 – 内收 – 外旋	伸展 – 外展 – 内旋	屈曲 – 外展 – 外旋	外展 – 内收 – 内旋
肩胛骨	上提、外展、上旋	下降、内收、下旋	上提、外展、上旋	下降、内收、下旋
肘关节	屈曲或伸展	屈曲或伸展	屈曲或伸展	屈曲或伸展
前臂	旋后	旋前	旋后	旋前
腕关节	屈曲、桡偏	伸展、尺偏	伸展、桡偏	屈曲、尺偏
指	屈曲、内收	伸展、外展	伸展、外展	屈曲、内收
下肢模式的动作组成				
髋关节	屈曲 – 内收 – 外旋	伸展 – 外展 – 内旋	屈曲 – 外展 – 内旋	伸展 – 内收 – 外旋
膝关节	屈曲或伸展	屈曲或伸展	屈曲或伸展	屈曲或伸展
踝关节	背伸、内翻	跖屈、外翻	背伸、外翻	跖屈、内翻
足趾	伸展	屈曲	伸展	屈曲

本体感觉神经肌肉易化模式的基本手法

在许多涉及多种感觉刺激的基本手法被应用在对角线模式，以促进神经肌肉反应最大化[212,251,265]。虽然对角线动作模式可以结合应用各种形式的机械阻力（如自由重量、简单重量滑轮系统、弹性阻力，甚至等速肌力设备），但是治疗师和患者之间的互动才是本体感觉神经肌肉易化技术的最突出特点，特别是在神经肌肉控制重建的早期阶段，这种互动可以提供最大化和不同的感觉输入。

手法接触

手法接触是指治疗师的手置于患者何处和如何放置。手法接触会置于主动肌群或其肌腱附着点，这样的接触可以让治疗师对恰当的肌群施加阻力，并给予患者所期望运动方向上的引导。例如，如果腕关节和手指做伸展抗阻运动时，手法接触会在手与腕关节的背侧。在肢体模式中，一只手置于远端，另一只手置于近端。手法接触的位置可以根据患者的反应、表现和控制能力来作出调整。

最大阻力

在肌肉动态向心收缩时所施加的阻力的大小应是患者可以平稳运动且在无痛活动范围的最大阻力。在完成整个动作模式过程中，要根据患者动作的强弱来调整阻力。

治疗师的体位及动作

治疗师要沿着运动对角线平面保持定位并对齐，且治疗师的肩关节和躯干要面向肢体移动的方向。治疗师利用有效的身体力学是非常重要的，要充分利用身体的重量提供阻力，而不是仅仅使用上肢的力量。治疗师必须利用较大的身体支撑面，要和患者的肢体同步移动，并以支撑面上的支点为轴完成对角线模式中的旋转动作。

牵伸

牵张刺激。 牵张刺激是将患者身体各部分置于对角线模式中，延展将收缩的肌肉。例如，下肢 D_1F 模式，起始时患者下肢置于 D_1E 终末位以拉长屈肌群。

在牵张刺激时，要重视旋转的作用。一般认为在特定模式中的旋转成分可以延展主动肌群的肌内纤维和肌梭，并提高这些肌肉的兴奋性和反应。牵张刺激有时也被描述为"拧紧"或者"绷紧"。

牵张反射。 牵张反射可以在对主动肌进行牵张刺激时，通过快速牵伸或略微超过张力点的过度压力来诱发。牵张反射通常是针对远端肌群诱发的相位性收缩，从而启动对角线动作模式。进行快速牵伸后，持续对主动肌群施加阻力，可以维持肌肉张力。例如，启动上肢 D_1 模式，对已经被拉长的腕关节和指屈肌群进行快速牵伸，然后再施加阻力。也可以在对角线模式运动过程中的任何位置，对主动肌群进行快速牵拉，进一步刺激主动肌收缩或引导患者专注于动作模式中的较弱部分（参见后文中关于本体感觉神经肌肉易化的特殊技术中重复收缩的相关阐述）。

注意： 在受伤或者手术后软组织的早期愈合阶段，即使是在抵抗等长肌肉收缩之前，也不建议应用牵张反射。另外，在关节炎急性期或者活动期也不适合应用。

正常时序

在对角线运动模式中，肌肉收缩和关节运动按照一定顺序从远端到近端协调进行。模式中远端运动应在整个动作模式的前半段完成。正确的运动时序可以促进神经肌肉控制和动作协调。

牵引

理论上，牵引是指将关节表面轻微分离，在执行动作模式的过程中，可以抑制疼痛和促进运动[212,251,265]。牵引手法通常应用于屈曲模式。

挤压

在运动模式中，利用徒手挤压或负重，柔和地挤压关节表面，刺激主动肌和拮抗肌共同收缩，并通过关节和肌肉的机械感受器促进动态稳定和姿势控制[212,251,265]。

言语指令

给予言语指令和提示可以促进动作输出，改变言语指令的音调和音量将有助于患者保持注意力。同时给予清晰的言语指令及应用牵张反射，使肌肉收缩和反射性动作反应与患者持续的意识控制同步。然后给予言语提示引导患者完成整个动作模式。当患者掌握动作顺序后，言语提示可以更加简洁。

视觉提示

要求患者的头部和眼睛始终追随肢体的运动，在全关节活动范围内强化正确的动作。

上肢对角线模式

注意：关于手法接触的所有描述均是以患者右（R）上肢为例。在每个模式期间要告诉患者注意他们移动的手。要确定在全关节活动范围内逐渐从内旋过渡到外旋（反之亦然）。移动到活动范围的中间时，手臂应处于旋转的中立位。手法接触可以从建议的位置进行改变，只要接触保持在适当的表面即可。治疗师应该在全部允许的关节活动范围内施加各种模式的抗阻运动。

D₁F

起始位（图 6.33A）

将上肢置于肩关节伸展、外展和内旋的位置，肘关节伸展，前臂旋前，腕关节及手指伸展，且手部距臀部 20～30 cm 处。

治疗师手部放置

治疗师右手（R）的示指和中指置于患者手掌内，左手（L）置于患者前臂远端或肘窝内。

言语指令

当治疗师快速牵伸腕关节及手指屈肌群时，告诉患者："握紧我的手指；向上翻转你的手掌；抬起手臂越过你的脸部"，同时治疗师对患者的动作施加阻力。

终末位（图 6.33B）

当患者手臂越过脸部完成动作模式时，患者肩关节屈曲、内收、外旋；肘关节部分屈曲；前臂旋后；腕关节和手指屈曲。

D₁E

起始位（图 6.34A）

D₁E 模式起始位与 D₁F 模式的终末位相同。

治疗师手部放置

治疗师右手（R）使用蚓状抓握，抓住患者的手和手指的背侧，并将左手（L）置于患者上臂肘关节近端伸肌群的表面。

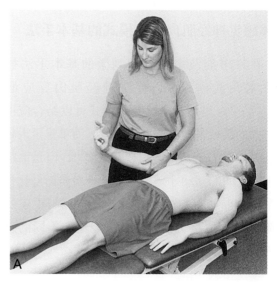

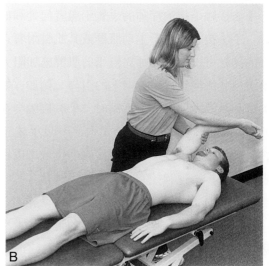

图 6.33　上肢 D₁F 模式。A. 起始位。B. 终末位

言语指令

当治疗师快速牵伸腕关节及手指伸肌群时，告诉患者"把你的手张开"（或者"手腕和手指向上"）；然后"把你的手臂向下并向外压"。

终末位（图 6.34B）

当患者完成动作模式时，患者肩关节伸展、外展、内旋；肘关节伸展；前臂旋前；腕关节和手指伸展。

D₂F

起始位（图 6.35A）

患者上肢置于肩关节伸展、内收、内旋的位置；肘关节伸展；前臂旋前；腕关节及手指屈曲；且前臂跨越脐部。

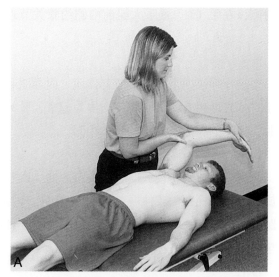

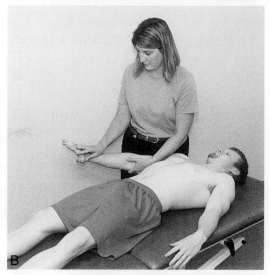

图 6.34　上肢 D₁E 模式。A. 起始位。B. 终末位

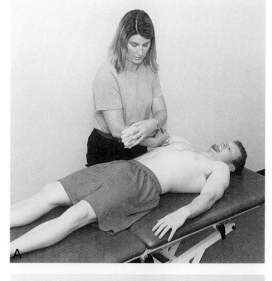

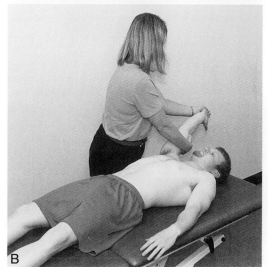

图 6.35　上肢 D₂F 模式。A. 起始位。B. 终末位

治疗师手部放置

治疗师左手（L）使用蚓状抓握患者手背，并以右手（R）抓住患者前臂背侧近肘关节处。

言语指令

当治疗师快速牵伸腕关节及指伸肌群时，告诉患者"张开你的手，并把手转向你的脸部""把你的手臂抬起并向外""把你的拇指伸出来"。

终末位（图 6.35B）

当患者完成动作模式时，患者肩关节屈曲、外展、外旋；肘关节部分伸展；前臂旋后；腕关节和手指伸展。且手距耳部 20~25 cm 处，拇指应指向地面。

D_2E

起始位（图 6.36A）

D_2E 模式起始位与 D_2F 模式的终末位相同。

治疗师手部放置

治疗师右手（R）的示指和中指置于患者手掌内，左手（L）置于患者前臂掌侧或肱骨远端。

言语指令

当治疗师快速牵伸腕关节及手指的屈肌群时，告诉患者"抓紧我的手指并往下拉，让手臂越过你的胸部"。

终末位（图 6.36B）

当患者完成动作模式时，患者肩关节伸展、内收、内旋；肘关节伸展；前臂旋前；腕关节和手指

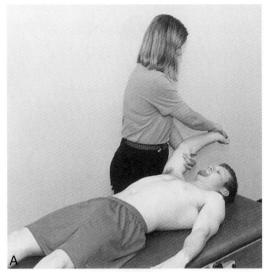

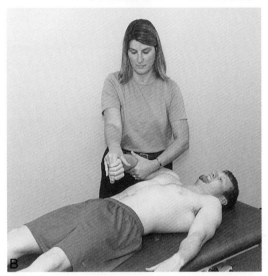

图 6.36　上肢 D_2E 模式。A. 起始位。B. 终末位

屈曲；且前臂应越过脐部。

下肢对角线模式

注意：旋转和阻力的指引与前述上肢的指引相同，所有的手法接触均是以患者右侧（R）下肢为准。

D_1F

起始位（图 6.37A）

将下肢置于髋关节伸展、外展、内旋位置；膝关节伸展；踝关节跖屈、外翻；足趾屈曲。

注意：此模式也可以在膝关节屈曲且小腿置于治疗床缘开始。

治疗师手部放置

治疗师右手（R）置于患者足部和足趾背侧及内侧，左手（L）置于大腿前内侧约膝关节近端位置。

言语指令

当治疗师快速牵伸踝关节背伸肌、内翻肌和趾伸肌时，告诉患者"脚和脚趾向内勾起来，膝关节弯曲，把你的腿放下并跨越身体中间"。

终末位（图 6.37B）

当患者完成动作模式时，髋关节屈曲、内收、外旋；膝关节屈曲（或伸展）；踝关节背伸、内翻；足趾伸展；且髋关节应内收越过中线，躯干下部旋转至患者左侧（L）。

D_1E

起始位（图 6.38A）

D_1E 模式起始位与 D_1F 模式的终末位相同。

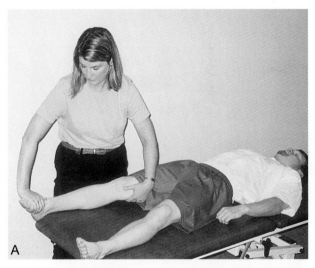

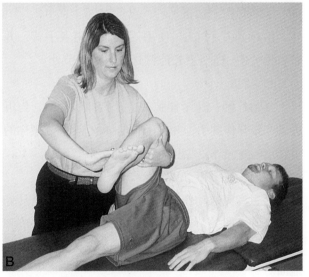

图 6.37　下肢 D_1F 模式。A. 起始位。B. 终末位

治疗师手部放置

治疗师右手（R）置于患者足趾底部的跖侧及内侧位，并将左手（L）（手掌向上）置于患者膝关节后侧的腘窝。

言语指令

当治疗师快速牵伸踝关节跖屈肌和足趾时，告诉患者"弯曲你的足趾，并向外下方用力。"

终末位（图 6.38B）

当患者完成动作模式时，患者髋关节伸展、外展和内旋；膝关节屈曲或伸展；踝关节跖屈和外翻；足趾屈曲。

D₂F

起始位（图 6.39A）

将患者下肢置于髋关节伸展位、内收位和外旋位；膝关节伸展；踝关节跖屈和内翻；足趾屈曲。

治疗师手部放置

治疗师右手（R）置于足背侧和外侧，而左手（L）置于大腿前外侧、膝关节近端，治疗师的左手（L）手指应指向远端。

言语指令

当治疗师快速牵伸踝关节背伸肌、外翻肌和趾伸肌时，告诉患者"脚和脚趾向外上勾起，把你的腿抬起并向外伸"。

终末位（图 6.39B）

当患者完成动作模式时，患者髋关节屈曲、外展和内旋；膝关节屈曲（或伸展）；踝关节背伸、外翻；足趾伸展。

D₂E

起始位（图 6.40A）

D₂E 模式起始位与 D₂F 模式的终末位相同。

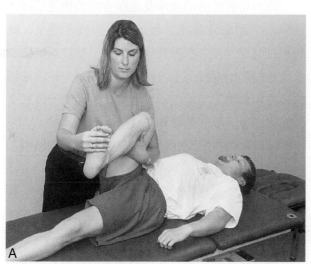

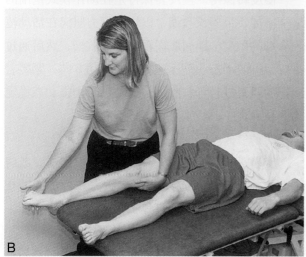

图 6.38　下肢 D₁E 模式。A. 起始位。B. 终末位

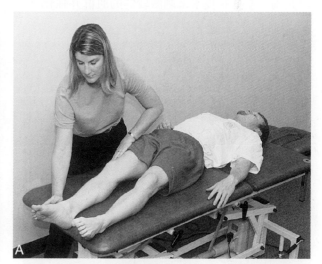

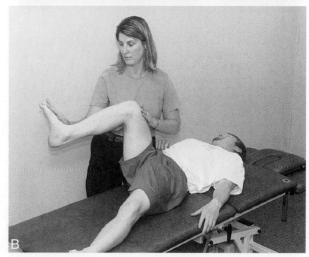

图 6.39　下肢 D₂F 模式。A. 起始位。B. 终末位

治疗师手部放置

治疗师右手（R）置于足部足趾的底部跖侧和内侧，并将左手（L）置于患者大腿后内侧约膝关节近端。

言语指令

当治疗师快速牵伸踝关节跖屈肌、内翻肌及趾屈肌时，告诉患者"向内下弯曲你的足趾，把你的腿向下向内压"。

终末位（图 6.40B）

当患者完成动作模式时，患者髋关节伸展、内收和外旋；膝关节伸展；踝关节跖屈和内翻，同时足趾屈曲。

本体感觉神经肌肉易化的特殊技术

在应用本体感觉神经肌肉易化动作模式时，可以利用一些特殊技术来刺激较弱的肌群并强化动作

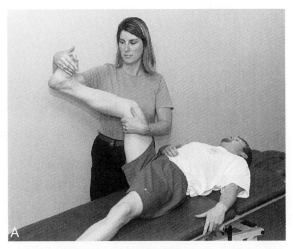

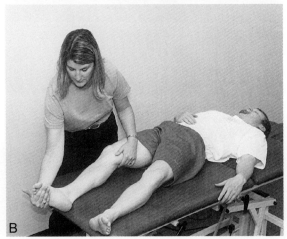

图 6.40　下肢 D$_2$E 模式。A. 起始位。B. 终末位

和稳定性。治疗师可以有选择地实施这些技术，尽可能诱发患者的最佳反应并专注于特定的治疗目标。

节律性启动

节律性启动用于提高动作模式启动的能力。当患者自主性放松之后，治疗师在允许的关节活动范围内以预期的动作模式被动移动患者肢体数次，让患者熟悉动作模式的顺序。节律性启动也有助于患者熟悉动作起始时的速度。此外，进行辅助运动或主动运动（无阻力）也有助于患者学习动作模式。

重复收缩

在起始位重复的快速牵伸之后，可在关节活动范围内的任何位置施加阻力，进行重复的动力性收缩，以强化对角线模式中主动肌无力的部分。

拮抗肌反转

许多功能性活动会涉及动作方向的快速反转，这样的活动非常常见，例如锯木头或者劈柴、跳舞、打网球，或者抓握和放开物品。拮抗肌反转技术是通过起始时抵抗拮抗肌静力性或动力性收缩模式，进而刺激无力的主动肌模式，并在先前模式全部完成前建立反转的动作模式。

有两种拮抗肌反转技术可以增强无力的肌群。

慢反转。慢反转是在较强的主动肌向心动力性收缩之后，紧接着由较弱的拮抗肌进行向心动力性收缩，模式之间没有任何自主性放松，这可以促进主动肌和拮抗肌之间的快速交替运动功能。

慢反转保持。慢反转保持是在动作模式范围的末端增加一个等长收缩，以增强无力肌肉在活动范围末端的稳定，期间肌肉没有任何放松，然后通过拮抗肌群的动态收缩迅速地反转运动方向，紧接着同样的肌肉进行等长收缩，这是用于增强动态稳定性的技术之一，特别是用于近端肌群。

交替等长收缩

交替等长收缩是另一种提高躯干姿势肌，或肩带和髋关节近端稳定肌的等长肌力和稳定性的技术。徒手阻力会施加在身体部位一侧的单一平面，然后再转换到另一侧，当阻力交替从一个方向转换到相反方向时，指示患者"保持"其姿势，且不会产生关节动作。这种技术可增强主动肌和拮抗肌的

等长肌力，并且可应用于单侧肢体或同时应用于双侧肢体或躯干。交替等长收缩也可应用于负重或非负重姿势下的肢体。

例如，如果患者侧卧位，手可交替置于患者躯干前侧和后侧，当治疗师企图把患者躯干向前或向后推动时，要求患者保持侧卧姿势（图 6.41A），治疗师将手由前侧向后侧交替移动时，应保持与患者身体的手法接触，并且缓慢施加和释放阻力。这种技术同样也可应用于单侧或双侧肢体（图6.41B）。

节律性稳定

节律性稳定是交替等长收缩的进阶技术，目的是利用躯干、肩关节和骨盆带的近端稳定肌群的共同收缩，以促进稳定性。节律性稳定通常会在负重

姿势下结合关节挤压进行，以促进肌群的共同收缩。当患者保持特定姿势时，治疗师利用手法接触身体两侧，同时施加相反方向的阻力，给予患者多方向而非单一方向的阻力，关节周围的不同肌群都必须收缩以保持姿势，特别是旋转肌群。

例如，在特定姿势下，当一只手推向身体后方而另一只手同时推向身体前方时，要求患者保持姿势（图 6.42），然后将手法接触转换到对侧，要求患者抵抗阻力重复等长收缩以保持姿势，转换收缩之间没有自主放松。

治疗师可利用这些特殊技术及其他本体感觉神经肌肉易化技术，以及运用各种徒手抗阻运动技术，增加患者肌力，并提高动态稳定性和运动控制。

机械抗阻运动

机械抗阻运动是通过应用各种类型的器材或设备所提供的外部阻力进行的任何形式的运动。通常使用抗阻训练、负重训练和肌力训练 [5-18,16,35] 等术语来表示。

机械抗阻运动是康复 / 健身计划中必不可少的部分，适合所有年龄段的个体。在专栏 6.16 中列举了机械抗阻运动的优点和缺点。

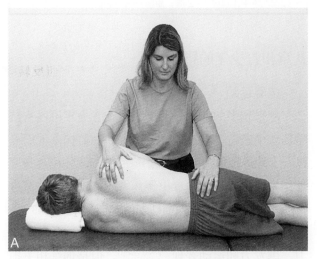

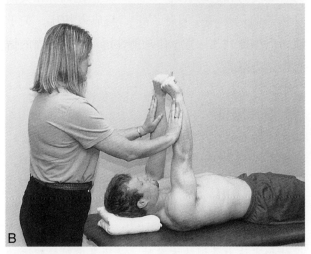

图 6.41　交替等长收缩。A. 应用交替等长收缩改善近端肌群的静力性肌力，治疗师用双手交替在患者身体前侧和后侧施加阻力。B. 在上肢应用交替等长收缩

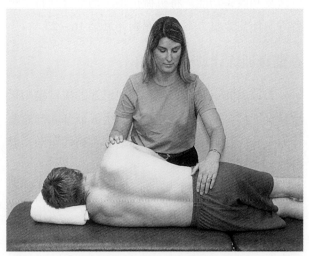

图 6.42　在躯干前后侧的相反方向上同时施加阻力，并强调躯干旋转肌群的等长收缩，利用节律性稳定改善躯干的稳定性

专栏 6.16 机械抗阻运动的优缺点

优点

- 建立评估肌肉表现的量化基线，用于评估肌力的改善。
- 在康复中期或后期，当肌力达到 4/5 或者更大时，或者患者的肌力超过治疗师的肌力时最为适用。
- 对于已经较强的肌群来说，机械抗阻训练可提供的运动负荷远远超过治疗师徒手训练的运动负荷，可达到更好的训练效果。
- 提供了可量化阻力增加量大小的记录。
  - 可量化的阻力提高可以激发患者的训练动机。
- 可有效改善动态和静态肌力。
- 使抗阻训练计划更多样化。
- 多次重复训练对改善肌耐力相当实用。
- 一些设备可以在全关节活动范围内提供可变式阻力。
- 有些形式的机械阻力（液压和气压的可变式抗阻设备、等速设备、弹性阻力）可提供安全可行的快速抗阻训练。
  - 相对于慢速的徒手抗阻训练，机械抗阻训练更具有将训练效果融入功能性活动的潜力。
  - 经过严格的患者教育和一段时间的监管后，机械抗阻训练适合作为患者家庭康复计划的一部分独立完成。

缺点

- 不适于肌力较弱或软组织损伤修复的早期阶段，除非一些设备可以提供辅助、支持和减重。
- 提供持续外部阻力的设备往往只在关节活动范围中的某个点施加了最大的负荷。
- （除液压、气压或等速设备外）一般的设备不能根据疼痛弧范围而作出相应的调整。
- 设备购置和维护的费用较高。
- 设备所提供自由重量或机械阻力的逐级增加值取决于生产商对此的设定。

专栏 6.17 健康成人（小于 50 岁）健身计划中的抗阻训练方案

- 抗阻训练之前，先进行热身活动，接着进行灵活性运动。
- 在允许的无痛的全关节活动范围内进行动态运动，并针对身体主要的肌群（包括上、下肢及躯干的 8～10 组肌群）进行全身肌肉体适能训练。
- 要均衡以屈曲为主（拉）的运动和以伸展为主（推）的运动。
- 包含肌肉向心收缩（抬升）和离心收缩（下降）。
- 强度：每组 8～12 次中等强度的抗阻运动（负荷相当于 1RM 的 60%～80%）。
  - 当肌力和肌耐力改善后，在下一步计划中要逐步增加强度（增加量相当于 1RM 的 5%）。
- 组数：2 组，逐渐增加到每次 4 组。
- 休息间隔：每组之间休息 2～3 分钟，当一组肌群休息时，可运动另一组肌群。
- 频率：每周 2～3 次。
- 使用慢速到中速的运动。
- 使用节律性、受控制、非弹跳式的动作。
- 运动不应干扰正常呼吸。
- 如果可能，尽量和你的同伴一起运动，以得到反馈和帮助。
- 在结束全部运动后，要进行整理运动。
- 如果训练中止超过 1～2 周，重新开始训练要减少阻力和负荷。

在康复计划中的应用

在康复计划中运用机械抗阻运动通常是为了消除或减轻因各种病理原因导致的肌肉功能的缺陷，以恢复和改善功能。将机械抗阻运动整合到特定患者的个体化康复方案中的原则详见第 16～23 章。

在健身训练计划中的应用

普遍的共识是，负重及其他形式的机械抗阻运动是全面健康和健身计划的重要组成部分。与康复计划一样，抗阻运动是有氧运动和柔韧性运动在健身方案中的补充。

专栏 6.17 中总结罗列了美国运动医学会（ACSM）和疾病控制与预防中心（CDC）所推荐的适用于未经训练的健康成人（小于 50 岁）的抗阻训练方案。

注意：关于老年人群抗阻训练的特殊考虑详见第 24 章。

儿童和青少年的特殊考量

抗阻运动

越来越多的证据表明，儿童和青少年可以从抗阻运动中获益，如果设计合理，并在监护下他们可以安全地进行负荷力量训练[6,36,114,119,253]。使用自身重量作为阻力和采用为青少年儿童特殊设计的器械进行运动将有助于提高训练计划的安全性（图 6.43）。

已有文献证实训练可增强儿童和青少年的肌力、爆发力和运动表现[83,85,119,281]。但是训练相关损伤的预防仍然存在问题[83,281]。与成人相比，关于肌力训练提升儿童青少年功能性运动技能方面的信息还是有限的。

⊙ 聚焦循证

研究表明，对于运动的一些急性和慢性反应，儿童与成人相似，但其他反应却大相径庭。例如，由于体温调节系统的不成熟，相比成人，儿童体内的热量更难散发，更容易疲劳，因此需要更长的休息时间，才能从运动的疲劳中恢复[73,281]。为儿童设计和实施力量训练方案时，必须考虑对抗阻运动反应的差异。

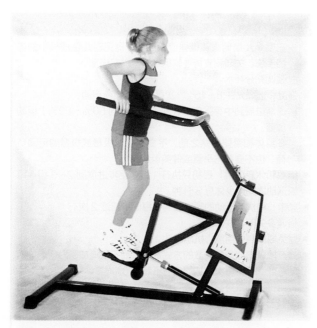

图 6.43　使用专为儿童设计的 Kids-N-Montion 设备（窄握双杠臂屈伸）进行的青少年抗阻训练（由 Youth Fitness International 提　供，Moncks Corner，SC；www.youthfit.com）

美国儿科学会[5]、ACSM[6]、加拿大运动生理协会[20] 和 CDC[36] 支持青少年参与抗阻运动，但是一定要始终遵循一系列的特定指南和注意事项。在抗阻运动的强度适中的情况下，尽管损伤发生的风险很低[86,253]，但是由于没有遵循青少年抗阻运动的指南和特殊注意事项，已经有报道指出抗阻运动会导致软组织和骨骺生长板损伤。作为规范体能活动一部分的儿童抗阻运动的指南和特殊考量总结在专栏 6.18 中[5,6,36,83,84,114,253]。与成人训练指南一致，一个关于主要肌群合适的动态运动方案包括了热身和整理运动阶段。

特定抗阻运动方案

因为抗阻运动获得认可，许多特定的训练系统被开发用于改善肌力、爆发力和肌耐力。所有的这些系统都是基于超量恢复的原理，并且大多使用了某种形式的机械阻力，以提供肌力训练所需的负荷。这些方案发展的背后驱动力似乎是设计"最佳的方法"，也就是最有效且最高效的方法，以改善肌肉表现和功能。

几种经常用于康复、健身和体适能计划中的抗阻运动方案——渐进性抗阻运动（PRE），循环式重量训练和速度谱等速训练，将在本节中呈现。一些更高阶的训练方法，如为了增强爆发力的增强式训练（牵伸 - 缩短训练）将在第 23 章提到。

渐进性抗阻运动

渐进性抗阻运动（progressive resistance exercise，PRE）是一种动态抗阻训练方法，通过一定的机械方法对收缩的肌肉施加恒定的外负荷，并逐渐增加。训练中用 RM 来确定和进阶阻力大小的基准。

◉ 聚焦循证

不计其数的研究结果表明，PRE 可以提高肌力，并且可以改善体能表现。值得注意的是，这些研究的参与者都是年轻、健康的成人，而不是因损伤和疾病导致功能障碍的患者。

然而，一篇系统性回顾文献[254] 指出，PRE 对处于各种疾病状况中的患者也是有益的，包括肌肉骨骼损伤、骨关节炎、骨质疏松、高血压、成人（2 型）糖尿病和慢性阻塞性肺病。在本书的后续章节中，将介绍这篇系统性回顾综述中证实的一些具体发现。

Delorme 和 Oxford 方案

PRE 的概念是由 DeLorme[60,61] 提出的，他最初使用了"重阻力训练（heavy resistance training）"[60] 这个术语，后来又使用了"抗负荷运动（load-resisting exercise）"[61] 来描述一种新的肌力训练方法。DeLorme 提出并研究了递增负荷抗阻训练，每次 3 组，每组负荷递增，并使用 10RM 的百分数表示负荷大小。其他研究人员[288] 发展了一种改良的方案，即 Oxford 技术，在每组中逐步递减负荷（表 6.10）。

DeLorme 技术将热身期包含在运动方案中；而 Oxford 技术则在每次训练中随着肌肉疲劳的增加而减少阻力。这两种方案都在每组训练之间包含了一个休息间歇，随着训练的进展，两种方案所用

专栏 6.18　儿童的抗阻训练：指导方针和特殊考虑

- 不对 6 岁以下的儿童进行正式的抗阻训练；建议通过有组织和自由的游戏进行适合年龄的体能活动。
- 在 6~7 岁时，介绍运动课程的理念；鼓励每天进行 60 分钟或 60 分钟以上的中等强度体力活动[36]；着重有氧运动（主动运动且不施加负荷）。
  - 包括负重运动，如仰卧起坐和每周 3 天加强骨骼的跳跃活动。
  - 注重各种短时的、以游戏为导向的运动，以防止无聊、过热和肌肉疲劳。
  - 作为每天体力活动的一小部分，进行抵抗体重的增强肌力运动（仰卧起坐、引体向上）。将包括轻量级负荷的抗阻运动推迟数年。
- 在青春期前进行抗阻训练。
  - 由受过训练的人员或接受过指导的家长保持密切和持续的监督。
  - 在开始抗阻运动之前，一定要进行至少 5~10 分钟的热身活动。
  - 注意适当的形式、运动技巧和安全性（姿势、固定和可控的 / 非冲击式运动）。
- 在整个儿童期强调低强度运动，以避免对儿童成长中的骨骼系统、关节和支持性软组织造成潜在伤害。
- 强调充分补水。
- 强度：选择允许 8~15[7,83] 次重复的低负荷运动。
  - 逐渐进展到中等强度（等同于 1 RM 的 60%~80%）运动负荷。
  - 在身体和骨骼成熟之前，不要使用亚极量或极量的运动负荷，也不要参与举重或健美运动。
- 组数和休息间隔：最初只执行 1 组，逐步进展到 2~3 组。每组运动之间至少休息 3 分钟。
- 频率：将抗阻运动的频率限制在每周不超过 2 次。
- 强调多关节、联合动作。
- 避免或限制使用离心抗阻运动。
- 最开始以增加重复次数的方式进展，而不是增加阻力或增加运动总数。之后每次增加的负荷不超过 5%[6,83]。
- 使用符合儿童身材设计或可调整为儿童尺寸的设备。许多抗阻设备无法调整以适合儿童身材。

的阻力负荷都会逐渐提高，并且都会引起肌力的增加。

🔘 聚焦循证

在一项随机研究中比较了 DeLorme 和 Oxford 训练方案，发现老年人经过 9 周的运动计划后，在股四头肌群的适应性肌力增加方面，二者没有显著性差异[91]。

自 DeLorme 和 Oxford 方案引入以来，人们提出并研究了许多变化的 PRE 方案，最主要的目的是确定最佳强度、重复次数和组数、频率和负荷梯度。实际上，这些变量的理想组合并不存在。大量的研究表明，运动负荷、重复次数和组数、频率和休息间隔的许多组合都能显著改善肌力[16,95,163]。经典的 PRE 方案使用 2~3 组，6~12 次重复，6~12 RM 训练可产生适应性肌力增加[8,16,95,162,163]。

表 6.10　两种方案的比较	
DeLorme 方案	**Oxford 方案**
测定 10 RM	测定 10 RM
50% 的 10 RM 重复 10 次	100% 的 10 RM 重复 10 次
75% 的 10 RM 重复 10 次	75% 的 10 RM 重复 10 次
100% 的 10 RM 重复 10 次	50% 的 10 RM 重复 10 次

使治疗师在设计有效的抗阻运动方案时有很大的自由度。

每日调整渐进性抗阻运动（daily adjustable progressive resistive exercise, DAPRE）方案

我们知道在 PRE 方案中何时增加阻力和增加多少阻力往往是不精确的和随意的。共同的原则是，当所有规定的重复次数和组数可以轻松完成，而且没有明显的疲劳时，可增加 5%~10% 的重量。DAPRE 技术[157,158]是一个更系统和客观的方法，考虑到了个人在康复或健身计划中不同的进展速度。该技术是基于一个 6RM 负荷重量（表 6.11）。负荷重量的调整是根据第三组可达到最大重复次数下的负荷来确定下一次训练的负荷重量（表 6.12）。

注意：应该指出的是，调整负荷重量增减的建议，应基于股四头肌群的渐进负荷。

循环阻力训练

另一种已经发展起来的机械抗阻训练方案是循环阻力训练[19,32,163]。以预先设定的训练顺序或循环，针对主要肌群按照独立的运动节点连续进行。通常在 8~12 个独立的循环节点之间提供最短的休息时间，这增加了心血管系统对肌力训练的适应性。循环阻力训练示例见专栏 6.19。

表 6.11	DAPRE 技术	
组数	重复次数	阻力
1	10	50% 的 6RM*
2	6	75% 的 6RM
3	可能进行的最大次数	100% 的 6RM
4	可能进行的最大次数	100% 的调整负荷重量 **

注：*6RM= 负荷重量；

　　** 调整负荷重量的计算见表 6.12。

表 6.12	DAPRE 方案调整负荷重量的计算	
负荷重量的调整		
第 3 组中的 重复次数	第 4 组	下一个 3 组训练
0~2	↓ 5~10 lb （2.27~4.54kg）	↓ 5~10 lb （2.27~4.54kg）
3~4	↓ 0~5 lb（0~2.27kg）	相同重量
5~6	保持相同重量	↑ 5~10 lb （2.27~4.54kg）
7~10	↑ 5~10 lb （2.27~4.54kg）	↑ 5~15 lb （2.27~6.80kg）
11 或更多	↑ 10~15 lb （4.54~6.80kg）	↑ 10~20 lb （4.54~9.07kg）

　　每项抗阻运动都是在一个运动节点进行，每次运动的重复次数和组数是一定的。通常与其他形式的力量训练相比，其强度（阻力）较低而重复次数较高。例如，在 90%~100% 的 10RM 的负荷下进行 2~3 组每组重复 8~12 次，或 40%~50% 的 1RM 负荷下重复 10~20 次，在组与组之间和不同的运动节点之间的休息时间很短（15~20 秒）[9,184]。该方案是通过增加组数或重复次数、阻力、运动节点的数量和循环的次数来进阶的。

　　在制订循环阻力训练方案时，运动顺序是一个重要的考虑因素 [15,32,162]。利用自由重量或力量器械运动时，应该在上肢、下肢和躯干肌肉之间交替进行或在包括推、拉动作的肌群之间交替。这样可以使一个肌群休息和恢复，并同时训练另一组肌群，

专栏 6.19　循环阻力训练示例

- 运动节点　1: 卧推 → 2: 举腿或深蹲 → 3: 仰卧起坐 → 4: 直立划船 → 5: 腿弯举 → 6: 俯卧躯干伸展 → 7: 肩推 → 8: 提踵 → 9: 俯卧撑 → 10: 抬腿或放下

从而使肌肉疲劳最小化。理想情况下，较大的肌群应在较小的肌群之前进行运动。募集多个肌群的多关节运动应在单一肌群运动前进行，以尽量减少因疲劳导致损伤的风险。

等速训练

　　目前已公认等速训练可改善肌肉表现，但对其转移到功能性任务的有效性还尚不清楚。支持 [78,193] 和反驳 [121,221] 等速训练可改善功能的研究均有。理想情况下，当在康复计划中进行等速训练时，设定的角速度应该尽量匹配或至少接近特定功能任务的预期动作速度，才能对其在功能上产生最积极的影响。由于人体的很多功能动作都是以中速和快速进行的，因此等速训练通常以中速和快速进行 [4,53,58,76]。

　　目前的等速技术使训练速度与行走等一些下肢功能的运动速度保持一致成为可能 [53,283]。而对于上肢则远远不够，因为某些上肢功能动作的速度远超等速训练的功能 [76]。例如，过顶掷球速度远远超过每秒 1000°。

　　同样，被广泛接受的是等速训练的相对速度特异性，训练的转移效果是有限的 [142,260]。因此，提倡进行与特定功能任务的速度相匹配的速度特异性等速训练 [4,55,76]。

速度谱康复

　　为了解决训练效果从一种训练速度到另一种训练速度因生理性溢出而受限的问题，一种称为速度谱康复（velocity spectrum rehabilitation，VSR）的训练方案被提出来 [53,76,95]。此训练方案是在一个角速度范围内进行等速运动 [240]。

　　注意：VSR 遵循的原则与向心等速训练相同。在本节的结论中有离心等速训练的一般准则。

　　训练速度的选择。通常，VSR 选择中速（每秒 60° 或每秒 90°~180°）和快速（每秒 180°~360°）的角速度。虽然等速训练设备被设计的速度可大于每秒 360°，但它们不被用于 VSR 训练，因为在受到等速训练设备力矩臂的阻力之前，肢体必须加速到预定的速度。在非常高的速度下，该加速阶段消耗大部分的运动弧，使得仅在 ROM 的一小部分中

存在阻力，从而限制了潜在的益处。

有学者认为只有速度在每秒 15°~30° 范围内的等速训练才产生训练效果 [53,142]。因此，有些 VSR 训练方案采用每秒 30° 的速度递增。当然，如果患者在一堂运动训练课中以中等和快的速度训练（每秒 60° 或每秒 90°~360°），需要一对主动肌 / 拮抗肌在 9 种不同的速度下训练，导致运动训练耗时较长。因此，更常见的方案是只使用 3 种训练速度 [4,76,240]。

重复次数、组数和休息时间。一种典型的 VSR 方案可能使患者以 1 组或 2 组，每组重复 8 ~ 10 次，主动肌 / 拮抗肌群（交互训练）在多种不同的速度下进行训练 [4,53,76]。例如，中等速度训练可能使用每秒 90°、120°、150° 和 180°，然后第二个序列将以每秒 180°、150°、120° 和 90° 的速度递减。由于重复次数、组数和不同训练速度的多种组合均可改善肌肉表现，治疗师在制订 VSR 方案时有许多选择。建议在每组之间休息 15 ~ 20 秒，在不同运动速度之间休息 60 秒 [245]。建议的 VSR 频率为每周最多 3 次 [4]。

强度。使用等速训练设备时，亚极量负荷运动可作为短暂的热身期。然而，这并不能替代一般形式的上半身或下半身热身运动，如骑自行车或使用上肢功率仪。当为了提高耐力时，运动是以亚极量的强度（负荷）进行，而为了提高力量或进行力量训练时，则使用最大强度运动。

在等速训练的早期阶段，从中等速度和慢速的亚极量强度运动开始，可以让患者在保护肌肉的同时获得对设备的"感觉体验"。随着训练计划的进行，患者在中等速度下最大用力通常是安全的。当患者开始最大用力训练时，就可以取消慢速训练。在康复的后期阶段，只要运动是无痛的，应强调在快速下的最大用力训练 [58]。等速训练方案的其他方面进展包括短弧至全弧运动和向心到离心运动 [58]。

注意：很少使用慢速的最大用力训练，因为会在关节表面产生过大的剪切力 [53,76]。

离心等速训练的特殊考量

随着技术的发展，离心等速训练正逐渐普及，但是关于运动参数的指导较少，其有效性亦缺乏证据支持。目前的指南大多基于临床意见或病例证据。专栏 6.20 列出了离心和向心等速训练指南的主要差异。其中关于特殊疾病的离心等速训练指南，部分来源于临床经验 [4,53,76,115,116]。

注意：当肌耐力和爆发力不足，需要对某一肌群单独训练时，离心等速训练只有在康复计划的最后阶段才是合适的。因为离心等速训练可能与包含离心收缩的功能性动作不能准确匹配，所以认为中速训练比快速训练更安全。突然、快速、由机械动力驱动的等速训练设备力矩臂施加在肢体上的运动，可能会损伤正在愈合的组织。

抗阻运动设备

市场上有各种各样的抗阻运动设备。这些设备从简单到复杂，从小巧到大型，从便宜到昂贵。一系列简单但又多功能的手持式和轻负荷或弹性阻力产品适合临床和家庭使用。反之，多级阻力可变抗阻运动设备可能适用于高阶水平的抗阻运动。市场上新产品信息主要来源于制造商的宣传、专业会议的产品演示及关于这些产品研究的文献报告。

虽然大多数设备都是负重抗阻（增加了重力负荷），但也有一些设备可以将重力转换为辅助负荷（消除或减少了重力负荷），以改善肌力不足肌肉的肌力。设备可用于静态或动态、向心或离心、开链或闭链的运动，以改善肌力、爆发力或肌耐力，改善神经肌肉稳定性或控制，以及心肺适能。

最终，设备的正确选择取决于设备使用者的需

专栏 6.20　离心和向心等速训练的主要差异

离心等速运动

- 只有在完成最大用力的向心等速运动训练方案后，在几种不同的速度下训练均无疼痛出现，才被推荐。
- 只有在功能性 ROM 恢复后，才能实施。
- 相对于向心等速训练，离心等速训练应用较慢的速度及较窄的速度谱范围，一般人群的速度通常在每秒 60°~120° 之间，运动员的速度可上升到每秒 180°。
- 以长时间和亚极量强度进行，以避免产生过大的力矩，并减少产生 DOMS 风险。
- 在训练中通常针对某一肌群进行持续的向心 – 离心肌肉收缩模式，而向心等速训练则包含主动肌 / 拮抗肌群之间的交替训练。

求、能力和目标。影响设备选择的其他因素包括实用性、购买成本和（或）维护成本、使用方便性、多用途性和对空间的要求。一旦选择了合适的设备，其安全有效的使用是最优先的。设备使用的一般原则列在专栏 6.21 中。

自由重量和简易重量滑轮系统

自由重量类型

自由重量（free weights）是指手持或固定在四肢或躯干的重物，重量可逐渐加重。它们包括哑铃、杠铃、重力球（图 6.44）、沙包、负重背心，甚至沙袋。可用家中容易获得的材料和物品制成自由重量，用于家庭训练计划。

简易重量滑轮系统

独立式或壁挂式简易重量滑轮系统（simple weight-pulley systems）被广泛应用于四肢和躯干的抗阻运动中（图 6.45），包括固定重量和可变换重量两种类型。固定重量通常是叠加 5~10 磅（2.27 ~ 4.54kg）单一重量的重量片，且使用单个的锁或栓来固定一定数量的重量片就可以轻易调节运动阻力大小。

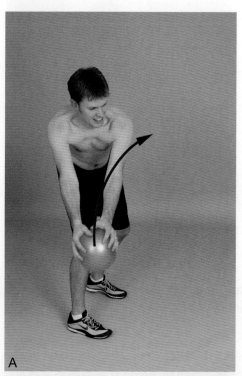

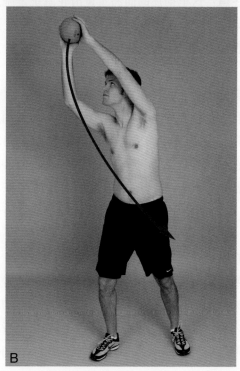

图 6.44　手握重力球结合动作模式运动，可提供上肢和躯干肌肉阻力，并在负重活动中增加重量，从而给予下肢肌群更大的阻力

专栏 6.21　设备选择和使用的一般原则

■ 设备的选择是基于对患者全面的检查和评估的基础上。

■ 确定在运动计划中何时应该使用设备，何时应该更换或停止使用。

■ 确定设备是否能够或者可以被设置，以及患者是否可以独立使用。

■ 在增加阻力前，先教导患者使用设备时的正确的运动形式和技巧。

■ 在允许患者独立使用设备之前，对设备的设置和使用进行指导和监督。

■ 在使用设备时要遵守所有的安全注意事项。

　　■ 运动前要确保所有的附件、固定套、圈和带都是安全的，并且根据每个患者的情况对设备进行适当的调整。

　　■ 如有必要，可以利用软垫来保持舒适，尤其是在骨突部位。适当固定或支撑身体结构，以防止不必要的动作和对身体部位产生不当压力。

　　■ 如果患者独立使用运动设备，请确定其设置与安全指示有很清楚的图示且贴在设备上。

■ 当 ROM 必须被限制时，可使用有效的限制活动范围的附件，以保护愈合中的组织或不稳定的结构。

■ 当患者在家庭训练中使用设备时，要有明确指示设备的操作方式、时间及如何改变或调整设备的图示，以提供渐进的超负荷。

■ 当训练转移到一种新的抗阻设备时，请确认新选择的设备及其设置的方法可以提供与先前设备上相似水平的力矩，以避免负荷不足或过度。

■ 运动完成。

　　■ 整理设备，使其处于适当的状态，以便将来使用。

　　■ 永远不要留下损坏或有潜在危险的设备。

■ 为所有设备建立一个常规的维护、更换或安全检查程序。

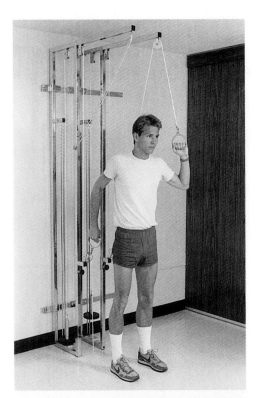

图 6.45　多重滑轮运动装置可用于增强各种肌群的肌力
（Courtesy of N‐K Products Company, Inc.,Soquel, CA.）

注意：这里描述的简易重量滑轮系统是施加相对恒定（固定）负荷的训练系统。部分可变阻力的器械，也在设计时加入了滑轮，这将在后文中讨论。

自由重量和简易重量滑轮系统的特点

自由重量和简易重量滑轮系统都是施加固定负荷。在这些系统中，患者在不同体位下，相应的肌肉在 ROM 中的某一部分承受最大程度的外界阻力。被选择用于抵抗的重量不能大于肌肉在相应 ROM 中所能控制的重量。此外，如果患者需要在 ROM 内的某些角度减少用力以避免疼痛则不推荐患者在疼痛弧范围内进行运动。

当利用自由重量时，通过改变患者的姿势以借助重力或阻力负荷的方向而使得在 ROM 内的不同角度内施加最大程度的运动负荷。例如，患者站立位或仰卧位，手持一个重物，进行肩关节屈曲抗阻运动。

■ 患者体位：站立位（图 6.46）。在肩关节屈曲 90° 时，可以感觉到最大阻力并产生最

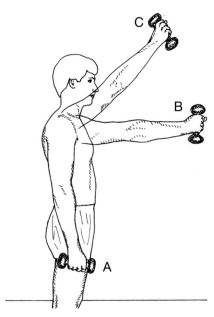

图 6.46　患者站立位上举重物。A. 肩关节屈曲 0° 时，肩关节屈肌群产生的力矩为 0。B. 肩关节屈曲 90° 时产生的力矩最大。C. 肩关节屈曲 90°～180°，随着手臂移动，力矩逐渐减小

大力矩。在肩关节屈曲 0° 时产生的力矩为零。当肩关节从 90° 到 180° 屈曲并举起重物时，力矩逐渐减小。此外，当重物置于体侧时（肩关节处于 0° 时），会对上肢产生一个牵引力；当高举过头时，会对上肢各关节产生挤压力。

■ 患者体位：仰卧位（图 6.47）。当肩关节屈曲 0° 时，可以感觉到最大阻力并产生最大力矩。当肩关节屈曲 90° 时，产生的力矩为 0，而且在这个角度下，负荷会对上肢关节产生挤压力。肩关节屈曲 90°～180° 时，不会激活肩关节屈肌群；相反，肩关节伸肌群必须离心收缩以控制手臂和重物的下降。

治疗师必须确定患者关节 ROM 的哪个部分需要最大力量，然后选择最合适的体位进行运动，以获得最大的运动效益。

当滑轮与运动的骨骼成直角时，简易重量滑轮系统可提供最大阻力。随着与滑轮所成锐角变得更小时，负荷通过运动的骨骼和关节产生更多的挤压力，而它提供的有效阻力变小。

与许多力量器械不同的是，自由重量和滑轮都不能提供外部固定。当患者上举重物至过肩位或从

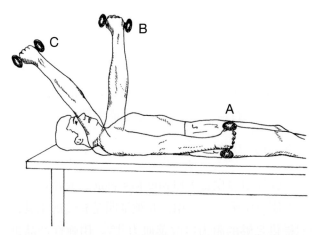

图 6.47　患者仰卧位上举重物。A. 肩关节屈曲 0° 时力矩最大。B. 肩关节屈曲 90° 时力矩为 0。C. 肩关节屈曲 90°~180°，肩关节伸肌群激活进行离心收缩以对抗阻力

过肩位放下重物时，肩胛骨处的肌肉和肩外展肌、内收肌和肩袖肌群必须协同收缩以稳定手臂并保持其在正确的运动平面。相邻稳定肌群共同收缩有其利弊，因为将动作控制在正确平面或模式时，肌肉必须保持稳定，在患者能控制的外部阻力上，自由重量相比其他力量器械只能提供较少的稳定性支持。

自由重量和简易重量滑轮系统的优点和缺点

■ 运动可在多种体位下进行，包括仰卧位、侧卧位、俯卧位、坐位或站立位。通过简单变换患者的体位，就可以强化许多四肢和躯干肌群。

■ 自由重量模式和简易重量滑轮系统通常用于动态、非负重运动，但也可应用于等长运动和抗阻负重活动。

■ 募集关节稳定肌群，但是由于没有提供外在稳定支持，并且动作必须完全由患者自己控制，患者往往需要花较长的时间学会正确的对位对线和运动模式。

■ 可进行多种运动模式运动，可整合单平面运动或多平面运动。运动可以高度特定于某一肌肉或多个肌群。可以模仿功能性动作的运动模式进行抗阻运动。

■ 如果自由重量分级足够精细，那么阻力可以以很小的增量增加。滑轮系统的重量片具有

较大的阻力增量，通常每个重量片最小 5 磅（约 2.3kg）。

■ 大多数借助自由重量和简易重量滑轮系统的运动都必须缓慢进行，以减少加速度和动量，并防止活动范围终末端出现不可控的运动，危及患者的安全。一般认为，增强肌力运动期间单纯地进行慢速运动，与慢速和快速相结合的运动相比较，其功能转移到日常生活活动中的较少。

■ 通过增减哑铃和杠铃重量片可以调节阻力，以用于不同肌力水平的患者，但这种方式需要患者或辅助人员用一些时间去调整。

■ 利用杠铃进行双上肢上举运动时需要辅助人员在旁协助以确保患者的安全，这也增加了时间成本。

可变阻力装置

可变阻力运动设备分两大类：特别设计的重量 – 缆索（weight-cable）（重量滑轮）系统和液压与气压阻力设备。这两类设备均可在肌肉收缩时施加可变负荷，使肌肉在整个 ROM 内产生相同的力矩。

可变阻力重量 – 缆索系统

可变阻力重量 – 缆索系统（图 6.48）在其设计中使用凸轮（椭圆形或肾形盘）。凸轮的设计可以改变施加到收缩肌肉上的负荷（力矩），即使重量保持恒定。理论上，凸轮按照特定形式配置以匹配

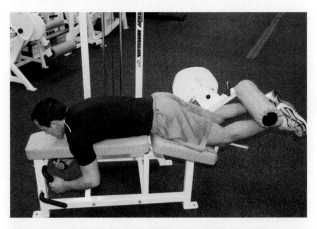

图 6.48　当膝关节屈曲和伸展，腘绳肌向心收缩和离心收缩时，重量 – 缆索系统可通过凸轮原理施加可变化的阻力

肌肉收缩时的力矩输出。这一系统根据个体的"平均"体型调节施加在收缩肌肉上的外部负荷。关于这种设计如何在全关节活动范围内提供真正可调节的有效阻力,仍存在争议。

在每次重复运动时,同一肌群都会向心和离心收缩以抵抗外部阻力。与简易重量滑轮系统和自由重量一样,运动必须在相对缓慢的速度下进行,因此会影响运动能力转化为功能性活动能力。

液压与气压阻力设备

其他可变阻力装置采用液压或气压阻力设备在关节活动范围内提供可变化的阻力。由活塞驱动气缸内的液体或气体,迫使其通过一个微小的开口,当活塞被推动得越快,遇到的阻力就越大。

这些设备允许主动肌和拮抗肌群进行向心、交替收缩,并且一些设备提供向心收缩阻力后,可以在全关节活动范围内返回起始位时提供可控的离心收缩阻力。患者可以安全地进行中速甚至一定程度的快速运动。这些设备也可以允许患者根据关节活动范围中的疼痛弧调整动作。

可变阻力器械的优点、缺点

- 这些器械的明显优点是在关节活动范围内可以调整阻力以匹配肌肉的力矩输出能力。在关节活动范围内的多个角度上,肌肉可接近最大负荷进行收缩,而不仅仅是在活动范围中的一小部分。
- 大多数器械被设计成专用和针对特定肌群的运动。例如,使用一个设备完成抗阻下蹲,用另外一台设备进行腘绳肌屈曲运动。因此,要想运动到所有主要的肌群,需要大量的设备。
- 与功能性运动不同,尽管现在一些较新的设备提供了双轴设计,允许多平面运动,增强多个肌群肌力,以更接近功能性运动模式,但是大多数机器仍然只允许单平面运动。
- 设备是可调节的,以允许不同身高的个体能以良好的姿势进行每项运动。
- 每个运动装置都能提供持续的外界稳定性支撑,以引导或限制动作,这使患者更容易学会如何正确而安全地进行运动,并有助于患者

在没有协助和监督的情况下保持恰当的姿势。
- 力量器械的主要缺点之一是初次购买和后期维护的费用,而且必须购买多台机器,通常需要 8 ~ 10 种类型甚至更多,才能对多个肌群进行运动。多台设备也需要较大的空间。

弹性阻力设备

弹性阻力设备(Elastic Resistance Devices)已经在康复中被广泛应用,并被证明是有效的工具,能提供足够的阻力以改善肌力 [139]。用弹性产品进行抗阻运动也是一种切实可行的方式,可替代力量器械运动 [44] 和自由重量 [11],在运动过程中产生较高水平的肌肉激活。

在这些设备使用过程中,通过对弹性设备提供的阻力和肌肉激活的程度进行定量分析,结果表明要想有效利用这些设备,不仅需要应用生物力学原理,而且还需要了解弹性阻力材料的物理特性 [130,131,140,145,214,216,232,257]。

弹性阻力类型

专门设计用于运动的弹性阻力产品可分为两大类:弹力带和弹力管。弹力带和弹力管由不同制造商以不同的产品名称生产。最常见的是 Thera-Band 弹力带和弹力管(Hygenic Corp.、Akron、OH)。这两种类型的产品厚度或直径有多种规格,以提供递增的阻力。颜色编码表示产品的厚度和阻力等级。

弹性阻力的特性:对运动的影响

多项研究描述了弹性阻力的物理特性,并提供了该材料性能的量化信息。治疗师对相关信息的了解可以更有效地使用弹性阻力来制订运动治疗计划。

弹性材料对伸长率的影响。当弹性材料被拉长时,力发生变化,由此提供了变化的弹性阻力。特别是当弹力带或弹力管被牵伸时,其产生的阻力(力)的量取决于材料被牵伸前后长度的相对变化(伸长/形变的百分比值)。伸长率与材料的张力之间存在着一种相对可预测的线性关系 [131,140,145,216,232]。

为了确定伸长率,弹性材料的伸长长度必须与

静息长度相比。弹力带或弹力管的静止长度是它未被牵伸时的长度，材料在牵伸前的实际长度对所施加的力没有影响，而伸长率会影响张力[216]。

计算伸长 / 形变百分比的公式[139,232]：

伸长率 =（牵伸后长度 – 静息长度）÷ 静息长度 × 100%

利用这个公式，如果一根 2 英尺（约 0.61 m）长的红色弹力管被拉长到 4 英尺（约 1.22 m），它的伸长率是 100%。基于这一点，我们可以理解为什么相同颜色的 1 英尺（约 0.30 m）的弹力管被拉长到 2 英尺（约 0.61 m）（100% 伸长）产生的力量与 2 英尺（约 0.61 m）的弹力管被拉长到 4 英尺（约 1.22 m）产生的力量是一样的[214,215]。

此外，弹性材料被牵伸的速度对产生阻力的大小似乎并没有显著影响[216]。因此，当患者进行某项特定运动时，无论运动的速度是快还是慢，只要弹力带或弹力管伸长率相同，且一个重复动作与下一个重复动作相同，那么产生的阻力不变。

阻力的测定和定量。 为了帮助临床医生根据患者的运动计划选择合适等级（颜色）的弹性材料，许多研究已经对弹力带和弹力管的弹性阻力进行了量化[131,140,145,216,232,257]。这些研究测量比较了不同等级的弹力带或弹力管产生的拉力与材料伸长率的关系。通过线性回归方程，可以计算各等级弹力带或弹力管在特定伸长百分比下所产生的力。Thera-Band 所生产的弹力带或弹力管材料特性的详细规格可在 www.thera-bandacademy.com/. 查询。

在运动中，材料的变形百分比和由此产生的阻力并不是唯一需要考虑的因素。由弹性材料施加在骨骼上产生的力矩（力 × 距离）也是一个重要的考虑因素。弹力带或弹力管产生的拉力随着牵伸而增加，但这并不意味着在运动中产生的力矩会从运动开始到运动结束一直增加。弹性材料在牵伸过程中产生的阻力，力矩臂的长度也会随着弹性阻力矢量相对于运动肢体的角度的变化而变化，从而改变弹性材料产生的力矩[140]。研究表明，在使用弹性产品时，产生的力矩呈钟形曲线，力矩峰值在曲线中间范围出现[140,215]。如同所有形式的动态抗阻运动，肌肉收缩的长度 – 张力关系也会影响其对外界负荷变化的反应能力。

疲劳特性。 弹性阻力产品往往会随着时间的推移而产生疲劳，从而导致材料产生力的性能下降[139]。这种材料的疲劳程度取决于弹力带或弹力管被牵伸的次数（牵伸周期的数量）和每次牵伸变形的百分比[232]。

研究表明，在早期的 20 次[216]或 50 次[139]牵伸周期中张力出现小而明显的下降。然而，在先前的研究中，研究人员发现，在拉力出现这种微小的、最初的下降之后，随后的 5000 次以上的牵伸，弹力管产生力量的性能并没有明显的下降。这意味着用同一根弹力管每天进行 4 个不同的动作，每个动作重复 10 次，每天 3 次，每周 7 天，可以连续使用 6 周后再更换。

弹性材料也表现出一种叫作弹性蠕变的特性。如果把一个恒定的负荷施加在弹性材料上，随着时间的推移，它会变得脆弱并最终断裂。环境条件如热度、湿度等也会影响力的产生[139]。

弹性阻力的应用

选择合适等级的材料。 材料的厚度（刚度）影响力量的产生。较大等级的弹性材料在牵伸时产生更大的张力，因此产生更大的阻力[131,139,232]。如前所述，已有文献研究了不同等级的弹力带或弹力管所对应的阻力。治疗师和患者应该注意不同制造商生产的产品的颜色等级分类及其相应的拉力大小可能并不相同。

⊙ 聚焦循证

一项研究[257]比较了相似的颜色和长度的 TheraBand 和 Cando 弹力管（Cando Fabrication Enterprises, White Plains, NY）。调查人员测量（通过形变测量仪）两种产品相似的条件下产生的力。除了最薄的（黄色）和最厚的（银色/灰色）等级，他们发现这两种产品之间没有明显的区别。在这两个等级的 Cando 弹力管产生的力比 TheraBand 高出 30%～35%。尽管存在的差异非常微小，研究人员还是建议对同一患者使用相同的产品。

选择合适的长度。 弹力带或弹力管都是大卷的，可以被裁剪到适合患者身高和四肢的长度以方便运动。弹性材料长度的选择还应足以将其两端充分固定。在运动起始位置，它应该是紧张但未被牵伸的（静息长度）的状态。

因为材料的伸长百分比会影响张力的产生，每次运动时应选择相同长度的弹性材料。否则，在运动过程中即使使用相同等级的弹性材料，所施加的负荷也会有所不同。

弹力带或弹力管的固定。 材料的一端通常捆绑或固定在物体上，如门把手、桌腿或 D 形环，或者让患者踩在上面来固定。然后抓住另一端或利用尼龙环固定在四肢的某一部位。这种弹性材料还可以通过固定在患者躯干的皮带上以完成抗阻步行训练。也可以用双手抓住或缠绕在双脚上进行双侧运动。图 6.49 描绘了借助弹性阻力增强上肢、下肢和躯干肌力的运动。

运动设计。 使用弹性阻力，当材料被牵拉并与力臂（移动的骨骼）成 90° 时，外部阻力会产生最大力矩。治疗师应确定运动中需要最大阻力的肢体位置，然后固定弹性材料，使材料和肢体之间形成直角。当弹力带与移动骨成锐角时，阻力较小，但关节受到的挤压力较大。

重要的是从一次运动到下一次运动时，以相同的方式保持患者和弹性材料处于相对适当位置。每次患者进行专项运动时，除了使用相同长度的弹性材料外，患者与材料接触部位之间的关系也应该是一致的。Page 和 Ellenbecker[214] 著作中描述了如何设计使用弹性抗阻运动。

运动的进阶。 运动的进阶可以通过在相同阻力等级下增加重复次数或使用更大等级的弹力带或弹力管实现。

弹性抗阻运动的优点和缺点

优点

- 弹性阻力产品是便携式和相对廉价的，是家庭训练计划的理想选择。
- 由于弹性阻力并不是特别依赖重力，因此弹性带和弹力管用途广泛，可以允许组合四肢和躯干不同的运动模式和患者体位进行运动[139,140,215]。

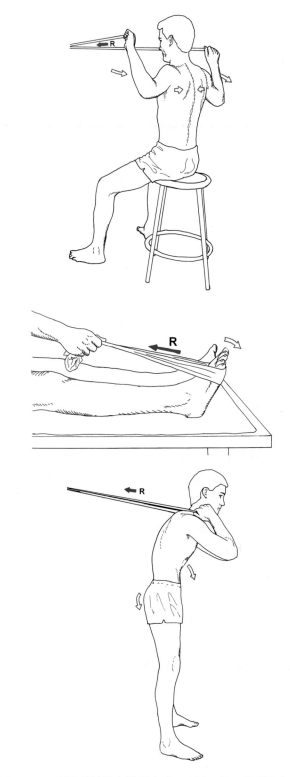

图 6.49 利用弹性阻力增强上肢、下肢、躯干肌群肌力

- 由于患者不需要克服快速移动的重物的惯性，所以用中等到快的速度进行弹性抗阻运动是安全的。因此，它适用于增强式训练（见第 23 章）。

缺点

■ 使用弹性材料的最显著的缺点是需要参考量化数据表，以获得关于每种材料的色彩编码等级对应的阻力量化信息。这就使我们初次使用时很难知道选择哪个等级，以及改变弹力带或弹力管的等级会在多大程度上改变阻力水平。

■ 与自由重量一样，当使用弹性材料进行抗阻运动时，无法利用外力稳定或控制运动。患者必须借助肌肉稳定姿势，以确保正确的运动模式。

■ 虽然一般的临床应用对材料疲劳的影响不大，但为了保证患者的安全，弹力带和弹力管应定期更换 [139,232]。当许多个体使用相同长度的弹力带或弹力管时，可能很难确定已经使用了多少次，以及何时需要更换。

■ 一些弹性产品含有橡胶，这是一种相当常见的过敏原，因此部分患者应避免使用。但是在市场上有不含橡胶的产品，价格与橡胶制品相当。

动态稳定性训练设备

Bodyblade

Bodyblade（图 6.50）是一种动态的、反应性的装置，它会产生与患者的振动力成比例的振动阻力 [33,177]。在运动过程中，主动肌和拮抗肌群迅速收缩，试图控制桨叶振荡棒振动所造成的不稳定。振荡叶片的振幅或弯曲越大，阻力就越大。这为患者提供了可控制的渐进抗阻。

开始时，振荡叶片保持在空间中的单一位置，特别是功能性活动需要动态稳定的位置。患者可以通过不同的运动平面（从矢状面到冠状面，最终到水平面）移动上肢，同时保持叶片的振动来增进训练。这种抗阻训练的目的是发展近端关节的稳定性，作为控制运动的基础。

🔵 聚焦循证

Lister 和同事们 [177] 进行了一项受试者组内试验，确定 3 种阻力形式（固定重量、弹性阻力和振

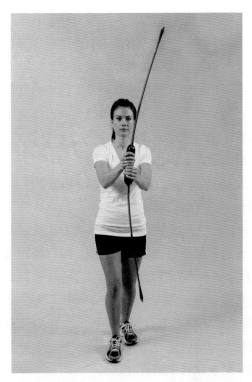

图 6.50　使用 Bodyblade 对上肢和躯干进行动态稳定训练

动阻力）的上肢运动中肩胛骨稳定肌的激活程度。健康大学生运动员（$n=30$）用各种器械进行肩关节屈曲和外展，用肌电图对斜方肌上部和下部及前锯肌进行测量。研究表明，与固定重量或弹性阻力相比，在运动中使用振荡棒可以让 3 块肩胛骨稳定肌中的每一块都出现显著的肌肉活动。研究人员建议在肩关节康复中使用桨叶振荡棒，以促进手臂运动时的肩胛骨稳定性。

瑞士球（稳定球）

为重型乙烯球，通常直径 20～30 英寸（0.51～0.76 m），用于各种躯干和四肢的稳定性训练。当在球上时可使用弹性阻力或自由重量来增加运动的难度。请参阅第 16 章和第 23 章，以了解使用稳定球进行的一些动态稳定训练。

闭链训练设备

许多闭链运动是在负重姿势下进行的，以提高跨越多个关节肌肉的肌力、肌耐力和稳定性。通常，这些运动使用部分或全身的体重作为阻力的来

源。下肢的例子包括深蹲、弓步蹲和上下台阶，上肢包括俯卧撑、推举和引体向上。这些运动是通过增加手持重物、皮带或背心的重量或弹性阻力来进行。在可行的情况下，从双侧负重到单侧负重也可促进运动。以下设备专门为闭链运动训练而设计，以改善多关节肌肉的表现。

自重阻力：多功能运动系统

Total Gym 系统使用可以设置 10 个倾斜角度的滑行板，使患者能够在局部斜卧到站立姿势下（图 6.51）进行双侧或单侧闭链增强肌力和肌耐力的运动。通过调整滑行板倾斜的角度，可以增加或降低 Total Gym 系统的阻力大小。

可以让患者在康复计划的早期，从部分负荷（部分负重）状态下开始闭链训练，在斜卧姿势下进行蹲起运动。接着患者可进展到站立姿势下弓步下蹲（足在踏板上向前滑动）。

> **▶ 临床提示**
>
> Total Gym 系统还可以用于躯干运动和上肢或下肢的开链运动。

滑板

ProFitter（图 6.52）由一个移动平台组成，可以对抗可调阻力从椭圆表面的一边滑到另一边。虽然最常用于患者在站立时进行下肢康复，但也可用进行上肢和躯干稳定性训练，且内–外侧或前–后向的运动都可使用。

平衡设备

平衡板（摇板）或 BOSU 球（一面圆形，另一面是平的半球体形状）通常用于稳定性、本体感觉和干扰训练。在这个设备上可以进行上肢或下肢的双侧或单侧负重运动，以提高肌力和稳定性。一些平衡板，如 BAPS（Biomechanical Ankle platform System，踝关节生物力学平台系统）平衡

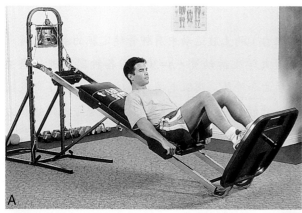

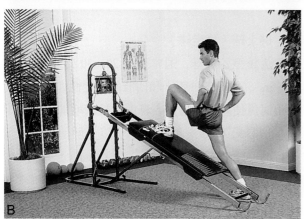

图 6.51　多功能运动系统。A. 斜卧姿势下的闭链训练。B. 站立姿势下使用 Total Gym 系统（Total Gym, San Diego, CA）

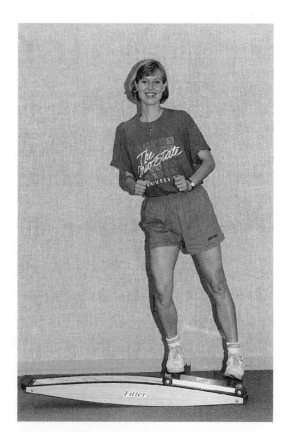

图 6.52　ProFitter 提供下肢肌群的闭链抗阻运动，为功能性活动做准备

板，可以在平台下放置大小不同的半球体，来逐渐增加平衡活动的难度。有关使用各种设备的平衡活动的示例，请参阅第 8 章和第 23 章。

迷你蹦床（反弹板）

迷你蹦床（Mins-tramps）可以让患者在弹性表面做温和的双侧或单侧弹跳活动，可以减少对关节的影响。患者可以原地慢跑、双脚跳跃或单脚跳跃。迷你蹦床有一根齐腰高的横杠连接到设备的框架上，患者在运动期间可以抓握，以保证安全。

交替式运动设备

与可用于闭链训练的其他类型设备类似，交替式运动装备可以强化多组跨多关节肌肉。它们也适用于低强度、高重复次数的抗阻训练，以改善肌肉耐力、上肢或下肢的交替协调能力以及心肺适能。这些设备经常用于热身或整理运动之前或被用于更高强度的抗阻训练之后。阻力由可调式摩擦装置、液压或气压装置提供。

固定式运动踏车

直立式或卧式固定式运动踏车用于增强下肢肌力和耐力。直立式踏车比卧式踏车更需要患者躯干的控制和平衡能力。一些运动踏车也能进行上肢抗阻。阻力可以分级，以逐步给患者增加难度。可以监测运动的距离、速度或运动时间。

在重复的、非冲击的和交互的肢体运动中，踏车运动提供对肌肉的阻力。当患者进行推或拉的运动时，被动式踏车只提供向心性肌肉活动的阻力。电机驱动的运动踏车可以调节以提供离心及向心性阻力，也可以调整座椅位置以改变下肢关节的ROM。

便携式抗阻交替式运动装置

一些便携式的抗阻运动器可有效替代重复的、交替式运动踏车，如 Chattanooga Group Exerciser（图 6.53）就是这样的一种产品，将装置放在椅子或轮椅前面的地板上，则可用于下肢运动。这对于不能上、下运动踏车的患者来说尤其合适。此外，它可以放在桌子上进行上肢运动。而且可以调整阻力以适合每个患者的能力，并在适当的情况下进行运动。

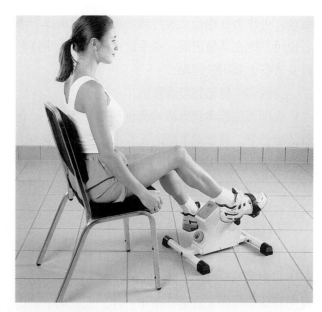

图 6.53 使用 Chattanooga Group Exerciser（Chatta-nooga Group, Inc., Hixon, TN.）进行抗阻交替式运动

阶梯式踏步机

StairMaster（图 6.54）和 Climb Max 2000 是阶梯式踏步机的例子，这些设备允许患者对抗可调的阻力进行交替蹬踏运动，从而使负重活动更加困难。阶梯式踏步机提供无冲击的、闭链的增强肌力

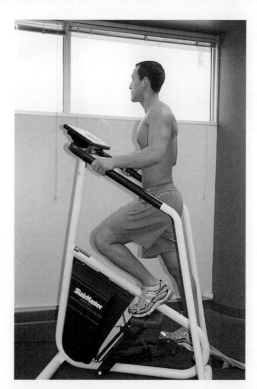

图 6.54 阶梯式踏步机在模拟爬楼梯的下肢交替蹬踏运动时可以提供阻力

运动，可作为在跑台上步行或慢跑的替代选择。患者也可以跪在器械前面，双手放在踏板上，用这种设备进行上肢闭链运动。

椭圆训练器和越野滑雪机

椭圆训练器和越野滑雪机也是在一个直立、负重的姿势下，提供对下肢的无冲击、交替的阻力。这些设备可改变倾斜角度，并扩大了阻力的选择性。这两种类型设备也可以在其设计中包含了上肢交替式抗阻。

上肢功率机

上肢功率机主要用于上肢抗阻以增加肌力和肌耐力（图 6.55），可以在不同的速度下进行正向和反向转动。与固定式运动踏车一样，上肢功率机也被用来改善心肺适能。通常患者是在坐位进行，但一些功率机可以在站立位下使用，以尽量减少每一次手臂必要的抬高高度，这对于肩部撞击综合征患者尤其有用。

等速测试与训练设备

等速肌力测试设备（限速装置可以控制运动速度）在肢体或躯干的动态运动期间提供相应的阻力

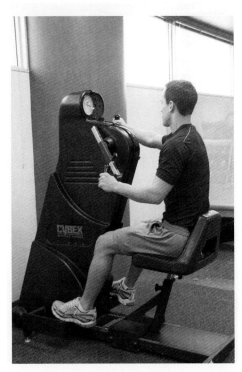

图 6.55　使用上肢功率机改善上肢肌力、肌耐力和心肺适能

（图 6.9）。该设备提供的阻力与使用者产生的力成正比。无论使用者推动机器力臂的力有多大，其运动的速度都不能超过预先设定的速率（角速度）。因此，肌肉在关节活动范围内的任何角度上都能达到最大收缩能力。

等速肌力测试设备的特点

其特点包括计算机化测试能力；被动和主动模式，可允许开链、向心和离心的测试和训练；速度设置从每秒 0° 的等长运动，到高达每秒 500° 的向心收缩模式和高达每秒 250° 的离心收缩模式。该设备可以编制计算机程序限制肢体在特定范围内活动。单关节、单平面、开链运动是最常见的，但也可以调整以允许进行一些多平面运动模式和多关节、闭链运动。还可以进行主动肌和拮抗肌的交替训练，以及同一肌群的向心 / 离心收缩。

等速设备的优点和缺点

等速运动和设备的特点已经在本章的前一节中介绍过。等速肌力测试设备的优点和缺点包括以下几点。

优点

- 如果患者尽最大努力用力，等速设备会在全关节活动范围内提供最大阻力。
- 快速和慢速训练都可以安全和有效进行。
- 设备可以根据动作的疼痛弧进行调整。
- 当患者疲劳时，仍可继续运动。
- 可以单独加强肌群肌力，以弥补特定肌群的肌力不足。
- 外部稳定可以使患者和活动肢体保持良好的对线。
- 可以重复进行同一肌群的向心和离心收缩，或者进行相对肌群的交替运动，当一个肌群休息时，其拮抗肌收缩，这样可以尽量减少肌肉缺血。
- 基于计算机的视觉或听觉提示为患者提供反馈，所以可以更一致地进行亚极量到极量的活动。

缺点

- 大型设备，购买与维护费用高。
- 如果患者要运动多组肌群，则需要工作人员花更多时间和提供协助。

■ 大多数装置只允许开链（非负重）运动模式，不能模拟大部分下肢功能和部分上肢功能。

■ 虽然通常功能性运动发生在组合模式和不同速度下，但大多数等速运动是在单个平面上以恒定速度进行的。

■ 虽然向心训练速度（高达每秒 500°）与功能性活动中的一些下肢运动速度相类似，但这一速度范围的上限也不能达到许多体育相关的运动中所需的肢体运动速度，如投掷运动。此外，允许的离心速度充其量只能接近中等速度，远慢于与快速改变方向和减速变化相关动作的速度。这两项在速度训练的范围内的局限性会限制其效果转移到功能目标上。

自学活动

批判性思考与讨论

1. 通过对患者的检查和评估，什么身体检查结果会使你确定抗阻运动是一种适当的干预措施？

2. 等长、动态和等速运动的优点和局限性是什么？

3. 比较和对比恒定阻力和变化阻力。

4. 在整个生命周期中，肌力和肌耐力会发生什么主要变化？

5. 你被要求为一群 7~9 岁的足球运动员（男孩和女孩）设计一个抗阻运动方案，作为全面体适能计划的一部分。
   a. 列出你的运动方案所需的设备及强度、训练量、训练频率和休息时间的指导原则。
   b. 在儿童抗阻运动中，应该注意有什么特殊的注意事项，为什么？

6. 分析目前你正在完成或希望能够有效和高效完成的 5 项日常生活任务或娱乐活动。确定每项任务所涉及哪些方面的肌肉表现（肌力、爆发力和肌耐力）。为每项任务提出有助于提高特定肌肉表现的 2 项运动。

7. 制订一个教学演示，演示如何恰当和有效地使用弹性阻力产品。

8. 在工作的治疗中心，为即将开放的健身设施设计一个循环阻力训练顺序。选择不同的设备以满足初级、高级运动需求。建立一个关于训练强度、重复次数和组数、运动项目的顺序、休息时间和频率的通用指南。

实践练习

1. 在以下体位对上肢和下肢的所有肌群进行徒手抗阻运动：仰卧位、俯卧位、侧卧位和坐位。这些体位下进行有效、全范围强化训练的主要限制是什么？

2. 对手腕、拇指和其他手指的每一块肌肉进行徒手抗阻运动。

3. 在你的实践同伴的右侧和左侧肢体上，进行上肢和下肢的 D₁ 和 D₂ 模式 PNF 运动。

4. 确定以下肌群的 1RM 和 10RM：肩部屈肌、外展肌和外旋肌，肘关节屈肌和伸肌，髋关节外展肌和屈肌，膝关节屈肌和伸肌。选择一个上肢和一个下肢肌群。用两个位置的自由重量来确定 1RM 或 10RM。确定在 ROM 中遇到最大阻力的位置。然后确定一个滑轮系统的 1RM 或 10RM，并比较你的结果。

5. 设计安全应用弹力带或弹力管的运动，以增强上肢和下肢主要肌群的肌力。确定每项运动中外部阻力最大的位置，并考虑这将如何影响训练的有效性。包括每个肌群动态的开链、动态的闭链和等长运动。

6. 示范一系列可以在康复的最后阶段使用的模拟功能性活动，以继续改善肌肉肌力，并能将其转移到独立的功能性活动中，如邮递员、护士、滑雪教练、卡车司机和托儿所工作人员。

（郭京伟　王亚飞　向珩　易江　译，

王雪强　祁奇　审）

参考文献

1. Abe, T, et al: Time course for strength and muscle thickness changes following upper and lower body resistance training in men and women. *Eur J Appl Physiol* 81:174–180, 2000.

2. Abraham, WM: Factors in delayed muscle soreness. *Med Sci Sports Exerc* 9:11–20, 1977.

3. Aitkens, S, et al: Moderate resistance exercise program: its effects in slowly progressive neuromuscular disease. *Arch Phys Med Rehabil* 74:711–715, 1993.

4. Albert, MS, and Wooden, MJ: Isokinetic evaluation and treatment. In Donatelli, RA (ed): *Physical Therapy of the Shoulder,* ed. 3. New York: Churchill Livingstone, 1997, p 401.

5. American Academy of Pediatrics: Strength training by children and adolescents: policy statement. *Pediatr* 121(4):835–840, 2008.

6. American College of Sports Medicine: *ACSM's Guidelines for Exercise Testing and Prescription,* ed. 9. Philadelphia: Lippincott Williams & Wilkins, 2014.

7. American College of Sports Medicine: *ACSM's Resource Manual for Guidelines for Exercise Testing and Prescription,* ed. 7. Philadelphia: Lippincott Williams & Wilkins, 2012.

8. American College of Sports Medicine: Position stand: progression models in resistance training for healthy adults. *Med Sci Sports Exerc* 41:687–708, 2009.

9. American Physical Therapy Association: *Guide to Physical Therapist Practice 3.0.* Available at http://guidetoptpractice.apta.org/. Accessed March 2015.

10. Amiridis, IG, et al: Concentric and/or eccentric training-induced alterations in shoulder flexor and extensor strength. *J Orthop Sports Phys Ther* 25:26–33, 1997.

11. Andersen, LL, et al: Muscle activation and perceived loading during rehabilitation exercises: comparison of dumbbells and elastic resistance. *Phys Ther* 90:538–549, 2010.

12. Andersen, LL, et al: Neuromuscular activation in conventional therapeutic exercises and heavy resistance exercises: implications for rehabilitation. *Phys Ther* 86:683–697, 2006.

13. Antonio, J, and Gonyea, WJ: Skeletal muscle fiber hyperplasia. *Med Sci Sports Exerc* 25:1333–1345, 1993.

14. Armstrong, RB: Mechanisms of exercise-induced delayed onset muscular soreness: a brief review. *Med Sci Sports Exerc* 15:529–538, 1984.

15. Augustsson, J, et al: Weight training of the thigh muscles using closed vs. open kinetic chain exercises: a comparison of performance enhancement. *J Orthop Sports Phys Ther* 27:3–8, 1998.

16. Baechle, TR, Earle, RW, and Wathen, D: Resistance training. In Baechle, TR, and Earle, RW (eds): *Essentials of Strength Training and Conditioning,* ed. 3. Champaign, IL: Human Kinetics, 2008.

17. Barrett, DS: Proprioception and function after anterior cruciate ligament reconstruction. *J Bone Joint Surg* 73:833–837, 1991.

18. Beattie, K, et al: The effect of strength training on performance in endurance athletes. *Sports Med* 44:845–865, 2014.

19. Beckham, SG, and Earnest, CP: Metabolic cost of free weight circuit training. *J Sports Med Physical Fitness* 40(2):118–125, 2000.

20. Behm, DG, et al: Canadian Society for Exercise Physiology position paper: resistance training in children and adolescents. *Appl Physiol Nutr Metab* 33:547–561, 2008.

21. Bennett, R, and Knowlton, G: Overwork weakness in partially denervated skeletal muscle. *Clin Orthop* 12:22–29, 1958.

22. Bernhardt, DT, et al: Strength training by children and adolescents. *Pediatr* 107:1470–1472, 2001.

23. Bigland-Richie, B, and Woods, J: Changes in muscle contractile properties and neural control during human muscle fatigue. *Muscle Nerve* 7:691–699, 1984.

24. Bishop, KN, et al: The effect of eccentric strength training at various speeds on concentric strength of the quadriceps and hamstring muscles. *J Orthop Sports Phys Ther* 13:226–229, 1991.

25. Blackard, DO, Jensen, RL, and Ebben, WP: Use of EMG analysis in challenging kinetic chain terminology. *Med Sci Sports Exerc* 31:443–448, 1999.

26. Blackburn, JR, and Morrissey, MC: The relationship between open and closed kinetic chain strength of the lower limb and jumping performance. *J Orthop Sports Phys Ther* 27:430–435, 1998.

27. Blimkie, C: Benefits and risks of resistance training in youth. In Cahill, B, and Pearl, A (eds): *Intensive Participation in Children's Sports.* Champaign, IL: Human Kinetics, 1993, p 133.

28. Bonen, A, and Belcastro, AN: Comparison of self-directed recovery methods on lactic acid removal rates. *Med Sci Sports Exerc* 8: 176–178, 1976.

29. Borg, E, Kaijser, L: A comparison between three rating scales for perceived exertion and two different work tests. *Scand J Med Sci Sports* 16:57–69, 2006.

30. Bottomley, JM: Age-related bone health and pathophysiology of osteoporosis. *Orthop Phys Ther Clin North Am* 7:117–132, 1998.

31. Brask, B, Lueke, R, and Sodeberg, G: Electromyographic analysis of selected muscles during the lateral step-up exercise. *Phys Ther* 64:324–329, 1984.

32. Brosky, JA, and Wright, GA: Training for muscular strength, power and endurance and hypertrophy. In Nyland, J (ed): *Clinical Decisions in Therapeutic Exercise: Planning and Implementation.* Upper Saddle River, NJ: Pearson Education, 2005, pp 171–230.

33. Buteau, JL, Eriksrud, O, and Hasson, SM: Rehabilitation of a glenohumeral instability utilizing the BodyBlade. *Physiother Theory Pract* 23(6):333–349, 2007.

34. Carron, AV, and Bailey, DA: Strength development in boys from 10–16 years. *Monogr Soc Res Child Dev* 39:1–37, 1974.

35. Centers for Disease Control and Prevention: How much physical activity do adults need? Available at http://www.cdc.gov/physicalactivity/everyone/guidelines/adults.html. Accessed March 18, 2016.

36. Centers for Disease Control and Prevention: How much physical activity do children need? Available at http://www.cdc.gov/physicalactivity/everyone/guidelines/children.html. Accessed March 18, 2016.

37. Centers for Disease Control and Prevention: How much physical activity do older adults need? Available at http://www.cdc.gov/physicalactivity/everyone/guidelines/ olderadults.html. Accessed March 18, 2016.

38. Chandler, JM, and Duncan, PW: Eccentric versus concentric forcevelocity relationships of the quadriceps femoris muscle. *Phys Ther* 68:800, 1988.

39. Chandler, JM: Understanding the relationship between strength and mobility in frail older persons: a review of the literature. *Top Geriatr Rehabil* 11:20, 1996.

40. Chung, F, Dean, E, and Ross, J: Cardiopulmonary responses of middleaged men without cardiopulmonary disease to steady-rate positive and negative work performed on a cycle ergometer. *Phys Ther* 79:476–487, 1999.

41. Clark, MA, Foster, D, and Reuteman, P: Core (trunk) stabilization and its importance for closed kinetic chain performance. *Orthop Phys Ther Clin North Am* 9:119–135, 2000.

42. Clarkson, PM, and Hubal, MJ: Exercise-induced muscle damage in humans. *Am J Phys Med Rehabil* 81(11 Suppl):S52–S69, 2002.

43. Clarkson, PM, and Tremblay, I: Exercise induced muscle damage, repair, and adaptation in humans. *J Appl Physiol* 65:1–6, 1988.

44. Colado, JC, and Triplett, NT: Effects of a short-term resistance program using elastic bands and weight machines for sedentary middle-aged women. *J Strength Cond Res* 22:1441–1448, 2008.

45. Connelly, DM, and Vandervoort, AA: Effects of detraining on knee extensor strength and functional mobility in a group of elderly women. *J Orthop Sports Phys Ther* 26:340–346, 1997.

46. Connolly, DA, Sayers, SP, and McHugh, MP: Treatment and prevention of delayed onset muscle soreness. *J Strength Cond Res*

17:197–208, 2003.

47. Conroy, BP, and Earle, RW: Bone, muscle, and connective tissue adaptations to physical activity. In Beachle, TR, and Earle, RW (eds): *Essentials of Strength Training and Conditioning,* ed. 3. Champaign, IL: Human Kinetics, 2008, 93–118.

48. Cook, TM, et al: EMG comparison of lateral step-up and stepping machine exercise. *J Orthop Sports Phys Ther* 16:108–113, 1992.

49. Corder, KP, et al: Effects of active and passive recovery conditions on blood lactate, rating of perceived exertion, and performance during resistance exercise. *J Strength Conditioning Res* 14:151–156, 2000.

50. Cress, NM, Peters, KS, and Chandler, JM: Eccentric and concentric forcevelocity relationships of the quadriceps femoris muscle. *J Orthop Sports Phys Ther* 16:82–86, 1992.

51. Croarkin, E: Osteopenia in the patient with cancer. *Phys Ther* 79:196–201, 1999.

52. Curtis, C, and Weir, J: Overview of exercise responses in healthy and impaired states. *Neurol Rep* 20:13, 1996.

53. Davies, GJ: *A Compendium of Isokinetics in Clinical Usage and Rehabilitation Techniques,* ed. 4. Onalaska, WI: S & S Publishing, 1992.

54. Davies, GJ: The need for critical thinking in rehabilitation. *J Sports Rehabil* 4:1–22, 1995.

55. Davies, GJ, and Ellenbecker, TS: Application of isokinetics in testing and rehabilitation. In Andrews, JR, Harrelson, GL, and Wilk, KE (eds): *Physical Rehabilitation of the Injured Athlete,* ed. 4. Philadelphia: WB Saunders, 2012, pp 548–570.

56. Davies, GJ, et al: The scientific and clinical rationale for the integrated approach to open and closed kinetic chain rehabilitation. *Orthop Phys Ther Clin North Am* 9:247–267, 2000.

57. Davies, GJ, Heiderscheit, BC, and Clark, M: Open and closed kinetic chain rehabilitation. In Ellenbecker, TS (ed): *Knee Ligament Rehabilitation.* New York: Churchill Livingstone, 2000, p 219.

58. Davies, GJ, and Zillmer, DA: Functional progression of a patient through a rehabilitation program. *Orthop Phys Ther Clin North Am* 9:103–118, 2000.

59. Dean, E: Physiology and therapeutic implications of negative work: a review. *Phys Ther* 68:233–237, 1988.

60. DeLorme, TL: Heavy resistance exercise. *Arch Phys Med Rehabil* 27:607–630, 1946.

61. DeLorme, T, and Watkins, A: Techniques of progressive resistance exercise. *Arch Phys Med Rehabil* 29:263–273, 1948.

62. Denegar, CR, et al: Influence of transcutaneous electrical nerve stimulation on pain, range of motion, and serum cortisol concentration in females experiencing delayed onset muscle soreness. *J Orthop Sports Phys Ther* 11:100–103, 1989.

63. DeVine, K: EMG activity recorded from an unexercised muscle during maximum isometric exercise of contralateral agonists and antagonists. *Phys Ther* 61:898–903, 1981.

64. DeVries, HA: Electromyographic observations on the effects static stretching has on muscular distress. *Res Q* 32:468–479, 1961.

65. DeVries, HA: Quantitative electromyographic investigation of the spasm theory of muscle pain. *Am J Phys Med Rehabil* 45:119–134, 1966.

66. Dierking, JK, et al: Validity of diagnostic ultrasound as a measure of delayed onset muscle soreness. *J Orthop Sports Phys Ther* 30:116–122, 2000.

67. DiFabio, RP: Editorial: Making jargon from kinetic and kinematic chains. *J Orthop Sports Phys Ther* 29:142–143, 1999.

68. Dillman CJ, Murray, TA, and Hintermeister, RA: Biomechanical differences of open- and closed-chain exercises with respect to the shoulder. *J Sport Rehabil* 3:228–238, 1994.

69. Donnelly, AE, Clarkson, PM, and Maughan, RJ: Exercise-induced damage: effects of light exercise on damaged muscle. *Eur J Appl Physiol* 64:350–353, 1992.

70. Doucette, SA, and Child, DD: The effect of open and closed chain exercise and knee joint position on patellar tracking in lateral patellar compression syndrome. *J Orthop Sports Phys Ther* 23:104–110, 1996.

71. Draganich, LF, Jaeger, RJ, and Kraji, AR: Coactivation of the hamstrings and quadriceps during extension of the knee. *J Bone Joint Surg Am* 71:1075–1081, 1989.

72. Drury, DG: The role of eccentric exercise in strengthening muscle. *Orthop Phys Ther Clin North Am* 9:515–527, 2000.

73. Duarte, JA, et al: Exercise-induced signs of muscle overuse in children. *Int J Sports Med* 20:103–108, 1999.

74. Duncan, PW, et al: Mode and speed specificity of eccentric and concentric exercise training. *J Orthop Sports Phys Ther* 11:70–75, 1989.

75. Dvir, Z: *Isokinetics: Muscle Testing, Interpretation, and Clinical Application.* Edinburgh: Churchill Livingstone, 2004.

76. Ellenbecker, TS: Isokinetics in rehabilitation. In Ellenbecker, TS (ed): *Knee Ligament Rehabilitation.* New York: Churchill Livingstone, 2000, p 277.

77. Ellenbecker, TS, and Cappel, K: Clinical application of closed kinetic chain exercises in the upper extremities. *Orthop Phys Ther Clin North Am* 9:231–245, 2000.

78. Ellenbecker, TS, Davies, GJ, and Rowinski, MJ: Concentric versus eccentric isokinetic strengthening of the rotator cuff. *Am J Sports Med* 16:64–69, 1988.

79. Ellenbecker, TS, and Davies, GJ: *Closed Kinetic Chain Exercise: A Comprehensive Guide to Multiple-Joint Exercises.* Champaign, IL: Human Kinetics, 2001.

80. Escamilla, RF, et al: Biomechanics of the knee during closed kinetic chain and open kinetic chain exercises. *Med Sci Sports Exerc* 30: 556–569, 1998.

81. Eston, R, and Peters, D: Effects of cold water immersion symptoms of exercise-induced muscle damage. *J Sports Sci* 17:231–238, 1999.

82. Faigenbaum, A, et al: The effects of strength training and detraining on children. *J Strength Conditioning Res* 10:109–114, 1996.

83. Faigenbaum, AD, and Bradley, DF: Strength training for the young athlete. *Orthop Phys Ther Clin North Am* 7:67–90, 1998.

84. Faigenbaum, AD, et al: Effects of different resistance training protocols on upper body strength and endurance development in children. *J Strength Cond Res* 15:459–465, 2001.

85. Faigenbaum, AD, et al: The effects of different resistance training protocols on muscular strength and endurance development in children. *Pediatr* 104(1):e5, 1999.

86. Falk, B, and Tenenbaum, G: The effectiveness of resistance training in children: a meta-analysis. *Sports Med* 22:176–186, 1996.

87. Fardy, P: Isometric exercise and the cardiovascular system. *Phys Sports Med* 9:43–53, 1981.

88. Faust, MS: Somatic development of adolescent girls. *Soc Res Child Dev* 42:1–90, 1977.

89. Fees, M, et al: Upper extremity weight training modifications for the injured athlete: a clinical perspective. *Am J Sports Med* 26:732–742, 1998.

90. Fillyaw, M, et al: The effects of long-term nonfatiguing resistance exercise in subjects with post-polio syndrome. *Orthopedics* 14:1252–1256, 1991.

91. Fish, DE, et al: Optimal resistance training: comparison of DeLorme with Oxford techniques. *Am J Phys Med and Rehabil* 92:903–909, 2003.

92. Fitzgerald, GK, et al: Exercise-induced muscle soreness after concentric and eccentric isokinetic contractions. *Phys Ther* 7:505–513, 1991.

93. Fitzgerald, GK: Open versus closed kinetic chain exercise: issues in rehabilitation after anterior cruciate ligament surgery. *Phys Ther* 77: 1747–1754, 1997.

94. Fleck, SJ: Periodized strength training: a critical review. *J Strength Condition Res* 13:82–89, 1999.

95. Fleck, SJ, and Kraemer, WJ: *Designing Resistance Training Programs,* ed. 4. Champaign, IL: Human Kinetics, 2014.

96. Folland, JP, and Williams, AG: The adaptations to strength training.

Morphological and neurological contributions to increased strength. *Sports Med* 37:145–168, 2007.

97. Francis, KT: Delayed muscle soreness: a review. *J Orthop Sports Phys Ther* 5:10, 1983.

98. Franklin, ME, et al: Effect of isokinetic soreness-inducing exercise on blood levels of creatine protein and creatine kinase. *J Orthop Sports Phys Ther* 16:208–214, 1992.

99. Friden, J, Sjostrom, M, and Ekblom, B: Myofibrillar damage following intense eccentric exercise in man. *Int J Sports Med* 4:170, 1983.

100. Frontera, WR, and Larsson, L: Skeletal muscle function in older people. In Kauffman, TL, Barr, JO, Moran, M (eds): *Geriatric Rehabilitation Manual,* ed. 2. New York: Churchill Livingstone, 2007, pp 9–11.

101. Fry, AC: The role of training intensity in resistance exercise, overtraining, and overreaching. In Kreider, R, Fry, A, and O'Toole, M (eds): *Overtraining in Sport.* Champaign, IL: Human Kinetics, 1998, p 107.

102. Fyfe, JJ, Bishop, DJ, and Stepto, NK: Interference between concurrent resistance and endurance exercise: molecular bases and the role of individual training variables. *Sports Med* 44:743–762, 2014.

103. Gabriel, DA, Kamen, G, and Frost, G: Neural adaptations to resistive exercise: mechanisms and recommendations for training practices. *Sports Med* 36:133–149, 2006.

104. Gajdosik, RL, Vander Linden, DW, and Williams, AK: Concentric isokinetic torque characteristics of the calf muscles of active women aged 20 to 84 years. *J Orthop Sports Phys Ther* 29:181–190, 1999.

105. Gerber, JP, et al: Safety, feasibility, and efficacy of negative work exercise via eccentric muscle activity following anterior cruciate ligament reconstruction. *J Orthop Sports Phys Ther* 37(1):10–25, 2007.

106. Gerber, JP, et al: Effects of early progressive eccentric exercise on muscle size and function after anterior cruciate ligament reconstruction: a 1-year follow-up study of a randomized clinical trial. *Phys Ther* 89(1):51–59, 2009.

107. Gisolti, C, Robinson, S, and Turrell, ES: Effects of aerobic work performed during recovery from exhausting work. *J Appl Physiol* 21:1767–1772, 1966.

108. Gollnick, P, et al: Glycogen depletion patterns in human skeletal muscle fibers during prolonged work. *J Appl Physiol* 34:45–57, 1973.

109. Gollnick, PD, et al: Muscular enlargement and number of fibers in skeletal muscle of rats. *J Appl Physiol* 50:936–943, 1981.

110. Golob, AL, and Laya, MB: Osteoporosis. Screening, prevention, and management. *Med Clin N Am* 99:587–606, 2015.

111. Gonyea, WJ: Role of exercise in inducing increases in skeletal muscle fiber number. *J Appl Physiol* 48:421–426, 1980.

112. Gonyea, WJ, Ericson, GC, and Bonde-Petersen, F: Skeletal muscle fiber splitting induced by weightlifting in cats. *Acta Physiol Scand* 99:105–109, 1977.

113. Greig, CA, Botella, J, and Young, A: The quadriceps strength of healthy elderly people remeasured after 8 years. *Muscle Nerve* 16:6–10, 1993.

114. Griesemer, B, and Ided, B: Strength training by children and adolescents. *Pediatrics* 107(6):1470–1472, 2001.

115. Hageman, PA, Gillaspie, D, and Hall, LD: Effects of speed and limb dominance on eccentric and concentric isokinetic testing of the knee. *J Orthop Sports Phys Ther* 10:59–65, 1988.

116. Hageman, PA, and Sorensen, TA: Eccentric isokinetics. In Albert, M (ed): *Eccentric Muscle Training in Sports and Orthopedics,* ed. 2. New York: Churchill Livingstone, 1995, p 115.

117. Hagood, S, et al: The effect of joint velocity on the contribution of the antagonist musculature to knee stiffness and laxity. *Am J Sports Med* 18:182–187, 1990.

118. Harbst, KB, and Wilder, PA: Neurophysiologic, motor control,

119. Harries, SK, Lubans, DR, and Callister, R: Resistance training to improve power and sports performance in adolescent athletes: A systematic review and meta-analysis. *J Sci Med Sport* 15:532–540, 2012.

120. Hasson, S, et al: Therapeutic effect of high speed voluntary muscle contractions on muscle soreness and muscle performance. *J Orthop Sports Phys Ther* 10:499–507, 1989.

121. Heiderscheit, BC, McLean, KP, and Davies, GJ: The effects of isokinetic vs. plyometric training on the shoulder internal rotators. *J Orthop Sports Phys Ther* 23:125–133, 1996.

122. Heiderscheit, BC, and Rucinski, TJ: Biomechanical and physiologic basis of closed kinetic chain exercises in the upper extremities. *Orthop Phys Ther Clin North Am* 9:209–218, 2000.

123. Hellebrandt, FA, and Houtz, SJ: Mechanisms of muscle training in man: experimental demonstration of the overload principle. *Phys Ther Rev* 36:371–383, 1956.

124. Herbison, GJ, et al: Effect of overwork during reinnervation of rat muscle. *Exp Neurol* 41:1–14, 1973.

125. Hernandez, ME, Goldberg, A, and Alexander, NB: Decreased muscle strength relates to self-reported stooping, crouching, or kneeling difficulty in older adults. *Phys Ther* 90(1):67–74, 2010.

126. Herrington, L, and Al-Sherhi, A: A controlled trial of weight-bearing versus nonweight-bearing exercises for patellofemoral pain. *J Orthop Sports Phys Ther* 37(4):155–159, 2007.

127. Hertling, D, and Kessler, RM: *Management of Common Musculoskeletal Disorders: Physical Therapy Principles and Methods,* ed. 4. Philadelphia: Lippincott Williams & Wilkins, 2006.

128. Hettinger, T, and Muller, EA: Muscle strength and muscle training. *Arbeitsphysiol* 15:111–126, 1953.

129. Hewett, TE: The effect of neuromuscular training on the incidence of knee injury in female athletes: a prospective study. *Am J Sports Med* 27(6):699–706, 1999.

130. Hintermeister, RA, et al: Electromyographic activity and applied load during shoulder rehabilitation exercises using elastic resistance. *Am J Sports Med* 26:210–220, 1998.

131. Hintermeister, RA, et al: Quantification of elastic resistance knee rehabilitation exercises. *J Orthop Sports Phys Ther* 28:40–50, 1998.

132. Hislop, HJ, and Montgomery, J: *Daniels and Worthingham's Muscle Testing: Techniques of Manual Examination,* ed. 7. Philadelphia: WB Saunders, 2002.

133. Hislop, HJ, and Perrine, J: The isokinetic concept of exercise. *Phys Ther* 41:114–117, 1967.

134. Ho, K, et al: Muscle fiber splitting with weight lifting exercise. *Med Sci Sports Exerc* 9:65, 1977.

135. Hoffman, J: Resistance training. In Hoffman, J (ed): *Physiological Aspects of Sport Training and Performance.* Champaign, IL: Human Kinetics, 2002, pp 77–92.

136. Hopp, JF: Effects of age and resistance training on skeletal muscle: a review. *Phys Ther* 73:361–373, 1993.

137. Housh, D, and Housh T: The effects of unilateral velocity-specific concentric strength training. *J Orthop Sports Phys Ther* 17:252–256, 1993.

138. Howell, JN, Chleboun, G, and Conaster, R: Muscle stiffness, strength loss, swelling, and soreness following exercise-induced injury in humans. *J Physiol* 464:183–196, 1993.

139. Hughes, C, and Maurice, D: Elastic exercise training. *Orthop Phys Ther Clin North Am* 9:581–595, 2000.

140. Hughes, CJ, et al: Resistance properties of Thera-Band® tubing during shoulder abduction exercise. *J Orthop Sports Phys Ther* 29:413–420, 1999.

141. Isaacs, L, Pohlman, R, and Craig, B: Effects of resistance training on strength development in prepubescent females. *Med Sci Sports Exerc* 265(Suppl):S210, 1994.

142. Jenkins, WL, Thackaberry, M, and Killan, C: Speed-specific isokinetic training. *J Orthop Sports Phys Ther* 6:181–183, 1984.

143. Jenkins, WL, et al: A measurement of anterior tibial displacement in the closed and open kinetic chain. *J Orthop Sports Phys Ther* 25:49–56, 1997.

144. Jones, H: The Valsalva procedure: its clinical importance to the physical therapist. *Phys Ther* 45:570–572, 1965.

145. Jones, KW, et al: Predicting forces applied by Thera-Band® tubing during resistive exercises [abstract]. *J Orthop Sports Phys Ther* 27:65, 1998.

146. Jones, TW, et al: Performance and neuromuscular adaptations following different ratios of concurrent strength and endurance training. *J Strength Cond Res* 27:3342–3351, 2013.

147. Jonhagen, S, et al: Sports massage after eccentric exercise. *Am J Sports Med* 32(6):1499–1503, 2004.

148. Kadi, F, et al: Cellular adaptation of the trapezius muscle in strengthtrained athletes. *Histochem Cell Biol* 111:189–195, 1999.

149. Kauffman, TL, Nashner, LM, and Allison, LK: Balance is a critical parameter in orthopedic rehabilitation. *Orthop Phys Ther Clin North Am* 6:43–79, 1997.

150. Kelley, GA, Kelley, KS, and Tran, ZV: Resistance training and bone mineral density in women: a meta-analysis of controlled trials. *Am J Phys Med Rehabil* 80:65–77, 2001.

151. Kelsey, DD, and Tyson, E: A new method of training for the lower extremity using unloading. *J Orthop Sports Phys Ther* 19:218–223, 1994.

152. Kendall, FP, et al: *Muscles: Testing and Function with Posture and Pain,* ed. 5. Philadelphia: Lippincott Williams & Wilkins, 2005.

153. Kernozck, TW, McLean, KP, and McLean, DP: Biomechanical and physiologic factors of kinetic chain exercise in the lower extremity. *Orthop Phys Ther Clin North Am* 9:151, 2000.

154. Kerr, D, et al: Resistance training over 2 years increases bone mass in calcium-replete postmenopausal women. *J Bone Miner Res* 16(1):175–181, 2001.

155. Kitai, TA, and Sale, DG: Specificity of joint angle in isometric training. *Eur J Appl Physiol* 58:744–748, 1989.

156. Knapik, JJ, Mawadsley, RH, and Ramos, MU: Angular specificity and test mode specificity of isometric and isokinetic strength training. *J Orthop Sports Phys Ther* 5:58–65, 1983.

157. Knight, KL: Knee rehabilitation by the daily adjustable progressive resistive exercise technique. *Am J Sports Med* 7:336–337, 1979.

158. Knight, KL: Quadriceps strengthening with DAPRE technique: case studies with neurological implications. *Med Sci Sports Exerc* 17:646–650, 1985.

159. Knott, M, and Voss, DE: *Proprioceptive Neuromuscular Facilitation, Patterns, and Techniques,* ed. 2. Philadelphia: Harper & Row, 1968.

160. Kraemer, WJ, et al: Continuous compression as an effective therapeutic intervention in treating eccentric-exercise-induced muscle soreness. *J Sport Rehabilitation* 10:11–23, 2001.

161. Kraemer, WJ, and Ratamess, NA: Physiology of resistance training: current issues. *Orthop Phys Ther Clin North Am* 9:467–513, 2000.

162. Kraemer, WJ, and Ratamess, NA: Fundamentals of resistance training: progression and exercise prescription. *Med Sci Sports Exerc* 36:674–688, 2004.

163. Kraemer, WJ, Duncan, ND, and Volek, JS: Resistance training and elite athletes: adaptations and program considerations. *J Orthop Sports Phys Ther* 28:110–119, 1998.

164. Kraemer, WJ, et al: Influence of resistance training volume and periodization on physiological and performance adaptations in collegiate women tennis players. *Am J Sports Med* 28:626–633, 2000.

165. Kraemer, W, et al: Influence of compression therapy on symptoms following soft tissue injury from maximal eccentric exercise. *J Orthop Sports Phys Ther* 31:282–290, 2001.

166. Kuipers, H: Training and overtraining: an introduction. *Med Sci Sports Exerc* 30:1137–1139, 1998.

167. Kvist, J, et al: Anterior tibial translation during different isokinetic quadriceps torque in anterior cruciate ligament deficient and nonimpaired individuals. *J Orthop Sports Phys Ther* 31:4–15, 2001.

168. Lane, JN, Riley, EH, and Wirganowicz, PZ: Osteoporosis: diagnosis and treatment. *J Bone Joint Surg Am* 78(4):618–632, 1996.

169. LaStayo, PC, et al: Eccentric muscle contractions: their contributions to injury, prevention, rehabilitation, and sport. *J Orthop Sports Phys Ther* 33(10):557–571, 2003.

170. Lear, LJ, and Gross, MT: An electromyographical analysis of the scapular stabilizing synergists during a push-up progression. *J Orthop Sports Phys Ther* 28:146–157, 1998.

171. Lephart, SM, et al: Proprioception following ACL reconstruction. *J Sports Rehabil* 1:188–196, 1992.

172. Lephart, SM, et al: The effects of neuromuscular control exercises on functional stability in the unstable shoulder. *J Athletic Training* 33S:15, 1998.

173. Lephart SM, et al: The role of proprioception in rehabilitation of athletic injuries. *Am J Sports Med* 25:130–137, 1997.

174. Lephart, SM, and Henry, TJ: The physiological basis for open and closed kinetic chain rehabilitation for the upper extremity. *J Sport Rehabil* 5:71–87, 1996.

175. Levangie, PK, and Norkin, CC: *Joint Structure and Function: A Comprehensive Analysis,* ed. 5. Philadelphia: FA Davis, 2011.

176. Lieber, RL: *Skeletal Muscle Structure, Function, and Plasticity: The Physiological Basis of Rehabilitation Techniques,* ed. 3. Philadelphia: Lippincott Williams & Wilkins, 2010.

177. Lister, JL, et al: Scapular stabilizer activity during BodyBlade, cuff weights, and Thera-Band use. *J Sport Rehabil* 16:50–67, 2007.

178. Lindle, RS, et al: Age and gender comparisons of muscle strength of 654 women and men aged 20–93 yr. *J Appl Physiol* 83:1581–1587, 1997.

179. MacDougal, JD, et al: Arterial pressure responses to heavy resistance exercise. *J Appl Physiol* 58(3):785–790, 1985.

180. MacDougall, JD, et al: Effect of training and immobilization on human muscle fibers. *Eur J Appl Physiol* 43:25–34, 1980.

181. MacDougall, JD: Hypertrophy or hyperplasia. In Komi, PV (ed): *Strength and Power in Sport,* ed. 2. Oxford: Blackwell Science, 2003, pp 252–264.

182. Mair, SD, et al: The role of fatigue in susceptibility to acute muscle strain injury. *Am J Sports Med* 24:137–143, 1996.

183. Malina, RM, Bouchard, C, and Bar-Or, O (eds): *Growth, Maturation, and Physical Activity,* ed 2. Champaign, IL: Human Kinetics, 2004.

184. McArdle, WD, Katch, FL, and Katch, VL (eds): *Exercise Physiology: Nutrition, Energy, and Human Performance,* ed. 8. Philadelphia: Wolters Kluwer/Lippincott Williams & Wilkins, 2015.

185. McCarrick, MS, and Kemp, JG: The effect of strength training and reduced training on rotator cuff musculature. *Clin Biomech* 15(1 Suppl): S42–S45, 2000.

186. McGill, SM, and Cholewicki, J: Biomechanical basis of stability: an explanation to enhance clinical utility. *J Orthop Sports Phys Ther* 31:96–99, 2001.

187. McHugh, MP: Recent advances in the understanding of the repeated bout effect: the protective effect against muscle damage from a single bout of eccentric exercise. *Scand J Med Sci Sports* 13(2):88–97, 2003.

188. McMaster, DT, et al: The development, retention and decay rates of strength and power in elite rugby union, rugby league and American football. *Sports Med* 43:367–384, 2013.

189. Mellor, R, and Hodges, PW: Motor unit synchronization of the vasti muscles in closed and open chain tasks. *Arch Phys Med Rehabil* 86:716–721, 2005.

190. Menkes, A, et al: Strength training increases regional bone mineral

density and bone remodeling in middle-aged and older men. *J Appl Physiol* 74:2478–2484, 1993.

191. Mikesky, AE, et al: Changes in muscle fiber size and composition in response to heavy resistance exercise. *Med Sci Sports Exerc* 23:1042–1049, 1991.

192. Moffroid, M, et al: A study of isokinetic exercise. *Phys Ther* 49:735–747, 1969.

193. Mont, MA, et al: Isokinetic concentric versus eccentric training of shoulder rotators with functional evaluation of performance enhancement in elite tennis players. *Am J Sports Med* 22:513–517, 1994.

194. Morganti, CM, et al: Strength improvements with 1 yr of progressive resistance training in older women. *Med Sci Sport Exerc* 27:906–912, 1995.

195. Moritani, T, and deVries, HA: Neural factors vs. hypertrophy in the time course of muscle strength gain. *Am J Phys Med Rehabil* 58:115–130, 1979.

196. Morrissey, MC, et al: Effects of distally fixated leg extensor resistance training on knee pain in the early period after anterior cruciate ligament reconstruction. *Phys Ther* 82:35–42, 2002.

197. Morrissey, MC, Harman, EA, and Johnson, MJ: Resistance training modes: Specificity and effectiveness. *Med Sci Sport Exerc* 27:648–660, 1995.

198. Mueller, MJ, and Maluf, KS: Tissue adaptation to physical stress: a proposed "physical stress theory" to guide physical therapist practice, education, and research. *Phys Ther* 82(4):383–403, 2002.

199. Mujika, I, and Padilla, S: Muscular characteristics of detraining in humans. *Med Sci Sports Exerc* 33:1297–1303, 2001.

200. Müller, EA: Influence of training and inactivity on muscle strength. *Arch Phys Med Rehabil* 51(8):449–462, 1970.

201. Nelson, ME, et al: Effects of high-intensity strength training on multiple risk factors for osteoporotic fractures. *JAMA* 272(24):1909–1914, 1994.

202. Neumann, DA: *Kinesiology of the Musculoskeletal System—Foundations for Rehabilitation,* ed. 2. St. Louis: Mosby/Elsevier, 2010.

203. Newman, D: The consequences of eccentric contractions and their relationship to delayed onset muscle pain. *Eur J Appl Physiol* 57:353–359, 1988.

204. Newman, D, Jones, D, and Clarkson, P: Repeated high force eccentric exercise effects on muscle pain and damage. *J Appl Physiol* 63:1381–1386, 1987.

205. Niederbracht, Y, et al: Effects of a shoulder injury prevention strength training program on eccentric external rotation muscle strength and glenohumeral joint imbalance in female overhead activity athletes. *J Strength Cond Res* 22:140–145, 2008.

206. Nosaka, K, and Clarkson, PM: Influence of previous concentric exercise on eccentric exercise-induced damage. *J Sports Sci* 15:477–483, 1997.

207. Nosaka, K, and Clarkson, PM: Muscle damage following repeated bouts of high force eccentric exercise. *Med Sci Sports Exerc* 27(9): 1263–1269, 1995.

208. Oakley, CR, and Gollnick, PD: Conversion of rat muscle fiber type: a time course study. *Histochemistry* 83(6):555–560, 1985.

209. Osternig, LR, et al: Influence of torque and limb speed on power production in isokinetic exercise. *Am J Phys Med Rehabil* 62:163–171, 1983.

210. O'Sullivan, SB: Strategies to improve motor function. In O'Sullivan, SB, Schmitz, TJ, and Fulk, GD (eds): *Physical Rehabilitation: Assessment and Treatment,* ed. 6. Philadelphia: FA Davis, 2014, 393–443.

211. O'Sullivan, SB, and Portney, LG: Examination of motor function: motor control and motor learning. In O'Sullivan, SB, Schmitz, TJ, and Fulk, GD (eds): *Physical Rehabilitation: Assessment and Treatment,* ed. 6. Philadelphia: FA Davis, 2014, 161–205.

212. O'Sullivan, SB, and Schmitz, TJ: *Improving Functional Outcomes in Physical Rehabilitation.* Philadelphia: FA Davis, 2010.

213. Palmitier, RA, et al: Kinetic chain exercise in knee rehabilitation. *Sports Med* 11:402–413, 1991.

214. Page, P, and Ellenbecker, TS (eds): *The Science and Clinical Application of Elastic Resistance.* Champaign, IL: Human Kinetics, 2003.

215. Page, P, McNeil, M, and Labbe, A: Torque characteristics of two types of resistive exercise [abstract]. *Phys Ther* 80:S69, 2000.

216. Patterson, RM, et al: Material properties of Thera-Band® tubing. *Phys Ther* 81(8):1437–1445, 2001.

217. Petersen, SR, et al: The effects of concentric resistance training and eccentric peak torque and muscle cross-sectional area. *J Orthop Sports Phys Ther* 13:132–137, 1991.

218. Pomerantz, EM: Osteoporosis and the female patient. *Orthop Phys Ther Clin North Am* 3:71–84, 1996.

219. Pruitt, LA, et al: Weight-training effects on bone mineral density in early postmenopausal women. *J Bone Miner Res* 7(2):179–185, 1992.

220. Puthoff, ML, and Nielsen, DH: Relationships among impairments in lower extremity strength and power, functional limitations, and disability in older adults. *Phys Ther* 87:1334–1347, 2007.

221. Rivera, JE: Open versus closed kinetic rehabilitation of the lower extremity: a functional and biomechanical analysis. *J Sports Rehabil* 3:154–167, 1994.

222. Rockwell, JC, et al: Weight training decreases vertebral bone density in premenopausal women: a prospective study. *J Clin Endocrinol Metab* 71(4):988–983, 1990.

223. Roig, M, et al: The effects of eccentric versus concentric resistance training on muscle strength and mass: a systematic review with meta-analysis. *Br J Sports Med* 43:556–568, 2009.

224. Rothstein, JM: Muscle biology. Clinical considerations. *Phys Ther* 62(12):1823–1830, 1982.

225. Sale, DG: Neural adaptation to resistance training. *Med Sci Sports Exerc* 20(5 Suppl):S135–S145, 1988.

226. Sanders, MT: Weight training and conditioning. In Sanders, B (ed): *Sports Physical Therapy.* Norwalk, CT: Appleton & Lange, 1990, 1–535.

227. Sapega, AA, and Kelley, MJ: Strength testing about the shoulder. *J Shoulder Elbow Surg* 3:327–345, 1994.

228. Schueman, SE: The physical therapist's role in the management of osteoporosis. *Orthop Phys Ther Clin North Am* 7:199, 1998.

229. Scott, W, Stevens, J, and Binder-Macleod, SA: Human skeletal muscle fiber type classifications. *Phys Ther* 81(11):1810–1816, 2001.

230. Seger, JY, and Thorstensson, A: Effects of eccentric versus concentric training on thigh muscle strength and EMG. *Int J Sports Med* 26:45–52, 2005.

231. Servedio, FJ: Normal growth and development: physiologic factors associated with exercise and training in children. *Orthop Phys Ther Clin North Am* 6:417, 1997.

232. Simoneau, GG, et al: Biomechanics of elastic resistance in therapeutic exercise programs. *J Orthop Sports Phys Ther* 31:16–24, 2001.

233. Sinacore, DR, Bander, BL, and Delitto, A: Recovery from a 1-minute bout of fatiguing exercise: characteristics, reliability and responsiveness. *Phys Ther* 74:234–241, 1994.

234. Sinaki, M, et al: Can strong back extensors prevent vertebral fractures in women with osteoporosis? *Mayo Clin Proc* 71(10):951–956, 1996.

235. Smith, CA: The warm-up procedure: To stretch or not to stretch. A brief review. *J Orthop Sports Phys Ther* 19(1):12–17, 1994.

236. Smith, LK, Weiss, EL, and Lehmkuhl, LD: *Brunnstrom's Clinical Kinesiology,* ed. 5. Philadelphia: FA Davis, 1996.

237. Smith, MJ, and Melton, P: Isokinetic vs. isotonic variable-resistance training. *Am J Sports Med* 9:275–279, 1981.

238. Snyder-Mackler, L, et al: Strength of the quadriceps femoris muscle and functional recovery after reconstruction of the anterior cruciate ligament. *J Bone Joint Surg Am* 77(8):1166–1173, 1995.

239. Snyder-Mackler, L: Scientific rationale and physiological basis for the use of closed kinetic chain exercise in the lower extremity. *J Sport Rehabil* 5:2, 1996.

240. Soderberg, GJ, and Blaschak, MJ: Shoulder internal and external rotation peak torque through a velocity spectrum in differing positions. *J Orthop Sports Phys Ther* 8(11):518–524, 1987.

241. Stackhouse, SK, Reisman, DS, and Binder-Macleod, SA: Challenging the role of pH skeletal muscle fatigue. *Phys Ther* 81(12):1897–1903, 2001.

242. Stanton, P, and Purdam, C: Hamstring injuries in sprinting: the role of eccentric exercise. *J Orthop Sports Phys Ther* 10(9):343–349, 1989.

243. Staron, RS, et al: Skeletal muscle adaptations during the early phase of heavy-resistance training in men and women. *J Appl Physiol* 76:1247–1255, 1994.

244. Steindler, A: *Kinesiology of the Human Body under Normal and Pathological Conditions,* ed. 2. Springfield, IL: Charles C Thomas, 1977.

245. Stiene, HA, et al: A comparison of closed kinetic chain and isokinetic joint isolation exercise in patients with patellofemoral dysfunction. *J Orthop Sports Phys Ther* 24(3):136–141, 1996.

246. Stone, MH, and Karatzaferi, C: Connective tissue and bone responses to strength training. In Komi, PV (ed): *Strength and Power in Sport,* ed. 2. Oxford: Blackwell Science, 2003, pp 343–360.

247. Stone, MH: Implications for connective tissue and bone alterations resulting from resistance exercise training. *Med Sci Sports Exerc* 20 (5 Suppl):S162–S168, 1988.

248. Stone, WJ, and Coulter, SP: Strength/endurance effects from three resistance training protocols with women. *J Strength Conditioning Res* 8(4):231–234, 1994.

249. Stout, JL: Physical fitness during childhood and adolescence. In Campbell, SK, Palisano, RJ, and Orlin, MN (eds): *Physical Therapy for Children,* ed. 4. Philadelphia: WB Saunders, 2012, 205–238.

250. Straker, JS, and Stuhr, PJ: Clinical application of closed kinetic chain exercises in the lower extremity. *Orthop Phys Ther Clin North Am* 9:185–207, 2000.

251. Sullivan, PE, and Markos, PD: *Clinical Decision Making in Therapeutic Exercise.* Norwalk, CT: Appleton & Lange, 1995.

252. Taaffe, DR, et al: Once-weekly resistance exercise improves muscle strength and neuromuscular performance in older adults. *J Am Geriatr Soc* 47(10):1208–1214, 1999.

253. Tanner, SM: Weighing the risks: strength training for children and adolescents. *Phys Sports Med* 21:104–116, 1993.

254. Taylor, NF, Dodd, KJ, and Damiano, DL: Progressive resistance exercise in physical therapy: a summary of systemic reviews. *Phys Ther* 85:1208–1223, 2005.

255. Taylor, RA, et al: Knee position error detection in closed and open kinetic chain tasks during concurrent cognitive distraction. *J Orthop Sports Phys Ther* 28(2):81–87, 1998.

256. Tesch, PA, Thurstensson, A, and Kaiser, P: Muscle capillary supply and fiber type characteristics in weight and power lifters. *J Appl Physiol* 56(1):35–38, 1984.

257. Thomas, M, Müller, T, and Busse, MW: Comparison of tension in Thera-Band® and Cando tubing. *J Orthop Sports Phys Ther* 32(11):576–578, 2002.

258. Thompson, LV: Skeletal muscle adaptations with age, inactivity, and therapeutic exercise. *J Orthop Sports Phys Ther* 32(2):44–57, 2002.

259. Tiidus, PM: Manual massage and recovery of muscle function following exercise: a literature review. *J Orthop Sports Phys Ther* 25(2):107–112, 1997.

260. Timm, KE: Investigation of the physiological overflow effect from speed-specific isokinetic activity. *J Orthop Sports Phys Ther* 9(3):106–110, 1987.

261. Tomberlin, JP, et al: Comparative study of isokinetic eccentric and concentric quadriceps training. *J Orthop Sports Phys Ther* 14:31–36, 1991.

262. Tracy, BL, et al: Muscle quality. II. Effects of strength training in 65- to 75-year old men and women. *J Appl Physiol* 86(1):195–201, 1999.

263. Tyler, TF, and Mullaney, M: Training for joint stability. In Nyland, J (ed): *Clinical Decisions in Therapeutic Exercise: Planning and Implementation.* Upper Saddle River, NJ: Pearson Education, 2006, 248–254.

264. Vandervoort, AA: Resistance exercise throughout life. *Orthop Phys Ther Clin North Am* 10(2):227–240, 2001.

265. Voss, DE, Ionta, MK, and Myers, BJ: *Proprioceptive Neuromuscular Facilitation,* ed. 3. New York: Harper & Row, 1985.

266. Waltrous, B, Armstrong, R, and Schwane, J: The role of lactic acid in delayed onset muscular soreness. *Med Sci Sports Exerc* 13:80, 1981.

267. Weber, MD, Servedio, F, and Woodall, WR: The effect of three modalities on delayed onset muscle soreness. *J Orthop Sports Phys Ther* 20:236–242, 1994.

268. Weir, JP, et al: The effect of unilateral concentric weight training and detraining on joint angle specificity, cross-training and the bilateral deficit. *J Orthop Sports Phys Ther* 25(4):264–270, 1995.

269. Weir, JP, et al: The effect of unilateral eccentric weight training and detraining on joint angle specificity, cross-training and the bilateral deficit. *J Orthop Sports Phys Ther* 22(5):207–215, 1995.

270. Weir, JP, Housh, TJ, and Wagner, LI: Electromyographic evaluation of joint angle specificity and cross-training following isometric training. *J Appl Physiol* 77:197, 1994.

271. Weiss, LW, Coney, HD, and Clark, FC: Gross measures of exercise-induced muscular hypertrophy. *J Orthop Sports Phys Ther* 30(3):143–148, 2000.

272. Westcott, WL, and Baechle TR: *Strength Training Past 50,* ed 2. Champaign, IL: Human Kinetics, 2007.

273. Whitcomb, LJ, Kelley, MJ, and Leiper, CI: A comparison of torque production during dynamic strength testing of shoulder abduction in the coronal plane and the plane of the scapula. *J Orthop Sports Phys Ther* 21(4):227–232, 1995.

274. Wilder, PA: Muscle development and function. In Cech, DJ, and Martin, S (eds): *Functional Movement Development Across the Life Span.* Philadelphia: WB Saunders, 1995, p 13.

275. Wilk, K, Arrigo, C, and Andrews, J: Closed and open kinetic chain exercise for the upper extremity. *J Sports Rehabil* 5:88–102, 1995.

276. Wilk, KE, et al: A comparison of tibiofemoral joint forces and electromyography during open and closed kinetic chain exercises. *Am J Sports Med* 24(4):518–527, 1996.

277. Wilk, KE, et al: Stretch-shortening drills for the upper extremities: theory and clinical application. *J Orthop Sports Phys Ther* 17:225–239, 1993.

278. Wilke, DV: The relationship between force and velocity in human muscle. *J Physiol* 110:249–280, 1950.

279. Williams, GN, Higgins, MJ, and Lewek, MD: Aging skeletal muscle: physiologic changes and effects of training. *Phys Ther* 82(1):62–68, 2002.

280. Witvrouw, E, et al: Open versus closed kinetic chain exercises in patellofemoral pain: a 5-year prospective, randomized study. *Am J Sports Med* 32(5):1122–1130, 2004.

281. Woodall, WR, and Weber, MD: Exercise response and thermoregulation. *Orthop Phys Ther Clin North Am* 7:1, 1998.

282. Wu, Y, et al: Relationship between isokinetic concentric and eccentric contraction modes in the knee flexor and extensor muscle groups. *J Orthop Sports Phys Ther* 26(3):143–149, 1997.

283. Wyatt, MP, and Edwards, AM: Comparison of quadriceps and hamstrings torque values during isokinetic exercise. *J Orthop Sports Phys Ther* 3(2):48–56, 1981.

284. Yack, HJ, Colins, CE, and Whieldon, T: Comparison of closed and open kinetic chain exercise in the anterior cruciate ligament

deficient knee. *Am J Sports Med* 21(1):49–54, 1993.

285. Yack, HJ, Riley, LM, and Whieldon, T: Anterior tibial translation during progressive loading the ACL-deficient knee during weight-bearing and nonweight-bearing isometric exercise. *J Orthop Sports Phys Ther* 20(5):247–253, 1994.

286. Yarasheski, KE, Lemon, PW, and Gilloteaux, J: Effect of heavy resistance exercise training on muscle fiber composition in young

rats. *J Appl Physiol* 69(2):434–437, 1990.

287. Zernicke, RF, and Loitz-Ramage, B: Exercise-related adaptations in connective tissue. In Komi, PV (ed): *Strength and Power in Sport,* ed. 2. Oxford: Blackwell Science, 2003, 96–113.

288. Zinowieff, AN: Heavy resistance exercise: the Oxford technique. *Br J Phys Med* 14(6):129–132, 1951.

有氧运动的原则

■ KAREN HOLTGREFE

关于运动员、健康年轻人、慢性病患者（如冠心病、糖尿病和其他疾病）的耐力训练的很多信息，可从不同资源渠道获取[2-4]。美国运动医学会（ACSM）根据最新的研究出版了关于常见慢性疾病的基本运动的指南[2-4]。本章运用从这些众所周知的渠道获得的信息来说明，物理治疗师可以通过选择有氧运动的类型来帮助健康个体和患病个体。此外，本章还包含了儿童、成人及老年人运动时的心血管和呼吸参数的基本信息，以便物理治疗师在治疗不同年龄阶段的患者时熟知这些基本知识。

关键术语和概念

体力活动

根据美国运动医学会[2]和疾病预防与控制中心[6]的定义，体力活动指的是"骨骼肌收缩引起的任何躯体的运动，这些运动使得能量消耗比休息状态时明显提高"。

运动

运动指的是任何有计划的和有组织的体力活动，用以提高或维持机体的体适能状态。

体适能

体适能是用来描述机体从事体力活动的能力的通用词汇。从事体力活动需要心肺功能、肌肉力量和耐力，以及骨骼肌的柔韧性共同参与。理想的体成分也是体适能描述的组成部分。

为增进体适能，机体需要规律地参加一些会用到大肌群以及对心肺系统有一定挑战的体力活动。所有年龄的个体都能通过行走、骑车、跑步、游泳、爬楼梯、越野滑雪和（或）力量训练等活动来提高整体的体能状况。

体能水平从差到非常优秀，可用机体参与某一体力活动的能量消耗水平的连续性数值来描述[11,12]。体适能的分级常基于直接或间接获得的机体最大摄氧量的测定数值。摄氧量受年龄、性别、遗传、活动量及疾病等因素的影响。

最大摄氧量

最大摄氧量（VO_{2max}）是反映机体使用氧气的能力的一种指标[2,4,11,12]。它通常是在进行一项运动测量的，该运动需要大量大肌群，如游泳、步行和跑步。当个体运动达到最大用力程度时，测得的每分钟耗氧量即为VO_{2max}。摄氧量与体重相关，因此通常表示为每分钟每千克体重耗氧多少毫升［ml/（kg·min）］。VO_{2max}取决于氧气的运输，即血液的携氧能力、心功能、氧气摄取能力和肌肉的氧化能力。

耐力

耐力（体适能的指标之一）是机体进行长时间运动和抵抗疲劳的能力[11,12]，包括肌肉耐力和心血管耐力。肌肉耐力指的是单个肌群在一段时间内进行重复收缩的能力，心血管耐力指的是机体进行长时间大肌群动态运动，如步行、游泳和（或）骑车这些运动的能力。

有氧运动训练（心肺耐力训练）

有氧运动训练，或称心肺耐力训练，是通过运动来提高肌肉能量利用率的训练方式[2,11,12]。肌肉能量利用率的提高，是肌肉的氧化酶水平、线粒体密度和体积及肌纤维毛细血管血流供应增加的直接结果。

■ 训练取决于足够的运动频率、强度和时间。
■ 训练导致心血管和（或）肌肉的适应性改变，表现为个体的耐力。
■ 为某项特定的体育活动或比赛项目进行的训练受特异性原则[11,12]制约，即个体在某项运动训练中能力的提高，未必能导致另一项运动能力的提高。例如，游泳训练能提高某人在游泳比赛中的表现，但未必能提高在跑步机上跑步的运动表现。

适应

长时间的训练刺激可导致心血管和肌肉发生适应性改变[11,12]。至少持续 10~12 周，并可测量出明显的变化。

适应导致心血管系统和活动的肌群的工作效率提高。适应性变化代表了心血管系统和肌肉系统的神经、生理和生化改变。能力提高表现为训练后机体付出更少的生理代价而完成同样水平的工作。

适应取决于器官改变的能力以及训练刺激的阈值（能导致训练反应的刺激水平）。低体能水平的个体比已经具有较高体能水平的个体更具提高的潜力。

训练阈值是变化的。训练初始的体能水平越高，需要更高的运动强度才能产生明显的变化。

心肌耗氧量

心肌耗氧量是心肌消耗氧气量的指标 [2,4,11,12]。心肌氧的需求取决于心率、收缩压、心肌收缩力和后负荷。后负荷取决于左心室壁张力和主动脉内压，是在收缩期开始，心室肌为推开主动脉瓣需要收缩产生的力。左心室壁张力主要取决于心室容量和心室壁厚度。

心肌供氧能力依赖于动脉血氧含量（血液里的氧合血红蛋白含量）、氧合血红蛋白解离能力以及冠状动脉血流量。冠状动脉血流量则由主动脉舒张压、舒张期时长、冠状动脉阻力和侧支循环功能决定。健康的个体在进行极量运动时，心肌的氧需和氧供保持平衡。当心肌氧需大于氧供时就会发生心肌缺血。

由于休息状态时心肌已经从血液中摄取了 70% ~ 80% 的氧，因此运动时氧供的增加主要依赖冠脉血流量的增加。临床意义见专栏 7.1。

体能下降

久病、急病或长时间存在慢性疾病的患者可出现体能下降。患者可较快出现 VO_{2max}、心输出量（每搏输出量与心率的乘积）和肌肉力量的下降。体能下降也可见于未患病但是卧床时间比较长的人以及久坐不动生活方式的个体，也可随着年龄增长而出现，只不过程度较轻。与卧床相关的体能下降的表现总结见专栏 7.2。

◉ 聚焦循证

在 Biswas 等人 [5] 的荟萃分析中，久坐时间的增加可增加全因死亡风险，包括心血管疾病发生和死亡、癌症发生和死亡以及 2 型糖尿病的发生风险。将久坐时间、体力活动结合起来分析提到的风险

专栏 7.1　临床关联——劳力性心绞痛

已有冠状动脉狭窄的患者在不劳累的时候可以没有任何胸痛或其他症状（心绞痛）。当机体费力工作的时候，心率增加，舒张期充盈时间缩短，增加的冠状动脉血流被减少的充盈时间所抵消。没有充足的血供，心肌组织得不到氧气用于代谢活动，可导致心绞痛或其他症状。

专栏 7.2　卧床相关的体能下降表现 [8,10]

↓肌肉量
↓力量
↓心血管功能
↓血容量
↓血浆容量
↓心脏容积
↓立位耐力
↓运动耐量
↓骨密度

险影响时，结果显示那些体力活动水平高的人群的全因死亡风险降低了 30%。

Davis 等人 [7] 评估了 217 位老年人（年龄 ≥ 70 岁）的久坐时间、中断久坐的频率、体力活动水平对下肢功能的影响，结果显示，久坐时间越短，中断连续久坐的频率越高，采用简易体能状况量表（Short Physical Performance Battery，SPPB）评估下肢功能评分越高。单位小时内每一次静坐时间的中断可增加下肢功能评分 0.58 分。

能量系统、能量消耗和效率

能量系统

能量系统是涉及一系列三磷酸腺苷（adenosine triphosphate，ATP）、二氧化碳和水生成的生化反应相关的代谢系统 [11,12]。细胞利用 ATP 转变为二磷酸腺苷（adenosine diphosphate，ADP）和磷酸（phosphate，P）的过程中释放的能量进行代谢活动。肌肉细胞利用这种能量形成肌动蛋白 - 肌球蛋白横桥进行收缩。人体有三大能量系统。活动的强度和持续时间决定了每种代谢系统何时开始以及在何种程度上提供能量。

三磷酸腺苷 - 磷酸肌酸（ATP-PC）系统

三磷酸腺苷 - 磷酸肌酸（ATP-PC）系统有以下特征。

■ PC 和 ATP 储藏在肌肉细胞里。

■ PC 是一种化学能。

■ 不需氧（无氧的）。

■ 肌肉休息时，ATP-PC 重新补足供应。

■ 该系统的最大能量很小（0.7 mol ATP）。

■ 该系统的最大功率很大（3.7 mol ATP/min）。

■ 该系统为短暂快速爆发的活动提供能量。

■ 是高强度运动的前 30 秒的主要能量来源。

无氧糖酵解系统

无氧糖酵解系统有以下特征。

■ 糖原（葡萄糖）是能量的来源（糖酵解）。

■ 不需氧（无氧的）。

■ ATP 在肌肉细胞内再合成。

■ 产生乳酸（无氧糖酵解的副产物）。

■ 该系统的最大能量中等（1.2 mol ATP）。

■ 该系统的最大功率中等（1.6 mol ATP/min）。

■ 该系统为中等强度和短时间的活动提供能量。

■ 是高强度运动第 30～90 秒运动的主要能量来源。

有氧代谢系统

有氧代谢系统有以下特征。

■ 糖原、脂肪和蛋白质是能量的来源，利用何种来源与三者的可用性和运动的强度相关。

■ 需要氧气（有氧的）。

■ ATP 在肌肉细胞中的线粒体里再合成。氧气和其他底物的代谢能力与线粒体和细胞的数量及密度有关。

■ 该系统的最大能量很大（90.0 mol ATP）。

■ 该系统的最大功率很小（1.0 mol ATP/min）。

■ 运动 2 分钟后，该系统比其他能源系统更占优势。

运动单元的募集

运动单元的募集取决于工作的效率。运动中肌纤维有选择性地被募集 [11,12]。

■ 慢缩型肌纤维（Ⅰ型纤维）的特征是缓慢的收缩反应。其富含肌红蛋白和线粒体，具有高氧化酶活性和低厌氧能力。在需要耐力的活动中被募集。这类纤维被低激活阈值的小神经元支配，在低强度运动中优先使用。

■ 快缩型肌纤维（ⅡB 型纤维）的特征是快速的收缩反应。该类纤维的肌红蛋白和线粒体很少，具有高无氧糖酵解能力，在需要爆发力的活动中被募集。

■ 快肌纤维（ⅡA 型纤维）具有Ⅰ型纤维和Ⅱ型纤维的共同特征，在无氧和有氧活动中均被募集。

功能意义

■ 持续仅数秒的爆发性的高强度运动可发展肌肉力量和强健肌腱和韧带。ATP 由磷酸肌酸系统提供。

■ 持续 1～2 分钟的剧烈活动能提高无氧糖酵解能力。ATP 由磷酸肌酸和无氧糖酵解系统提供。

■ 使用大肌肉群进行的活动，强度比最大的强度小，重复进行 3～5 分钟，这种运动可发展有氧力量和耐力。ATP 由磷酸肌酸、无氧糖酵解及有氧代谢系统提供。

■ 亚极量强度的活动，持续 20～30 分钟或更久，大部分能量由有氧代谢系统提供，能发展耐力。

能量消耗

机体进行体力活动时需要消耗能量，以能量单位（cal）来描述能量消耗的水平。通过耗能的高低将活动区分为低强度、中等强度和高强度不同的水平。任何活动的能量消耗受机械效率和身体质量的影响。例如，影响步行和跑步的能量消耗的因素包括地形、步幅和空气阻力等 [11,12]。

能量消耗的定量分析

能量消耗可通过氧气的消耗来计算。用来量化能量消耗的单位有代谢当量（MET）和千卡（kcal）。

■ MET 定义为人在静坐时每千克体重每分钟氧气的消耗量 [ml/（kg·min）]。1MET 约等于 3.5 ml/（kg·min）[2,11,12]。

■ 千卡（kcal）描述的是食物里的能量水平。加热 1 kg 水使得温度提高 1℃所需的能量为 1 kcal。千卡（kcal）也可以用氧当量来描述。5 kcal 大约相当于 1 L 的氧消耗（5 kcal = 1 L O_2）[2,11,12]。

■ 采用以下公式换算 MET 的单位为 ml/（kg·min）：[（MET × 3.5 ml/（kg·min）×

（kg）体重）÷1000）］×5[2]。

活动的分级

根据完成活动时能量消耗或氧气消耗的多少，活动可分为低、中和高不同强度[2]。

- 低强度活动指的是 1.0 ~ 2.9 MET 或 3.5 ~ 10.15 ml/（kg·min）耗氧的活动。
- 中等强度活动指的是 3.0 ~ 5.9 MET 或 10.5 ~ 20.65 ml/（kg·min）耗氧的活动。
- 高强度活动指的是 6.0 ~ 8.8MET 或 21 ~ 30.8 ml（kg·min）耗氧的活动。

工业相关的大部分工作需要的能量消耗是静息状态能耗的 3 倍以上。某种体力活动的能量消耗不是固定的，取决于活动技巧、速度和体能水平（见专栏 7.3）。

效率

效率通常采用百分比表示[11,12]：

效率百分比＝有效输出功 / 能量消耗或输入功 ×100

输出功＝力 × 距离（W=F×D）。可以采用功率或每单位时间内的做功来表示（P=w/t）。在跑步机上，做功等于使用者的体重乘以跑台倾斜上升的垂直距离。在功率自行车上，做功等于距离（飞轮的周长乘以转的圈数）乘以自行车的阻力。

输入功等于消耗的能量，以每单位时间内的净氧消耗量来表示。进行有氧运动时，净氧消耗量等于持续 1 分钟稳态运动时的耗氧量减去 1 分钟内静息耗氧量（VO_2 值）。

- 在负荷或阻力保持稳定的情况下，稳态运动在运动开始 3 ~ 4 分钟内达到。
- 在稳态阶段，单位时间内摄氧量稳定在某一数值。

获得总的净氧消耗量需单位时间耗氧量乘以运动持续的总时间。总的净氧消耗量越高，进行该运动的效率越低。大肌肉群活动的效率通常为 20% ~ 25%。

有氧运动的生理学反应

运动时快速增加的能量需求，要求循环系统同样快速地调整以满足增加的氧和营养物质的需要，清除代谢产物如二氧化碳、水和乳酸，以及散发掉多余的能量。代谢的改变通过机体所有系统的合作来完成：神经、运动、呼吸、循环、内分泌系统（专栏 7.4）。氧的运输及收缩肌肉时线粒体对氧的利用取决于足够的血流与细胞的呼吸作用[11,12]。

心血管对运动的反应

运动的压力反应

刺激骨骼肌内的小的有髓和无髓纤维可引发交感神经系统反应。其中枢途径尚未清楚[2,4,11,12]。

- 交感神经反应包括广泛的非运动肌肉的周围血管收缩，心肌收缩力增加、心率升高和收缩压升高。这些改变使心输出量显著增加及重新分布。
- 反应的程度与参与的肌肉群及运动的强度相一致。

心脏效应

- 窦房结去极频率增加，心率加快。
- 迷走神经刺激减少同时交感神经刺激增加。
- 心肌收缩力增加。交感神经的正性肌力作用使得心肌收缩力增加。

外周效应

总的外周血管阻力降低。 广泛的血管收缩使血液从不运动的肌肉、肾、肝、脾和内脏区域分流至收缩的肌肉。收缩肌肉的动脉血管床的局部

专栏 7.3	日常任务的能量消耗
MET	体力活动类型
1.0 ~ 2.9	坐，站，自我照护，整理床铺，购买货物，步行速度小于每小时 2.5 英里（4 km）。
3.0 ~ 5.9	下楼梯，步行速度为每小时步行 2.5~3.5 英里（4~5.6 km），用除草机进行除草，打高尔夫。
6.0 ~ 8.8	步行速度每小时超过 3.5 英里（约 5.6 km），中等费力程度往返游泳，跑步速度每小时 5.0 英里（约 8 km），铲雪。

专栏 7.4	影响运动的即时生理反应因素
环境温度、湿度和海拔高度可影响运动的即时生理反应。昼夜节律的改变及女性的月经周期同样可以影响运动。因此，当评估运动时，研究者应尽可能地控制这些因素。	

阻力降低，由代谢产物如镁离子（Mg^{2+}）、钙离子（Ca^{2+}）、二磷酸腺苷（ADP）和二氧化碳分压（PCO_2）来调控，这些独立于自主神经系统以外。工作和非工作肌群的静脉维持在收缩状态。

心输出量增加。心肌收缩力增加使心输出量增加，每搏输出量、心率、工作肌群的血流也增加，工作和非工作肌群的血液循环静脉侧容量血管收缩增加，使得外周血管压力增加。

收缩压升高。心输出量增加可导致收缩压升高。

呼吸对运动的反应

■ 呼吸反应发生很快速，甚至早于运动[11,12]。第一口或第二口呼吸时跨越肺泡 – 毛细血管膜的气体交换（O_2、CO_2）即增加。运动中肌肉代谢的增加导致肌肉更多地从动脉摄取氧气，也导致静脉 PCO_2 和 H^+ 增加，体温升高，肾上腺素分泌增加，关节和肌肉感受器的刺激感受增加。任一因素可能单独地或协同地刺激呼吸系统。压力感受器反射、保护反射、疼痛、情绪和对呼吸的自主控制均可以导致呼吸增加。

■ 呼吸频率和潮气量增加导致每分钟通气量增加。

■ 肺泡通气量以及同时发生在肺泡毛细血管膜的气体弥散，在高强度运动时可增加 10 ~ 20 倍，以满足额外的氧气需求以及排出过多的二氧化碳。

肌肉供氧增加的反应

血流增加

前述工作肌肉的血流增加使得额外氧气供应增加。

摄氧量增加

以下改变使机体可从每一升血液中摄取更多的氧气。

■ 由于工作的肌肉耗氧量增加，使得局部组织的氧分压降低。部分氧分压的降低使氧气更容易从血红蛋白解离。

■ 二氧化碳生成增加使组织酸化（氢离子浓度增加）和组织温度升高。两种情况下都能促进氧气从血红蛋白解离。

■ 运动中由于无氧糖酵解导致的红细胞内的2,3- 二磷酸甘油（DPG）的增加，也可以增加氧气的释放。

耗氧量

决定耗氧量的因素有以下几项。

■ 肌肉的血管分布。

■ 肌纤维分布。

■ 线粒体数量。

■ 肌纤维中存在的线粒体氧化酶。肌肉的耗氧能力可通过动静脉氧差，即动脉血和静脉血中的氧含量的差值来反映。

作为运动方案基础的测试

为健康个体进行的体能测试应有别于用于恢复期患者、有冠心病症状的患者或虽然无症状但年龄大于 35 岁的患者的分级运动测试[2-4]。不管测试的类型是什么，患者能力的表现水平都是基于次 VO_{2max}、VO_{2max} 或症状限制的摄氧量来评估。机体运输和利用氧的能力反映在摄氧量中。读者可参考 ACSM2-4 相关出版物以获取更多信息。

健康个体的体能测试

评估心血管适能的场地测试包括 1.5 英里（约 2.4km）跑步时长或 12 分钟跑的距离。这些测试的结果与 VO_{2max} 相关联，但仅用于年轻个体，或经过仔细筛查并已有一段时间慢跑或跑步运动的中年人[2,4]。其他的场地测试有 1 英里（约 1.6km）步行测试、6 分钟步行测试和台阶测试。这些测试比较适合体力活动没那么活跃的个体。对分级运动测试时呼出气体样本的分析能直接测得 VO_{2max}[2,4]。进行平板测试时，平板的速度或坡度逐渐分级增加，测试通常在 4 ~ 6 级内完成。每一级 3 ~ 6 分钟。测试时需进行心电图监测。当运动负荷增加而氧利用出现平台期时，可测得 VO_{2max}。

恢复期患者和具有危险因素的个体进行的负荷测试

参加负荷测试的个体应在测试前进行体格检查且应全程心电图监护，以及在休息、运动和恢复期得到紧密观察。见图 7.1。

负荷测试的原则

负荷测试的原则包括以下内容[2,4]。

■ 通过增加跑台的速度和（或）坡度，或功率自行车的阻力来改变运动负荷。

■ 根据患者的预期有氧阈值，初始负荷要较低。

■ 维持每级负荷 1 分钟或更久。

■ 当症状发生时或心电图出现特定的异常时需终止运动。

■ 如有条件，可测定患者的 VO_{2max}。

负荷测试的目的

负荷测试除了可作为运动能力水平的基本测试及用于制订运动处方外，还可以有以下应用。

■ 帮助明确诊断已有的或隐匿的心脏病。

■ 作为筛选参加强力劳动或运动训练的个体的心血管功能能力的评估方法。

■ 用千克－米/分钟（kg－m/min）来测定体力活动能力，或用 MET 来测定心血管功能能力。

■ 评估机体对运动训练和（或）其他预防措施的反应。

■ 帮助评估和选择适合心脏病的治疗措施。

■ 增加个体参与和坚持运动训练的动机。

■ 临床上用来评估有胸部不适或有胸痛病史的患者，明确这些患者患冠心病的可能性。也能用于评估慢性病患者的功能。

负荷测试前准备

所有参加负荷测试的受试者均需按要求完成以下项目。

■ 完成体格检查。

■ 休息、运动和恢复期需全程心电图监护及严密观察。

■ 签署知情同意书。

注意：注意事项详见专栏 7.5，适用于负荷测试和运动训练[2,4]。

终止负荷测试的指征

需要终止负荷测试的指征包括以下几种[2]。

■ 出现心绞痛或症状加重。

■ 工作负荷增加，出现收缩压明显降低（≥ 10 mmHg）。

■ 头晕、恍惚、苍白、发绀、恶心、周围循环不足、气短、喘息或小腿痉挛。

■ 血压过度升高。

■ 运动强度增加，心率无相应提高。

■ 心律异常。

■ 受试者要求终止。

■ 观察到的或者受试者报告的严重疲劳。

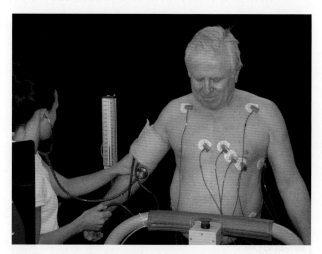

图 7.1 有心电图监测的平板负荷测试（经许可引自 Porcari, J, Bryant, C, and Comana, F: Exercise Physiology. Philadelphia: F.A. Davis, 2015, p. 762）

专栏 7.5 负荷测试和运动训练的注意事项

心肺活动会随着负荷测试和运动训练的进行而变化。需监控和识别以下指标。

■ 每增加一个 MET 的运动强度，心率增加 8~12 次/分。注意监控心率的异常增加情况。

■ 每增加一个 MET 的运动强度，血压增加 8~12 mmHg。
  ■ 收缩压全程不应超过 250 mmHg。
  ■ 舒张压全程不应超过 115 mmHg。

■ 呼吸的频率和深度随着运动而增加。
  ■ 不应出现费力的呼吸。
  ■ 受试者不应有气短的主观感受。

■ 运动时血流增加，用以调节中心体温、满足收缩肌群的代谢需求，会导致面颊、鼻和耳垂的皮肤变红、湿润，摸起来更温热。

分级运动测试

分级运动测试包括 4~6 个级别，每级持续 1~6 分钟。不同的测试方案由不同的级别、运动强度、不同的运动设备（自行车、平板）、每一级的持续时长、体位、运动的肌群和用力的方式来决定[2,4]。

测试方案已经发展为分级测试。最常用的平板运动方案为 Bruce 方案。跑台的速度和坡度每 3 分钟改变一次。速度由每小时 1.7 英里增加至每小时 5 英里（1 英里≈1.6 千米），坡度由起始的 10° 在 5 个级别内增加至 18°。

运动方案的决定因素

就像为健康人进行的体能测试有别于为患者或高危受试者进行的压力测试一样，为健康个体制订的运动训练方案也有别于为有心肺疾病的患者开具的运动处方。

任何人群进行有效的耐力训练均应产生适应性反应或心血管反应。产生的心血管反应依赖于几个运动训练的重要因素。根据 ACSM[2] 和其他专业机构的推荐[9,11,12]，采用 FITT-VP 方法进行运动方案的制订：频率（frequency）、强度（intensity）、持续时间（time）和类型（type），以及运动量（volume）和进阶（progression）。

频率

关于能产生适应性反应的最有效的运动频率，目前并无清晰明确的观点。理想的运动频率是 3~4 次 / 周。根据个体的健康状况和年龄进行频率的调整，但与运动的强度和持续时间比较，频率的重要性要小一些。如果运动训练的强度很低，增加频率是有益的。每周 2 次的运动频率通常不会引起心血管的适应性反应，但如果是老年人或疾病恢复阶段的患者，这个频率也是有好处的。

强度

需要基于超负荷原则和特异性原则去确定运动的适合强度。强度是使有氧能力成功改变的最重要

的因素[2,4,11,12]。

超负荷原则

超负荷意味着运动施加在机体的负荷大于日常生活活动中所承受的负荷。如果要增加心血管和肌肉的耐力，对这些系统就需要施加超负荷。运动负荷必须大于运动刺激阈值（即能诱发训练反应的刺激值）才能引起适应性反应的发生。

一旦适应了给定的负荷，训练强度（运动负荷）需要增加以达到进一步的提高。训练刺激阈值随着个体健康水平、活动水平、年龄和性别的不同而不同。基线时的体能水平越高，引起变化所需的运动强度就越高。

根据个体和基线的体能水平，能导致运动训练反应的强度通常在最大心率的 60%~90% 水平（50%~85% VO_{2max}）。

- 健康年轻个体能产生训练反应的最低刺激水平为最大心率的 70%。
- 久坐生活方式的个体或体能下降的个体，较低的运动强度，如 40%~50% VO_{2max}，也能产生训练反应。
- 为达到训练反应不需要运动至力竭。
- 需基于训练方案的最大心率和运动心率来确定运动的初始强度（专栏 7.6）。
- 年轻和健康的个体，最大心率可直接由分级运动测试获得；或由预定的亚极量运动测试结果推算；或者由精确度较低的 220- 年龄计算得到。
- 运动心率可通过以下两种方式之一计算获得：①最大心率的百分比（百分比取决于个体的体能水平）；②采用心率储备（HRR；Karvonen 公式）。Karvonen 公式基于 HRR

> **专栏 7.6　确定最大心率和运动心率的方法**
>
> **确定最大心率**
> - 通过分级运动测试获得（对年轻和健康者）。
> - 通过预定的亚极量运动测试获得。
> - 220- 年龄（不够精确）。
>
> **确定运动心率**
> - 最大心率百分比（根据体能水平）。
> - Karvonen 公式（心率储备）运动心率 = 静息心率 +（60%~70%）×（最大心率 - 静息心率）。

来计算，HRR 为最大心率和静息心率的差值。采用 HRR 的百分比（通常 60%~70%）的心率加上静息心率作为运动训练的心率（参考专栏 7.6）。

- 当采用 Karvonen 公式计算时，运动训练的心率比单独使用最大心率时高。

具有风险的个体

对有冠心病危险因素、患有冠心病或其他慢性病的患者及老年人进行运动处方的运动心率计算时，最好要基于这些患者在压力测试中的表现来确定。不能以与年轻和健康个体相同的方式确定最大心率。

- 如果假设这些患者的最大心率都在平均水平，采用 220 - 年龄作为训练的强度，会导致明显的错误。
- 最大心率可以由症状限制。任何时候运动心率均不应超过运动测试时获得的症状限制的最大心率。
- 根据诊断，患有心肺疾病的患者开始执行运动处方，最低可从最大心率的 40%~60% 开始运动训练。

可变因素

高强度、较短时间的运动与中等强度、较长时间的运动比较，显示出能更好地提高 VO_{2max}。然而，当运动达到最大限制时，心血管并发症和肌肉骨骼损伤的相对风险都增加。

- 运动强度越高，运动间歇越短，运动效果将越快呈现。
- VO_{2max} 是运动强度的最佳衡量指标。有氧能力和心率呈线性关系，因此心率也能当作运动强度指标。

特异性原则

与训练的特异性有关的特异性原则指的是运动时机体的需求对代谢和生理系统的适应性改变。力量 - 爆发力运动和耐力运动之间没有重叠。选择不同的负荷和运动 - 休息间歇以达到不同的训练效果。

- 肌肉力量增加而总的耗氧量无明显增加。
- 有氧运动或耐力训练，但没有训练到无氧系统。

- 无氧运动但没有训练到有氧系统。
- 某一类型的有氧运动。当进行游泳运动时，未必能提高患者在跑步时的 VO_{2max}。

时间（持续时间）

理想的心血管训练运动时间决定于总的运动量、运动强度、频率及体能水平。通常来说，运动强度越大，能产生适应性变化的时间需求越短。运动强度越低，需要的运动持续时间越长。在 70% 的最大心率水平，20 ~ 30 分钟的持续运动时间通常很理想。当运动强度低于心率阈值时，持续 45 分钟以上的运动也能提供超负荷。高强度运动时，10 ~ 15 分钟的运动时间已经足够。对于有些体能下降的患者，每天 3 次，每次 5 分钟的运动也是有效的。

类型（运动模式）

很多类型的运动都有提高心肺功能的效果。重要的一点是这些运动都是大肌群规律性的在有氧状态下进行的活动。然而，产生改变的程度受运动模式的影响。

对于某些特定的运动，如骑车和跑步，参与活动的肌肉群需要超负荷，以对心血管和呼吸系统产生压力（特异性原则）。如果需要提高上肢工作的表现，增加上肢的耐力，则需要在运动方案中聚焦于上肢肌群的活动。因为血流在局部区域的增加，参与训练的肌群能发展更好的有氧能力。微循环增加及心输出量更有效的重新分布使得局部血流增加。

如果能根据患者的需求和能力进行运动处方的设计，训练的效果会更理想。设计运动处方时还应考虑患者的运动技巧、竞争力和进取心的不同，以及环境因素的改变。

运动量

每周完成的运动量由运动频率、强度和时间决定。可用每周 MET- 分钟或每周消耗千卡数来表示。为达到健康和体能目标，以及降低心血管疾病的风险，推荐中等强度的运动，运动总量为每周大于等于 500～1000 MET- 分钟（大约每周 1000 kcal）[2,9]。

进阶

如何去推进整个运动训练计划取决于患者在初始训练时的整体健康水平及体能和健康目标。通常，首先延长运动时间，其次增加运动频率，最后才提高运动强度。

可逆性原则

运动训练的益处是短暂的和可逆的。

- 当停止运动训练后，停训效应会很快发生。只要停训 2 周，即可测得功能能力明显下降。停训数月，训练所得到的提高就会消退。相似的情况发生在因疾病或失能强制卧床的患者：机体逐渐出现严重的体能下降，同时因为缺乏活动，丧失完成日常生活活动的能力。
- 保持一定水平的有氧体能所需的体力活动的频率和持续时间要小于增加体能所需的量。

▶ 临床提示

美国运动医学会（ACSM）[2,9]、美国心脏协会、美国疾控中心和卫生总署[6] 对儿童、成人和老年人的有氧体力活动的总量已经有详细的说明。以下是一般建议：

- 6～17 岁少年儿童：每天 60 分钟中、高强度有氧体力活动。
- 18～65 岁成人：每周 5 天每天 30 分钟中等强度（3.0～5.9 MET 水平）活动，或每周 3 天每天 20 分钟高强度（≥ 6 MET）活动，或中、高强度运动结合进行。30 分钟的中等强度运动可分段进行，每一段至少持续 10 分钟。每周达到运动总量（500～1000）MET- 分钟或每周 1000kcal。
- 65 岁及以上老年人（或有慢性健康问题的 50～65 岁成人）：每周 5 天每天 30 分钟中等强度活动或每周 3 天每天 20 分钟高强度活动，或者中、高强度运动结合进行。30 分钟的中等强度运动可分段进行，每一段至少持续 10 分钟。每周达到运动总量（500～1000）MET- 分钟或每

周 1000 kcal。

成人的运动强度标准由代谢当量决定。老年人的中等强度或高强度的标准是基于 10 分的量表，0 分为坐位休息，10 分为尽其所能进行运动。中等强度为 5～6 分，高强度为 7～8 分。

注意：对于成人和老年人，推荐参加超过最小推荐剂量的运动，能带来额外的健康益处。

运动方案

认真制订的运动方案可以使健康个体获得更高的体能水平，延缓老年人的功能能力下降，也能使患有慢性病的人群重新恢复体能。运动训练包括三部分：①热身阶段；②有氧运动阶段；③放松阶段。有氧运动训练方案的通用指南总结在专栏 7.7。

热身阶段

生理学上，运动的启动和机体的调整（以满足生理需求）之间存在时间的延迟。热身阶段的目的在于运动开始前即提高运动效率，调整身体状态。

专栏 7.7 有氧运动训练方案的通用指南

- 确定靶心率和最大心率。
- 渐进热身 5～10 分钟。包括牵伸和慢速的重复动作，逐渐增加用力。
- 加快运动的进度，使靶心率维持 20～30 分钟。运动可以是快步走、跑步、骑车、游泳、越野滑雪和有氧舞蹈。
- 放松 5～10 分钟，采用慢的、全身性的重复动作和牵伸运动。
- 每周进行 3～5 次有氧运动。
- 为避免损伤可选用适合的设备，如合适的鞋以提供恰当的生物力学的支撑。避免在坚硬的表面如沥青和水泥路面进行跑步或有氧舞蹈。
- 为了避免出现骨骼肌过用综合征，需进行正确的热身和肌肉牵伸。过度使用通常发生在运动时间增加，运动组间没有足够的时间休息（恢复）时。增加运动量时，不管是运动重复次数还是运动持续时间，每周增加不能超过 10%。如果运动时出现疼痛，或运动结束后疼痛持续超过 2 小时，留意该警示并降低运动负荷。
- 运动训练方案需个体化。所有的人并非有同样的体能水平，因此不能全部进行同样的运动。任何运动如果不能正确进行均可能带来危险。在损伤或手术后的恢复阶段，选择不会给脆弱的组织产生压力的运动方式。在安全的体能水平开始运动，并逐渐增加以达到患者的运动目的。

该阶段的生理反应如下。

- 肌肉温度升高。温度升高通过降低肌肉的黏滞性和提高神经传导速度来增加肌肉收缩的有效性。
- 氧的需求增加以满足肌肉的能量需求。肌肉温度升高使得血红蛋白解离增加，促进肌肉收缩时的氧化进程。
- 随着循环血流的增加，之前收缩的毛细血管出现舒张，增加了收缩肌肉的氧运输，最大程度地减少了氧债及乳酸的生成。
- 使神经、呼吸中枢对各种运动刺激敏感性产生适应。
- 增加静脉回流。这一情况发生于血流由外周血管返回中央血管之时。

目的

除了生理反应之外，热身也能预防或降低肌肉骨骼系统的损伤以及缺血性心电图改变和心律失常的风险。

指南

热身应渐进且充分，在不导致疲劳或降低能量储备的情况下提高肌肉和核心温度。这一阶段的特征如下。

- 10 分钟的全身性活动，如体操和慢走。
- 达到热身阶段的靶心率，即心率较休息时增加 20 次以内。

有氧运动阶段

有氧运动阶段是运动方案的训练部分。如前所述，频率、强度、时间和运动类型等决定因素都会对方案的有效性产生影响。当选择某种特定的训练方法时，主要先考虑训练的强度需要足够大，以刺激每搏输出量和心输出量的增加，从而在相应的肌群增加局部血流量和有氧代谢。运动持续时间必须在患者能耐受的范围内且超过阈值水平以刺激适应性反应的产生，但须低于导致临床症状的强度水平。

有氧运动中需强调大肌肉群亚极量的、规律的、重复的、动力性的运动。

有 4 种训练方法可以刺激有氧系统：持续训练、间歇训练、循环训练和循环 – 间歇训练。

持续训练

- 在整个训练阶段持续对机体施以亚极量的能量需求。
- 一旦达到稳态，肌肉通过有氧代谢途径获得能量。压力主要施加在慢肌纤维上。
- 活动可持续 20 ~ 60 分钟但不导致氧运输系统的耗竭。
- 当训练效果达到时，运动效率可逐渐提升。通过增加运动持续时间来达到超负荷训练。

间歇训练

间歇训练时，做功或运动须设定适当的放松或休息间歇。间歇训练被认为没有持续训练那么费力。

- 放松阶段可以为休息放松（被动恢复）或活动放松（主动恢复），持续时间由数秒至数分钟不等。活动放松时患者继续运动但强度降低。恢复期间，一部分肌肉内的 ATP 储备和在运动期间被消耗掉的与肌红蛋白结合的氧被有氧系统重新补充。VO_{2max} 得以提升。
- 训练阶段越长，有氧系统承压越大。如训练阶段短，对有氧系统是否会增加需求，则取决于间歇阶段持续的时间（训练 / 恢复比为 1∶1 至 1∶5 都是合适的）。恢复阶段持续时间为训练阶段持续时间的 1.5 倍时，下一组训练可在完全恢复之前开始，以此对有氧系统施压。如果训练阶段时间很长，则恢复阶段的持续时间就没那么重要。
- 如果能够恰当地使训练 – 恢复交替进行，通过间歇训练能完成相当多的高强度运动。与持续训练相比，间歇训练可以达到更大的运动总量。

循环训练

循环训练包括了一系列的运动。在完成最后一种运动之后，又从第一种开始继续这一系列的运动。如此循环，重复数次。

- 可采用各种运动模式，包括大肌群和小肌群、静态和动态运动相结合。

■ 循环运动可通过同时刺激有氧和无氧系统来增加力量和耐力。

循环 – 间歇训练

■ 循环 – 间歇训练很有效果，因为在此过程中有氧和无氧系统都产生 ATP，两者之间有相互作用。

■ 除了不同的运动方式对有氧和无氧系统产生压力之外，在放松阶段，在有氧代谢供应 ATP 之前，糖酵解和乳酸生成会存在延迟。

放松阶段

放松阶段和热身阶段相似，需持续 5 ~ 10 分钟，包括全身的活动和静态牵伸。放松阶段的目的如下。

■ 防止血液淤滞在肢体，借由肌肉继续收缩使静脉血液回流。

■ 在心输出量和静脉血液回流减少时，通过增加心和脑血流量来预防晕厥。

■ 加强恢复期代谢产物的氧化和能量储备的补充。

■ 预防心肌缺血、心律失常或其他心血管并发症。

运动训练的生理改变

耐力训练后，肌肉代谢发生改变，心血管系统和呼吸系统也发生变化。这些改变在休息和运动中均能反映。重要的是认识到以下所有的训练效果并非来自一个训练方案。

心血管改变

休息时的改变

■ 某些患者会出现休息时心率降低，因为交感神经冲动减少，去甲肾上腺素和肾上腺素水平降低；因为肌肉的生化改变及心房内的乙酰胆碱、去甲肾上腺素和肾上腺素水平降低所致的心率降低；因为交感神经冲动的降低导致副交感神经（迷走神经）冲动增高。

■ 因为外周血管阻力下降，某些个体表现为血压降低。最明显的表现为收缩压降低，在高血压患者中这种降低更明显。

■ 血液总量和血红蛋白的增加，氧气输送系统能力增强。

运动时的变化

■ 部分人的心率会降低，机制如前面章节所述。

■ 由于心肌收缩增强和心室容量增加，每搏输出量增加。

■ 在极量而非亚极量运动时，增加的每搏输出量可使心输出量增加。变化的幅度与增加的每搏输出量及降低的心率直接相关。

■ 部分人因肌肉里的酶和生化改变，收缩的肌肉对氧的摄取增加，同时 VO_{2max} 增加。提高的 VO_{2max} 意味着做功的提升。心输出量的增加，可使向工作肌肉输送的氧增加。肌肉摄取氧的能力增加，则提高了氧的利用。

■ 即使分流至收缩肌群的血流增加，每千克单位的收缩肌肉的血流量可以是下降的。而肌肉从血液中摄氧量的增加可补偿这一变化。

■ 进行某一特定强度的运动时，由于心率的降低伴或不伴血压的略微下降，心肌耗氧量（心率 × 收缩压）减少。对于健康个体，在某种特定的工作负荷下，心率和收缩压的乘积可明显降低，同时不影响运动的效率。

呼吸系统改变

休息时的变化

■ 由于肺功能改善使得肺容量增加，但潮气量无变化。

■ 肺容量和肺泡 – 毛细血管表面积增加使得弥散能力增强。

运动时的变化

■ 如前所述，弥散能力增强，最大通气能力不变。

■ 在同样的氧耗率水平下，通气量减少，最大弥散能力不变。

■ 每分钟最大通气量增加。

■ 通气效率提高。

代谢系统改变

休息时的变化

- 肌肥大和毛细血管密度增加。
- 线粒体的数量和体积增加，有氧代谢生成 ATP 的能力提高。
- 肌肉肌红蛋白浓度增加，氧的运输效率提高，氧气至线粒体的弥散率可能提高。

运动时的变化

- 亚极量运动时肌糖原的清除率降低。这一现象称之为糖原节省（glycogen sparing），与脂肪酸动员和氧化及相关的代谢酶增加有关。
- 亚极量运动时血乳酸水平降低，机制尚未明确，似乎与肌肉无氧状况减少无关。
- 骨骼肌对 PC 和 ATP 依赖减少，对碳水化合物的氧化增强，与线粒体的氧化能力提高及肌糖原储备增加有关。

注意：不良健康状态会影响运动的代谢适应性改变。

其他系统的改变

与运动训练相关的其他系统的改变包括以下几种。

- 机体脂肪减少。
- 血胆固醇和甘油三酯水平降低。
- 热适应能力增加。
- 骨骼的抗断裂强度、韧带和肌腱的抗拉强度均提高。

有氧运动训练原则在冠心病患者中的应用

除了冠心病二级预防和危险因素控制之外，应用有氧运动训练是心脏康复的主要内容，适合的人群包括冠状动脉事件后如心肌梗死、血管重建、瓣膜置换、冠脉搭桥术、心脏移植和心力衰竭的人群[8,10]。

院内心脏康复

住院期的康复方案在患者的心血管状态（如心肌梗死、瓣膜置换或冠脉搭桥手术）稳定之后实施，通常持续 3~5 天。

目的

心脏康复早期阶段的目的如下。

- 启动危险因素教育，强调对特定行为的调整，如饮食习惯和吸烟。
- 启动自我照护活动，逐渐由坐位过渡到站立位，尽可能减少体能下降（发病后 1~3 天）。
- 给心血管系统提供直立位的挑战（发病后 3~5 天）。通常是在心电监护下进行步行活动，同时检测心率、通气量和血压。活动的强度从 1~2 MET 开始，只要患者能耐受，则逐渐增加至出院时的 3~4 MET。
- 让患者和家属对后续的心脏康复及发病后的家居生活有所准备。

出院后心脏康复：早期运动方案

早期的运动计划在出院后 1~3 周内开始，并持续至少 36 次。患者通过心电监护来确定心率和心律反应。休息及运动时需记录血压，也需要注意通气反应。

目的

本阶段方案的目的如下。

- 以安全和渐进的方式增加患者的运动能力，使心血管和肌肉发生适应性改变。早期的计划可能会被一些人认为是"低水平"的运动训练。
- 提高心脏功能，减少心脏做功。如此可帮助冠心病患者消除或延迟心绞痛症状和 ST 段改变的发生。
- 产生有益的代谢改变。
- 明确活动增加时药物的效应变化。
- 缓解焦虑和抑郁。
- 使患者逐渐过渡到独立的运动方案。

指南[2]

频率： 通常每周 3 次训练。

强度： 可采用多种方式确定运动强度。一种方法是采用心率储备的 40%~80% 作为训练的强度。另一种方法是采用 Borg 自觉疲劳程度评分量表

（简称 Borg 量表），如果是 6 ~ 20 分的量表，强度控制在 11 ~ 16 分（见第 25 章的专栏 25.4）。初始的运动强度由疾病的严重程度结合患者的年龄及发病前的体能水平来确定。当患者对运动训练有所适应的时候则逐渐增加强度。

时间：运动训练每次持续时间在初始阶段限制在 10 ~ 15 分钟内，随着患者状态改善，逐渐增加至 20 ~ 60 分钟。每次训练通常包括 5 ~ 10 分钟的热身和放松阶段。

类型：通常采用大肌群持续运动的训练类型，如固定功率自行车、划船器、台阶机、椭圆机或平板步行。

运动量：如前所述，运动量由频率、强度和时间综合决定。

进阶：有氧运动训练的进阶取决于患者对活动的反应及治疗的目标。

维持期方案

出院后心脏康复包括监护下的运动训练方案，通常在院外医疗机构或社区持续进行，不再需要心电监护监测心率和心律。提醒患者自行监测脉搏，由其他人协助监测血压。

目的

本阶段训练方案的目的在于继续促进或维持在出院早期心脏康复中提升的体能水平，以及继续冠心病二级预防以帮助行为改变和危险因素调控。

▶ 临床提示 [1]

早期院外心脏康复需完成的次数及患者是否需要（及需要多久）心电监护取决于患者参与有氧运动的风险。低危患者参加 6 ~ 18 次训练，开始时需要持续的心电监护，在第 6 ~ 12 次训练时可以减少监测设备的使用。中危患者参加 12 ~ 24 次训练，开始时需持续心电监护，基于运动时的心电图变化，适当时可在第 12 ~ 18 次训练时开始间断使用或不使用监测设备。高危患者参加 28 ~ 36 次训练，开始时需要持续心电监护，适当时可减少至间断使用监测设备。

特殊考量

给冠心病患者实施运动训练方案时，关于运动的类型和患者的需求需要做特殊的考量。上肢运动可导致和下肢运动不一样的反应。

- 机械效率，即输出功和能量消耗之间的比率，上肢运动要低于下肢。
- 在给定的运动负荷下，上肢运动的摄氧量高于下肢运动。
- 下肢运动的心肌效率低于上肢运动。
- 上肢运动的心肌耗氧量（心率 × 收缩压）高于下肢运动。

注意：冠心病患者在症状发生前能完成的运动做功，上肢运动要比下肢运动少 35%。

适应性变化

心脏病患者进行运动训练后发生的适应性变化包括如下。

- 心肌有氧做功能力提高。
- 主要通过增加动静脉氧差来提高 VO_{2max} 或心功能。
- 在进行 6 ~ 12 个月的高强度训练方案后，每搏输出量增加。
- 心肌需氧量减少。
- 心率降低和舒张期延长使得心肌供血增加。
- 心绞痛发作前对于给定的运动负荷的耐受性提高。
- 亚极量运动时的心率明显下降，即患者具有更高的心率储备。当使用非训练直接相关的肌肉时，心率下降的效应则不显著。
- 心理导向能力增强。如训练持续一段时间，采用明尼苏达多相人格测试（Minnesota Multiphasic Personality Inventory）评估，抑郁评分、癔症评分、疑病和精神衰弱的评分均得到改善。

有氧运动训练在体能下降人群及慢性病患者中的应用

体能下降人群，包括慢性病患者和老年人，这些人群的肺和心血管的功能储备明显降低，严重限制日常活动。

体能下降

重要的是要记住因任何疾病或慢性病导致活动减少使得体能下降发生的变化。

- 由于 VO_{2max}、利用氧以及运动的能力下降使得做功能力下降。心输出量也出现降低，是限制体能的主要影响因素。
- 循环血量下降可达 $700 \sim 800$ ml。对某些患者而言，这将导致心动过速，并在尝试站起的时候出现体位性低血压、眩晕和晕厥的发生。
- 血浆和红细胞减少，威胁生命的血管栓塞事件发生的风险增加，恢复时间延长。
- 去脂体重降低，导致肌肉体积和力量降低，执行需要大肌肉群的活动的能力降低。如患者持拐行走和爬楼梯都可能出现困难。
- 由于负重刺激的减少导致尿钙排泄增加。负重对维持骨骼完整性、预防骨质丢失或骨质疏松及降低骨质疏松导致跌倒后骨折风险的增加等都很重要。

体能下降的纠正

通过运动训练方案，退变的心血管、神经、肌肉和代谢功能均可得到改善，结果如下。

- 静息心率、进行给定的运动负荷时的心率和尿钙排泄均降低。
- 休息和运动时的每搏输出量、运动心输出量、总的心脏容量、肺容量（通气量）、肺活量、VO_{2max}、循环血量、血容量和红细胞数量及瘦体重均增加。
- 氮及蛋白质的负平衡得到纠正。
- 线粒体酶和能量储备的水平均提高。
- 运动中更少使用无氧代谢供能。

活动受限及参与受限的患者的适应

活动受限及参与受限的患者不能排除在运动训练之外，因为训练可提高他们的体能水平。这些人包括轮椅使用者或行动不便者，如偏瘫、截瘫、截肢和有骨关节问题（如关节融合）的患者。

- 进行评估时即应调整，如使用轮椅骑行台，更常见的是使用上肢功率自行车进行评估。
- 运动方案强调上肢运动及操控轮椅。
- 重要的是要记住，当步态发生改变时，能量消耗会增加，并且轮椅的使用效率低于一般正常人的步行。

损伤、目标和照护计划

有氧运动方案的目标决定于个体初始的体能水平以及其临床需求。通常的目标是减少因疾病或慢性病导致的体能下降情况，以及提高患者的心血管和肌肉功能。

常见损伤

- 血栓事件、肺炎、肺不张和骨折的风险升高。
- 由坐位到站立位时，发生心动过速、眩晕和体位性低血压。
- 肌肉力量降低，爬楼梯困难并出现气短。
- 做功能力下降使得长距离步行和活动耐受均受限。
- 进行各种活动时的心率和血压升高（心率 × 收缩压升高）。
- 在低水平运动时出现心绞痛和其他心肌缺血症状，所能耐受的最大心肌耗氧量降低。

目标

- 预防血栓事件、肺炎、肺不张和骨折。
- 减少体位性低血压的严重程度。
- 提高安全爬楼梯且不气短的能力。
- 发展耐受较长距离步行及无疲劳、无症状完成活动的能力。
- 在给定负荷的活动中，减少心肌耗氧量（心率 × 收缩压）。
- 提高最大心肌耗氧量且心肌无缺血症状。

结果

- 改善不同运动水平时的肺、心血管和代谢反应。
- 提高以适当的心率和血压反应完成某种活动的能力。

指南

为体能下降和患有各种慢性病的患者制订安全的干预措施的指南总结见专栏 7.8 和 7.9。

年龄差异

儿童、青年、中年人和老年人的耐力和体力活动能力的差异是显著的。因此，在不同的年龄阶段，VO_{2max} 及其影响因素、血压、呼吸频率、肺活量和最大通气量均存在差别。在制订有氧运动训练方案时，把这些与年龄相关的差异考虑进去非常重要。

儿童

从 5 岁至 15 岁，体重、肺容量、心脏容量和 VO_{2max} 可有 3 倍的增加。

心率：婴儿的平均静息心率为 125 次 / 分（女孩 126 次 / 分，男孩 135 次 / 分）。静息心率在青春期降低到成人的标准。最大心率与年龄相关（220 – 年龄）。

每搏输出量：每搏输出量与患者的年龄大小密切相关。5 ~ 15 岁每搏输出量为 30 ~ 40 ml。

心输出量：心输出量与患者的年龄大小密切相关。每搏输出量升高，心输出量也升高。在给定的耗氧量增加的情况下，心输出量的增加在一生中是常量：儿童和成人增加的幅度一致。对于给定的耗氧量水平，儿童的心输出量和成人一致。耐力随年龄增加，直至 17 ~ 18 岁。

动静脉氧差：儿童比成人能耐受更大的动静脉氧差（$a\text{-}VO_2$）。较大的动静脉氧差补偿了较小的每搏输出量。

最大摄氧量（VO_{2max}）：最大摄氧量随着年龄增长而增加，直到 20 岁［以 ml/（kg·min）表示］。在青春期前，男孩和女孩的最大有氧能力无显著差异。

血压：出生时收缩压为 40 mmHg，1 个月时升高至 80 mmHg，在青春期前数年升高至 100 mmHg。青春期达到成人水平。从 4 ~ 14 岁，舒张压由 55 mmHg 升高至 70 mmHg，青春期甚少改变。

呼吸：呼吸频率由婴儿时期的每分钟 30 次降低至十七八岁时每分钟 16 次。肺活量和最大通气量与身高有关，青春期男孩增加高于女孩，可能与肺组织增加有关。

肌肉体积和力量：整个青春期肌肉体积增加，主要与肌纤维肥大及肌小节发育有关。肌小节在肌腹肌腱连接处增加以补偿肌肉拉长的需要。女孩在 16 ~ 20 岁之间，男孩在 18 ~ 25 岁之间肌肉体积发展至高峰。力量增加与肌肉体积增加及与之伴随的神经发育成熟有关。

无氧能力：儿童通常表现为无氧能力受限。他们乳酸生成较少，可能与无氧糖酵解能力有限有关。

青年

青年和中年人的体能的生理参数数据比儿童或老年人多。

专栏 7.8　启动体能下降和慢性病患者有氧运动训练的指南

- 采用 Karvonen 公式确定运动能达到的安全运动心率，同时考虑医疗情况、药物使用和患者的自觉疲劳程度。
- 对于不能诱发心血管反应达到运动靶心率的患者，从步行、重复的活动、简易的体操开始训练。
- 患者自己进行的任何活动均应提供书面的说明。
- 进行健康教育，为患者提供关于费力的症状、注意事项、监控心率的信息及必要时进行的调整措施。

专栏 7.9　运动训练进阶的指南

- 通过多级运动心电图测试确定最大心率或症状限制的最大心率。
- 确定能够诱发患者的适应反应的训练阈值（最大心率或症状限制的最大心率的百分比），作为运动训练时的靶心率。
- 确定这种能让患者达到运动心率和有训练反应的运动频率、强度和时间。
- 根据患者的个人能力和兴趣确定采用的运动训练类型。
- 和患者一起开启运动训练并提供关于训练的细节书面说明。
- 讨论如何推进运动训练：先增加运动时间，然后增加频率，再然后提高强度。
- 教育患者的内容包括以下几项。
  - 费力时的症状，当症状出现时是需要停止运动还是调整运动，并且与物理治疗师和（或）医生沟通出现的问题。
  - 休息时、运动中和运动后监测心率。
  - 遵循物理治疗师运动指导的重要性。
  - 长期坚持随访的运动的重要性以保证在安全的范围内阶进运动训练。
  - 调控心血管危险因素的重要性。

心率：静息心率在 17～18 岁时达到 60～65 次 / 分（久坐不动的青年的静息心率为 75 次 / 分）。最大心率与年龄相关（久坐不动的青年最大心率为 190 次 / 分）。

每搏输出量：成人的每搏输出量为 60～80 ml（久坐不动的青年人为 75 ml）。进行极量运动时，久坐不动的青年的每搏输出量为 100 ml。

久坐不动的青年静息时的心输出量：静息时的心输出量为 75 次 / 分 ×75 毫升 / 次，即 5.6 升 / 分。进行极量运动时，心输出量为 190 次 / 分 ×100 毫升 / 次，即 19 升 / 分。

动静脉氧差：静息时血液通过肌肉或其他组织时，有 25%～30% 的氧气被摄取。正常情况下，久坐的青年男性，动静脉氧差在运动时升高 3 倍（由 5.2 ml/dl 增至 15.8 ml/dl）。

VO_{2max}：成年男女 VO_{2max} 之间存在较大差别。但是当 VO_{2max} 采用与去脂体重相关的指标来表达时，性别之间的差异会减小。久坐不动的青年男性，VO_{2max} 为 3000 ml/（kg·min），静息时为 300 ml/（kg·min）。

血压：收缩压为 120 mmHg（平均值）。在运动的峰期，收缩压数值在低至 190 mmHg，高至 240mmHg 之间。舒张压不随运动出现明显变化。

呼吸：呼吸频率在 12～15 次 / 分。肺活量在 20～30 岁的男性中为 4800 ml。最大通气量在不同实验室之间存在差异，该参数取决于年龄和身体的表面积。

肌肉质量和力量：训练使肌肥大，因此肌肉质量增加。肌肥大是由于肌纤维的数量增加或肌动蛋白和肌球蛋白、基质和（或）结缔组织增加所致。由于神经系统发育成熟，运动单元的募集增加，肌腱牵伸感受器（高尔基腱器）自身抑制减少，也有助于力量的获得。

无氧能力：无氧训练增加了数种在糖酵解旁路中控制酶的活性，提高了 ATP 和 PC 的储备。无氧训练能提升肌肉缓冲 H^+ 的能力，H^+ 增加发生在乳酸生成过程中。缓冲能力的增加使肌肉能在无氧环境中工作更长时间。

老年人

参见第 24 章，获得更多关于老年人进行运动的信息。

心率：静息心率不受年龄影响。最大心率和年龄相关，并随着年龄增长而降低（通常来说，等于 220– 年龄）。对于 20～29 岁的男性，平均最大心率为 190 次 / 分。对于 60～69 岁男性，平均最大心率为 164 次 / 分。老年人进行静力性和最大动力性运动时（手抓握式运动训练），心率上升的幅度下降。

每搏输出量：老年人每搏输出量降低，因此心输出量降低。

心输出量：心输出量随着年龄的增长而降低，这是由于每搏输出量减少以及其他与年龄相关的健康状态改变影响了前负荷和后负荷。

动静脉氧差：因为去脂体重降低和携氧能力下降，动静脉氧差减小。

VO_{2max}：按照心肺体能分级标准，60～69 岁男性的平均体能水平与 20～29 岁的比较，VO_{2max} 降低［20～29 岁是 31～37 ml/（kg·min），60～69 岁是 18～23 ml/（kg·min）］。久坐生活方式的男性，有氧能力每 10 年降低 10%。由 25 岁时平均 47.7 ml/（kg·min）降低至 75 岁的 25.5 ml/（kg·min）。这种降低并不是年龄增长的直接结果。保持运动的运动员，每 10 年评估一次 VO_{2max}，降低并不显著。

血压：由于外周血管阻力增加，血压上升（老年人平均收缩压为 150 mmHg；平均舒张压为 90 mmHg）。

呼吸：呼吸频率随年龄增加而增加。肺活量随年龄增加而降低。与同样体表面积的 20～30 岁的男性比较，50～60 岁男性的肺活量降低 25%。最大通气量随年龄增长而下降。

肌肉质量和力量：一般来说，随着年龄的增长，力量的下降与肌肉质量和体力活动的衰退有关。肌肉质量减少与蛋白合成及与之相应的快肌纤维数量减少有关。随着年龄增长，神经系统反应开始变慢，也影响肌肉力量。年龄可影响有效募集运动单位的能力。持续训练可降低年龄增长对肌肉系统的影响。

自学活动

批判性思考与讨论

1. 你所工作的门诊开展了帮助年轻超重者降低体重、促进心肺功能的院外方案。你的首位患者是一个 13 岁男性，身高 1.6 m，体重 113 kg。
   - 描述几种评估该患者的目前的有氧能力水平的方法。
   - 采用 FITT-VP 方法列出有氧运动训练的提纲。具体描述这位患者将要进行的有氧运动类型。
   - 在整个训练过程中的注意事项是什么？

2. 你被邀请在老年活动中心发表演说，讨论体适能和建立相关年龄段适合的运动训练方案。
   - 讨论体力活动、体适能和耐力的概念。
   - 讨论有氧运动训练的益处，对心率、血压、每搏输出量和心输出量的影响。
   - 讨论久坐的危害以及老年人应采取何种措施减少久坐的影响。
   - 与老年人群相处时的注意事项（包括老年运动员与缺乏锻炼的老年人）。

3. 解释在以下不同负重情况时使用辅助设施进行步行时的能量消耗、耗氧量和效率：无负重、部分负重、耐受范围内的负重。考虑助行器和手杖的应用。使用手杖爬楼梯时的能量消耗如何？

4. 运用有氧代谢系统、无氧代谢系统和力量训练的内容，为当地的消防员设计运动训练方案。根据特异性原则，你将选用哪种类型的活动进行训练？

5. 你被邀请给一群父母讲解关于儿童有氧运动的重要性。解释儿童不同于成人的静息心率、呼吸频率和代谢的生理表现及对运动的不同反应。

（梁崎 译，王雪强 祁奇 审）

参考文献

1. American Association of Cardiovascular and Pulmonary Rehabilitation: *Guidelines for Cardiac Rehabilitation and Secondary Prevention Programs,* ed. 5. Champaign: Human Kinetics, 2013.
2. American College of Sports Medicine: *ASCM's Guidelines for Exercise Testing and Prescription,* ed. 9. Philadelphia: Lippincott Williams, & Wilkins, 2014.
3. American College of Sports Medicine: *Exercise Management for Persons With Chronic Diseases and Disabilities,* ed. 3. Champaign, IL: Human Kinetics, 2009.
4. American College of Sports Medicine: *Resource Manual for Guidelines for Exercise Testing and Prescription,* ed. 7. Philadelphia: Lippincott Williams & Wilkins, 2013.
5. Biswas A, et al: Sedentary time and its association with risk for disease incidence, mortality, and hospitalization in adults: a systematic review and meta-analysis. *Ann Intern Med* 162:123–132, 2015.
6. Centers for Disease Control and Prevention: Physical activity for everyone. Available at http://www.cdc.gov/physicalactivity/everyone/guidelines/index.html. Accessed June 7, 2015.
7. Davis, M, Fox, K, Stathi, A, Trayers, T, Thompson, J, and Cooper, A: Objectively measured sedentary time and its association with physical function in older adults. *J Aging Phys Act* 22:474–481, 2014.
8. Frownfelter, D, and Dean, E: *Cardiovascular and Pulmonary Physical Therapy—Evidence and Practice,* ed. 5. St. Louis: Elsevier, 2012.
9. Garber, CE et al: American College of Sports Medicine Position Stand. The quantity and quality of exercise for developing and maintaining cardiorespiratory, musculoskeletal, and neuromuscular fitness in apparently healthy adults: guidance for prescribing exercise. *Med Sci Sports Exerc* 43:1334–1359, 2011.
10. Hillegass, S: *Essentials of Cardiopulmonary Physical Therapy,* ed. 3. St. Louis: Elsevier, 2011.
11. McArdle, WD, Katch, FI, and Katch, VL: *Essentials of Exercise Physiology,* ed. 4. Philadelphia: Lippincott Williams & Wilkins, 2011.
12. McArdle, WD, Katch, FI, and Katch, VL: *Exercise Physiology: Energy, Nutrition, and Human Performance,* ed. 8. Philadelphia: Lippincott Williams & Wilkins, 2015.

平衡障碍的训练

■ ANNE D. KLOOS　　■ DEBORAH L. GIVENS

平衡功能下降与跌倒是罹患各种疾病人群的常见问题。物理治疗师通过评估平衡功能，将平衡训练作为患者康复的主要或次要干预措施。本章的目的是介绍平衡相关的关键术语和概念、人在各种条件下如何控制平衡、平衡障碍的可能原因以及基于循证的评估和干预措施以提高平衡控制能力。

背景和概念

平衡：关键术语和定义

平衡或姿势稳定性是一个通用术语，用于描述身体位置保持稳态的动态过程。平衡意味着身体处于静止状态（静态平衡状态）或稳态运动状态（动态平衡状态）。当机体的质心（center of mass，COM）或重心（center of gravity，COG）保持在其支撑面（base of support，BOS）上时，平衡最佳。

质心。COM 是一个点，它与整个身体质量的中心相对应，是让身体处于完美平衡的点。它是通过每个身体部分的 COM 的加权平均值来求得

的 [15]。

重心。COG 是指 COM 对地面的垂直投影。在解剖学姿势，大多数成人的 COG 位于第二骶椎的稍前方 [15] 或约身高的 55% 高度处 [63]。

动量。动量是质量与速度的乘积。线性动量与物体沿某个平面，如矢状面或水平面上的直线运动速度有关。角动量与身体的旋转速度有关。

支撑面。BOS 被定义为身体与其支撑平面之间接触区域的周界。足的位置能改变 BOS，从而改变姿势稳定性 [118]。宽支撑面（如在许多老年人中所见）可以增加稳定性，而窄支撑面（如前后并足站立或步行）则会降低稳定性。只要一个人将重心保持在支撑面内（稳定极限），就不会跌倒。

稳定极限。稳定极限是指个体在不改变其 BOS（图 8.1）的情况下保持平衡的摆动界限 [118]。这些界限会根据任务、个体的生物力学和环境特性而不断变化 [159]。例如，一个人在安静状态时稳定极限是与地面接触的足的边缘所围成的区域。身体的 COM 位置相对于这个边界的任何偏差都会被不断地纠正，产生一个随机的摇摆运动。正常成人

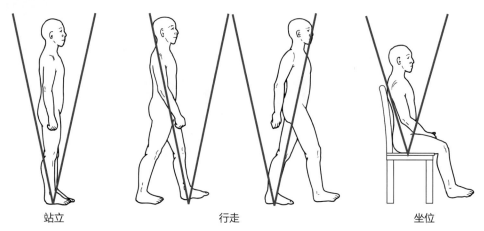

站立　　　　　　行走　　　　　　　坐位

图 8.1　站立、行走和坐位时的稳定极限的界线

前后的摆动极限从最后面到最前面大约是 12°[121]。侧向稳定性随足间距和高度而变化；成人双足间距 10 cm 站立时，稳定极限从一侧到另一侧大约是 16°[120]。然而，人在无支撑坐位时比站立位有更大的稳定极限，因为 BOS 上的 COM 高度更低，且 BOS（即与表面接触的臀部的周界）更大。

　　地面反作用力和压力中心。根据牛顿的作用力与反作用力定律，由于重力（作用力），我们的身体和地面的接触总是伴随着地面反作用力。

　　压力中心（center of pressure，COP）是地面反作用力垂直投影的位置[181]。它与作用在地面接触区域上的所有向下力的加权平均值大小相等且方向相反。如果单足站立在地面上，则净 COP 位于该足内。当双足站立在地面上时，净 COP 位于两足之间的某个位置，取决于每侧足承受的体重。当双足接触地面时，每侧足下的 COP 可以分别测量。为了保持稳定，人会通过肌肉力量来持续控制 COG 的位置，从而改变 COP 的方位。因此，COP 反映了人体对 COG 失衡的神经肌肉反应[182]。一般使用测力板测量地面反作用力［以牛顿（N）为单位］和 COP 的移动［以米（m）为单位］。

平衡控制

　　平衡是一项复杂的运动控制任务，涉及感知和整合感觉信息，以评估身体在空间中的位置和运动，以及在环境和任务的背景下产生适当的肌肉骨骼反应来控制身体的位置。因此，平衡控制需要神经系统、肌肉骨骼系统和情境效应（contextual effects）的相互作用（图 8.2）。

■ 神经系统提供：①主要由视觉、前庭觉和躯体感觉提供的用于感知身体或空间定位的感觉信息；②感觉运动整合对于将感觉与运动反应相关以及姿势控制的适应性和预期性（即在主动运动之前中枢规划的姿势调整）是必需的；③规划、编程和执行平衡反应的运动策略[67]。

■ 肌肉骨骼的作用：包括姿势对线，肌肉骨骼灵活性，如关节活动度（range of motion，ROM）、关节的完整性、肌肉性能（即肌肉力量、强度和耐力）和感觉（触觉、压觉、振动觉、本体感觉和运动觉）。

■ 情境效应与两个系统相互影响，包括环境是否封闭（可预知和无干扰）或开放（不可预知和有干扰）、支撑面（即稳固与湿滑、稳定与不稳定，以及鞋的类型）、光线、重力和惯性对身体的影响和任务特性（即熟练的与习得的、可预知与不可预知的、单个的与多个的任务）。

　　即使神经系统和肌肉骨骼系统的所有要素都在有效地运作，如果情境效应对平衡控制的要求非常高，使人的内部机制不堪重负，人也可能跌倒。

感觉系统和平衡控制

　　人在空间中对身体位置和运动的感知需要综合

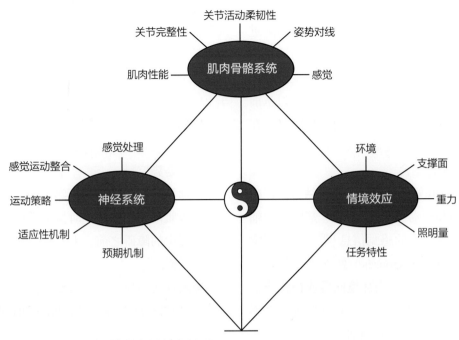

图 8.2　神经系统、肌肉骨骼系统和情境效应的相互作用

多个感觉系统的外部感受器的信息，包括视觉、躯体感觉（本体感觉、关节和皮肤感受器）和前庭觉。

视觉系统

视觉系统基于以下方面提供视觉信息：①头部相对于环境的位置；②维持水平凝视的头部方位；③头部移动的方向和速度，因为人的头部移动时，周围的物体朝相反的方向移动。当本体感觉或前庭觉输入不可靠时，人可通过注视物体以提供视觉刺激而提高稳定性。然而，视觉输入有时会为平衡控制提供不准确的信息。例如，当人静止不动时，若一个大的物体（如附近的一辆公共汽车）开始移动，会导致人产生运动的错觉。

躯体感觉系统

躯体感觉系统提供身体及身体各部位间的位置、运动和支撑面的信息。肌肉本体感受器，包括肌梭和高尔基腱器（对肌肉长度和张力敏感）、关节感受器（对关节位置、运动和压力敏感）和皮肤机械感受器（对振动、轻触、深部压力和皮肤牵拉敏感），是当支撑面坚固、平坦且固定时用于保持平衡的主要感觉输入。但是，当人站立在正在移动的平面上（如在船上）或在非水平的平面上（如在斜坡上）时，依靠身体相对于支撑面的位置信息的

输入无法维持平衡；因此，在这种情况下必须依靠其他感官输入才能保持稳定[159]。

关节感受器的信息不影响意识性关节位置觉，研究表明关节组织的局部麻醉和全关节置换不会损伤关节的位置觉[56,57]。肌梭感受器主要负责提供关节位置觉，而关节感受器的主要作用是协助 γ 运动系统调节肌张力和硬度，提供预期姿势调节和抵消突发的姿势干扰[131]。

前庭神经系统

前庭系统基于重力和惯性力提供头部位置和运动的信息。半规管（semicircular canal，SCC）中的感受器可以检测到头部的角加速度，而耳石（椭圆囊和球囊）中的感受器可以检测相对于重力的线性加速度和头部位置。SCC 对头部的快速运动特别敏感，如行走或躯干不稳时（滑倒、绊倒、跌倒），而耳石对头部的缓慢运动有反应，如姿势摇摆[66,159]。

前庭系统本身不能提供身体位置的信息。例如，它不能区分简单的点头（在稳定的躯干上的头部运动）和向前屈体（头部运动结合躯干活动）[66]。因此，必须提供额外的信息，特别是来自颈部的机械感受器的信息，使中枢神经系统（central nervous system，CNS）能知道头部相对于身体的方位[131]。

前庭系统通过来自前庭神经核的运动通路来进行姿势控制和头眼协调运动。前庭脊髓反射通过前庭脊髓束投射至脊髓各级抗重力肌肉来改变姿势，以适应身体的倾斜和运动。前庭 – 眼反射通过从前庭神经核向支配眼外肌的神经核的投射，来稳定在头部和躯体运动状态下的视觉。

平衡控制的感觉整合

前庭觉、视觉和躯体感觉输入紧密结合，产生了我们的方向感和运动感[131]。小脑、基底节和辅助运动区整合处理传入的感觉信息[180]。躯体感觉信息对快反应（rapid responses）处理速度最快，其次是视觉和前庭觉[180]。当环境问题或损伤降低了信息处理速率时，其中一个系统的感觉输入会不准确。中枢神经系统必须抑制这种不准确的输入，选择结合其他两个合适系统的感觉输入。这个适应过程被称为感觉整合。

如果这三种系统中的其中一种受到损害，大多数人都能适应得很好，这也是许多治疗方案的基础。

平衡控制的类型

功能性任务需要不同类型的平衡控制，包括：①静态平衡控制，在静止时保持稳定的抗重力体位，如站和坐时；②动态平衡控制，在支撑面移动或身体在稳定的支撑面上移动时保持身体平衡，如坐立转移或行走；③自发姿势反应，在突发的外部干扰中保持平衡，如站在突然加速前进的公共汽车上。

- 前馈（开环运动控制）用于发生太快而不能依靠感觉反馈的运动（如反应性应答）或预期姿势控制。
- 预期控制包括在进行熟练的运动之前激活姿势肌肉，如在站立时拉动手柄或规避行进环境中的障碍之前，人的腿后侧和背部伸肌的激活[32]。
- 闭环运动控制用于需要感觉反馈的精确运动（如坐在球上或站在平衡杆上时保持平衡）。

平衡控制的运动策略

为了保持平衡，身体必须不断调整其在空间的位置，以保持 COM 在 BOS 之上，或使 COM 在受干扰后回到原位。Horak 和 Nashner[68] 描述了健康成人应对支撑面突然受到干扰（短暂的前或后平台位移）时的三种恢复平衡的主要运动策略，包括踝策略、髋策略和跨步策略（图 8.3）。可在专

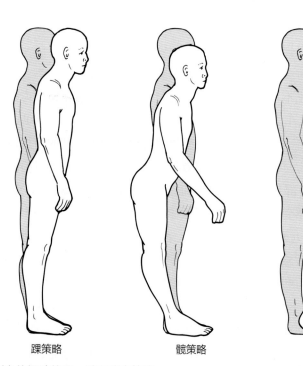

踝策略   髋策略   跨步策略

图 8.3 成人控制身体摆动的踝、髋和跨步策略

<table>
<tr><td>

专栏 8.1　影响平衡策略选择的因素

- 位移的速度和强度
- 支撑面的特征
- 质心的位移量
- 主体对干扰的意识
- 干扰时主体的姿势
- 主体以前的经验

</td></tr>
</table>

栏 8.1 中找到最有效地解决平衡干扰的策略。对这些策略下的肌肉活动模式的研究结果表明，预先编程的肌肉协同作用构成了恢复平衡的基本运动单元[68,122,123]。协同作用是一组肌肉的功能耦合，所以它们必须作为一个整体共同作用；这种结构大大简化了中枢神经系统的控制需求。

身体受到干扰后，中枢神经系统会应用反射、自动和主动运动系统恢复平衡。表 8.1 总结了反射、自动姿势反应和主动运动的关键特征[120]。

- 由脊髓介导的"牵张"反射构成对外部干扰的第一反应。其独立于任务需求，具有最短的反应期（<70 ms），感觉输入后产生固定的肌肉收缩。

- 主动反应的反应期最长（>150 ms），与任务参数有关，能产生高度可变的运动输出（例如，到达附近的稳定支撑面或远离不稳定状态）。

- 自动姿势反应具有中等反应期（80~120 ms），是有效防止跌倒的首要反应。身体各部分之间的协调反应使其能在个体间产生快速、相

对不变的运动（类似于反射），并且可以根据任务的需求进行修改（类似于主动反应）。

反射、自动和主动运动系统相互作用，确保做出与姿势变化相匹配的反应。

踝策略（矢状面）

在安静站立和受到轻微干扰（如发生在大而稳固的平面上的慢速干扰）时，踝部运动可将 COM 恢复到稳定位置。对于导致向前失去平衡的较小外部干扰（如平台向后位移），肌肉通常从远端到近端激活：干扰发生 90~100 ms 后腓肠肌激活，20~30 ms 后腘绳肌激活，最后是椎旁肌肉激活[119,120]。对于后向不稳，胫骨前肌先激活，然后是股四头肌和腹部肌肉激活。

重心转移策略（侧向平面）

重心转移策略通过将重心从一侧腿横向移动到另一侧腿来控制来自内外侧的干扰，关键控制点是髋部。重心转移策略通过激活髋外展肌和髋内收肌来侧向移动 COM，内外翻踝关节也有一定的作用[120]。

悬置策略

人在维持平衡时，通过屈膝迅速降低 COM 导致相应的踝和髋部屈曲，即为悬置策略[118]。悬置策略结合踝策略或重心转移策略可以增强平衡运动的有效性[118]。

髋策略

人在受到快速和（或）大的外部干扰或在重心接近稳定极限的情况下进行运动时采用髋策

表 8.1　干扰后平衡控制的三个运动系统的特点

特性	反射	自动	主动
传导通路	脊髓	脑干 / 皮质下	皮质
激活模式	外部刺激	外部刺激	外部刺激或自我刺激
反应等待时间	最快	中等	最慢
反应	局限于刺激点且很大程度固定	协调腿部和躯干肌肉；固定但可适应性调整	协调且很大程度可变
在平衡中的作用	调节肌肉力量	抵制干扰	产生有目的的动作
改变反应的因素	肌肉骨骼或神经系统异常	肌肉骨骼或神经系统异常；支撑面的构造；以往的经验	肌肉骨骼或神经异常；有意识的努力；以往的经验；任务的复杂性

注：引自 Nashner, LM: Sensory, neuromuscular, and biomechanical contributions to human balance. In Duncan, PW (ed): Balance Proceedings of the APTA Forum. Alexandria, VA: American Physical Therapy Association, 1990: 5–12.[120]

略[118]，通过快速屈曲或伸展髋关节将 COM 移动到 BOS 内[118]。在一个方向上快速旋转时，躯干相对于支撑面会产生相反方向的水平（剪切）力，该力使 COM 向与躯干运动相反的方向移动[118]。有研究让人横向站立在狭窄的平衡杆上，使支撑面突然向后（即人向前摆动）或向前（即人向后摆动）移动，以观察与髋策略相关的肌肉活动[68]。身体前倾时，肌肉从近端到远端激活：在干扰发生后 90~100 ms 腹肌开始激活，紧接着股四头肌激活。身体向后摆动时首先是椎旁肌肉激活，接着是腘绳肌激活。在光滑面上行走时不能用髋策略来保持平衡，因为产生的水平力过大会导致脚的滑动。

跨步策略

如果外力足够大使 COM 超出了稳定极限，可以前进或后退一步来增大 BOS 以重新获得平衡。例如，在不平坦的地面上蹒跚而行的不协调的步伐。

联合策略

研究表明，姿势干扰的运动反应模式比 Nashner 最初描述的更为复杂和多变[87]。大多数健康人会根据平衡控制的要求对策略进行组合来保持平衡。平衡控制的要求随任务和环境的不同而改变，如站在正在移动的公共汽车上比站在固定支撑面上有更高的控制要求。因此，在进行平衡障碍治疗时，改变任务和环境使患者在不同情况下制订运动策略是非常重要的。

不同条件的平衡控制

站立平衡

在安静站立时，身体以踝关节为中心像倒立的钟摆那样摇摆[181]。平衡的目标是将身体的 COM 安全地保持在 BOS 内。该目标通过踝策略实现，即踝部肌肉（踝跖屈 / 背伸肌群、内 / 外翻肌群）自动且有选择性地激活以抵消身体在不同方向上的摆动。其他在安静站立时被紧张性激活以保持直立姿势的肌肉包括臀中肌、阔筋膜张肌及防止髋关节过伸的髂腰肌和胸椎脊旁肌肉（伴随间歇性腹肌激活）[7]。安静站立时，身体力线也与稳定有关。以最佳身体力线站立时，可使身体肌肉消耗最少的能量来保持平衡[159]。

受干扰时的站立平衡

站立平衡的干扰既可以是内部的（即身体的主动活动），也可以是外部的（即施加于身体的力）。这两种干扰都涉及肌肉协同作用的激活，但反应时间对于内部干扰是前瞻性的（即预期的），对外部干扰则是反应性的[181]。

移动平台实验提供了人站在突然移动或倾斜的支撑面上的运动策略（即踝、髋、跨步策略）和相关肌肉激活模式的大量信息[88,117-119]。随着平台扰动的重复发生，产生了习得性适应，反应性应答显著减少[106,117]。例如，Nashner[117] 发现首次平台向上旋转可引发受试者腓肠肌的反射性收缩，产生向前跌倒的错觉；重复倾斜后，腓肠肌的反应减弱，在第四次时完全消失。因此，既往经验和前馈、预期控制对平衡反应有重要影响。

全身提举时的平衡

在日常生活中，平衡受到挑战的最常见的情况之一是提起搁置在地板上或相对低于身体 COM 位置的箱子或其他大型物体（图 8.4）。提举过程中失去平衡可能导致跌倒、滑倒或背部受伤[4,141,155]。

COM 转移。在提举过程中，身体向重物的移动会干扰 COM 的位置。当去提身体前方的重物

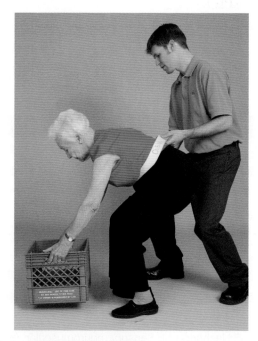

图 8.4 屈膝向前提物时的平衡

时，COM 随着躯干和腿屈曲而向前移动，产生对平衡的内部干扰。当重物加到手上时，COM 进一步向前移动，产生对平衡的外部干扰。因此需要预期姿势调节，将全身后向的动量（水平线性动量和角动量）与身体位移及预期负荷大小相匹配 [31,61,62]。中枢神经系统会根据提举该重物或其他相似物理特性（如尺寸、重量和密度）物体的经验来对所提举重物需要的动量进行估算 [62]。水平向后的线性动量能将身体的 COM 保持在 BOS 内。以直立姿势进行负重移动的人需要产生角动量。

预估重量和动量。产生的全身动量和提举力的大小取决于对物体预估的重量 [62]。当预期负荷很重时，需要足够的后向水平线性动量和角动量来抵抗该负荷，以免身体 COM 被拉动并旋转向前。当受试者提举轻负荷和重负荷时，提举姿势的细微差别反映了潜在的动量差异（图 8.5）。受试者在抬起重负荷（深色圆圈）比举起轻负荷（浅色圆圈），髋关节和膝关节的屈曲角度更大，重心后移更多。

失衡。受试者高估或低估物体的重量时，在提举过程中可能会失去平衡 [61]。当物体重量被高估时，会产生过多的动量，身体往往会向后倾倒。大多数受试者会后退一步来保持平衡。当物体重量被低估时，产生的动量太小并且身体前倾，导致重物迅速落回地面。

提举方式。提举方式会影响平衡。在提举过程中让膝关节更伸展（图 8.6）可以降低失衡的风险，特别是当股四头肌力量较弱时。比较提举方式的研究发现，与膝关节较伸直时相比，采用膝关节较屈曲的提举方式更易失去平衡 [27,30,61,167]。

提举指导。在提举重物时，临床医生经常指导患者使用屈膝、躯干伸直的腿部提举方式（图8.7）[112,162]。这一建议是基于以下假设：腿部提举比其他类型的提举（如伸膝时躯干屈曲提物）对脊柱施加的压力更小 [95]。当需要提起的重物可放置在双脚之间时，这种假设可能是正确的（图 8.7 和 8.8）。然而，van Dieen 及其同事 [171] 发现在生物力学文献中几乎没有证据支持腿部提举方式的脊柱负重低于背部提举方式。近期研究使用了精密的生物力学模型，结果显示当负荷不在双腿之间时，与背部提举方式相比，腿部提举方式对脊柱有更大的压缩应力 [23,36,89,139]。虽然研究人员一直发现，与蹲举相比，背部提举方式的弯矩和筋膜张力明显更大 [36,37]，但脊柱屈曲力矩的大小似乎远低于损伤的阈值 [2,36,172]。

根据目前的文献，如果举重训练是为了减轻腰椎负重，在选择提举方式时需要强调，其他因素对减轻腰椎负重有更重要的影响，尤其是负荷不在双腿之间时。

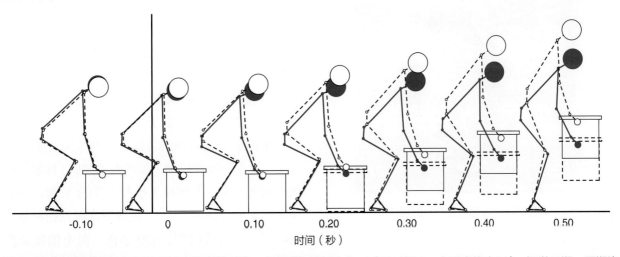

图 8.5 提举重负荷与轻负荷时的姿势调整对比。当受试者接近物体时（即时间 0，由垂直线表示），提举早期，预期姿势调节的细微差别是很明显的。与预期为轻负荷（浅色圆圈）相比，当预期为重负荷（深色圆圈）时，躯干、髋和膝的屈曲角度更大 [经许可引自 Heiss, DG, Shields, RK, and Yack, HJ: Anticipatory control of vertical lifting force and momentum during the squat lift with expected and unexpected loads. J Orthop Sports Phys Ther 31(12):708-723; discussion 724- 709, 2001.[61]]

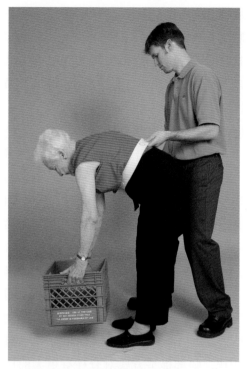

图 8.6　膝关节伸直位弯腰提物时的平衡

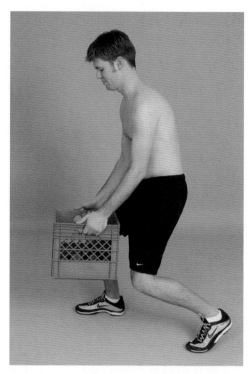

图 8.8　躯干直立时跨步提举放在双腿之间的物体

荷、避免不对称的提举（由于脊柱横向和扭转力矩的增加）（图 8.9）和减少负荷重量[172]。

　　如果存在平衡问题，尤其是老年人，采取半蹲和弯腰的提举方式更安全。股四头肌强壮的年轻人，采取跨步提举方式，即一侧腿在另一侧腿前方，可扩大支撑面，降低失去平衡的风险。

无干扰步态的平衡

　　步行时，COM 在 BOS 外（除了短暂的双支撑相）[181]。因此，平衡的目标是通过让身体向前倾斜将身体移动到 BOS 外以防止跌倒。保持上身（即头部、上肢和躯干）的平衡和姿势以及与重力作用下垂直对齐的力线，有利于实现平衡的目标。躯干和髋部肌肉（矢状面的屈肌 / 伸肌；冠状面的外展肌 / 内收肌）维持上半身平衡，下肢伸肌防止垂直跌倒[181,182]。足踝肌肉可以控制躯体 COG 的前 / 后或内侧 / 外侧加速，但不能防止跌倒[181]。足的精细运动控制，包括在摆动相踝关节背伸肌的预先激活，能确保最小的足趾离地间隙（0.55 cm），以防被绊倒[135]。

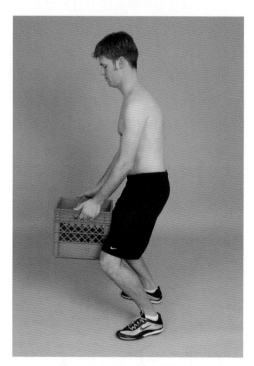

图 8.7　躯干直立时蹲举放在双腿之间的物体

▶ **临床提示**

　　保证安全提举的重要因素包括保持脊柱处于中立位、减慢提举速度、优化水平和垂直位置的负

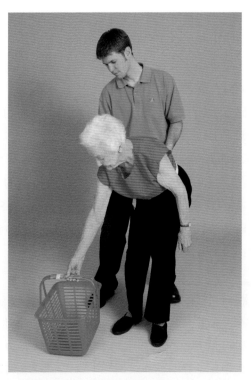

图 8.9　应避免在躯干侧屈和旋转时进行侧方提举，这将造成腰椎高负荷

平衡障碍

在涉及信息处理的三个阶段——感觉输入、感觉运动整合和运动输出生成中出现任何结构损伤或疾病都可能导致平衡受损。

感觉输入障碍

下肢和躯干损伤或病理改变造成的本体感觉障碍与平衡障碍有关。研究表明，反复性踝扭伤 [14,46,49,54]、膝关节韧带损伤 [6,134,148]、退行性关节病变 [6] 和腰痛（low back pain，LBP）患者的关节位置觉减退 [17,51,94]。且与对照组相比，相同的情况下，姿势的摆动增加 [3,33,46,49,94,113,129,178]。关节位置觉减退是由关节感受器改变还是肌肉感受器改变导致的，尚不清楚。

躯体感觉、视觉或前庭觉损伤会损害平衡和移动能力。

- 老年人和糖尿病患者的外周多发性神经病变引起的下肢躯体感觉减退与平衡障碍 [143,144,160,169] 及跌倒风险增加有关 [76,144]。与没有躯体感觉障碍的人相比，这类人往往更依赖髋策略来保持平衡 [69]。
- 疾病、外伤或衰老引起的视力丧失或敏锐度缺陷及对比敏感度、周边视野和深度觉方面的特定障碍可能会损害平衡并导致摔倒 [25,80]。
- 若前庭觉系统受损——常由病毒感染、创伤性脑损伤（traumatic brain injury，TBI）或衰老导致，患者可能会出现眩晕（旋转感）和姿势不稳。Black 及其同事 [12] 发现，双侧前庭功能严重丧失的患者尽管踝策略不受影响，但即使站立在窄梁上时也无法使用髋策略。

感觉运动整合障碍

基底神经节、小脑或辅助运动区域的损伤会妨碍传入信息的处理，导致难以根据环境变化调整感觉信息，从而扰乱了预期和反应性姿势调整 [70,120,159]。当站姿受到平台变化干扰时，帕金森患者由于身体两侧的肌肉同时激活，其运动幅度往往小于正常值；而小脑病变的患者则表现出较大的反应运动幅度 [159]。

研究表明，患有多种神经疾病的患者存在感觉运动整合障碍，表现为过度依赖于某种特定感觉的平衡控制，或更常见的在一种或多种感觉给出不准确信息时，无法选择适当的感觉进行平衡控制 [159]。严重依赖于视觉输入（视觉依赖性）或躯体感觉输入（表面依赖性）的患者在优选感觉不存在或不准确时会不稳或跌倒，而全身适应障碍（generalized adaptation problems）的患者在任何感觉输入不正确的状态下都会不稳。

生物力学和运动输出障碍

肌肉骨骼（即姿势不良、关节 ROM 受限和肌肉运动能力下降）和（或）神经肌肉系统（即运动协调障碍和疼痛）障碍可以引起平衡控制的运动成分障碍。姿势力线不良（如老年人典型的胸椎后凸）使 COM 从 BOS 中心偏移，易使人超过稳定极限 [120]。下肢的每个部分对其附属节段都会施加应力，一个关节 ROM 受限或肌肉力量障碍可以改变整个肢体的姿势和平衡运动。例如，挛缩、穿戴踝足矫形器和（或）踝关节背伸肌无力会限制踝关节活动，从而限制踝策略的使用，导致平衡控制中髋关节和躯干肌肉的活动增加[19,150]。

在患有神经系统疾病（如脑卒中、结核病和帕金森病）的患者中，张力异常或运动策略协调障碍导致的肌肉力量不足可能会限制其募集平衡所需的肌肉的能力[159]。

疼痛会改变运动、降低人的正常稳定极限。如果疼痛持续存在，则会继发力量下降和活动障碍。

衰老导致的障碍

跌倒在 65 岁以上人群中很常见，并且是高发病率、高死亡率、功能降低以及过早进入照护机构的主要原因[25,38,126,147,149]。专栏 8.2 列出了最常见的与老年人跌倒有关的危险因素。大多数老年人跌倒是由于多种危险因素之间复杂的相互作用。临床医生在制订预防跌倒的干预措施时应遵循已发布的老年人防跌倒指南[1]。

所有感觉系统的功能（躯体感觉、视觉和前庭觉）和三个阶段（即感觉输入、感觉运动整合和运动输出）信息处理的能力都会随着年龄增长而下降[96,159]。当两个及以上的系统感觉输入大幅减少时，老年人比年轻人更难保持平衡，尤其是只能依靠前庭觉输入进行平衡控制时[144,184]。研究表明，与年轻人相比，老年人对平台干扰的反应模式会发生以下运动策略改变。

专栏 8.2　最常见的与老年人跌倒有关的危险因素

- 肌无力
- 有跌倒史
- 步态异常
- 平衡障碍
- 辅助器具的使用
- 视觉障碍
- 关节炎
- 日常生活活动能力受限
- 抑郁
- 认知障碍
- 年龄 >80 岁

（引自 American Geriatrics Society British Geriatrics Society, American Academy of Orthopaedic Surgeons Panel on Fall Prevention: Guidelines for the prevention of falls in older persons. J Am Geriatr Soc 49:664- 672, 2001.[1]）

- 反应较慢[161,184]。
- 使用髋策略进行平衡控制的频率更高[171]。
- 面对幅度和速度增加的干扰，维持平衡的能力有限[97]。

研究表明，老年人在进行主动活动之前的预期姿势调节的能力有受损，这可能是他们在步行、提举和搬运物体等活动中跌倒发生率较高的原因[45,79]。表 8.2 列举了评估老年人跌倒风险的有效和可靠的观察指标。BESTest 量表、mini-BESTest 量表和 Brief-BESTest 量表是新兴的跌倒风险评估量表，主要在帕金森患者中进行研究[40]。

▶ 临床提示

人（尤其是老年人）在同时做两项任务时（如行走同时做另一个认知或运动任务），注意力分散可能会导致姿势不稳和跌倒[142,158]。临床医生可通过改良版起立－行走限时测试[138]中的次级认知和运动任务来评估注意力分散对平衡控制的影响[104,156]。如果发现障碍，应让患者在练习步行的同时训练一项次级任务，并根据其改善情况进阶至多项任务。

有跌倒史的老年人可能会对跌倒产生恐惧，这会导致其日常生活活动能力的信心下降、活动受限、社会孤立、功能下降、抑郁和生活质量下降[25,91]。老年人害怕跌倒不仅是担心受伤，更是害怕因此需要住院治疗[75]。害怕跌倒的人感知稳定的能力下降，表现为实际的稳定性受限和步态改变，包括步长减小、速度降低、步幅宽度增加和双支撑相时间增加[24,105]。临床医生应运用工具筛查害怕跌倒的患者，如特异性活动平衡信心（Activities-Specific Balance Confidence，ABC）[140]量表或跌倒效能量表[166]，从而实施有循证依据的干预措施，减少患者对跌倒的恐惧，改善功能性活动能力[16,164,175]。

药物导致的障碍

服用 4 种及以上药物或某些特定药物（如镇静药、三环类抗抑郁药和抗高血压药）引起的头晕或其他副作用会增加老年人的跌倒风险[1,25]。有跌倒

表 8.2　跌倒风险评估的观察指标		
观察指标	满分	划界分数（灵敏度、特异性）*
Berg 平衡量表	56	<46（预测有跌倒风险 25%、87%；多发性跌倒，42%、87%）[115]
Tinetti 平衡与步态量表	28（平衡分量表 –16，步态分量表 –12）	老年人 <20（64%，66%）**，帕金森病患者（76%、66%）[86]
起立 – 行走测试	N/A（时间测试）	>13.5 s（87%、87%）[156]
四方格迈步测试	N/A（时间测试）	>15 s（89%、85%）[35]
活动步态指数	24	<20（67%、86%）[185]
功能性步态评估	30	<23（100%、72%）[185]
5 次坐立测试	N/A（时间测试）	>15 s（55%、65%）[18]
ABC 量表	100%	<67%（84%、88%）[92]

注：* 灵敏度和特异性值是针对社区居住的老年人给出的。
　　** 灵敏度和特异性适用于在自我长期照护和长期照护机构中的老年人。

史的老年人应该检查并调整或停止使用某些药物，以防止再次跌倒。

平衡障碍的管理

平衡障碍的检查和评估

平衡障碍综合评估的要素包括以下几点。

- 全面的跌倒史（跌倒是突然的还是缓慢的；跌倒的频率和方向；跌倒时的环境状况、活动及是否存在眩晕或头重脚轻；现在和过去服用的药物；是否存在害怕跌倒的心理）。
- 评估感觉输入障碍（本体感觉、视觉和前庭觉）、感觉处理障碍（感觉运动整合、预期性和反应性平衡控制）、生物力学和运动功能障碍（姿势力线、肌肉力量和耐力、关节活动度和柔韧性、运动协调性以及疼痛）与平衡障碍的关联。
- 测试并观察平衡控制障碍对功能表现的影响。
- 评估环境以确定患者在家中跌倒的风险[25]。

表 8.3 列出了三种平衡功能的评估中常用的测试和评估。临床医生应仔细选择各种测试和评估，以全面评估平衡控制的各个方面。

静态平衡测试

静态平衡可以通过观察患者保持不同姿势的能力进行评估。

- Romberg 试验[127]，测试患者先睁眼后闭眼、双足平行站立 30 s 的能力。
- Romberg 加强试验，也称为 Romberg 前后并脚试验[127]，患者双足前后站（足尖对足跟），双臂交叉于胸前，闭眼 1 min。Romberg 试验和 Romberg 加强试验是筛查工具，帮助治疗师判断是否需要用更具体的测试以确定失衡的原因或确定个人的平衡状态。
- 单腿站立试验[173]（single-leg balance test，SLB），要求患者赤足单腿站立，双臂交叉或双手放在髋部，双腿不能接触。每侧下肢测试 3 次，记录 3 次测试的最长时间或平均时间。SLB 具有良好的信度，可以预测社区居住老年人跌倒的风险[173]和运动员踝关节扭伤的风险[168]。
- 鹳式站立试验[84]。是让患者双手放在髋部，抬起一侧下肢并将其足趾放在对侧膝关节上。根据测试者的命令，患者抬起站立侧足跟踮脚站立，并尽可能长时间地保持平衡，其间站立侧足跟不能着地或对侧脚不能离开站立侧膝关节。正常成人应该能够保持 20~30s。

动态平衡测试

动态平衡测试可以通过观察患者站在或坐在不稳定的支撑面上（如泡沫轴或瑞士球）、体位转

表 8.3 平衡评估和干预

平衡评估类别	临床测试和评估*	相应的干预
静态	观察患者保持不同的姿势；Romberg 试验[127]；Romberg 加强试验[127]；单腿站立试验[173]；鹳式站立试验（stork stand test）[84]	改变姿势 改变支撑面 增加外部负荷
动态	观察患者站立或坐在不稳定的支撑面上，进行姿势转换和功能性活动时的表现；5 次坐立测试[34]	移动支撑面 移到头部、躯干、上肢、下肢 转移和行走
预期性（正反馈）	观察患者接球、开门或举不同重量的物体；功能够物试验[39]；多方向够物测试[128]；星形偏移平衡测试[132]；Y– 平衡测试[152]	够物 抓握 踢 举重物 障碍物训练
反应性（反馈）	观察患者对推（力量小或大，慢或快，预期和非预期）的反应；抗拉试验[116]；推放试验[81]；姿势应力试验[183]	站立摆动 踝策略 髋策略 跨步策略 干扰
感觉整合	感觉整合平衡试验（Clinical Test of Sensory Integration on Balance Test，CTSIB）[157] 或者改良 CTSIB，平衡误差评分系统（Balance Error Scoring System，BESS）[58]	减少视觉输入 减少躯体感觉输入
功能性活动中的平衡	Berg 平衡量表（Berg Balance Scale，BBS）[11]；起立步行测试（timed up and go test，TUG）[138]；Tinetti 平衡与步态量表（Tinetti Performance-Oriented Moblity Assessment，POMA）[165]；平衡评定系统测试（Balance Evaluation System Test，BESTest 或简易平衡评定系统测试（mini-BESTest）[72]；四方格迈步测试（four square step test，4SST）[35]；动态步行指数（dynamic gait index，DGI）[159]；功能性步态评估（Functional Gait Assessment，FGA）[186]；社区平衡和运动量表[73]；高水平活动评估（High Level Mobility Scale，HiMat）[179]；眩晕残障量表（Dizziness Handicap Inventory，DHI）[82]	功能性活动 双重或多重任务活动（如在步行时加入认知或运动的次级任务）
步行、移动或平衡训练中的安全性	观察；家庭评估；跌倒效应量表[166]；特异性活动平衡信心量表[140]	稳定极限内的平衡 环境改造 辅助设备 外部支持

注：*测试按照由易到难的顺序列出。

移（如卧坐转移或坐立转移）、进行功能性活动（如步行、双脚跳、单脚跳和跳走）等的表现进行评估。

■ 5 次坐立测试（five-time sit–to-stand test，FTSTS），可以评估患者坐立转移时的平衡控制能力[34]。评估时患者坐在椅子上，双臂交叉于胸前，然后尽可能快地站起坐下，连续重复 5 次，同时进行计时。对 2735 名社区老人调查发现，完成 FTSTS 大于 15 s 的老人有重复性跌倒的风险（敏感性 55%，特异性 65%）[18]。

预期性姿势控制测试

预期性姿势控制可以通过让患者执行自发活动来评估，该活动需要患者通过姿势调整抵消预知的姿势干扰。患者接球、开门、举起不同重量的物体而不失去平衡，表明其有足够的预期性姿势控制能力。

■ 功能够物试验[39] 和多方向够物测试[128] 要求患者在不改变支撑面积的前提下尽可能远地向不同方向伸够。此测试有良好的信度和效度，并有标准化数据可参考[128]。

■ 星形偏移平衡测试（star excursion balance

test，SEBT）是挑战个人稳定极限的下肢伸展测试[132]。患者单腿站立，另一侧下肢尽可能远地依次向 8 个方向伸展[64,90]。该测试有良好的信度，可有效检查慢性踝关节不稳、前交叉韧带损伤或髌骨疼痛综合征患者的动态平衡障碍；能预测运动员下肢损伤的风险；评估慢性踝关节不稳患者和健康成人平衡训练后的功能改善[8,55,137]。研究表明 Y– 平衡测试（Y-Balance Test，Y-BT）比 SEBT 更省时[152]，测试时患者只需要用一侧下肢向 3 个方向伸展（前侧、后内侧和后外侧）。Y-BT 有良好的信度和效度，可预测运动员下肢损伤的风险[93,136,137,152]。

反应性姿势控制测试

自发性姿势反应或反应性姿势控制可以通过患者对外部干扰的反应来评估。

- 常使用的方法是向胸骨柄、躯干后侧或骨盆施加不同方向的推力（力量小或大，慢或快，预期和非预期），但施加的推力不可量化或无法测量。临床医生主观评估其反应是正常、好、一般、差或无反应。
- 抗拉试验[116]、推放试验[81]和姿势应力试验[183]是更客观和更可靠的反应性姿势控制评估方法。

感觉整合测试

感觉整合平衡试验（CTSIB）（也称为"泡沫和圆顶"试验）[157]，用以测试患者在 6 种不同感觉输入下的平衡能力。

1. 睁眼站立在坚固的平面上（视觉、本体感觉和前庭觉准确）。

2. 闭眼站立在坚固的平面上（本体感觉和前庭觉准确）。

3. 戴着改良灯笼制成的圆顶站立在坚固的平面上（本体感觉和前庭觉准确，视觉不准确）。

4. 睁眼站立在泡沫垫上（视觉和前庭觉准确，本体感觉不准确）。

5. 闭眼站立在泡沫垫上（前庭觉准确，本体感觉不准确）。

6. 戴着改良灯笼制成的圆顶站立在泡沫垫上（前庭觉准确，本体感觉和视觉不准确）。

患者双脚平行，上肢放在体侧或双手放在髋部。以上每项测试至少进行 3 次，每次保持 30s。

- 高度依赖视觉输入维持平衡（即视觉依赖）的受试者将会在测试 2、3、5 和 6 中变得不稳或跌倒。
- 高度依赖本体感觉输入（即支撑面依赖）的受试者将在测试 4、5 和 6 中表现出障碍。
- 具有广泛适应问题的受试者在测试 3、4、5 和 6 中会表现出不稳定。
- 在测试 5 和 6 中，前庭觉功能障碍的受试者会非常不稳定。

注意：因为测试 2 和 3、测试 5 和 6 之间的分数没有表现出差异[6,29]，圆顶部分已经从 CTSIB 中删除。修改后的版本由睁眼、闭眼、站立在坚固平面上、站立在泡沫垫上 4 种情况组成。使用可移动的测力板和视觉环绕的计算机控制可视化 CTSIB 被称为感觉整合测试[120]。

平衡误差评分系统（Balance Error Scoring System，BESS）是评估姿势稳定性的临床测试，要求患者闭眼以 3 种不同的姿势（双腿站、单腿站、双足前后站）分别站立在坚固的支撑面上、泡沫垫上，每项测试 20s，共 6 次[58]。测试者观察患者在 6 项测试中的不良表现，如睁眼、跨步、摇晃或跌倒。通过将每一个不良表现记录为一个误差点对平衡表现进行评估。BESS 具有中度至良好的评价者信度，可有效识别脑震荡、功能性踝关节不稳、踝关节外固定患者、疲劳和老年患者的平衡障碍[9,58]。

功能性测试

功能性测试用于评估患者的活动受限和参与受限，并确定患者需要练习的功能性活动。4 个活动量表（Tinetti 平衡与步态量表[165]、站起 – 行走计时测试[138]、Berg 平衡量表、四方格迈步测试[35]）和 2 个步行量表（即动态步行指数[159]和功能步行评估[186]）可以评估功能性活动中的平衡表现。这些量表大部分旨在评估老年人的跌倒风险，但功能性步态评估专门用于评估前庭觉功能障碍的患者。目前临床上可用的最全面的平衡评估工具是平衡评定系统测试，包括评估 6 种基本平衡控制系统（即生物力学受限、稳定性受限、预期性姿势调整、姿势反应、感觉定向和步态稳定）的 36 项平衡任务[72]。为了方便临床使用，BESTest 先后被缩减为 14 项（mini-BESTest）和 6 项（brief-BESTest）[44,133]。移动和功能性活动水平较高但仍有轻微平衡障碍的人群可使用社区平衡和移动性量表[73]评估平衡和移动能力[179]。25 项眩晕残障量表是用于评估眩晕和不稳定对前庭觉功能障碍患者功能性活动影响的自评问卷[82]。

平衡训练

制订平衡训练方案时需要考虑多种因素，大多数平衡训练是针对多系统的综合治疗。例如，长时间卧床或患病后长时间不活动患者的平衡训练，应包括下肢和躯干的牵伸以改善姿势对线和柔韧性；肌力训练以改善运动表现；动态、功能性平衡训练以提高日常生活活动的安全性。

关注点对改善平衡训练表现非常重要。外部关注点是指练习者在平衡训练时注意外部环境的改变[26,188]。例如，在平衡板上保持平衡时指令是保持平衡板水平；或者伸出一只手抓一根横杆，指令是保持横杆水平[10,26]。对于运动学习而言，外部关注点比利用内部关注点（引导学习者关注动作和姿势，如在平衡板上保持双脚水平或保持躯干直立）的指令和反馈更加有效。因此，外部关注点可以促进无意识的、快速的、反射性运动控制的形成（如自发性），加快学习进程。

在确定了静态的、动态的、预期性和反应性控制、感觉整合、功能性活动和安全性等各方面障碍的基础上，以下将详细阐述前面建议的干预措施（见表 8.3）。特定的肌肉骨骼问题（如肌力、关节活动度、灵活性或姿势）请参考本书针对相应问题或特定身体部位的内容。

由于平衡训练常挑战患者的稳定极限，治疗师应采取相应的措施保护患者的安全。专栏 8.3 列举了治疗过程中可采用的安全措施，以预防患者在治疗过程中跌倒和损伤。

专栏 8.3 平衡训练中的安全措施

1. 当患者进行对平衡有挑战的活动时，使用步行带。
2. 治疗师站在患者侧后方，一手抓住或靠近步行带，另一手放在或靠近患者的肩部（放在患者躯干上，而不是手臂上）。
3. 靠近栏杆或在双杠内训练，以便患者在必要时可以抓住栏杆。
4. 不要在边缘锋利的仪器周围训练。
5. 当患者跌倒风险较高或者训练动作损伤风险较高时，在患者的前面和后面各站一位治疗师。
6. 训练前检查仪器以确保正常运行。
7. 开启和关闭仪器时保护患者（比如跑步机和固定的脚踏车）。
8. 确保地板干净，没有垃圾。

▶ **临床提示**

认知障碍对平衡训练的成功与否有重要影响。如果患者存在中到重度的认知障碍且不能遵循指令，进行特定的平衡训练可能会不安全且收效甚微。这种情况下建议进行常用功能性活动的重复训练。

静态平衡控制

提高静态平衡的活动包括让患者在坚固的支撑面上保持坐位、半跪位、长跪位和站立位。

- 为了促进外部关注点的应用，让患者伸出手并持一根横杆，保持横杆在水平位置。
- 更有挑战性的活动包括练习双足前后站立、单腿站立（图 8.10）、弓箭步和半蹲。
- 通过在柔软的支撑面上训练（如泡沫垫、沙地和草地）、缩小支撑面、移动上肢或闭眼增加训练难度。
- 通过手持重物或弹性设备施加阻力（图 8.11 和 8.12）。
- 增加额外的任务（抛球或心算）来提高难度等级（图 8.13）。

动态平衡控制

改善动态平衡控制的干预措施如下。

- 让患者在移动的支撑面上练习平衡控制，如坐在治疗球上、站在平衡板上（图 8.14）或在小型蹦床上跳。为了利用外部关注点，指示患者不要让球滚动或平衡板摇晃。
- 通过叠加动作如重心转移、旋转躯干、活动头部或上肢增加训练难度（图 8.15）。
- 改变手的位置，双手从身体两侧上举过头

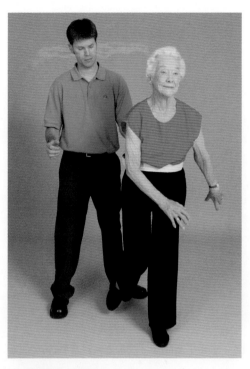

图 8.10　单腿站立平衡

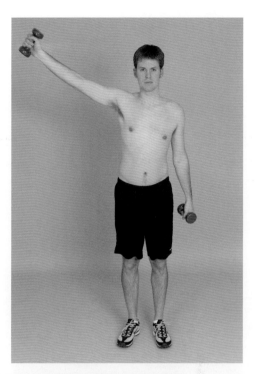

图 8.12　站立位手持重物外展保持平衡

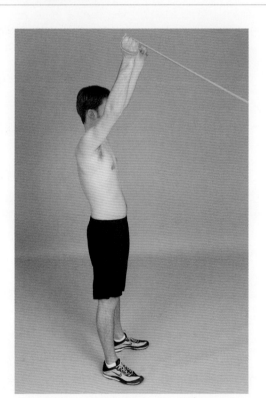

图 8.11　站立位上肢对抗弹性阻力并保持平衡

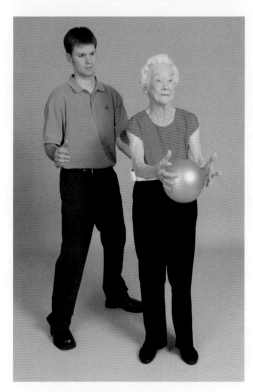

图 8.13　站立位，抛接球并保持平衡

（图 8.16）。

■ 迈步训练，从小步到小弓箭步到全弓箭步。对于外部关注点，患者想象背部有一块木板，将木板尽力推离支撑腿下方的地面。

■ 进阶训练项目包括单脚跳、双脚跳、跳绳，以及从台阶上向下跳并保持平衡。

■ 让患者在正常站姿、双足前后站立、单腿站立时进行手和脚的活动（图 8.17）。

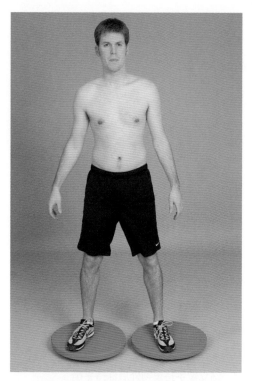

图 8.14   站在平衡板上保持平衡

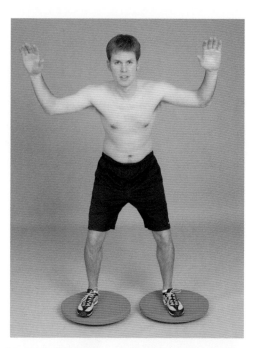

图 8.16   站在平衡板上，双手上举过头并保持平衡

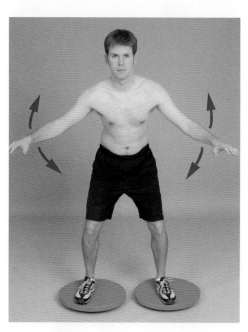

图 8.15   站在平衡板上，双手运动并保持平衡

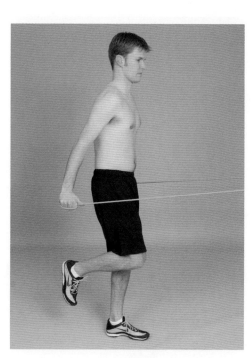

图 8.17   单腿站立，肩关节抗弹性阻力后伸

预期性平衡控制

通过下列方法可以训练预期性平衡控制。

■ 向各个方向伸手触摸或抓物体、接球、踢球。为了利用外部关注点，指示患者将注意力集中在物体上。例如，轻轻地触碰物体、缓和地接球或将球踢出去。

■ 采用不同的姿势（如坐位、站立位和跪位），以不同的速度和高度抛球或滚球（图 8.18）。

■ 通过使用需要身体多个部位共同参与的功能性任务增加预期性平衡控制训练的难度，如让患者以不同的姿势、不同的速度举起不同重量的物体，开关有不同形状的手柄和不同重量的门，以及跨越障碍物。

反应性平衡控制

通过下列活动可以训练反应性平衡控制。

- 患者站在稳固的支撑面上，慢慢增加不同方向摇晃的幅度，同时让患者集中注意力感受脚踩地板的力量大小以提升外部关注。
- 侧重踝策略的训练：让患者躯干直立并保持单腿站立。
- 侧重髋策略的训练：让患者沿着平衡木或地面上的直线行走；双足前后站立或单腿站立同时屈曲躯干；站在小蹦床、平衡木或滑板上。
- 侧重跨步策略的训练：让患者练习跨上凳子，或者双下肢交叉前进、后退（如交叉走）。
- 在以上训练活动中可以通过增加预期性和非预期性的外部力量调整训练难度。例如，让患者举起外观相同但重量不同的箱子；抛接不同重量和大小的球；在跑步机上训练时突然关闭或开启跑带，突然加速或减速。

感觉整合

通过改变特定的感觉输入，之前描述的很多活动都可用于感觉整合训练。

- 为了减少视觉输入，可在平衡训练中让患者闭上眼睛、戴上棱镜眼镜或活动眼睛和头。
- 为了减少患者对躯体感觉输入的依赖，治疗师可以缩小支撑面积，让患者站在泡沫垫上或平衡板上。

功能性活动中的平衡训练

重点训练评估中存在功能受限的活动，例如：

- 如果患者够物受限，可以进行类似够物活动的训练，如伸手到橱柜里拿玻璃杯，伸手向后够物（像把手放进裤子后兜里），或者从偏离中心的位置拿球。为了促进利用外部关注，指示患者将注意力集中在外部环境中的物体上（如保持水杯中的水位线平稳或轻柔地拿球）。
- 同时进行两个或多个任务，以增加任务的复杂度。
- 练习患者喜欢的娱乐活动，以增加患者的主动性，如打高尔夫球（图 8.19）。

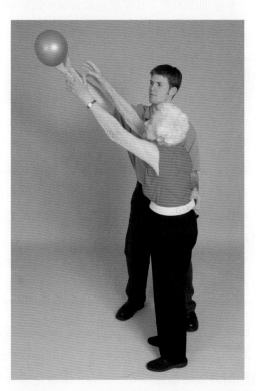

图 8.18　站立位，双手上举过头够物或抛接球并保持平衡

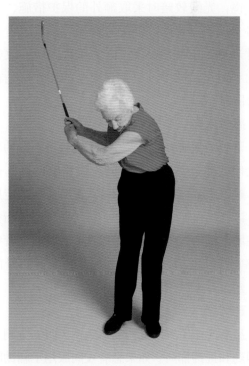

图 8.19　挥高尔夫球杆时的功能性平衡训练

步行、运动和平衡训练中的安全性

为了保障安全，让患者在其稳定极限内进行姿势摇摆训练，并逐渐进阶到促进功能性活动和外部关注的动态活动训练。如果平衡障碍无法改善，可以通过环境改造，使用辅具、家庭或外部支持保障安全。

▶ **临床提示**

辅助工具如助行车，常用作有多种平衡障碍患者的代偿工具。然而，临床医生应该意识到不正确的适配或使用辅助设备可能会导致患者跌倒。因此，临床医生应该恰当地调整辅具，并且指导患者正确使用辅具以避免不必要的跌倒。

健康和环境因素

除了运动和平衡训练，临床医生应该注意其他影响平衡的因素以降低跌倒的风险。

视力下降

为了解决视力下降的问题，鼓励患者定期进行眼部检查，必要时可以进行调节晶状体的治疗或白内障手术。其他的措施包括强光下戴帽子和太阳镜，光线较暗时采取额外的保护措施，夜晚在房子周围行走时应确保有灯光。建议患者在行走时避免使用双焦眼镜，因为单焦眼镜在改善深感觉和对比敏感度方面是最安全的，尤其是在上下台阶时。

感觉缺失

下肢感觉缺失的患者在软毛地毯或不平的路面行走时要格外注意，必要时应使用手杖或其他辅具。建议患者穿稳固的低跟橡胶鞋。患者应定期体检，以确保血糖水平和其他指征（胆固醇、脂类）在控制范围内，使疾病如糖尿病和各种心血管疾病对感觉神经的损伤最小化。如果患者有眩晕的症状，建议寻求医疗帮助。

药物治疗

患者应该了解一些药物对跌倒风险的影响，如镇静药和抗抑郁药。如果患者夜间服用了辅助睡眠的药物，起夜时应格外小心。

预防老年人跌倒的循证平衡训练计划

至少 1/3 的 65 岁以上老人每年至少跌倒一次，物理治疗师在跌倒预防中可以发挥重要作用。越来越多的临床随机试验表明，治疗性运动是预防跌倒的有效措施，尤其是针对导致跌倒的健康、环境、行为风险因素的综合治疗[52,111]。平衡训练项目的选择应该基于两个主要因素：患者跌倒的风险和进行训练的环境。经济和交通因素也会影响平衡训练措施的选择。因为患者在平衡训练时有可能跌倒，充分的保护对预防跌倒是很关键的。基于以上问题，训练方针如下。

- 没有跌倒史和在标准平衡测试中得分未显示有跌倒风险的老年人应该参加改善肌力、平衡和协调功能的个人或社区团体运动项目。
- 在标准平衡测试中提示有跌倒风险但没有跌倒史的老年人应该参加含有挑战性平衡训练的个体或团体运动项目，治疗中应有受过良好训练的领导者和辅助人员进行监督和保护。
- 有跌倒风险和跌倒史的患者需要治疗师或治疗师助手提供的个体化运动方案。必要时请经过专业训练的护工在家庭运动训练中监护和保护患者。治疗可以在诊所或患者家中进行。

▶ **临床提示**

根据当前最好的证据，减少跌倒风险的运动计划应该包括每周至少 2 小时的锻炼和活动以改善平衡[154]。

多种类型运动如平衡训练、肌力训练或抗阻训练、在 3 个活动平面内持续重复的运动（如太极拳或方形步）相结合的治疗方案可有效降低跌倒率和跌倒风险[53]。

尽管步行对健康有益，但是步行训练应该在平衡训练之外的时间进行，而不是替代平衡训练。

降低高跌倒风险人群跌倒风险的家庭运动方案

对于有高跌倒风险的人而言，家庭环境是进行预防跌倒训练的最佳环境。因为：①家是患者进行功能性活动最多的地方，因此在最可能跌倒的环境中进行训练；②没有交通问题带来的压力与疲劳，患者能更充分的发挥身体能力。

Otago 家庭运动方案

Otago 家庭运动方案 [20,48,145] 是由物理治疗师监护的、减少虚弱老年人跌倒风险的高效家庭训练方案，包括 17 种针对虚弱老年人的个体化力量和平衡训练，每周至少训练 3 次。老年人在完成 30 分钟的 Otago 家庭运动方案的同时，应进行每次 30 分钟、每周至少 2 次的步行训练。Otago 家庭运动方案应在物理治疗师或者由物理治疗师培训的健康专家的监护下执行 1 年 [48]。Otago 方案的前 2 个月是物理治疗管理阶段，由物理治疗师进行初始评估，指导患者训练方案，进阶计划和行走训练；接下来是自我管理阶段，必要时患者可在其照护者的帮助下完成训练。治疗师在 6 个月、9 个月、12 个月时进行随访。物理治疗师能通过美国北卡罗来纳大学的北卡罗来纳老年教育中心（Carolina Geriatric Education）获得执行 Otago 运动方案的在线训练和免费资源 [22]。

- 患者会收到一份有关每个动作介绍和说明的训练手册，也可以在线获取视频资源。
- 进行髋关节后伸、外展肌群，膝关节屈伸肌群的力量训练时，可以在踝关节绑沙袋来提供阻力 [48]。
  - 阻力的大小是基于患者在疲劳之前能重复活动 8~10 次的重量，大多数人从 1~2 kg 开始。
  - 增加阻力前，患者应能够完成 10 个 / 组，2 组 / 次的训练。
  - 踝关节背伸肌群或跖屈肌群的力量训练可以利用体重作为阻力（图 8.20 和 8.21）。
  - 专栏 8.4 列举了 Otago 家庭运动方案中的力量训练。
- Otago 家庭运动方案中的平衡训练是个体化制订的，强调与功能性活动密切相关的动态训练（图 8.22）[48]。根据个人能力不同，平衡训练可以先抓住大且稳定的家具或台面进行，然后进展到在无支撑状态下进行（图 8.23）。平衡训练方案见专栏 8.4。

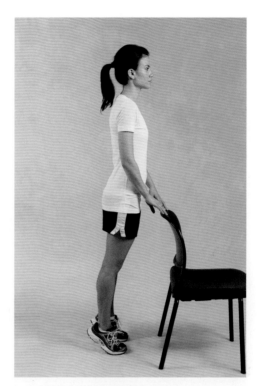

图 8.20　提踵以强化踝跖屈肌肌力

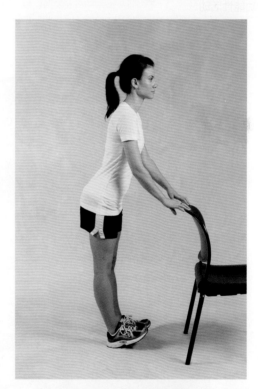

图 8.21　重心后移到足跟上同时抬高脚尖，以强化踝背伸肌肌力

- 步行训练也是 Otago 家庭运动方案的一部分 [48]，患者以正常的步速每天至少行走 30 分钟，中间可以短时间休息（10 分钟）。

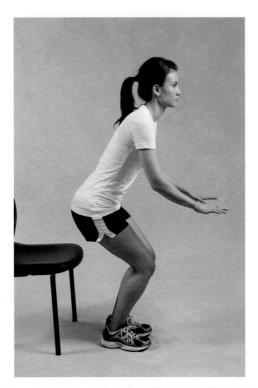

图 8.22 坐立转移训练，强化下肢肌力及改善动态平衡的重要功能性活动

包含肌力训练、步行和功能性活动的指导下的团体治疗

包含肌力训练、步态、平衡、协调和功能性活动的多系统综合治疗在短期内可有效改善平衡[74]。更有效的改善平衡的运动计划应包括站立位动态训练，每周训练 3 次，至少持续 3 个月[74]。

⊙ 聚焦循证

Means 及其同事[111] 的一项研究可以作为指导团体治疗的例子，该研究调查了一项用于改善有或无跌倒史的社区老年人平衡功能的治疗方案的有效性。该方案包括多种活动，如牵伸、肌力训练、协调性训练、力学调整、平衡训练、生存技巧练习（survival training maneuvers）和步行耐力训练等。参与者每组 6~8 人，每次训练 90 min，每周 3 次。在一位治疗师的指导下进行训练。最初，建议参与者以较"轻微"的强度进行训练（相当于 6~20 分 Borg 自觉疲劳程度评分量表中 11 分的强度[13]）。

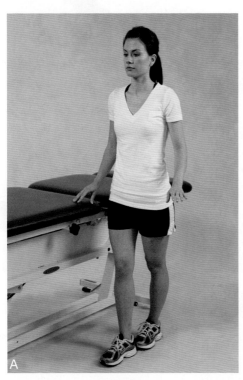
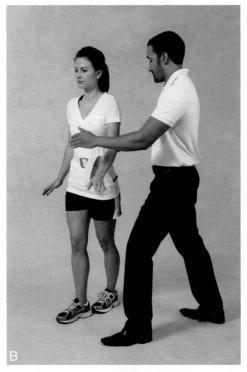

图 8.23 足尖足跟衔接行走。A. 轻触坚实的物体提供平衡辅助。B. 无外在支撑，治疗师须密切监护患者的安全

专栏 8.4　Otago 家庭运动方案 [22,48]

热身运动

下列的牵伸运动每个重复 5 次。

- 站立位向前看，把头缓慢地尽力转向右侧然后再转向左侧。
- 站立位直视前方，一只手放在下颌上引导头部水平后缩（收下颌）。
- 站立位，双脚与肩同宽，双手叉腰，上半身缓慢向后弯曲（后伸）。
- 站立位，双手置于髋关节处，髋关节固定不动，上半身舒适地尽可能向右转，然后再舒适地尽可能向左转。
- 坐位或站立位，抬高脚尖然后放下脚尖。

下肢肌力训练 *
平衡训练 **

坐在背部有良好支撑的长靠背椅上。

- 踝关节处放适当重量的沙袋，患者双下肢交替伸膝。
  面向桌子站立，双手支撑在桌面上。
- 踝关节处放适当重量的沙袋，患者交替屈膝。
- 患者双下肢交替外展。需要的话可调整沙袋的重量。

- 提踵——抬起脚跟以强化踝跖屈肌肌力。
- 足跟站立——重心后移至足跟上以加强踝背伸肌肌力。
- 屈膝——10 次 / 组，3 组。
- 倒退走——10 步 / 组，5 组。
- 行走和转弯——8 字形行走，2 次。
- 侧方走——10 步 / 组，5 组。
- 足跟足尖串联站立——每侧下肢保持 10s。
- 足跟足尖串联行走——10 步 / 组，5 组。
- 单腿站立——每侧下肢维持 30s。
- 足跟行走——10 步 / 组，5 组。
- 足尖行走——10 步 / 组，5 组。
- 足跟足尖串联倒退走——10 步 / 组，5 组。
- 由坐到站——根据患者的个人能力可选择双手辅助、单手辅助或无辅助，重复 5 次或 10 次。
- 上下楼梯——使用扶手，上下 12 级楼梯。

---

* 每一项运动都需要缓慢地（如用 2 ~ 3 秒抬起重物，4 ~ 6 秒放下重物）在关节全功能性活动范围进行，10 次 / 组，每个动作 2 组。为了增加踝背伸和跖屈的难度，患者可尝试双手无支撑进行训练。

** 平衡训练可以从最容易的双手支撑训练开始，然后根据患者平稳地、有控制地完成规定重复次数或规定时间运动的能力，逐渐进阶到单手支撑、无支撑。进行无支撑训练时，指导者必须确信患者可以靠下肢的平衡策略（如跨步策略）安全地保持平衡。上述所列出的重复次数为最高难度等级。

---

1 周后，建议参与者以"些许吃力"的强度训练（相当于 Borg 自觉疲劳程度评分量表中 13 分的强度）。完成 6 周综合训练的参与者跨越障碍物所需时间明显缩短（如步行、爬楼梯、开门、从椅子上站起及跨越物体），6 个月内发生跌倒和跌倒相关性损伤的次数减少。

专栏 8.5 提供了关于运动重复次数、步行耐力训练时间和指导下团体治疗方案进阶的指南 [111]。

多系统的团体治疗与针对平衡障碍和功能的循环训练相结合

Nitz 和 Choy[130] 调查了一项包括个人和团体治疗的平衡训练方案的有效性，该方案主要针对肌力、协调、感觉系统（视觉、知觉、前庭觉）、认知、反应时间和静态及动态稳定性。近期有跌倒史的社区老人被随机分为两组，一组进行包含多系统活动的平衡训练，对照组进行传统的小组训练。两组参与者均收到在家中如何预防跌倒的宣传册，并参与每周 1 次、每次 1 小时、持续 10 周的运动治疗。小组训练时（每组 6 个参与者），运动由一位治疗师指导和 1 ~ 2 位学生辅助进行。

治疗后两组参与者的跌倒次数均减少；循环训练组跌倒次数减少更多，并且在日常生活活动能力评估中改善更为明显。虽然 Nitz 和 Choy[130] 的研究建议进行循环训练结合平衡相关的多系统综合训练，但研究样本量小且研究过程中脱落率较高，研究结果需谨慎看待。

表 8.4 详细描述了 Nitz 和 Choy[130] 研究中的平衡训练，包含循环训练和团体训练。

太极拳在平衡训练中的作用

太极拳已成为一种流行的平衡训练方式。太极拳是中国传统的运动项目，包含一系列以缓慢、放松的方式进行的整体身体运动，且强调姿势对线和同步呼吸。太极拳常见派别有杨氏、孙氏、陈氏和吴氏四种，在原则、形式和作用上有所不同。杨氏太极拳目前应用最为普遍和广泛，共 24 式（姿势和动作）[103]。而针对老年人的太极拳可采用仅 6 ~ 12 个招式的简化太极拳 [103]。太极拳训练中，参与者在站立时可以学习控制身体重心的移动，在身体运动时可以增加下肢的肌力和柔韧性 [28]。

太极拳的特征和影响身体姿势和平衡的原理如下 [176]。

- 缓慢、连续、节律平稳的动作可促进感觉运动整合和对外环境的知觉（图 8.2）。

专栏 8.5　包含肌力训练、步行和功能性活动的平衡训练方案

第 1 周
柔韧性训练（每次维持 15 s，重复 5 次）
腘绳肌牵伸
臀大肌和髋屈肌群牵伸
腓肠肌和比目鱼肌牵伸
椎旁肌肉牵伸
肌力训练（下肢弹力带力量训练的基线运动强度取决于 1 次重复最大抗阻强度）
下肢肌肉（弹力带：每侧下肢重复 8~10 次 / 组，1 组）
股四头肌（坐位和直腿抬高）
腘绳肌
臀大肌
臀中肌
上肢肌肉（重复 5~10 次）
俯卧撑
腹部肌肉（重复 5 次）
双手置于头后，仰卧起坐
生物力学的指导
站位
坐位
卧位
抬举
伸手够物
提
从地上站起
上 / 下楼梯
步行基线的评估（取决于舒适行走的最远距离）
第 2 周
柔韧性训练（同上）
肌力训练：下肢肌肉（弹力带：每侧下肢重复 10 次 / 组，1 组）、上肢肌肉（重复 10 次）、腹部肌肉（重复 5~10 次）
姿势性运动（每次维持 10 s，重复 10 次）
头部和颈部
躯干
协调性训练
下肢交替运动（闭眼，重复 10 次）
桥式运动（重复 10 次）
坐 / 站（重复 5 次）
交叉步（重复 2 次）
踝关节交替运动（重复 10 次）
1 级台阶：向前踏步（重复 2 次）
生存技巧
地面爬起——"如果跌倒了应该如何站起"

安全地上下楼梯（个体化练习）
耐力性步行（从基线行走时间的 75%~100% 开始，以舒适的速度逐渐增加行走时间）
第 3 周
柔韧性训练（每次维持 20 s，重复 5 次）
肌力训练：下肢（10 次 / 组，重复 2 组），上肢（俯卧撑，重复 10~15 次），腹部肌群（仰卧起坐，重复 10~15 次）
姿势性运动（每次维持 10 s，重复 15 次）
协调性运动（增加重复次数）
生存技巧：练习（从地面爬起 / 上下楼梯）
耐力性步行（0~6 min，舒适的速度）
第 4 周
柔韧性训练（每次维持 25 s，重复 5 次）
肌力训练：下肢（10 次 / 组，2~3 组），上肢（俯卧撑，重复 15 次），腹部肌群（仰卧起坐，重复 15 次）
姿势性运动（每次维持 10 s，重复 20 次）
协调性运动（增加重复次数）
下肢交替运动（闭眼）
交叉步（无支撑，睁眼）
1 级台阶（前方、侧方、后方踏台阶）
生存技巧：练习（从地面爬起 / 上下楼梯）
步行耐力（3~8 min，舒适的速度）
第 5 周
柔韧性训练（每次维持 30 s，重复 5 次）
肌力训练：下肢肌肉（10 次 / 组，3 组），上肢肌肉（俯卧撑，重复 15~20 次），腹部肌群（仰卧起坐，重复 15~20 次）
姿势性运动（每次维持 10 s，重复 25 次）
协调性运动：同上，但增加重复次数
交叉步（无支撑，闭眼）
踝关节交替背伸 / 跖屈（重复 25 次）
生存技巧：练习（从地面爬起 / 上下楼梯）
耐力性步行（6~10 min，舒适的速度）
第 6 周
柔韧性训练（每次维持 30 s，重复 5 次）
肌力训练：下肢肌肉（10 次 / 组，3 组），上肢肌肉（俯卧撑，重复 15~20 次），腹部肌群（仰卧起坐，每次维持 10 s，重复 25 次）
姿势性运动（每次维持 10 s，重复 25 次）
协调性运动（同上，但增加重复次数）
耐力性步行（8~12 min，舒适的速度）
生存技巧：练习（从地面爬起 / 上下楼梯）

- 强调保持垂直的姿势，可以改善姿势对线和定位觉。
- 重心不断地在双下肢间转移可以改善预期性平衡控制、动作协调性和下肢肌力。
- 最后，肢体大范围的、动态的、流畅的画圈运动可改善关节活动度和灵活性（图 8.24）。当向患者推荐太极拳训练时应考虑

这些特征，以确保指导者能遵循以上原则，并且患者适合进行这项运动。

⊙ **聚焦循证**

太极拳的有效性取决于训练的持续时间（从 4 周到 1 年）和目标人群。研究表明，通过在重心转移的同时进行头部、躯干、手臂的运动，太极拳可

表 8.4　针对平衡障碍和功能的循环训练方案

活动	目标反应	活动的进阶
坐－站－坐	下肢肌力 功能性活动能力 多重任务	降低椅子的高度 增加或去除上肢的辅助 手中抓一物体，在托盘上保持水杯（有水或无水）平衡 在躯体任务的基础上增加认知任务
朝各个方向迈步（前方、侧方、后方）	选择迈步的反应时间 下肢肌力和协调性	加快迈步速度 在柔软的平面上迈步 闭眼
达到稳定极限	挑战稳定极限 前庭刺激与整合 强化上下肢肌力	双足固定不动，从上方、下方的各个方向将物体黏贴在前方的墙上来达到稳定极限 弓步拿物体并移放到侧方和后方的高架子上；通过增加物体的重量和尺寸增加训练难度
上下台阶	强化下肢肌力和耐力 踏步反应时间	向前方、后方、侧方踏不同高度的台阶；增加台阶的高度、重复次数和速度
踝关节、髋关节和上肢的平衡策略训练	强化上肢力量 平衡策略训练	背对墙站立，足趾放在离墙 0.5 m 的线上，尝试向后靠向墙壁时用手臂活动维持平衡并保持足背伸
侧方够物任务	强化下肢内外侧肌肉 前庭刺激和整合 挑战稳定极限 多重任务和干扰本体感觉输入	站在一高一低的桌子中间，拿起一张桌子上物品放到另一张桌子上 为了增加难度，增加两张桌子间的距离、增加物体的重量和大小 站在运动垫上执行任务
球类游戏	多重任务 手眼协调 前庭刺激 上下肢弹跳性活动	采用充气的沙滩球，逐渐减小球的尺寸、增加球的重量，或者同时使用 2~3 个球 增加认知任务，如当抛接球或踢球时说出以"高"开头的词语
纸牌寻宝 / 根据指令分类	视觉冲突的适应策略 前庭刺激和挑战稳定极限	课程开始前，将纸牌藏在房间的各个角落，参与者在搜寻纸牌过程中需要弯腰搜寻家具下方、往高处伸取或在视觉混乱的背景中寻找纸牌。可分为红黑两组，在 5 min 内搜集纸牌最多的为优胜组。在纸牌寻宝 / 根据指令分类中，加入顺序排列的挑战性认知任务

以有效改善站位平衡[5,77]。与没有运动的老年人相比，参加太极拳运动的老年人对跌倒的恐惧明显降低，可能原因是太极拳改善了老年人对平衡的自我感觉[5,151,191]。

　　然而，太极拳训练几乎不能改善步行和转弯等功能性活动中的动态平衡[5,77,98,151]。这或许可解释为何在太极拳能否降低 50 岁以上人群跌倒或跌倒风险上仍有争议[59,98,103]。因此，太极拳可作为综合预防跌倒干预计划的一部分，但不提倡作为唯一的干预措施。

特定肌肉骨骼问题的循证平衡训练方案

　　越来越多的证据表明，特定的平衡训练方案能有效地预防和（或）治疗下肢和躯干损伤导致的平衡控制障碍。

踝关节扭伤

　　踝关节扭伤亚急性期的患者建议进行治疗性运动，如在不稳定的支撑面上单腿站立训练以提高静态和动态平衡控制能力[107]。由于下肢和躯干的相互依赖，特别是力量通过躯干在上肢和下肢之间传递的体育运动中，治疗师在制订踝关节扭伤的康复方案时需要特别考虑踝关节以上的区域[83,125]。因此，平衡控制训练应纳入髋关节和躯干肌群的募集和协调训练。BESS 测试、SEBT 或 Y-BT 可用来记录踝关节损伤患者的平衡控制障碍和改善[107]。

　　有系统评价指出平衡训练可以提高有踝关节扭伤史患者的静态和动态平衡，降低再次发生踝关节

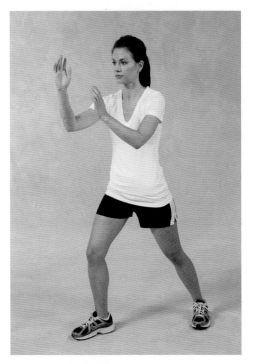

图 8.24   在这个太极拳招式中，参与者活动手臂的同时将身体重心转移到一侧下肢

扭伤的风险[65,78,109,177]。有效的治疗方案可以利用摇晃的、不稳定的平衡板，连续单腿站立和健侧腿弹力带或弹力管抗阻。为了预防踝关节扭伤，治疗在整个赛季期间每周至少进行 3 次，或者在损伤后每周 2~3 次，持续 6~8 周。有关踝关节扭伤后康复

的其他信息，请参阅第 22 章。

◉ 聚焦循证

McGuine 和 Keene[108] 设计的平衡训练方案可降低 38% 足球和篮球运动员（男性 *n*=112，女性 *n*=261）的踝关节扭伤风险，尤其是有踝关节扭伤史的运动员。参与者单腿站立（图 8.25），从站在地板上进阶到睁眼或闭眼站在平衡板上。平衡训练在前 5 周每周训练 5 次，随后每周训练 3 次，直到赛季结束。每侧下肢每个动作持续 30s，双下肢交替进行，其间休息 30s。

前交叉韧带损伤

研究表明，本体感觉和平衡训练与神经肌肉训练结合均可降低青少年和成人约 50% 前交叉韧带（anterior cruciate ligament，ACL）损伤的发生率[47,163]。神经肌肉训练包括下肢超等长训练（参照第 23 章）、躯干稳定和力量训练（参阅第 16 章）以及特定运动相关的功能训练（参阅第 21 章和第 23 章）。本体感觉和平衡训练方案常包括双腿和单腿的平衡运动，从稳定平面进阶到不稳定平面，如踝关节圆盘、平衡板、泡沫垫，同时伴随动作变换，如蹲或接球[21,43,50,110]。为了预防损伤，平衡训

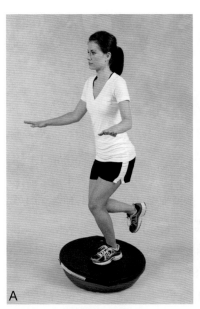
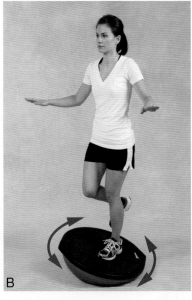
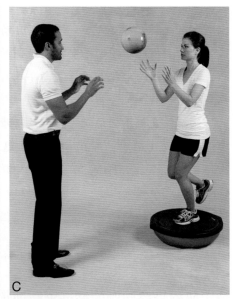

图 8.25   减少运动员踝关节损伤，使用平衡板的平衡训练项目。A. 单腿蹲（膝关节屈曲 30°~45°）。B. 单腿站立，旋转平衡板。C. 单腿站立进行功能性活动（如接球）

练通常在赛季前每天训练 10～15 分钟，在赛季期间每周训练 3 次。每次 20 分钟以上的神经肌肉训练比短时间训练能更有效地预防女性运动员 ACL 损伤[163]。

　　Benjaminse 及其同事[10] 提出了预防 ACL 损伤的强化平衡训练新技术。该技术的理论基础是有效的指导策略结合外部关注点来促进运动学习，尤其是当运动需要复杂的动作技巧时。双人训练是一项在临床上易于实施的简易技术，即运动员配对训练，互相观察对方的运动表现并提供反馈。例如，一名运动员进行运动，如前后和左右单脚跳并以两脚着地结束。另一名运动员观察其运动表现并在第一轮运动结束后提供反馈[10]。执行者和观察者之间的角色互换有利于学习者间的交流，促进认知成分的参与和处理，这可以解释为什么研究显示与个人或团体训练相比，双人训练更有利于强化运动技能的保留和延续[153,190]。

腰痛

　　实验室研究发现腰痛患者的姿势反应发生改变从而影响平衡[85,99]。为保持平衡，慢性腰痛患者最常见的代偿策略是躯干肌群联合收缩以稳定脊柱[124,170]。平衡测试如本章描述的 SEBT 可发现其姿势控制障碍[132]。从生物力学的观点来看，由于躯干约占体重的一半，腰痛患者的平衡训练应该纳入第 15～16 章所描述的综合性、多模式训练。目前证据表明，LBP 患者的躯干神经肌肉控制训练有助于减轻疼痛和改善功能，但难以解释平衡和姿势反射的改善[99,100,124]。

自学活动

批判性思考与讨论

1. 一个人从椅子上站起时即将跌倒。应用平衡的生物力学原理，可以立即进行哪些调整以增加稳定性、预防跌倒？
2. 和闭链运动控制对比，区分和描述几个主要依赖预期性或开链运动控制的平衡训练动作。
3. 回顾踝策略、髋策略和跨步策略，并讨论如何诱发该策略，以及控制平衡主要激活哪些关键肌。
4. 回想你跌倒的经历，跌倒时你正在做什么？哪些肌肉骨骼、神经、环境因素导致跌倒发生？跌倒的后果是什么？你认为你跌倒和老年人跌倒有什么不同？
5. 区分和讨论平衡控制训练中静态、动态、预期性、反应性和感觉整合方面的治疗动作。举例示范如何进行各项活动。
6. 有跌倒史的老年人，居家环境需要哪些方面的调整以最大程度保障老年人的安全性和独立性？
7. 区分内部和外部关注点。举例示范静态、动态、预期性和反应性平衡控制训练中提高外部关注点的语言提示。
8. 平衡训练的有效性取决于患者的依从性。你会采用哪些策略增加患者坚持居家运动方案的依从性，以确保达到治疗效果？参考第 1 章关于有效运动的指导策略的讨论。

实践练习

1. 找一个同伴，将标尺放在墙面上与肩关节同高的位置，在以下各种条件下站立 30s，通过记录肩关节最大位移距离测量身体的最大前后摇晃幅度。
   - 睁眼，双手置于髋关节上，双脚并拢站在坚硬的支撑面上。
   - 闭眼，双手置于髋关节上，双脚并拢站在坚硬的支撑面上。
   - 睁眼，双手置于髋关节上，双脚并拢站在柔软的泡沫垫上。
   - 闭眼，双手置于髋关节上，双脚并拢站在柔软的泡沫垫上。

以上各种条件下，人体分别依靠哪些感觉输入维持平衡？各种条件下的摇晃幅度有何不同？原因是什么？

2. 找一个同伴，观察以下活动中的身体动作。

- 站立位，双脚与肩同宽，身体主动前后晃动，逐渐增加晃动的幅度。
- 双脚分开站立，同伴的手置于你的胸骨上并向后轻推，然后再以较大的力推。
- 足跟衔接足尖站立，要求同伴轻轻将你向后推。
- 穿上会限制踝关节活动的踝足矫形器或滑雪靴，要求同伴轻轻将你往后推。

以上各项活动能引出哪种策略？为什么？

3. 可以使用表 8.3 中所描述的训练进行静态、动态、预期性、反应性和感觉整合训练。每项活动都要最大程度挑战平衡。练习在静态、动态、预期性、反应性平衡训练中提高外部关注点的应用。

案例研究

1. 一位 20 岁男性足球运动员因车祸导致右侧胫骨中段骨折，需穿戴长腿硬石膏 6 周。患者在去除石膏 1 周后来寻求物理治疗，他希望可以恢复踢球，但目前因右下肢不能保持单腿平衡而无法踢足球。哪些潜在的损伤可能导致患者的平衡问题？如何设计治疗方案以达到患者的目标？在训练中如何运用外部关注点？

2. 一位 75 岁的女性在浴缸中跌倒导致右侧骨盆骨折需卧床休息 2 周。患者出院后你在她家中看到她，比较虚弱、体能变差、双脚站立不稳，并且害怕跌倒。目前她使用助行器行走。跌倒前，她日常生活活动完全自理，喜欢傍晚时在家周围散步。为该患者设计一个渐进的平衡训练方案，以恢复到她以前的功能水平。

3. 一个双侧膝关节置换术后的 70 岁退休老人想要重新进行他最爱的划船运动，但对于在动态活动中维持平衡缺乏信心。请制订一个帮助他恢复以前的娱乐活动的运动和平衡训练计划。你有哪些建议可以增加他划船时的安全性？如果他的爱好是打高尔夫球而不是划船呢？对比这两种运动你所制订的运动处方有何不同？高尔夫球挥杆动作如何利用外部关注点？

4. 一名 56 岁患有糖尿病的肥胖女性，因腰痛正在接受治疗。她主诉行走不稳，特别是在黑暗的环境。在 CTSIB 测试中测试 2、3、5 和 6 维持平衡困难。哪些因素造成她的不稳？针对她的平衡障碍制订运动计划。

5. 一位活跃、充满活力的 70 岁女性关于如何维持健康和体适能来寻求你的建议。她的综合性运动计划中主要部分是什么？举例示范她应该进行的运动。

（高强　薛晶晶　译，王雪强　祁奇　审）

参考文献

1. American Geriatrics Society British Geriatrics Society, American Academy of Orthopaedic Surgeons Panel on Fall Prevention: Guidelines for the prevention of falls in older persons. *J Am Geriatr Soc* 49:664–672, 2001.
2. Adams, MA, and Hutton, WC: Has the lumbar spine a margin of safety in forward bending? *Clin Biomech (Bristol, Avon)* 1(1):3–6, 1986.
3. Alexander, KM, and LaPier, TL: Differences in static balance and weight distribution between normal subjects and subjects with chronic unilateral low back pain. *J Orthop Sports Phys Ther* 28(6):378–383, 1998.
4. Andersson, GB: Epidemiologic aspects on low-back pain in industry. *Spine* 6(1):53–60, 1981.
5. Au-Yeung, SS, Hui-Chan, CW, and Tang, JC: Short-form tai chi improves standing balance of people with chronic stroke. *Neurorehabil Neural Repair* 23(5):515–522, 2009.
6. Barrack, RL, Skinner, HB, and Buckley, SL: Proprioception in the anterior cruciate deficient knee. *Am J Sports Med* 17(1):1–6, 1989.
7. Basmajian, JV, and DeLuca, CJ: *Muscles Alive: Their Functions Revealed by Electromyography*, ed. 5. Baltimore: Williams & Wilkins, 1985.
8. Basnett, CR, et al: Ankle dorsiflexion range of motion influences dynamic balance in individuals with chronic ankle instability. *Int J Sports Phys Ther* 8(2):121–128, 2013.
9. Bell, DR, Guskiewicz, KM, Clark, MA, and Padua, DA: Systematic review of the balance error scoring system. *Sports Health* 3(3):287–295, 2011.
10. Benjaminse, A, et al: Optimization of the anterior cruciate ligament injury prevention paradigm: novel feedback techniques to enhance motor learning and reduce injury risk. *J Orthop Sports Phys Ther*

45(3): 170–182, 2015.

11. Berg, KO, Wood-Dauphinee, SL, Williams, JI, and Maki, B: Measuring balance in the elderly: validation of an instrument. *Can J Public Health* 83 Suppl 2:S7–11, 1992.

12. Black, FO, Shupert, CL, Horak, FB, and Nashner, LM: Abnormal postural control associated with peripheral vestibular disorders. *Prog Brain Res* 76: 263–275, 1988.

13. Borg, G: Perceived exertion as an indicator of somatic stress. *Scand J Rehabil Med* 2(2):92–98, 1970.

14. Boyle, J, and Negus, V: Joint position sense in the recurrently sprained ankle. *Aust J Physiother* 44(3):159–163, 1998.

15. Braune, W, and Fischer, O: *On the Center of Gravity of the Human Body*. Berlin: Springer-Verlag, 1984.

16. Brouwer, BJ, Walker, C, Rydahl, SJ, and Culham, EG: Reducing fear of falling in seniors through education and activity programs: a randomized trial. *J Am Geriatr Soc* 51(6):829–834, 2003.

17. Brumagne, S, Cordo, P, Lysens, R, Verschueren, S, and Swinnen, S: The role of paraspinal muscle spindles in lumbosacral position sense in individuals with and without low back pain. *Spine* 25(8):989–994, 2000.

18. Buatois, S, et al: Five times sit to stand test is a predictor of recurrent falls in healthy community-living subjects aged 65 and older. *J Am Geriatr Soc* 56(8):1575–1577, 2008.

19. Burtner, PA, Woollacott, MH, and Qualls, C: Stance balance control with orthoses in a group of children with spastic cerebral palsy. *Dev Med Child Neurol* 41(11):748–757, 1999.

20. Campbell, AJ, et al: Randomised controlled trial of a general practice programme of home based exercise to prevent falls in elderly women. *BMJ* 315(7115):1065–1069, 1997.

21. Caraffa, A, Cerull,i G, Projetti, M, Aisa, G, and Rizzo, A: Prevention of anterior cruciate ligament injuries in soccer. A prospective controlled study of proprioceptive training. *Knee Surg Sports Traumatol Arthrosc* 4(1):19–21, 1996.

22. Centers for Disease Control and Prevention: *Tools to Implement the Otago Exercise Program: A Program to Reduce Falls*, ed. 1. Available at http://www.med.unc.edu/aging/cgec/exercise-program/tools-for-practice/ImplementationGuideforPT.pdf. Accessed July 23, 2015.

23. Chaffin, DB, and Page, GB: Postural effects on biomechanical and psychophysical weight-lifting limits. *Ergonomics* 37(4):663–676, 1994.

24. Chamberlin, ME, Fulwider, BD, Sanders, SL, and Medeiros, JM: Does fear of falling influence spatial and temporal gait parameters in elderly persons beyond changes associated with normal aging? *J Gerontol A Biol Sci Med Sci* 60(9):1163–1167, 2005.

25. Chandler, JM, and Duncan, PW: Balance and falls in the elderly: issues in evaluation and treatment. In Guccione, AA (ed): *Geriatric Physical Therapy*. St, Louis: Mosby, Inc, 1993, pp 237–251.

26. Chiviacowsky, S, Wulf, G, and Wally, R: An external focus of attention enhances balance learning in older adults. *Gait Post* 32(4):572–575, 2010.

27. Chow, DH, Cheng, IY, Holmes, AD, and Evans, JH: Postural perturbation and muscular response following sudden release during symmetric squat and stoop lifting. *Ergonomics* 48(6):591–607, 2005.

28. Christou, EA, Yang, Y, and Rosengren, KS: Taiji training improves knee extensor strength and force control in older adults. *J Gerontol A Biol Sci Med Sci* 58(8):763–766, 2003.

29. Cohen, H, Blatchly, CA, and Gombash, LL: A study of the clinical test of sensory interaction and balance. *Phys Ther* 73(6):346–351; discussion 351–344, 1993.

30. Commissaris, DA, and Toussaint, HM: Load knowledge affects low-back loading and control of balance in lifting tasks. *Ergonomics* 40(5): 559–575, 1997.

31. Commissaris, DA, Toussaint, HM, and Hirschfeld, H: Anticipatory postural adjustments in a bimanual, whole-body lifting task seem not only aimed at minimising anterior—posterior centre of mass displacements. *Gait Post* 14(1):44–55, 2001.

32. Cordo, PJ, and Nashner, LM: Properties of postural adjustments associated with rapid arm movements. *J Neurophysiol* 47(2):287–302, 1982.

33. Cornwall, MW, and Murrell, P: Postural sway following inversion sprain of the ankle. *J Am Podiatr Med Assoc* 81(5):243–247, 1991.

34. Csuka, M, and McCarty, DJ: Simple method for measurement of lower extremity muscle strength. *Am J Med* 78(1):77–81, 1985.

35. Dite, W, and Temple, VA: A clinical test of stepping and change of direction to identify multiple falling older adults. *Arch Phys Med Rehabil* 83(11):1566–1571, 2002.

36. Dolan, P, Earley, M, and Adams, MA: Bending and compressive stresses acting on the lumbar spine during lifting activities. *J Biomech* 27(10): 1237–1248, 1994.

37. Dolan, P, Mannion, AF, and Adams, MA: Passive tissues help the back muscles to generate extensor moments during lifting. *J Biomech* 27(8): 1077–1085, 1994.

38. Donald, IP, and Bulpitt, CJ: The prognosis of falls in elderly people living at home. *Age Ageing* 28(2):121–125, 1999.

39. Duncan, PW, Weiner, DK, Chandler, J, and Studenski, S: Functional reach: a new clinical measure of balance. *J Gerontol* 45(6):M192–197, 1990.

40. Duncan, RP, et al: Comparative utility of the BESTest, mini-BESTest, and brief-BESTest for predicting falls in individuals with Parkinson disease: a cohort study. *Phys Ther* 93(4):542–550, 2013.

41. Emery, CA, Rose, MS, McAllister, JR, and Meeuwisse, WH: A prevention strategy to reduce the incidence of injury in high school basketball: a cluster randomized controlled trial. *Clin J Sport Med* 17(1):17–24, 2007.

42. Faber, MJ, Bosscher, RJ, and van Wieringen, PC: Clinimetric properties of the performance-oriented mobility assessment. *Phys Ther* 86(7): 944–954, 2006.

43. Filipa, A, et al: Neuromuscular training improves performance on the star excursion balance test in young female athletes. *J Orthop Sports Phys Ther* 40(9):551–558, 2010.

44. Franchignoni, F, Horak, F, Godi, M, Nardone, A, and Giordano, A: Using psychometric techniques to improve the Balance Evaluation Systems Test: the mini-BESTest. *J Rehabil Med* 42(4):323–331, 2010.

45. Frank, JS, Patla, AE, and Brown, JE: Characteristics of postural control accompanying voluntary arm movement in the elderly. *Soci Neurosci Abstr* 13:335, 1987.

46. Freeman, MA, Dean, MR, and Hanham, IW: The etiology and prevention of functional instability of the foot. *J Bone Joint Surg Br* 47(4):678–685, 1965.

47. Gagnier, JJ, Morgenstern, H, and Chess, L: Interventions designed to prevent anterior cruciate ligament injuries in adolescents and adults: a systematic review and meta-analysis. *Am J Sports Med* 41(8):1952–1962, 2013.

48. Gardner, MM, Buchner, DM, Robertson, MC, and Campbell, AJ: Practical implementation of an exercise-based falls prevention programme. *Age Ageing* 30(1):77–83, 2001.

49. Garn, SN, and Newton, RA: Kinesthetic awareness in subjects with multiple ankle sprains. *Phys Ther* 68(11):1667–1671, 1988.

50. Gilchrist, J, et al: A randomized controlled trial to prevent noncontact anterior cruciate ligament injury in female collegiate soccer players. *Am J Sports Med* 36(8):1476–1483, 2008.

51. Gill, KP, and Callaghan, MJ: The measurement of lumbar proprioception in individuals with and without low back pain. *Spine* 23(3):371–377, 1998.

52. Gillespie, LD, et al: Interventions for preventing falls in elderly people. *Cochrane Database Syst Rev* (4):CD000340, 2003.

53. Gillespie, LD, et al: Interventions for preventing falls in older people living in the community. *Cochrane Database Syst Rev* 9:CD007146, 2012.

54. Glencross, D, and Thornton, E: Position sense following joint injury. *J Sports Med Phys Fitness* 21(1):23–27, 1981.

55. Gribble, PA, Hertel, J, and Plisky P: Using the Star Excursion Balance Test to assess dynamic postural-control deficits and

outcomes in lower extremity injury: a literature and systematic review. *J Athl Train* 47(3):339–357, 2012.

56. Grigg, P: Articular neurophysiology. In Zachazewski, JE, and Quillen, WS (eds): *Athletic Injury Rehabilitation*. Philadelphia: WB Saunders, 1996: 152-169.

57. Grigg, P, Finerman, GA, and Riley, LH: Joint-position sense after total hip replacement. *J Bone Joint Surg Am* 55(5):1016–1025, 1973.

58. Guskiewicz, KM: Postural stability assessment following concussion: one piece of the puzzle. *Clin J Sport Med* 11(3):182–189, 2001.

59. Hackney, ME, and Wolf, SL: Impact of tai chi Chu'an practice on balance and mobility in older adults: an integrative review of 20 years of research. *J Geriatr Phys Ther* 37(3):127–135, 2014.

60. Han, K, Ricard, MD, and Fellingham, GW: Effects of a 4-week exercise program on balance using elastic tubing as a perturbation force for individuals with a history of ankle sprains. *J Orthop Sports Phys Ther* 39(4): 246–255, 2009.

61. Heiss, DG, Shields, RK, and Yack, HJ: Anticipatory control of vertical lifting force and momentum during the squat lift with expected and unexpected loads. *J Orthop Sports Phys Ther* 31(12):708–723; discussion 724–709, 2001.

62. Heiss, DG, Shields, RK, and Yack, HJ: Balance loss when lifting a heavier-than-expected load: effects of lifting technique. *Arch Phys Med Rehabil* 83(1):48–59, 2002.

63. Hellebrandt, FA, Tepper, RH, and Braun, GL: Location of the cardinal anatomical orientation planes passing through the center of weight in young adult women. *Am J Physiol* 121:465–470, 1938.

64. Hertel, J, Miller, SJ, and Denegar, CR: Intratester and intertester reliability during the Star Excursion Balance Tests. *J Sport Rehabil* 9:104–116, 2000.

65. Holmes, A, and Delahunt, E: Treatment of common deficits associated with chronic ankle instability. *Sports Med* 39(3):207–224, 2009.

66. Horak, F, and Shupert, C: The role of the vestibular system in postural control. In Herdman, S (ed): *Vestibular Rehabilitation*. New York: F.A. Davis, 1994.

67. Horak, FB: Postural orientation and equilibrium: what do we need to know about neural control of balance to prevent falls? *Age Ageing* 35 Suppl 2:ii7–ii11, 2006.

68. Horak, FB, and Nashner, LM: Central programming of postural movements: adaptation to altered support-surface configurations. *J Neurophysiol* 55(6):1369–1381, 1986.

69. Horak, FB, Nashner, LM, and Diener, HC: Postural strategies associated with somatosensory and vestibular loss. *Exp Brain Res* 82(1):167–177, 1990.

70. Horak, FB, Nutt, JG, and Nashner, LM: Postural inflexibility in parkinsonian subjects. *J Neurol Sci* 111(1):46–58, 1992.

71. Horak, FB, Shupert, CL, and Mirka, A: Components of postural dyscontrol in the elderly: a review. *Neurobiol Aging* 10(6):727–738, 1989.

72. Horak, FB, Wrisley, DM, and Frank J: The Balance Evaluation Systems Test (BESTest) to differentiate balance deficits. *Phys Ther* 89(5):484–498, 2009.

73. Howe, JA, Inness, EL, Venturini, A, Williams, JI, and Verrier, MC: The Community Balance and Mobility Scale—a balance measure for individuals with traumatic brain injury. *Clin Rehabil* 20(10):885–895, 2006.

74. Howe, TE, Rochester, L, Neil, F, Skelton, DA, and Ballinger, C: Exercise for improving balance in older people. *Cochrane Database Syst Rev* 11: CD004963, 2011.

75. Howland, J, et al: Fear of falling among the community-dwelling elderly. *J Aging Health* 5(2):229–243, 1993.

76. Huang, HC, Gau, ML, Lin, WC, and George, K: Assessing risk of falling in older adults. *Public Health Nurs* 20(5):399–411, 2003.

77. Huang, Y, and Lui, X: Improvement for balance control ability and flexibility in the elderly Tai Chi Chuan (TCC) practitioners: a systematic review and meta-analysis. *Arch Gernotol Geriatr*

60:233–238, 2015.

78. Hubscher, M, et al: Neuromuscular training for sports injury prevention: a systematic review. *Med Sci Sports Exerc* 42(3):413–421, 2010.

79. Inglin, B, and Woollacott, M: Age-related changes in anticipatory postural adjustments associated with arm movements. *J Gerontol* 43(4): M105–113, 1988.

80. Jack, CI, Smith, T, Neoh, C, Lye, M, and McGalliard, JN: Prevalence of low vision in elderly patients admitted to an acute geriatric unit in Liverpool: elderly people who fall are more likely to have low vision. *Gerontology* 41(5):280–285, 1995.

81. Jacobs, JV, Horak, FB, Van Tran, K, and Nutt, JG: An alternative clinical postural stability test for patients with Parkinson's disease. *J Neurol* 253(11):1404–1413, 2006.

82. Jacobson, GP, and Newman, CW: The development of the Dizziness Handicap Inventory. *Arch Otolaryngol Head Neck Surg* 116(4):424–427, 1990.

83. Jamison, ST, et al: Randomized controlled trial of the effects of a trunk stabilization program on trunk control and knee loading. *Med Sci Sports Exerc* 44(10):1924–1934, 2012.

84. Johnson, BL, and Nelso, JK: *Practical Measurements for Evaluation in Physical Education*, ed. 4. Minneapolis, MN: Burgess, 1979.

85. Jones, SL, Hitt, JR, DeSarno, MJ, and Henry, SM: Individuals with nonspecific low back pain in an active episode demonstrate temporally altered torque responses and direction-specific enhanced muscle activity following unexpected balance perturbations. *Exp Brain Res* 221(4): 413–426, 2012.

86. Kegelmeyer, DA, Kloos, AD, Thomas, KM, and Kostyk, SK: Reliability and validity of the Tinetti Mobility Test for individuals with Parkinson disease. *Phys Ther* 87(10):1369–1378, 2007.

87. Keshner, EA: Reflex, voluntary, and mechanical process in postural stabilization. In Duncan, PW (ed): *Balance Proceedings of the APTA Forum*. Alexandria, VA: American Physical Therapy Association, 1990.

88. Keshner, EA, Woollacott, MH, and Debu, B: Neck, trunk and limb muscle responses during postural perturbations in humans. *Exp Brain Res* 71(3):455–466, 1988.

89. Kingma, I, Bosch, T, Bruins, L, and van Dieen, JH: Foot positioning instruction, initial vertical load position and lifting technique: effects on low back loading. *Ergonomics* 47(13):1365–1385, 2004.

90. Kinzey, SJ, and Armstrong, CW: The reliability of the star-excursion test in assessing dynamic balance. *J Orthop Sports Phys Ther* 27(5):356–360, 1998.

91. Lachman, ME, et al: Fear of falling and activity restriction: the survey of activities and fear of falling in the elderly (SAFE). *J Gerontol B Psychol Sci Soc Sci* 53(1):43–50, 1998.

92. Lajoie, Y, and Gallagher, SP: Predicting falls within the elderly community: comparison of postural sway, reaction time, the Berg balance scale and the Activities-specific Balance Confidence (ABC) scale for comparing fallers and non-fallers. *Arch Gerontol Geriatr* 38(1):11–26, 2004.

93. Lehr, ME, et al: Field-expedient screening and injury risk algorithm categories as predictors of noncontact lower extremity injury. *Scand J Med Sci Sports* 23(4):e225–232, 2013.

94. Leinonen, V, Kankaanpaa, M, Luukkonen, M, et al: Lumbar paraspinal muscle function, perception of lumbar position, and postural control in disc herniation-related back pain. *Spine* 28(8):842–848, 2003.

95. Leskinen, TP, Stalhammar, HR, Kuorinka, IA, and Troup JD: A dynamic analysis of spinal compression with different lifting techniques. *Ergonomics* 26(6):595–604, 1983.

96. Light, KE: Information processing for motor performance in aging adults. *Phys Ther* 70(12):820–826, 1990.

97. Lin, SI, Woollacott, MH, and Jensen, JL: Postural response in older adults with different levels of functional balance capacity. *Aging Clin Exp Res* 16(5):369–374, 2004.

98. Logghe, IH, Verhagen, AP, Rademaker, AC, et al: The effects of tai

chi on fall prevention, fear of falling and balance in older people: a metaanalysis. *Prev Med* 51(3–4):222–227, 2010.

99. Lomond, KV, Henry, SM, Hitt, JR, DeSarno, MJ, and Bunn JY: Altered postural responses persist following physical therapy of general versus specific trunk exercises in people with low back pain. *Man Ther* 19(5):425–432, 2014.

100. Lomond, KV, et al: Effects of low back pain stabilization or movement system impairment treatments on voluntary postural adjustments: a randomized controlled trial. *Spine J* 15(4):596–606, 2015.

101. Lord, SR, Dayhew, J, and Howland A: Multifocal glasses impair edgecontrast sensitivity and depth perception and increase the risk of falls in older people. *J Am Geriatr Soc* 50(11):1760–1766, 2002.

102. Lord, SR, et al: The effect of an individualized fall prevention program on fall risk and falls in older people: a randomized, controlled trial. *J Am Geriatr Soc* 53(8):1296–1304, 2005.

103. Low, S, Ang, LW, Goh, KS, and Chew, SK: A systematic review of the effectiveness of tai chi on fall reduction among the elderly. *Arch Gerontol Geriatr* 48(3):325–331, 2009.

104. Lundin-Olsson, L, Nyberg, L, and Gustafson Y: Attention, frailty, and falls: the effect of a manual task on basic mobility. *J Am Geriatr Soc* 46(6): 758–761, 1998.

105. Maki, BE: Gait changes in older adults: predictors of falls or indicators of fear. *J Am Geriatr Soc* 45(3):313–320, 1997.

106. Maki, BE, Whitelaw RS: Influence of expectation and arousal on center-of-pressure responses to transient postural perturbations. *J Vestib Res* 3(1):25–39, 1993.

107. Martin, RL, Davenport, TE, Paulseth, S, Wukich, DK, and Godges, JJ, Orthopaedic Section American Physical Therapy A: ankle stability and movement coordination impairments: ankle ligament sprains. *J Orthop Sports Phys Ther* 43(9):A1–40, 2013.

108. McGuine, TA, and Keene, JS: The effect of a balance training program on the risk of ankle sprains in high school athletes. *Am J Sports Med* 34(7):1103–1111, 2006.

109. McKeon, PO, and Hertel, J: Systematic review of postural control and lateral ankle instability, part I: can deficits be detected with instrumented testing. *J Athl Train* 43(3):293–304, 2008.

110. McLeod, TC, Armstrong, T, Miller, M, and Sauers JL: Balance improvements in female high school basketball players after a 6-week neuromuscular-training program. *J Sport Rehabil* 18(4):465–481, 2009.

111. Means, KM, Rodell, DE, and O'Sullivan, PS: Balance, mobility, and falls among community-dwelling elderly persons: effects of a rehabilitation exercise program. *Am J Phys Med Rehabil* 84(4):238–250, 2005.

112. Miller, RL: When you lift, bend your knees. *Occup Health Saf* 45(3): 46–47, 1976.

113. Mizuta H, et al: A stabilometric technique for evaluation of functional instability in the anterior cruciate ligament deficient knee. *Clin J Sport Med* 2:235–239, 1992.

114. Mohammadi, F: Comparison of 3 preventive methods to reduce the recurrence of ankle inversion sprains in male soccer players. *Am J Sports Med* 35(6):922–926, 2007.

115. Muir, SW, Berg, K, Chesworth, B, and Speechley, M: Use of the Berg Balance Scale for predicting multiple falls in community-dwelling elderly people: a prospective study. *Phys Ther* 88(4):449–459, 2008.

116. Munhoz, RP, et al: Evaluation of the pull test technique in assessing postural instability in Parkinson's disease. *Neurology* 62(1):125–127, 2004.

117. Nashner, LM: Adaptations of human movement to altered environments. *Trends in Neurosci* 5:358–361, 1982.

118. Nashner, LM: The anatomic basis of balance in orthopaedics. In Wallman, HW (ed): *Orthopedic Physical Therapy Clinics of North America*. Philadelphia: W.B. Saunders, 2002.

119. Nashner, LM: Fixed patterns of rapid postural responses among leg muscles during stance. *Exp Brain Res* 30(1):13–24, 1977.

120. Nashner, LM: Sensory, neuromuscular, and biomechanical contributions to human balance. In Duncan, PW (ed): *Balance Proceedings of the APTA Forum*. Alexandria, VA: American Physical Therapy Association, 1990.

121. Nashner, LM, Shupert, CL, Horak, FB, and Black, FO: Organization of posture controls: an analysis of sensory and mechanical constraints. *Prog Brain Res* 80:411–418; discussion 395–417, 1989.

122. Nashner, LM, Woollacott, M, and Tuma, G: Organization of rapid responses to postural and locomotor-like perturbations of standing man. *Exp Brain Res* 36(3):463–476, 1979.

123. Nashner, LM, and Woollacott, MH: The organization of rapid postural adjustments of standing humans: an experimental-conceptual model. In Talbott, RE, and Humphrey, DR (eds): *Posture and Movement*. New York: Raven, 1979.

124. Navalgund, A, Buford, JA, Briggs, MS, and Givens, DL: Trunk muscle reflex amplitudes increased in patients with subacute, recurrent LBP treated with a 10-week stabilization exercise program. *Motor Control* 17(1):1–17, 2013.

125. Neptune, RR, Wright, IC, and van den Bogert, AJ: Muscle coordination and function during cutting movements. *Med Sci Sports Exerc* 31(2): 294–302, 1999.

126. Nevitt, MC: Falls in the elderly: risk factors and prevention. In Masdeu, JC, Sudarsky, L, and Wolfson, L (eds): *Gait Disorders of Aging: Falls and Therapeutic Strategies*. Philadelphia: Lippincott-Raven, 1997, pp 13–36.

127. Newton, RA: Review of tests of standing balance abilities. *Brain Inj* 3:335–343, 1989.

128. Newton, RA: Validity of the multi-directional reach test: a practical measure for limits of stability in older adults. *J Gerontol A Biol Sci Med Sci* 56(4):M248–252, 2001.

129. Nies, N, and Sinnott, PL: Variations in balance and body sway in middle-aged adults. Subjects with healthy backs compared with subjects with low-back dysfunction. *Spine (Phila Pa 1976)* 16(3):325–330, 1991.

130. Nitz, JC, and Choy, NL: The efficacy of a specific balance-strategy training programme for preventing falls among older people: a pilot randomised controlled trial. *Age Ageing* 33(1):52–58, 2004.

131. Nolte, J: *The Human Brain: An Introduction to Its Functional Anatomy*, ed. 5. St. Louis: Moby, Inc., 2002.

132. Olmsted, LC, Carcia, CR, Hertel, J, and Shultz SJ: Efficacy of the Star Excursion Balance Tests in detecting reach deficits in subjects with chronic ankle instability. *J Athl Train* 37(4):501–506, 2002.

133. Padgett, PK, Jacobs, JV, and Kasser, SL: Is the BESTest at its best? A suggested brief version based on interrater reliability, validity, internal consistency, and theoretical construct. *Phys Ther* 92(9):1197–1207, 2012.

134. Pap, G, Machner, A, Nebelung, W, and Awiszus, F: Detailed analysis of proprioception in normal and ACL-deficient knees. *J Bone Joint Surg Br* 81(5):764–768, 1999.

135. Patla, AE, et al: Identification of age-related changes in the balance-control system. In Duncan, PW (ed): *Balance Proceedings of the APTA Forum*. Alexandria, VA: American Physical Therapy Association, 1990.

136. Plisky, PJ, et al: The reliability of an instrumented device for measuring components of the star excursion balance test. *N Am J Sports Phys Ther* 4(2):92–99, 2009.

137. Plisky, PJ, Rauh, MJ, Kaminski, TW, and Underwood, FB: Star Excursion Balance Test as a predictor of lower extremity injury in high school basketball players. *J Orthop Sports Phys Ther* 36(12):911–919, 2006.

138. Podsiadlo, D, and Richardson, S: The timed "Up & Go": a test of basic functional mobility for frail elderly persons. *J Am Geriatr Soc* 39(2): 142–148, 1991.

139. Potvin, JR, McGill, SM, and Norman, RW: Trunk muscle and lumbar ligament contributions to dynamic lifts with varying degrees of trunk flexion. *Spine* 16(9):1099–1107, 1991.

140. Powell, LE, and Myers, AM: The Activities-specific Balance

Confidence (ABC) Scale. *J Gerontol A Biol Sci Med Sci* 50A(1):M28–34, 1995.

141. Puniello, MS, McGibbon, CA, and Krebs, DE: Lifting characteristics of functionally limited elders. *J Rehabil Res Dev* 37(3):341–352, 2000.

142. Rankin, JK, Woollacott, MH, Shumway-Cook, A, and Brown, LA: Cognitive influence on postural stability: a neuromuscular analysis in young and older adults. *J Gerontol A Biol Sci Med Sci* 55(3):M112–119, 2000.

143. Resnick, HE, et al: Independent effects of peripheral nerve dysfunction on lower-extremity physical function in old age: the Women's Health and Aging Study. *Diabetes Care* 23(11):1642–1647, 2000.

144. Richardson, JK: Factors associated with falls in older patients with diffuse polyneuropathy. *J Am Geriatr Soc* 50(11):1767–1773, 2002.

145. Robertson, MC, Campbell, AJ, Gardner, MM, and Devlin, N: Preventing injuries in older people by preventing falls: a meta-analysis of individual-level data. *J Am Geriatr Soc* 50(5):905–911, 2002.

146. Ross, SE, and Guskiewicz, KM: Effect of coordination training with and without stochastic resonance stimulation on dynamic postural stability of subjects with functional ankle instability and subjects with stable ankles. *Clin J Sport Med* 16(4):323–328, 2006.

147. Rubenstein, LZ, Josephson, KR, and Robbins, AS: Falls in the nursing home. *Ann Intern Med* 121(6):442–451, 1994.

148. Safran, MR, et al: Proprioception in the posterior cruciate ligament deficient knee. *Knee Surg Sports Traumatol Arthrosc* 7(5):310–317, 1999.

149. Sattin, RW: Falls among older persons: a public health perspective. *Annu Rev Public Health* 13:489–508, 1992.

150. Schenkman, ML: Interrelationship of neurological and mechanical factors in balance control. In Duncan PW (ed.): *Balance Proceedings of the APTA Forum*. Alexandria, VA: American Physical Therapy Association, 1990.

151. Schleicher, MM, Wedam, L, and Wu, G: Review of tai chi as an effective exercise on falls prevention in elderly. *Res Sports Med* 20(1):37–58, 2012.

152. Shaffer, SW, et al: Y-balance test: a reliability study involving multiple raters. *Mil Med* 178(11):1264–1270, 2013.

153. Shea, CH, Wulf, G, and Whitacre, C: Enhancing training efficiency and effectiveness through the use of dyad training. *J Mot Behav* 31(2): 119–125, 1999.

154. Sherrington, C, and Tiedemann, A: Physiotherapy in the prevention of falls in older people. *J Physiother* 61(2):54–60, 2015.

155. Shu, Y, Southard, S, Shin, G, and Mirka, GA: The effect of a repetitive, fatiguing lifting task on horizontal ground reaction forces. *J Appl Biomech* 21(3):260–270, 2005.

156. Shumway-Cook, A, Brauer, S, and Woollacott, M: Predicting the probability for falls in community-dwelling older adults using the Timed Up & Go Test. *Phys Ther* 80(9):896–903, 2000.

157. Shumway-Cook, A, and Horak, FB: Assessing the influence of sensory interaction of balance. Suggestion from the field. *Phys Ther* 66(10): 1548–1550, 1986.

158. Shumway-Cook, A, and Woollacott, M: Attentional demands and postural control: the effect of sensory context. *J Gerontol A Biol Sci Med Sci* 55(1):M10–16, 2000.

159. Shumway-Cook, A, and Woollacott, MH: *Motor Control: Theory and Practical Applications*, ed. 2. Philadelphia: Lippincott, Williams & Wilkins, 2001.

160. Simoneau, GG, Ulbrecht, JS, Derr, JA, Becker, MB, and Cavanagh, PR: Postural instability in patients with diabetic sensory neuropathy. *Diabetes Care* 17(12):1411–1421, 1994.

161. Studenski, S, Duncan, PW, and Chandler, J: Postural responses and effector factors in persons with unexplained falls: results and methodologic issues. *J Am Geriatr Soc* 39(3):229–234, 1991.

162. Sturdevant, R: Prescription for workplace safety: bend and lift correctly to avoid back injuries! *J Tenn Med Assoc* 86(10):457, 1993.

163. Sugimoto, D, Myer, GD, Foss, KD, and Hewett, TE: Dosage effects of neuromuscular training intervention to reduce anterior cruciate ligament injuries in female athletes: meta- and sub-group analyses. *Sports Med* 44(4):551–562, 2014.

164. Taggart, HM: Effects of tai chi exercise on balance, functional mobility, and fear of falling among older women. *Appl Nurs Res* 15(4):235–242, 2002.

165. Tinetti, ME: Performance-oriented assessment of mobility problems in elderly patients. *J Am Geriatr Soc* 34(2):119–126, 1986.

166. Tinetti, ME, Richman, D, and Powell, L: Falls efficacy as a measure of fear of falling. *J Gerontol* 45(6):239–243, 1990.

167. Toussaint, HM, Commissaris, DA, and Beek, PJ: Anticipatory postural adjustments in the back and leg lift. *Med Sci Sports Exerc* 29(9): 1216–1224, 1997.

168. Trojian, TH, and McKeag, DB: Single leg balance test to identify risk of ankle sprains. *Br J Sports Med* 40(7):610–613; discussion 613, 2006.

169. Uccioli, L, et al: Body sway in diabetic neuropathy. *Diabetes Care* 18(3):339–344, 1995.

170. van Dieen, JH, Cholewicki, J, and Radebold, A: Trunk muscle recruitment patterns in patients with low back pain enhance the stability of the lumbar spine. *Spine (Phila Pa 1976)* 28(8):834–841, 2003.

171. van Dieen, JH, Hoozemans, MJ, and Toussaint, HM: Stoop or squat: a review of biomechanical studies on lifting technique. *Clin Biomech (Bristol, Avon)* 14(10):685–696, 1999.

172. van Dieen, JH, and Visser, B: Estimating net lumbar sagittal plane moments from EMG data. The validity of calibration procedures. *J Electromyogr Kinesiol* 9(5):309–315, 1999.

173. Vellas, BJ, Wayne, SJ, Romero, L, Baumgartner, RN, Rubenstein, LZ, and Garry, PJ: One-leg balance is an important predictor of injurious falls in older persons. *J Am Geriatr Soc* 45(6):735–738, 1997.

174. Verhagen, E, et al: The effect of a proprioceptive balance board training program for the prevention of ankle sprains: a prospective controlled trial. *Am J Sports Med* 32(6):1385–1393, 2004.

175. Walker, JE, and Howland, J: Falls and fear of falling among elderly persons living in the community: occupational therapy interventions. *Am J Occup Ther* 45(2):119–122, 1991.

176. Wayne, PM, et al: Can tai chi improve vestibulopathic postural control? *Arch Phys Med Rehabil* 85(1):142–152, 2004.

177. Webster, KA, and Gribble, PA: Functional rehabilitation interventions for chronic ankle instability: a systematic review. *J Sport Rehabil* 19(1):98–114, 2010.

178. Wegener, L, Kisner, C, and Nichols, D: Static and dynamic balance responses in persons with bilateral knee osteoarthritis. *J Orthop Sports Phys Ther* 25(1):13–18, 1997.

179. Williams, GP, Greenwood, KM, Robertson, VJ, Goldie, PA, and Morris, ME: High-Level Mobility Assessment Tool (HiMAT): interrater reliability, retest reliability, and internal consistency. *Phys Ther* 86(3): 395–400, 2006.

180. Winstein, CJ, and Mitz, AR: The motor system. II Higher centers. In Cohen, H (ed): *Neuroscience for Rehabilitation*. Philadelphia: JB Lippincott, 1993.

181. Winter, DA: *A.B.C. (Anatomy, Biomechanics, and Control) of Balance During Standing and Walking*. Waterloo, Ontario: Waterloo Biomechanics, 1995.

182. Winter, DA, Patla, AE, Frank, JS, and Walt, SE: Biomechanical walking pattern changes in the fit and healthy elderly. *Phys Ther* 70(6):340–347, 1990.

183. Wolfson, LI, Whipple, R, Amerman, P, and Kleinberg, A: Stressing the postural response. A quantitative method for testing balance. *J Am Geriatr Soc* 34(12):845–850, 1986.

184. Woollacott, MH, Shumway-Cook, A, and Nashner, LM: Aging and posture control: changes in sensory organization and muscular

coordination. *Int J Aging Hum Dev* 23(2):97–114, 1986.

185. Wrisley, DM, and Kumar, NA: Functional gait assessment: concurrent, discriminative, and predictive validity in community-dwelling older adults. *Phys Ther* 90(5):761–773, 2010.

186. Wrisley, DM, Marchetti, GF, Kuharsky, DK, and Whitney, SL: Reliability, internal consistency, and validity of data obtained with the functional gait assessment. *Phys Ther* 84(10):906–918, 2004.

187. Wulf, G: *Attention and motor skill learning*. Champaign, IL: Human Kinetics, 2007.

188. Wulf, G, Hoss, M, and Prinz, W: Instructions for motor learning: differential effects of internal versus external focus of attention. *J*

Mot Behav 30(2):169–179, 1998.

189. Wulf, G, McNevin, N, and Shea, CH: The automaticity of complex motor skill learning as a function of attentional focus. *Q J Exp Psychol A* 54(4):1143–1154, 2001.

190. Wulf, G, Shea, C, and Lewthwaite, R: Motor skill learning and performance: a review of influential factors. *Med Educ* 44(1):75–84, 2010.

191. Zijlstra, GA, et al: Interventions to reduce fear of falling in communityliving older people: a systematic review. *J Am Geriatr Soc* 55(4): 603–615, 2007.

第 9 章

水疗：水中运动治疗

■ ELAINE L. BUKOWSKI

水疗（aquatic therapy），即利用水进行的康复治疗，该疗法可以追溯到几个世纪之前。利用水来促进恢复的做法越来越受欢迎，并已越来越广泛地应用于运动治疗中。水环境的独特性质使得一些无法或难以在陆地上实施的运动得以完成，为治疗师提供了额外的治疗选择。利用浮力装置和不同的浸泡深度，治疗师可以灵活地调整患者的体位（坐位、跪位、仰卧位、俯卧位、侧卧位或站立位），从而达到理想的负重状态。水中运动（aquatic exercise）已成功地用于多种需要康复的人群，包括小儿科 [8,30,39,49,55,73,78,84]、骨科 [*]、神经科 [41,54,56,61,63] 患者及患有心肺疾病的患者 [23,48,77]。

水中运动的背景和原则

水中运动的定义

水中运动是指使用水（在不同深度的游泳池或

---

* 1,4,9,11,12,13,14,19,21,27,31,41,50,68,80

水疗池中）促进已有治疗干预的进一步应用，包括牵伸、肌力训练、关节松动术、平衡训练、步态训练和耐力训练。

水中运动的目的和适应证

水中运动的具体目的是通过提供特定环境，增强患者和（或）治疗师实施各种治疗干预的能力，以促进患者的功能恢复。水中运动可用于实现以下具体目标。

- 促进关节活动范围（ROM）恢复[33,82]。
- 进行阻力训练[25,50,66,76,81]。
- 促进患者的负重活动[4]。
- 促进徒手技术的执行[5,69]。
- 促进患者在三维空间的活动[16,69]。
- 促进心血管耐力训练[17,58,59,72]。
- 进行功能性活动重复练习[53,57,76,82]。
- 使康复期间受伤或再受伤的风险降至最低[29,82]。
- 帮助患者放松[33,46]。

尽管有一系列的研究报告证明水中运动具有这些作用，但是 Hall 及其同事[41]指出，需要考虑到水温、浸入水深和治疗环境的影响，进行更多设计严谨的研究加以证实。

水中运动的注意事项和禁忌证

大多数患者很容易接受水中运动。但是，治疗师必须考虑到浸入水中治疗的几个生理和心理因素，这将影响水中环境的选择。

注意事项

惧水

惧水会影响任何浸入式活动的效果。由于肌肉保护、压力反应和不适当的运动形式，惧水的患者在浸泡期间和浸泡后常常会出现症状加重的现象。患者通常需要提前培训来接受有关浸泡对平衡的影响、控制浸泡的身体和正确使用漂浮装置[57]。

神经系统疾病

共济失调患者可能会在控制目的性运动方面遇到更多困难。热耐受型多发性硬化患者可能会因浸泡在高于 33 ℃的水温下而疲劳[12,59,61]。稳定期癫痫患者在水疗期间需要密切监测，并且在治疗前必须使用合适的药物治疗[16,47]。

呼吸系统疾病

浸入水中可能对呼吸系统疾病患者的呼吸产生不利影响。由于作用于胸壁的静水压的影响，肺扩张易受到抑制。此外，身体中心的循环增加，胸腔内循环增加，这可能进一步抑制肺扩张。在大多数形式的水中运动中，人体最大摄氧量（maximal oxygen uptake）低于陆上运动[12,16]。

⊚ 聚焦循证

尽管已有上述注意事项，Kurabayashi 及其同事[48]的研究还是将水疗组与非水疗组进行了比较。受试者在水温设定在 38 ℃的水疗池中，按 30 分钟 / 天，5 天 / 周，持续 2 个月接受治疗。水疗组中，FVC ％增加（$P=0.058$）、FEV 1.0 ％增加（$P=0.018$）、峰值流量增加（$P=0.039$）和 PaO_2 增加（$P=0.010$），均有显著差异。根据这些发现，他们建议使用次全浸泡来改善慢性肺气肿患者的呼吸功能。Pechter 及其同事[59]的研究比较了 30 分钟 / 次，2 次 / 周，共 12 周的水中有氧运动和陆地有氧运动。水中有氧运动组的峰值 VO_2、峰值氧脉搏、峰值通气和峰值负荷均增加；而血清肌酐、肾小球滤过率、血清胱抑素 C、蛋白质 / 肌酐比、收缩压和舒张压、血清总胆固醇及血清甘油三酯这些指标均降低。因此，他们建议使用低强度水中运动来改善慢性肾衰竭患者的心肺功能和肾功能。

心功能不全

心绞痛、血压异常、心脏病或泵血机制受损的患者也需要密切监测[20,23,77,79]。Cider 和同事[24]的研究显示充血性心力衰竭和 2 型糖尿病患者的工作效率、峰值 VO_2、步行能力和肌肉功能均显著增加。Teffaha 和同事[74]的研究证实了慢性心力衰竭或左心室功能正常的冠状动脉疾病患者类似的峰值 VO_2 增加的结果。

聚焦循证

Meyer 和 Leblanc[55] 的研究为左心功能不全和（或）稳定的慢性心力衰竭患者开具水疗处方时提供了一种临床决策的算法。在文献回顾中，他们提出了以下的康复方法和二级预防措施：①浸泡至颈部可引起短暂的异常血流动力学反应；②失代偿期充血性心力衰竭患者绝对禁止进行水疗；③水中感觉良好并不等于左心室能耐受水疗引起的容积负荷增加；④如果既往有严重心肌梗死和（或）充血性心力衰竭的患者能平卧入睡，则这些患者可能耐受半坐状态深度不超过剑突的水疗；⑤Q 波性心肌梗死超过 6 周的患者可以因为骨科疾病的原因而在水疗池中进行运动，但这些患者只能以直立姿势进行锻炼，并且浸入深度不超过剑突的水平。

小的开放性伤口和管道

小的开放性伤口和气管切开处可以使用防水性敷料覆盖住。对于使用静脉注射管静脉导管（Hickman lines）和存在其他开放性伤口管道的患者，均需要进行适当的敷料覆盖和固定处理[16]。对于使用 G 形管和超硬器械的患者，也应采取相应的预防措施。水疗时密切观察患者的不良反应至关重要[18]。

禁忌证

水疗禁忌证包括可能对患者或水环境产生不良影响的任何情况。常见禁忌证包括以下几项。

- 初发性心力衰竭与不稳定型心绞痛。
- 呼吸功能障碍：肺活量不足 1 L。
- 严重周围性血管疾病。
- 有流血或出血危险。
- 严重肾病：患者在浸泡过程中无法适应液体流失。
- 没有封闭敷料覆盖的开放性伤口、结肠造口和皮肤感染，如脚癣和皮癣。
- 不能控制的肠部或膀胱功能：出现大便失禁的情况，患者在水池内排泄时，要进行排水

处理和消毒处理。
- 月经期的患者。
- 经水和空气传播的感染或疾病：如流感、胃肠道感染、伤寒、霍乱和小儿麻痹症。
- 过去一年有不受控制的癫痫发作情况，这会给治疗师和患者均带来安全问题，必须立刻从水疗池中转移出来。

水的性质

在水中实施治疗性运动的过程中，水的独特性质和浸入赋予治疗以巨大的生理学影响。为了有效地利用水中运动，治疗师必须对水的静态和动态特性的临床意义有一个基本的了解，因为它们会影响人体的浸入和锻炼。

水的物理性质

浮力、静水压、黏度和表面张力等特性对水环境中的身体有直接的影响[12,35,40]。

浮力（图 9.1）

定义 浮力是与重力相反的、向上的作用力。

特性 根据阿基米德原理，一个浸没在水中的物体受到向上的推力与排出的液体的体积相等。

临床意义 浮力的影响包括几下几点。

- 浮力为患者提供成比例的减重状态，能够减轻关节负担，以降低患者执行主动运动的难度。
- 当肢体逆着浮力进行运动时，这时浮力则变成了运动的阻力，这项水疗技术可以用来增

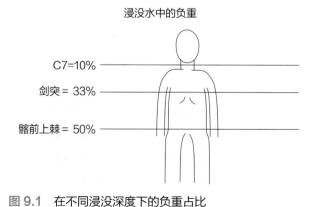

浸没水中的负重

C7 = 10%

剑突 = 33%

髂前上棘 = 50%

图 9.1 在不同浸没深度下的负重占比

强患者的肌力。

- 肺部的空气总量会影响身体的浮力，肺完全膨胀时浮力会增加，肺收缩时浮力会减少。
- 身体成分也会影响浮力。肥胖患者由于脂肪组织较多而具有较低的密度，所以浮力会增大。骨密度高的患者较骨密度低的患者的浮力小。
- 浮力让治疗师能从三维空间去接触患者。

▶ **临床提示**

肩袖肌病变。肩袖修复术后恢复的患者，可以在浸至颈部水平的水深中使用浮力来增加肩关节外展和（或）前屈的运动范围[14]。当从肩屈曲 90° 的位置进行后伸运动时，患者在水中进行上肢向下划动时，此时浮力则变成了阻力。

静水压

定义　静水压是水对浸没物体所施加的压力。

特性　帕斯卡（Pascal）定律指出，流体对浸没物体所施加的压力在物体的所有表面都是相等的。如果水的密度和浸没深度增加，则静水压也相应增加。

临床意义　静水压的影响包括以下几项。

- 增加的压力减少或限制积液，帮助静脉回流，诱导心动过缓，并促进外周血液回流。
- 压力大小与水深成比例，患者在靠近水的表面时更容易进行锻炼。

▶ **临床提示**

干预时的调节：Barbosa 及其同事[6]比较了不同浸入深度的水中运动与陆上运动的生理适应性。受试者分别在陆上、在水中浸入到髋部水平和浸入到乳房水平，进行相同的运动，时间为 6 分钟。其研究结果发现，浸入到髋部水平时的生理反应高于浸入到乳房水平，在陆上锻炼时的生理反应高于任一浸入水平。所以，治疗师在临床工作中，应考虑让患者从浸入到乳房水平，之后浸入到髋部水平，再进展到陆上进行锻炼，以增加患者的生理需求。

黏度

定义　黏度是指液体分子之间发生了摩擦，导致流动受阻[40]。

特性　来自液体的黏度阻力与液体中的移动速度成正比。

临床意义　水的黏滞性会对所有主动运动产生阻力。

- 增加运动速度会增加阻力。
- 增加通过水的表面积会增加阻力。

▶ **临床提示**

淋巴水肿。Jamison[44,45]报道了静水压和黏度对淋巴水肿患者增加淋巴流量和减少水肿的效果。需注意肢体的下垂位置可能会抵消这种作用。推荐的水中运动包括 Watsu 疗法（一种在水中进行的禅宗指压按摩疗法，结合牵伸释放人体阻滞达到放松的效果）、Jahara、Ai Chi（一种水中太极）、水中有氧运动、Halliwick 方法（一种增加平衡、肌力、协调和灵活性的技术）和水中本体感受神经肌肉促进法（水中 PNF）。有关这些干预措施的更多信息，请读者参阅以下参考文献。

- Watsu: Dull, H: WATSU Freeing the Body in Water, ed. 4. Victoria, BC: Trafford Publishing, 2008.
- Jahara: Jahara Journal 10th Anniversary Edition, 2007–2008. Available at http://www.jahara.com Accessed March 9, 2015.
- Ai Chi: Sova, R: Ai Chi—Balance, Harmony and Healing. Port Washington, WI: DSL, Ltd., 1999.
- Water aerobics: Sova, R: Essential Principles of Aquatic Therapy and Rehabilitation. Port Washington, WI: DSL, Ltd., 2003.
- Halliwick Method: Duffield MH, Skinner, AT, and Thompson, AM: Duffield s Exercise in Water. Philadelphia: W.B. Saunders, 1983.
- Aquatic PNF: Jamison, L, and O gden, D: Aquatic Therapy Using PNF Patterns. Tuscon, AZ: Therapy Skills Builders, 1994.

表面张力

定义。 流体表面在张力作用之下会表现出膜态。表面张力测量为单位长度所受到的力。

特性。 表面分子的吸引力平行于表面。表面张力的阻力随物体通过流体表面的尺寸成比例地变化。

临床意义。 表面张力的影响如下。

- 穿过水面的肢体动作做功比一直处于水下更多。
- 在水面上使用器具会增加阻力。

流体力学

定义。 流体力学是指流体在运动中的物理性质和特点 [40]。

流体运动的组成。 流体受 3 个要素影响，它们是层流、湍流和阻力。

- 层流：所有分子彼此间的运动是平行的，通常为缓慢运动。
- 湍流：分子彼此间的运动是不平行的，通常是快速运动。
- 阻力：作用在运动中的物体的湍流与流体黏滞性的共同累积的效应。

阻力的临床意义。 随着在水中运动速度增加，运动的阻力也增加 [7]。

- 当水流过患者时，需要患者增加力量以维持自己在水疗池中原来的位置。
- 当患者在水中移动肢体时，使用设备（手套 / 桨 / 靴子）会增加阻力 [62]。

▶ **临床提示**

随着运动速度的增加，阻力也会增加。如果目标是在膝关节伸展早期增加肌肉力量，治疗师应该考虑使用水疗靴（Hydro-tone 靴）或类似装置来增加腿 / 脚的阻力。Barbosa 和其同事 [5] 测量了在受试者赤足和穿上水疗靴时流体动力学的阻力，以研究在模拟膝关节进行伸展 - 屈曲运动过程中腿部 / 足模型中的阻力系数。在使用水疗靴时的伸展早期，水的抵抗产生了较大的阻力。

热力学

水温会影响患者的身体，因此会影响患者在水环境中的表现 [16]。

比热

定义。 比热是使 1 g 物质的温度提高 1 ℃所需的热量（以 kcal 为单位，1 kcal ≈ 4.19 kJ）[40]。

特性。 温度变化的速度取决于物体的质量和比热。

临床意义。 水储存能量是空气的 1000 倍。浸没物体和水之间的温度差以水的温度的微小变化来实现平衡。

温度传导

- 水传导温度的速度是空气的 25 倍。
- 热传导随速度增加而增加。在水中移动的患者，比一个浸入水中静止的患者体温降低更快。

浮力中心（图 9.2）

浮力中心，而非重心，会影响患者在水疗池环境中的身体 [33,39,40]。

定义。 浮力中心，是指浸入水中后，流体的浮力（垂直方向的）可预见地作用于身体上而形成的一个参考点。

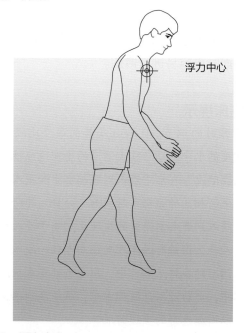

浮力中心

图 9.2　浮力中心

特性。 不与浮力中心相交的垂直力会产生旋转运动。

临床意义。 在垂直位置，人的浮力中心位于胸骨处。

- 在垂直位置时，放置在后方的浮力装置会使患者向前倾斜；而放置在前方的浮力装置则会使患者向后倾斜。
- 单侧徒手阻力运动时，患者围绕治疗师做圆周运动。
- 单侧下肢截肢的患者，在垂直位置时，浮力中心会倾斜向健侧下肢。
- 患者在水疗池的地板上负重时（即坐、跪或站立）可以同时感受到浮力中心与重心。

水温和水中运动治疗

水温的选择取决于患者的损伤情况和治疗目标。一般情况下，利用较低的温度进行高强度的锻炼，利用较高的温度进行灵活性和柔韧性训练以放松肌肉[12,16,18]。为了提高患者的舒适度，环境空气的温度应比水温高 3 ℃。不合适的水温或环境空气温度，可能对患者耐受或保持水中运动的能力有不利的影响。

温度调节

- 由于体温传导和身体散热能力的改变，水中运动的温度调节不同于陆上运动中的温度调节[2,12,16,18]。水中运动时暴露在空气中的皮肤更少，从而减少了通过正常的出汗机制来散热的机会。
- 水的温度传导速度是空气的 25 倍[12]，如果患者在水中移动，并且水分子与患者身体产生摩擦，则水温传导速度会增加多倍。
- 与气温的微小变化相比，患者对水温的微小变化比气温的微小变化更容易觉察到。
- 随着时间的推移，水温可能会渗透到人体更深的组织中。目前已知人体内部温度的变化与皮下脂肪厚度成反比[12]。
- 在低于 25 ℃ 的水温中进行运动时[12,16]，患者无法维持足够的核心体温。
- 相反，如果在高于 37 ℃ 的水温中长时间运动或者是进行高强度运动可能对患者是有害的。在休息和运动时，热水浸泡可能会增加心血管对氧气的需求量[67]。
- 在 37 ℃ 水温齐腰水深时进行水中运动，因热刺激导致的心率增加，对心脏的影响超过了由于静水压导致的回心血量增加。
- 在温度高于或等于 37 ℃ 时，在休息时心输出量就会显著增加[18]。

灵活性和功能性控制运动

- 水中运动，包括柔韧性、肌力、步态训练和放松，可以在 26 ~ 35 ℃ 之间的温度下进行[2,12,16,18]。
- 在温水（33 ℃）中进行治疗性运动具有放松，提高疼痛阈值和减少肌肉痉挛的作用，对肌肉骨骼损伤患者的急性期疼痛有益[2,12,16,18]。

有氧体能训练

心血管训练和有氧运动应在水温 26 ~ 28 ℃ 之间进行，这一水温范围可以最大程度地提高运动效率，增加每搏输出量，并且不会像更高水温那样提高心率[2,12,16,71]。

- 大于 80% 最大心率的剧烈有氧训练应该在 22 ~ 26 ℃ 之间的水温范围内进行，以最大程度地降低热病的风险[2,16,22,71]。

▶ **临床提示**

水疗时间和水疗池的水温需要考虑几个因素[12,15,16,65,79]。在水疗池中运动时对患者的温度调节系统的要求增加，请注意如下事项。

- 一般来说，对于无心肺系统功能障碍患者的最长水疗时间为 20 分钟。每次治疗时间从 10 分钟开始，并在允许的情况下增加时间。
- 始终监测患者的生命体征，确保安全。
- 一般来说，水温在 36 ~ 37 ℃ 之间被认为高水温，温度在 26 ~ 35 ℃ 之间被认为低水温。除了以下指南外，患者的疲劳因素也需要考虑。

- 除急性期外，患有类风湿关节炎的患者建议使用较高的水温。
- 建议痉挛患者或浸泡时间为 20~45 分钟的患者使用较低的水温。
- 对于一般的柔韧性、肌力、步态训练和放松训练，可以在 26~35 ℃之间的水温下进行[2,12,16,18]。
- 心血管训练和有氧运动应在水温 26~28 ℃之间进行。

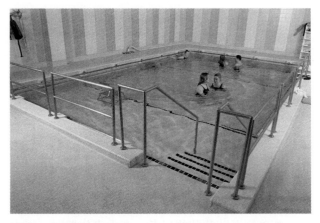

图9.3　传统水疗池（Courtesy of F.A. Davis Co., Philadelphia, PA）

水疗池

用于水疗的水疗池的形状和大小各不相同。水疗室需要充分通风，以避免水蒸气凝结在墙壁、窗户和地板上。应该提供更衣室让患者更换衣服和淋浴。

传统水疗池（图 9.3）

传统的水疗池长至少 100 英尺（约 30.48 米），宽至少 25 英尺（约 7.82 米）。深度通常从 3~4 英尺（0.91~1.22 米）开始，底部倾斜，一直到 9~10 英尺（2.74~3.05 米）。

- 这种较大类型的水疗池，可用于水疗池中有较多的患者和治疗师时。
- 大型水疗池的入口包括坡道、楼梯、梯子或电动升降设备。
- 这些水疗池装配有内置的氯化和循环过滤系统。

个体患者水疗池（图 9.4）

专为个体患者设计的水疗池通常是较小的独立

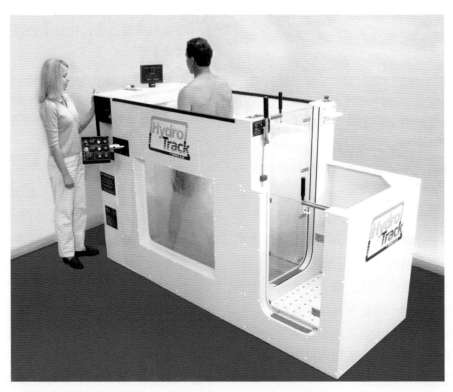

图9.4　液压履带，独立水下跑步机系统（Courtesy of Ferno-Washington, Inc., Wilmington, OH）

单元。

- 这些独立的水疗池通过门或水疗池侧面 1 级或 2 级阶梯进入。
- 治疗师在水疗池外为患者提供指导或提示。
- 除了内置的灌装供水系统，这些装置还可以包括水中跑步机、可调电流和可变化的水深。

水中运动专用设备

水中运动使用的专用设备有很多种。水中运动设备，是用来为患者的身体或四肢提供浮力支撑、挑战或辅助平衡的，并对运动产生阻力。阻力桨、浮子、桨板、负重凳子和水中椅子，这里只列出众多可用设备中的几个。通过添加或移除设备，治疗师可以增加运动强度。使用的设备类型由患者当前的功能水平和治疗的具体目标而决定。

颈圈、漂浮环、漂浮带和漂浮背心

设计以提供浮力来辅助患者摆位的设备，可用于颈部、四肢或躯干。充气式颈圈用于仰卧位的患者，用以支撑颈部并保持头部露出水面（图 9.5）。漂浮环有不同尺寸，可在患者处于任何浸没姿势时被用以支撑四肢（图 9.6）。在使用徒手技术帮助患者保持体位和放松时，通常在手腕和脚踝处使用漂浮环。存在多种类型的漂浮带，可用于增加四肢或整个身体的浮力（图 9.7）。漂浮带和漂浮背心用于患者在仰卧、俯卧或垂直的位置，以进行浅水区和深水区的活动。

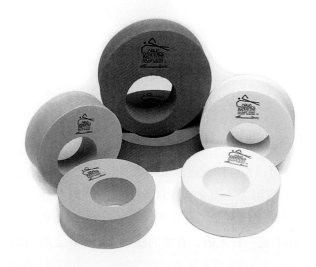

图 9.6　漂浮环（Courtesy of Rothhammer International, Inc., San Luis Obispo, CA. ）

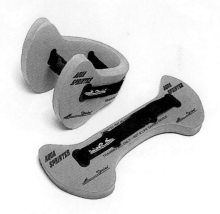

图 9.7　漂浮带（Courtesy of Rothhammer International, Inc., San Luis Obispo, CA. ）

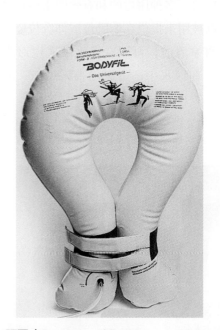

图 9.5　颈圈（Courtesy of Rothhammer International, Inc., San Luis Obispo, CA. ）

游泳棒

游泳棒（浮力哑铃）长短不一。它们有助于支撑患者上半身或躯干垂直的姿势，以及支撑仰卧位或俯卧位时的下肢（图 9.8）。患者可以在深水区中用长的游泳棒维持坐位或站立位的平衡，以锻炼患者的平衡功能、本体感觉和躯干力量。

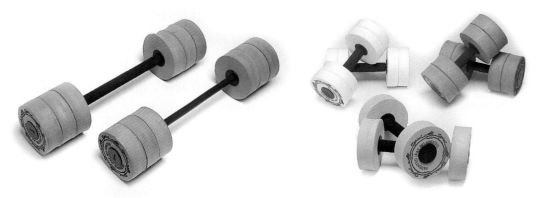

图 9.8　游泳棒（Courtesy of Rothhammer International, Inc., San Luis Obispo, CA.）

手套、手划板和 Hydro-tone 阻力铃

可以由手蹼或逐渐增大的手划板来增加上肢运动时的阻力（图 9.9）。这些装置不具有漂浮性，仅仅提供运动方向的阻力。Hydro-tone 阻力铃（图9.10）是一种大的、有槽的塑料装置，在上肢运动

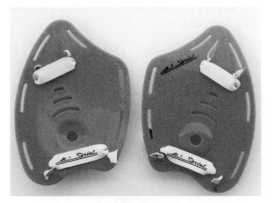

图 9.9　手划板（Courtesy of Rothhammer International, Inc., San Luis Obispo, CA.）

时会增加阻力。浮力哑铃比手套或手划板产生更多的阻力。

蛙鞋和 Hydro-tone 靴

在下肢运动时穿上蛙鞋或靴子，会增加在水中运动的表面积来增加阻力。蛙鞋在锻炼髋关节、膝关节和踝关节周围肌肉的力量时特别有用。Hydro-tone 靴在深水行走和跑步中是最有效的（图 9.10）。

浮板

每个制造商的浮板之间的形状和风格有很大差异（图 9.11）。不过，浮板仍然是一个适用于任何运动项目的、多种用途的和有效的水中运动工具。浮板可以被用来提供在俯卧位或仰卧位姿势时的浮力；垂直拿着时，可以在浅水中产生对步行模式的阻力；在深水中，可以用来锻炼坐、跪或站立平衡。

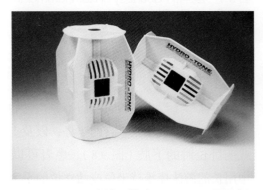
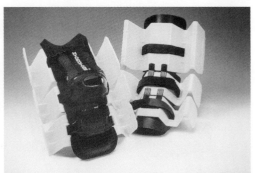

图 9.10　Hydro-tone 阻力铃和靴（Courtesy of Rothhammer International, Inc., San Luis Obispo, CA.）

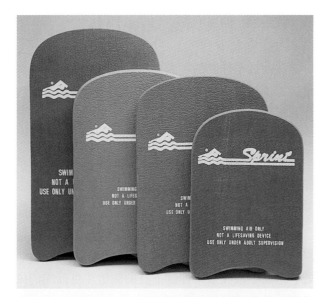

图 9.11　浮板（Courtesy of Rothhammer International, Inc., San Luis Obispo, CA.）

水疗池的维护和安全

水疗池需要定期维护和清洗，以避免铜绿假单胞菌感染（一种能引起毛囊炎的感染）[33,42,43,51]。频繁使用可增加水疗池中总有机碳、氨和有机氮的含量。

- 每周至少清洗 2 次水疗池，每天进行 2 次水中余氯和 pH 的测试。
- 水疗池周围的地面都应防滑、无障碍。有飞溅水之后应立即拖干，以防滑倒。
- 安全规则和条例是必须的，应急流程也是必须的，这些都应该张贴出来，让所有参与水疗池使用的人都遵守这些规则和条例[83]。
- 救生设备应随时可用，至少应有一名心肺复苏（cardiopulmonary resuscitation，CPR）认证的治疗师全程在场。

▶ **临床提示**

在第一次治疗前，应与患者讨论治疗计划、程序和适当的着装要求。这是一个很好的时间来回顾患者的游泳经验以及他们是否有任何肠道或膀胱的问题，是否使用过任何辅助或适应性设备以及药物。

利用水环境进行运动

水中牵伸训练

比起在陆上的牵伸，在水中患者的组织放松、软组织温度升高，而且便于摆位，使患者可能较易耐受在水中的牵伸运动[1,21,33,82]。不过，水中浮力本质上比陆上更易造成不稳定的环境。因此，建议慎重考虑进行水中牵伸。

徒手牵伸技术

徒手牵伸多以患者仰卧于腰部深度的水中，在颈部、腰部和足部佩戴浮力装置时进行；或者让患者坐在台阶上进行牵伸。相对于陆上所进行的牵伸，水中浮力支撑仰卧位使治疗师较容易接近及控制患者，患者的姿势也较为舒适。

然而，水波活动产生的湍流对患者和治疗师进行徒手牵伸的能力都产生不利影响。在仰卧浮力支撑体位中，维持和感知关节活动范围末端牵伸的细微差别，和肩胛骨的稳定性都可能存在困难。研究证据显示，在水疗池环境中进行徒手牵伸之前，必须仔细考虑各方面的因素[5,69]。

本节中描述的徒手牵伸技术被认为是被动技术，但可调整使用肌肉抑制技术。牵伸的原理与第 4 章所讨论的原理相同。以下的术语用于描述牵伸技术。

- **治疗师体位**　描述治疗师与患者的相对位置。
- **患者体位**　包括浮力辅助（buoyancy-assisted, BA）坐位或直立位，以及浮力支撑（buoyancy-supported, BS）仰卧位。
- **治疗师手部放置**　治疗师的固定手用以稳定患者，通常与患者患侧肢体同侧，并固定于患肢近端。运动手用于引导患者的肢体，做需要的动作，并施加牵伸力，通常是靠近患者患侧肢体的手，并且固定于患侧肢体的远端。
- **运动方向**　描述运动手的动作。

脊柱牵伸技术

颈椎：屈曲

治疗师体位

站在患者头侧，面向患者下肢。

患者体位

浮力支撑仰卧，无颈圈。

治疗师手部放置

治疗师以双手抱住患者的头，前臂旋后并拇指向外，或者双手旋前且拇指放在枕骨部，这使在进行动作范围的末端牵伸时，腕关节位于更正中的姿势。

运动方向

当治疗师屈曲患者的颈椎时，如果不注意缓慢地进行动作，则患者会有漂离你的倾向。

颈椎：侧屈（图 9.12）

治疗师体位

站在一侧，面向患者。

患者体位

浮力支撑仰卧，无颈圈。

治疗师手部放置

治疗师将固定手放在患者背侧下方，并抓住患者对侧手臂，用运动手支持患者头部。

运动方向

治疗师移动患者侧屈并施加所需强度的牵伸力。因固定手将患者稳定于治疗师身上，此姿势可防止患者漂移开。

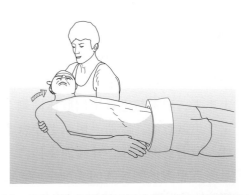

图 9.12　牵伸增加颈椎侧屈活动范围的手部位置和稳定方式

胸腰椎：侧屈 / 侧弯（图 9.13）

治疗师体位

站在被牵伸侧的对面，面对头部且有同侧髋部接触（例如，如果牵伸左侧躯干，治疗师的右侧髋部要与患者的右侧髋部相对）。

患者体位

如果患者可以耐受则浮力支撑仰卧。患者的牵伸侧肩关节外展至动作范围的末端，以促进牵伸。

治疗师手部放置

治疗师用固定手抓住患者外展的手臂，或者如果患者的肩关节没有外展，则抓住患者的三角肌处。运动手放在被牵伸侧下肢的侧边（更远端的位置可改善牵伸的杠杆作用）。

运动方向

治疗师以髋部稳定患者，牵伸患者至侧屈。这项技术可以有多种姿势和手位置的变化，故可以分别处理不同节段的脊柱。

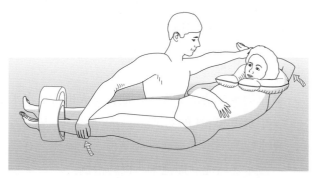

图 9.13　牵伸增加躯干侧屈活动范围的手部位置和稳定方式

肩部牵伸技术

肩部屈曲（图 9.14）

治疗师体位

站在要被牵伸一侧，面向患者的头部。

患者体位

浮力支撑仰卧，患侧肩关节轻微外展。

治疗师手部放置

治疗师用固定手抓住漂浮带；运动手固定患肢的肘关节。

运动方向

将肩关节置于所需的外展角度后，将肩关节引

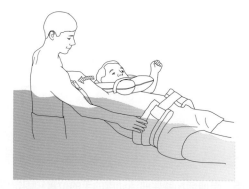

图 9.14　牵伸增加肩关节前屈活动范围的手的位置和稳定方式

导至屈曲状态，并用运动手施加牵伸力。

肩外展

治疗师体位

站在患侧，面向患者的头部，髋部与患者的髋部接触。

患者体位

浮力支撑仰卧。

治疗师手部放置

治疗师用固定手稳定肩胛骨；运动手抓住肘关节的内侧。

运动方向

治疗师引导患者肩关节外展并施加牵伸力。髋部的接触增强了牵伸的稳定性。

肩外旋

治疗师体位

站在患肢外侧，面向患者的头部。

患者体位

浮力支撑仰卧；将肩关节置于所需的外展角度，肘部屈曲至 90°。

治疗师手部放置

治疗师固定手的手掌面握住患者肘部的内侧，同时手指在外侧；运动手握住前臂的中部。

运动方向

治疗师运动手引导前臂由背侧向外旋肩关节，并施加牵伸力。

肩内旋

治疗师体位

站在患者患肢的侧方，面向下肢。

患者体位

浮力支撑仰卧；将手臂置于所需的外展角度，肘部屈曲至 90°。

治疗师手部放置

治疗师从腋下跨过，以固定手的背侧稳定肩胛骨，运动手固定前臂远端。

运动方向

治疗师引导患者前臂向掌侧的方向并施加牵伸力。注意观察盂肱关节，避免向前的推力和代偿作用。

髋部牵伸技术

髋关节伸展

治疗师体位

单膝跪在患者患侧。

患者体位

浮力支撑仰卧；髋关节伸展，且膝关节轻微屈曲。

治疗师手部放置

治疗师用同侧的大腿钩住患者足部顶端来稳定患者的患肢。用运动手握住漂浮带，并以固定手引导膝关节运动。

运动方向

治疗师用运动手自患者尾端引导。如果要增加对股直肌的牵伸，则让患者的膝部沉入水中。缓慢地进行运动以限制脊柱和骨盆的代偿作用。

髋关节外旋

治疗师体位

面向患侧大腿的外侧，同侧手臂放在患者屈曲的膝关节下方。

患者体位

浮力支撑仰卧；髋关节屈曲 70°，膝关节屈曲 90°。

治疗师手部放置

治疗师用对侧（固定）手握住漂浮带，而同侧（运动）手握住大腿。

运动方向

当患者身体漂浮在水中时，治疗师用运动手外旋髋关节以产生牵伸力。

髋关节内旋

治疗师体位

面向患侧大腿的外侧，以同侧手臂放在屈曲的膝关节下方。

患者体位

浮力支撑仰卧，髋关节屈曲 70°，膝关节屈曲 90°。

治疗师手部放置

用对侧（固定）手稳定漂浮带，用同侧（运动）手握住大腿。

运动方向

当患者的身体漂浮在水中时，治疗师内旋患者髋关节以产生牵伸力。

膝关节牵伸技术

患者在水疗池台阶上的伸膝

治疗师体位

半跪在患膝外侧，患肢的踝部可放置在治疗师的大腿上。

患者体位

半斜倚在水疗池台阶上。

治疗师手部放置

治疗师将一手放在膝关节的近端，另一手放在膝关节的远端。

运动方向

伸直患者的膝关节。

患者在水疗池台阶上的屈膝

治疗师体位

半跪在患膝侧面。

患者体位

半斜倚在水疗池台阶上。

治疗师手部放置

治疗师用同侧手抓住胫骨远端；对侧手稳定患膝外侧。

运动方向

治疗师牵伸患者的膝关节向屈曲位。

患者仰卧位下膝屈曲（图 9.15）

治疗师体位

半跪在患膝外侧，患者的脚背钩住治疗师同侧大腿远端。

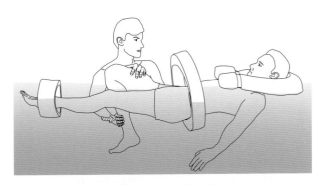

图 9.15　牵伸增加膝屈曲活动度的手的位置和固定技巧

患者体位

浮力支撑仰卧，患膝屈曲。

治疗师手部放置

治疗师同侧（固定）手放在胫骨远端，而对侧（运动）手放置于漂浮带上，将身体拉过固定脚。

运动方向

治疗师将患者的身体拉过固定脚，以产生牵伸而增加膝屈曲。将患者的膝关节放到水中，以伸直髋关节和增加股直肌牵伸。缓慢地进行运动，以减少脊柱和骨盆的代偿作用。

腘绳肌牵伸

治疗师体位

面向患者，将患肢放在治疗师同侧的肩部。

患者体位

浮力支撑仰卧，伸膝。

治疗师手部放置

治疗师双手放在大腿远端。

运动方向

治疗师从下蹲姿势开始，逐渐站起增加患者髋关节屈曲范围，以施加牵伸力。通过拉近和增加牵伸来保持膝关节伸展。

用水中运动设备自我牵伸

自我牵伸的干预计划通常是指导患者进行独立的牵伸[12,16,71,75]。自我牵伸可以在齐腰深或更深的水中进行。当患者在齐腰深或更深的水中时，常常会利用水疗池的边缘来稳定自己。

应用浮力装置可以协助牵伸，并增加水中牵伸的力度[82]。但是，浮力装置并不需要达到浮力辅助牵伸。也就是说，当浮力作用于任何浸入水中的肢体，正确的患者姿势能充分产生温和的牵伸。以下指南描述了机械牵伸设备的使用；这些描述同样适用于没有浮力设备的情况。可利用这些指南为患者姿势和浮力辅助提供口头提示和视觉演示，以达到所期望的牵伸效果。

本节没有描述每个身体部位自我牵伸的姿势。通常，在水中自我牵伸的姿势与传统的陆上牵伸姿势相同。

以下术语用于描述自我牵伸的技巧。

- **患者体位** 包括浮力辅助坐 / 立、浮力支撑（仰卧）或垂直。
- **浮力辅助** 利用水的自然浮力将肢体末端"浮"向水面。
- **设备辅助** 包括浮力装置，用以保持肢体远端"漂浮"。

以下是一些自我牵伸的例子。

肩关节屈曲和外展

患者体位

直立，浸入至颈部水平。

设备

小或大的浮力哑铃或腕带。

运动方向

由于浮力装置提供了温和的牵伸，因此用患侧手抓住浮力装置可以使肢体末端浮到水面上。

髋关节屈曲（图 9.16）

患者体位

直立，浸入至腰部水平，或坐在水疗池边（台阶）上，髋关节也要浸入水中。

设备

小浮力哑铃或踝漂浮带。当屈髋屈膝时，将漂浮带或哑铃固定在膝关节近端。而对于膝伸展情况下的髋关节屈曲（牵伸腘绳肌）时，则将漂浮带或哑铃固定在踝关节处。

运动方向

允许浮力装置浮动髋关节成屈曲位，施加牵伸力于髋关节或腘绳肌。

膝关节伸展

患者体位

坐在水疗池边（阶梯上），膝关节处于一个舒

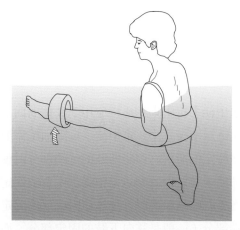

图 9.16 利用水中设备增加髋关节屈曲范围（牵伸腘绳肌）的自我牵伸技术

适的姿势。

设备

小哑铃或踝漂浮带。

运动方向

利用浮力装置伸展膝关节到水面，施加牵伸力以增加膝关节伸展范围。

膝关节屈曲

患者体位

站立，浸至腰部水平，髋关节和膝关节位于中立位；增加髋关节的伸展范围就会增加对双侧膝关节伸肌群的牵伸力。

设备

小哑铃或踝漂浮带。

运动方向

利用浮力装置屈曲膝关节到水面，对膝关节伸肌施以牵伸。

水中肌力训练

由于能够减少关节受到的压迫、提供三维的阻力，并抑制自觉疼痛，水中肌力训练往往比传统的陆上肌力训练开始得更早、更安全 [76,82]。水中徒手和器械肌力训练通常都在齐腰深的深度进行。但是，某些水中器械肌力训练也可以在深水区中进行。浸没于水中的运动通常会改变主动动作的机制。例如，浮力的垂直力会支撑浸没于水中的上肢，并锻炼肩带肌肉 [82]。此外，有研究表明，在

水中的闭链肌力训练，下肢受到的锻炼程度与浸没于水中的深度成反比关系 [6,7]。

徒手抗阻训练

　　水中徒手抗阻训练通常应用于肢体的向心性收缩、闭链运动模式中。水中徒手抗阻训练需要在患者收缩特定的肌群，固定四肢的远端部分时使用。治疗师的手在肌肉收缩过程中提供主要的固定和引导。当患者收缩肌肉时，身体移向或远离固定肢体的远端部分（一般是移向下肢的固定部分，而远离上肢的固定部分）。由于水的黏滞性，患者在水中的运动会产生阻力，患者的身体会产生阻力。治疗师的口头提示指导患者何时该收缩，何时该放松，从而使患者与治疗师同步。

　　固定肢体远端部分，以维持适当的姿势和训练某一特定的肌肉。然而，在浮力支撑仰卧位姿势下进行离心性运动或节律性稳定运动，很难得到适当的固定。患者身体在水中会产生倾斜和旋转。此外，治疗师难以施加足够的阻力，因为最小的阻力也会使患者的身体轻易地在水面滑动，从而无法产生足够的反作用力来对抗治疗师所给予的阻力。仰卧位时，应当避免一些动作，包括肩关节水平内收和外展，因为患者可能难以完成某一特定肌群的收缩。然而，对于许多动作，水中环境允许在各种动作平面进行闭链抗阻训练。

　　以下术语在水中徒手抗阻训练中使用。

- **治疗师体位**　描述治疗师相对患者的方向。
- **患者体位**　浮力支撑仰卧姿势。
- **治疗师手部放置**　引导手一般是与患者患肢同侧的手，而且通常置于肢体近端。当肌肉收缩时，引导手引导患者的身体在水中移动。抗阻手，一般是对侧手，且通常置于肢体收缩部分的远端。较远端的位置会增加整体的阻力。
- **运动方向**　描述患者的动作。

上肢徒手抗阻技术

肩关节屈曲 / 伸展（图 9.17）
治疗师体位

面向患者下肢，站在患侧肩部的外侧。

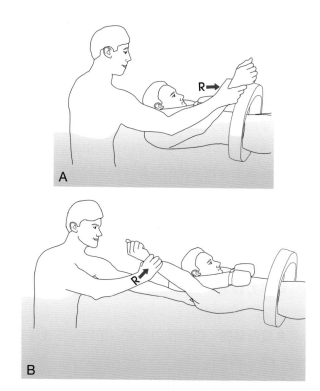

图 9.17　加强肩关节屈曲的徒手抗阻训练。A. 起始位。B. 结束位

患者体位

浮力支撑仰卧；患侧肩关节屈曲至 30°。

治疗师手部放置

治疗师将引导手的掌侧放在患者的肩锁关节处。抗阻手抓住前臂远端。抗阻手的另一个位置可以是肱骨远端，这个位置会改变肌肉的募集。

运动方向

肩关节主动屈曲抵抗阻力，造成身体偏离治疗师。在屈曲姿势下的肩关节主动伸展使身体滑向治疗师。

注意：患者肩关节必须能够主动屈曲过 120°，以便治疗师提供适当的阻力。

肩关节外展
治疗师体位

面向患者，站在患肢的外侧。

患者体位

浮力支撑仰卧；患肢在中立位。

治疗师手部放置

治疗师将引导手的掌侧面放在肱骨近端，拇指向前，其他手指向后握住患者肢体，然后将抗阻手固定于肱骨远端外侧。

运动方向

治疗师确定肩关节外旋及肘关节屈曲的幅度。肩关节主动外展对抗抗阻手，造成患者身体偏离治疗师。

肩关节内旋 / 外旋（图 9.18）

治疗师体位

面向患者，站在患者患肢的外侧。

患者体位

浮力支撑仰卧；患肢肘关节屈曲至 90°，肩关节按所需的幅度外展和旋转。

治疗师手部放置

治疗师将引导手的掌面置于患者肘关节的外侧，抗阻手则握住前臂远端。另外一种方法需要治疗师"换"手，治疗师的同侧手成为引导手，并从外侧握住漂浮带。治疗师的对侧手成为抗阻手。这种方法可以改善稳定性；但治疗师不接触患者肘部，而且必须提示患者，在运动中维持所需的肩关节外展角度。

运动方向

患者对抗阻力主动内旋，会造成身体滑向患肢；主动外旋造成身体滑离患肢。

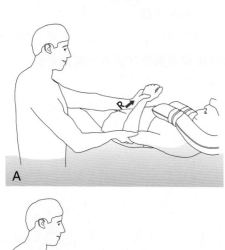

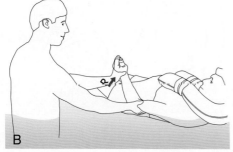

图 9.18　加强肩关节外旋的徒手抗阻训练。A. 起始位。B. 结束位

上肢的单侧对角线模式：D_1 屈曲 / 伸展

治疗师体位

站在患者健侧肢体的外侧，并面向患者和尾端。

患者体位

浮力支撑仰卧；患肢内旋及旋前，并轻微向前屈曲。

治疗师手部放置

治疗师用引导手固定肱骨远端内、外上髁。将抗阻手置于前臂远端的背面。

动作方向

收缩前，治疗师提示患者以对角线模式执行所需的特定关节动作。患者通过 D_1 屈曲模式的主动收缩，会造成身体滑离治疗师。在 D_1 的结束位置时，以引导手固定肱骨远端内、外上髁。抗阻手置于前臂远端的掌面。在屈曲的姿势下，治疗师提示患者以 D_1 伸展模式收缩。

上肢的单侧对角线模式：D_2 屈曲 / 伸展（图 9.19）

治疗师体位

站在患者患肩的外侧；面向患者和尾端。

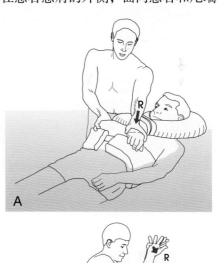

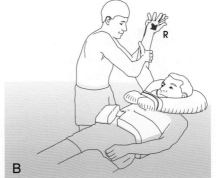

图 9.19　上肢单侧对角线 D_2 屈曲模式的徒手抗阻训练。A. 起始位。B. 结束位

患者体位

浮力支撑仰卧；患肢内收与内旋。

治疗师手部放置

治疗师用引导手固定肱骨远端内、外上髁。将抗阻手的掌侧握住患者腕关节背侧至掌面。

运动方向

患者通过 D_2 屈曲模式的主动运动，会造成身体滑离治疗师。在充分屈曲的姿势下，治疗师提示患者执行 D_2 伸展模式，这会造成身体滑向治疗师。

上肢的双侧对角线模式：D_2 屈曲 / 伸展（图 9.20）

治疗师体位

站在患者头端，面向尾端。

患者体位

浮力支撑仰卧；上肢内收内旋。

治疗师手部放置

治疗师用双手提供阻力，握住患者两个腕关节的背侧，向手掌表面内侧包绕。

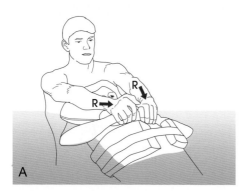

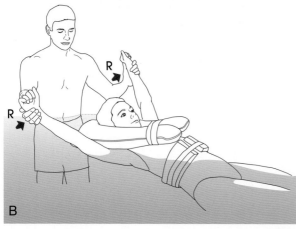

图 9.20　上肢双侧对角线 D_2 模式徒手抗阻训练。A. 起始位。B. 结束位

运动方向

患者通过 D_2 屈曲模式的主动运动，会造成身体滑离治疗师。在充分屈曲的姿势下，治疗师提示患者进入 D_2 伸展模式，这会使患者身体滑向治疗师。

下肢徒手抗阻技术

髋关节内收

治疗师体位

站在患者患肢的外侧，并面向患者。

患者体位

浮力支撑仰卧；髋关节外展。

治疗师手部放置

治疗师将引导手置于漂浮带上，而抗阻手则置于患者大腿的内侧。

运动方向

患者髋关节内收肌主动收缩会造成患侧下肢内收，而对侧下肢和身体滑向患侧下肢和治疗师。

髋关节外展（图 9.21）

治疗师体位

站在患者患肢外侧，面向患者。

患者体位

浮力支撑仰卧；髋关节内收。

治疗师手部放置

治疗师将引导手置于漂浮带上或大腿外侧，抗阻手的拇指和掌根放在患者小腿的外侧。

运动方向

患者髋关节外展肌的主动收缩会造成患侧下肢

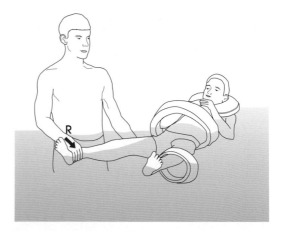

图 9.21　加强髋关节外展的徒手抗阻训练，阻力施加于腿部侧面

外展，而对侧下肢和身体滑离患侧下肢和治疗师。

屈髋屈膝（图 9.22）

治疗师体位

站在患者患肢侧，面向头部。

患者体位

浮力支撑仰卧。

治疗师手部放置

治疗师将引导手置于漂浮带上或髋关节外侧。抗阻手握住远端胫腓连结的近端。

运动方向

髋关节和膝关节屈肌的主动收缩，会造成患者的身体滑向治疗师及固定的远端肢体。

髋关节内旋 / 外旋

治疗师体位

站在患者患肢的外侧，面向患者。

患者体位

浮力支撑仰卧；髋关节保持在 0° 伸展的中立位，膝关节屈曲至 90°。

治疗师手部放置

治疗师抗阻内旋时用引导手置于大腿远端内侧，抗阻外旋时用引导手置于大腿外侧。将抗阻手置于下肢远端。

运动方向

髋关节旋转肌的主动收缩（内、外旋交替）造成患者的身体滑离或滑向远端固定部分。

注意： 膝关节内、外侧不稳定的患者应尽量避免这类运动。

膝关节伸展

治疗师体位

站在患者足部的位置，面向患者的头部。

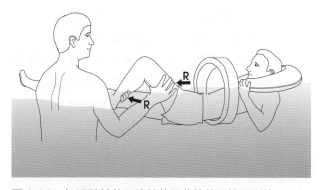

图 9.22　加强髋关节和膝关节屈曲的徒手抗阻训练

患者体位

浮力支撑仰卧。

治疗师手部放置

治疗师将引导手置于患者的大腿外侧，将抗阻手置于远端胫腓连结的前侧。

运动方向

患者膝关节伸展时，股四头肌抵抗治疗师的阻力而主动收缩，造成患者的身体滑离治疗师。

踝关节运动

治疗师体位

站在患侧下肢的外侧，面向尾端。

患者体位

浮力支撑仰卧。

治疗师手部放置

手的放置在患者踝关节处形成一个短的杠杆臂。当患者做各种踝部抗阻运动时，患者的整个身体会在水中移动，对踝关节复合体产生大量的阻力。

注意： 韧带松弛且踝关节不稳或踝关节肌力不良的患者，治疗师应提示患者避免以最大力量收缩，以免造成潜在性的损伤。

踝关节背伸和跖屈

治疗师手部放置

治疗师将引导手置于下肢外侧，抗阻手置于足背侧抵抗背伸，以及放在足底跖面以抵抗足部跖屈。

运动方向

足部背伸时患者的身体滑向治疗师，足部跖屈时患者的身体会滑离治疗师。

踝关节内翻和外翻

治疗师手部放置

治疗师将引导手，在内翻时置于小腿外侧，在外翻时置于胫骨内侧。若要提供阻力，抗阻手握住足内侧抵抗内翻，握住足外侧以抵抗外翻。

运动方向

足部内翻时患者的身体滑向治疗师，足部外翻时身体则滑离治疗师。

动态躯干稳定

通过运用陆地脊柱稳定运动的概念（见第 15

章和第 16 章），治疗师可以在水环境中锻炼患者躯干肌肉的动态控制和力量。浮力支撑仰卧姿势，为患者创造了一个独特的感知觉环境。

动态躯干稳定：冠状面（图 9.23）

治疗师体位

握住患者的肩关节或足部。

患者体位

通常患者被置于仰卧姿势，颈部、腰部和下肢戴有浮力装置。

执行方法

治疗师让患者确认其脊柱中立位，执行收腹吸气操作（见第 16 章），并保持脊柱姿势（等长腹肌收缩）。在水中将患者左右移动；监测并提示患者避免躯干侧屈，如果出现躯干侧屈则表明患者的脊柱不再是稳定的。

强度

增加患者在水中移动的速度，会增加阻力和运动强度。握住患者更远端的肢体，可增加运动强度。

动态躯干稳定：多向的

治疗师体位

站在患者的肩关节或足部的位置，并握住患者的肢体，以在患者收缩时提供固定。

患者体位

通常患者被置于仰卧姿势，颈部、腰部和下肢戴有浮力装置。

执行方法

治疗师指导患者维持脊柱中立位，进行收腹运动，并"保持"脊柱稳定。指导患者在保持脊柱中

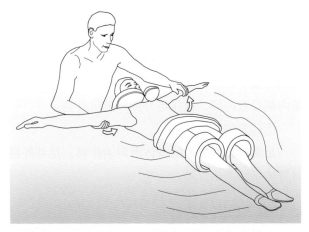

图 9.23　利用躯干左右运动的等长躯干稳定性训练

立位和控制腹部的同时，进行单侧或双侧肢体抗阻运动。监测并提示患者避免躯干运动，不利于患者稳定腹部和深层肌肉。上肢运动包括肩关节屈曲、外展和对角线模式。下肢运动包括髋关节和膝关节屈曲、髋关节外展及内收。

强度

单侧模式比双侧模式要求更高，增加速度或持续时间会增加运动强度。

独立肌力训练

患者经常以各种形式独立地进行水中肌力训练。在水中运动时产生的阻力取决于速度，因此患者就能够通过控制速度来调控运动量和对收缩组织的需求 [2,16,38]。通常水中设备强化肌力训练的姿势和动作表现，与传统的陆上运动相同。但是水中环境允许患者采取多种姿势（仰卧、俯卧、侧卧、坐姿和垂直姿势）。注意患者的特定摆位，使治疗师可以利用水的浮力性能和（或）设备的阻力性能，协助或抵抗患者移动 [2,14,16,62]。开始水中肌力训练活动之前，应指导患者去了解速度和表面积对阻力的影响。本节没有描述每一个身体部位的特定机械性肌力训练运动。在此只能选定一些运动加以讨论和说明，以强化主要概念和应用原则。

以下术语可用于描述辅助运动的设备。

- **浮力辅助性**　平行于垂直运动的浮力，可协助动作（患者可利用浮力设备来辅助运动的执行）。
- **浮力支撑性**　利用垂直的浮力进行的水平移动，可减少支撑肢体抵抗重力的需要（患者可利用浮力设备来辅助动作）。
- **浮力抗阻性**　运动对抗或垂直于浮力，从而产生阻力（运动时不需设备）。
- **浮力超抗阻性**　使用的设备会通过增加移动时与水接触的表面积而产生更大的阻力。增加水中运动的速度会产生更多的阻力。

四肢肌力强化训练（图 9.24）

最常见的水中上肢和下肢肌力训练见表 9.1[2,16]。一般情况下，患者站立时浸入肩部水平进行上肢肌力训练，而进行下肢肌力训练则只需浸

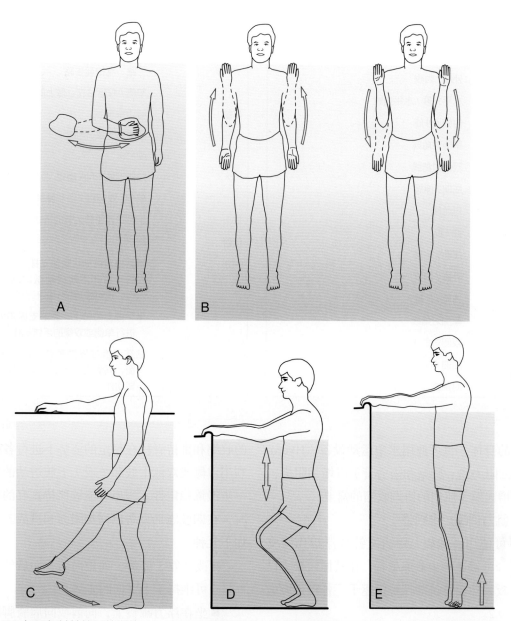

图 9.24 用于加强机械性抗阻的训练。A. 肩关节内旋和外旋。B. 肘关节屈曲和伸展。C. 髋关节屈曲和伸展。D. 功能性下蹲。E. 踝关节跖屈

入至躯干的中部。然而许多训练可以在患者垂直站立在深水中进行。俯卧或仰卧姿势，有利于治疗师帮助患者取得进步，也可用于患者需要特定体位，或者进行特定的强化运动的时候。一些运动中，尤其是双侧下肢对角线运动，需要患者仰卧、俯卧，或者垂直于深水中。

腰椎肌力训练

脊柱稳定运动，可以在浅水位、中等水位或深水位中进行。通常在进行功能性活动或移动四肢时，治疗师指导患者在收腹吸气（见第 16 章）

时保持脊柱中立位。患者稳定脊柱的能力可能受到以下因素影响：活动时间、移动速度、在水中的表面积，以及在深水中增加浮力装置。这些运动汇总详见表 9.2。

躯干肌力训练：站立位

■ 让患者在水中垂直握住浮板，以增加不同步行模式时的阻力。

■ 让患者在进行上肢运动时采用单侧或双侧下肢站立。由于水具有浮力和湍流的特性，故需要依靠躯干肌肉的收缩，以稳定浸入在水

表9.1	上肢和下肢肌力训练动作汇总
肩关节	屈曲 / 伸展
	外展 / 内收
	水平外展 / 水平内收
	内旋 / 外旋
	单侧对角线
	双侧对角线
肘关节	屈曲 / 伸展
	对角线
	推 / 拉
髋关节	屈曲 / 伸展
	外展 / 内收
	内旋 / 外旋
	单侧对角线
	双侧对角线
膝关节	屈曲 / 伸展
	对角线

表9.2	腰椎肌力训练动作汇总
站立	步行模式：向前、向后、向侧方、跨步走路、高抬腿走路
	单侧 / 双侧站立，做上肢运动
半躺	骑功率车
	髋关节外展 / 内收
	脚打水
	双侧下肢 PNF 模式
	单侧 / 双侧髋关节和膝关节屈曲 / 伸展
仰卧	长哑铃置于膝关节的桥式运动、踢水
俯卧	踢水
深水	垂直稳定运动：腹部支撑和维持平衡，然后手臂和下肢分别做向前、向后的动作，也可维持于十字形的姿势
	坐于浮力哑铃上：腹部支撑和平衡，同时进行单侧或双侧的手臂动作
	站在浮板或浮力哑铃上：腹部支撑和平衡，同时进行骑功率车动作和（或）手臂动作

中的身体。也可使用水中运动设备（Hydrotone 阻力铃、脚桨和阻力管）以增加阻力，来增大躯干肌肉的协调收缩的需要。

躯干肌力训练：半躺位

患者可使用游泳棒、浮力哑铃或浮板作为支撑。治疗师可以进一步锻炼患者，让其握住浮力设备，如浮板，然后抵抗动作稳定躯干。各种下肢运动详见表9.2。

躯干肌力训练：仰卧位

多种游泳踢水运动都是在仰卧姿势时使用。指导患者在运动双腿时把注意力集中在腹部收缩和保持脊柱中立位上。进行保持脊柱中立姿势的桥式运动时，可以将一个长哑铃放在膝关节上。

躯干肌力训练：俯卧位

在俯卧位，在患者进行腹部收缩并保持脊柱中立的同时，可进行多种游泳踢水运动，例如脚打水。

深水位躯干肌力训练

患者以垂直的姿势在深水中进行脊椎稳定运动时，必须收缩腹部肌肉保持支撑[68,80]。深水位躯干肌力训练强调脊柱的中立位姿势，在激活腹部肌肉

的收缩和维持脊柱在稳定的姿势下进行各种活动。利用单侧或双侧上肢和（或）下肢运动的组合来进一步锻炼稳定性。当患者能够保持良好的稳定控制时，在四肢添加设备以增加阻力和挑战。变化包括如下几种。

■ 改变躯干姿势，如做向前、向后的动作，也可维持于十字形的姿势。

■ 坐在浮力哑铃上，向前或向后骑脚踏车，或执行任何上肢组合动作。

■ 站在浮板或浮力哑铃上并进行各种上肢的组合动作，首先不用设备，后来再加上设备。这种站立活动通常会引起必需的腹部支撑和平衡挑战。

水中有氧训练

强调有氧 / 心肺训练的水中运动是许多康复治疗计划不可分割的组成部分[58,81]。有氧 / 心肺训练通常在患者垂直悬浮在深水中而脚不接触池底的姿势下进行。可以在 4 ~ 6 英尺（1.22 ~ 1.83 米）中等深度的水中进行活动，包括慢跑、游泳、水中骑

功率车和水中跑步等。了解各种不同的治疗方案、生理反应、监测方法、适当的形式和设备选择，使治疗师能在康复计划中有效和安全地使用这些运动。

治疗干预

深水步行 / 跑步（图 9.25） 深水步行或跑步是最常见的垂直深水心肺耐力训练。其他的方法包括越野运动和高抬腿步。深水心肺训练可作为中等水深或陆地上心肺训练的先导，可以消除对下肢和脊柱的冲击。

在空间有限的水疗池中，患者可以沿着水疗池边缘进行深水跑步运动。一些喷射气流可以为患者提供阻力。

中等深度水中慢跑 / 跑步（水中跑台跑步） 中等深度水中有氧运动，可以被用来作为陆上心肺训练的先导，可消除冲击力对下肢和脊柱的冲击。随着患者的耐受性提高，中等深度水中慢跑，可逐步在较浅的水中进行，以提供更多的负重和模拟功能性活动。在空间有限的水疗池中，可以用阻力浮管提供阻力。

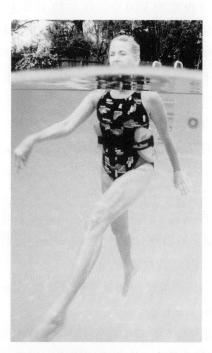

图 9.25 深水步行 / 跑步（Courtesy of Rothhammer International, Inc., San Luis Obispo, CA.）

水中设备 水中设备包括水中功率车、跑步机或上半身肌力训练仪等。

游泳姿势 对于能够完成各种游泳姿势（颈椎和肩关节的 ROM，俯卧位、仰卧位或侧卧位姿势）的患者来说，游泳是一个极好的培养和提高心肺功能的活动。游泳相对于其他水中活动，能引起显著较高的心率、血压和最大摄氧量。对于某些有脊柱疾病的患者来说，游泳有利于增加髋关节的活动范围和躯干的肌力。

预防措施 游泳对于有心脏问题且不善于游泳的患者，有不利的影响。

深水步行 / 跑步的生理反应

据报道，深水步行或跑步有多种生理反应 [3,17,28,36,37,64]。

心血管反应 与类似的陆上运动相比，无心血管问题的患者可能会有较小的心率、通气量和最大摄氧量。在低强度运动时，心脏病患者的心血管负荷较小 [55]。随着运动强度的增加，心血管负荷会达到与陆上运动相同的程度。

训练效果 相对于陆上运动，水中运动获得的最大摄氧量的提升量，患者将得以维持 [43]。此外，对于健康的跑步者，水中运动心肺训练可保持下肢肌力和最大耗氧量 [36,37,47]。

深水跑步的适当形式

对于初学者的指引 正确的指导对于确保正确的形式是很重要的，因为许多初学者会呈现出一个明显的学习曲线 [12]。一旦浸入水中后，患者应将双侧上肢放在身体两侧，并保持颈椎中立位和躯干稍微向前屈曲的姿势。跑步时，髋关节应交替屈曲至约 80°，膝关节伸展，然后随膝关节屈曲，再伸展至正中位角度。

适应特定的患者群体 对于因脊柱疾病导致姿势性疼痛的患者，后方漂浮带有助于患者维持稍微向前屈曲的姿势，而浮力背心有助于维持较直立的姿势和相对伸直的脊柱。单侧下肢截肢的患者可能难以保持垂直姿势，在截肢对侧配戴漂浮带可改善这一情况。

运动监测

监测运动强度   监测自觉疲劳程度和心率。

■ **自觉疲劳程度**   因为技巧可能会影响训练技术，所以描述自觉疲劳的主观数值量表可能无法充分确定新手深水跑者的运动强度。然而，在亚极量和极量用力方面，评级疲劳的主观数值分级似乎与水中运动的心率有足够的相关性[36]。

■ **心率**   由于颈部水平的浸入引起的生理变化，文献上提出了各种调节方式，以降低在接近最大强度的心肺运动时水中最大心率[3,17,64]。建议降低量在每分钟 7~20 次之间[3,17,64]。水中心率可以通过徒手方式或防水性电子监测设备监测，均有良好的信度。

监测初学者   应注意定期监测初次深水跑步者或已知患有心脏、肺或外周血管疾病的患者的心血管反应。新手深水跑步者，将比他们在类似的陆上运动体验到更高层次的自觉疲劳程度及最大摄氧量[28]。

设备选择

深水设备   浮力设备的选择应反映预期的患者姿势、舒适度和预测的运动强度。深水跑步最常见的浮力设备是位于身后的漂浮带（图 9.7）。躯干损伤或敏感的患者可能需要另一种浮力设备，如漂浮背心、浮力哑铃或游泳棒。为患者提供较小的浮力设备（即较小的皮带、较小的游泳棒）会使患者更加努力地用力，以保持足够的浮力，从而提高活动的强度。脚蹼和特别设计的浮力靴子可以用来增加下肢和足部运动时的阻力。同时，手上可握住游泳棒或浮力哑铃来增加阻力（图 9.10）。

中等深度的设备   专门设计的袜子有助于消除水中跑步等冲击活动中足部皮肤破裂的潜在问题。患者可以逆着水流奔跑，或者用固定的弹性管作为阻力而进行跑步活动。将漂浮带绑在腰部或握住漂浮板跑步会增加患者运动时的阻力。

自学活动

案例研究

关节镜下膝关节半月板切除术

Mike 是一位 54 岁的男子，他在打篮球时，右内侧半月板撕裂。他目前是关节镜下清理撕裂软骨术后 2 周。Mike 已经回到了程序员的工作岗位，但是他强烈地希望能够回到他正常的工作时间和周末体育活动中。外科医生告诉 Mike 说，除了疼痛之外，他已经没有限制。

既往史   Mike 身体健康，无既往病史。他从未因受伤而错过体育比赛。

功能状态   Mike 在没有辅助设备的情况下可行走，但是由于膝关节僵硬，他稍微有些蹒跚。他能够上下楼梯，但只能一步一步来，并且要用他的左腿引导。

肌肉骨骼状况   Mike 右膝只有极少量的肿胀。他认为在休息时他的疼痛程度为 1/10 分，活动时疼痛程度为 3/10 分。他的膝关节主动 ROM 是 5°~100°。他右下肢其他关节的 ROM 正常。Mike 能完成直腿抬高，而且有很好的股四头肌收缩。徒手肌肉力量测试显示，股四头肌力为 4 / 5 级，腘绳肌和腓肠肌肌力为 4 / 5 级。而且，他具有良好的髌股关节活动性。

医生转诊   Mike 医生给他开的处方写着："评估和治疗右膝、S/P 半月板关节镜清创伤；可利用陆上和水中运动来恢复 ROM 和肌力。"

■ 正式制订一项利用浅水［4 英尺深（约 1.22 米）］的治疗计划，使 Mike 开始进行独立训练以恢复肌力和柔韧性。

■ 说明你可能使用的徒手技巧，使 Mike 恢复肌力和柔韧性。

■ 随着 Mike 的身体越来越好，ROM 和肌力基本接近正常，你怎么进行水中运动训练来达到打篮球的要求呢？

■当他的膝关节痊愈时，Mike 可以在水疗池中做些什么水中运动来维持他的心肺功能呢？

小腿肌肉拉伤

Cecily 是一位 30 岁的天气预报主持人，也是一名优秀的马拉松跑者。4 天前，她跑上一座小山，感觉左膝关节远端"拉"了一下。第二天，她决定跑 10 公里，但在跑了大约 5 公里后，由于小腿存在尖锐的疼痛不得不退赛。医生告诉她，未来的 3 天必须使用手杖并保持自身体重 25% 的承重。之后，她可以在接下来的一周内逐渐增加腿部的负重。医生告诉 Cecily，她应该在一周内可以完全负重，并能在 3 周内跑步。Cecily 急着要返回其密集的训练日程。

既往史 Cecily 身体健康，以前没有基础疾病。她从有记忆以来便是扁平足，在她的鞋内穿矫正鞋垫。她说，从高中开始，她在她的跑步生涯中已多次拉伤她的左小腿。

功能状态 Cecily 拄着手杖走进康复中心。她左脚的承重大约是自身体重的 25%。她能够毫无困难地使用手杖和（或）栏杆来上下楼梯。

肌肉骨骼状况 Cecily 的左侧腓肠肌的内侧头有一个明显的淤伤，那里对触诊非常敏感，而且有些肿胀。她认为她的疼痛，休息时疼痛程度为 1/10 分，活动时疼痛程度为 2/10 分。她的踝关节 ROM 除了背伸之外，其他动作，无论是主动还是被动都是正常的。她主动背伸 5°，被动背伸 8°。除了跖屈肌，踝部肌力评为 5 / 5 级，跖屈肌力评为 4 / 5 级，这可能由于疼痛而造成的限制。你也注意到，她的左侧髋关节屈肌、股四头肌和腘绳肌都很紧。

医生转诊 Cecily 的医生给她的处方写着："水中运动治疗；评估与治疗左小腿肌肉拉伤——步态训练、ROM 和肌力。进阶至可耐受的陆上运动。"

■制订一份水中运动计划，用以解决 Cecily 的功能障碍和损伤。

■Cecily 需要在水中多深的程度进行步态训练，才能保持自身体重的 25 % 的负重？

■制订一个深水运动方案，以帮助 Cecily 保持高水平的心肺功能。

■什么设备能协助她在深水中进行独立牵伸和心肺训练？

慢性腰痛

为慢性腰痛患者制订一个水中运动治疗方案，对腿部和躯干进行全面的灵活性和肌力训练。保险公司只核准这位患者看一次医生。但是，患者家中后院有一个游泳池，池子的深度从 3 英尺（约 0.91 米）逐渐增加到 7 英尺（约 2.13 米）。7 英尺深的深水区，有 10 英尺（约 3.05 米）长，5 英尺（约 1.52 米）宽。患者没有其他会限制本人进行水中运动的医疗问题。

（廖麟荣 译，王雪强 祁奇 审）

参考文献

1. Al-Qubaeissy, KY, et al: The effectiveness of hydrotherapy in the management of RA: a systematic review. *Musculoskelet Care* 11:3–18, 2013.
2. Adams, HP, Norton, CO, and Tilden HM: *Aquatic Exercise Toolbox*, updated ed. Champaign, IL: Human Kinetics, 2006.
3. Assis, MR, et al: A randomized controlled trial of deep water running: clinical effectiveness of aquatic exercise to treat fibromyalgia. *Arthritis Rheum* 55(1):57–65, 2006.
4. Ay, A, and Yurtkuran, M: Influence of aquatic and weight-bearing exercises on quantitative ultrasound variable in postmenopausal women. *Am J Phys Med Rehab* 84(1):52–61, 2005.
5. Babb, R, and Simelson-Warr, A: Manual techniques of the lower extremities in aquatic physical therapy. *J Aquatic Phys Ther* 4(2):7–15, 1996.
6. Barbosa, TM, Garrido, MF, and Bragada, J: Physiological adaptations to head-out aquatic exercises with different levels of body immersion. *J Strength Cond Res* 21(4):1255–1259, 2007.
7. Barbosa, TM, et al: Effects of musical cadence in the acute physiologic adaptations to head-out aquatic exercises. *J Strength Cond Res* 24(1): 244–250, 2010.
8. Barczyk, K, et al: The influence of corrective exercises in a water environment on the shape of the anteroposterior curves of the spine and on the functional status of the locomotor system in children with lo scoliosis. *Orto Trauma Rehab* 11(3):209–211, 2009.
9. Bartels, EM, et al: Aquatic exercise for the treatment of knee and hip osteoarthritis. *Cochrane Database Syst Rev*, 2009.
10. Batavia, M: *Contraindications in Physical Rehabilitation: Doing No Harm*. St. Louis: Saunders Elsevier, 3:1–51, 2016.
11. Beana-Beato, PA, et al: Effects of different frequencies (203 days/ week) of aquatic therapy program in adults with chronic low back

pain. A nonrandomized comparison trial. *Pain Med* 13:145–158, 2013.

12. Becker, BE: Aquatic therapy: scientific foundations and clinical rehabilitation applications. *Phys Med Rehab* 1(9):859–872, 2009.

13. Biscarini, A, and Cerulli, G: Modeling of the knee joint load in rehabilitative knee extension exercises under water. *J Biomech* 40(2):345–355, 2007.

14. Brady, B, et al: The addition of aquatic therapy to rehabilitation following surgical rotator cuff repair: a feasibility study. *Physiother Res Int* 13(3):153–161, 2008.

15. Broach, E, and Dattilo, J: The effect of aquatic therapy on strength of adults with multiple sclerosis. *Ther Recreation* 37:224–239, 2003.

16. Brody, LT, and Geigle, PR: *Aquatic Exercise for Rehabilitation and Training*. Champaign, IL: Human Kinetics, 2009.

17. Broman, G, et al: High intensity deep water training can improve aerobic power in elderly women. *Eur J Appl Physiol* 98(2):117–123, 2006.

18. Bukowski, EL, and Nolan, TP: Hydrotherapy: the use of water as a therapeutic agent. In Michlovitz, S, and Nolan, TP (eds): *Modalities for Therapeutic Intervention,* ed. 5. Philadelphia: F.A. Davis, 2011, pp 109–134.

19. Camilotti, BM, et al: Stature recovery after sitting on land and in water. *Manual Ther* 14(6):685–689, 2009.

20. Caminiti, G, et al: Hydrotherapy added to endurance training versus endurance training alone in elderly patients with chronic heart failure: a randomized pilot study. *Int J Cardiol* 148:199–203, 2011.

21. Cardoso, JR, et al: Aquatic therapy exercise for treating rheumatoid arthritis. *Cochrane Database Syst Rev*, 2009.

22. Choukroun, ML, and Varene, P: Adjustments in oxygen transport during head-out immersion in water at different temperatures. *J Appl Physiol* 68:1475–1480, 1990.

23. Cider, A, et al: Hydrotherapy—A new approach to improve function in older patients with chronic heart failure. *Eur J Heart Hail* 5:527–535, 2003.

24. Cider, A, et al: Aquatic exercise is effective in improving exercise performance in patients with heart failure and type 2 diabetes mellitus. *Evidence-Based Complementary and Alternative Medicine,* 2012.

25. Colado, JC, et al: Effects of a short-term aquatic resistance program on strength and body composition in fit young men. *J Strength Cond Res* 23:549–559, 2009.

26. Datta, A, and Tipton, M: Respiratory responses to cold water immersion: neural pathways, interactions, and clinical consequences awake and asleep. *J Appl Physiol* 100(6):2057–2064, 2006.

27. Delgado-Fernandez, M: Aquatic therapy improves pain, disability, quality of life, body composition and fitness in sedentary adults with chronic low back pain. *Clin Rehab* 28(4):350–360, 2014.

28. DeMaere, JM, and Ruby, BC: Effects of deep water and treadmill running on oxygen uptake and energy expenditure in seasonally trained cross country runners. *J Sports Med Phys Fitness* 37(3):175–181, 1997.

29. Devereux, K, Robertson, D, and Briffa, NK: Effects of a water-based program on women 65 years and over: a randomised controlled trial. *Aust J Physiother* 51:102–108, 2005.

30. Dumas, H, and Francesconi, S: Aquatic therapy in pediatrics: annotated bibliography. *Phys Occup Ther Pediatr* 20(4):63–78, 2001.

31. Eversden, L, et al: A pragmatic randomized controlled trial of hydrotherapy and land exercises on overall well being and quality of life in rheumatoid arthritis. *BMC Musculoskelet Disord* 8:23, 2007.

32. Fallon, RJ: *Pseudomonas aeruginosa* and whirlpool baths. *Lancet* 346(8978): 841, 1995.

33. Fappiano, M, and Gangaway, JMK: Aquatic physical therapy improves joint mobility, strength, and edema in lower extremity orthopedic injuries. *J Aquatic Phys Ther* 16(1):10–15, 2008.

34. Fatoye, FA, Goodwin, PC, and Yohannes, AM: The effectiveness

35. Fischer-Cripps, AC: *The Physics Companion.* Philadelphia: Institute of Physics Publishing, 2003.

36. Frangolias, DD, and Rhodes, EC: Metabolic responses and mechanics during water immersion running and exercise. *Sports Med* 22(1):38–53, 1996.

37. Frangolias, DD, et al: Metabolic responses to prolonged work during treadmill and water immersion running. *J Sci Med Sports* 3(4):47–92, 2000.

38. Frey Law, LA, and Smidt, GL: Underwater forces produced by the Hydro-Tone® bell. *JOSPT* 23(4):267–271, 1996.

39. Getz, M, Jutzler, Y, and Vermeer, A: Effects of aquatic interventions in children with neuromotor impairments: a systematic review of the literature. *Clinic Rehab* 20:927–936, 2006.

40. Giancoli, DC: *Physics: Principles With Applications*, ed. 7. Upper Saddle River, NJ: Prentice Hall, 2014.

41. Hall, J, et al: Does aquatic exercise relieve pain in adults with neurologic or musculoskeletal disease? A systematic review and meta-analysis of randomized controlled trials. *Arch Phys Med Rehabil* 89:873–883, 2008.

42. Hollyoak, VA, and Freeman, R: *Pseudomonas aeruginosa* and whirlpool baths. *Lancet* 346:644–645, 1995.

43. Hollyoak, VA, Boyd, P, and Freeman, R: Whirlpool baths in nursing homes: use, maintenance, and contamination with *Pseudomonas aeruginosa. Commun Dis Rep CDR Rev* 5:R102–R104, 1995.

44. Jamison, LJ: Aquatic therapy for the patient with lymphedema. *J Aquatic Phys Ther* 13(1):9–12, 2005.

45. Jamison, LJ: The therapeutic value of aquatic therapy in treating lymphedema. Comprehensive decongestive physiotherapy. *Rehab Manage Interdiscipl J Rehab* 13(6):29–31, 2000.

46. Jentoft, ES, Kvalik, AG, and Mendshoel, AM: Effects of pool-based and land-based aerobic exercise on women with fibromyalgia/chronic widespread muscle pain. *Arthritis Rheum* 45:42–47, 2001.

47. Kaneda, K, et al: Lower extremity muscle activity during different types and speeds of underwater movement. *J Physiol Anthropol* 26(2):197–200, 2007.

48. Kurabayashi, H, et al: Breathing out into water during subtotal immersion: a therapy for chronic pulmonary emphysema. *Am J Phys Med Rehabil* 79:150–153, 2000.

49. Lai, C, et al: Pediatric aquatic therapy on motor function and enjoyment in children diagnosed with cerebral palsy of various motor severities. *J Child Neurol* pii:088307381453549, 2014. [Epub ahead of print].

50. Lima, T, et al: The effectiveness of aquatic physical therapy in the treatment of fibromyalgia: a systematic review with meta-analysis. *Clin Rehab* 27(10):892–908, 2013.

51. Lutz, JK, and Jiyoung, L: Prevalence and antimicrobial-resistance of pseudomonas aeruginosa in swimming pools and hot tubs. *Int J Environ Res Public Health* 8:554–564, 2011.

52. Mannerkorpi, K, et al: Pool exercise combined with an education program for patients with fibromyalgia syndrome. A prospective randomized study. *J Rheumatol* 27:2473–2481, 2000.

53. McManus, BM, and Kotelchuck, M: The effect of aquatic therapy on functional mobility of infants and toddlers in early intervention. *Pediatr Phys Ther* 19(4):275–282, 2007.

54. Mehrholz, J, Kugler, J, and Pohl, M: Water-based exercises for improving activities of daily living after stroke. *Cochrane Database of System Rev*, 1, 2011.

55. Meyer, K, and Leblanc, MC: Aquatic therapies for patients with compromised left ventricular function and heart failure. *Clin Invest Med* 31: E90–E97, 2008.

56. Noh, DK, et al: The effect of aquatic therapy on postural balance and muscle strength in stroke survivors: a randomized controlled pilot trial. *Clin Rehabil* 22:966–976, 2008.

57. O'Neill, DF: Return to function through aquatic therapy. *Athletic Ther Today* 5:14–16, 2000.

58. Pariser, G, Madras, D, and Weiss, E: Outcomes of an aquatic

exercise program including aerobic capacity, lactate threshold, and fatigue in two individuals with multiple sclerosis. *J Neurol Phys Ther* 30:82–90, 2006.

59. Pechter, U, et al: Beneficial effects of water-based exercise in patients with chronic kidney failure. *Int J Rehabil Res* 26(2):153–156, 2003.

60. Peterson, C: Exercise in 94 degrees F water for a patient with multiple sclerosis. *Phys Ther* 81:1049–1058, 2001.

61. Plecash, AR, and Leavitt, BR: Aquatherapy for neurodegenerative disorders. *J Huntington's Dis* 3:5–11, 2014.

62. Poyhonen, T, et al: Determination of hydrodynamic drag forces and drag coefficients on human leg/foot model during knee exercise. *Clin Biomech* 15(4):256–260, 2000.

63. Poyhonen, T, et al: Neuromuscular function during therapeutic exercise under water and on dry land. *Arch Phys Med Rehabil* 82:1446–1452, 2001.

64. Reilly, T, Dowzer, CN, and Cable, NT: The physiology of deep-water running. *J Sports Sci* 21(12):959–972, 2003.

65. Resnick, B: Encouraging exercise in older adults with congestive heart failure. *Geriat Nurs* 25:204–211, 2004.

66. Robinson, LE, et al: The effects of land vs. aquatic plyometrics on power, torque, velocity, and muscle soreness in women. *J Strength Cond Res* 18(1):84–91, 2004.

67. Sagawa, S, et al: Water temperature and intensity of exercise in maintenance of thermal equilibrium. *J Appl Physiol* 65(6):2413–2419, 1988.

68. Saggini, R, et al: Efficacy of two microgravitational protocols to treat chronic low back pain associated with discal lesions: a randomized controlled trial. *Eura Medicophys* 40:311–316, 2004.

69. Schrepfer, R, and Babb, R: Manual techniques of the shoulder in aquatic physical therapy. *J Aquatic Phys Ther* 6(1):11–15, 1998.

70. Silva, LE, et al: Hydrotherapy versus conventional land-based exercise for the management of patients with osteoarthritis of the knee: a randomized clinical trial. *Phys Ther* 88:12–21, 2008.

71. Sova, R: *Essential Principles of Aquatic Therapy and Rehabilitation.* Port Washington, WI: DSL, 2003.

72. Takeshima, N, et al: Water-based exercise improved health-related aspects of fitness in older women. *Med Sci Sports Exerc* 34:544–551, 2002.

73. Takken, T, et al: Aquatic fitness for children with juvenile idiopathic arthritis. *Rheumatology* (Oxford) 42:1408–1414, 2003.

74. Teffaha, D, et al: Relevance of water gymnastics in rehabilitation programs in patients with chronic heart failure or coronary artery disease with normal left ventricular function. *J Cardiac Fail* 17:676–683, 2011.

75. Vargas, LG: *Aquatic Therapy: Interventions and Applications.* Enumclaw, WA: Idyll Arbor, 2004.

76. Villalta, EM, and Peiris, CI: Early aquatic physical therapy improves function and does not increase risk of wound-related adverse events for adults after orthopedic surgery: a systematic review and meta-analysis. *Arch Phys Med Rehabil* 94:138–148, 2013.

77. Volaklis, KA, Spassis, AT, and Tokmakidis, SP: Land versus water exercise in patients with coronary artery disease: effects on body composition, blood lipids, and physical fitness. *Am Heart J* 154:E1–E6, 2007.

78. Vonder Hulls, DS, Walker, LK, and Powell, JM: Clinicians' perceptions of the benefits of aquatic therapy for young children with autism: a preliminary study. *Phys Occup Ther in Pediatr* 26(1–2):13–22, 2006.

79. Wadell, K, et al: Muscle performance in patients with chronic obstructive pulmonary disease—effects of a physical training programme. *Adv Physiother* 7:51–59, 2005.

80. Waller, B, Lambeck, J, and Daly, D: Therapeutic aquatic exercise in the treatment of low back pain: a systematic review. *Clin Rehabil* 23:3–14, 2009.

81. Wang, TJ, et al: Effects of aquatic exercise on flexibility, strength, and aerobic fitness in adults with osteoarthritis of the hip or knee. *J Adv Nurs* 57: 141–152, 2007.

82. Watts, KE, and Gangaway, JMK: Evidence-based treatment of aquatic physical therapy in the rehabilitation of upper-extremity orthopedic injuries. *J Aquatic Phys Ther* 15(1):19–26, 2007.

83. Wykle, MO: Safety first. *Rehab Manage* 16(6):24–27, 50, 2003.

84. Yilmaz, I, et al: Effects of swimming training on physical fitness and water orientation in autism. *Pediatr Int* 46:624–626, 2004.

第 10 章

软组织损伤、修复和管理

■ CAROLYN KISNER

在治疗肌肉骨骼疾病时，使用治疗性训练的有效性取决于良好的临床思维，而良好的临床思维是基于最佳研究证据来选择合适的治疗方式。对所涉及的区域进行检查，是识别相关损伤的重要先决条件，这些损伤会限制参与所需的活动。此外，很重要的一点是在检查时，判断相关组织的损伤是急性、亚急性还是慢性，从而确定训练的类型和强度不会阻碍恢复，而是有效促进组织愈合、功能恢复和预防其他损伤。此书中本章和下一章设定读者已具有骨科相关问题检查、评估和治疗计划相关的基础知识，从而能够选择有效的训练方式来达到康复目标。

利用本章提出的原则，读者可以设计治疗性训练项目和选择治疗技术，使治疗的训练强度符合目前软组织的愈合阶段。而特定的关节、软组织、骨骼及神经损伤和常见的手术干预，将会在其他章节中讲解。

软组织损伤

软组织损伤的例子：肌肉骨骼疾病

- 拉伤（strain）：软组织过度牵伸，过度发力，或者过度使用。相对扭伤（sprain）来说程度较轻，通常由轻微外伤或非常态的反复微小损伤引起。这个术语常常被用于肌肉和肌腱单位的不同程度的损伤[13]。

- 扭伤①（sprain）：软组织受力严重牵伸或撕裂，例如关节囊、韧带、肌腱和肌肉。这个术语最常用于韧带损伤，可分为一级（轻）、二级（中）、三级（重）扭伤[13]。

- 脱位（dislocation）：某一部分移位，通常

---

① 译者注：strain 和 sprain 大部分时候并列使用，在很多中文书籍和文献里，均被翻译成拉伤，区别是肌肉拉伤一般用 strain，韧带拉伤一般用 sprain，文中亦有提及。此处为区别两个词，分别翻译为拉伤和扭伤。

是关节中的骨性部分，导致解剖结构的破坏，从而导致软组织损伤、炎症疼痛和肌肉痉挛。

- 半脱位（subluxation）：关节中骨性结构不完全性脱位，常涉及周围软组织的二级损伤。

- 肌肉／肌腱撕裂（muscle/tendon rupture or tear）：如果是部分性撕裂，肌肉被拉长或者抵抗阻力时，撕裂部位会产生疼痛。如果是完全撕裂，肌肉不会对受伤部分产生拉力，所以肌肉被动牵伸和主动收缩时不会产生疼痛[6]。

- 肌腱病／肌腱损伤（tendinopathy/tendinous lesions）：肌腱病是一个概括性术语，即机械力所造成的肌腱损伤[23,26]。其中肌腱滑膜炎（tenosynovitis）是覆盖肌腱的滑膜的炎症；肌腱炎（tendinitis）是肌腱的炎症，可能引起瘢痕组织或者钙化；腱鞘炎（tenovaginitis）是肌腱的炎症伴有肌腱腱鞘的增厚；肌腱末端病（tendinosis）是反复微损伤造成的肌腱退化。

- 滑膜炎（synovitis）：滑膜的炎症；由于损伤或疾病，关节或腱鞘内有过多的滑膜液。

- 关节血肿（hemarthrosis）：关节内出血，通常由严重损伤引起。

- 腱鞘囊肿（ganglion）：关节囊和腱鞘壁的球形隆起。囊肿可能由于损伤引起，有时和风湿性关节炎并发。

- 滑囊炎（bursitis）：滑囊的炎症。

- 挫伤（contusion）：直接击打造成的淤青，导致毛细血管撕裂、出血和炎症反应。

- 过用综合征（overuse syndromes）：累积性创伤和重复性劳损——肌肉和肌腱遭受反复、亚极量负荷和（或）磨损导致的炎症和疼痛。

损伤和疾病引起的临床问题

很多软组织的问题，原发的病理损伤很难界定或者组织无法完全愈合而导致继发性的功能障碍。

以下是一些临床表现的范例，这些表现可能由多种原因引起。

- 功能障碍：某组织或区域失去正常功能。功能障碍可能由软组织的适应性短缩、粘连、肌力不足或任何导致正常活动丧失的情况所引起。

- 关节障碍：滑膜关节正常机械活动的丧失。通常引起功能丧失和疼痛。可能原因有外伤、制动、失用或病理原因如风湿性关节炎造成。

- 挛缩：皮肤、筋膜、肌肉或者关节囊的适应性短缩，影响正常的活动或结构的柔韧性。

- 粘连：胶原纤维和周围结构在制动、外伤或手术并发症下发生的异常黏附，会限制相关结构的正常弹性和滑动。

- 反射性肌肉保护：肌肉受到疼痛刺激后的超长时间收缩。原发疼痛的部位可能是附近组织、深部组织或者其他部位的牵涉痛。如果不是牵涉痛，运动过程中肌肉通过收缩完成对受伤组织的功能性固定，疼痛刺激减轻时，肌肉保护也会停止。

- 固有肌肉痉挛：肌肉长时间持续收缩导致的局部循环和代谢变化。循环和代谢环境的改变会产生疼痛，不论最初引发收缩保护的原发损伤是否仍然是易激惹的，肌肉收缩变成一直持续的（图 10.1）。痉挛也可能是病毒感染、冷刺激、长时间制动、精神紧张或直接创伤的反应。

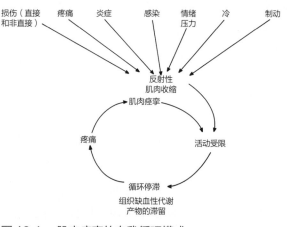

图 10.1　肌肉痉挛的自我循环模式

- 肌肉无力：肌肉收缩力量降低。肌肉无力可能是中枢神经系统或周围神经系统，或神经肌肉接头处的全身化学或局部损伤的结果。它也可能是肌肉直接受损或仅仅是活动过少引起。
- 肌筋膜疼痛综合征：在闭合且无法扩张的肌筋膜腔内，压力增加会损害血管、肌肉和神经的功能。如不治疗，它将造成缺血和不可逆的肌肉丢失 [11]。引起的原因包括但不限于：骨折，反复损伤，挤压伤，骨骼牵引和衣物、包扎、石膏过紧。

组织损伤的严重程度

- Ⅰ度（第一级别）：受伤时轻微疼痛或者受伤后最初 24 小时内有轻微疼痛。轻度肿胀，局部紧张和组织受力时疼痛 [13,14]。
- Ⅱ度（第二级别）：中度疼痛，需要停止动作。组织的受力和触诊大大增加了疼痛。如果是韧带损伤，部分纤维断裂，导致关节活动性增加 [13,14]。
- Ⅲ度（第三级别）：接近完全或完全的组织

（肌腱或韧带）撕裂，伴随严重疼痛。撕裂组织的受力通常无痛，触诊可能会发现异常。断裂的韧带会造成关节的不稳 [13,14]。

组织激惹度：炎症和修复的分期

结缔组织受损后，不论是机械性损伤（包括手术）还是化学性损伤，血管和细胞的反应都是类似的（表 10.1）[16]。组织的激惹度，或称敏感度，是这些反应的结果。通常被分为三个相互重叠阶段：急性期，亚急性期，慢性期 [16,27,29]。表 10.1 总结了它们的临床体征和症状。

急性期（反应和炎症）

在急性期出现炎症的表现，即静息时的红肿热痛和功能丧失 [16]。在测试活动度（ROM）时，活动有疼痛且患者通常在到达全范围的活动度之前有肌肉抵抗（图 10.2A）。疼痛和活动受限来自于神经末梢的化学状态改变，肿胀或关节积液造成组织张力增加和肌肉保护。这些都是身体对疼痛部位自发制动的方式。除非损伤持续存在，这一时期通常持续 4~6 天。

表 10.1　组织愈合分期：特点、临床征象和治疗		
急性期：反应和炎症	**亚急性期：增殖、修复和愈合**	**慢性期：成熟和重塑**
组织反应和特点		
血管变化	移除有害刺激	结缔组织成熟
渗出细胞和化学物质的渗出	毛细血管床在该区域生长	瘢痕挛缩
凝血形成	胶原蛋白形成	瘢痕重塑
吞噬，中和刺激物	肉芽组织	胶原蛋白根据压力方向排列
早期的成纤维细胞的活动	非常脆弱，组织易受损伤	
临床征象		
炎症	炎症减少	炎症消失
组织抵抗前出现疼痛	组织抵抗和疼痛同步出现	疼痛在组织抵抗后出现
物理治疗目标和各期康复的治疗原则		
Ⅰ期	Ⅱ期	Ⅲ期
最大保护	中度保护 / 控制性活动	最小到无保护 / 恢复功能
控制炎症反应：选择性休息、冰敷、加压、抬高	瘢痕组织松动：选择性牵伸，受限处关节松动 / 手法	增加瘢痕的延展程度：进阶力量和耐力训练
预防休息产生的有害效应：非损伤性活动、被动活动度、按摩、缓慢调整肌肉	促进愈合：非损伤性主动抗阻活动、开链 / 闭链稳定性活动、肌肉耐力训练、心肺耐力练习、注意进阶强度和活动范围	增加功能独立性：功能性训练和运动专项训练

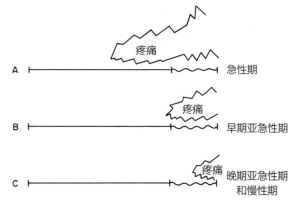

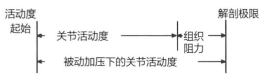

图 10.2　受累组织在测试 ROM 时的疼痛程度。A. 急性期。B. 早期亚急性期。C. 晚期亚急性期或慢性期

亚急性期（增殖、修复和愈合）

在亚急性期，炎症的征象快速减少，最终消失。测试活动度时，患者可能会在现有关节活动度的末端遇到组织阻力时感到疼痛（图 10.2B）。疼痛仅在新生长组织受到超出其耐受度的压力时或者紧绷的组织牵伸时出现。肌力测试可能显示肌肉无力，同时由于肌肉无力会导致功能受限。这一时期通常持续 10~17 天（损伤后 14~21 天）。不过在某些血供不好的组织可以延长至 6 周，如肌腱组织[8,27,29]。

慢性期（成熟和重塑）

在慢性期，无炎症征象。可能组织挛缩或粘连，活动度受限；也可能肌肉无力，正常功能受限。在此时期，结缔组织针对所受应力继续加固和重塑[7,23,27,29]。当测试紧绷组织时，在其现有活动度末端牵伸时会感受到牵伸痛（图 10.2C）。由于肌肉无力，耐力下降，神经肌肉控制不良等，造成了一定程度的功能受限。此时期可持续 6 个月到 1 年，持续时间长短取决于所涉及组织的类别和损伤的严重程度。

慢性炎症

炎症持续时间过长见于受损组织所受压力持续超过其修复能力。症状包括活动后数小时仍存在疼痛、水肿和肌肉收缩保护。休息后僵硬感增加，活动后 24 小时内 ROM 丧失，只要刺激持续存在，组织僵硬感持续增加。

慢性疼痛综合征

慢性疼痛综合征是指疼痛状态超过 6 个月。它包括无明确激惹源或炎症源造成的活动受限和参与受限，而导致的多维度的功能障碍。

急性期的管理

组织反应：炎症

炎症期涉及组织内细胞、血管和化学反应。在软组织受伤后的最初 48 小时内，血管发生显著变化。细胞和溶质从受损处血管渗出，启动凝血过程。在此期间，开始中和化学刺激物或有害刺激物，进行吞噬过程（清除死亡组织），并开始早期成纤维细胞活动和新生毛细血管床的形成。这些生理过程作为保护机制，同时也是激活后续愈合和修复的必要事件[16]。除非损伤持续存在，通常此期持续 4~6 天。

管理指南：最大保护（Ⅰ期）

治疗师在此保护期的角色是控制炎症效应，促进伤口愈合和维持未受损组织和区域正常的功能。此节的总结见专栏 10.1。

患者教育

告知患者预期的症状持续时间（4~6 天），患者在这一阶段可做些什么，有什么注意事项和禁忌证，症状减少后是什么样的情况。告知患者急性期通常是短暂的，他们需要知道在此阶段做什么事情是安全的。

损伤组织的保护

为减轻肌肉骨骼的疼痛和促进愈合，在最初的 24~48 小时，有必要保护发生炎症的损伤部位。通常通过休息（支具、扎贴和石膏），冷冰（敷），加压和抬高来实现。根据损伤的类型和严重程度，手法控制疼痛和肿胀，比如按摩或者轻柔的关节松动（Ⅰ级）可能有用。如果下肢受伤，需要使用辅助器具进行部分负重或不负重的步行。

专栏 10.1　管理指南——急性期 / 最大保护	
身体结构和功能的损伤	
炎症、疼痛、水肿、肌肉痉挛。	
活动受限。	
关节水肿（如果关节受伤或者如果有关节炎）。	
相关区域的活动受限。	
康复计划	**干预措施（至伤后 1 周）**
1. 患者教育。	1. 告知患者常规的康复时间和如何在维持最佳功能性活动的情况下保护受伤组织。
2. 控制疼痛、水肿和痉挛。	2. 冰敷、加压、抬高和按摩（48 小时内）。 ■ 制动受伤部位（休息、支具、扎贴、石膏）。 ■ 避免受伤部位承受应力的姿势和摆位。 ■ 在关节无痛的范围内进行轻柔地（Ⅰ级或Ⅱ级）关节振动。
3. 保持软组织和关节的完整性和活动性。	3. 针对所涉及的组织，进行合适剂量的被动活动，在活动中注意控制疼痛，进行合适剂量的肌肉训练和神经肌肉电刺激。
4. 若出现关节肿胀，应减少关节肿胀。	4. 如果肿胀发展迅速（或血肿），可能需要药物干预。 提供保护（支具、石膏）。
5. 保持相邻组织的完整性和功能性。	5. 按需求选择主动辅助、自由、抗阻、和（或）改良的有氧运动，取决于距离受伤组织的远近和对原发损伤的影响。 按需求提供自适应性或支持性器具在功能性活动中保护受伤组织。
注意：在炎症阶段必须要适当的休息和使用合理的运动剂量。运动过多的表现是疼痛或炎症加重。 　　　不要在炎症或肿胀组织上进行牵伸和抗阻训练。	

预防制动的不良反应

如有可能，应尽量避免完全的或持续性的制动，因为它会导致新生纤维和周围组织的粘连，结缔组织的变弱和关节软骨的改变[6,24,25]。

治疗的长期目标是在受伤部位形成坚固的、可活动的瘢痕，从而使活动得到完全且无痛的恢复。开始阶段，新生纤维所形成的网是无序的，需要依靠机械应力作用于组织的方向重新排列[15]。为了促进有序的瘢痕的生成，在急性期内可耐受的范围内开始小心的、可控的被动活动。

组织特异性活动　组织特异性活动应该直接作用于相关的组织，避免新生纤维和周围组织的异常粘连，因而避免瘢痕在后期被撕裂。组织特异性技术下文有描述。

活动的强度　活动的强度（剂量）应该足够温和，确保纤维不从愈合的部位分离。太多太早的活动会有疼痛且再次损伤组织。被动活动的剂量取决于损伤的严重程度。一些患者在最初的 24~48 小时内不能耐受任何活动；另外一些患者只能耐受很小角度的轻柔的被动活动。多种关节术后立即使用

持续被动活动（CPM，见第 3 章）被证明是有效的，其中包括关节内骨折、干骺端骨折和骨干骨折术后；关节外挛缩和粘连的手术松解和其他情况[24,25]。在此阶段任何可耐受的活动都是有益的，但不能增加肿胀和疼痛。在病理进程中的受伤部位，主动活动通常是禁止的，除非是慢性疾病，如风湿性关节炎。

一般性活动　相邻区域的主动活动是合适的，用来维持未受损组织的完整性，促进循环和淋巴回流。

注意：如果运动加重疼痛或水肿，则可能是剂量过大，或是现在不应该做此活动。此阶段的活动应该极其谨慎。

具体治疗和剂量

被动关节活动度（PROM）　控制疼痛的被动活动度在维持关节、韧带、肌腱和肌肉的活动性及促进关节内液体流动和保持营养上有很大价值[24,25]。起始的活动范围可能非常小[31]。此阶段牵伸是禁止的。从被动活动度技术中新增加活动度是因为减轻了疼痛、肿胀和肌肉保护性收缩。

低剂量关节松动 / 徒手技术　Ⅰ级或Ⅱ级牵引和关节松动术在加快关节内液体流动，保持关节软骨健康上是有益的。这些技术也可能反射性的抑制或控制疼痛的感受。低剂量的关节松动对于急性期的关节疾病和其他结缔组织损伤所致的关节活动问题是有益的。

肌肉激活　强度极低而不造成疼痛或者关节挤压的间歇式的温和的轻柔等长收缩训练，可产生多重效果。肌肉收缩的泵式效应促进血液循环，从而加快关节内液体流动。如果肌肉损伤，训练肌肉应在肌腱缩短的位置以帮助维持肌动 – 肌球蛋白纤维的活动而不给予损伤组织压力。如果关节损伤，应选择不会引起疼痛的关节位置（肌腱拉长或缩短）进行肌肉训练，通常休息位是关节最舒适的位置。如果可耐受，可在不同的关节活动位置进行间歇性收缩训练。

按摩　按摩可以移动液体，如果它被小心轻柔地应用于受损组织，可帮助预防粘连。肌腱病的治疗是肌纤维横向施加温和的剂量，使不平的肌肉表面变平滑或维持肌腱在腱鞘内的灵活性。施加时肌腱保持紧张。当治疗肌肉损伤时，肌肉通常保持在短缩位置，以免分离愈合的伤口 [6]。按摩对水肿的影响将在第 26 章讨论。

相关区域的治疗

在保护阶段，尽可能保持身体相关区域的正常生理状态。包括保持和提高以下方面的技术。

活动度　这些技术可以是主动的也可以是被动的，取决于和受伤位置的远近和对受伤位置的影响。

抗阻训练　抗阻训练可以以合适的剂量应用于与受伤组织不直接相关的肌肉，以便患者为使用辅助性器械，例如腋拐或助行器，来做好准备，并提高执行所需活动的能力。

功能性活动　可能需要支持性和自适应性器具，取决于受伤的部位和需要完成的活动。

▶ **临床提示**

预防血管淤积是很重要的，这可能是由于水肿和制动造成的。通过鼓励安全剂量下和使用支持性弹力绷带的各种活动，抬高患部，使用合适的按摩和肌肉训练技术，可促进循环。对于下肢，在耐受的情况下，应做主动的踝和足趾的活动度练习。

亚急性期的管理

组织反应：增殖，修复和愈合

在组织损伤第 2~4 天时，炎症开始消退，凝集的血块开始分解，受伤处的修复开始。这些通常需要 10~17 天（即受伤后第 14~21 天），但也可能持续 6 周。

胶原蛋白的合成和沉积是这一期的特点。有害刺激物被去除，毛细血管床开始在此处生长。成纤维细胞活动增加，胶原蛋白形成，肉芽组织形成增加。成纤维细胞在伤后第 4 天时大量出现，并持续到第 21 天左右。成纤维细胞产生新的胶原蛋白，这些未成熟的胶原蛋白取代了最初形成的血块渗出物。此外，肌纤维母细胞的活动大约在第 5 天开始，导致瘢痕缩小（收缩）[28,29]。根据损伤的大小，肌肉和皮肤的伤口愈合通常需要 5~8 天，肌腱和韧带的伤口愈合通常需要 3~6 周 [8,29]。

在愈合的这一阶段，未成熟的结缔组织脆弱且无序。如果压力过大，它很容易受损，因此符合该组织生理力线的合理应力可刺激其生长和排列。同时可减少周围组织的粘连 [5]。

管理指南：中度保护 / 控制性活动（Ⅱ期）

治疗师在这一愈合阶段中的角色非常重要。患者因为疼痛不再持续出现，并开始主动活动，因此感觉好了很多，所以很容易就开始从事过多过早的活动，或者反之，倾向于过于谨慎的治疗而进展不够迅速。所做出的关键决策应基于对愈合过程和组织对应力的反应的了解。关键是开始和进行非破坏性的训练和活动，即在愈合组织的承受范围内进行练习和活动，这样就可以避免再次损伤和炎症反应影响愈合过程 [7]。专栏 10.2 总结了这一阶段的康复要点。

患者教育

告知患者这一阶段将会发生的事情，愈合的时

专栏 10.2　管理指南——亚急性期 / 控制性活动	
身体结构和功能的损伤	
到达活动范围末端时出现疼痛。 肿胀（减少，但仍出现）。 关节水肿（如果关节有损伤，则会出现关节水肿，此期会减少但仍出现）。 软组织、肌肉和（或）关节挛缩（制动区域发生）。 因为限制使用而出现的肌肉无力或疼痛。 与受累组织相关的 ADL 和 IADL 受限。	
康复计划	**干预措施（至受伤后 3 周）**
1. 患者教育。	■ 告知患者常规恢复时间和遵从指导的重要性。 ■ 教授居家运动和鼓励符合康复计划的功能性活动。 ■ 监控和调整患者的进程。
2. 促进受伤组织的愈合。	■ 监控组织对运动进阶的反应；如果疼痛或者炎症增加应减少强度。 ■ 使用辅助器具保护恢复中的组织：支具，扎贴或绷带。 ■ 每天渐进性增加关节自由活动的时间。当肌肉力量增加后，可逐步减少使用辅助器具。
3. 恢复软组织、肌肉、和（或）关节的活动性。	■ 控制疼痛的基础上，从被动活动度进阶到主动辅助活动度再到主动活动度。 ■ 逐步增加瘢痕的活动度，特别是所涉及的组织。 ■ 渐进性增加相关结构的活动度（若受限），对过紧的组织使用有针对性的治疗技术。
4. 提高神经肌肉控制，肌肉耐力和受伤及相关肌肉的力量。	■ 在患者可承受范围内，开始并进阶多角度的等长收缩；开始时小心且使用微小的阻力。 ■ 开始 AROM 运动，进行受保护的负重练习和稳定性训练。 ■ 当活动度、关节运动和愈合逐渐改善，进阶到等张收缩训练并逐渐增加重复次数。 ■ 强调训练动作的控制和合适的生物力线。 ■ 后期逐步进阶阻力。
5. 保持相邻组织的完整性和功能性。	■ 应用进阶的力量和稳定性训练，监控对原发损伤的影响。 ■ 恢复使用新愈合组织，且不加重症状的低强度的活动。 ■ 继续进阶力量训练和高阶的训练活动，直到肌肉足够强健和能够满足运动需求。
注意：炎症的体征或者关节肿胀通常在此阶段的早期即减少。随着活动强度的进阶，可能会出现些许不适，不过这种不适不应该超过数小时。活动过多的体征为休息时的疼痛、疲劳、无力加剧或者 24 小时以上的肌肉疼挛。	

间线，以及如果进阶超过组织耐受后会出现的症状和体征。

- 鼓励患者恢复正常的运动，确保该运动不加重症状。不过在这一时段，对于参与娱乐活动、运动和工作相关的活动，仍需谨慎，不要对愈合过程产生负面影响。
- 指导患者居家运动，可以帮助患者调整工作或者娱乐活动的难度，使之符合目前的康复策略，进而保证患者主动参与康复过程。

管理疼痛和炎症

疼痛和炎症在此愈合阶段减少。

- 在早期亚急性期开始主动活动和牵伸的标志包括：水肿减少，疼痛不再持续性出现，在关节活动范围内运动不加重疼痛。
- 在增加训练动作和进阶训练强度的时候，监控患者的反应。训练强度过大或者活动开始

过早，会延迟恢复过程，引起疼痛，以及加重炎性反应[7,27]。如果症状增加，需调整训练强度。

开始主动活动

由于受伤部位的限制使用，会发生肌肉的失用性萎缩变弱，甚至在未受损肌肉部分。亚急性愈合阶段是一个过渡期，在此期间，受伤组织可在无痛范围内进行主动活动，并小心进阶肌肉耐力和力量训练，保持应力在愈合组织的可承受范围内（非破坏性活动）。如果活动控制在一个安全的强度和频率内，疼痛症状和肿胀会每天渐进性地减少。患者自身的身体反应是进阶速度和强度最好的指征。临床上，如果炎性症状增加或者 ROM 逐渐减少，则是因为慢性炎症增加和瘢痕收缩引起的进一步受限[2,3,17]。训练和活动中组织应力过大的指征的总结见专栏 10.3。

多角度、亚极量等长收缩 亚极量等长收缩练习在早期亚急性期中被广泛使用，以不增加过度压力的方式，来提高受损部位的肌肉控制和增强力量。这些训练也可以帮助患者理解如何正确使用肌肉。阻力的方向和强度依据无痛原则。

- 对受伤后愈合的肌肉进行等长收缩练习，使之处于缩短或者放松的位置，使得新的瘢痕不会在伤口位置被撕开 [5,27]。
- 当关节损伤时，要进行等长收缩练习，关节的休息位可能是最舒适的位置。收缩的强度应该保持在无痛范围内。

主动关节活动度（AROM）训练 无痛范围内的主动活动练习通常用于发展对运动的控制。

- 开始时使用孤立的、单一平面活动。强调对运动的控制，对受伤肌肉或者需要改善关节力线的肌肉，使用小阻力，向心收缩的训练。
- 使用复合的，或者对角线模式来促进目标肌肉的收缩，不过在早期不要使用由强壮肌肉主导的运动模式，弱肌肉不能有效参与训练。应力不要超过受损或较弱肌肉的耐受范围。

肌肉耐力训练 在亚急性期强调肌肉耐力的训练，因为当关节水肿、损伤和制动时，慢缩型肌纤维最先萎缩。

- 开始时，只使用主动活动度训练，强调运动控制。然后在愈合过程中，使用阻力较小的低强度高重复练习，而不是高强度阻力练习。
- 确保患者使用正确的运动模式而无代偿动作，同时了解受损肌肉疲劳或引发症状时停止训练的重要性。例如，患者在做肩关节屈曲或者外展动作时，应避免出现抬高肩胛骨的代偿动作；或者患者做抬腿的动作时，应稳定骨盆和脊柱，从而确保安全和正确的动作学习过程。

有保护的负重训练 在早期阶段愈合组织可在耐受范围内部分负重，从而以可控制的方式对该组织加压和刺激肌肉的协同收缩。

- 帮助患者提高对肌肉正确收缩的认识，并且提高其在侧向重心转移或者前后重心转移时的肌肉控制。若患者可耐受，通过增加动作的幅度或者减少支撑或保护来增加难度。
- 增加阻力来进阶负重和提高肌肉的力量。

注意： 离心和大强度抗阻训练，包括渐进性抗阻运动，可能对肌肉造成额外的损伤，通常在肌肉受伤后早期亚急性期不予采用，防止对早期弹性很差的愈合组织造成损伤 [18]。对非肌肉损伤，离心收缩可能不会对损伤部位造成再次损伤，但是在这个阶段，阻力应被限制在低强度内，避免发生延迟性肌肉酸痛。与之相对的，在无损伤时，可以利用离心收缩使用较小力量产生较大张力的优势，来帮助提升肌力。这部分内容见第 6 章。

开始和进阶牵伸训练

在急性期限制活动和生长中的瘢痕粘连往往会导致愈合组织和该区域内相关组织的柔韧性下降。为了增加活动度和刺激瘢痕对齐生长，应开始针对特定的相关组织进行牵伸训练。在此过程中，可能需要使用多种技术来达到提高活动度的目的。

加热 使用理疗仪器或者主动活动度训练来升高组织温度和放松肌肉，便于牵伸。

组织放松技术 无法放松的肌肉会影响关节松动和被动牵伸的效果。如果需要，先使用保持 – 放松的技术可以使组织达到可活动范围的末端。

关节松动 / 徒手技术 如果关节活动范围受限使用特定的关节技术进行牵伸很重要。在生理性牵伸前使用Ⅲ级持续的或Ⅲ级和Ⅳ级振动技术来恢复关节活动度，可以减少对脆弱的软骨产生额外的压力。关节分离和松动技术用来牵伸受限的关节囊（见第 5 章）。

牵伸技术 被动牵伸技术，自我牵伸和长时间机械牵伸用来提高活动性较差的结缔组织的延展性，这些组织分布在身体的每个部位。这些技术和神经肌肉抑制技术穿插使用来放松和延展跨关节的肌肉（见第 4 章）。

按摩 使用多种按摩技术来达到松动软组织的效果。例如，摩擦按摩交叉纤维（Cross-fiber）用来松解韧带和切口，使之可以跨关节自由活动。交叉纤维按摩还用于肌肉瘢痕粘连组织以恢复瘢痕组织的活动性。这种技术的强度和持续时间根据组织的反应逐渐增加。

使用新的活动范围 患者必须使用新获得的活动度来维持牵伸技术所获取的组织延展性和增强对新获取活动度的控制。患者的居家运动应包括在新的活动度内使用拮抗肌的轻量抗阻和自我牵伸技术。同时，鼓励患者在日常生活中使用新的活动度。

治疗相关病因

继续维持或提高机体相关区域的正常生理和功能状态。解决任何可能会阻碍完全恢复的姿势或生物力学方面的稳定性、结缔组织和肌肉柔韧性、肌肉力量方面的损伤，这些损伤可能导致问题的发生或可能阻碍完全恢复。在患者可耐受的范围内，恢复低强度的活动而不激化患者的症状。继续再评估患者的进展和对控制性活动的理解。

慢性期的管理

组织反应：成熟和重塑

肌肉成纤维细胞的活动造成的瘢痕收缩在第 21 天时完成，瘢痕停止生长，所以从第 21~60 天，成纤维细胞占主导地位而产生组织的重塑[27]。这个成熟的过程开始于亚急性期的晚期，并持续数月。瘢痕组织成熟和重塑，是胶原纤维变粗和根据所受应力重新排列的过程。重塑时间受到成纤维细胞密度和活跃程度的因素的影响，包括制动时间的长短，组织所受的应力，损伤的部位和血供。

组织的成熟

愈合组织在亚急性期晚期和慢性期的主要差别是胶原纤维的质量（排列和弹性力量）和伤口面积的减小。胶原纤维的数量稳定，合成和分解达到平衡。根据损伤组织的大小、损伤程度或病理变化，

受损组织的愈合伴随着弹性质量的逐步提高可持续 12~18 个月[8,19,28]。

组织的重塑

由于未成熟的胶原纤维分子结合在一起（氢键）而黏附于周围组织，它们可以容易地通过和缓且持续的治疗后被重塑。这个过程可以持续 10 周。如果没有受到合适的应力，纤维粘连于周围组织形成限制性的瘢痕。由于胶原纤维的结构变成共价键和逐渐增粗，组织变得更加强壮，同时对重塑有抵抗性。14 周时，瘢痕组织不再重塑。因此，旧的瘢痕组织对牵伸的反应就变得比较差[3]。这种状况下的治疗需要周围组织的适应性延展或者手术松解。

管理指南：最小到无保护 / 恢复功能（Ⅲ期）

此时期治疗师的角色是设计训练进阶计划，安全地对成熟的结缔组织施加应力，提高其柔韧性和力量，来帮助患者回归常规活动，参与日常生活，包括工作、社区活动、娱乐和运动。个体回归高强度的工作和运动需要更高强度的训练来提高组织耐受压力的能力，同时加强神经肌肉系统对于活动的反应。

因为成熟胶原纤维的重塑是对其上所受应力产生的反应，因此有控制地对组织施加。应力，来模拟组织上的正常受力尤为重要[7,15,23]。胶原纤维的最大力量的发展取决于所施加力的方向。仅当在限制性挛缩或粘连上施加应力或由于抵抗运动强度的增加而出现酸痛时，患者才会出现痛苦。为了避免慢性或者反复性的疼痛，挛缩组织必须被牵伸或者粘连部分被打开或松动。过多或异常的应力会导致再损伤和慢性炎症，将会阻碍功能的恢复。这部分信息总结见专栏 10.4。

患者教育

除非有限制性的瘢痕组织需要更多的手法技术来松解，其他情况下，患者应该在执行康复计划中的训练负有更多的责任。

- 在生物力学方向指导患者如何安全地进阶抗阻训练和自我牵伸，以及如何自我监控过多应力产生的不良效果和征象。

专栏 10.4　管理指南——慢性期 / 恢复功能

身体结构和功能的损伤

软组织、肌肉和（或）粘连处关节挛缩限制正常的关节活动度和附属运动。
　肌肉功能降低：肌力、肌耐力、神经肌肉控制差。
　受伤部位使用减少。
　无法正常参与所期望的生活。

康复计划	慢性期的干预措施
1. 患者教育。	1. 指导患者训练和牵伸的安全进阶。 　监控患者的理解力和依从性。 　教授如何避免再次损伤。 　教授良好的身体生物力学力线。 　提供人体工学咨询。
2. 增加软组织、肌肉和（或）关节的活动性。	2. 对于紧张的组织施行以下牵伸技术。 　■ 关节和部分韧带（关节松动 / 徒手技术）。 　■ 韧带、肌腱、粘连的软组织（交叉纤维的按摩）。 　■ 肌肉（神经肌肉抑制、被动牵伸、按摩和柔韧性练习）。
3. 提高神经肌肉控制能力、力量和肌耐力。	3. 训练的进阶。 　■ 亚极量到极量阻力。 　■ 针对该组织的特异性训练，包括离心和向心收缩，负重和非负重训练。 　■ 单平面到多平面。 　■ 简单到复杂的运动，强调模拟功能性活动的动作。 　■ 有控制的近端稳定性活动的基础上添加远端活动。 　■ 安全的生物力学。 　■ 低速下的低重复到高重复，进阶难度和时间，进阶速度和时间。
4. 提高心肺耐力。	4. 使用安全的训练活动逐步进阶至有氧运动。
5. 逐步增强活动，增加生活参与度。	5. 继续使用支持性或辅助性器具直到活动度满足功能需求，拥有良好的附属运动和足够的支撑力量。 　使用模拟运动动作进阶功能性训练，从有保护的和有控制的活动到无保护的多样的运动。 　继续进阶力量训练和高阶的训练活动，直到肌肉足够强壮和能够满足运动需求。

注意：如果牵伸造成活动度的渐进性丧失，则不要继续牵伸。重新评估状况确定是否仍存在慢性炎症合并瘢痕挛缩或者是否有保护性肌肉收缩。关注点应该是加强该区域的稳定性和使用更安全的替代性活动方法。

■ 为安全恢复从事娱乐、体育、工作相关活动所必须具备的能力来制订指南。

■ 再测试和评估患者的进展和根据最新的进展或遇到的问题调整目前的训练。

■ 如果日常生活、工作或者运动会加重患者的损伤和阻碍回归所需的运动，则针对情况进行调整。

训练进阶需考虑的因素

自由且有用的（或功能性的）关节活动度是避免关节损伤的必备因素。如果关节活动受限，关节松动 / 徒手技术应该被使用。只要无受损组织被激惹，这些牵伸技术的强度可以尽可能大。

足够的肌肉支持也是保护关节的必要条件。如果存在肌力不足的情况，在尝试动作时就会产生错误的神经肌肉模式。较弱的支持力或者错误的运动模式会产生微损伤。力量的标准应该是在停止使用支具或辅助器械进行步行前，下肢肌肉肌力测试为 4 分（5 分为满分）。

■ 为了改善伴有关节活动受限的肌力不足，应在可用的关节范围内使用多角度的等长收缩训练。

■ 一旦恢复现有关节活动范围内的关节活动性，就要在现有关节活动范围内使用动态抗阻训练。这不意味着在开始动态训练前需要正常的关节活动度，但是应具有在现有活动范围内的良好的关节活动性（具体关节松动的内容见第 5 章）。

■ 总体来说，在受伤组织进阶到功能性训练的时候，关节的动态情况、肌肉力量和柔韧性需要相互平衡。

牵伸的进阶

对任何限制性挛缩或者粘连的徒手牵伸治疗应足够具体到某个特定组织，例如关节松动 / 徒手技术、肌筋膜按摩、本体感觉神经肌肉易化牵伸和有指导的自我牵伸基础上的被动牵伸（见第 4 章、第 5 章和第 16~22 章的自我牵伸训练）。

肌肉功能的进阶：神经肌肉控制能力、力量和耐力的提升

随着患者组织愈合，不仅治疗强度需要进阶到刺激愈合组织的成熟和重塑，更重要的是强调有控制的进阶训练，这些训练帮助患者达到目标。

- 如果患者因为抑制、肌力不足、或者代偿模式主导而没有使用某些肌肉，应将这些应被激活的肌肉的动作独立出来，或者使用单一方向运动来提高这些肌肉活动的意识和在活动中的控制。
- 进阶动作从独立的、单一方向的、简单的动作，到实现目标所需要的功能性协调的、复杂模式的和多方向的活动 [30]。
- 进阶力量训练用以满足特定的需求，包括负重位的和非负重位的训练（闭链和开链），以及离心的和向心的训练 [22]。
- 进阶躯干稳定性、动作控制和平衡训练，并结合四肢运动来提高全身运动模式的有效性 [30]。
- 教授患者安全的身体力学，并让患者在其工作环境中去实践所学内容。
- 经常被忽略但是非常重要的一点是预防与疲劳相关的损伤，这些疲劳与主要活动肌群的耐力、稳定肌群的耐力和心肺耐力均相关。

恢复高功能需求的运动

需要恢复高功能需求的患者，如需要参与运动和重体力工作的患者，需要进阶到更高强度的训练，包括增强性训练、敏捷性训练和专项技能训练。

- 在可控的环境内模拟工作 [12] 和运动 [2,30] 训练，这些训练使用特定的抗阻进阶和增强式训练。

- 当患者能够适应现有的训练强度时，要增加重复次数和动作的速度。
- 通过调整环境，增加不可控因素来增加难度 [1,30]。

通过合适的教育来教授患者安全的训练进阶和避免过度应力损伤是极其重要的。在恢复功能性无痛活动、力量、耐力和符合项目需求的技能前回归到之前引起损伤的运动，可能会导致再次损伤和疼痛复发。

累积性损伤：慢性复发性疼痛

组织反应：慢性炎症

结缔组织受损时，它会经历前述的整个修复过程。但是，如果结缔组织反复地受到超过其修复能力的应力，炎症过程就会持续。成纤维细胞的增殖伴随胶原纤维产生的增加和成熟胶原纤维的降解增加导致新的和未成熟胶原纤维占主导，这导致了整体组织的弱化。此外，肌成纤维细胞的活动仍继续，可导致活动的进行性受限 [27]。

慢性炎症的原因

由于组织无法对于施加在它身上的重复的或过度的压力做出反应，导致了长期或反复出现的疼痛、活动受限和功能限制。

过度使用，累积性损伤，反复拉伤 这些术语是用来描述损伤的反复性特征的 [9]。反复的微损伤或者长时间的应力过度会导致结缔组织弱化，或疲劳性受损，胶原纤维交联破坏和炎症反应。开始时，微创伤的炎症反应处于阈值下，不过最终累积至产生疼痛和导致功能损伤的程度。

肌腱反复的微创伤可能导致肌腱的退行性病变 [29]。据报道，炎症反应在肌腱病的早期即存在，不过当肌腱发生退行性病变时，炎症基本消失，致使某些人认为此时无炎症反应 [23,27,29]。组织学发现肌腱病表现为胶原纤维退行性病变、纤维变细和无序排列、细胞增多和血管内生长不充分、愈合反应不良 [26,27]。导致肌腱弱化的潜在异常不能被很快解决，将导致功能丧失。

损伤   损伤反复叠加会出现经久不愈的情况。这可能是因为在原发损伤愈合前，过早地回到高强度功能性活动。这种持续的再损伤导致慢性炎症和功能不良的症状。

"旧伤口"的再损伤   瘢痕组织的顺应性不如周围未受损组织。如果瘢痕粘连到周围组织或者没有正确地沿着所受的应力方向排列，力量传导和能量吸收的有效性就会受到影响。这个区域相比正常健康组织，变得更容易受损伤。

挛缩或活动度不足   错误的姿势习惯或者过长时间的制动可能导致结缔组织挛缩，这些挛缩组织在反复和剧烈活动中受到过多应力。

影响因素

根据这个情况的性质，通常有一些因素使这个问题长期存在。不仅需要识别受损组织的病理阶段，还应该确定反复创伤的力学原因，评估造成持续激惹的错误力学模式和错误的习惯。可能的原因包括以下几项。

- 关节附近肌肉长度和力量的不平衡，导致关节活动的错误力学模式或者肌肉受到不正常的应力。
- 肌肉处于快速或大量反复的离心收缩需求中，但是肌肉并没有完全准备好承受这样的应力，导致组织损伤，特别是肌腹和肌腱连接区域[18]。
- 肌肉力量不足导致无法承受过多的应力需求，导致肌肉疲劳，收缩能力和减震能力下降，支持组织所受的应力增加。
- 骨骼排列不佳或者周围结构支持较弱，导致力量通过关节时是错误的关节力学传导模式（比如扁平足时关节稳定性较差[20]）。
- 强度或者需求的变化，比如常规练习或者训练中强度增加或者工作的要求发生改变[18]。
- 受伤后过早恢复活动，肌肉－肌腱单元仍较弱，并没有能力承受活动的应力[7,10]。
- 持续时间较长的错误姿势或者活动，将身体置于机械力线不良的位置，导致姿势性疲劳或者损伤。

- 环境因素，如工作台设计不符合人体力学、环境过冷、持续性震动或活动时（站、走或跑）不合适的承重表面都可能加重前述的风险因素。
- 年龄相关因素，如患者年轻时可完成某一动作，但是现在患者的组织不再能承受该动作产生的持续性的应力。
- 训练错误，例如使用不当的方法、强度、剂量或者设备，或者参与者状态不佳，均可导致异常的应力[20]。
- 往往出现多重因素的叠加，最终导致症状的发生。

管理指南：慢性炎症

当患者出现慢性炎症的症状和体征，很重要的一点是治疗应从控制炎症开始，换句话说，按照急性损伤来治疗。一旦炎症被控制，治疗可进展到处理组织损伤和功能受限。管理指南总结见专栏10.5。

慢性炎症：急性期

当组织激惹持续存在，而持续出现炎症反应，必须控制炎症以避免持续组织受损和过度瘢痕形成造成的副作用。

- 应用理疗和休息的同时，必须识别和调整慢性激惹产生的生物力学机制，这需要患者的配合。向患者描述组织如何反应和持续性炎症对组织的损害，解释治疗策略。

▶ **临床提示**

使用图表帮助患者理解累积性损伤综合征中组织损伤的机制，比如一个人的指甲反复被锤子砸伤或破损的皮肤在愈合前被反复擦伤，帮助患者想象骨骼肌肉类问题反复损伤的画面，理解要终止这种"激惹已有疼痛"的模式。

- 开始时，只允许组织无压力地进行活动。
- 正如任何急性损伤一样，受损组织的治疗从安全、无压力的强度开始，其周围相关组织应该使用合适强度的训练以确保受损组织不

专栏 10.5	管理指南——慢性炎症 / 过用综合征

身体结构和功能的损伤

涉及组织的疼痛程度。
- 仅在反复性活动后出现。
- 反复性活动中和之后均出现。
- 当尝试去做反复性活动时，无法完成活动。
- 持续的不间断的。

软组织、肌肉和（或）粘连部位关节挛缩限制正常的关节活动度和附属运动。
疼痛区域内结缔组织力量不足。
力量和肌耐力不足或者稳定肌群和原动肌无力。
错误的姿势或者活动模式造成持续性损伤。
受损区域在活动中使用减少，参与日常生活受阻。

康复计划	慢性炎症期的干预措施
1. 患者教育。	1. 提供慢性激惹原因和被激惹时如何避免压力的咨询 适应环境以减少组织压力。 实施家庭训练项目来增强康复治疗效果。
2. 促进愈合；减少疼痛和炎症。	2. 冰敷、加压、按摩。 受累部位的休息（停止机械应力、足托、扎贴、石膏）。
3. 保持受累组织的完整性和活动性。	3. 无压力的被动活动。 按摩和控制疼痛的肌肉训练。
4. 相邻区域的支持。	4. 姿势训练。 稳定性训练。

康复计划	控制性活动和恢复功能期的干预措施
1. 患者教育。	1. 提供预防复发的人体力学咨询。 指导在家庭作业中如何安全进阶牵伸和力量训练。 组织承受应力过大的征象（见专栏 10.3）。
2. 提高瘢痕组织强度和柔韧性。	2. 摩擦按摩。 软组织松动。
3. 保持肌肉长度和力量的平衡。	3. 纠正肌肉和关节机械力线错误的模式，同时保证合适的循序渐进的牵伸和力量训练。
4. 促进功能独立性。	4. 根据功能需求训练肌肉，如果无法完成则提供替代性器具或支持性器具。
5. 分析工作 / 活动。	5. 家庭、工作单位和运动环境、器材的适应性改造。

注意：如果牵伸造成活动度的渐进性丧失，则不要继续牵伸。重新评估状况然后确定是否仍存在慢性炎症合并瘢痕挛缩或者是否有保护性肌肉收缩。关注点应该是加强该区域的稳定性和使用更安全的替代性活动方法。

受压力。

慢性炎症：亚急性期和慢性期

一旦慢性炎症产生的持续性疼痛开始减少，有控制地逐渐提高患者在训练项目中的受力，直到相关区域的结缔组织可承受功能性活动所产生的应力。

- 如果局部组织有慢性、收缩的瘢痕限制活动度或者持续激惹造成微损伤，使用摩擦按摩、软组织手法和牵伸技术来松动这些瘢痕组织。因为慢性炎症可能造成瘢痕组织的增殖和挛缩，渐进性的活动度丧失是牵伸治疗

量过大的指征。

- 肌肉收缩保护是身体试图保护该部位免受过度活动的信号。这种情况下，关注点应该是加强该区域的稳定性和使用更安全的替代性活动方法。
- 识别肌肉和关节力学错误的原因。肌力训练和稳定性训练，结合工作或娱乐活动，是尽量减少刺激的必要手段。
- 因为慢性激惹问题常常由不能维持重复性活动引起，因此肌肉耐力是肌肉再教育治疗计

划中必要的组成部分。应考虑姿势稳定肌的耐力和功能性活动中原动肌的耐力。

■ 治疗慢性愈合期患者，训练的进阶目的是提高功能独立性。训练根据需求有所不同，包括时间、协调性和技能。

■ 工伤相关的治疗项目通常用于帮助患者回归工作；运动专项训练对于患者回归特定的运动项目至关重要。

注意： 具体的过用综合征内容在相关部位或区域的独立内容中详述。

自学活动

批判性思考与讨论

1. 你的患者发生了肌肉损伤。描述他 / 她在炎症和修复的每一时期将出现的症状，并描述每一时期治疗训练的原则。根据这些原则，选择一个常见的肌肉损伤，例如腘绳肌损伤，描述症状，测试结果，设定目标，制订治疗计划和每一时期具体施行的治疗方案。

2. 重复题目 1，将韧带损伤替换肌肉损伤，比如尺侧副韧带或者胫腓前韧带的拉伤。

3. 描述常见的过用综合征造成损伤的机制，例如肱骨外上髁炎或胫骨痛，并解释此类损伤和急性外伤的区别。

（张鑫 译，王于领 高强 审）

参考文献

1. Arnheim, DD, and Prentice, WE: *Principles of Athletic Training*, ed. 3. Boston: McGraw-Hill, 1997.
2. Bandy, WD: Functional rehabilitation of the athlete. *Orthop Phys Ther Clin North Am* 1:269–281, 1992.
3. Barrick, EF: Orthopedic trauma. In Kauffman, TL (ed): *Geriatric Rehabilitation Manual.* New York: Churchill Livingstone, 1999.
4. Cailliet, R: *Soft Tissue Pain and Disability*, ed. 3. Philadelphia: F.A. Davis, 1996.
5. Cummings, GS, and Tillman, LJ: Remodeling of dense connective tissue in normal adult tissues. In Currier, DP, and Nelson, RM (eds): *Dynamics of Human Biologic Tissues*. Philadelphia: F.A. Davis, 1992, p 45.
6. Cyriax, J: *Textbook of Orthopaedic Medicine, Vol 1. Diagnosis of Soft Tissue Lesions*, ed. 8. London: Bailliere & Tindall, 1982.
7. Davenport, TE, et al: The EdUReP model for nonsurgical management of tendinopathy. *Phys Ther* 85(10):1093–1103, 2005.
8. Enwemeka, CS: Connective tissue plasticity: ultrastructural, biomechanical, and morphometric effects of physical factors on intact and regenerating tendons. J *Orthop Sports Phys Ther* 14(5):198–212, 1991.
9. Guidotti, TL: Occupational repetitive strain injury. *Am Fam Physician* 45:585–592, 1992.
10. Hawley, DJ: Health status assessment. In Wegener, ST (ed): *Clinical Care in the Rheumatic Diseases. Atlanta: American College of Rheumatology*, 1996.
11. Helgeson, K: Soft-tissue, joint, and bone disorders. In Goodman, CC, and Fuller, KS (eds): *Pathology: Implications for the Physical Therapist*, ed. 4, St. Louis, Elsevier/Saunders, 2015, p1285.
12. Isernhagen, SJ: Exercise technologies for work rehabilitation programs. *Orthop Phys Ther Clin North Am* 1:361–374, 1992.
13. Keene, J, and Malone, TR: Ligament and muscle-tendon unit injuries. In Malone, TR, McPoil, TG, and Nitz, AJ (eds): *Orthopaedic and Sports Physical Therapy*, ed. 3. St. Louis: CV Mosby, 1997, p 135.
14. Kellet, J: Acute soft tissue injuries: a review of the literature. *Med Sci Sports Exerc* 18:489–500, 1986.
15. Khan, JM, and Scott, A: Mechanotherapy: how physical therapists' prescription of exercise promotes tissue repair. *Br J Sports Med* 43:247–252, 2009.
16. Lazaro, RT and Bkurke-Doe, A: Injury, inflammation, healing, and repair. In Goodman, CC, and Fuller, KS (eds): *Pathology: Implications for the Physical Therapist*, ed. 4, St. Louis, Elsevier/Saunders. 2015, p 216.
17. McGinty, JB (ed): *Operative Arthroscopy*. Philadelphia: Lippincott-Raven, 1996.
18. Noonan, TJ, and Garrett, WE: Injuries at the myotendinous junction. *Clin Sports Med* 11:783–806, 1992.
19. Noyes, FR, et al: Advances in understanding of knee ligament injury, repair, and rehabilitation. *Med Sci Sports Exerc* 16:427–443, 1984.
20. Pease, BJ: Biomechanical assessment of the lower extremity. *J Orthop Phys Ther Clin North Am* 3:291–325, 1994.
21. Puffer, JC, and Zachazewski, JE: Management of overuse injuries. *Am Fam Physician* 38:225–232, 1988.
22. Rabin, A: Evidence in practice: is there evidence to support the use of eccentric strengthening exercises to decrease pain and increase function in patients with patellar tendinopathy? *Phys Ther* 86(3):450–456, 2006.
23. Riley, G: Tendinopathy—from basic science to treatment. *Nat Clin Pract Rheumatol* 4(2):82–89, 2008.
24. Salter, RB: *Continuous Passive Motion, A Biological Concept*. Baltimore: Williams & Wilkins, 1993.
25. Salter, RB: *Textbook of Disorders and Injuries of the Musculoskeletal System*, ed. 3. Baltimore: Williams & Wilkins, 1999.
26. Scott, A, Backman, L, and Speed, C: Tendinopathy: update on pathophysiology. *J Orthop Sports Phys* Ther 45(11):833–841, 2015.
27. Sharma, P, and Maffulli, N: Biology of tendon injury: healing, modeling, and remodeling. *J Musculoskelet Neuronal Interact* 6(2):181–190, 2006.
28. Tillman, LJ, and Cummings, GS: Biologic mechanisms of connective tissue mutability. In Currier, DP, and Nelson, RM (eds): *Dynamics of Human Biologic Tissues*. Philadelphia: FA Davis, 1992, p 1.
29. Wang, J: Mechanobiology of tendon. *J Biomech* 39(9):1563–1582, 2006.
30. Wilk, KE, and Arrigo, C: An integrated approach to upper extremity exercises. *J Orthop Phys Ther Clin North* Am 1:337–360, 1992.
31. Wynn Parry, CB, and Stanley, JK: *Synovectomy of the hand. Br J Rheumatol* 32:1089–1095, 1993.

第 11 章

关节、结缔组织和骨骼疾病及其管理

■ CAROLYN KISNER ■ JACOB N. THORP
■ KAREN HOLTGREFE

在前面的章节中已经讲述了对软组织损伤的患者进行运动干预的一般指导思想和原则。本章的主要目的是讲述关节、结缔组织和骨骼疾病的管理原则。这些内容主要包括关节炎、纤维肌痛、肌筋膜疼痛综合征、骨质疏松症和骨折的特征，以及治疗性运动对这些病理状态下的损伤所产生的影响。

关节炎：关节病

关节炎（arthritis）即关节的炎症。关节炎有多种分类，包括炎症性和非炎症性，都会对关节及人体其他的结缔组织产生影响。其中临床最常见的是类风湿关节炎和骨性关节炎。关节病（arthrosis）是没有炎症的关节障碍。除非病因明确，如近期创伤或者制动，其他情况下有必要采取医疗介入进行诊断和疾病的医疗管理。创伤导致的关节炎，如果出现血性关节积液（bloody effusion），则需要进行抽吸术。

康复治疗师检查、整合以及评估现有的信息，然后通过选择能够满足康复目标的安全的干预措施来制订康复护理计划。能够了解患者的病理状态是非常重要的，因为这便于了解疾病的预后，对患者的损伤、活动受限，以及参与受限进行安全的管理[61,75]。

临床症状和体征

所有类型的关节炎一般包含如下症状和体征。

移动能力损害（impaired mobility）

患者通常会表现出典型的关节受损症状，包括关节受限的特征［称为关节囊型态（capsular pattern），关节终末感通常为坚实牢固的，除非是急性损伤，其关节终末感是保护限制感］，关节活动性降低并可能伴有疼痛，以及关节肿胀（关节积液）[79]。其他症状和体征还取决于具体的疾病进程。表 11.1 总结了骨关节炎和类风湿关节炎的症状和体征。

关节病可能出现在骨折的恢复期或者关节制动期。关节活动受限常伴随结缔组织和肌肉的挛缩从而限制关节活动度（ROM）。

肌肉功能受损

当关节出现肿胀或疼痛时，常会因为关节失用

表 11.1 骨关节炎和类风湿关节炎的比较 [6,23,68,140]

特征	骨关节炎	类风湿关节炎
发病年龄	> 40 岁	15~50 岁
进程	通常发病缓慢，由于应力作用多年后发病	可急性起病，通常在数周或数月内
表现	软骨退化，关节结构改变，骨赘形成	炎性滑膜炎以及不可逆性软骨和骨结构损伤
涉及关节	少数关节受牵连（通常呈不对称性）： 一远端指关节（DIP）、近端指关节（PIP）、手的第一腕掌关节（CMC） 一颈椎和腰椎 一髋关节、膝关节、足的第一跖趾关节（MTP）	通常会涉及多个关节，并且是双侧的： 一手关节、腕关节、肘关节、肩关节、掌指关节（MCP）和远端指关节（DIP） 一颈椎 一跖趾关节（MTP），距舟关节和踝关节
关节体征和症状	晨僵（通常 < 30 分钟），负重和重体力活动时关节疼痛加剧，有关节摩擦音和关节活动度减小	发红、发热、肿胀和长时间的晨僵，活动时疼痛加剧
系统体征和症状	无	无特异性的恶心、疲劳、体重下降、发热；可能有类风湿结节；可能出现视觉、呼吸、血液、心脏症状

或反射抑制而导致肌肉力量减弱。肌肉力量减弱或者肌肉抑制会导致力量和柔韧性的丧失，也会减弱对相应关节的支持作用。不对称的肌肉牵伸会导致关节变形，加之肌肉的支持作用也在减弱，这就使得关节更易受伤；相反地，良好的肌力支持可以对关节炎患者的关节起到良好的保护作用。

平衡功能障碍

由于关节机械感受器和肌梭的感觉输入改变或者减少，可能会导致患者的平衡功能障碍，特别是在承重关节。平衡功能障碍是一个常见问题 [99,155]。

活动受限和参与受限

进行家庭活动、社区活动、工作相关的活动以及社交活动的能力可能有不同程度的限制。患者可以使用自适应性和辅助性的设备来提高身体功能或减少可能的扭曲力。在临床研究和日常实践中，已研发和使用了各种各样的分类系统和功能性量表，用来评估患者治疗后的功能和结果 [65]。

类风湿关节炎

类风湿关节炎（rheamatid arthritis，RA）是一种自身免疫性、慢性、炎症性、系统性原发疾病，主要影响关节滑膜和其他结缔组织。其特点是病程波动，包括发病期和缓解期。病程的开始和发展可能有多种表现，从较轻微症状，比如疼痛、关节僵硬等，到突发性肿胀、关节僵硬、进行性关节畸形不等 [4,6,87,97,124]。专栏 11.1 是类风湿关节炎分级的修正标准总结。此分级标准主要用于 RA 的早期阶段识别，而非关注其晚期特征表现 [2]。

RA 的特征

■ RA 以对称性、侵蚀性滑膜炎 [6,87,97] 为特征，有发作期和缓解期。发病关节会特征性地表现出滑膜、外周关节软骨、软骨下骨髓间隙等部位的早期炎性变化。因此肉芽组织（关节翳）形成，覆盖并侵蚀关节软骨、骨以及关节囊内的韧带。可能形成粘连限制关节的活动。随着病情的发展，骨松质会暴露出来。纤维化、骨化导致的关节僵硬，或关节半脱位最终都可能会导致关节畸形和关节失能（图 11.1~ 图 11.3）[6,124]。

■ 腱鞘也会发生炎症变化（即腱鞘炎）；如果受到反复摩擦，腱鞘可能会发生磨损或断裂。

■ 有时会发生关节外的病理变化，包括类风湿结节、肌肉萎缩和纤维化合并肌无力、疲劳，以及轻微的心脏变化。

■ 多见因肌肉变化引起的进行性功能水平下降以及进行性肌肉力量减退 [35]，这是经济花费的主要来源，并对家庭产生巨大的影响 [4]。

专栏 11.1　类风湿关节炎的分级标准[2]

1. 至少 1 个关节出现滑膜炎，无其他诊断
2. 以下 4 项检查总分 ≥ 6/10
   A. 涉及关节及数量
   - 1 个大关节 =0
   - 2~10 个大关节 =2
   - 1~3 个小关节 =2
   - 4~10 个小关节 =3
   - > 10 个关节（至少包含 1 个小关节）=5
   B. 血清检查（至少满足 1 个条件）
   - RF 阴性且 ACPA 阴性 =0
   - RF 低滴度阳性或 ACPA 低滴度阳性 =2
   - RF 高滴度阳性或 ACPA 高滴度阳性 =3
   C. 急性期反应物（至少满足 1 个条件）
   - CRP 正常且 ESR 正常 =0
   - CRP 异常且 ESR 异常 =1
   D. 症状持续时间
   - < 6 周 =0
   - ≥ 6 周 =1

RF= 类风湿因子（rheumatoid factor），ACPA= 抗瓜氨酸蛋白抗体（anti-citrullinated protein antibody），CRP=C 反应蛋白（C re-active protein），ESR= 红细胞沉降率（erythrocyte sedimentation rate）。

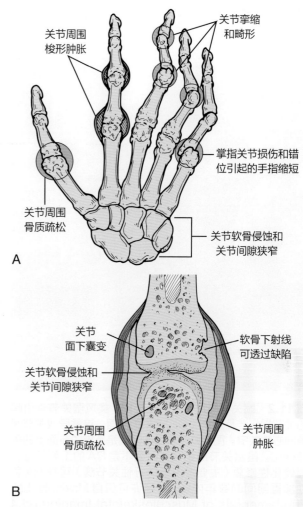

图 11.1　RA 的特征。A. 手和腕部小关节 RA 的 X 线特征和典型的小关节畸形。B. 大关节 RA 的 X 线特征

- 累及严重程度不等。一些症状较轻的患者只需要较少的生活方式的改变和轻效抗炎药物的治疗。其他关节病理性变化严重的患者则需要在生活方式上进行较大的适应性改变。关节功能的丧失是不可逆转的，且经常会需要进行手术治疗以减轻疼痛和提高功能。所以早期的识别诊断是至关重要的，将转诊患者交由类风湿病专家进行鉴别诊断和医疗管理可以有效的控制炎症和使关节损伤最小化[23]。

体征和症状：疾病发作期

- 关节炎症引起的关节积液和关节肿胀导致关节疼痛和活动受限。关节僵硬主要发生在早晨。运动时通常会出现疼痛和关节处皮肤温度轻微升高。剧烈活动后关节疼痛和僵硬会加剧。
- 疾病的发作通常出现在手和足部的小关节，最常见的是近端指间关节，症状一般是两侧肢体都出现。
- 随着病情的发展，关节会出现畸形、僵硬、

半脱位。

- 发病关节的邻近肌肉经常会出现疼痛症状，且最终会发生肌肉萎缩。肌力的不对称性以及肌肉和肌腱拉力线的变化加剧了关节畸形。
- 患者一般会经历一些非特异性的症状，比如低热，食欲减退，体重减轻，心神不安和疲劳。

管理原则：RA 炎症发作期

管理指南见专栏 11.2。

- **患者宣教**　因为疾病的发作期可能会持续数月甚至超过 1 年，所以应该尽快制订整体治疗计划，教育患者如何安全地进行活动和关节保护（专栏 11.3）[100]。让患者自身参与

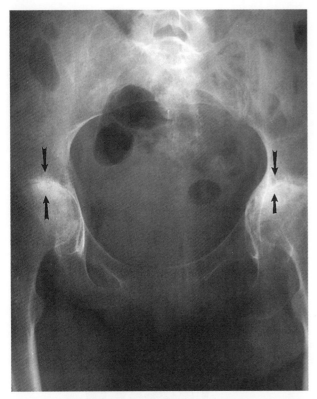

图11.2　髋关节类风湿关节炎晚期。类风湿关节炎引起的关节损伤涉及整个关节间隙和关节面。这就导致关节间隙向心性狭窄。图中箭头所指的区域是负重关节面上的关节硬化。虽然关节的硬化性改变不是RA的主要特征，但硬化性修复（主要发生于退行性关节病）可在RA急性加重期间的数年内发生（经许可引自Mckinnis, LN: Fundamentals of Musculoskeletal Imaging,ed.4 Philadelphia: F.A.Davis, 2014,p 53.）

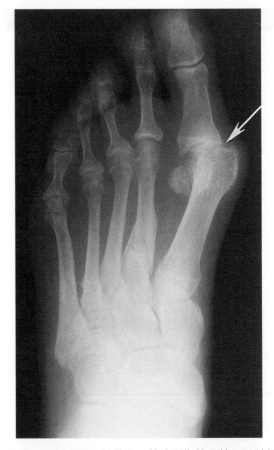

图11.3　足部类风湿关节炎。箭头所指的是第一跖趾关节表面严重侵蚀，伴有跖骨半脱位（经许可引自McKinnis, LN: Fundamentals of Musculoskeletal Imaging, ed. 4. Philadelphia: F.A. Davis, 2014, p 57.）

到发病期管理中来是很有必要的，这样患者就会知道在进行活动和锻炼的过程中如何节省身体的能量消耗和避免产生潜在的导致关节畸形的压力。

■ **关节保护和身体能量保存**　对于患者来说，学会关注身体疲劳是非常重要的，当感觉疲劳时要进行休息，把对人体各系统的压力降到最低。因为炎症发作的关节易受损伤，休息是对关节很好的保护，所以应该告诉患者如何将关节置于非畸形的位置下休息，并在休息间隙进行适当的关节活动度锻炼。

■ **关节活动性**　用温和的Ⅰ级和Ⅱ级关节松动进行牵伸和振动来抑制疼痛和减轻淤血。关节肿胀时不可进行牵伸训练。

■ **锻炼**　锻炼的形式和强度要根据症状而变化。鼓励患者尽可能多地进行关节活动度（ROM）的锻炼（非牵伸锻炼）来进行主动活动。如果患者因为关节疼痛或肿胀而无法进行主动的关节活动度锻炼，可以采用被动的形式进行。一旦关节疼痛和肿胀的症状通过药物治疗得到控制，就要像亚急性时期那样进行锻炼。

▶ **临床提示**

尽管康复锻炼并不能改变RA病理进程，但是如果能够认真地执行康复锻炼，是可以有效防止、延缓或修正力学限制和导致关节畸形的扭曲力，这样有助于维持关节功能。

专栏 11.2　管理指南——类风湿关节炎 / 活动性疾病阶段

损伤、活动受限、参与受限

受累关节疼痛发热并伴有关节肿胀。

肌肉保护性收缩和运动中疼痛。

关节僵硬和活动受限。

肌力减弱和肌肉萎缩。

由于退行性病变和不对称性肌肉拉力导致的关节潜在的畸形和强直。

疲劳，精神萎靡，睡眠紊乱。

受限的日常生活活动（ADL）能力和工具性日常生活活动（IADL）能力。

康复计划	干预措施
1. 教育患者。	1. 告知患者休息、关节保护、能量节省、维持关节活动度（ROM）的重要性。指导患者家庭训练和调整日常活动，节省能量并最大程度降低脆弱的关节上的压力。
2. 缓解疼痛、保护肌肉和促进放松。	2. 理疗。轻柔按摩。矫形器制动。放松技术。医生开具的药物。
3. 减轻关节僵硬，保持现有活动度。	3. 在关节疼痛允许范围内被动或主动辅助关节活动练习。温和的关节松动，使用 I 级或 II 级振动。
4. 减轻肌肉萎缩。	4. 在无痛姿势下进行温和的等长收缩训练，并进阶到疼痛可耐受范围内的 ROM 训练。
5. 预防关节畸形和保护关节结构。	5. 对所有有病理性活动的关节使用支持和辅助装备。休息时良好的姿势摆位。避免产生关节压力的活动。

注意事项：关注患者疲劳和疼痛加重；不要过度对疏松的骨质或松弛的韧带加压。

禁忌证：不可牵伸肿胀的关节或者进行阻力较大的抗阻训练，以免产生过度的关节应力或致关节畸形。

专栏 11.3　关节保护原则和能量节省 [88,123]

- 监测活动，当出现不适或疲劳时要停止活动。
- 使用频繁的但是持续时间较短的训练（一天 3~5 组），而不是只进行一组且持续时间很长的训练。
- 多个活动交替进行，避免疲劳。
- 如果关节出现疼痛并在活动后持续超过 1 个小时，应降低活动水平或避免刺激性活动。
- 保持可完成功能性活动的关节活动度以及肌肉力量和耐力。
- 协调好训练和休息之间的关系，避免引起肌肉和整个身体的疲劳。
- 在疾病加重期应增加休息的时间。
- 避免易造成关节畸形的姿势。
- 避免长时间保持静止姿势；每隔 20~30 min 进行姿势变换。
- 无论什么时候，如果可能的话尽量使用较强壮的肌肉和大关节。
- 使用合适的自适应装备。

🔵 聚焦循证

《成人类风湿关节炎康复锻炼管理临床锻炼指南》[*The Clinical Practice Guidelines (CPG) for Theraputic Exercise in the Management of Rheumatoid Arthritis in Adults*] 推荐使用康复锻炼，证据为对照试验 [18]。

- **功能训练**　改变日常生活活动（ADL）中所需的任何活动来保护关节。如果必要的话，可以使用矫形器和辅具来保护关节。

注意：甾体类药物可能有导致骨质疏松和韧带松弛的副作用，所以应使用不会对骨或关节造成过度压力的锻炼。

禁忌证：肿胀关节不可以进行牵伸锻炼。当有关节积液时，关节活动受限是因为关节腔内液体过多导致的。让肿胀的关节囊强行运动会使其过度牵伸，导致消肿后活动过度（或半脱位）。此外还有可能增加关节的激惹度以及延长关节反应。

管理原则：RA 亚急性期和慢性期

随着疼痛程度、关节肿胀、晨僵和系统反应逐渐消除，则提示疾病进入亚急性期。因为药物可以减轻急性期的症状，使得患者可以像亚急性期那样进行功能性活动。慢性阶段发生在疾病加重期间。这个阶段的持续时间可能很短，也可能会持续数年。

- **治疗方法** RA的治疗方法和其他肌骨疾病的亚急性期及慢性期一样，但是因为疾病发展过程中的一些病理变化导致机体组织更易受伤，所以需要采取一些适当的预防措施。
- **关节保护和活动的适应性改变** 通过改变环境，改变活动方式，使用矫形器及其他辅具来继续强调关节保护的重要性。
- **灵活性和力量** 为了提高关节功能，在关节可耐受的范围内，把训练的目标放在提高关节灵活性、肌肉力量和耐力上[35]。
- **心肺耐力** 进行一些无关节冲击或低关节冲击的健身训练，比如水上运动、自行车运动、有氧舞蹈，以及步行/跑步，要在患者可耐受的范围之内进行这些训练来提高有氧能力和体力活动水平，并减轻患者的抑郁和焦虑[10,105,132,159]。小组活动，比如水上有氧运动，也可以为患者提供与活动有关的社交支持。一篇系统性综述指出，有氧训练对RA患者的心血管状态产生积极的影响[104]。

注意：关节囊、韧带、肌腱的结构可能因风湿性疾病而弱化（也可能是使用类固醇的结果），所以在用肌肉牵伸和关节松动术治疗挛缩或粘连时，应谨慎选用技法的强度。

禁忌证：高强度牵伸或高速猛推（HVT）手法技术。

⬤ 聚焦循证

现已发表的一些系统性综述回顾了RA治疗中治疗性训练的最佳证据[18,34,38,104]。尽管在研究治疗性训练的效果方面，设计精良的随机对照研究很少，但是有各种研究结果显示支持治疗性训练，这其中包括功能性力量训练和有氧训练，对RA患者都是有益的，这些研究结果显示可以缓解RA患者的疼痛，提高肌肉力量以及功能状态。其中一篇综述报告[38]发现中等强度和高强度训练对RA患者的活动度影响最小，且影像学证据显示对手、足损伤的影响也是最小的，但是对于大关节影响的影像

学证据不足。研究者还指出长期的中等强度和高强度的训练（个体化设计训练来保护已有损伤的关节）可以提高RA患者的有氧能力、肌肉力量、功能性能力以及心理健康[38]。还有一篇系统性综述，是关于有氧训练对成年RA患者影响的随机研究，研究发现有氧训练可以提高RA患者的生活质量，减轻疼痛，增强功能，且不会加重残疾或影像学征象[136]。

骨关节炎：关节退行性疾病

骨关节炎（OA）是一种慢性退行性疾病，主要影响滑膜关节的关节软骨，伴有关节边缘的骨性重塑和过度生长（图11.4）。同时伴有关节滑膜和囊壁增厚以及关节积液增多的情况。OA产生的损伤导致相当一部分患者出现活动受限和参与受限，手术和医疗干预也造成了重大的社会和经济影响[19]。

虽然OA的病因尚不明确，但当关节受到较大压力或重复的轻微应力作用以及关节制动时关节滑液流通不畅时，可能造成关节的机械性损伤。关节制动导致关节软骨的迅速破坏，这是因为软骨不能

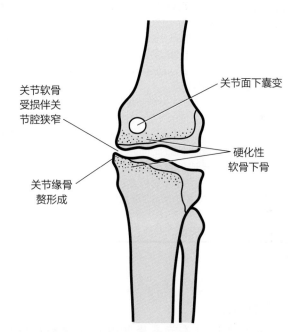

图11.4 骨关节炎的影像学特征（经许可引自McKinnis, LN: Fundamentals of Musculoskeletal Imaging, ed. 4.Philadelphia: F.A. Davis, 2014, p 60.）

够被流通的关节滑液营养所致[66,87]。

OA 的发生也与基因相关，尤其是手部和髋部，其次是膝关节。研究发现有 42 个因素显示与 OA 的发生直接相关，比如肥胖、股四头肌无力、关节冲击、重复冲击和扭转运动（例如足球、棒球投球），还有一些职业性因素，比如需要跪着和提重物的工作，也与 OA 相关[42]。

OA 的疼痛感知觉是很复杂的，因为它不仅受局部因素的影响，而且对某些患者来说，还受到中枢性疼痛和心理恐惧回避行为的影响[84,146]。

OA 的特征

■ 由于退行性病变，骨重塑和关节囊的扩张可能会引起关节囊松弛，从而导致关节在某些范围内的过度活动或活动不稳定。由于疼痛以及活动意愿降低，囊膜和相应关节上面的肌肉会发生挛缩，所以随着疾病的发展，运动会更加受限[42,68]。

■ 关节软骨分裂并变薄使其失去抗压能力，结果导致关节中出现游离体并发出摩擦声，最终软骨下骨暴露出来。骨密度沿关节力线增加，同时在相邻骨干骺端伴有囊性骨丢失（cystic bone loss）和原发性骨质疏松。在早期阶段，因为软骨无血管，关节通常是无症状的，但在后期阶段会有持续的疼痛。

■ 受影响的关节可能变大。常见 Heberden 结节（手指远端关节的膨大）和 Bouchard 结节（近端指间关节的膨大）。

■ 最常见累及的是负重关节（髋关节和膝关节）、颈椎和腰椎、拇指和腕掌关节的远端指间关节（图 11.5，图 11.6）。

管理指南：OA

疼痛、关节僵硬、肌肉功能和有氧运动能力下降会对患者的生活质量产生影响，同时增加患 OA 的风险[43]。康复训练和手法治疗干预在 OA 的综合管理中很重要[116]。专栏 11.4 对管理指南进行了总结。

■ **患者宣教**　宣教包括让患者了解 OA 疾病，告知患者在活动的同时如何保护关节，以及如何管理症状。指导患者在家中进行安全

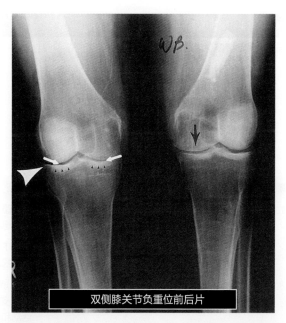

图 11.5　一位 66 岁女性膝骨性关节炎患者。影像学图片是患者负重情况下拍摄的。图片显示患者的右膝的关节间隙变窄（白色箭头）、关节边缘处骨赘形成（大白箭头）以及内外侧胫骨平台形成硬化软骨下骨（小黑色箭头）。值得注意的是，患者的左膝在承重应力最小的区域，软骨下骨骨密度降低，关节内侧稀疏（经许可引自 McKinnis, LN: Fundamentals of Musculoskeletal Imaging, ed. 4. Philadelphia: F.A. Davis, 2014, p 60. ）

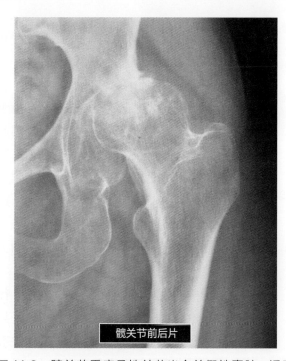

图 11.6　髋关节重度骨性关节炎合并假性囊肿。透明囊样区域（卵圆形）是由于反复的微骨折造成软骨下骨骨质疏松，滑液侵入到软骨下骨的区域所致（经许可引自 McKinnis, LN: Fundamentals of Musculoskeletal Imaging, ed. 4. Philadelphia: F.A. Davis, 2014, p 61. ）

专栏 11.4　管理指南——骨关节炎

损伤，活动受限，以及参与受限

疼痛伴随机械应力或过度活动。
晚期休息时伴有疼痛。
静止后关节僵硬。
活动受限。
肌力减弱。
本体觉和平衡功能下降。
ADL 和 IADL 中功能受限。

康复计划	干预措施
1. 患者宣教。	1. 告知患者导致关节畸形的力及其如何预防。 　　指导患者家中训练项目以加强干预和减轻症状。
2. 减小关节僵硬的影响。	2. 主动 ROM 训练。 　　关节松动术。
3. 减轻机械应力导致的疼痛。	3. 使用矫形器和（或）辅助设备以使应力最小化或纠正错误的生物力学因素， 　　加强支撑肌肉的力量。 　　活动和一定时间的休息相结合的方式。
4. 增加 ROM。	4. 用特定的技术牵伸肌肉、关节或软组织。
5. 提高神经肌肉的控制、力量以及肌肉耐力。	5. 低强度抗阻训练和肌肉重复训练。
6. 提高平衡功能。	6. 平衡训练。
7. 改善身体状况。	7. 无关节冲击或低冲击的有氧训练。

注意事项：在进行关节周围支持性肌肉的力量训练时，如果在抗阻运动中或抗阻运动后关节疼痛增加可能说明阻力太大或压力作用于不恰当的关节活动范围。应对关节力学和在活动范围内的哪个位置产生最大的压力进行分析。抗阻训练的最大阻力不应该在这一活动范围内应用。

锻炼，以提高肌肉的功能、关节活动度和耐力。

- **疼痛管理——早期阶段**　疼痛和"僵硬"感是在早期阶段的常见主诉。疼痛通常是由于受累关节的过度活动和承受过大应力而引起的，休息后可缓解。在早上或不活动的情况下可出现短暂的关节僵硬。这是由于受累关节在一段时间内不活动而发生凝胶化[3]。运动可以缓解关节的僵滞和僵硬感，帮助患者在活动和休息之间找到平衡，并纠正生物力学应力以防止、延缓或解除力学限制。

- **疼痛管理——后期阶段**　在疾病的晚期，往往休息时也会出现疼痛。疼痛可能来自受累关节的软骨下骨、滑膜和关节囊，其中关节囊的疼痛是由于局部炎症和炎症因子刺激，心理或神经生理的影响导致[84,136]。在脊柱中，如果骨质生长侵犯神经根，则可能有神经根痛（见第 15 章）。应强调通过活动调整和使用辅助器械和（或）矫形器以减小关节应力。对于不能通过调整活动和止痛药来减轻的疼痛，通常提示需要进行外科干预。

- **辅助和支持设备以及活动**　随着疾病的发展，骨重塑、肿胀和挛缩改变了关节处的力传递，这进一步加剧了关节畸形力的作用并产生关节畸形。功能性活动变得更加困难，可能需要适应性或辅助性设备来减轻患者的疼痛和维持关节功能，如升高的马桶座圈、手杖或步行器。减震鞋可降低膝关节的关节应力[42]。水中疗法和水中小组训练可减轻 OA 患者下肢的疼痛及改善身体功能[36,154]。

- **抗阻训练**　肌肉的渐进性弱化是由于缺乏活动或运动神经元池受到抑制所致。肌肉无力可能会加重关节障碍[3]。强壮的肌肉对关节具有保护作用。应把在关节可耐受范围内进行抗阻训练纳入患者训练计划的一部分。避免产生致关节畸形的应力和使用患者无法控制或导致关节疼痛的重量。适应性调整还包括在无疼痛位置下使用多角度等长收缩训练；在无痛运动范围内施加阻力；使用水疗减小负重应力，提高关节的功能表现[52]。

- **牵伸和关节松动** 使用牵伸技术和关节松动术来增加关节的活动性。教会患者进行自我牵伸/灵活性训练，并告知患者让关节在整个关节活动度中进行活动以对抗活动受限的重要性。

◉ 聚焦循证

在单盲随机临床试验中，对 109 例髋关节 OA 患者进行了特定的髋关节快速手法和关节松动，结果显示比主动运动在改善肌肉功能和关节活动方面有更高的成功率。测量结果确认治疗后的疼痛、僵硬、髋关节功能和 ROM 均有改善。

- **平衡活动** 关节的位置觉可能会受损[155]（见第 8 章）。传统的运动形式，如太极拳，已经被证实对改善 OA 患者的平衡是有效的[147]。
- **有氧训练** 指导患者进行改善心肺功能的运动[17]，而且有氧运动可用于减轻疼痛和治疗潜在的抑郁和焦虑，这可能是 OA 的合并症[120,146]。所选的运动应该对关节具有很小的影响，比如步行、骑自行车或游泳。避免选择会对关节产生重复性大强度负荷的运动，比如慢跑和跳跃运动。

◉ 聚焦循证

《骨关节炎治疗性运动和手法治疗的临床管理指南》（*The CPGs for Therapeutic Exercises and Manual Therapy in the Management of Osteoarthritis*）是基于随机对照和前瞻性研究的系统综述建立起来的。该指南强调治疗性运动和体力活动对于 OA 患者在提高力量、减轻疼痛和改善有氧运动能力以及功能状态的重要性[19]。

《肥胖或超重的成年患者骨关节炎临床管理指南》（*The CPGs for the Management of Osteoarthritis in Adults Who Are Obese or Overweight*）表明，饮食计划与体力活动相结合（包括耐力、力量、ROM和有氧训练的水中、陆上运动）比单纯的体力活动或者饮食计划更有利于改善一些临床结果，比如疼痛缓解，力量提高，功能状态和生活质量改善，因此建议物理治疗师在治疗这类患者时，可以与包含营养师的跨学科的团队一起合作[20]。

两项旨在检验运动在髋、膝骨性关节炎管理中疗效的系统性综述研究，有氧运动和力量训练可以减少疼痛和失能[127,128]。Roddy 引用的专家意见共识表示[123]，对于 OA 患者，禁忌证很少，并且运动对于 OA 患者是相对安全的，但是考虑到年龄、合并症和一般活动性的不同，运动应该是个体化的和以患者为中心的。

一篇系统性综述研究对 15 篇关于改善老年膝关节 OA 患者平衡功能和降低其跌倒风险的治疗方法的随机对照试验进行了回顾，得出结论认为力量训练、太极拳以及有氧训练可以改善平衡功能和降低 OA 患者人群的跌倒风险，水中训练对于平衡功能没有显著的改善。

另一项研究对 285 例膝关节骨关节炎患者进行了 3 年随访，研究人员发现，预防个体发生功能不全的因素包括力量和活动水平、心理健康、自我效能和社会支持。

纤维肌痛和肌筋膜疼痛综合征

纤维肌痛（fibromyalgia，FM）和肌筋膜疼痛综合征（myofascial pain syndrome，MPS）是常被混淆和互换的慢性疼痛综合征。其都有各自的病因。FM 患者与非 FM 患者在处理伤害性信号上不同[131,148]，MPS 患者的肌肉有局部变化[45,56,57,137,141,148]。虽然两者有一些相似之处，但差异显著，这就决定了两者的治疗方法不同。这些内容在表 11.2 中有总结。

纤维肌痛

FM，1990 年由美国风湿病学会（American College of Rheumatology，ACR）定义，这是一种以广泛疼痛为特征的慢性疾病，疼痛可影响多个身

表 11.2　纤维肌痛和肌筋膜疼痛综合征的相似点和不同点	
相似点	
肌肉疼痛	
关节 ROM 减小	
姿势性应力	
不同点	
纤维肌痛	**肌筋膜疼痛综合征**
痛点位置特定	肌肉有疼痛扳机点
无牵涉痛	有牵涉痛
无紧张肌束带	有紧张肌束带
疲劳和睡眠不安	无疲劳相关的主诉

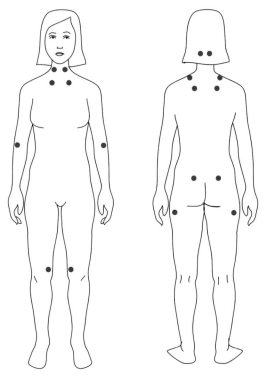

图 11.7　纤维肌痛的疼痛点

体部位（右侧或左侧，人体的上半身或下半身）加上中轴骨，疼痛可持续 3 个多月。其他的症状包括在全身特定部位的 18 个点中有 11 个点疼痛（图 11.7），睡眠无法恢复和晨僵。最后一个常见的问题是疲劳并伴随持续性运动耐力下降。

🌀 聚焦循证

2010 年，Wolfe 和 Associates[157] 开发了初步的诊断标准来补充 ACR 的特异性标准，包含了症状严重程度的测量。作者建议的标准为：广泛疼痛指数（widespread pain ihdex，WPI）大于等于 7 且症状严重程度（syroptorm seve rity，SS）评分大于等于 5，或 WPI 评分为 3~6 且 SS 评分大于等于 9。这些标准正确地诊断出 88.1% 的 FM 患者而不需要进行疼痛点触诊（以 ACR 分类标准为确诊标准）。SS 量表包括躯体症状、睡眠后感觉不清醒、疲劳和认知障碍。

FM 的患病率

据估计有 2% 的人口——近 500 万名 18 岁及以上的成人患有 FM，且女性受影响的程度远远超过男性（3.4%：0.5%）。此外，患病率会随着年龄的增长而增加，7.4% 的女性患者年龄在 70~79 岁之间[86]。虽然女性表现出更严重的疼痛强度，但报告显示男性 FM 患者的症状持续时间更长[30]。

FM 的特征

FM 的特征包含以下几点[148]。

■ FM 的首发症状可能发生在任何年龄，但通常出现在成年后的早期至中期。

■ 对于许多被确诊的患者来说，这些症状是在车祸或病毒感染等身体创伤之后发展起来的。

■ 虽然个体间的症状不同，但具有几个特征性的主诉。疼痛通常起源于肌肉，主要见于肩胛骨区、头、颈、胸和腰背。

■ 常见报告之一是症状的明显波动。有时患者可能是无疼痛的，而有时疼痛会明显增加。大多数患者的报告指出，当他们处于症状减少的周期时，他们试着尽可能做更多事情，因为接下来几天症状会恶化和无法进行正常的日常活动。这通常是对运动的反应。

■ FM 患者患有肌腱炎、头痛、肠易激综合征、颞下颌关节功能障碍、不宁腿综合征、二尖瓣脱垂、焦虑、抑郁和记忆障碍的发生率较高。

症状恶化的诱发因素

虽然 FM 是一种非炎性、非退行性、非进展性疾病，但有几个因素可能会影响症状的严重程度。这些因素包括环境压力、身体压力和情绪压力。

FM 不是由这些不同的应力引起的，但这些因素可引起症状恶化。

- 环境压力，包括天气变化，特别是气压、冷热、湿度、雾和雨的显著变化。
- 身体压力，包括重复性活动，如打字、弹奏钢琴、清扫或拖地、长时间的坐姿和（或）站立，以及工作轮班。
- 情绪压力是指正常生活常见的压力。

管理原则：FM

FM 患者通常对活动锻炼有较低的耐受性。人们经常在报告时用"好"和"坏"分别表示其有更多或更少的活动。学会调整全天的活动节奏以避免活动过度或太少，这是干预计划的一个很重要的要素。

> ▶ **临床提示**
>
> 纤维肌痛影响问卷（Fibromyalgia Impact Questionnaire，FIQ）最初在 1991 年制订[24]，包括 10 个项目来评估患者的整体功能状态。得分越高，功能越低。它已被用于许多研究中来报告治疗进展[90,96,152] 和预测成功的结果[121,152]。FIQ 在 1997 年、2002 年和 2009 年被修订，并且被证明是有效和可靠的。估计最小的临床重要差异为 14%。

- **运动**　研究支持进行运动，特别是有氧运动，可以减少与 FM 相关的最常见的症状[21,22,25,26,41,95]。

> ⦿ **聚焦循证**
>
> 《纤维肌痛管理中有氧体能锻炼（Aerobic Fitness Exercises）临床指南：第 I 部分》[21] 和《纤维肌痛管理中力量锻炼临床指南：第 II 部分》[22] 显示有氧健身和力量锻炼有益于 FM 整体管理中的疼痛缓解、肌肉力量、生活质量、自我效能和抑郁减轻。同时，进阶的力量训练计划不会导致运动诱发的 FM 症状的恶化。指南还建议，考虑到 FM 症状的多样性，应使用个性化的多种治疗方案[22]。
>
> 来自 Cochrane 协作组织[27] 的综述报告总结了 5 个与 FM 和锻炼相关的随机试验的结果。综述得

出结论认为，中等强度和中至高强度的抗阻训练能改善 FM 患者的功能、疼痛、力量和柔韧性，8 周的有氧项目甚至有更好的结果。此外，作者还指出，在改善疼痛和功能上，12 周低强度运动计划优于柔韧性训练。

虽然这些观点也在其他文献中有过论述[28]，也有一些证据表明仅仅从事有氧运动是足够的[62,76,78]。在随机对照试验中，对 199 名 FM 患者的日常步数进行了追踪。结果表明，经过了 12 周的追踪，每天平均至少走 5000 步的患者功能要比每天走少于 5000 步的人有更好的结果指标。当然还有其他研究提出力量和柔韧性训练相结合以改善功能和减少疼痛[55,58,71,82,134,135]。

- 其他治疗[64]。
  - 处方药。
  - 非处方药。
  - 指导调整活动节奏，以避免症状波动。
  - 认知行为治疗。
  - 避免应激因素。
  - 减少酒精和咖啡因的摄入。
  - 改变饮食。
  - 手法治疗[19,160]。

> ▶ **临床提示**
>
> 当 FM 患者开始进行任何类型的锻炼时，最好以低于美国运动医学学会（American College of Sports Medicine）[5] 推荐的有氧和力量训练水平开始，并慢慢增加强度。如果运动导致 FM 症状加重，应降低强度，同时鼓励继续参加锻炼[21,22,25,70]。

肌筋膜疼痛综合征

肌筋膜疼痛综合征（MPS）被定义为慢性、局部疼痛综合征[56,141]。MPS 的特征包括肌肉中的有肌筋膜扳机点（myofascial trigger points，MTrPs），肌肉具有特定的牵涉痛模式（图 11.8），伴随感觉、运动和自主神经症状[40,45,56,142,143]。

扳机点被定义为紧张的肌束带中的易激区

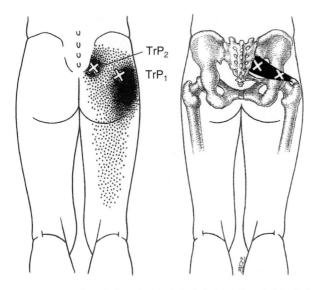

图 11.8　疼痛复合模式（暗红色）为右侧梨状肌（中红色）的扳机点（TrP）（打叉的部位）牵涉区域。外侧的叉（扳机点 1/TrP₁）表示最常见的扳机点位置。红色向外扩散的稀疏点的区域，可能感受到比核心牵涉区（淡红色）轻微的疼痛。散点部位也可能没有疼痛（经许可引自 Travell, JG, Simmons, DG:Myofascial Pain and Dysfunction: The Trigger Point Manual: TheLower Extremities, Vol 2. Baltimore: Williams & Wilkins, 1992, p 188.）

域 [45,48,49,56,74]，这些部位的疼痛被描述为钝痛、酸痛和深部疼痛。

存在扳机点的可能原因

虽然扳机点的病因尚不完全清楚，但有一些潜在的原因 [56,141-143]。

■ 由于重复活动导致肌肉的慢性过载，或保持肌肉处于缩短位置。

■ 急性肌肉过载，例如滑倒和抓住某人，搬起一个重量超出预期的物体，或经历创伤后（比如车祸）。

■ 与定期进行运动的肌肉相比，该处肌肉力量较弱。

■ 姿势性应力，比如久坐，尤其是工作台不符合人体工程学时，或两腿长度不同。

■ 举重或进行其他活动时身体力线较差。

⊙ 聚焦循证

研究人员观察到肌筋膜扳机点是慢性头痛 [133]、紧张性头痛 [46,47]、机械性颈痛 [31,44,122,161] 和肩关节疾病 [31,67,92,133] 的诱因之一。此外，Iglesias Gonzalez 及其同事 [74] 将非特异性腰痛患者的活跃和潜在扳机点（latent trigger points, LTrPs）进行了对比。作者指出扳机点增加与疼痛加重（$P<0.001$）和睡眠质量差（$P=0.03$）有直接相关性。

Lucas 及其同事 [91] 研究了无扳机点的无痛患者和有潜在扳机点（LTrPs）的无痛患者在抬高手臂时控制肩胛肌肉的激活模式（muscle activation pattern, MAP）的对比。两组的肌肉激活有显著性差异（$P<0.05$）。然后这些受试者接受安慰剂或主动干预治疗来使扳机点失活，然后再重新评估 MAP。结果显示在 LTrPs 失活后 MAP 水平有显著性差异（$P<0.05$）。

管理指南：肌筋膜疼痛综合征

扳机点的疼痛被描述为钝痛、酸痛和深部疼痛。扳机点造成的其他损伤包括当肌肉被牵伸时，关节 ROM 减小，肌肉力量减弱，肌肉疼痛加重。扳机点可能是活跃的（产生典型的疼痛模式）或潜在的（除非触诊，否则无症状）。

治疗包括三个主要方面 [1,16,45,80,94,141-143,150]。

■ **纠正长期过载**　纠正导致肌肉长期过载的因素，如不良姿势、重复性活动或上举技术不佳。这些因素的纠正通常是通过教育来完成的，包括强调间断性短暂休息的重要性。如果有条件，可以对工作环境进行人体工程学评估。

■ **消除疼痛扳机点**　可使用几种技术手法来消除疼痛扳机点。
- 反复收缩—放松—被动牵伸，直到肌肉被拉长。
- 反复收缩 – 放松 – 主动牵伸。
- 对疼痛扳机点进行放松。
- 喷雾疗法和牵伸。
- 理疗仪器。
- 干针或注射。

■ **提高肌肉功能**　运动处方采用提高肌肉耐力的方案，尤其是针对核心和肩胛骨稳定肌群的改善，以提高整体肌肉功能。

干针（dry needling，DN）已被证明是一种低风险的干预，可降低疼痛程度和提高压痛阈值，以及改善存在肌筋膜扳机点的患者的功能结果指标。在随机对照试验中，ZieFaar 及其合作者发现干针与上斜方肌扳机点按压技术相比可显著降低疼痛度。此外，有 Meta 分析显示用干针治疗颈胸区疼痛，可立即缓解疼痛，并在持续 4 周的随访中仍有改善。

▶ **临床提示**

如果肌筋膜疼痛综合征扳机点是肌肉的长期过载导致的，那么应该在对疼痛扳机点进行处理之前先消除影响因素。当关节 ROM 恢复时开始加强肌肉力量，然后疼痛扳机点已经被解决。

骨质疏松

骨质疏松是一种骨科疾病，骨内矿物质含量降低而使骨变得脆弱。这种骨质脆弱可能导致骨折，尤其是脊柱、髋部和腕部。截至 2015 年，约有 1000 万的美国人患有骨质疏松症，其中 80% 为女性患者，另外 3400 万人已有骨量减少而面临骨质疏松的风险[109]。骨质疏松症的诊断是由骨密度（bone mineral density，BMD）扫描得到的 T 评分确定的。T 评分是高于或低于参考值（年轻、健康的白人女性）的标准差数。世界卫生组织已经建立了如下标准[110,151]。

- 正常值：–1.0 或更高。
- 骨量减少：–1.0~–2.4。
- 骨质疏松：–2.5 或更少。

减少 1 个标准差表示骨密度减少 10%~12%。

风险因素

原发性骨质疏松　原发性骨质疏松的危险因素包括绝经后、高加索或亚裔血统、家族病史、低体重、很少或没有体力活动、低钙和低维生素 D 的饮食以及吸烟[51,59,111]。其他的危险因素包括长期卧床休息和高龄（见第 24 章）。

继发性骨质疏松　继发性骨质疏松是由于其他疾病（如胃肠道疾病、甲状腺功能亢进症、慢性肾功能衰竭和过量饮酒）和使用某些药物（如糖皮质激素）引起的[51,112,151]。无论病因是什么，骨质疏松症的影像学表现为皮质变薄、骨质减少（骨质透光率增加），骨小梁改变和骨折（图 11.9 和 11.10）[102]。

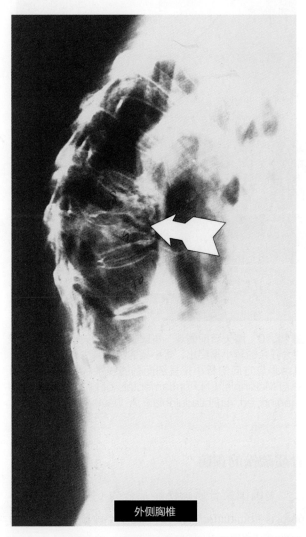

外侧胸椎

图 11.9　外侧胸椎　脊椎骨质疏松症伴多发性压缩性骨折。前头指向 18~19 椎间隙，此椎间隙是由于两个椎骨因多发性压缩性骨折导致塌陷而变形形成的。这个 94 岁的妇女有严重的脊柱后凸（也称为凸状畸形），由于多节段的椎体塌陷而进一步加重。该侧位片的下半部的白色区域是骨盆和腹部脏器的联合放射密度（经许可引自 McKinnis, LN: Fundamentals of Musculoskeletal Imaging, ed. 4. Philadelphia: F.A. Davis, 2014, p 63.）

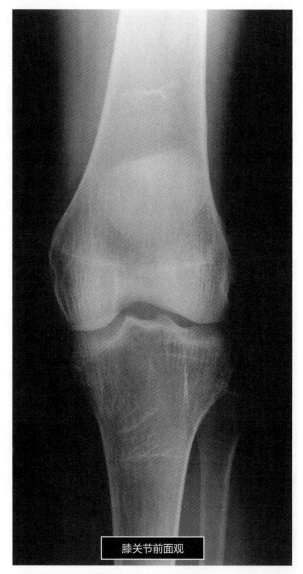

膝关节前面观

图 11.10　膝关节前面观　骨质疏松在膝关节处可明显表现为残余的骨小梁突出。骨小梁的数量减少和厚度减小，其余垂直方向的骨小梁呈细而弱的线条状图像（经许可引自 McKinnis, LN:Fundamentals of Musculoskeletal Imaging, ed. 4. Philadelphia:F.A. Davis, 2014, p 63.）

骨质疏松的预防

美国国家骨质疏松症基金会（National Osteoporosis Foundation，NOF）推荐 4 种预防骨质疏松症的方法[113]。

- 食用有益于骨骼健康的食物，如水果和蔬菜。
- 维持饮食均衡，多食用富含钙和维生素 D 的食物。
- 定期进行负重锻炼。

- 培养健康的生活方式，适量饮酒（限制每天 2~3 杯），不吸烟。

骨是一种活体组织，它不断根据身体的日常的需求而自我更新。通常地，这种不断的自我更新使骨一直保持其最佳的强度。一种被称为破骨细胞的骨细胞会吸收骨，尤其当人体某些功能需要钙且饮食中钙获得不足的时候。另一种细胞叫成骨细胞，用于构建骨。骨的吸收和骨的构建这个循环保持平衡直到 30 岁。此时达到骨量的峰值。随着年龄的增长，骨的再吸收逐渐增多。对于女性来说，由于绝经后雌激素减少，骨的再吸收会加快[114,116,117,151]。运动和药物治疗已被证明可以有效预防骨密度降低[54,72,89]。Beligcher 等人[11]对 1100 名男性的骨密度变化进行了为期 2 年的追踪，年龄跨度为 70~97 岁。他们得出结论认为步行、改善平衡功能以及使用 β 受体阻滞剂可以有效地阻止骨吸收过程。

体力活动

体力活动已被证明对骨重建有积极的影响。对于儿童和青少年来说，体力活动会增加骨量峰值。对于成人来说，体力活动可维持或增加骨密度；对于老年人来说，体力活动可减少年龄或失用相关的骨质流失的影响[51,115]。骨密度的维持或增加对于预防骨质疏松性骨折是很重要的。每年因骨质疏松症导致的骨脆弱引起的骨折数量超过 150 万例，花费 190 亿美元。这些患者中的许多人再也不能恢复到骨折之前的功能水平了[151]。

运动的影响

肌肉收缩（例如力量练习和抗阻训练）和机械负荷（负重）都会使骨骼变形。这种形变可以刺激成骨细胞活性并改善骨密度。

🔴 聚焦循证

Martyn-St James 和 Carroll[98]完成了一篇关于步行项目对绝经后女性髋部和脊柱骨密度影响的 Meta 分析。结果显示脊柱骨密度没有增加，但股骨颈骨密度有显著增加。

Huntoon、Schmidt 和 Sinaki[73]完成了一份回顾性的病史资料分析，对经皮椎体成形术后进行背部伸展项目锻炼的患者与不进行任何运动的患者之间脊柱压缩骨折后再次骨折率进行了比较。结果显示非运动组的再次骨折平均时间是 4.5 个月，而运动组的再次骨折平均时间为 20.4 个月。

Cochrane 协作组织[14] 的一项循证报告中总结了 18 项与女性的运动和骨质疏松症有关的随机对照试验研究结果，得出结论认为，运动尤其是快走，对脊柱和髋关节的骨密度有积极作用。抗阻和负重锻炼对脊柱骨密度也有积极作用。

一项 Meta 分析的结论指出，下肢运动可以减少绝经后女性的骨质流失。那些进行长期（12 个月）锻炼或绝经后早期进行锻炼的女性表现出的变化最显著。

运动建议

美国国家骨质疏松症基金会（NOF）认为负重锻炼可以预防骨质疏松症，但并没有具体指出哪种类型的运动或多久进行一次运动。基于目前的研究，提出以下建议[*]。

- 负重锻炼，比如步行、慢跑、爬楼梯以及跳跃运动。
- 非负重锻炼，比如骑功率自行车。
- 针对目标肌群进行 8~10 次抗阻（力量）训练。

模式：有氧运动

频率 每周 5 天及以上。

强度 30 分钟中等强度运动（快走）或 20 分钟大强度运动（跑步），也可以每天进行 3 组持续 10 分钟的短时间运动。

模式：抗阻训练

频率 每周锻炼 2~3 天，两次锻炼之间可间隔休息 1 天。

强度 抗阻训练，重量 8~12 次至力竭。

🔘 聚焦循证

负重背心或负重背包已经证明可提高骨密

---

* 8,9,12,13,14,14,32,33,50,51,53,60,63,73,77,81,85,98,103, 107,108,115,118,119,130,139,145,151

度[129,156]。研究显示重量增加可以改变脊柱肌肉失调，并能将更多的负重集中于脊柱的骨性结构。如果有脊椎骨折的病史，建议背部负重最多 1 千克或在胸前负重 2 千克。Roghani 等人进行了一项研究，3 组女性受试者进行为期 6 周的锻炼，每周锻炼 3 次。研究分组包括一个对照组和两个运动组。两个运动组分别为负重和不负重（负重重量为 4%~8% 的体重）。结果显示虽然运动组骨重建均有增加且骨吸收减少，但是负重组还显示了平衡功能的改善（图 24.10）。

注意事项和禁忌证

- 由于骨质疏松改变了椎体的形状（变得更加楔形），导致脊柱后凸，所以应该避免进行屈曲活动，比如卷腹和仰卧起坐，以及避免使用坐式腹肌锻炼器械。应力作用于屈曲的脊柱会增加椎体压缩性骨折的风险。
- 避免屈曲和旋转躯干，以减小作用于椎骨和椎间盘的应力。
- 在进行抗阻训练时，应注意要在骨的结构能力范围内逐步增加强度。

注意：参阅第 6 章关于抗阻训练时病理性骨折和注意事项的讨论。见专栏 6.14。

▶ 临床提示

利用负重锻炼、平衡活动和力量锻炼这些多种方式的锻炼可以减少骨质疏松症患者跌倒及跌倒引发的髋关节骨折的风险[39,106,141]。步行对心肺功能有益，但单纯的步行锻炼对提高骨质疏松症患者的骨密度没有明显的影响[93,157]。

骨折和创伤后制动

骨折是骨、骺板或关节软骨面连续性的结构性损坏[132]。当发生骨折时，骨周围的软组织也会受到一定程度的损伤。根据骨折的部位不同，如果伤及主要的动脉或外周神经，那么相关的软组织损伤会比较严重。如果骨折较为靠近中枢区域，则大脑、脊髓或内脏可能会被波及。骨折的诱因及分型在表 11.3 中有概括，图 11.11~ 图 11.13 对此进行了说明。

骨折的确定[132]。

- 部位：骨干，干骺端，骨骺，关节内。
- 程度：完整，不完整。
- 构型：横向、倾斜或螺旋形、粉碎（两个或多个骨折碎片）。
- 断端间的关系：不移位、移位。
- 与身体环境的关系：封闭（皮肤完整），开放（骨折或物体穿透皮肤）。
- 并发症：局部或全身并发症，与损伤或治疗有关。

本文未对骨折的诊断、复位、对线和固定等医疗过程进行讨论。但是很多时候治疗师会提供创伤后的初步筛查或检查患者的重复性微创；此外，患者可能会在治疗期间遭受损伤。所以，治疗师必须意识到潜在骨折的症状和体征。如果有疑似骨折，应该让患者进行 X 线检查、医学诊断和管理。专栏 11.5 总结了疑似骨折的症状和体征。

风险因素

骨折的风险因素如下[66]。

- 突如其来的冲击（如创伤、事故、虐待或殴打）。
- 骨质疏松症（女性多于男性）。
- 跌倒史（尤其是伴有年龄增加、体重指数低和体力活动水平低）。
- 重复应力（重复性微创）。

表 11.3　骨折的诱因及分型[132]

受力	对骨产生的作用	骨折分型
弯曲（成角度的力）	长骨弯曲的凸起面被破坏	横向或斜向骨折，儿童青枝骨折
扭曲（扭转力）	长骨因受到螺旋张力而被破坏	螺旋状骨折
直拉（牵引力）	骨因韧带或肌肉的拉力而被破坏	撕脱性骨折
压缩（压缩力）	常见于骨松质	压缩性骨折，儿童环面（隆突样）骨折
重复性微创伤	对重复 / 节律性应力不适应导致的轻微裂痕	疲劳性骨折或应力性骨折
正常的力不正常的骨	患有如骨质疏松症、骨肿瘤或其他骨科疾病	病理性骨折

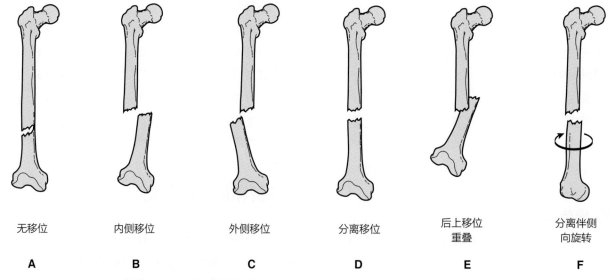

无移位	内侧移位	外侧移位	分离移位	后上移位重叠	分离伴侧向旋转
A	B	C	D	E	F

图 11.11　骨折碎片的位置可通过远端骨折碎片与近端骨折碎片间的相对移位来描述（经许可引自 McKinnis, LN: Fundamentals of Musculoskeletal Imaging, ed. 4. Philadelphia: F.A. Davis, 2014, p 82.）

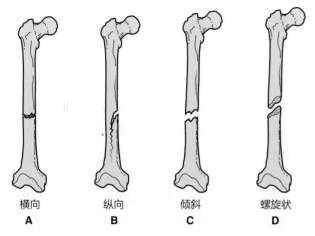

图 11.12 骨折线的方向参照骨的纵轴来描述（经许可引自 McKinnis, LN:Fundamentals of Musculoskeletal Imaging, ed. 4. Philadelphia:F.A. Davis, 2014, p 83. ）

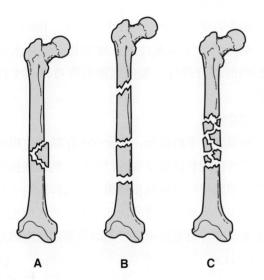

图 11.13 粉碎性骨折的骨折碎片超过两片，图中为常见的粉碎性骨折。A. 楔形或蝶形骨折。B. 2 或 3 个节段性骨折。C. 其他的多碎片骨折，可以是几个或几百个，仍被描述为粉碎性骨折（经许可引自 McKinnis, LN: Fundamentals of Musculoskeletal Imaging, ed. 4. Philadelphia: F.A. Davis, 2014, p 83. ）

专栏 11.5 疑似骨折的症状和体征
以下症状和体征提示患者可能存在骨折。 ■ 跌倒史、直接的打击、扭伤或意外事故。 ■ 运动和负重导致局部疼痛加重。 ■ 被动运动时出现肌肉紧张性保护。 ■ 受伤部分功能降低。 ■ 肿胀、变形或异常运动（可能明显或不明显）。 ■ 疑似骨折的部位有尖锐的局部疼痛感。

■ 病理学因素（肿瘤、健康状况不佳或疾病导致骨异常脆弱）。

参考第 24 章以了解老年人骨折风险因素的信息。

骨折后的骨愈合

骨愈合包括：①**炎性期**，其中有血肿形成和骨细胞增殖；②**修复期**，有骨痂形成，将骨的破裂处和骨化处连接起来；③**重塑期**，包括骨的巩固和重建[87]。

骨皮质愈合

炎性期

当长骨骨干致密的皮质骨骨折时，骨折处细小的血管受损，导致内部出血，随后发生正常凝血。出血量取决于骨折部位的移位程度和受损区域软组织的损伤程度。

修复期

早期愈合阶段发生在血肿期。骨原细胞在骨膜和骨内膜中增殖形成骨痂，将骨折部位包裹起来。在此阶段，骨痂不包含成骨组织，所以射线可穿透。

随着骨痂成熟，骨原细胞分化为成骨细胞和成软骨细胞。最初，成软骨细胞在骨折部位附近形成软骨，成骨细胞形成原始的编织骨。

重塑期

■ **临床愈合阶段**　当骨折部位足够牢固而不再发生移动时，在临床上可认为是愈合。这出现在初级编织骨和骨折周围软骨包绕骨折部位时形成的暂时性的骨痂阶段。随着软骨的骨化，骨痂逐渐硬化，虽然骨折线仍然可见，但是影像学显示骨痂内已出现骨。通常在这个阶段，不再需要制动。运动时要注意避免对骨折愈合部位施加易导致骨畸形的力。当对骨折部位进行评估时，患者不应感觉到骨折部位的移动或疼痛。

■ **影像学愈合阶段**　当暂时性骨痂成为成熟骨板时，则在影像学诊断上可认为骨已经愈合或者已经稳固。骨痂会被吸收，骨恢复正常。

内固定术

有时需要实施内固定术，例如用螺钉或钢板固定，以保护愈合的骨，这使骨在愈合的过程中能保持稳定，但因为在内固定情况下应力会绕过骨而沿着固定装置传递，所以易发生失用性骨质疏松症。所以在骨愈合后，通常要拆除固定装置以纠正骨质疏松症。在拆除内固定螺钉或钢板后，必须在几个月内保护骨骼免受过度的压力，直到骨质疏松症缓解。

愈合时间

骨折愈合时间根据患者的年龄、骨折的位置和类型、是否有移位、是否需要手术修复、软组织损伤程度以及骨折断端的血液供应不同而不同。医生使用影像学和临床检查对骨折愈合进行评估。骨折愈合的预后受许多因素的影响，包括个人的健康状况、年龄和烟草的使用。一般来说，儿童骨折后愈合时间为 4~6 周，青少年为 6~8 周，成人为 10~18 周。可能会发生几种异常愈合，这些在专栏11.6 中有总结。

松质骨愈合

当骨松质中骨小梁的海绵状网状结构骨折时（在长骨的干骺端和短骨及扁骨的骨干中），愈合主要通过骨内部的骨痂形成而发生（骨膜内的愈合组织）。骨膜内有丰富的血液供应和大面积的骨性接触，因此比骨密质愈合更快。

骨松质对压缩力更敏感，导致挤压或压缩性骨折。如果骨折表面发生分离，这可能发生在骨折复位过程中，会发生愈合延迟。

骨骺板愈合

如果骨折损及骺板，由于骨骼仍在继续生长，可能会发生生长障碍和畸形。生长障碍的预后取决于损伤的类型、儿童的年龄、骨骺的血供、复位方法以及是否是闭合性或开放性损伤。

专栏 11.6　骨折愈合异常的类型[66]

畸形愈合：骨折的愈合位置不正导致骨畸形。

延迟愈合：骨折部位的愈合时间相比正常愈合时间要长。

不愈合：骨折部位没有发生骨性愈合。可能会有纤维结合或者假关节。

管理指南：制动期

局部组织反应

制动时，会发生结缔组织弱化、关节软骨退变、肌肉萎缩、肌肉挛缩和循环不畅。此外，还存在软组织损伤伴随出血和瘢痕形成。由于制动对于骨愈合是必要的，在此过程中，软组织瘢痕不能沿着应力线排列（见第 10 章）。在早期，理想状况是在骨折部位进行可耐受范围内的非创伤性运动，但通常是不现实的，除非有某种形式的内固定来稳定骨折部位。骨折部位愈合时，很重要的是通过适当的锻炼使相关区域的结构尽可能接近正常组织，而不对其造成伤害。治疗师必须警惕骨折后可能发生的并发症（专栏 11.7）。

床上制动

如果需要严格卧床或在床上固定，比如骨骼牵引，全身会发生继发性的生理变化。身体未受骨折影响的部位进行一般的运动锻炼可以减少这些问题。

功能适应

如果发生下肢骨折，若允许下床活动，则可以指导患者使用自适应设备进行步行，例如腋拐或步行器。辅助步行器械和步态模式的选择取决于骨折部位、固定类型和患者的功能水平。应咨询患者的医生来决定可负重的重量。制动期管理指南的总结见专栏 11.8。

制动后期

损伤

■ 关节活动范围减小、关节活动受限和肌肉柔

专栏 11.7　骨折并发症[66]

■ 肿胀发生在腔室（筋膜腔或过紧的石膏）内会导致神经和循环受损。

■ 脂肪栓塞（可能会发生于骨髓最丰富的骨折区域，比如长骨和骨盆），游离脂肪滴游移到肺部会阻塞肺部血管，可能会危及生命。

■ 皮肤溃疡，神经损伤，血管受损。

■ 固定装置的问题比如螺钉脱落或者钢丝断裂。

■ 局部或全身性感染。

■ 再次骨折。

■ 延迟愈合或畸形愈合。

韧性降低。

■ 肌肉萎缩，肌力和肌耐力下降。

■ 患者在开始运动时会经历疼痛，但随着关节运动、肌肉力量和关节活动度的改善，疼痛逐渐缓解。

■ 如果骨折时有软组织损伤，则形成的非延展性瘢痕会限制软组织的活动性。

管理：制动后期

管理指南的总结见专栏 11.9。

有必要咨询相关的医生以确定骨折是否已临床愈合或影像学诊断愈合。在骨折部位影像学诊断确认愈合前，任何时候骨折部位受到应力时都应谨慎，比如在施加阻力、牵伸力或进行负重活动时。一旦影像学诊断愈合，则骨具有完整的正常结构，

专栏 11.8　管理指南——骨折后 / 制动期

损伤，活动受限，参与受限

初期出现炎症和肿胀。

骨折固定区域发生进行性肌肉萎缩、肌肉挛缩、关节软骨退变和循环不畅。

如果长期卧床可能导致全身性变弱 / 并发症（深静脉血栓形成、肺栓塞、肺炎）。

活动受限，ADL、IADL 以及工作参与受限取决于骨折的位置和所使用的固定方法。

康复计划	干预措施
1. 患者宣教。	1. 告知患者如何进行功能性适应。 　 告知患者如何安全地步行和进行床上移动。
2. 在急性期减少炎症的影响。	2. 冰敷，患肢抬高。
3. 减少制动的影响。	3. 间歇性肌肉活动。 　 在制动关节外的上下邻近关节进行主动的关节活动度锻炼。
4. 如果患者需卧床，要保持关节活动度和主要肌群的肌力。	4. 对非制动关节进行全关节活动度的锻炼。 　 对非制动的主要肌群进行抗阻训练，尤其是为之后的步行做准备。

专栏 11.9　管理指南——制动后期

损伤

运动时伴有疼痛，并逐渐减轻。

关节活动度减小。

关节活动受限。

瘢痕组织粘连。

肌肉力量和耐力下降。

康复计划	干预措施
1. 患者宣教。	1. 告知患者应限制活动，直到骨折部位在影像学检查后被诊断愈合。 　 教授其家庭锻炼方法来强化治疗。
2. 提供保护直至影像学诊断愈合。	2. 下肢使用部分负重，上肢进行无应力作用的活动。
3. 开始主动活动。	3. 主动关节活动度训练，进行轻微的多角度等长收缩训练。
4. 增加关节和软组织的活动。	4. 开始关节松动和牵伸（使用第Ⅲ级），力作用于骨折部位的近端。 　 如果是肌肉牵伸，力要作用于骨折部位的近端直至影像学诊断愈合。
5. 增加肌肉力量和耐力。	5. 随着关节活动度的增加和骨的愈合，开始抗阻和重复性训练。
6. 提高心肺功能。	6. 进行安全的有氧锻炼，在骨愈合前不要对骨折部位施加应力。

注意事项：在影像学诊断骨愈合之前，不可在骨折部位进行牵伸和施加应力。制动期后的数周内不要有额外的压力或剪切力作用于关节。在影像学诊断愈合前使用保护性负重。

并能耐受正常的应力作用。

患者需要进行检查以确定损伤及当前的功能状态、活动水平和期望结果。测量和记录关节活动度、关节活动性和肌肉功能以及其他损伤。通常制动区域内的所有关节及其周围组织都会受到影响。

典型的干预包括以下内容。

■ **关节松动**。关节松动术可有效地恢复关节丧失的活动性而不损伤关节软骨或增加应力于骨折部位。干预技术从 I 级和 II 级开始，随着关节反应变得可预测，松动技术的级别以及强度可逐渐增加。

■ **PNF 牵伸**。因为患者可以自己控制收缩强度，所以在制动后期的阶段可使用保持 – 放松和主动 – 收缩技术。监测收缩的强度很重要，除非影像学诊断骨折部位已经愈合，否则不能在骨折部位施加阻力或牵伸力，以免应力传递到骨折部位。如果影像学诊断骨折部位已愈合，则可以在骨折部位施加牵伸力。

■ **功能性活动**。患者可以恢复正常活动，但需谨慎。在制动后的早期阶段，保护变弱的肌肉、软骨、骨和结缔组织不受损伤很重要。下肢骨折后必须持续几个星期的部分负重，直到骨折部位完全愈合并能承受完全负重为止。

■ **肌肉表现：肌力和耐力训练**。在制动后期的 2~3 周，由于骨和软骨都不能承受过度的压缩力或弯曲力，所以采用轻微的等长收缩锻炼。随着关节活动的改善和关节活动度的增大，可以在可活动范围内进行轻微的抗阻训练。影像学诊断骨折愈合后才可以在骨折处附近施加阻力训练。一旦骨折愈合，就可以进行 PRE 和其他高强度的动态训练。

■ **瘢痕组织松动**。如果有限制活动的瘢痕组织，要使用手法技术对瘢痕组织进行松动。技术的选择取决于所涉及的组织。

自学活动

批判性思考与讨论

1. 你的患者在一场车祸中受伤，一直忍受着膝关节损伤。事故发生后出现关节积液，关节活动度减小，关节活动性下降，已持续 2 天。X 射线已经排除了损伤部位的任何骨折。当活动到可动范围的末端时患者会出现保护性抵抗。确定这个患者的治疗原则、目标和护理计划。描述和实施你要用的具体治疗技术，以及在整个康复过程如何循序渐进地使用治疗技术。

2. 为患有膝骨关节炎的患者制订一个康复干预计划，患者症状表现为在上下台阶时以及从座椅上站起时出现疼痛。你准备进行什么检查？你要记录哪些功能性的测试？该方案与类风湿关节炎发病期（急性期）患者的治疗方案有何区别？与缓解期（慢性期）的风湿性关节炎患者的治疗方案有何区别？

3. 为一个 55 岁具有骨质疏松症早期体征的绝经后女性列出你的康复计划，并列出具体康复治疗方法。应包含哪些重要的患者指导？

4. 一个人于 6 周前骨折，刚拆除石膏。该治疗方案与其他创伤性疾病后 6 周的治疗方案有什么不同？描述你将遵循哪些注意事项及原因。

5. 你的患者 6 个月前遭遇车祸。你 3 个月前见过她，但现在她又回到医院，并被诊断为纤维肌痛（FM）。她的医生推荐她进行运动。根据 FM 的特征以及运动对该患者的益处与问题，描述你的治疗计划。

6. 你的新患者是一个有上背痛和颈部痛的秘书。她告诉你症状逐渐加重。她说她每天需要坐在电脑前 6~8 小时，还要定期打电话。你检查患者时发现几个活跃的肌筋膜扳机点。描述你要对这个患者进行的治疗方案。你将如何解决她的工作对她的问题的影响？

（荣积峰　译，王于领　高强　审）

参考文献

1. Aguila, FJ, et al: Immediate effect of ultrasound and ischemic compression techniques for the treatment of trapezius latent myofascial trigger points in healthy subjects: a randomized controlled study. *J Manipulative Physiol Ther* 32:515–520, 2009.

2. Aletaha, D, et al: 2010 Rheumatoid arthritis classification criteria: an American College of Rheumatology/European League Against Rheumatism collaborative initiative. *Ann Rheum Dis* 69:1580–1588, 2010.

3. American College of Rheumatology Subcommittee on Osteoarthritis Guidelines: Recommendations for the medical management of osteoarthritis of the hip and knee: 2000 update. *Arthritis Rheum* 43(9): 1905–1915, 2000.

4. American College of Rheumatology Subcommittee on Rheumatoid Arthritis Guidelines: 2002 Update. *Arthritis Rheum* 46(2):328–346, 2002.

5. American College of Sports Medicine: *American College of Sports Medicine's Guidelines for Exercise Testing and Prescription,* ed. 8. Philadelphia: Lippincott Williams & Wilkins, 2010.

6. Anderson, RJ: Rheumatoid arthritis: clinical and laboratory features. In Klippel, JH (ed): *Primer on the Rheumatic Diseases,* ed. 12. Atlanta: Arthritis Foundation, 2001, p 218.

7. Bennett, RM, et al: The revised Fibromyalgia Impact Questionnaire (FIQR): validation and psychometric properties. *Arthritis Res Ther* 11(5):R120, 2009.

8. Bergland, A, Thorsen, H, and Kåresen, R: Effect of exercise on mobility, balance, and health-related quality of life in osteoporotic women with a history of vertebral fracture: a randomized, controlled trial. *Osteoporos Int* 22(6):1863–1871, 2011.

9. Bergstrom, I, et al: Physical training preserves bone mineral density in postmenopausal women with forearm fractures and low bone mineral density. *Osteoporos Int* 19:177–183, 2008.

10. Bilberg, A, Ahlmen, M, and Mannerkorpi, K: Moderately intensive exercise in a temperate pool for patients with rheumatoid arthritis: a randomized controlled study. *Rheumatology* (Oxford) 44(4):502–508, 2005.

11. Bleicher, K, et al: Predictors of the rate of BMD loss in older men: findings from the CHAMP study. *Osteoporos Int* 24(7):1951–1963, 2013.

12. Bocalini, DS, et al: Strength training preserves the bone mineral density of postmenopausal women without hormone replacement therapy. *J Aging Health* 21:519–527, 2009.

13. Bolam, KA, van Uffelen, JG, and Taaffe, DR: The effect of physical exercise on bone density in middle-aged and older men: a systematic review. *Osteoporos Int* 24(11):2749–2762, 2013.

14. Bonaiuti, D, et al: Exercise for preventing and treating osteoporosis in postmenopausal women. *Cochrane Database Syst Rev* 2002(3):CD000333.

15. Borg, G, Hassmen, P, and Lagerstrom, M: Perceived exertion related to heart rate and blood lactate during arm and leg exercise. *Eur J Appl Physiol* 65:679–685, 1987.

16. Borg-Stein, J and Iaccarino, MA: Myofascial pain syndrome treatments. *Phys Med Rehabil Clin N Am* 23:357–375, 2014.

17. Brosseau, L, et al: Intensity of exercise for the treatment of osteoarthritis. *Cochrane Database Syst Rev* 2003(2):CD004259.

18. Brosseau, L, et al: Ottawa panel evidence-based clinical practice guidelines for therapeutic exercise in the management of rheumatoid arthritis in adults. *Phys Ther* 84(10):934–972, 2004.

19. Brosseau, L, et al: Ottawa panel evidence-based clinical practice guidelines for therapeutic exercises and manual therapy in the management of osteoarthritis. *Phys Ther* 85(9):907–971, 2005.

20. Brosseau, L, et al: Ottawa panel evidence-based clinical practice guidelines for the management of osteoarthritis in adults who are obese or overweigh. *Phys Ther* 91(6):843–861, 2011.

21. Brosseau, L, et al: Ottawa panel evidence-based clinical practice guidelines for aerobic fitness exercises in the management of fibromyalgia: part 1. *Phys Ther* 88:857–871, 2008.

22. Brosseau, L, et al: Ottawa panel evidence-based clinical practice guidelines for strengthening exercises in the management of fibromyalgia: part 2. *Phys Ther* 88:873–886, 2008.

23. Bruce, ML, and Peck, B: New rheumatoid arthritis treatments. *Holistic Nurs Pract* 19(5):197–204, 2005.

24. Burckhardt, CS, Clark, SR, and Bennett, RM: The Fibromyalgia Impact Questionnaire: development and validation. *J Rheumatol* 18:728–733, 1991.

25. Busch, A, et al: Exercise for treating fibromyalgia syndrome. *Cochrane Database Syst Rev* 2007(4):CD003786.

26. Busch, A, et al: Exercise for fibromyalgia: a systematic review. *J Rheumatol,* 35:1130–1144, 2008.

27. Busch, AJ, et al: Resistance exercise training for fibromyalgia. *Cochrane Database Syst Rev* 2013 (20):CD010884.

28. Carbonell-Baeza, A, et al: Does a 3-month multidisciplinary intervention improve pain, body composition and physical fitness in women with fibromyalgia? *Br J Sports Med* 45(15):1189–1195, 2011.

29. Castro-Sánchez, AM, et al: Short-term effects of a manual therapy protocol on pain, physical function, quality of sleep, depressive symptoms, and pressure sensitivity in women and men with fibromyalgia syndrome: a randomized controlled trial. *Clin J Pain* 30(6):589–597, 2014.

30. Castro-Sánchez, AM, et al: Gender differences in pain severity, disability, depression, and widespread pressure pain sensitivity in patients with fibromyalgia syndrome without comorbid conditions. *Pain Med* 13(12): 1639–1647, 2012.

31. Catarero-Villanueva, I, et al: Effectiveness of water physical therapy on pain, pressure pain sensitivity, and myofascial trigger points in breast cancer survivors: a randomized, controlled clinical trial. *Pain Med* 13(11): 1509–1519, 2012.

32. Centers for Disease Control and Prevention: Physical activity for everyone. Available at http://www.cdc.gov/physicalactivity/everyone/guidelines/index. html. Accessed June 3, 2015.

33. Chodzko-Zajko, W, Proctor, D, and Singh, M: American College of Sports Medicine position stand on exercise and physical activity for older adults. *Med Sci Sports Exerc* 41:1510–1530, 2009.

34. Christie, A, et al: Effectiveness of nonpharmacological and nonsurgical interventions for patients with rheumatoid arthritis: an overview of systematic reviews. *Phys Ther* 87(12):1697–1715, 2007.

35. Clark, SR, Burckhardt, CS, and Bennett, RM: The use of exercise to treat rheumatic disease. In Goldberg, L, and Elliot, DL (eds): *Exercise for Prevention and Treatment of Illness.* Philadelphia: F.A. Davis, 1994, p 83.

36. Cochrane, T, Davey, RC, and Matthes Edwards, SM: Randomised controlled trial of the cost-effectiveness of water-based therapy for lower limb osteoarthritis. *Health Technol Assess* 9(31):1–114, 2005.

37. Cummings, GS, and Tillman, LJ: Remodeling of dense connective tissue in normal adult tissues. In Currier, DP, and Nelson, RM (eds): *Dynamics of Human Biologic Tissues.* Philadelphia: F.A. Davis, 1992, p 45.

38. De Jong, Z, and Vlieland, TP: Safety of exercise in patients with rheumatoid arthritis. *Curr Opin Rheumatol* 17(2):177–182, 2005.

39. de Kam, D, Smulders, E, and Weerdesteyn, V: Exercise interventions to reduce fall-related fractures and their risk factors in individuals with low bone density: a systematic review of randomized controlled trials. *Osteoporos Int* 20:2111–2125, 2009.

40. Dommerholt, J, Bron, C, and Franssen, J: Myofascial trigger points: an evidence-informed review. *J Manual Manip Ther* 14:203–221, 2006.

41. Evcik, D, et al: Effectiveness of aquatic therapy in treatment of fibromyalgia syndrome: a randomized controlled open study. *Rheumatol Int* 28: 885–890, 2008.

42. Felson, DT, et al: Osteoarthritis: new insights. Part 1: the disease and its risk factors. *Ann Intern Med* 133(8):635–646, 2000.

43. Felson, DT, et al: Osteoarthritis: new insights. Part 2: treatment approaches. *Ann Intern Med* 133(9):726–737, 2000.

44. Fernandes-de-las-Penas, C, Alonso-Blanco, C, and Miangolarra, JC: Myofascial trigger points in subjects presenting with mechanical neck pain: a blinded, controlled study. *Manual Ther* 12:29–33, 2007.

45. Ferández-de-Las-Peñas, C, and Dommerholt, J: Myofascial trigger points: peripheral or central phenomenon? *Curr Rheumatol Rep* 16(1):1–6, 2014.

46. Fernandes-de-las-Penas, C, Cuadrado, M, and Pareja, J: Myofascial trigger points, neck mobility, and forward head posture in episodic tensiontype headache. *Headache* 47:662–672, 2007.

47. Fernandes-de-las-Penas, C, et al: Myofascial trigger points and sensitization: an updated pain model for tension-type headache. *Cephalagia* 27:383–393, 2007.

48. Fernández-de-Las-Peñas, C, et al: Referred pain from myofascial trigger points in head, neck, shoulder, and arm muscles reproduces symptoms in blue-collar (manual) and white-collar (office) workers. *Clin J Pain* 28(6):511–518, 2012.

49. Fernández-Pérez, AM, et al: Muscle trigger points, pressure pain threshold, and cervical range of motion in patients with high level of disability related to acute whiplash injury. *J Orthop Sports Phys Ther* 42(7): 634–641, 2012.

50. Fiatorone, M, et al: Exercise training and nutritional supplementation for physical frailty in very elderly people. *N Engl J Med* 30(25):1769–1775, 1994.

51. Fletcher, JA: Canadian Academy of Sport and Exercise Medicine position statement: osteoporosis and exercise. *Clin J Sport Med* 23(6):504, 2013.

52. Foley, A, et al: Does hydrotherapy improve strength and physical function in patients with osteoarthritis—a randomized controlled trial comparing a gym based and a hydrotherapy based strengthening programme. *Ann Rheum Dis* 62(12):1162–1167, 2003.

53. Frontera, W, et al: Strength conditioning in older men: skeletal muscle hypertrophy and improved function. *J Appl Physiol* 64(3):1038–1044, 1988.

54. Gammage, KL, and Klentrou, P: Predicting osteoporosis prevention behaviors: health beliefs and knowledge. *Am J Health Behav* 35(3):371–383, 2011.

55. Gavi, MB, et al: Strengthening exercises improve symptoms and quality of life but do not change autonomic modulation in fibromyalgia: a randomized clinical trial. *PLoS One* Mar 20:9(3):e90767, 2014.

56. Gerwin, RD: Diagnosis of myofascial pain. *Phys Med Rehabil Clin N Am* 25:341–355, 2014.

57. Gerwin, R: The taut band and other mysteries of the trigger point: an examination of the mechanisms relevant to the development and maintenance of the trigger point. *J Musculoskel Pain* 16:115–121, 2008.

58. Giannotti, E, et al: Medium-/long-term effects of a specific exercise protocol combined with patient education on spine mobility, chronic fatigue, pain, aerobic fitness and level of disability in fibromyalgia. *Biomed Res Int* Epub Jan 29, 2014.

59. Gouveia, ER, et al: Functional fitness and bone mineral density in the elderly. *Arch Osteoporos* 7(1-2):75–85, 2012.

60. Guadalupe-Grau, A, et al: Exercise and bone mass in adults. *Sports Med* 39:439–468, 2009.

61. *Guide to Physical Therapist Practice 3.0.* Alexandria, VA: American Physical Therapy Association; 2014. Available at http://guidetoptpractice.apta.org/. Accessed May 6, 2015.

62. Harden, RN, et al: Home-based aerobic conditioning for management of symptoms of fibromyalgia: a pilot study. *Pain Med* 13(6):835–842, 2012.

63. Haskell, W, et al: Physical activity and public health: updated recommendations for adults from the American College of Sports Medicine and the American Heart Association. *Circulation* 116:1081–1093, 2007.

64. Hawkins, RA: Fibromyalgia: a clinical update. *J Am Osteopath Assoc* 113(9):680–689, 2013.

65. Hawley, DJ: Health status assessment. In Wegener, ST (ed): *Clinical Care in the Rheumatic Diseases.* Atlanta: American College of Rheumatology, 1996.

66. Helgeson, K: Soft-tissue, joint, and bone disorders. In Goodman, CC, and Fuller, KS (eds): *Pathology, Implications for the Physical Therapist*, ed. 4. St. Louis: Elsevier/Saunders, 2015, p 1285.

67. Hidalgo-Losano, A, et al: Muscle trigger points and pressure hyperalgesia in the shoulder muscles in patients with unilateral shoulder impingement: a blinded, controlled study. *Exp Brain Res* 202:915–925, 2010.

68. Hockberg, MC: Osteoarthritis: clinical features and treatment. In Klippel, JH (ed): *Primer on the Rheumatic Diseases,* ed. 11. Atlanta: Arthritis Foundation, 1997, p 218.

69. Hoeksma, HL, et al: Comparison of manual therapy and exercise therapy in osteoarthritis of the hip: a randomized clinical trial. *Arthritis Rheum* 51(5):722–729, 2004.

70. Holtgrefe, K, McCloy, C, and Rome, L: Changes associated with a quotabased approach on a walking program for individuals with fibromyalgia. *JOSPT* 37:717–724, 2007.

71. Hooten, WM, et al: Effects of strength vs aerobic exercise on pain severity in adults with fibromyalgia: a randomized equivalence trial. *Pain* Apr;153(4):915-923, 2012.

72. Hower, TE, et al: Exercise for preventing and treating osteoporosis in postmenopausal women. *Cochrane Database Syst Rev* 2011(7): CD000333.

73. Huntoon, E, Schmidt, C, and Sinaki, M: Significantly fewer refractures after vertebroplasty in patients who engage in back-extensor-strengthening exercises. *Mayo Clin Proc* 83:54–57, 2008.

74. Iglesias-González, JJ, et al: Myofascial trigger points, pain, disability, and sleep quality in patients with chronic nonspecific low back pain. *Pain Med* 14(12):1964–1970, 2013.

75. Iversen, MD: Physical therapy for older adults with arthritis: what is recommended? *Int J Clin Rheumatol* 5(1):37–51, 2010.

76. Jones, KD: Nordic walking in fibromyalgia: a means of promoting fitness that is easy for busy clinicians to recommend. *Arthritis Res Ther* Feb 16;13(1):103, 2011.

77. Kaelin, ME, et al: Cardiopulmonary responses, muscle soreness, and injury during the one repetition maximum assessment in pulmonary rehabilitation patients. *J Cardiopulm Rehabil* 19(6):366–372, 1999.

78. Kaleth, AS, Slaven, JE, and Ang, DC: Does increasing steps per day predict improvement in physical function and pain interference in adults with fibromyalgia? *Arthritis Care Res* 66(12):1887–1894, 2014.

79. Kaltenborn, FM, et al: *Manual Mobilization of the Joints: Joint Examination and Basic Treatment, Vol I. The Extremities,* ed. 8. Oslo, Norway: Norli, 2014.

80. Kannan, P: Management of myofascial pain of upper trapezius: a three group comparison study. *Glob J Health Sci* 4(5):46–52, 2012.

81. Karlsson, M, Nordqvist, A, and Karlsson, C: Sustainability of exercise induced increase in bone density and skeletal structure. *Food Nutr Res* 2008:52. DOI: 10.3402/fnr.v52i0.1872.

82. Kayo, AH, et al: Effectiveness of physical activity in reducing pain in patients with fibromyalgia: a blinded randomized clinical trial. *Rheumatol Int* Aug;32(8):2285–2292, 2012.

83. Kietrys, DM, et al: Effectiveness of dry needling for upper quarter myofascial pain: a systemic review and meta-analysis. *J Orthop Sports Phys Ther* 43(9):620–634, 2013.

84. Kittelson, AJ, et al: Future directions in painful knee osteoarthritis: harnessing complexity in a heterogeneous population. *Phys Ther* 94(3): 422–432, 2014.

85. Kukuljan, S, et al. Effects of a multi-component exercise program and calcium-vitamin-D3-fortified milk on bone mineral density in older men: a randomized controlled trial. *Osteoporos Int* 20:1241–1251, 2009.

86. Lawrence, RC, et al: Estimates of the prevalence of arthritis and other rheumatic conditions in the United States: Part II. *Arthritis Rheum* 58: 26–35, 2008.

87. Lazaro, RT, and Burke-Doe, A: Injury, inflammation, healing, and repair. In Goodman, CC, and Fuller, KS (eds): *Pathology, Implications for the Physical Therapist,* ed. 4. St. Louis: Elsevier/Saunders, 2015, p 216.

88. Leonard, JB: Joint protection for inflammatory disorders. In Lichtman, DM, and Alexander, AH (eds): *The Wrist and Its Disorders,* ed. 2. Philadelphia: WB Saunders, 1997, p 1377.

89. Levine, JP: Identification, diagnosis, and prevention of osteoporosis. *Am J Manag Care* 17 Suppl 6:S170–S176, 2011.

90. Lima, TD, et al: The effectiveness of aquatic physical therapy in the treatment of fibromyalgia: a systematic review with meta-analysis. *Clin Rehabil* 27(10):892–908, 2013.

91. Lucas, K, Polus, B, and Rich, P: Latent myofascial trigger points: their effects on muscle activation and movement efficiency. *J Body Movt Ther* 8:160–166, 2004.

92. Lucas, K, Rich, P, and Polus, B: How common are latent myofascial trigger points in the scapular positioning muscles? *J Musculoskel Pain* 16:279–286, 2008.

93. Ma, D, Wu, L, and He, Z: Effects of walking on the preservation of bone mineral density in perimenopausal and postmenopausal women: a systematic review and meta-analysis. *Menopause* 20(11):1216–1226, 2013.

94. Majlesi, J, and Unalan, H: High power pain threshold ultrasound technique in the treatment of active myofascial trigger points: a randomized, double blind, case-control study. *Arch Phys Med Rehabil* 85: 833–836, 2004.

95. Mannerkorpi, K, et al: Pool exercise for patients with fibromyalgia or chronic widespread pain: a randomized controlled trial and subgroup analyses. *J Rehabil Med* 41:751–760, 2009.

96. Marcus, DA, et al: Including a range of outcome targets offers a broader view of fibromyalgia treatment outcome: results from a retrospective review of multidisciplinary treatment. *Musculoskel Care* 12(2):74–81, 2014.

97. Margolis, S, and Flynn, JA: *Arthritis: The Johns Hopkins White Papers.* Baltimore: The Johns Hopkins Medical Institutions, 2000.

98. Martyn-St James, M, and Carroll, S: Meta-analysis of walking for preservation of bone mineral density of postmenopausal women. *Bone* 43:521–531, 2008.

99. Mat, S, et al: Physical therapies for improving balance and reducing fall risk in osteoarthritis of the knee: a systematic review. *Age Ageing* 44(1):16–24, 2015.

100. Matteson, EL: Rheumatoid arthritis: treatment. In Klippel, JH (ed): *Primer on the Rheumatic Diseases,* ed. 12. Atlanta: Arthritis Foundation, 2001, p 225.

101. McDonough, A: Effect of immobilization and exercise on articular cartilage: a review of literature. *J Orthop Sports Phys Ther* 3(1):2–5, 1981.

102. McKinnis, LN: *Fundamentals of Musculoskeletal Imaging,* ed. 4. Philadelphia: F.A. Davis, 2014.

103. McNamara, AJ, Pavol, MJ, and Gunter, KB: Meeting physical activity guidelines through community-based group exercise: "better bones and balance." *J Aging Phys Act* 21(2):155–166, 2013.

104. Metsios, GS, et al: Rheumatoid arthritis, cardiovascular disease, and physical exercise: a systematic review. *Rheumatology* 47(3):239–248, 2007.

105. Minor, MA, et al: Efficacy of physical conditioning exercise in patients with rheumatoid arthritis and osteoarthritis. *Arthritis Rheum* 32(11):1396–1405, 1989.

106. Moayyeri, A: The association between physical activity and osteoporosis fractures: a review of the evidence and implications for future research. *Ann Epidemiol* 18:827–835, 2008.

107. Mosti, MP, et al: Maximal strength training in postmenopausal women with osteoporosis or osteopenia. *J Strength Cond Res* 27(10):2879–2886, 2013.

108. Morganti, C, et al: Strength improvements with 1 yr of progressive resistance training in older women. *Med Sci Sports Exerc* 27(6):906–912, 1995.

109. National Osteoporosis Foundation. Available at http://nof.org/articles/235. Accessed June 3, 2015.

110. National Osteoporosis Foundation. Available at http://nof.org/articles/8. Accessed June 3, 2015.

111. National Osteoporosis Foundation. Available at http://nof.org/articles/2. Accessed June 3, 2015,

112. National Osteoporosis Foundation. Available at http://nof.org/articles/6. Accessed June 3, 2015,

113. National Osteoporosis Foundation. Available at http://nof.org/learn/ prevention. Accessed June 3, 2015,

114. National Osteoporosis Foundation. Available at http://nof.org/learn/ bonebasics. Accessed June 3, 2015,

115. National Osteoporosis Foundation. Available at http://nof.org/exercise. Accessed June 3, 2015.

116. Nedergaard, A, Henriksen, K, Karsdal, MA, and Christian, C: Musculoskeletal ageing and primary prevention. *Best Pract Clin Obstet Gynaecol* Oct;27(5):673–688, 2013.

117. Nelson, M, and Wernick, S: *Strong Women, Strong Bones, Updated.* New York: Berkley Publishing Group, 2006.

118. Nelson, M, et al: Physical activity and public health in older adults: recommendation from the American College of Sports Medicine and the American Heart Association. *Circulation* 116:1094–1105, 2007.

119. Nelson, M, et al: Physical activity and public health in older adults: recommendation from the American College of Sports Medicine and the American Heart Association. *Med Sci Sports Exerc* 39:1435–1445, 2007.

120. NICE: Osteoarthritis: care and management. Available at http://www. nice.org.uk/guidance/cg177/chapter/1-recommendations, 2011. Accessed May, 9, 2015.

121. Oh, TH, et al: Predictors of clinical outcome in fibromyalgia treatment program: single center experience. *PM R* Apr;4(4):257–263, 2012.

122. Olveira-Campelo, N, de Melo, CA, Alburquerue-Sendin, F, and Machado, JP: Short- and medium-term effects of manual therapy on cervical active range of motion and pressure pain sensitivity in latent myofascial pain of the upper trapezius muscle: a randomized controlled trial. *J Manipulative Physiol Ther* 36(5):300–309, 2013.

123. Phillips, CA: Therapist's management of patients with RA. In Lichtman, DM, and Alexander, AH (eds): *The Wrist and Its Disorders,* ed. 2. Philadelphia: WB Saunders, 1997, p 1345.

124. Pincus, T: Rheumatoid arthritis. In Wegener, ST (ed): *Clinical Care in the Rheumatic Diseases.* Atlanta: American College of Rheumatology, 1996, p 147.

125. Rayegani, SM, Bayat, M, Bahrami, MH, Raeissadat SA, and Kargozar, E: Comparison of dry needling and physiotherapy in treatment of myofascial pain syndrome. *Clin Rheumatol* 34:859–864, 2014.

126. Polidoulis, I, Beyene, J, and Cheung, AM: The effect of exercise on pQCT parameters of bone structure and strength in postmenopausal women—a systematic review and meta-analysis of randomized controlled trials. *Osteoporos Int* 23(1):39–51, 2012.

127. Roddy, E, et al: Evidence-based recommendations for the role of exercise in the management of osteoarthritis of the hip or knee—the MOVE consensus. *Rheumatology* 44(1):67–73, 2005.

128. Roddy, E, Zhang, W, and Doherty, M: Aerobic walking or strengthening exercise for osteoarthritis of the knee? A systematic review. *Ann Rheum Dis* 64(4):544–548, 2005.

129. Roghani, T, et al: Effects of short-term aerobic exercise with and without external loading on bone metabolism and balance in postmenopausal women with osteoporosis. *Rheumatol Int* 33(2):291–298, 2013.

130. Rotstein, A, Harush, M, and Vaisman, N: The effect of a water exercise program on bone density of postmenopausal women. *J Sports Med Phys Fitness* 48:352–359, 2008.

131. Russel, IJ: Fibromyalgia syndrome. In Mense, S, and Simons, D (eds): *Muscle Pain, Understanding its Nature, Diagnosis, and Treatment.* Philadelphia: Lippincott Williams & Wilkins, 2001,

p 289–337.

132. Salter, RB: *Textbook of Disorders and Injuries of the Musculoskeletal System,* ed. 3. Baltimore: Williams & Wilkins, 1999.

133. Sanita, P, and de Alencar, F: Myofascial pain syndrome as a contributing factor in patients with chronic headaches. *J Musculoskel Pain* 17:15–25, 2009.

134. Sañudo, B, et al: Effects of exercise training and detraining in patients with fibromyalgia syndrome: a 3-yr longitudinal study. *Am J Phys Med Rehabil* 91(7):561–569, 2012.

135. Sañudo, B, et al: Effects of a prolonged exercise program on key health outcomes in women with fibromyalgia: a randomized controlled trial. *J Rehabil Med* 43(6):521–526, 2011.

136. Scarvell, J, and Elkins, M: Aerobic exercise is beneficial for people with rheumatoid arthritis. *Br J Sports Med* 45(12): 1008–1009, 2011.

137. Shah, J, and Gilliams, E: Uncovering the biochemical milieu of myofascial trigger points using in vivo microdialysis: an application of muscle pain concepts to myofascial pain syndrome. *J Bodywork Movt Ther* 12:371–384, 2008.

138. Sharma, L, et al: Physical functioning over three years in knee osteoarthritis: role of psychosocial, local mechanical, and neuromuscular factors. *Arthritis Rheum* 48(12):3359–3370, 2003.

139. Shaw, C, McCully, K, and Posner, J: Injuries during the one repetition maximum assessment in the elderly. *J Cardiopulm Rehabil* 15(4): 283–287, 1995.

140. Simon, LS: Arthritis: new agents herald more effective symptom management. *Geriatrics* 54(6):37–42, 1999.

141. Simons, D: Myofascial pain caused by trigger points. In Mense, S, and Simons, D (eds): *Muscle Pain, Understanding its Nature, Diagnosis, and Treatment.* Philadelphia: Lippincott Williams & Wilkins, 2001, p 205–288.

142. Simons, D, Travell, J, and Simons, L: *Myofascial Pain and Dysfunction: The Trigger Point Manual, Vol 1,* ed. 2. Baltimore: Williams & Wilkins, 1999.

143. Simons, D: Review of enigmatic MTrPs as a common cause of enigmatic musculoskeletal pain and dysfunction. *J Electromyogr Kinesiol* 14: 95–107, 2004.

144. Sinaki, M: Effect of physical activity on bone mass. *Curr Opin Rheumatol* 8:376–383, 1996.

145. Sinaki, M: Exercise for patients with osteoporosis: management of vertebral compression fractures and trunk strengthening for fall prevention. *PM R* 4(11):882–888, 2012.

146. Sofaat, N, Ejindu, V, and Kiely, P: What makes osteoarthritis painful? The evidence for local and central processing. *Rheumatology* 50(12):2157–2165, 2011.

147. Song, R, et al: Effect of tai chi exercise on pain, balance, muscle strength, and perceived difficulties in physical functioning in older women with osteoarthritis: a randomized clinical trial. *J Rheumatol* 30(9):2039–2044, 2003.

148. Starlanyl, D, and Copeland, M: *Fibromyalgia and Chronic Myofascial Pain,* ed. 2. Oakland: New Harbinger Publications, 2001.

149. Tekin, L, et al: The effect of dry needling in the treatment of myofascial pain syndrome: a randomized double-blinded placebo-controlled trial. *Clin Rheumatol* 32(3):309–319, 2013.

150. Tough, E, White, A, and Cummings, TM: Acupuncture and dry needling in the management of myofascial trigger point pain: a systematic review and meta-analysis of randomized controlled trials. *Eur J Pain* 13:3–10, 2009.

151. United States Department of Health and Human Services: Bone health and osteoporosis: a report by the Surgeon General (2004). Available at http://www.surgeongeneral.gov/library/bonehealth/content.html. Accessed March 20, 2015.

152. Van Abbema, R, Van Wilgen, CP, Van Der Schans, CP, and Van Ittersum, MW: Patients with more severe symptoms benefit the most from an intensive multimodal programme in patients with fibromyalgia. *Disabil Rehabil* 33(9):743–750, 2011.

153. Waddington, G, Dickson, T, Trathen, S, and Adams, R: Walking for fitness: is it enough to maintain both heart and bone health? *Aust J Prim Health* 17(1):86–88, 2011.

154. Waller, B, et al: Effect of therapeutic aquatic exercise on symptoms and function associated with lower limb osteoarthritis: systematic review with meta-analysis. *Phys Ther* 94(10):1383–1395, 2014.

155. Wegener, L, Kisner, C, and Nichols, D: Static and dynamic balance responses in persons with bilateral knee osteoarthritis. *J Orthop Sports Phys Ther* 25:13–18, 1997.

156. Wendlova, J: The importance of carrying a backpack in the rehabilitation of osteoporotic patients (biomechanical analysis). *Bratisl Lek Listy* 112(1):41–43, 2011.

157. Wolfe, F, Clauw, D, and Fitzcharles, M: The American College of Rheumatology preliminary diagnostic criteria for fibromyalgia and measurement of symptom severity. *Arthritis Care Res* 62:600–610, 2010.

158. Wolfe, F, Smythe, HA, and Yunus, MB: The American College of Rheumatology 1990 criteria for the classification of fibromyalgia: report of the Multicenter Criteria Committee. *Arthritis Rheum* 33:160–172, 1990.

159. Ytterberg, SR, Mahowald, ML, and Krug, HE: Exercise for arthritis. *Baillieres Clin Rheumatol* 8(1):161–189, 1994.

160. Yuan, SL, Berssaneti, AA, and Marques, AP. Effects of shiatsu in the management of fibromyalgia symptoms: a controlled pilot study. *J Manipulative Physiol Ther* Sept;26(7):426–443, 2013.

161. Ziaeifar, M, Arab, AM, Karimi, N, and Nourbakhsh, MR: The effect of dry needling in patients with a myofascial trigger point in the upper trapezius muscle. *J Bodyw Mov Ther* 18(2):298–305, 2014.

手术干预与术后管理

■ LYNN COLBY   ■ JOHN BORSTAD

许多肌骨系统的外伤、疾病和障碍都与损伤程度相关，必要时需要外科手术的干预。这些损伤会影响整个肌骨组织——包括上下肢或脊柱的肌肉、肌腱、韧带、软骨、筋膜、关节囊或者骨骼。术前需要对患者的损伤和功能状态进行全面检查和评估，同时进行术前教育，确保术后康复能够有计划地实施。

　　本章概述了肌骨疾病的手术干预适应证，指出影响手术结果的术前因素，提出了常规的术后康复指导方针，并确定了可能干扰实现最佳功能的潜在并发症。本章最后阐述了几种可用于治疗肌肉骨骼疾病的骨外科手术。

　　本书第 17~22 章对四肢各区域常见损伤及功能障碍的手术选择进行了详细介绍，在这些章节中，特定手术的治疗方案及术后管理指南基于组织愈合的原则和第 10 章提到的运动处方，而不是基于个别疾病的治疗细则。这些原则可以为治疗师对正在接受外科手术的患者设计运动干预时应用；当外科手术发生变化或进展时，这些原则也可以被用作未来康复策略的基础。

手术干预的适应证

　　许多急性、复发性和慢性的肌骨疾病可以用保守措施妥善处理，譬如休息、夹板保护、使用辅助器具、药物、治疗性运动、手法治疗、功能性训练和物理因子或者电疗。然而当保守措施不能够充分地改善损伤或修复功能，或者患者病情的严重程度超出适合保守治疗的水平时，手术干预是最佳治疗选择。肌骨手术的适应证[11,13,16,62]见专栏 12.1。

术前管理指南

　　虽然外科手术的干预可以调整或减少肌骨病理状态引起的损伤和不良状况，但是为了能够让患者术后获得最佳功能，术后康复项目的选择至关重要。理想情况下，康复始于术前患者教育、"预康复"运动或者术前的功能性动作训练，然后是治疗师持续的直接干预，最后是患者术后的长期自我管理。

专栏 12.1 四肢和脊柱肌骨功能障碍的外科手术适应证
■ 休息或活动时出现失能性疼痛。
■ 主动或者被动运动时明显受限。
■ 骨或关节出现严重不稳定。
■ 关节变形或者关节对线异常。
■ 显著的结构性退行性变。
■ 慢性关节肿胀。
■ 保守（非手术）或既往手术治疗失败。
■ 由于某些原因产生显著功能丧失而导致的残疾。

术前管理注意事项

制订计划或择期手术前，患者与治疗师最好进行一对一交谈，也可以采用团体（治疗小组）的形式。当前医疗环境下，患者的术前咨询往往很难纳入医疗保险的报销范围。但是，在手术前与一组有类似手术计划的患者接触是可行的。术前与患者进行交流并给予指导能带来很多好处，包括评估患者术前的功能状态、探讨患者术后目标和期望、与患者建立融洽关系、教导患者遵守术后康复计划等。

术前管理的注意事项包括患者术前状态的综合评估，患者教育程度，患者经常询问的术后照护程序、内容和运动指导等。如果患者情况允许，还可以提供术前运动项目。

术前检查与评估

如允许对患者进行术前探访，治疗师可以对患者进行术前综合检查以判断患者的损伤情况以及术前的功能状况[61,74]，进而确定患者康复的目标和需求。记录患者术前功能水平，作为预测术后功能康复期望结果的基线。

对影响到实际康复发展目标、与术后结果相关的评估以及与术后康复有关的特殊检查均尤为重要[74]。另外还应重视术后检查及后续康复期间的评估。

- **疼痛**　用视觉模拟评分法测量患者的疼痛程度或者判断特殊功能性活动时的疼痛程度。
- **关节活动范围和关节稳定性**　测量受累关节或肢体的主、被动关节活动范围，并且和未受累关节活动范围做对比，评估关节的主动运动质量。用被动附属活动性测试和针对特定被动受限的特殊测试评估关节稳定性。

- **皮肤的完整性**　注意因旧伤或手术形成的瘢痕，尤其是那些导致皮肤或皮下结缔组织粘连并限制关节活动的瘢痕。
- **肌肉功能**　评估受损部位的肌力，确定疼痛对肌力是否产生了不利的影响。评估术后未受累躯体节段的功能性力量，以预测术后例如借助辅助器具行走、转移和日常生活活动等的需求。
- **姿势**　确定患者舒适体位以及会影响关节活动度和功能的异常姿势。
- **步态分析**　分析步态特征、目前使用的支持或保护性设备类型，以及移动过程中的负重程度。
- **功能状态**　使用定量的、可自我报告的测量工具来确定患者的术前功能性活动受限程度、功能以及知觉障碍引起的参与受限。应选择针对特定身体部位可用、有效且可靠的测量方法。

术前教育：方法与基本原理

患者的教育指导可以在手术前采用一对一的形式，也可以把即将进行类似手术的患者组成小组，以小组形式进行指导。关节置换术的患者需要使用到大型、急症照护设备，这就需要由包括照护、物理治疗、作业治疗等各学科成员组成医疗团队来进行[28,46,52]。项目小组还包括手术室和恢复室的巡视。有些项目会帮助患者了解在手术当天和术后早期可能会发生什么，尽量减轻患者对于手术和住院经历的焦虑。

术前教育可以使患者更多了解与手术相关的注意事项，如伤口照护、术后特殊预防措施，以及一些如手杖、固定器或者悬吊等辅助性或支持性器具的使用[61,74]。同样重要的是，患者可以在没有术后疼痛或者止痛药副作用（如定向障碍和嗜睡）[61,74]的阻碍下学习和练习早期的术后运动。对于门诊手术患者，术前需要指导其安全居家练习的技巧，术后即可在治疗师指导下在家进行术后练习。

术前教育构成要素

- **照护计划概述**　解释术后照护计划以及预期效果。

- **术后注意事项**　告知患者术后须遵循的负重、活动或体位的预防措施和禁忌证。
- **床上移动及体位转移**　教导患者如何进行床上移动和安全的体位转移（如从床上移至椅上），并采取必要的术后预防措施。
- **术后早期运动**　教导患者早期术后运动。这些运动通常包括如下几种。
  - **深呼吸和咳嗽训练**　向患者说明全天定期进行深呼吸运动的原理。
  - **踝关节主动运动（踝泵练习）**　教导患者如何减少术后静脉淤滞和深静脉血栓的风险。
  - **关节制动的温和肌肉运动。**
- **步态训练**　教导患者术后行走时使用支持性设备如手杖或助步器等进行保护性身体负重。
- **伤口照护**　加强切口的术后照护，促进伤口最佳愈合。
- **疼痛处理**　教导患者正确使用冷疗法进行术后疼痛管理。

◉ 聚焦循证

尽管术前教育被认为是手术准备和术后恢复比较有价值的组成部分，但其有效性证据很有限。McDonald 等人回顾了 18 项评估髋关节或膝关节置换术术前教育有效性的随机或半随机实验，发现术前教育并没有减少焦虑。对于改善手术后疼痛、功能状态、不良事件发生等也没有明显的效果[58]。

术前训练的延伸方案

在手术之前就进行运动训练，其原理是为了阻止损伤的进一步发展。如久立导致的肌力和关节活动度不足，这已经成为肌骨手术的原因之一。术前即进行训练，以提高术后学习和正确进行锻炼的可能性，达到术后最佳康复效果[47,75]。

如果术后需要延长制动时间或限制负重，那么术前运动训练就显得尤为有益。

◉ 聚焦循证

多项研究表明在矫形手术前开展训练，其效果好坏参半。Kean 和他的同事们[47]开展了一项针对一组相对年轻、较活跃的内侧间室骨关节炎患者在进行高位胫骨截骨手术术前开展力量强化训练对其功能性的效果影响的研究。14 位患者（13 位男性，1 位女性，平均年龄 48 岁）术前均进行了监控下的股四头肌和腘绳肌等速抗阻训练。训练每周 3 次，持续 12 周。训练后其力量显著提高。术后该组患者继续进行术后康复。对照组的患者同样需要进行高位胫骨截骨术和术后康复，但是不进行术前抗阻训练。实验组和对照组术前的功能状况无差异。术后 6 个月，膝骨关节炎功能评估量表定量测量显示：术前进行阻力训练的组群在日常生活活动和休闲 / 运动的得分明显高于对照组。

相反，Rooks 等[75]研究发现，虽然接受术前运动训练的髋或膝关节置换术的患者下肢力量提高了 20%，但是和对照组相比，术后功能无明显改善。这些研究的关键差异在于术前阻力训练的种类、参与者的平均年龄和关节炎病变的程度。

一篇系统性综述回顾了 17 篇研究，这些研究表明，在术前任何时间点进行术前预康复等超常规照护对患者没有任何益处。预康复项目包括：有氧运动、力量训练和（或）功能性任务训练。主要的观察指标包括生活质量、疼痛、再入院和疗养院安置。大多数研究（13/17）均针对髋或膝关节置换术的患者，唯一的积极发现是超过 500 小时预康复的训练量减小了术后康复的需求[15]。

术后管理注意事项

患者术后照护的基础是合理的康复计划，包括一系列有序的治疗性运动、功能性训练和持续的健康教育，它是患者术后照护的基础。合理的康复管理必须考虑许多因素，因为它将影响患者术后康复计划的组成、进展和结果。这些因素在专栏 12.2 中已经注明。值得一提的是，外科手术成功与否与术后康复训练的有效性密切相关。

要想为患者设计一个安全、有效的康复计划，治疗师必须要了解一些特殊外科手术的适应证和基本原理，要熟悉手术过程，要注意到与手术有关的特殊预防措施，还要懂得与患者、外科医生和康复

专栏 12.2　影响术后康复计划的组成、进展和结果的因素

- 组织病理或损伤程度。
  - 病变的大小或严重程度。
- 外科手术的类型和特点。
- 患者相关因素。
  - 年龄、术前损伤程度和功能限制。
  - 健康史，特别是用药史和糖尿病史。
  - 生活方式史，包括吸烟。
  - 需求、目标、期望和社会支持。
  - 坚持训练计划的动机和能力水平。
- 受累组织愈合阶段。
- 受累组织类型的特点。
  - 对制动和重新活动的反应。
- 与受累组织相邻结构的完整性。
- 外科医生的理念。

专栏 12.3　手术切口的检查

- 检查切口或缝线周围是否有红肿或组织坏死的征象。
- 沿着切口触诊，注意压痛和水肿的征象。
- 触诊以确定温度升高的证据。
- 检查引流的征象；注意敷料上的颜色和引流量。
- 注意运动期间和运动后切口的完整性。
- 当切口愈合时，检查瘢痕的活动性。

团队的其他成员 [31] 如何进行有效地沟通。

术后检查与评价

患者的每一个术后康复计划都必须根据患病初期和术后检查结果来制订。除本节前面提到的术前检查项目外，术后的皮肤完整性评估也是非常重要的。每次运动前后都要检查手术切口，要确认识别伤口感染或延迟愈合的证据。手术切口部位的检查项目在专栏 12.3 中列出。

术后康复阶段

术后康复一般分为多个阶段，每个阶段包含不同的目标和干预措施。可用不同的方法区分阶段：如按照组织愈合的变迁顺序（急性 / 炎症、亚急性 / 增生、慢性 / 重塑）、活动水平（初级、中级、高级）、组织愈合的保护程度（最大、中度、最小）或简单地通过顺序编号（如Ⅰ、Ⅱ、Ⅲ）区分。

与非手术治疗的肌肉骨骼病理一样，其阶段描述在一定程度上反映了受累软组织和骨愈合的状况。此外，术后康复阶段必须考虑手术过程中的特殊因素，如手术入路或组织固定的类型。

一般来说，术后康复阶段的目标和干预措施能够安全地促进患者的功能恢复。在术后早期，管理的重点是尽量减少疼痛，预防术后并发症，在保护手术部位同时恢复安全级别的功能性活动。随着组织愈合和患者从手术中恢复，其干预措施旨在恢复或改善关节活动范围（ROM）、肌肉力量、神经肌肉控制、稳定性、平衡能力和心肺耐力，以及患者有能力完成所有必要的和期望的功能性活动。

术后康复阶段一般不考虑患者的个人素质、需求和能力，也不关注进一步完善常规的外科手术会如何影响到术后照护。因此，这一阶段仅是作为通用管理规范，而非针对性项目。为了制订个性化的康复计划，每阶段的指南应根据患者术后持续检查的结果进行调整。

由于外科手术有差异，每个患者术后恢复也是有区别的。本节根据手术结构的保护程度，将术后康复指南原则分为以下三个比较宽泛的阶段。

- **最大保护阶段**　术后初期，存在组织炎症和术后疼痛。因此，对手术组织的保护尤为重要。在这一阶段手术部位必须进行制动。在其他手术后，建议在术后不久对术后组织施加较低强度的应力，使早期被动或辅助关节活动范围（ROM）在保护范围内或在患者的耐受范围内。在上述情况下，为了防止肌肉失用性萎缩，建议进行肌肉训练。最大保护的时间范围视手术类型和所涉及的组织而定，一般在几天到 6 周不等。

- **中度保护阶段**　在康复中期，炎症已经消退，疼痛和压痛很小，组织能够耐受逐渐增加的应力。进展到这一阶段的标准通常包括休息时没有疼痛和手术肢体能在一定范围内无痛运动。在恢复关节活动度和正常关节运动的同时，组织继续愈合和重建，神经肌肉的控制改善并保持稳定，并在此阶段力量逐渐增加。根据手术组织的愈合特点，这一阶段通常在术后 4~6 周开始，并持续 4~6 周。

- **最小保护 / 功能恢复阶段**　在这个晚期阶段，手术组织几乎不需要保护。进展到这个阶段，可以进行全范围（或几乎完全）无痛的、主动的 ROM 活动，关节囊（若受累）

则应处于临床稳定状态。这一阶段对肌力的需求因手术不同而异。康复重点是重建功能肌力，逐步提高患者的功能性活动能力。此阶段从术后 6~12 周开始，并可持续至术后 6 个月或以上。

专栏 12.4 概述了术后康复的一般管理指南，包括必须解决的常见结构和功能障碍，以及在每个康复阶段所建议的康复目标和干预措施。对特定区域手术术后的康复指南将在第 15 章、第 17~22 章中进行介绍。

基于时间和标准的进展

每个康复阶段的时间会根据手术过程的不同而不同。例如，在关节镜下半月板切除术后，最大保护阶段（在保护范围内，手术关节的活动仅限于被动或辅助活动）可能只持续 1 天。然而，在修复手部复杂的肌腱后，可能数周都需要最大程度的保护。

尽管已发表的术后康复处方通常包括每个阶段的估计时间，但这些时间周期依然是通用指南。确定患者是否准备从术后康复的一个阶段进到下一个阶段不应仅仅基于时间，还应考虑患者是否达到预定的标准，例如疼痛消除、恢复特定的 ROM 或肌力水平。然而，当前已发表的大多数指南和治疗程序都是基于时间的，并且很少或根本没有提供基于标准做出决策的信息。

客观认识术后康复

骨科手术后的康复往往是一个漫长的过程。由于术后进行康复治疗次数的限制，治疗师几乎不可能在康复的所有阶段持续直接接触患者。因此，术后康复成功的关键是长期有效的患者的自我管理。这种方法包括治疗师直接指导的术后早期患者的教育，其次是家庭干预计划，尤其是在每一个康复阶段由治疗师定期指导并进行监测和调整训练进展。

潜在术后并发症与风险降低

患者手术后可能会遇到许多严重的并发症，其中任何一种都会对手术结果和术后康复产生不利影响。并发症可出现在早期（手术后 6 个月内）和（或）晚期，患者术前教育和术后干预都可降低并发症的风险。潜在并发症在专栏 12.5[3,13,45,79] 中进行了详细描述。

肺部并发症

术后早期发生肺炎或肺栓塞的风险（支气管阻塞引起肺萎缩）最高。全身麻醉药与止痛药的使用增加了这些并发症的风险，卧床时间延长同样也使风险增加。手术当天开始的深呼吸运动和手术后早期站立和行走可以降低这种风险。

深静脉血栓与肺栓塞

虽然所有手术患者深静脉血栓和肺栓塞的风险都会增加，但髋关节或膝关节全关节置换术后，这种风险增加尤其明显[21,89]。治疗师必须熟悉这些并发症的症状和体征、危险因素以及干预措施。本章将详细介绍深静脉血栓和肺栓塞。

关节半脱位或脱位

若手术中切开关节囊，如全关节置换术或盂唇修复术等，术后关节脱位的风险就会增加。可以通过对患者教育和指导训练来降低风险。例如，术前或术后指导项目通常包括教导患者如何正确使用如夹板或吊带等可移除的固定装置；在运动和日常生活中避免某些关节摆位以防止切口处增加负荷。

粘连和瘢痕形成导致的运动受限

在愈合过程中，切开或修复组织的术后挛缩不断出现。为保持软组织的延展性，防止关节挛缩，术后应在安全范围内尽早进行 ROM 训练或持续被动运动（CPM）。

内固定装置失效、移位或松动

在开放性骨折内固定复位术后骨性愈合阶段，过度或过早的负重会导致骨折部位的骨－骨对合失败。在上肢进行软组织修复后，上肢肌肉用力上举会导致尚未愈合的组织再损伤。在行走、训练或功能性活动时正确使用如手杖或步行器等辅助装置，能够降低发生并发症的风险。

深静脉血栓与肺栓塞：深度探究

血栓是血液在循环系统中凝结形成的血团块。下肢静脉血栓可发生在浅静脉或深静脉系统中（图 12.1）[35]。小腿浅静脉中的血栓通常很小，溶解后不会造成严重的后果[73]。相比之下，在小腿、

专栏 12.4　管理指南——术后康复

结构和功能损伤

软组织破坏引起的术后疼痛。

术后肿胀。

潜在的循环和肺部并发症。

软组织损伤及术后制动引起的关节僵硬或运动受限。

由于固定造成的肌肉失用性萎缩。

功能性活动力量丧失。

负重受限。

非手术关节的肌力和活动性的潜在丧失。

最大保护阶段

康复计划	干预措施
1. 教育患者做好自我管理的准备。	1. 说明安全的肢体摆放和运动事项，以及特殊的术后注意事项及禁忌证。
2. 降低术后疼痛、肌肉保护或痉挛。	2. 放松练习。 使用理疗，如经皮神经电刺激（TENS）、冷疗或热疗等。 术后早期持续被动运动（CPM）。
3. 防止伤口感染。	3. 指导或检查伤口护理（清洁和覆盖切口）。
4. 尽量减少术后肿胀。	4. 患肢抬高。 远端关节进行主动肌肉泵式练习。 使用弹力衣。 从远端至近端轻柔按摩。
5. 预防循环和肺部并发症，如深静脉血栓、肺栓塞或肺炎。	5. 主动锻炼远端肌肉组织。 深呼吸和咳嗽练习。
6. 防止不必要的关节僵硬或软组织挛缩。	6. 术后立即开始 CPM 或主、被动的 ROM 训练。
7. 减少制动关节处的肌肉萎缩。	7. 肌肉训练。
8. 保持手术部位上下关节的运动和力量。	8. 在非手术区域做关节活动度的主动抗阻训练。
9. 保护手术部位同时维持功能性活动。	9. 适应性设备和辅助器具。

中度保护 / 控制运动阶段

康复计划	干预措施
1. 患者教育。	1. 指导患者监测康复计划的效果，并在肿胀或疼痛增加时做出调整。
2. 逐渐恢复软组织和关节活动。	2. 在疼痛忍受范围内进行主动辅助或主动 ROM 训练。关节松动术。
3. 形成活动性瘢痕。	3. 在成熟瘢痕横向和周围轻柔按摩。
4. 强化受累肌肉，提高关节稳定性。	4. 多角度渐进性抗阻训练。 等长和节律稳定性交替训练。 开链和闭链的动态训练以对抗低强度阻力。 患肢低强度功能性活动。

最小保护 / 功能恢复阶段

康复计划	干预措施
1. 继续患者教育。	1. 强调逐步渐进性地将肌肉功能、活动性和平衡整合至功能性活动中。
2. 预防再损伤或术后并发症。	2. 加强自我监测和检查过度使用的征象；识别不安全的活动。
3. 如果可能，恢复全范围关节活动范围和软组织活动性。	3. 关节牵伸（松动）和自我牵伸术。
4. 最大化肌肉功能、动态稳定性与神经肌肉控制。	4. 使用高负荷、高速度的复合运动模式进行渐进性强化训练。 将动作与姿势整合到模拟功能性活动训练中。
5. 重建平衡和协调功能。	5. 渐进性平衡与协调训练。
6. 获取或再习得特殊运动技巧。	6. 应用运动学习原理（在特定任务训练期间适当练习和反馈）。

注意事项：除了已经提到的与组织修复和愈合相关的预防措施外，以下预防措施对术后患者尤为重要。

■ 避免可能损害手术修复的完整性的肢体摆放位置、运动或负重。

■ 保持伤口清洁，避免术后感染。监测伤口引流和全身或局部感染征象，如体温升高。

■ 避免剧烈 / 高强度牵伸或软组织抗阻运动，修复或重建附着的肌肉、肌腱或关节囊应至少 6 周，以确保最佳愈合和稳定性。

■ 如有必要，选择合适的体力活动水平，防止已修复或重建的软组织和关节过早磨损和撕裂。

大腿或骨盆区域形成的深静脉血栓（deep venous thrombosis，DVT）往往很大，可能会引起严重的并发症。当血块从静脉壁脱落并向近端移动时，它被称为栓子。当栓子影响肺循环时，它被称为肺栓塞，这是一种潜在的危及生命的疾病[35,73]。

DVT 形成的危险因素

下肢 DVT 形成是肌肉骨骼损伤或手术后四肢长期不活动、卧床而引起的常见并发症，其原因是静脉淤血、静脉壁的损伤或炎症，以及血液处于高凝状态[39,87]。下肢 DVT 的危险因素参见专栏 12.6[32,35,39,73]。

DVT：症状和体征

在下肢 DVT 形成的早期阶段，只有 25%～50% 的病例可以通过临床表现来识别，如隐痛或严重疼痛、肿胀及皮肤温度和颜色发生变化，特别是皮肤出现发热和发红[32,35,39,73]。

Wells[88] 为临床医生提供了确定下肢 DVT 形成的可能性的标准。标准包括患者的病史和体征，如果有两种或两种以上的临床特征（2 分及 2 分以上），则表明有可能出现下肢 DVT；不足两种（小于 2 分），则表明不太可能出现下肢 DVT[88]。专栏 12.7 已列出了 Wells 指南。当根据现有的临床特征可能发生下肢 DVT 时，应进行医学检测以确认或排除这种情况。只有如超声波成像、静脉双重扫描或静脉造影等影像学检查，才能确认下肢 DVT[2,87] 是否存在。

肺栓塞：体征和症状

如前所述，下肢 DVT 可能导致肺栓塞的出现。肺栓塞的危险因素与下肢 DVT 的危险因素相似（见专栏 12.6）。

肺栓塞的体征及临床表现在很大程度上取决于

专栏 12.5　潜在术后并发症

- 肺功能障碍，包括肺炎或肺不张。
- 局部或全身感染。
- 深静脉血栓或肺栓塞。
- 伤口愈合延迟。
- 止血带压迫缺血或神经受压引起的继发性肌肉功能损伤。
- 内固定装置的失效、松动或移位。
- 骨折、截肢术或关节融合术后骨愈合延迟。
- 修复或重建后未完全愈合的软组织断裂。
- 关节表面或植入物半脱位或脱位。
- 瘢痕组织形成造成神经性疼痛或感觉改变。
- 粘连和瘢痕导致软组织挛缩、关节活动度过小。
- 假体周围骨溶解或感染造成关节假体松动。

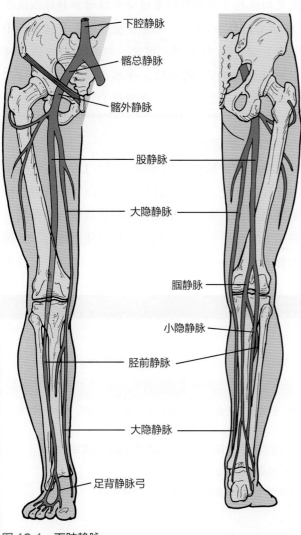

下腔静脉
髂总静脉
髂外静脉
股静脉
大隐静脉
腘静脉
小隐静脉
胫前静脉
大隐静脉
足背静脉弓

图 12.1　下肢静脉

专栏 12.6　深静脉血栓形成和血栓性静脉炎的危险因素

- 骨折术后或骨折制动。
- 卧床休息时间延长。
- 久坐的生活方式。
- 站立时间长（＞6 小时）。
- 静脉血管损伤。
- 肢体瘫痪。
- 活动的恶性肿瘤（在过去 6 个月内）。
- 深静脉血栓形成或肺栓塞史。
- 高龄。
- 肥胖。
- 充血性心力衰竭。
- 口服避孕药的使用。
- 怀孕。

专栏 12.7　Wells 深静脉血栓形成的可能性标准[88]（2 分及 2 分以上的分数表明可能有下肢深静脉血栓）

临床特征	分值
活跃的癌症（持续治疗，6 个月以内，或姑息治疗）。	1
下肢瘫痪、麻痹或近期石膏固定。	1
最近卧床 3 天或以上，或需要在 12 周内做全身或局部麻醉的大手术。	1
沿深静脉系统分布的局部压痛。	1
整条腿肿胀。	1
小腿肿胀至少比无症状侧大 3 cm。	1
凹陷性水肿局限于有症状的腿。	1
侧浅静脉曾经发生过深静脉血栓。	1
至少和下肢深静脉血栓一样有可能被确诊。	−2

栓子的大小、肺容积的大小和心肺功能状况[93]。其症状和体征表现为突然发作的呼吸短促（呼吸困难）、快速和浅呼吸（呼吸急促）以及胸部侧面的疼痛，这种疼痛在深呼吸和咳嗽中加剧。其他体征和症状包括下肢肿胀、焦虑、发热、出汗过多（发汗）、咳嗽、痰中带血（咯血）[93]。

如果患者出现肺栓塞的体征或症状，应立即转诊以明确诊断和治疗。

降低 DVT 的风险

应尽一切努力降低手术患者，尤其是下肢手术患者，发生下肢深静脉血栓和血栓性静脉炎的风险。为了降低风险，我们实施以下医疗 / 药物和运动相关的干预措施[21,43,87,89]。

- 因下肢手术或卧床休息的时间延长的高危患者应用抗凝治疗（高分子量肝素）进行预防。
- 仰卧或坐位时抬高双腿。
- 避免久坐，尤其是长期用石膏固定的患者。
- 术后最好不超过一两天即开始下床行走。
- 每天仰卧时，定期进行主动"踝泵"运动（主动踝背伸和踝跖屈练习，以及踝关节环绕运动）。
- 使用压缩长袜来支撑静脉壁，以减少静脉淤滞。
- 卧床休息的患者使用连续性充气加压装置。

▶ 临床提示

除了在术后早期给予抗凝药物[21,89]的医疗 / 药物管理外，已经证实在全髋关节置换手术后，每天定期进行 1 分钟的踝泵运动可以增加静脉血流量（运动后持续 30 分钟）并减少全髋关节置换术后小腿静脉淤滞的形成[60]。因此，踝泵运动被认为可以降低发生 DVT 的风险。手术后早期行走（第 2 天前）也可促进血液循环并降低 DVT 的风险[89]。

DVT 的管理

急症照护管理　如果确认存在 DVT 并发生了血栓性静脉炎，则立即进行医疗干预对于降低肺栓塞的风险至关重要。早期管理包括给予抗凝药物，将患者置于床上休息，抬高肢体和使用弹力袜。卧床休养期为一周以上[1]，专栏 12.8 对急性深静脉

专栏 12.8　管理指南——深静脉血栓形成和血栓性静脉炎

结构和功能损伤

通常在小腿处钝痛或疼痛。
温热和肿胀、触压时压痛。

康复计划	干预措施
1. 在急性炎症期间缓解疼痛。	1. 卧床休息，药物治疗（全身抗凝治疗）；受累下肢抬高，保持轻微的膝关节屈曲。
2. 当使用抗凝血药物治疗达到治疗效果后开始活动。	2. 患者佩戴分级加压弹力袜的同时逐渐增加步行和功能性活动训练。
3. 随着急性症状消退，恢复活动性功能。	3. 穿着压力梯度支撑袜，继续进行分级步行。
4. 预防急性疾病的复发。	4. 继续合理的医疗和药物管理。使用策略来预防 DVT。

禁忌：被动或主动运动；湿热敷；使用连续性气动压缩泵。

注意事项：出院后，在继续使用抗凝血药物期间，应避免剧烈运动和高跌倒风险的体育活动。

血栓的管理指南进行了总结[1,54]。

《临床实践指南》(clinical practice guideline, CPG) 适用于有静脉血栓栓塞风险的个体。APTA 制订的这个指南提供了 14 个关键声明，供治疗师在决定如何照护患有这种疾病的患者时考虑[42]。总的要点是物理治疗师应当：

■ 识别有静脉血栓栓塞和下肢 DVT 风险的患者是医疗保健团队任务中不可或缺的一部分。
■ 应该在那些被确定有风险的人中倡导预防措施；应使用 Wells 标准评估 DVT 风险程度。
■ 一旦抗凝药物达到治疗效果，应该让确诊的下肢 DVT 患者进行活动。
■ 通过教育、机械性压迫和锻炼可以最大限度地减少 DVT 患者的潜在并发症[42]。

在卧床休息期间，肢体的运动可能引起疼痛，并且当组织发炎时可能会增加静脉充血，因此通常禁止运动。目前，在抗凝治疗达到治疗效果后建议开始行走。这时治疗师应咨询医疗团队，了解启动干预的时间。

Aldrich[1] 及其同事对这一问题进行了系统研究，以确定何时允许患有 DVT 的患者开始行走。该研究显示，针对该问题的研究数量有限（总共 5 项，其中 3 项是随机对照试验）。这些研究的结果表明，在开始抗凝治疗后的最初 24 小时内开始的下床活动，不会增加那些没有肺栓塞且有足够心肺储备的患者肺栓塞的发生率。但是，如果患者确定患有肺栓塞，则必须更加谨慎地开始行走计划。值得注意的是，在回顾性研究中，参与早期行走计划的所有患者都穿着压缩服。

研究结果还表明，更快速地消退疼痛和肿胀与早期行走活动有关。作者在这些研究中，无法确定被调查的 DVT 患者其他形式运动的开始时间及进展情况。

术后预防措施　　出院后，患者通常继续服用抗凝剂约 6 个月。在此期间，患者必须避免身体接触性运动项目、跑步和滑雪；但是跑步机步行、慢跑和椭圆训练器的使用是允许的。在高 "跌倒风险" 活动中，强制使用头盔也是明智的[32]。

常见骨科手术及术后管理概述

肌肉骨骼疾病的外科治疗包括各种各样的手术。外科手术可分为几大类，包括修复、再植、重建、稳定、置换、重新对线、转移、松解、切除、固定和融合[17,37,77]。表 12.1 列出了这些具体步骤。

本章最后一节的目的是简要介绍这些类别的外科手术，并概述治疗性运动在术后康复中的地位。手术后固定的时间以及运动的时间、强度和进展等因素将根据所使用的手术技术、外科医生的理念以及患者对手术和术后治疗的反应而有所不同。第 17~22 章包含了上下肢各个部位的外科手术选定和术后进展的更广泛的描述。文中还从骨科医生的角度更详细地描述了肌肉骨骼疾病的具体手术和技术，在这方面有许多教科书和期刊可供参考[17,33,37,59,66,80,90]。当然，在设计和实施安全有效的术后锻炼计划之前，应充分了解患者手术的具体情况。这些信息可在患者病历的手术报告中以及与外科医生的沟通中获得。

手术方法

开放式手术

开放式外科手术步骤包括通过在浅层和深层皮肤、筋膜、肌肉和关节囊切开一个足够长度和深度的切口，以便外科医生在手术过程中有完全可视化手术区域[57,77]。术语 "关节切开术" 用于描述关节囊被切开以暴露关节结构的开放式手术。开放式方法对于例如关节置换、关节固定术或骨折内固定等手术以及例如肌腱或韧带撕裂等一些软组织的修复和重建是必要的。开放式手术会导致软组织的广泛受损，并且需要长时间的康复才能使软组织愈合。

关节镜手术

关节镜检查多用作诊断工具和治疗各种关节内

表 12.1　肌肉骨骼手术的一般方法和实例	
手术方法	**操作实例**
修复	腱缝补术、肌腱修复；半月板或韧带修复；关节软骨修复
松解或减压	肌切开术、腱切断术、筋膜切开术；关节囊切开术；肌腱松解术；肌腱拉长术；韧带松解；关节镜肩峰下减压
切除或转移	滑膜切除术、半月板切除术、关节囊切除术；清创术和灌洗术；椎板切除术；切除软组织或骨肿瘤
重新对线或稳定	肌腱转移术、肌腱固定术；伸肌机制重建术；关节囊缝合术，关节囊置换术；截肢术
重建或置换	肌腱成形术；囊膜重建；韧带重建；软骨成形；关节成形术
融合或固定	关节融合术；切开内固定

病变手术 [29,59,72,82]。关节镜手术通常在门诊患者进行局部麻醉下进行。

关节镜检查涉及皮肤、肌肉和关节囊中的几个非常小的切口（入口），用于插入内镜以通过摄像机和电动手术工具对关节的内部进行可视化操作。关节镜技术最常用于肩部和膝部 [57,59,72,82] 的外科手术，但目前已越来越频繁地用于髋关节疾病 [20,29]。

关节镜手术包括韧带、肌腱和关节囊的修复或重建，还常见于关节清创术、半月板切除术、关节软骨修复和滑膜切除术等。由于关节镜手术的切口很小，手术过程中对软组织的损伤也很少。因此，关节镜手术的康复通常（但不总是）比开放式手术更快。

关节镜辅助手术

关节镜辅助手术通常把关节镜检查作为手术的一部分，但也需要一个开放的手术操作场所用于特定手术过程 [57,59]。这种方法有时被称为"迷你开放"手术 [31]。

组织移植

在许多修复受损结构的外科手术中，在修复过程中会植入组织移植物。例如，软组织移植通常用于重建膝关节或踝关节韧带。移植物也用于关节软骨修复手术和许多骨性修复手术。

移植物的类型

组织移植可以分为几类：自体移植、同种异体移植和合成物移植 [51]。

自体移植　自体移植，也被称为自生或自有移植，使用的是患者自身的组织，取自体内的供体部位。例如，髌骨肌腱移植物已被用于关节前交叉韧带或后交叉韧带重建已经超过 40 年 [69]。自体骨移植被用于骨软骨植入，以修复小的、局部的股骨髁关节缺损 [19]。与自体移植术相关的风险包括需要进行 2 次外科手术以及在供体部位会产生负面影响。

同种异体移植　同种异体移植使用新鲜或冷冻保存的组织，这些组织不是来自患者自身，而是通常来自尸体供体。当先前手术中自体移植失败或无法获得合适的自体移植时，可以使用这种移植。同种异体移植存在多种风险，如供体疾病传播、灭菌过程导致移植物抵抗力下降、继发免疫排斥导致失败等。关节软骨植入不能采用同种异体移植，因为冷冻保存会破坏关节软骨细胞。

合成物移植　Gore-Tex 和 Dacron 等材料作为人体组织的替代品，为人们提供了另一种选择，使人类在材料有限的基础上用于膝关节韧带重建。然而到目前为止，合成韧带的手术失败率很高。并且随着时间的推移，它们无法保持完整性 [19]。人工韧带的植入也与膝关节的慢性滑膜炎有关。

软组织的修复、再植、重建、稳定或转移

肌肉、肌腱或韧带严重损伤后，可能需要手术修复、再植或软组织重建 [37,48,55,62]。关节囊的手术重建和稳定可以减少关节囊过度松弛导致的关节不稳 [56,91]。有时候需要移植肌腱单元来改善关节的稳定性或增强神经肌肉的控制和功能。

虽然有很多手术属于这一类，但在设计术后锻炼计划时，治疗师必须始终考虑固定和重新移植的

影响以及所涉及的软组织的愈合特征。

肌肉修复

肌肉的完全撕裂或断裂不常见，但如果肌肉处于收缩状态时被牵伸或被强行牵伸，则可能会发生肌肉的完全撕裂或断裂[17]。

手术过程

由于炎症会影响肌肉的组织结构，使缝合线很难固定在适当的位置。所以对严重撕裂甚至完全断裂的肌肉立即进行手术修复是不常见的。在急性症状减轻后，患者可以通过晚期修复（损伤后48~72 小时）获得更满意的效果。为了进行修复，需要重新对合并缝合肌肉，并且在愈合开始时固定在相对短缩的位置[62,77]。

术后管理

- 手术后，可以立即开始对缝合后肌肉进行循序渐进的肌肉训练。
- 当固定物被移除后，采用主动 ROM 运动，强调在保护范围内进行控制性运动，并可以开始恢复关节活动，防止挛缩。
- 在患者肌肉力量和柔韧性恢复至一定功能水平时，负重是受到部分限制的。
- 逐步进行不引起疼痛的低负荷、高重复性的抗阻练习，以保护正在愈合的肌肉。
- 在软组织全面愈合前（术后 6~8 周）禁止大强度牵伸，直到恢复完全活动范围。

肌腱修复

年轻人发生肌腱撕裂或断裂通常是很严重的外伤引起的[68]。对于老年人来说，撕裂通常是由于肌腱的逐渐退化加上突然的、非常规性的或大力的运动造成[6]。肌腱通常在肌腱索或肌腱 – 骨连接处破裂[68]。常见的急性撕裂或断裂部位为肱二头肌腱和跟腱[49]。

在慢性手和腕关节腱鞘炎患者中，伸肌肌腱可随着时间的推移受到损伤，最终可能沿着手背断裂[7,13]。手部和足部的浅层肌腱也易受损伤，需要手术修复。例如，手指的屈肌肌腱通常是由于手掌的深层裂伤而被切断的。

除了在受伤时发生的急性疼痛外，完全的肌腱撕裂、断裂或裂伤都会导致肌肉 – 肌腱单位产生不稳定的张力或无力，这种情况几乎没有疼痛。局部撕裂时，在肌肉主动收缩或牵伸肌肉 – 肌腱单元时会有显著疼痛。

过程

肌腱完全撕裂或断裂应立即或在受伤后几天内进行修复。如果在这段时间内没有修复，肌腱就开始收缩，使重新附着变得困难。缝合肌腱后，与肌肉完全撕裂修复后相同，修复的肌肉 – 肌腱单元应保持在松弛位。由于肌腱的血液循环较差，所以与修复肌肉相比，肌腱修复后可能需要更长的固定时间[26,24]。然而，应尽早在修复后的肌腱上在一定张力范围内开始再活动训练，以防止或减少可能阻碍肌腱滑动的粘连。

术后管理

- 手术后应立即进行肌肉固定，防止肌腱、腱鞘或周围组织粘连，促进组织愈合和对齐。如果可以在短时间内解除固定，则允许在保护范围内对修复的肌肉 – 肌腱的拮抗肌群采用被动运动或主动收缩[7,14]。
- 修复后的肌腱经过数周的愈合后，开始可控制的抗重力运动。
- 上肢或下肢肌腱修复后，负重可能会受到限制，而在上肢修复后 6~8 周内，应禁止提举重物。
- 由于肌肉 – 肌腱单元必须保持在缩短位数周，在这个过程中恢复到全范围活动可能非常困难。因此，当肌腱愈合时，在修复后至少 8 周内不应该开始大强度的牵伸和高强度的抗阻运动[14]。

注意：关于肩部、手指或踝关节肌腱修复术后康复的详细信息，分别见第 17 章、19 章和 22 章。

韧带修复或重建

当韧带撕裂或韧带不能愈合时，需要通过手术来进行修复或重建。修复包括接近和缝合撕裂的韧带，而重建是通过从供体部位取出组织移植来完成的。膝关节、踝关节和肘关节是韧带损伤和手术干预的常见部位[33,48,54,90]。

过程

许多外科手术都涉及韧带修复或重建。这些手术的共同之处是，术后关节在愈合过程中会在缝合或重建的韧带位置有一个安全的张力水平[50,55]，其固定的时间随着受伤部位和严重程度以及所做的修复或重建的类型而变化[11,16,77,90]。

术后管理

韧带手术后的康复强调早期、有保护的运动，并且是渐进性的强化和负重活动。这样可以使愈合的组织能够得到稳定而安全的负荷[50,69,90]。其愈合速度取决于很多因素，比如修复或重建的类型。例如前交叉韧带重建，如采用髌腱移植物和骨间固定比采用腘绳肌腱移植物的软组织修复更加稳定、愈合过程也更迅速[16,27,55]。其恢复的速度也取决于修复或重建的部位。例如，如果修复是在一个不稳定的关节处，应佩戴如支撑架等外部支撑，并限制重量，直到肌肉控制能够充分保护关节。

术后康复通常是一个漫长的过程。对于希望返回高需求工作或体育活动的患者，可能需要至少6 个月或长达 1 年的康复期[27,55]。

注意：膝关节和踝关节韧带重建后的康复在第21 章和 22 章中讨论。

关节囊的稳定和重建

关节囊过度松弛则会失去为关节提供被动稳定的能力。因此，关节囊的活动过度可能是关节不稳的一个潜在原因，包括半脱位、严重不稳定和反复脱位。最易失稳的关节是那些固有稳定性最低的关节，其中最明显的是肩关节。

在某些情况下，由于先天性关节囊松弛和关节过度运动，个体在许多关节处易发生不稳定[76]。更多情况下，关节不稳是由于外伤性脱位时急性囊性损伤或关节处于极端位置时重复施压造成的[56]。后者最常出现在运动员重复性的、大范围的肩部运动[84]，例如棒球和网球运动。

尽管经过了非手术治疗，或不可复位（固定）脱位治疗，对于外伤性脱位伴有关节囊或唇瓣撕脱或骨折、复发性脱位或症状性半脱位的患者来说，手术稳定或重建关节囊仍是非常重要的[56,72,84,94]。

过程

旨在减少关节囊松弛和关节体积、恢复或改善关节稳定性的手术有关节开放性切开手术或关节镜手术。如果需要进行关节切开复位，或者盂唇有大面积损伤、关节囊撕裂或骨折，则采用关节切开手术。关节镜手术最常用于减少关节囊松弛和一些重建手术[56,94]。

这里举例说明用于治疗前、后、下或多向不稳定的盂肱（肩）关节的稳定和重建手术。

关节囊缝合术（包膜转变） 用于关节镜或开放关节囊缝合术，通过对多余组织的插入 / 折叠（重叠然后缝合），切开包膜的特定部位，并对其进行缝合。

关节囊重建 关节囊后侧重建包括关节镜或关节囊病变和盂唇撕裂的切开修复，将唇瓣重新连接到肩胛盂边缘，并结合关节囊进行稳定。

电热辅助关节囊缝合术 采用腔镜的电疗方法辅助关节囊缝合术，是将热能（激光或射频）传送到被膜，用以缩小确定的松弛区域[91]。

术后管理

在任何关节稳定性或复位手术后，术后管理的重点是恢复关节稳定性和功能运动之间的平衡，同时在愈合过程中保护关节囊和其他修复组织。固定的持续时间，术后运动的选择和功能性活动的进展取决于术前不稳定的方向、手术入路、稳定或重建手术的类型和使用的组织固定，以及患者组织的质量等因素。

术后练习的重点如下。

- 恢复关节活动度，强调早期康复期间进行保护性主动运动，对收紧或修复的部分关节囊应谨慎施压。
- 如果情况允许，加强练习时需强调动态关节稳定器的作用。

注意：术后训练的详细进展在第 17 章中讨论。

肌腱的移植或重新对线

肌肉 - 肌腱单位的移植或重新对线改变了肌肉的拉力线、势能产生和偏移[71]。例如，移植是为了改善不稳定肩关节的稳定性，或稳定长期移位的髌骨。尽管重新对线会改变拉力线，但不会改变肌肉 - 肌腱单元的作用。例如，在对复发性髌骨脱位的伸肌机制重新对线后，股四头肌仍然是膝关节伸肌。

当患者存在严重的神经功能缺陷时，肌腱从一个骨面移植到另一个骨面有时可以预防畸形并改善功能性控制[71]。这种手术不仅改变了肌肉 – 肌腱单元的拉力线，而且也改变了肌肉的作用。例如，将肘关节屈肌的远端移植到手腕的背面，就会改变肌肉 – 肌腱单元，从腕屈肌转移到腕伸肌。此术式可预防儿童的腕关节屈曲挛缩，改善腕关节主动伸肌的功能，促进抓握[71]。

过程

在典型的肌腱移植或重组过程中，肌肉 – 肌腱单元的远端附着从其骨上移除，止于和再附着到不同的骨上，或同一块骨上的不同位置或邻近软组织[62,71,77]。对重新对线的肌肉 – 肌腱单位进行短期制动。

术后管理

- 与肌腱修复一样，早期肌肉的固定和保护运动对于保持肌腱的活动性很重要。为保护修复好的肌腱，应循序渐进地进行抗阻运动。
- 如果移植的目的是改变肌肉的功能，生物反馈和肌肉电刺激通常用于帮助患者控制移植的肌肉 – 肌腱单元的新动作[77]。

注意： 腕关节类风湿关节炎肌腱移植后的康复情况见第 19 章。髌骨肌腱重建治疗慢性髌骨功能障碍的康复的相关信息见第 21 章。

松解、拉长或软组织减压

可将软组织切开或切断，以改善关节活动度、防止或减少渐进性畸形，或减轻疼痛。方案包括肌切开术、腱切开术或筋膜切开术[11,62,77]。

对于患有严重关节炎的年轻人和那些关节置换导致挛缩的患者来说，用手术方法松解软组织都是不可取的，它只可作为成人关节置换的术前准备[13]。为了改善运动功能，患有病理性肌肉疾病和神经性疾病，如肌萎缩症和脑瘫的患者，也会采用手术方法进行松解[77]。对于患有肩关节撞击或室间综合征（如肩峰撞击综合征或腕管综合征）的患者，软组织的松解可以达到组织减压和减轻疼痛的目的[11,62]。

过程

在短缩肌群的松解或拉长过程中，手术切除一部分肌肉 – 肌腱单元，并切开纤维组织。肌腱也可以被部分切开，如 Z 形延长，以获得更大的延展性。除运动期外，将切开的结构固定在一个延长的位置[62,77]。结合经验，通常在术后使用某些形式的夹板固定或支撑在正确的位置上，以保持手术获得的关节活动度。

在减压过程中，压迫肌肉、肌腱或神经的筋膜可以被松解或被移除。有些减压方法也可以去除骨赘或改变导致软组织压力过大的骨结构。

术后管理

- 一般在术后一两天内开始 CPM 和（或）主动辅助关节活动度练习。随着软组织的愈合，可在允许的范围内进行主动关节活动[11,77]。
- 加强拉长肌肉的拮抗肌力量和在允许的关节活动度范围内的功能使用也在早期开始，以维持在新增加的范围内的运动的主动控制。

关节手术

涉及上肢和下肢关节的骨科手术，最常用于疼痛管理和与关节炎或急性损伤相关的功能障碍。关节炎的手术干预范围从关节镜下清创和灌洗或修复小的软骨损伤，到全关节置换术或关节融合。下面是这些手术的概述。

关节镜清创和灌洗

关节镜清创和灌洗包括关节镜下摘除纤维性软骨、不稳定的软骨皮瓣和关节软骨或骨碎片[13]。清创时骨赘也可以被剔除。这一过程通常是为了缓解关节疼痛和关节运动时发出的"咔嚓""哒哒"或"咔嗒"声。

滑膜切除术

滑膜切除术是指在慢性关节炎症的情况下，将关节滑膜内层切除。尤其适用于患有类风湿关节炎并伴有慢性增殖性滑膜炎但关节变化极小的患者[13,41,61,92]。药物治疗 4~6 个月仍不能缓解关节炎症，也是手术的指征之一。

手术

滑膜切除术通常采用关节镜方法进行，最常见的手术部位是膝关节、肘关节、腕关节和掌指关节（MCP）[7,13,41,61,92]。当滑膜在肌腱滑膜鞘内增生时，称为肌腱滑膜炎。从腱鞘中切除过多的滑膜被称为肌腱滑膜切除术。这种手术通常用于治疗腕关节慢性滑膜炎，目的是清除手部伸肌肌腱上的滑膜，也被称为背侧清除术[13,61,92]。

虽然滑膜容易再生，但切除发炎的滑膜可以暂时缓解疼痛和肿胀，并被认为可以保护关节软骨或肌腱免受继发于肌腱滑膜炎引起的酶损伤[13,41]。

术后管理

■ 如果采用关节镜方法，则应立即或在术后 24 小时内开始被动或辅助关节活动度练习（或 CPM）和肌肉固定练习。训练很快就会进阶到主动关节活动度练习。例如，膝关节滑膜切除术后，在行走过程中从允许部分负重到完全负重需要 10~14 天。腕关节或肘关节滑膜切除术后，数周内不得搬动重物。

■ 开放式滑膜切除术后，运动和生活自理进展比关节镜滑膜切除术后慢。

■ 康复计划的进展是基于患者对运动以及对原发性炎症性疾病药物治疗的反应。应尽一切努力避免过度运动，以免增加关节疼痛或肿胀[7,61,92]。

关节软骨的手术

治疗关节软骨缺损或骨软骨病变的手术干预已经被证明是特别具有挑战性的，因为这种类型的结缔组织的愈合能力有限[19,64]。然而，一些有症状的肢体关节的手术已经被开发出来。手术的选择标准取决于软骨损伤的大小和患者相关的因素，如年龄和参与康复过程的能力。

手术

磨损关节成形术，软骨下骨钻孔术和微骨折手术　几种关节镜手术可以促进小关节软骨缺损的愈合。这些手术是以刺激骨髓的反应，导致纤维软骨向内生长[19,64,82]。股骨内侧髁和髌骨后侧的病变最常采用这些手术治疗。

磨损关节成形术，也被称为磨损软骨成形术，软骨下骨钻孔术包括使用机动的关节镜下钻头对关节面进行机械破坏，直到软骨下面浅表层。这些手术的积极效果是令人怀疑的，至少在缓解症状方面可能没有单纯关节镜清创术有效[19]。

◉ 聚焦循证

一项针对全厚度股骨内侧髁软骨病变的磨损关节成形术的长期评估表明，手术后 20 年，68% 的患者报告膝关节协会评分 ≥ 70 分或膝关节无二次手术。所有患者在出院前均进行 CPM，出院后每天 6~8 小时 CPM，保护性负重至少 6 周[78]。对距骨进行软骨下钻孔术后，平均 38.1 个月后，结果显示疼痛有改善，并有两项独立的标准化结果测量。将步行靴的负重限制在 2 层内，然后再进行完全负重和主动运动练习[18]。

注意：尽管有证据支持磨损性关节成形术或软骨下骨钻孔术术后[18,78] 的长期功能效果，但局部的组织特异性的益处可能是短暂的。由于纤维软骨替代组织缺乏原透明软骨的质量，新组织在生长后容易退化[11,19]。

一种新的关节软骨微骨折手术，旨在修复小于 1.5 cm² 的骨软骨缺损。该手术使用非机动的关节镜锥子依次穿透软骨下骨并暴露骨髓。初步研究表明，微骨折术比磨损关节成形术或软骨下骨钻孔术能更有效地缓解症状，可能是因为使用了非机动器械，同时也降低因热坏死引起的组织损伤的可能性[19,64]。然而，一项微骨折术和软骨下骨钻孔术治疗距骨软骨缺损的比较发现，两种治疗方法没有长期差异[18]。对微骨折的 I 级和 II 级研究进行了系统的回顾，结果表明，该手术在短期内对年轻患者和有小缺陷的患者具有良好的疗效，但在长期随访中，对骨关节炎和手术失败需要再次手术则经常被报道[36]。

软骨细胞移植　软骨细胞移植，又称自体软骨细胞移植（autologous chondrocyte implantation，ACI）[34,64]，旨在刺激透明软骨生长，修复关节软骨局灶性病变，防止关节软骨的进行性退化导致骨关节炎[12,19,34,63,64]。该技术是在 20 世纪 90 年代中期引入的，对于膝关节全层、有症状的局灶软骨和骨软骨缺损（2.5~4.0 cm²），特别是股骨髁内、外侧或髌骨的病变[12]，可以替代磨损关节成形术。

软骨细胞移植分为两个阶段。第一阶段，在关节镜下获取健康的关节软骨，从关节软骨中提取软骨细胞，在实验室中经过几周培养，以增加健康组织的体积。第二阶段，目前是开放式手术，包括清创缺损部位，用骨膜贴片覆盖该部位，并向覆盖的缺损处注射数百万的自体骨细胞[19]。据报道，82% 的 ACI 患者在功能和满意度方面有很好的效果[70]。

自体骨软骨及同种异体骨移植　与软骨细胞移植不同的是，骨软骨移植涉及完整的关节软骨和一些底层骨的移植，从而形成骨间移植[64]。自体骨软骨移植手术是采集患者自己的关节软骨[19]。如前所述，这种关节移植的一个缺点是对供体部位的损害，特别是造成了骨软骨缺损。为使对患者供体部位的损伤最小化，医生开发了骨软骨镶嵌成形术，是从供体部位取出较小直径的骨软骨栓并压入软骨缺损处[9]。

相比之下，大部分同种异体软骨移植手术是从尸体供体中移植完整的关节软骨和骨。然而，新鲜完整的移植物供应是有限的且只能保存数天。这是因为如果储存冷冻移植材料供以后使用，会破坏关节软骨细胞并导致移植失败。

术后管理

在本节描述的所有关节软骨手术后的康复，除了关节镜清创术，都是一个缓慢而艰巨的过程[12,19,34,44,63,64]。在康复的各个阶段，运动是术后管理的一个重要方面，早期被动运动（有时伴有 CPM）和有保护的负重对于移植软骨细胞或骨软骨的成熟和维持其健康至关重要。允许完全负重 8~9 周。要达到最佳的功能效果则需进行持续 6 个月的控制良好的循序渐进的运动[334,44]。

注意：更详细的关于修复关节软骨和骨软骨损伤的康复信息在第 21 章中介绍。

关节成形术

任何旨在减轻疼痛和改善功能的关节重建手术都被广泛地称为人工关节成形术。该定义包括切除、插入、置换关节，可能包括也可能不包括关节植入。

手术

关节切除成形术　关节切除成形术，是指从一个或两个关节表面切除关节周围的软骨。在愈合过程中，新表面之间保留了一个空间，充满了纤维瘢痕组织[13,61]。关节切除成形术主要是为了减轻关节的疼痛，包括髋关节、肘关节、腕关节和足部。虽然这是一种较老且较少使用的手术方法，但这种类型的关节成形术仍被认为适合于某些病例。肱骨桡侧中晚期关节炎的桡骨头切除术或桡骨头严重粉碎性骨折[65]与尺骨远端切除术（Darrach 手术）仍是减轻疼痛的首选切除方法。然而，当全髋关节置换术失败后，仅在翻修手术不可行的情况下，才将髋关节切除成形术（GeeldStin 手术）作为一种补救措施[13]。

尽管关节切除成形术很有用，但也有一些弊端。

- 关节失稳。
- 在髋关节，由于手术导致肢体短缩而造成明显的肢体长度差异，外观效果差。
- 肌肉持续不平衡和无力。

注意：桡骨头关节切除成形术后的康复问题将在第 18 章中进行讨论。

植体关节切除成形术　对于带有植入物的关节切除成形术，要植入一个人工植入物来帮助重建一个新的关节，有时将其称为植入物切除关节成形术[22,61]。这种植入物通常是由一种具有弹性的硅树脂材料制成，这种材料会被纤维组织包裹起来，作为关节的重组部分。

植入关节成形术　植入关节成形术是指对关节进行生物表面置换，以提供新的关节面。当涉及的关节表面被清除后，在两个关节表面之间放置或插入外来材料[5,61]，包括筋膜肌腱、硅胶材料或金属材料。

这种类型的植入关节成形术最常用于因关节表面恶化而导致疼痛和功能丧失的年轻患者。这些患者不适合进行关节置换术。一些例子是用筋膜替代关节盂窝表面[5]和拇指腕掌关节（CMC）肌腱的植入关节成形术[23]。

关节置换术　关节置换术包括全关节置换术和半关节置换术。全关节置换术是对于晚期关节炎伴严重关节功能退变患者常见的一种缓解疼痛、改善功能的重建手术（图 12.2）[13,57,61,66]。

全关节置换术包括关节面切除和人工关节置换。半关节置换术只需要切除和替换一个关节的表面 [13,61,66]。当只有关节的一个关节面恶化时，可以使用半置换，这也是股骨颈和肱骨近端骨折后的一种选择 [13]。

■ **材料、设计和方法**　假体组件经过开发、改进，几乎适用于每一个肢体关节，但在髋关节和膝关节处的使用比手足部位的小关节使用得更频繁、更成功 [13,61,66]。人工关节置换术的材料、设计和固定方法见专栏 12.9。假体植入物用惰性材料制成，尤其是金属合金、高密度聚乙烯（塑料）、有时是陶瓷。组件设计范围从无约束的、没有稳定性（重铺），到提供关节稳定性的半约束和完全约束（连接）设计。在几乎所有的设计中，一个关节表面是金属的，另一个是塑料的。固定的选择取决于预期的载荷，这种载荷通常会随着时间的推移而施加在组件上。使用丙

烯酸基水泥（聚甲基丙烯酸甲酯）进行骨水泥固定往往最终在骨水泥界面分解，导致植入物的机械性松动和疼痛 [13,66,79]。因此，对于不太可能对植入物施加过大压力的老年人或久坐不动的患者，使用骨水泥固定较为简单。生物内固定是一种无骨水泥的固定形式，是骨生长到植入物多孔涂层外表面来实现的，这种固定方式用于年轻、活动较多的患者，随着时间的推移植入物不太可能出现松弛。一种无孔、无水泥的假体植入物也被开发出来，它与一种能刺激骨骼生长的生物活性化合物一起使用。固定是通过植入物和相邻骨之间的大联锁来实现的 [66]。

注意：植入物的描述将在第 17~22 章逐一回顾。

■ **微创手术与传统的关节置换术**　近年来，与传统关节置换术相比，对软组织损伤小的微创手术技术的发展对关节置换术的康复和预后可能产生重大影响。目前，全髋关节和全膝关节置换术均采用微创手术 [4,10,85]。尽管传统的髋关节和膝关节置换手术已经在数十年内取得了良好的效果 [13,67,79]，但它对皮肤、肌肉和关节囊造成了严重的创伤，导致了严重的术后疼痛，术后恢复时间也较长。与传统髋和膝关节置换术相比，微创手术使

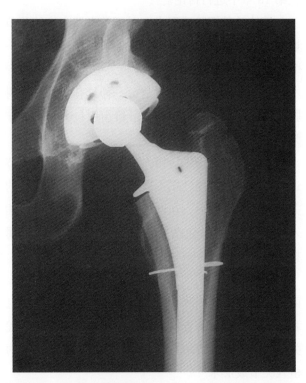

图12.2　全髋关节置换术。关节的髋臼和股骨部分都已被假体组件所取代（经许可引自 McKinnis, LN: Fundamentals of Musculoskeletal Imaging, ed. 4. Philadelphia: F.A. Davis, 2014, p 387.）

专栏 12.9　人工关节置换术的材料、设计和固定方法

植入物材料
■ 刚性：惰性金属（钴铬合金，钛合金或陶瓷）。
■ 半刚性：塑料（高密度聚合物，如聚乙烯）。

植入物设计
■ 无约束（重铺）：无固有稳定性。
■ 半约束。
■ 完全约束（连接）：固有稳定性。

固定方法
■ 骨水泥。
　■ 丙烯酸基骨水泥（聚甲基丙烯酸甲酯）。
■ 非骨水泥固定。
　■ 生物内固定（骨长入多孔涂层的假体表面）。
　■ 添加生物活性化合物组分与骨联结，促进骨生长。
　■ 压配式（骨与植入物间的紧密压合）。
　■ 螺钉，螺栓或钉子。
■ 混合。
　■ 关节面一面为非骨水泥组件，另一面为骨水泥组件。

用较小的皮肤切口，较少的肌肉撕裂来暴露
关节，植入更小的假体而防止被膜破坏。例
如，微创髋关节置换术使用一个或两个小切
口（长度小于 10 cm），而不是单个长切口
（长 15~30 cm，涉及广泛的肌肉撕裂）[10]。
一项为期 2 年的随访研究表明，接受微创全
膝关节置换术的患者比传统膝关节置换手术
的患者疼痛少，早期活动度好，住院时间
短[85]。与传统开放手术相比，这些受益于
微创膝关节置换手术的早期患者，在 8~12
周内并没有改善功能表现、疼痛、ROM 或
手术结果[81,86]。

■ **关节置换术的禁忌证**　尽管关节置换术具有
良好的功能效果，但并不是所有晚期关节疾
病患者都适合进行关节置换术。禁忌证见专
栏 12.10[13,61,66]。虽然对于这些禁忌证中哪些
是绝对禁忌证，哪些是相对禁忌证，意见不
一，但普遍认为感染是最令人关注的。

术后管理

在第 17~22 章中详细描述了肢体主要关节的
关节置换术的术后管理，包括治疗性运动干预等。

关节融合术

关节融合术是关节表面的外科融合术，是一种
主要的手术干预手段，主要针对晚期关节炎引起的
严重关节痛和失稳关节的患者[8,83]。关节融合术也
适用于由于神经异常，如踝关节周围神经病变或严
重的臂丛神经损伤，导致关节周围肌肉明显无力
的患者[62,77]。此外，对于完全关节置换术失败的患
者，如果不能选择翻修关节成形术，这可能是唯一
可行的挽救方法[53]。

颈椎或腰椎、腕关节、拇指和踝关节最常使用
关节融合术，肩关节和髋关节有时也使用融合术。

关节融合术最常用于缓解严重关节炎引起的疼痛，
例如，踝关节和足部一个或多个关节的关节融合术
（图 12.3）[83]。

关节融合术的最佳位置在某种程度上取决于
每个患者的功能需求或恢复目标，并且在某些关
节（如肘部和踝关节）中可能略有不同。例如，优
势侧的肘关节最佳融合位置通常在 70°~90°。在非
优势侧肢体中，肘关节必须进一步伸展以进行辅
助性活动[8]。对于女性来说，踝关节融合术的最佳
位置可能比男性略高，这可能与女性鞋跟较高有
关[77]。关节融合术的最佳位置见表 12.2。

尽管关节融合术可消除疼痛并增加受累关节的
稳定性，但这并非没有缺点。因为功能性活动所需
的负荷和运动被转移到融合关节周围的关节，随着
时间的推移，过度的应力可能会导致这些关节疼痛
和过度运动。

手术

通过内部固定（如钉子、螺钉、钢板和骨移植
物）实现关节面在最大功能位置的融合。开始时，

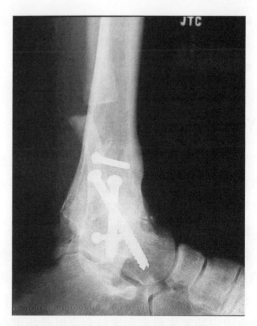

图 12.3　关节融合术（踝关节手术融合内固定）（经许可引
自 Logerstedt, DS, Smith, HL: Postoperative
Management of the Foot and Ankle. Independent
Study Course 15.2. Postoperative Management
of Orthopedic Surgeries. Orthopedic Section. La
Crosse, WI: APTA, Inc., 2005.）

专栏 12.10　全关节置换术的禁忌证

■ 关节的活动性感染。
■ 慢性骨髓炎。
■ 全身感染。
■ 大量骨丢失或恶性肿瘤，导致植入物无法充分固定。
■ 关节周围肌肉明显麻痹或无力。
■ 神经病理性关节。
■ 患者动机不足。

表 12.2 关节融合术的最佳位置	
关节	位置
肩关节	外展和屈曲 15°~30°，内旋 45°（手能够到口的位置）
肘关节	优势侧上肢：屈曲 70°~90° 和前臂旋前 / 旋后的中位； 非优势侧上肢：比优势侧肢体更大的肘关节伸展度
腕关节	轻微的伸展
拇指的 MCP	屈曲 20°
髋关节	屈曲 10°~15° 时，可以进行步行和舒适的坐姿
踝关节	
胫骨关节	对于穿低跟鞋的女性而言，为中立位（90°）或轻度马蹄足
距下关节	中立位至外翻
脊柱	中立位以保持正常的前凸或后凸

关节固定在融合部位的石膏中，固定 6~12 周。之后使用矫形装置，直到骨完全愈合和关节强直发生 [8]。

　　术后管理

■ 由于融合关节不能移动，手术关节上下必须保持 ROM 和力量。

■ 在有证据表明骨骼愈合之前，负重是受到限制的。

关节外骨性手术

　　关节外骨性手术干预的两个较常见的原因是需要切开复位并内固定和骨骼畸形或骨骼排列不齐，有时与关节炎有关。

　　### 骨折的切开复位和内固定

　　骨折多采用闭合复位或开放复位治疗，在第 11 章中描述的骨愈合和骨折处理的过程都是适用的。在大多数需要切开复位的病例中，需要使用某种内固定装置来稳定和维持愈合时骨折部位的对齐。

　　手术

　　在手术中暴露骨折部位后，任何数量的内固定装置，如针、钉子、螺丝、钢板或钢棒，都可以用来对齐和稳定骨头碎片 [17,77]。例如，股骨转子间骨折通常用加压钢板和螺钉固定，如图 12.4 所示。骨折愈合后，可能需要进行第二次手术移除部分或全部内固定装置，因为它们往往会随着时间的推移而松动。

　　术后管理

　　保持骨折部位的稳定性，使骨愈合，使患者尽早起床和下地是术后的首要任务。骨折手术稳定后康复的进展不仅取决于骨折的类型和严重程度、患者的年龄和健康状况等因素，还取决于使用的内固定方法。

　　一些固定方法使骨折部位不再需要额外的外部稳定，患者在手术后不久受累肢体即能够开始辅助或主动活动和短期的保护性负重。然而，对于其他骨折，即使使用内固定，也需要外固定和限制负重 [17,77]。

　　在术后管理中，不仅要保护骨折部位，还必须在愈合时妥善处理与骨折或手术相关的软组织

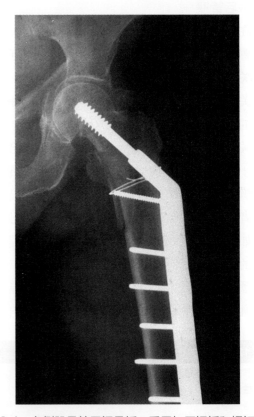

图 12.4　左侧股骨转子间骨折，采用加压钢板和螺钉固定（经许可引自 McKinnis, LN: Fundamentals of Musculoskeletal Imaging, ed. 4. Philadelphia, FA Davis, 2014, p64.）

损伤。

注意：第 20 章讨论了髋部骨折后的手术干预和术后管理。

截骨术

截骨术是一种手术切割和重新排列骨骼的关节外手术，用于治疗与肌肉骨骼疾病相关的损伤。通常在膝部或髋部进行。例如，截骨术用于减轻年轻成人疼痛和矫正因关节炎而引起膝部内侧室中度局灶性关节退变和膝关节内翻畸形[40,61]；或者患有严重髋关节退化和继发疼痛的儿童先天性发育不良或幼年型股骨头骨骺骨软骨病（又称佩尔特斯病，一种股骨头缺血性骨坏死疾病）[62]。

手术是在受累关节附近切割和重组骨骼，将负重转移到完整的关节表面，减少关节疼痛，防止关节软骨进一步恶化[13,77]。也有人认为，在关节表面重新分配载荷可能会刺激无负荷腔室的纤维软骨的生长[25]。成功的截骨术将会推迟全关节置换手术的需要，这些患者很可能比一般的退行性关节炎患者更需要关节翻修术。

截骨术也用于矫正先天性或发育障碍的骨骼的角度或旋转等畸形，如先天性髋关节脱位，脑性瘫痪后的获得性髋关节脱位或先天性足部畸形[77]。截骨术也可缩短或延长骨头以矫正严重的腿部长度差异[17,77]。

手术

许多手术被归类为截骨术。

- 胫骨高位，内侧或外侧开放，楔形截骨加螺钉钢板内固定是矫正内翻或外翻畸形的一种方法，可以改变膝关节的机械轴，转移关节表面的负荷[40,47]。
- 股骨远端的内侧楔形截骨术用以纠正膝关节外翻畸形，将负重从膝关节外侧室退化的软骨转移[61]。
- 股骨近端转子间截骨术，为关节炎或髋关节坏死的患者复位股骨头，以改变髋关节的负重区域[61]。
- 髋臼周围截骨术，即髋臼复位，对于先天性髋关节发育不良和使用夹板等非手术治疗无效的复发性脱位患者，能够改善股骨头的覆盖[77]。

在截骨过程中，肌肉和其他软组织可能不得不被暴露，然后重新连接或复位。与任何类型的软组织修复一样，手术期间损伤的肌肉 – 肌腱单元必须在术后避免过度的压力。

术后管理

术后管理的首要问题是为了促进截骨部位愈合，必须保持骨与骨对齐。有些手术由于内固定可以维持截骨碎片的位置，因此允许早期关节活动和负重保护。其他的则需要在截骨部位上下关节进行额外的外部（石膏）固定，直到骨愈合，这可能需要 8~12 周的时间[25,61]。截骨后功能完全恢复可能需要 6 个月。

术后患者情况允许的情况下，进行以下锻炼。

- 如果必须进行石膏固定，患者可以在截骨部位的上下关节开始主动 ROM 活动防止关节僵硬和肌肉无力。
- 允许运动和负重时，或者手术后或移除石膏后，应立即进行主动辅助和主动锻炼到小强度抗阻训练，以恢复关节 ROM 和肌力（见第 11 章）。
- 通常负重保护持续 4~6 周或更久。

自学活动

批判性思考与讨论

1. 你将为全髋关节置换术和全膝关节置换术两组计划手术的人群设计两个术前教育计划。你的报告应该包括哪些主题？为什么这些主题对潜在的患者来说很重要？这两个计划会有什么相似之处，又有何区别？

2. 你第一次给一位 24 小时前股骨近端骨折并行内固定的老年患者治疗。你对这位患者的初步检查的优先顺序是什么？术后管理的一般重点是什么，包括目标和干预措施，确定康复的最大、中度和最小保护阶段。

3. 物理治疗师在全面预防或管理下肢静脉血栓方面扮演什么角色？一个有此风险的患者必须要学会辨认的DTV的症状和体征是什么？如果你怀疑正在治疗的患者在接受下肢骨科手术后出现了DVT，你应该询问患者什么问题？在联系患者的医生之前，你应该怎么做？

4. 简要介绍关节软骨修复的不同手术干预措施。描述每种干预措施的利弊以及长期效果。

5. 区别经常用于关节炎治疗的软组织或骨性手术的类型：关节固定术、关节成形术、关节软骨修复、清创术和截骨术。简要描述每一个手术，并比较和对比术后管理与治疗性运动的使用。

6. 讨论以下软组织手术术后处理的异同：肌肉修复、肌腱修复、肌腱移植、韧带重建、关节囊修复、腱切开术或肌切开术和减压手术。

（汤继芹　译，王于领　高强　审）

参考文献

1. Aldrich, D, and Hunt, DP: When can the patient with deep vein thrombosis begin to ambulate? *Phys Ther* 84(3):268–273, 2004.
2. Anand, SS, et al: Does this patient have a deep vein thrombosis? *JAMA* 279:1094–1099, 1998.
3. Armstrong, AD, and Galatz, LM: Complications of total elbow arthroplasty. In Williams, GR, et al (eds): *Shoulder and Elbow Arthroplasty.* Philadelphia: Lippincott Williams & Wilkins, 2005, p 459–473.
4. Baerga-Varela, L, and Malanga, GA: Rehabilitation and minimally invasive surgery. In Hozack, M, et al (eds): *Minimally Invasive Total Joint Arthroplasty.* Heidelberg: Springer Verlag, 2004, pp 2–5.
5. Ball, CM, and Yamaguchi, K: Interpositional arthroplasty. In Williams, GR, et al (eds): *Shoulder and Elbow Arthroplasty.* Philadelphia: Lippincott Williams & Wilkins, 2005, pp 49–56.
6. Metzger, PC, Lombardi, M, and Barrick, EF: Orthopedic trauma. In Kauffman, TL (ed): *Geriatric Rehabilitation Manual,* ed. 2. New York: Churchill Livingstone, 2007, pp 167–171.
7. Batts Shanku, CD: Rheumatoid arthritis. In Hansen, RA, and Atchison, B (eds): *Conditions in Occupational Therapy,* ed. 2. Philadelphia: Lippincott Williams & Wilkins, 2000.
8. Beckenbaugh, RD: Arthrodesis. In Morrey, BF, and Sanchez-Sotelo, J (eds): *The Elbow and Its Disorders*, ed. 4. Philadelphia: WB Saunders, 2009, pp 949–955.
9. Berlet, GC, Mascia, A, and Miniaci, A: Treatment of unstable osteochondritis dessicans lesions of the knee using autogenous osteochondral grafts (mosaicplasty). *Arthroscopy* 15:312–316, 1999.
10. Berry, DJ, et al: Minimally invasive total hip arthroplasty: Development, early results, and critical analysis. *J Bone Joint Surg Am* 85:2235–2246, 2003.
11. Brinker, M, and Miller, M: *Fundamentals of Orthopedics.* Philadelphia: WB Saunders, 1999.
12. Brittberg, M, et al: Treatment of deep cartilage defects in the knee with autologous chondrocyte transplantation. *N Engl J Med* 331:889–895, 1994.
13. Buckwalter, JA, and Ballard, WT: Operative treatment of arthritis. In Klippel, JH, et al (eds): *Primer on the Rheumatic Diseases,* ed. 13. Atlanta: Arthritis Foundation, 2008, pp 613–623.
14. Burks, R, Burke, W, and Stevanovic, M: Rehabilitation following repair of a torn latissimus dorsi tendon. *Phys Ther* 86(3):411–423, 2006.
15. Cabilan, CJ, Hines, S, and Munday, J: The effectiveness of prehabilitation or preoperative exercise for surgical patients: a systematic review. *JBI Database System Rev Implement Rep* 13(1):146–187, 2015.
16. Canavan, PK: *Rehabilitation in Sports Medicine: A Comprehensive Guide.* Stamford, CT: Appleton & Lange, Stamford, 1998.
17. Chapman, M: *Chapman's Orthopaedic Surgery, Vols 1–4,* ed. 3. Philadelphia: Lippincott Williams & Wilkins, 2004.
18. Choi, J-I, and Lee, K-B: Comparison of clinical outcomes between arthroscopic subchondral drilling and microfracture for osteochondral lesions of the talus. *Knee Surg Sports Traumatol Arthrosc* DOI 10.1007/ s00167-015-3511-1, 2015.
19. Chu, CR: Cartilage therapies: Chondrocyte transplantation, osteochondral allografts, and autografts. In Pedowitz, RA, O'Connor, JJ, and Akeson, WH (eds): *Daniel's Knee Injuries: Ligament and Cartilage Structure, Function, Injury, and Repair,* ed. 2. Philadelphia: Lippincott Williams & Wilkins, 2003, pp 227–237.
20. Colvin, AC, Harrast, J, and Harner, C: Trends in hip arthroplasty. *J Bone Joint Surg* 94(4):e23, 2012.
21. Comp, PC, et al: Prolonged enoxaparin therapy to prevent venous thromboembolism after primary hip or knee replacement. *J Bone Joint Surg Am* 83:336–343, 2001.
22. Cooney, WP: Elbow arthroplasty: historical perspective and current concepts. In Morrey, BF (ed): *The Elbow and Its Disorders,* ed. 3. Philadelphia: WB Saunders, 2000, p 581.
23. Cooney III, WP: Arthroplasty of the thumb axis. In Morrey, BF (ed): *Reconstructive surgery of the joints*, ed. 2. New York: Churchill Livingstone, 1996, pp 313–339.
24. Cooney III, WP, and Berger, RA: The distal radioulnar joint. In Morrey, BF (ed): *Joint Replacement Arthroplasty,* ed. 3. Philadelphia: Churchill Livingstone, 2003, pp 226–243.
25. Coventry, MB, Ilstrup, DM, and Wallrichs, SL: Proximal tibial osteotomy: a critical long-term study of eighty-seven cases. *J Bone Joint Surg Am* 75:196–201, 1993.
26. Cummings, GS, and Tillman, LJ: Remodeling of dense connective tissue in normal adult tissues. In Currier, DP, and Nelson, RM (eds): *Dynamics of Human Biologic Tissues.* Philadelphia: F.A. Davis, 1992, p 45.
27. D'Amato, M, and Bach, BR: Knee injuries. In Brotzman, SB, and Manske, RC (eds): *Clinical Orthopedic Rehabilitation,* ed. 3. Philadelphia: Mosby, 2011, pp 211–314.
28. D'Lima, DD, et al: The effect of preoperative exercise on total knee replacement outcomes. *Clin Orthop* 326:174–182, 1996.
29. Enseki, JR, et al: The hip joint: arthroscopic procedures and postoperative rehabilitation. *J Ortho Sports Phys Ther* 36(7):516–525, 2006.
30. Enwemeka, CS: Connective tissue plasticity: ultrastructural,

biomechanical, and morphometric effects of physical factors on intact and regenerating tendons. *J Orthop Sports Phys Ther* 14(5):198–212, 1991.

31. Fealey, S, Kingham, TP, and Altchek, DW: Mini-open rotator cuff repair using a two-row fixation technique: outcomes analysis in patients with small, moderate, and large rotator cuff tears. *Arthroscopy* 18(6):665–670, 2002.

32. Fink, NL, and Stoneman, PD: Deep vein thrombosis in an active military cadet. *J Orthop Sports Phys Ther* 36(9):686–697, 2006.

33. Galatz, LM (ed): *Orthopedic Knowledge Update: Shoulder and Elbow,* ed. 3. Rosemont, IL: American Academy of Orthopedic Surgeons, 2008.

34. Gillogly, SD, Voight, M, and Blackburn, T: Treatment of articular cartilage defects of the knee with autologous chondrocyte implantation. *J Orthop Sports Phys Ther* 28(4):241–251, 1998.

35. Smirnova, IV: The cardiovascular system. In Goodman, CC, and Fuller, KS (eds): *Pathology: Implications for the Physical Therapist,* ed. 4. Philadelphia: Elsevier, 2015, pp 538–665.

36. Goyal, D, et al: Evidence-based status of microfracture technique: A systematic review of level I and II studies. *Arthroscopy* 29(9):1579–1588, 2013.

37. Green, DP, et al (eds): *Green's Operative Hand Surgery,* ed. 6. Philadelphia: Churchill Livingstone, 2011.

38. Grotle, M, et al: What's in team rehabilitation care after arthroplasty for osteoarthritis? Results of a multicenter, longitudinal study assessing structure, process, and outcome. *Phys Ther* 40(1):121–131, 2010.

39. Hansen, M: *Pathophysiology: Foundations of Disease and Clinical Intervention.* Philadelphia: WB Saunders, 1998.

40. Hart, JA, and Sekel, R: Osteotomy of the knee: is there a seat at the table? *J Arthoplasty* 4(Suppl 1):45–49, 2002.

41. Hatrup, SJ: Synovectomy. In Morrey, BF (ed): *Reconstructive Surgery of the Joints,* ed. 2. New York: Churchill Livingstone, 1996, p 1599.

42. Hillegass, E, et al: Role of physical therapists in the management of individuals at risk for or diagnosed with venous thromboembolism: Evidencebased clinical practice guideline. *Phys Ther* 96(2): 143–166, 2016.

43. Hull, RD, et al: Extended out-of-hospital low-molecular-weight heparin prophylaxis against deep venous thrombosis in patients after elective hip arthroplasty. *Ann Intern Med* 1355:858–869, 2001.

44. Irrgang, JJ, and Pezzullo, D: Rehabilitation following surgical procedures to address articular cartilage lesions in the knee. *J Orthop Sports Phys Ther* 28(4):232–240, 1998.

45. Jacobson, MD, et al: Muscle function deficits after tourniquet ischemia. *Am J Sports Med* 22(3):372–377, 1994.

46. Jones, RE, and Blackburn, WD: Joint replacement surgery preoperative management. *Bull Rheum Dis* 47(4):5–8, 1998.

47. Kean, CO, et al: Preoperative strength training for patients undergoing high tibial osteotomy: a prospective cohort study with historical controls. *J Orthop Sports Phys Ther* 41(2):52–59, 2011.

48. Keene, J, and Malone, TR: Ligament and muscle-tendon unit injuries. In Malone, TR, McPoil T, and Nitz, AJ (eds): *Orthopaedic and Sports Physical Therapy,* ed. 3. St. Louis: Mosby, 1997, p 135.

49. Khan, RJK, et al: Treatment of acute Achilles tendon rupture: a metaanalysis of randomized controlled trials. *J Bone Joint Surg AM* 87(10): 2202–2210, 2005.

50. Khatod, M, and Akerson, WH: Ligament injury and repair. In Pedowitz, RA, O'Connor, JJ, and Akeson, WH (eds): *Daniel's Knee Injuries: Ligament and Cartilage Structure, Function, Injury, and Repair,* ed. 2. Philadelphia: Lippincott Williams & Wilkins, 2003, pp 185–201.

51. Kim, CW, and Pedowitz, RA: Principles of surgery. Part A. Graft choice and the biology of graft healing. In Pedowitz, RA, O'Connor, JJ, and Akeson, WH (eds): *Daniel's Knee Injuries: Ligament and Cartilage Structure, Function, Injury, and Repair,* ed. 2. Philadelphia: Lippincott Williams & Wilkins, 2003, pp 435–455.

52. King, L: Case study: physical therapy management of hip osteoarthritis prior to total hip arthplasty. *J Orthop Sports Phys Ther* 26(1):35–38, 1997.

53. Kitaoka, HB: Complications of replacement arthroplasty of the ankle. In Morrey, BF (ed): *Joint Replacement Arthroplasty,* ed. 3. Philadelphia: Churchill Livingstone, 2003, pp 1151–1171.

54. Knight, CA: Peripheral vascular disease and wound care. In O'Sullivan, SB, and Schmitz, TJ (eds): *Physical Rehabilitation: Assessment and Treatment,* ed. 4. Philadelphia: FA Davis, 2001, p 583.

55. Laimins, PD, and Powell, SE: Principles of surgery. Part C. Anterior cruciate ligament reconstruction: Techniques past and present. In Pedowitz, RA, O'Connor, JJ, and Akeson, WH (eds): *Daniel's Knee Injuries: Ligament and Cartilage Structure, Function, Injury, and Repair,* ed. 2. Philadelphia: Lippincott Williams & Wilkins, 2003, p 223–227.

56. Matsen, FA, et al: Glenohumeral instability. In Rockwood, Jr, et al (eds): *The Shoulder, Vol 2,* ed. 3. Philadelphia: Saunders, 2004, p 655.

57. Matsen, FA, et al: Glenohumeral arthritis and its management. In Rockwood, Jr, CA, et al (eds): *The Shoulder, Vol 2,* ed. 3. Philadelphia: Saunders, 2004, p 879.

58. McDonald, S, et al: Preoperative education for hip or knee replacement. *Cochrane Database Syst Rev* 13, 2014.

59. McGinty, JB (ed): *Operative Arthroscopy,* ed. 3. Philadelphia: Lippincott Williams & Wilkins, 2003.

60. McNally, MA, and Mollan, RAB: The effect of active movement of the foot on venous blood flow after total hip replacement. *J Bone Joint Surg Am* 79:1198–1201, 1997.

61. Melvin, JL, and Gall, V (eds): *Rheumatologic Rehabilitation Series, Vol 5: Surgical Rehabilitation.* Bethesda, MD: American Occupational Therapy Association, 1999.

62. Mercier, LR: *Practical Orthopedics,* ed. 6. St. Louis: Mosby, 2008

63. Minas, T, and Nehrer, S: Current concepts in the treatment of articular cartilage defects. *Orthopedics* 20:525–538, 1997.

64. Mirzayan, R: *Cartilage Injury in the Athlete.* New York: Thieme, 2006.

65. Morrey, BF: Radial head fracture. In Morrey, BF, and Sanchez-Sotelo, J (eds): *The Elbow and Its Disorders,* ed. 4. Philadelphia: WB Saunders, 2009, pp 381–388.

66. Morrey, BF (ed): *Joint Replacement Arthroplasty,* ed. 4. Philadelphia: Wolthers Kluwer Health/Lippincott Williams & Wilkins, 2010.

67. NIH Consensus Development Panel on Total Hip Replacement. *JAMA* 273:1950–1956, 1995.

68. Noonan, TJ, and Garrett, WE: Injuries at the myotendinous junction. *Clin Sports Med* 11:783–806, 1992.

69. Noyes, FR, et al: Biomechanical analysis of human ligament grafts used in knee ligament repairs and reconstructions. *J Bone Joint Surg Am* 66:334–352, 1984.

70. Pareek, A, et al: Long-term outcomes after autologous chondrocyte implantation: a systematic review at mean follow-up of 11.4 years. *Cartilage* doi:10.1177/1947603516630786, 2016.

71. Peljovich, A, Ratner, JA, and Marino, J: Update of the physiology and biomechanics of tendon transfer surgery. *J Hand Surg* 35A:1365–1369, 2010.

72. Peterson, CA, Alteck, DW, and Warren, RE: Shoulder arthroscopy. In Rockwood, CA, and Matsen, FA (eds): *The Shoulder, Vol 2,* ed. 2. Philadelphia: WB Saunders, 1998, p 290.

73. Riddle, DL, et al: Diagnosis of lower extremity deep vein thrombosis in outpatients with musculoskeletal disorders: a national survey study of physical therapists. *Phys Ther* 84(8):717–728, 2004.

74. Roach, JA, Tremblay, LM, and Bowers, DL: A preoperative assessment and education program: implementation and outcomes. *Patient Educ Couns* 25:83–88, 1995.

75. Rooks, DS, et al: Effect of preoperative exercise on measures of functional status in men and women undergoing total hip and knee arthroplasty. *Arthritis Rheum* 55:700–708, 2006.

76. Saccomanno, MR, et al: Generalized joint laxity and multidirectional instability of the shoulder. *Joints* 1(4):171–179, 2013.

77. Salter, RB: *Textbook of Disorders and Injuries of the Musculoskeletal System,* ed. 3. Baltimore: Williams & Wilkins, 1999.

78. Sansone, V, et al: Long-term results of abrasion arthroplasty for

fullthickness cartilage lesions of the medial femoral condyle. *Arthroscopy* 31(3):396–403, 2015.

79. Scott, RD: *Total Knee Arthroplasty*, ed. 2. Philadelphia: Saunders, 2015.
80. Scott, WN (ed): *Insall & Scott Surgery of the Knee,* ed. 5. Philadelphia: Churchill Livingstone, 2012.
81. Stevens-Lapsley, JE, et al: Minimally invasive total knee arthroplasty: surgical implication for recovery. *J Knee Surg* 26(3):195–201, 2013.
82. Tasto, JP, et al: Surgical decisions and treatment alternatives—meniscal tears, malalignment, chondral injury and chronic arthrosis. In Pedowitz, RA, O'Connor, JJ, and Akeson, WH (eds): *Daniel's Knee Injuries: Ligament and Cartilage Structure, Function, Injury, and Repair,* ed. 2. Philadelphia: Lippincott Williams & Wilkins, 2003, pp 567–586.
83. Thomas, RH, and Daniels, TR: Ankle arthritis. *J Bone Joint Surg Am* 85:923–936, 2003.
84. McMahon, PJ, Lee, TQ, and Tibone, JE: Biomechanics and pathologic lesions in the overhead athlete. In Iannotti, JP, and Williams, GR (eds): *Disorders of the Shoulder: Diagnosis and Management,* ed. 2. Philadelphia: Lippincott Williams & Wilkins, 2007.
85. Tria, Jr, AJ: Advances in minimally invasive total knee arthroplasty. *Orthopedics* 26(8 Suppl):859–863, 2003.
86. Wegrzyn, J, et al: No benefit of minimally invasive TKA on gait and strength outcomes. A randomized controlled trial. *Clin Orthop Relat Res* 471:46–55, 2013.
87. Weinmann, EE, and Salzman, EW: Deep vein thrombosis. *N Engl J Med* 331:1630–1641, 1994.
88. Wells, PS, et al: Evaluation of D-dimer in the diagnosis of suspected deepvein thrombosis. *N Eng J Med* 349:1227–1235, 2003.
89. White, RH, et al: Predictors of rehospitalization for symptomatic venous thromboembolism after total hip arthroplasty. *N Engl J Med* 343: 1758–1764, 2000.
90. Wiesel, BB, et al: *Orthopedic Surgery: Principles of Diagnosis and Treatment.* Philadelphia: Wolthers Kluwer Health/Lippincott Williams & Wilkins, 2011.
91. Wilk, KE, and Andrews, JR: Rehabilitation following thermal assisted capsular shrinkage of the glenohumeral joint: current concepts. *J Orthop Sports Phys Ther* 32(6):268–287, 2002.
92. Wynn Parry, CB, and Stanley, JK: Synovectomy of the hand. *Br J Rheumatol* 32:1089–1095, 1993.
93. Young, BA, and Flynn, TW: Pulmonary embolism: the differential diagnosis dilemma. *J Orthop Phys Ther* 35(10):637–642, 2005.
94. Zazzali, MS, and Vad, VB: Shoulder instability. In Donatelli, RA (ed): *Physical Therapy of the Shoulder,* ed. 4. St. Louis: Churchill Livingstone, 2004, pp 483–505.

周围神经疾病与管理

■ CAROLYN KISNER
■ CINDY JOHNSON ARMSTRONG

如果没有神经系统及其所有组成部分激活、控制和调节运动反应，以及接收和解释来自全身各种感觉感受器的反馈，治疗性运动和相关手法治疗技术是不可能有效的。由于与躯干和四肢的所有结构紧密相连，神经可能会由于各种肌肉骨骼状况、姿势和重复的微创伤而变得紧张或损伤，从而导致神经结构性和功能性损伤、活动受限和参与受限。本章的第一节回顾了周围神经系统的解剖学要点和神经损伤后果，为列出管理指南奠定了基础，治疗性运动和徒手治疗干预将在本章的其余部分进行描述。在治疗肌肉骨骼损伤的患者时，治疗师通常不考虑中枢神经系统的组成部分。尽管本章主要研究周围神经系统，但必须承认中枢神经系统在运动的启动和控制中起着关键作用。读者请参阅第 8 章，运动控制在肌肉骨骼受累个体全面康复中的考量。

由于不同神经损伤会导致不同的功能缺损，护理计划和干预方案的制订也是因人而异的。由于瘫痪和继发畸形，神经损伤可能导致严重的活动受限和参与受限。利用本章提出的原则，以及对神经、肌肉和骨骼系统检查和评估的知识和技能，读者可为周围神经系统损伤或活动性受限的患者制订治疗性运动方案。为了说明治疗干预措施，本章描述了几种周围神经卡压情况，如胸廓出口综合征和腕管综合征。本章还包括关于复杂性区域疼痛综合征的内容。

周围神经系统回顾

神经结构

神经肌肉系统的外周组成包括 α 和 γ 运动神经元、轴突及其所支配的骨骼肌，位于结缔组织、关节和血管中的感觉神经元及其受体，及自主神经系统的神经元。结缔组织包围着每个轴突（神经内膜）以及神经束（神经束膜）和完整神经纤维（神经外膜）[3,78]。轴膜是轴突的表面膜。施万细胞位于轴突膜和神经内膜之间，可形成髓鞘，使轴突绝缘，并提高动作电位在神经纤维的传导速度。非常小的神经纤维没有髓鞘。周围神经可能由单条神经束或几条神经束组成。图 13.1 中展示的是周围神经及其结缔组织和血管层的结构，专栏 13.1 中总结了周围神经组成及其细胞体的位置。

神经系统的活动特性

Butler[15] 作为最早研究神经动力学的治疗师之一，在 1991 年将周围神经系统和中枢神经系统描述为连续的组织束；简单地说，就是这个束在侧面就像一个"H"。在结构和功能上，其具有结缔组织的连续性、神经元间的脉冲传递和神经递质的化学流动。神经系统被设计成既能移动又能承受机械力，同时还能传导冲动。

神经相对于邻近组织进行纵向和横向滑动。神经的移动对神经功能至关重要，因为它有助于消除神经系统内的张力。开始时，移动发生在活动的关节附近，随着肢体运动的继续，神经的移动会逐渐地向运动的关节远端进行[61,71,79]。

在功能性活动中，个体的活动需要神经系统的大量参与。当肢体运动时，在神经本身张力增加前，整个外周神经是会移动的，并且结缔组织和神经组织之间也有移动。这种移动性不会对神经组织造成过度的压力，原因如下。

- 脊髓、神经根和神经丛的排列是允许移动的。神经系统任何部分受到的张力，都可以消散在整个系统中，从而避免神经缺血。

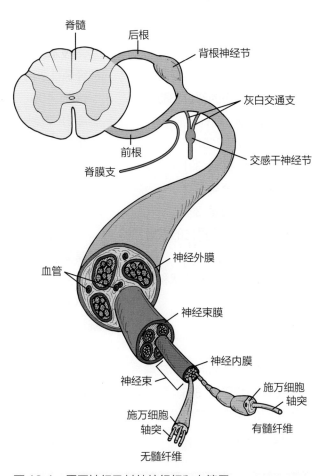

图 13.1 周围神经及其结缔组织和血管层

专栏 13.1 周围神经组成及其细胞体的位置

周围神经包含运动、感觉和交感神经元。

- **α-运动神经元（躯体传出纤维）**：细胞体位于脊髓前柱；支配骨骼肌。
- **γ-运动神经元（传出纤维）**：细胞体位于脊髓外侧柱；支配肌梭的梭内肌纤维。
- **感觉神经元（躯体传入纤维）**：细胞体位于背根神经节；支配感觉感受器。
- **交感神经元（内脏传入纤维）**：细胞体位于交感神经节；支配汗腺、血管、内脏和腺体。

- 在神经本身被牵拉之前，单个神经周围的结缔组织和神经束（神经外膜、神经束膜和神经内膜）会吸收张力。
- 神经束膜是防止过度张力最主要的屏障，由于其纵向强度和弹性，最大可承受18%~22% 的应变。

探究正中神经活动度和应变能力的尸体及活体超声研究表明，由于上肢和颈部中关节的位置改变或运动，正中神经会出现 0.1 ~ 12.5 mm 的移动，尺神经会出现 0.1 ~ 4.0 mm 的移动，胫神经会出现 0.7 ~ 5.2 mm 的移动，坐骨神经会出现 0.1 ~ 3.5 mm 的移动，以及松弛（不加载荷）时会出现神经波浪状的表现，紧张时会出现神经拉直的表现[19,25,72]。在牵伸状态下的应变（见本章后面的周围神经损伤部分所描述的上肢正中神经动力学测试）为 2.5%~3.0%[25,72]。

周围神经损伤的部位

周围神经系统的神经受到的压迫和（或）损伤可以发生在神经走行的任何位置，从神经根到躯干和四肢组织中的神经末梢。当每条神经从椎间孔向外周方向传导冲动时，有些部位会增加其对张力或压力的敏感性。神经损伤的症状和体征是神经纤维支配区的感觉改变或丧失以及活动无力。因为神经是由受神经支配的结缔组织组成的，且血管包绕着轴突，当这些组织受到压力时，可能发生缺血性疼痛或张力性疼痛。此外，周围神经包含交感神经纤维，可以产生自主神经反应。每当神经症状和体征出现时，应检查整个神经在其通路关键部位的活动能力和受压迹象。

在本节中，确定了上下象限周围神经的卡压、受力或损伤的主要部位，包括它们在神经根的起点和通过每个神经丛的通路。

神经根

神经根从椎管发出，穿过脊柱的椎间孔。由于脊柱的各种病理改变如退行性椎间盘疾病、退行性关节病、椎间盘病变和脊椎滑脱等疾病可减少椎间孔的空间，从而使神经根在椎间孔发生卡压。由于椎管或椎间孔间隙变窄，椎体的伸展、侧向弯曲或旋转会进一步减少神经根走行的空间，从而可能导致产生或延续症状。如果粘连压迫神经根，当脊柱侧弯时神经活动性测试（将在本章后面描述）可以重现症状。当神经根受累时，在相关皮节和肌节上，会有感觉变化和（或）运动功能丧失的症状和体征（图 13.2 和专栏 13.2）。上象限的神经根包括 C5 至 T1，下象限的神经根包括 L1~S3。第 15 章描述了神经根症状的个体化管理指南。

臂丛

神经纤维从椎间孔发出后，分为前、后支。来自交感神经干的血管舒缩纤维与前支汇合，在臂丛和周围神经内走行至四肢。C5~T1 神经根的前支形成臂丛（图 13.3）。神经丛作为分布中心，组织每个周围神经的内容。此外，Butler[16] 认为臂丛的编织样结构有助于神经的移动，当张力施加于任一周围神经时，张力可传递到多个颈神经根，而不仅仅是单一的神经根。

臂丛穿过的地方被称为胸廓出口。在这个区域神经血管结构易被压迫或卡压的部位如下。

- 斜角肌三角间隙：由前、中斜角肌和第一肋骨包围而成，内有锁骨下动脉和臂丛的上、中、下干通过。
- 肋锁间隙：位于锁骨、锁骨下肌、肋喙韧带前方，第一肋骨和前、中斜角肌后方之间，内有锁骨下血管和臂丛的分支通过。
- 胸小肌后间隙：在喙突的下方、第二肋骨到第四肋骨的前方和胸小肌的后方，内有臂丛神经束、腋动脉和腋静脉通过。

结构异常，如颈肋、过长的 C7 横突或锁骨骨折畸形愈合，也可压迫或卡压部分臂丛。

当血管和（或）神经的症状是由胸廓出口处压迫所引起时，通常称之为胸廓出口综合征。本章后面描述了胸廓出口综合征的特征和管理指南。

其他臂丛神经损伤包括如下几种情况。

- 臂丛上干损伤（C5，C6）：神经丛最常见的损伤是上干受压或牵拉撕裂。损伤机制涉及肩部下压和颈部向对侧屈曲。肩关节外展和侧旋丧失、肘屈曲和前臂旋后（侍者端盘姿势）无力。Erb 麻痹发生在分娩时向下牵拉

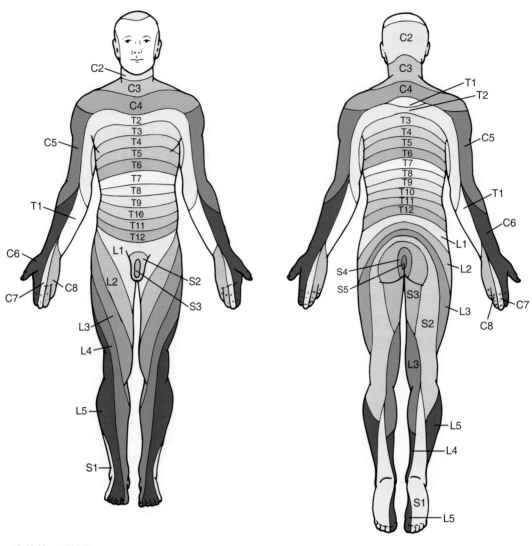

图 13.2　皮节前、后视图

专栏 13.2　上下象限肌节的关键肌肉[52]	
上象限	
C1~C2	颈屈曲
C3	颈侧屈
C4	肩胛骨上抬
C5	肩外展
C6	肘屈曲和腕伸展
C7	肘伸展和腕屈曲
C8	拇指伸展
T1	手指外展
下象限	
L1~L2	髋屈曲
L3	膝伸展
L4	踝背伸
L5	踇趾伸展
S1	踝外翻和足跖屈、髋关节伸展
S2	膝屈曲
S3	无特异性测试动作，足固有肌（踇展肌除外）

肩部，Benjamin[5] 提醒，除了分娩时施加的力量外，母婴因素可能导致这种损伤。"毒刺（stinger）"指的是当一名足球运动员上半身和肩部着地时，头部或颈部反向侧屈导致的臂丛上干损伤。

■ 臂丛中干损伤（C7）：极少见到单独损伤。

■ 臂丛下干损伤（C8，T1）：通常是由于颈肋受压或手臂过头位牵拉所致。克隆普克麻痹（klumpke's paralysis，手固有肌瘫痪）发生在婴儿从产道娩出时，手臂处于过头位[5]。

■ 完全或全部神经丛损伤：全部臂丛神经损伤所致的完全性瘫痪可能是出生时的并发症，称为埃尔布－克隆普克（Erb-Klumpke）麻

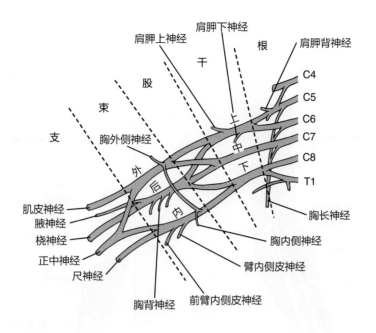

图 13.3　臂丛

痪，约有三分之一的重症患者出现霍纳征阳性[5]。

上象限的周围神经

臂丛末端分成 5 个主要的周围神经，它们支配着上肢的组织：①腋神经；②肌皮神经；③正中神经；④尺神经；⑤桡神经。本节描述了每条神经受压或张力损伤的常见部位。

腋神经：C5,C6

腋神经（图 13.4）从臂丛后束出发，横贯腋下，在肱骨外科颈后发出分支至小圆肌，支配三角肌及皮肤。腋神经容易因肩关节脱位和肱骨外科颈骨折而损伤。如果臂丛上干被牵拉或损伤，会影响腋神经的功能，导致肩外展和外旋受限。

肌皮神经：C5,C6

肌皮神经（图 13.4）从臂丛的外侧束发出，并与正中神经一同穿过腋窝，穿过并支配喙肱肌，然后向远端走行支配肱二头肌和肱肌。肌皮神经继续在肌肉间走行，支配肘部表面屈肌，在肘部从深筋膜穿出后，成为前臂外侧皮神经。肌皮神经单独卡压的情况很少见。臂丛的外侧束或上干的损伤影响肌皮神经。当受累时，患者不能在前臂旋后位屈曲肘关节，并可能有肩部不稳情况。

正中神经：C6~C8

臂丛内侧束和外侧束在臂上部汇合形成正中神经（图 13.5）。正中神经在肱骨内侧向肘部走行，位于肱二头肌腱膜下的肘窝深部、肱二头肌肌腱和肱动脉的内侧，然后在旋前圆肌的两头间走行至前臂。旋前圆肌肥大会压迫正中神经，产生类似腕管综合征的症状，会累及手固有肌以及前臂肌肉（旋前圆肌、腕屈肌、外在指屈肌）。

正中神经和屈肌肌腱一同通过腕管，进入手部。腕管被厚而相对无弹性的腕横韧带所覆盖。腕管内正中神经的卡压称为腕管综合征，会引起正中神经支配的腕关节远端的感觉改变和肌肉渐进性无力。本章后面描述了腕管综合征的特征和管理指南。

尺神经：C8，T1

尺神经（图 13.6）从位于胸小肌下缘的臂丛内侧束发出，沿着肱骨内侧缘下行。它在肱骨内上髁和尺骨鹰嘴之间的凹槽中穿过肘关节后方。这个神经沟被纤维鞘覆盖，形成肘管。神经在肘部弯曲时具有相当大的活动能力，但由于其位置表浅和解剖学特征，神经很容易在肘部受到刺激或卡压[28]。然后，尺神经在尺侧腕屈肌的肱骨头和尺骨头之间穿过，这是另一个可能发生卡压的部位[28]。尺神

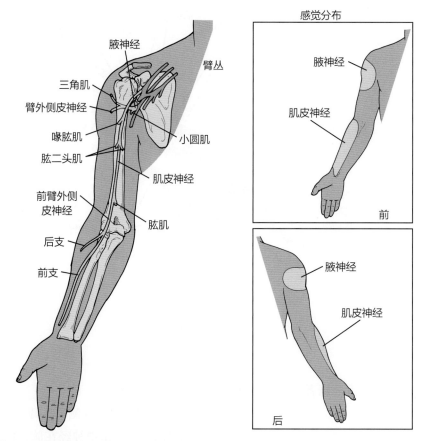

感觉分布

腋神经

肌皮神经

前

腋神经

肌皮神经

后

图 13.4　腋神经（C5,C6）和肌皮神经（C5,C6）的感觉和运动神经支配

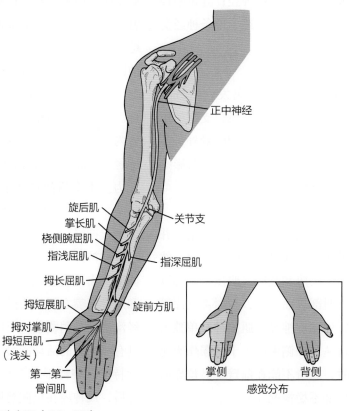

正中神经

旋后肌
掌长肌
桡侧腕屈肌
指浅屈肌
拇长屈肌

拇短展肌
拇对掌肌
拇短屈肌
（浅头）

第一第二
骨间肌

关节支

指深屈肌

旋前方肌

掌侧　　　　背侧

感觉分布

图 13.5　正中神经的感觉和运动支配（C6~C8）

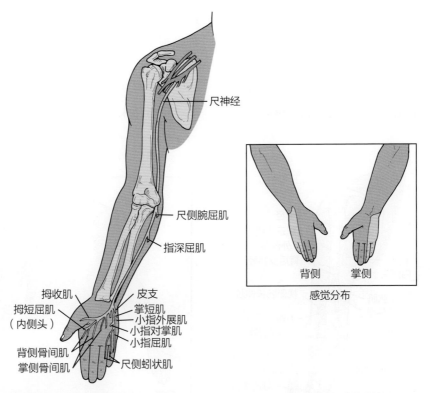

图 13.6　尺神经的感觉和运动支配（C8,T1）

经支配的外在肌是尺侧腕屈肌和指深屈肌的尺侧。

　　尺神经通过由豌豆骨和钩状骨所形成的沟槽进入手部，被掌腕韧带和掌短肌覆盖，形成腕尺管（tunnel of Guyon）。在该部位的损伤或卡压会导致所支配区域远端的感觉变化和渐进性肌无力，从而导致部分爪形手畸形。如果尺神经损伤发生在分叉后，会导致部分受累，这取决于损伤部位[27,28]。在本章后面描述了尺神经卡压特征和管理指南。

　　桡神经：C6~C8，T1

　　桡神经（图 13.7）直接从胸小肌下缘的臂丛后束发出。当它沿着手臂下行时，在肱三头肌外侧头和内侧头之间的螺旋槽中绕着肱骨的后侧延伸到肘关节桡侧。在上臂支配着肱三头肌、肘肌、前臂的伸肌和旋后肌群的上部。桡神经损伤可能发生在肩关节脱位和肱骨中段骨折时。"手杖麻痹"，指的是靠在腋窝的手杖引起的神经压迫的一种状态。"星期六夜麻痹"，指的是患者的头靠在椅背上或打开的车窗上睡觉引起的神经压迫症状。只有当神经压迫或损伤靠近腋窝时，肱三头肌才会受累。在肘关节处，桡神经穿过外上髁前外侧的肌间隔，并

在桡侧腕短伸肌的起点下通过，然后分为浅支和深支。深支可能会因为它在桡侧腕短伸肌边缘和旋后肌上的纤维缝隙穿过而受到卡压，导致腕、指伸肌和旋后肌的渐进性无力（不包含桡侧腕长伸肌，因为它在分叉之前被支配）。此处可能发生卡压，被错误地称为网球肘（外上髁病，见第 18 章）。深支绕过桡骨颈，可能因桡骨头骨折而受损。桡神经浅支可能来源于直接的外伤，使其支配区域的感觉改变。

　　桡神经进入手背表面为桡神经浅支，仅为感觉神经，因此在腕或手的损伤不会引起运动无力。桡神经对手部肌肉的影响完全位于腕关节的近端。肘部近端损伤导致腕下垂，不能主动伸展腕和手指。这会影响外在指屈肌的长度 – 张力关系，须用夹板将腕关节固定在部分伸展位，否则会导致无效抓握。桡神经在前臂近端的损伤仅影响旋后肌、外在外展肌和拇长伸肌[47]。

　　腰骶丛

　　腰丛由神经根 L1、L2、L3 和 L4 一部分（图 13.8A）的前支形成；骶丛由 L4、L5、S1 及 S2 和

S3 的一部分构成（图 13.8B）。与臂丛一样，腰骶丛的分支交织形成走行下肢的周围神经。另外，腰骶丛的前支接收来自交感神经干的节后交感神经纤维，支配下肢的血管、汗腺和竖毛肌。腰丛或骶丛的单独损伤并不常见，更常见的症状是椎间盘损伤或脊柱炎症变形所引起的（这会影响单个或多个神经根），或者是特定的周围神经张力或卡压所引起的。

下象限的周围神经

腰骶丛末端形成 3 个主要的周围神经，负责支

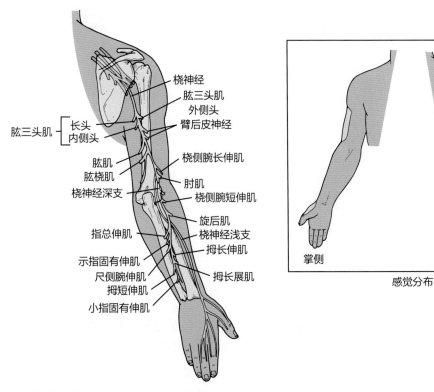

图 13.7　桡神经的感觉和运动支配（C6~C8,T1）

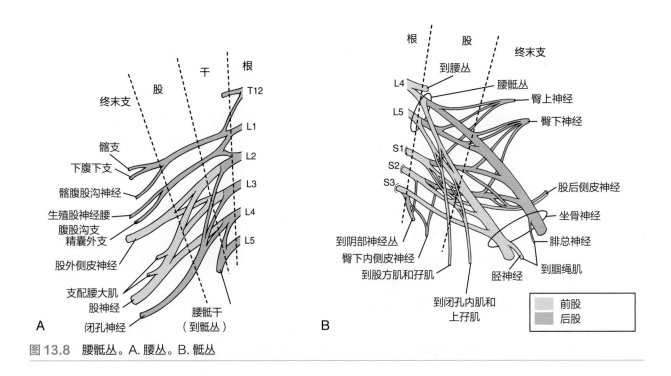

图 13.8　腰骶丛。A. 腰丛。B. 骶丛

配下肢组织，分别是发自腰丛的股神经和闭孔神经，以及发自骶丛的坐骨神经。本节描述了卡压或张力损伤的常见部位。

股神经：L2~L4

股神经（图 13.9）起自腰丛的 3 个后分支。它从腰大肌外侧缘发出，走行腹股沟韧带上方，沿着韧带下方下行到达股三角，位于股动脉外侧，支配缝匠肌和股四头肌群。在穿过腹股沟韧带前，股神经发出分支支配髂腰肌。神经损伤可能因创伤而发生，如股骨上段或骨盆骨折，在先天性髋关节脱位复位期间，或产钳分娩期间，压力导致髋关节屈曲无力和膝关节伸展功能丧失。症状也可能出现在糖尿病导致的神经炎。

闭孔神经：L2~L4

闭孔神经（图 13.9）起自腰丛的 3 个前分支。它穿过闭孔内侧的闭孔管到达大腿内侧，支配内收肌群和闭孔外肌。尽管分娩期间子宫的压力和创伤可能导致损伤，但这条神经的单独损伤也很罕见。如果损伤，大腿内收和外旋功能就会受损，患者难以交叉双腿。

坐骨神经：L4~L5；S1~S3

坐骨神经（图 13.10）是身体最大的神经，从骶丛发出。它的组成部分——胫神经和腓总神经，可在同一个鞘内区分出来。臀部区域的肌肉（外旋肌和臀肌）由骶丛的小神经支配，从近端发出形成坐骨神经。坐骨神经从坐骨大孔穿出骨盆，通常在

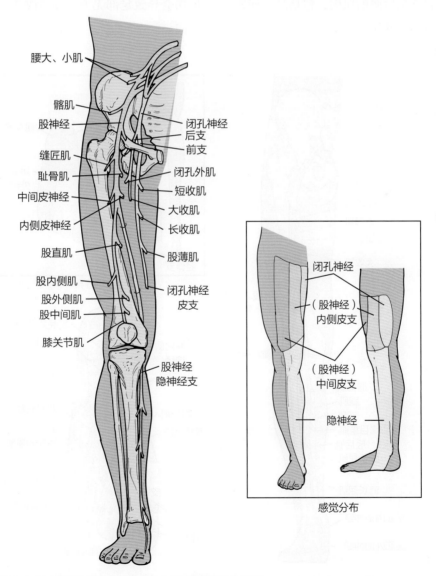

图 13.9　股神经（L2~L4）和闭孔神经（L2~L4）的感觉和运动支配

梨状肌下方走行，有时也会穿过梨状肌。梨状肌缩短时可能发生梨状肌综合征，导致该部位的坐骨神经卡压和激惹。虽然这个区域可能发生髋关节脱位或复位损伤，但臀大肌可保护坐骨神经，同时它走行于坐骨结节和大转子之间。坐骨神经的胫骨支支配双关节腘绳肌和大收肌的一部分；腓总支部分支配股二头肌短头。坐骨神经走行至腘窝近端时胫神经和腓总神经形成独立结构。

胫神经 / 胫后神经：L4~L5；S1~S3

胫神经（图 13.10）由骶丛的前支形成，在坐骨神经中与腓总神经伴行，然后在腘窝近端成为独立的神经。通过腘窝后，它分出一个分支，汇入腓总神经分支形成腓肠神经，并作为胫后神经向下走行。在腿部，它支配后侧的肌肉，包括足底屈肌、腘肌、胫骨后肌和趾外屈肌。

走行到足部时，神经进入内踝后侧的沟内，与胫后肌腱、踇长屈肌、趾长屈肌相伴行。沟被韧带覆盖，形成管道。通常由占位性病变引起的卡压称为跗管综合征。然后神经分为足底内侧神经、足底外侧神经和跟骨神经。

足底和跟骨神经　足底和跟骨神经可能会在绕过脚底内侧及通过踇展肌开口时被卡压住，尤其是足过度内翻时，使神经在肌肉纤维边缘开口处卡压。出现的症状很像急性足扭伤（压痛在后内侧足底）、足跟疼痛（跟骨神经发炎）和高弓足疼痛。足底内侧和外侧神经支配除趾短伸肌外所有的足部固有肌。足底外侧神经的神经支配模式对应手掌的尺神经，足底内侧神经对应正中神经。神经卡压或损伤会导致足部无力和姿势改变，如弓形足和足趾屈曲。

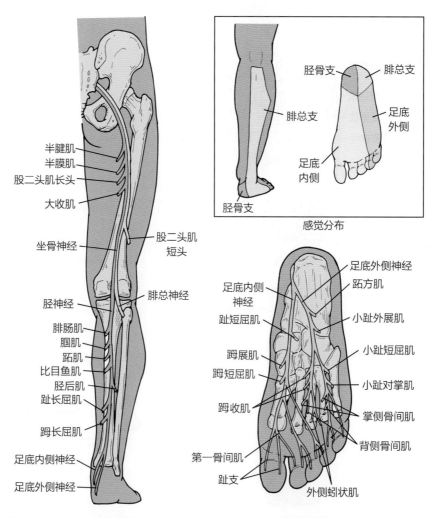

图 13.10　坐骨神经（L4~L5、S1~S3）和胫神经（L4~L5、S1~S3）的感觉和运动支配

腓总神经：L4~L5；S1~S2

在膝部从坐骨神经分出后，腓总神经（图13.11）在股二头肌腱和腓肠肌外侧头穿行，发出一支分支汇入胫神经，形成腓肠神经，然后从外侧绕过腓骨颈，通过腓骨长肌纤维边界的开口。在这个区域对神经施加压力会造成神经病变，包括腿部前侧和外侧的感觉改变和肌肉无力。腓骨头的骨折、膝外侧副韧带撕裂或石膏固定过紧也会导致神经损伤。此外，大多数人都经历过跷二郎腿时由于持续的压力所造成的"足麻痹"。腓总神经在腓骨颈下分为腓浅神经和腓深神经。

腓浅神经　腓浅神经沿腓骨前部下行，支配腓骨长肌和腓骨短肌，同时支配皮肤。这个神经损伤主要影响外翻。随着时间的推移，马蹄内翻足出现，这可能是由于不受控制的内翻所致。

腓深神经　腓深神经沿骨间膜和胫骨远端下行，支配踝背伸肌、趾伸肌和第三腓骨肌。在足部支配趾短伸肌。腓深神经损伤导致步态中的足下垂和外翻无力。随着时间的推移，可能发展为足外翻。

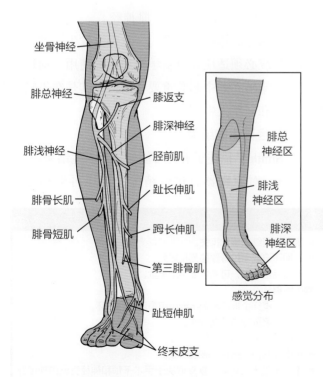

图 13.11　腓总神经的感觉和运动支配（L4~L5、S1~S2）

神经功能受损

神经损伤与恢复

周围神经损伤可能导致运动、感觉和（或）交感神经损伤。此外，周围神经和周围神经的结缔组织和血管结构都是受神经支配的，并且周围神经功能对低氧状态敏感，所以疼痛可能是神经紧张或卡压的症状。了解损伤的机制、临床症状和体征有助于临床医生确定患者的潜在预后并制订护理计划[38,71,74]。

神经损伤的机制

神经是可移动的，并且由于其排列特性，能够承受相当大的扭转和延长。然而，他们对各种损伤和功能障碍极为敏感，包括以下几种情况[13,71,74]。

- 压迫（外部的持续压力，如止血带，或内部如骨骼、肿瘤、水肿或软组织撞击导致的机械性或缺血性损伤）。
- 割裂伤（刀、枪、手术并发症或注射伤害）。
- 牵伸（牵引力过大或撕裂）。
- 辐射。
- 电（闪电电击或电气故障）。
- 注射（局部麻醉、类固醇或抗生素）。

伤害可能是完全的或部分的，并在损伤的位置产生相应的症状。

周围神经系统的生物力学损伤最常见的原因是摩擦、压迫和牵伸[13,16,71]。继发性损伤可由出血或水肿引起。压迫影响神经微循环，造成静脉充血，轴浆转运减少[53,71]，从而阻断神经冲动；如果压迫持续存在，可能导致神经损伤。神经内膜有助于维持液体压力，特别是当神经靠近体表并易受到更大的压力时，神经内膜可为神经提供缓冲。

这种损伤可能是急性的损伤，也可能是慢性的重复性损伤或卡压。周围神经在某些位置包括通道（软组织、骨、纤维骨）、神经的分支处（特别是神经突然转角的位置）、神经在穿过固定结构（穿过骨性突起）时的相对固定点以及特定的张力点，更容易受到压力、摩擦或张力的损伤。

对损伤的反应可以是病理生理性的或是病理机械性的，两者皆可导致神经系统不良张力的症状。这样的结果可能是神经内的和（或）神经外的[16]。

- **神经内的**：神经的传导组织（如缺氧或脱髓鞘）或结缔组织（如神经外膜的瘢痕或硬脊膜的激惹）的病理改变可能会限制神经系统本身的弹性。
- **神经外的**：神经床（如血液）、神经外膜粘连与其他组织（如韧带）粘连以及神经相邻组织的膨大（如椎间孔狭窄）的病理改变可能会限制神经系统与周围组织的总体运动。

神经损伤的分类

神经损伤用 Seddon 或 Sunderland 分类系统进行分类，两者都是基于神经系统不同程度的损伤的结构和功能改变[3,33,38,62,75,78]。这些系统描述了神经亚结构的损伤程度以及对预后的影响。Seddon 分类系统描述了三个病理层次：神经失用、轴索断裂和神经断裂。Sunderland 分类系统详细描述了五个层次的损伤和恢复的潜力。专栏 13.3 总结了 Seddon 的神经损伤分类特征，图 13.12 比较了 Seddon 和 Sunderland 分类系统。

神经损伤的恢复

因张力、压迫或缺氧而受到刺激的神经组织可能不会有永久性的损伤，当刺激性因素消除后，神经组织就会出现恢复的迹象[16]。当神经受损时，恢复取决于几个因素，包括轴突及其周围的结缔组织鞘的损伤程度、损伤的性质、神经修复的时机和技术以及个体的年龄和动机[13,74]。

- **损伤的性质和程度** 神经和组织损伤的越多，组织反应和瘢痕就越多。同时神经近端有更多的运动、感觉和交感神经纤维的组合，因此破坏这些纤维导致纤维不匹配的可能性更大，从而影响再生。再生通常被认为以每天 1 mm 的速度发生，但是据研究报告显示，神经再生速度从每天 0.5 ~ 9.0 mm 不等，取决于损伤的性质和严重程度、去神经的持续时间、组织的状况以及是否需要手术[3,13,62]。
- **修复时机和技术** 撕裂伤或挤压伤会破坏整个神经的完整性，需要手术修复。为了获得最佳的神经再生，修复的时机至关重要，同样重要的还有外科医生能够精确地吻合神经断端及避免缝线处紧张的技术。神经修复后不同的再生结果取决于不同的特定神经群[3,38,74]。
  - 极好的再生潜能：桡神经、肌皮神经和股神经。
  - 中等的再生潜能：正中神经、尺神经和胫神经。
  - 较差的再生潜能：腓神经。
- **患者的年龄和动机** 一旦再生发生，神经系统必须适应并重新学习通路的使用。动机和年龄在其中起着重要作用，尤其是在年轻人和老年人中[74]。

神经再生的结果

Smith[74] 描述了五种可能的神经再生结果。

1. 对原靶器官进行精确的神经再生和功能

专栏 13.3 Seddon 神经损伤的分类和特征[3,33,38,61,75,78]

神经失用
- 节段性脱髓鞘。
- 动作电位在脱髓鞘的部位减慢或被阻断；通常在卡压处的上方和下方。
- 肌肉不萎缩；暂时性的感觉症状。
- 由神经压迫或牵拉引起的轻度缺血。
- 通常能完全恢复。

轴索断裂
- 轴突连续性丧失，但是包裹轴突的结缔组织连续性完整。
- 损伤部位远端的沃勒变性。

- 肌纤维萎缩和感觉丧失。
- 长期压迫或牵拉导致梗死和坏死。
- 不能完全恢复，可能需要手术干预。

神经断裂
- 神经纤维完全被切断和结缔组织覆盖物被破坏。
- 损伤部位远端的沃勒变性。
- 肌纤维萎缩和感觉丧失。
- 枪伤或刺伤、撕脱、破裂所致。
- 不手术则无法恢复，恢复取决于手术干预和神经管道内神经纤维的正确再生。

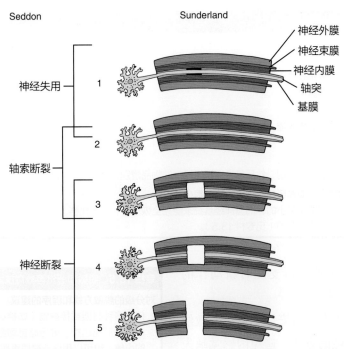

图 13.12 Sunderland 和 Seddon 神经损伤分类的比较。1. 一级（神经失用）：结构破坏最小，能完全恢复。2. 二级（轴索断裂）：完全轴突破坏伴有沃勒变性，通常能完全恢复。3. 三级（轴索断裂或神经断裂）：轴突和神经内膜断裂，不做手术预后差。4. 四级（神经断裂）：轴突、神经内膜和神经束膜断裂，不做手术预后差。5. 五级（神经断裂）：结构完全断裂，不做显微手术预后差[74]

恢复。

2. 原靶器官的精确神经再生，但末梢器官的退化未导致功能恢复。

3. 错误的感受器在适当的区域被神经再支配，导致了错误的传入。

4. 感受器在错误的区域被神经再支配，导致了错误的传入定位。

5. 末梢器官无神经连接。

管理指南：神经损伤的恢复

一般来说，神经损伤恢复可分为三个阶段。

■ **急性期** 受伤或手术后的早期，此阶段的重点是并发症的治疗和预防。

■ **恢复期** 此阶段出现神经再支配。重点是再训练和再教育。

■ **慢性期** 此阶段神经再支配的潜力达到顶峰，并且存在着明显的后遗缺陷，其重点是训练代偿功能。

有效的治疗不仅要考虑神经的愈合，通常还要考虑结缔组织的愈合（见第 10 章）。专栏 13.4 总结了周围神经损伤恢复的三个阶段的管理指南。

急性期

受伤后或手术后（如减压、松解或修复撕裂的神经后），可能需要至少 3 周的固定期来保护神经，减少炎症，减少受伤 / 修复部位的压迫或牵拉。矫形器的类型或矫形器的位置取决于损伤或修复的神经所在位置。鼓励未受累关节立即进行主动活动。一旦允许，便可进行以下几项内容。

■ **疼痛和水肿的管理** 通过抬高、加压和使用物理治疗设备［如经皮神经电刺激（transcutaneous electrical nerve stimulation，TENS）、高压直流电刺激（high voltage galvanic stimulation，HVGS）］来摆脱药物。

■ **运动** 开始进行未受累关节的活动度训练，减少关节和结缔组织的挛缩。

■ **矫形器管理** 使用矫形器可能是必要的，预防因肌肉力量失衡所致的畸形（如使用桡神经矫形器，防止手腕下垂；正中神经矫形器，将拇指置于对掌位；踝跖屈矫形器，防止足下垂），防止对愈合的神经组织造成不

专栏 13.4　管理指南——周围神经损伤恢复

急性期：受伤或手术后
- 制动：时间由外科医生决定。
- 运动：剂量和强度取决于损伤类型和手术修复。
- 矫形器：必要时可使用，以防止畸形。
- 患者教育：部分的保护（见专栏 13.5）。

恢复期：出现神经再支配的迹象（肌肉收缩，敏感度增加）
- 运动再训练：肌肉保持在短缩位。
- 脱敏：多种材质的感觉刺激；振动。
- 辨别觉再教育：先有视觉线索的物品辨别，然后是没有视觉线索的物品辨别。

慢性期：神经再支配潜能达到最大，而神经功能恢复的迹象很少或没有
- 代偿功能：在恢复阶段的代偿功能是最小的，而当神经系统未能完全恢复时，强调代偿。
- 预防性照护：强调对损伤部位的终身照护（见专栏 13.5）。

当的压力，也利于神经再支配时新动作的易化。

- **患者教育**　教导患者进行安全的运动，教给患者保护受损神经的方法，避免因感觉缺失所致的损伤。

恢复期

恢复期开始于神经再支配的迹象（随意肌肉收缩和超敏现象）。随着神经再生和恢复，开始进行[26]以下活动。

- **运动再训练**　当出现随意肌肉收缩时，将肌肉置于短缩位，开始进行和保持训练；然后要求患者保持不动。根据需要提供辅助，防止组件从缩短的位置"掉落"。
  - 使用神经肌肉电刺激来加强训练效果。
  - 当肌肉表现出一定范围的速率控制时，开始消除重力，即主动辅助 ROM 训练。根据需要继续使用矫形器来保护无力的肌肉。

- **脱敏**　当神经再生时，患者以前没有感觉的区域会有更高的敏感度（超敏）。使用分级的多感觉刺激程序来降低激惹性，增加皮层代表区，增加感觉输入的重新整合[26]。专栏 13.5 给出了一些建议。

- **辨别觉再教育**　一旦超敏减弱，就重新训练大脑识别刺激。专栏 13.5 总结了一些技术。

- **患者教育**　指导患者在监测疼痛、肿胀或任何变色时，逐步恢复肢体活动；如有必要，调整或暂时避免任何剧烈活动。当神经正在恢复或神经恢复不完全时，教导患者预防性

专栏 13.5　脱敏和感觉再教育技术

对分级的脱敏方式和程序的建议
- 使用多种材质或接触物（如棉花、粗糙的材料、不同等级的砂纸和尼龙搭扣）进行感觉刺激。用手指操作包裹这些材质的小棒，也可以用这些材质摩擦皮肤 1~3 分钟。
- 将不同粗糙程度的接触颗粒（如棉球、豆子、通心粉、沙子或其他材料）放置在浴缸或罐子中，这样患者就可以把手或脚伸进这些材料。让患者在刺激性最少的材料中开始操作或放置肢体 1~3 分钟。随着耐受性的提高，逐渐接触更刺激但能耐受的材料。逐渐进阶到使用最刺激的材质时，仍能耐受。
- 使用振动：神经损伤恢复的模式是疼痛（超敏）、低频振动觉（30 cps）的感知、移动触觉、持续触觉、高频振动觉（256 cps）以及从近端到远端感知[74]。

重新训练大脑识别刺激的建议
- 首先使用一个移动的触觉刺激，比如用铅笔一端的橡皮擦头在某个区域上轻触。患者先观察，然后闭上眼睛，试着识别触摸的部位。
- 从轻触到持续的触摸。
- 当患者能够定位持续的触摸时，就可以过渡到识别各种尺寸、形状和质地的常见物体。
- 对于手，使用熟悉的家庭和个人用品，如钥匙、硬币、餐具、积木、牙刷和安全别针。
- 对于脚，让患者行走在不同的地面，如草地、沙地、木头地、鹅卵石地和凹凸不平的地面。

照护以避免损伤（专栏 13.6）。

慢性期

当神经再支配的潜力达到顶峰，并且几乎没有再支配的迹象时，强调代偿功能的训练。患者必须尽可能继续佩戴支持性矫形器，无限期继续进行预防性照护。

神经张力障碍

正常情况下，神经系统具有相当大的活动能

专栏 13.6　神经损伤后患者预防性照护的指导

当神经再生时，或者神经恢复不完全时
- 定期检查皮肤，及时治疗伤口或水疱。
- 用按摩膏或油膏来缓解干燥。

上肢
- 避免接触热、冷、尖锐或粗糙的物体。
- 避免持续抓握；经常更换工具。
- 通过增加手柄的大小来重新分配手的压力。
- 戴防护手套。

下肢
- 穿合适的防护鞋。
- 定期检查脚上的压力点（发红的区域），如果发现的话，换鞋子或者提供保护。
- 不要光脚走路，尤其是在黑暗中或粗糙的表面上。
- 长时间站立时要经常改变负重。

力，以适应日常活动中的大范围运动。尽管如此，有些部位的神经仍容易受压或张力增加，尤其是当神经周围的组织或神经本身受到过度或重复的应力或应变时。如果神经在靠近骨性结构或通过狭窄的空间时受到压迫，当该部位近端或远端运动时，就会发生不适当的变形。如果有粘连的瘢痕组织或肿胀限制神经的拉长和移动时，这种情况可能会加重。在检查患者时，治疗师需要警惕患者描述的症状，并能够理解和解释检查到的阳性体征。

本节总结了诱发试验，并描述了调动神经系统各部分以改善患者预后的技术 [16,62,71]。

神经活动性受损的症状和体征

病史

血管和机械因素会导致神经病变。疼痛是最常见的症状。当组织处于神经牵拉位置时 [21] 就会出现牵拉痛或感觉异常等感觉反应。临床推理可用来了解损伤的可能机制，例如神经组织或周围组织的病理损伤，或运动模式引起的神经组织受压或受到张力和症状再现 [71]。

诱发试验

神经动力测试可用来检测神经组织的张力或受压情况。上肢神经动力测试（upper limb neurodynamic test，ULNT）、直腿抬高（straight leg raise，SLR）测试和 slump 测试是我们熟悉的术语，本章后面描述了各种测试和程序 [16,71]。关于测试，有以下几点需要注意。

- 由于测试体位拉长了多个关节的神经，所以在神经动力测试之前，必须分别检查运动链上的每个关节在 ROM、移动性和症状诱发方面的限制，以确保在测试中不受关节或关节周围组织的限制 [16,71]。Coppieters 及其同事 [21] 证实牵伸体位改变了 35 名正常男性受试者在神经动力测试中可用的 ROM 和感觉反应，并重申了在神经动力测试前观察其他影响因素的重要性。

- 神经功能的其他测试包括神经触诊、感觉测试、反射测试、灵活性测试和肌肉测试 [16,26,71]。

- 用于检测神经活动性的测试体位和动作与治疗体位和动作相同。

- 如果未受累侧产生症状，则先测试未受累侧或症状最少侧，应考虑神经根的敏感性或中枢敏化 [16]。

- 先进行主动测试，再进行被动测试，以减少患者对操作的紧张。如果发现主动测试敏感，则需进行被动测试。阳性的主动测试结果提示治疗师神经动力滑动将是合适的辅助治疗计划。

- 测试阳性必须考虑：①测试的神经支配区域内重现患者症状（疼痛或感觉异常）；②显示左右差异并了解正常反应；③支持全面检查的结果，包括症状类型和位置、体格检查（即肌力、ROM、关节运动能力）；④致敏动作会改变患者的症状 [11,71]。当神经系统在多个关节间被拉长或当其中一个关节（通常是最近端或最远端）从拉长位置移开时，致敏动作会产生疼痛或感觉异常。

一般测试程序　缓慢而小心地拉长每个关节的神经，直到出现症状激惹或感觉到组织受限（在技术部分详细描述）。需留意当关节运动到症状出现时的终末位置。一旦症状被激惹或运动受限发生，将其中一个关节从拉长的位置移开，或将其中一个关节近端或远端移动到一个更远的位置，看看症状是得到缓解还是被进一步激发。

症状原因

Butler[15] 最早提出症状出现是由于神经系统的某些部分受到张力所致，因此将这些测试称为"神经张力测试"。他认为如果压迫阻碍了正常的移动性，那么当神经的近端或远端受到压力时，就会出现张力征象。运动的受限可能来自于神经与所穿行的组织之间的炎症和瘢痕，也可能来自于神经本身的实际变化。Butler 接受了 Shacklock 在 1995 年引入的"神经动力学"概念。这种观点认为"动力学"描述的范围更广，已从严格的力学原因转向包括生理问题及神经系统可塑性的变化在内的内容[16,71]。

◉ 聚焦循证

尸体和活体超声成像研究证明，关节活动度、活动关节到病变位置的距离、相邻关节的位置、活动关节的数量和关节运动拉长或缩短神经都会影响神经偏移[18-20,25,39,72]，坐骨神经、胫神经和足底神经随着髋、膝、踝和足趾的运动发生不同程度的伸长或缩短[1,11,18,20]。此外，Coppieters[18] 表示髋膝同时运动比其他任何张力技术都更有利于坐骨神经的移动。

同很多的徒手测试技术一样，这些神经动力测试的灵敏度和有效性还有待确定。虽然证据的数量仍然有限，但有研究表明，ULNT 的信度和效度是良好的[60,68,81]。此外，有新的证据表明，ULNT 不仅适用于臂丛神经和周围神经的测试和治疗，还可用于颈椎区域的病理改变，包括颈神经根病变、神经卡压征和胸廓出口综合征[48]。

已有文献报道神经动力学动作干预的有效性[17,29,42]。有系统综述纳入 10 项随机对照研究分析神经松动的有效性[29]。尽管大多数研究都显示积极的结果，但综述对研究质量提出了质疑，并表示未来需要更多的同质性研究和对照研究，以便为神经松动作为一种治疗性干预提供证据。

管理原则

神经松动的原则是基于周围神经的解剖和生物力学特性及其对应力和应变的反应。神经松动的目标是最大限度地增加神经的移动，同时尽量减少应变。应变是指纵向牵伸应力引起的神经长度变化[67]。神经系统要正常活动，必须承受牵伸应力，在容腔中滑动，并且是可压缩的[71]。

治疗的原则与其他松动技术的原则是相似的，然而，临床医生使用这些技术所犯的最大错误是过于激进，做得太多太快[16,61,71]。

- 操作强度应与组织的激惹性、患者的反应和症状的改变有关。激惹性越大，技术应越温和。
- 正确使用该技术时，应无症状、缓慢而有节奏，并用振荡运动。
- **神经滑动（牙线）技术**　将患者置于组织阻力点或症状起始点，然后同时移动关节链中的两个关节，使神经组织向近端或远端滑动。例如，在组织阻力点或症状起始点，滑动正中神经近端，屈肘时同时进行颈椎对侧屈曲或屈腕时同时进行肘关节屈曲。
- **神经滑动技术**　将患者置于与滑移技术相同的位置。通过将神经组织置于松弛状态来释放神经，方法是将近端段向受累侧侧屈，或者释放远端段，然后缓慢地以振荡的方式、用大的动作，柔和地移动一个节段靠近和远离组织阻力点。
- 在进行了几次治疗并确定了组织反应后，教导患者自我松动技术。

神经动力测试和治疗的注意事项和禁忌证

对于移动神经系统时发生的病理变化和机制，目前还没有完整的科学认识。临床医生应进行全面的主观和体格检查，包括在神经动力学测试和治疗前的系统检查和"红旗征"筛查。在将这些技术应用于神经系统时，应慎重。当肢体摆位解除后，刺痛感或麻木感的神经症状不应持续[16,67,71] 存在。

注意：
- 了解体位和操作会对其他哪些组织产生影响。
- 认识到相关组织的激惹性，不要因过度应力或反复运动而加重症状。

- 确定病情是否正在恶化以及恶化的速度。快速恶化的病情比缓慢进展的病情需要更多的护理。
- 如果有活动性疾病或其他病理影响神经系统，请谨慎使用。
- 观察血管受累的迹象。血管系统靠近神经系统，在松动神经系统时不应出现血管受累的征象。

禁忌证：

- 急性或不稳定的神经征象。
- 与脊柱有关的马尾症状，包括直肠或膀胱控制和会阴感觉的改变。
- 脊髓损伤或症状。
- 肿瘤和感染。

上象限的神经测试和松动技术

正中神经——ULNT 1（被动）（图 13.13）

当检查和治疗的正中神经分布区存在腕管综合征的相关症状时，使用这种操作[16]。

患者体位与操作　患者仰卧位，靠近治疗师身体的一侧（头或膝关节不垫枕头），患者的上臂放在治疗师大腿上。治疗师将离患者最近的手握拳放在患者肩关节上方，将肩关节压到床面上，防止手臂外展时肩关节上抬（保持肩关节的位置不动）。保持肘关节屈曲 90°，手臂外展约 110°。保持肩关

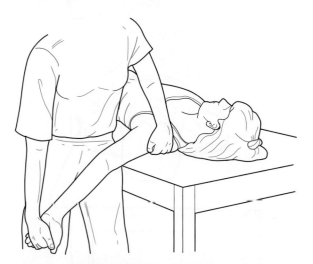

图 13.13　正中神经最大牵伸位包括肩外展至 110°，肘关节伸展，肩外旋和前臂旋后，腕关节、手指、拇指伸展，最后颈椎向对侧侧屈

节和肘关节的位置不变，伸展患者的腕关节和手指，包括拇指（用治疗师的拇指和示指），前臂旋后，肩外旋，慢慢伸展肘关节，同时保持腕关节和肩关节的位置不变。当患者出现症状或治疗师感觉到组织的张力时，停止肘部伸展。

强化操作　让患者侧屈颈椎远离测试侧，询问这个动作是否会加重他们的症状。然后在特定的敏化运动中，让患者向测试侧侧屈颈椎，询问这个动作是否缓解或减轻他们的症状（如果担心"引导"患者，临床医生可以询问运动是否加重、减轻症状或症状是否保持不变）[16]。

⊙ 聚焦循证

Coppieters 及其同事[20]的超声成像研究，利用几种不同的颈椎和肘关节运动引起正中神经的滑动或牵伸，使正中神经纵向移动。在滑移技术中，肘关节屈曲和颈椎侧屈往同一方向同时进行；对于神经张力技术，肘关节伸展和颈椎侧屈往相反的方向同时进行。在四种技术中，在其他关节预先定位后，只有一个关节（肘关节或颈部）被移动。

结果显示不同技术对神经运动的位移量影响有显著差异（$P < 0.0001$）。当两个关节向同一方向移动时，滑移技术产生的神经位移最大（10.2 mm ± 2.8 mm）；当两个关节向相反的方向移动时，张力技术产生的神经位移最小（1.8 mm ± 4.0 mm）。只移动一个关节的技术表明，肘关节移动时的位移量（5.6 mm 和 5.5 mm）要比颈部的位移量（3.3 mm 和 3.4 mm）大。这些测试是在健康志愿者身上进行的，因此治疗效果不能推广到正中神经不同病理的患者。

桡神经——ULNT 2（图 13.14）

在检查和治疗与肩带下沉、桡神经分布有关的症状时，鉴别网球肘和桡管综合征、拇指腱鞘炎和桡神经浅表感觉受累时，该手法起着重要作用[16]。

患者体位与操作　患者仰卧，治疗师轻轻地压住肩带，缓慢将患者肩关节外展 10°，伸展肘关节，使其全臂内旋（包括前臂旋前），保持肘关节伸展，接着使其腕关节、手指和拇指屈曲，腕关节

尺偏，维持这个姿势，缓慢外展肩关节直到重现症状或感受到组织的张力。完全拉长位包括颈椎向测试对侧侧屈。嘱患者颈椎向测试侧侧屈，观察症状是否加重或减轻。

尺神经——ULNT 3（图13.15）

当症状与臂丛下干或尺神经有关，为了鉴别肱骨内上髁炎和旋前圆肌综合征[16]时，使用此操作。

患者体位与操作　患者仰卧位，治疗师伸展其腕关节和手指，前臂旋前，肘屈曲，保持上述关节位置，肩外旋肩带下沉，最后将肩关节外展至

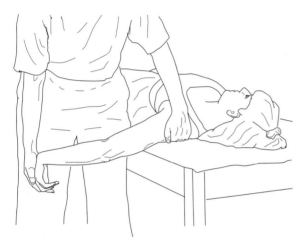

图13.14　桡神经最大牵伸位包括肩带下沉，肩外展，肘关节伸展，肩内旋及前臂旋前，腕关节、手指和拇指屈曲，腕尺偏，最后颈椎向对侧侧屈

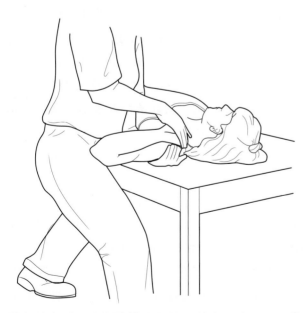

图13.15　尺神经的最大牵伸位包括肩带下沉，肩外旋和外展，屈肘，前臂旋前和腕关节伸展，最后颈椎向对侧侧屈

110°或直到有症状为止。完全拉长位包括颈椎向测试对侧侧屈。嘱患者颈椎向测试侧侧屈，观察症状是否加重或减轻。

下象限神经测试和松动技术

坐骨神经：直腿抬高（图13.16）

患者体位与操作　患者仰卧位，做直腿抬高（straight leg raise，SLR）动作，踝关节背伸，可以用不同的方法来帮助区分神经负荷；踝背伸、背伸伴外翻、跖屈伴内翻、髋内收、髋内旋、被动颈部屈曲[16]。也可在长坐位（图13.17 slump测试）和侧卧位进行操作。下肢和颈部的不同姿势是用来区分紧张或拉紧的腘绳肌在腰骶丛和坐骨神经中可能的限制部位或神经活动性[11,34,73]。踝关节位置的变化与髋关节和膝关节的位置变化相结合，用于鉴别足部损伤，如足底筋膜炎和跗管综合征[1]。

一旦在相关神经组织上找到张力的位置，保持牵伸位，然后将其中一个关节前后移动几度，如踝关节跖屈和背伸或膝关节屈曲和伸展。

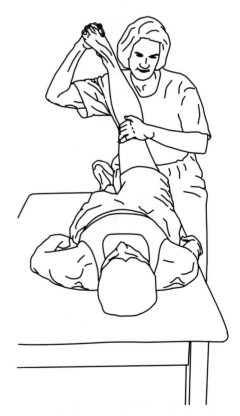

图13.16　坐骨神经牵伸位包括直腿抬高，髋内旋和踝背伸

- 踝关节背伸伴外翻，使胫神经紧张。
- 踝关节背伸伴内翻，使腓肠神经紧张。
- 踝关节跖屈伴内翻，使腓总神经紧张。
- 做 SLR 时髋内收将进一步增加整个神经系统的张力，因为坐骨神经在坐骨粗隆的外侧；做 SLR 时，髋内旋也会增加坐骨神经的张力（图 13.16）。
- 做 SLR 时被动的颈屈曲会拉动头端的脊髓，使整个神经系统张力增加[16]。
- 足趾伸展，可增加足底内侧和外侧神经的张力，并且踝关节背伸产生的张力大于跖屈[1]。

神经滑动（牙线）技术。从髋关节和膝关节屈曲开始，同时伸展髋关节和膝关节以获得坐骨神经的最大滑动（膝关节伸展拉紧胫神经和坐骨神经，髋关节伸展可松弛坐骨神经）[18]。

⊙ 聚焦循证

利用超声成像观察不同髋膝关节运动下的坐骨神经证明了神经的如下生物力学：最大滑动发生在髋关节或膝关节同时伸展时（是屈髋伸膝的张力技术的 5 倍以上，是单独的髋、膝运动的 2 倍以上）[18]。

---

slump 测试坐位操作（图 13.17）

注意：slump 测试就是在坐位进行的 SLR，并

增加脊柱屈曲以获得更大的神经张力。

患者体位与操作　患者坐直，弯曲脊柱和颈部。治疗师施加轻微的引导性压力使颈椎屈曲。强化该操作，背伸踝关节，然后尽可能地伸展膝关节至组织阻力点和症状重现。释放对脊柱的压力，让患者主动地伸展颈部，观察症状是否减轻。轻微移动关节链上的某个关节以增加和释放拉力，比如膝关节的屈曲和伸展或踝关节的背伸和跖屈，并记录反应。

⊙ 聚焦循证

一项研究通过评估腰痛患者的 slump 测试准确性，发现 slump 测试对识别患者的神经性疼痛非常敏感，在操作过程中提高膝关节远端疼痛的标准可以提高特异性[80]。

股神经：俯卧屈膝（prone knee bend，PKB）（图 13.18）

患者体位与操作　患者俯卧位，脊柱中立位（不伸展）和髋伸展至 0°。治疗师屈曲患者膝关节至组织阻力点和症状重现。腰疼痛或神经症状（大腿前部感觉变化）说明上腰部神经根和股神经张力阳性。大腿疼痛可为股直肌紧张。重要的是不要过度伸展脊柱以避免混淆椎间孔间隙减小所导致的神经根压力或来自于脊柱活动的小关节痛。轻微屈曲、伸展膝，以施加和释放张力。

替代体位与操作　侧卧，受累侧腿置于上方。

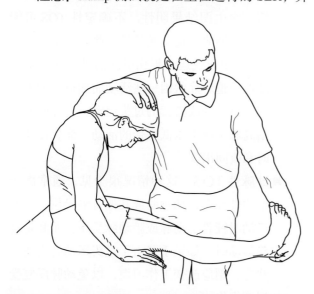

图 13.17　slump 测试：颈、胸、腰屈曲，膝关节伸展，踝关节背伸，直到组织阻力点和症状再现

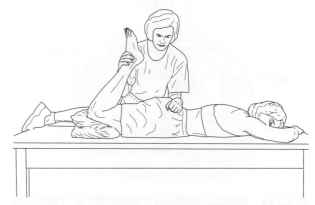

图 13.18　股神经牵伸位：俯卧脊柱中立位，髋伸展至 0°，膝屈曲。保持脊柱中立不伸展是很重要的

固定骨盆，保持屈膝并伸展髋关节，直至症状重现。保持膝关节屈曲，放松，并通过每次轻微移动来施加髋关节的张力。

神经源性肌肉骨骼损伤的诊断

胸廓出口综合征

胸廓出口是指臂丛神经根至末梢的走行区域，即从椎间孔出口到腋窝下缘的区域（图13.19）。出口内侧由前、中斜角肌和第一肋骨连接，后部由上斜方肌和肩胛骨连接；前部有锁骨、喙突、胸小肌及三角肌筋膜；外侧是腋窝。臂丛进入前、中斜角肌之间的出口，锁骨下动脉向后走行进入前斜角肌；锁骨下静脉向前走行进入前斜角肌。血管与臂丛神经相汇并一同在锁骨下走行、穿过第一肋骨上方，在喙突下和胸小肌后穿过。当血管性和（或）上肢的神经性症状与神经根、周围神经的皮节和肌节区域不一致时，治疗师应考虑胸廓出口问题[45]。

注意：本章随后会阐述胸廓出口内臂丛和血管结构的压迫部位。

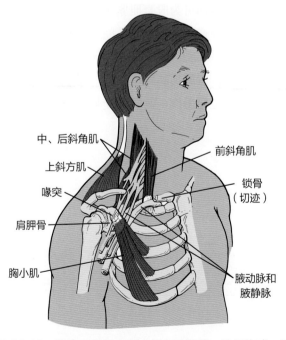

中、后斜角肌
上斜方肌
喙突
肩胛骨
胸小肌

前斜角肌
锁骨（切迹）
腋动脉和腋静脉

图13.19　胸廓出口的内侧由斜角肌和第一肋骨构成；后方由上斜方肌和肩胛骨连接；前部为锁骨、喙突、胸小肌和三角肌筋膜；外侧是腋窝

相关诊断

胸廓出口综合征（Thoracic outlet syndrome，TOS）包含肩带的多种临床问题。由于临床中复杂多变的上肢神经和血管症状，如疼痛、感觉异常、麻木、无力、变色、肿胀和脉搏丧失，其诊断目前存在争议。患者可能会主诉头痛，但可能也与姿势、张力或血管损伤有关。TOS诊断依据包括：颈肋综合征、前斜角肌综合征、肋锁综合征、胸小肌综合征、肩下垂和过度外展综合征[37,43,45,76,83]。胸廓出口综合征临床上有两种：血管性和神经源性。血管性胸廓出口综合征可进一步细分为动脉性和静脉性，而神经源性胸廓出口综合征则进一步细分为真性神经源性和不确定性。据估计，90%以上的病例属于神经源性TOS，1%为动脉性TOS，3%~5%为静脉性TOS[37,43,76,83,84]。

- **真性神经源性TOS**　这种类型较为少见。患者存在解剖学异常，如颈肋或C7横突过长。患者主诉感觉异常，手臂内侧缘疼痛和存在肌肉无力现象，手部固有肌肉萎缩，肌电图（electromyography，EMG）结果呈阳性[76]。

- **不确定性或非典型神经源性TOS**　这是最常见的类型。症状类似于神经性，但没有明确的影像学证据显示骨骼异常，没有肌肉萎缩，肌电图结果阴性。不确定性TOS可能是由于姿势不良（尤其是那些乳房丰满的患者）、职业或运动损伤引起的神经血管束间歇性压迫。症状因一些活动而加重，如重复的、悬吊的或持续的过头运动、肩部向前或抬高和（或）压低肩带的活动。症状在休息时和夜间出现[76,83,84]。

- **动脉性TOS**　这种情况很少见，通常由于结构性异常，如颈肋或其他骨骼异位。手臂运动时锁骨下动脉或腋动脉受压，尤其是过头运动时。如果手臂由于过头运动处于疲劳状态，则应改变工作习惯，以免动脉反复受压而损伤。

- **静脉性TOS**　锁骨下静脉或腋静脉的压迫

并不常见。静脉症状可能是其他原因引起的，如血栓。急性血栓（突然的痛性肿胀，并伴有手臂发绀）通常属于医学治疗范畴，但是治疗师应留意突发的手臂肿胀。肌紧张后血栓形成可能由于手臂突然的极限活动或长时间使用。如果发生上述情况，应立即转介给专科医生。

症状病因

目前已确定了胸廓出口综合征致病因素主要有以下三种：压迫性神经病变、不良姿势和卡压征，它们可相互关联或单独存在。

■ **压迫性神经病变** 如果臂丛和锁骨下血管通过的面积缩小，就会发生神经血管结构受压。压迫可由斜角肌或胸小肌的肌肥大、颈肋或锁骨骨折等解剖异常、筋膜的适应性短缩或占位性病变所致。

■ **不良姿势** 姿势的变化，特别是头前伸并伴含胸驼背、肩胛骨前伸，肩前移缩小了神经血管的通行空间。具体来说，斜角肌和胸小肌的适应性短缩可潜在地压迫神经血管组织，或者由于过度使用造成反复的损伤和粘连[61]。如果锁骨在水平面上低于胸锁关节，肩带会对臂丛神经产生牵伸力。此外，锁骨还会抵住第一肋从而卡压神经和血管。乳房丰满可能导致疲劳姿势或由于内衣束缚带的压力或携带沉重的公文包、手提箱、背包或肩包可能会给肩带造成压力，使肩胛骨失去稳定，从而牵拉肩带组织和臂丛神经。

⊙ 聚焦循证

Pascarelli 和 Hsu[65] 对 485 例因工作引发上象限疼痛和症状的患者进行了研究，发现 70% 的患者表现出与姿势相关的神经源性障碍，这是众多原因中的关键因素，包括 78% 肩前伸姿势、71% 头前伸姿势、50% 手指和肘部过度松弛、20% 交感神经功能障碍、64% 肘管综合征、60% 内上髁炎、70% 周围肌肉无力，还有一些其他疾病如腕管综合征

等。Wood 和 Biondi[86] 指出，165 例胸廓出口综合征患者中，44% 的患者有远端神经压迫，最常见的是在腕管的压迫（41 例）。

一项外科研究发现，臂丛与斜角肌的病理性粘连导致神经纤维牵拉，这是导致症状的机制，并提示限制性粘连与长期的站立姿势异常和肌筋膜疼痛综合征有直接关系[22]。

■ **瘢痕组织或压力所致神经组织的卡压** 卡压会影响臂丛神经组织在穿过胸廓出口各种组织时耐受张力的能力。Crotti[23] 在综述中提到可能的原因是创伤后发生的疼痛 – 制动 – 纤维化环（如在机动车加速后的损伤）会导致粘连的形成，从而导致 TOS 症状出现或持续存在。Halstead 试验[52] 和正中神经的上肢神经动力学测试[16]（图 13.13）将臂丛神经和正中神经置于牵张状态，症状提示神经滑动受限，Halstead 试验也可阻断桡动脉搏动，提示血管卡压。Lohman 及同事[48] 的尸体研究发现，在上肢神经动力学试验时颈神经根会有拉力。他们指出这可用于颈椎病理包括胸廓出口综合征的临床评估。

专栏 13.7 总结了影响胸廓出口综合征的因素。

> **专栏 13.7　影响胸廓出口综合征的因素总结**
>
> 肩关节复合体的各个关节有很大的活动空间，可能导致神经或血管受压或损伤。
> ■ 姿势变化如头前伸或圆肩，会导致斜角肌、肩胛提肌、肩胛下肌和胸小肌变短及锁骨下沉。
> ■ 姿势压力如胸罩带较窄，背着沉重的手提包、背包、公文包或肩包，对肩胛带或胸廓出口处产生压力，以及对臂丛神经产生牵拉。
> ■ 用斜角肌来提升上肋骨的呼吸模式导致这些肌肉的肥大，同时，上肋骨升高也减少了锁骨下的间隙。
> ■ 先天性因素如副肋、C7 椎体横突较长或该区域的其他异常，可减少血管的通行空间。创伤性或动脉硬化性损伤也可导致 TOS 症状。
> ■ 外伤如锁骨骨折或肱骨头的肩峰下脱位，可损伤臂丛和血管，导致 TOS 症状。
> ■ 胸小肌肥大或瘢痕会导致 TOS 症状。
> ■ 损伤会导致炎症、瘢痕组织形成和粘连，而当神经被拉长时会限制神经组织的移动性。这可能会发生在从脊柱的椎间孔到神经远端的任何部位。

压迫或卡压部位

神经血管结构受压或卡压主要有三个部位 [43,45]。

■ **斜角肌的三角区** 由前、中斜角肌和第一肋骨构成的边界。如果这些肌肉肥厚、紧绷或有解剖变异，或者第一肋骨抬高，就可能会压迫锁骨下动脉或臂丛的上、中、下干，并损害控制头和上肢的运动神经的正常功能。

Adson 手法可以诱发该部位的症状，减少神经血管束的空间。如果动脉受到压迫，也会出现血压降低 [45,52]。触诊斜角肌也可能引起症状。

■ **肋锁间隙** 锁骨、锁骨下肌与前方的肋喙韧带和后方的第一肋构成的边界。锁骨与第一肋骨之间容易发生神经血管束受压，尤其是锁骨受压一段时间后，如提着沉重的手提箱、背包或肩包，以及姿势懒散。锁骨骨折或错位也会引起相应症状。第一肋骨的上抬，可能与第一肋骨半脱位或上胸呼吸（如哮喘或慢性肺气肿）一同发生，也会缩小肋锁间隙。

肩关节后缩和下沉（比如 Military Brace 试验）可以重现锁骨下压所引起的症状 [52]。如果要求患者在这种姿势时吸气并可重现症状则肋骨抬高是导致症状的原因。应检查锁骨和第一肋骨的活动度。

■ **胸小肌直角间隙** 在第二至第四肋骨之间，胸小肌的后部，喙突的下方构成的边界。肩胛骨前倾的不良姿势或过度使用导致的胸小肌紧张，可能会发生神经血管结构的受压或运动受限。

将手臂举高可压迫臂丛、腋动脉及腋静脉。Roos 试验可检查此间隙内的神经血管束压迫 [52]。如果肌肉紧张，触诊胸小肌也可能重现神经症状。

TOS 常见的结构和功能损伤

■ 间歇性的臂丛和血管症状，如疼痛、感觉异常、麻木、无力、变色和肿胀。
■ 肩带肌肉长度 - 力量失衡，前、内侧结构紧张，后、外侧结构无力。
■ 上象限错误的姿势感知。

■ 姿势肌耐力差。
■ 肩胛骨的控制能力差。
■ 以上胸呼吸为特征的浅呼吸模式。
■ 锁骨和第一肋骨活动性差。
■ 臂丛牵伸时的神经症状。

常见的活动受限和参与受限

■ 由于枕头过高或手臂位置不当造成的睡眠障碍。
■ 患侧不能携带公文包、背包、手提箱、肩包或其他有重量的物体。
■ 上肢无法长时间维持过头位。
■ 不能进行持续的电脑或办公桌工作，不能用头和受累侧肩部夹住电话听筒，也不能长时间驾驶汽车。
■ 无法持续进行高于头顶的工作，如电工或粉刷天花板的工作。

TOS 的非手术治疗

在没有任何急性或进行性神经或血管损伤的情况下，通常建议对所有类型的 TOS 进行保守管理。管理的主要重点包括药物治疗、注射治疗、休息和活动调整以及物理治疗。物理治疗管理通常包括姿势教育、肌力和耐力训练、肩胛骨稳定和手法治疗 [81,84]。

制订一个方案时，所使用的干预措施应能明确处理目前的损伤、活动受限和参与受限（专栏 13.8），也应能辨识继发性和相关病变的主诉如肌筋膜触发点、盂肱关节病理、颈椎病理或远端周围神经病变，并将适当的干预纳入该方案 [45,84]，以下注意事项和干预措施应加以考虑。

注意：对于某些静脉性或动脉性 TOS 的患者，肩带练习可能会导致症状加重，也可能先逐渐好转然后症状加重。神经或血管症状的加重可能提示神经轴突中断或血管受压。转介患者到医生处，可进行手术减压。

■ **患者教育** 教导患者改变或消除激惹的姿势和活动，并提供家庭锻炼计划，包括柔韧性、肌肉功能和姿势训练（见第 14 章）。强

专栏 13.8　胸廓出口综合征管理指南

教育患者

■ 教授姿势矫正。

■ 教授如何调节易激惹的应力。

■ 教授安全的家庭锻炼计划。

矫正受损的姿势

■ 见第 14 章。

松动受限的神经组织

■ 如果限制性活动测试的结果是阳性的，可采用神经松动技术。

松动受限的关节、结缔组织和肌肉

■ 如果限制性活动测试的结果是阳性的，采用特殊的组织手法改善受限结构。

■ 通过自我牵伸训练改善肌肉的柔韧性。

改善肌肉功能

■ 加强姿势肌肉的控制力和耐力。

■ 渐进性力量训练。

纠正错误的呼吸模式

■ 放松上胸部。

■ 教授腹式呼吸或混合式呼吸模式。

渐进性功能独立

■ 让患者参与计划的各个方面。

调顺应的重要性，以减轻神经和血管结构的应力。

■ **神经组织的活动性**　如果神经动力学测试结果是阳性的，则使用本章前面讲过的神经松动技术[16,71,85]。

■ **关节、肌肉和结缔组织的活动性**　使用徒手和自我牵伸技术来解决所有的活动性障碍。受限的关节活动可能存在于上胸、肩胸关节、盂肱关节、胸锁关节或第一肋横突关节。常见的肌肉受限和姿势肌肉受损，包括但不限于斜角肌、肩胛提肌、胸小肌、胸大肌、肋间肌前部和枕下肌。第 14 章和第 17 章描述了提高这些肌肉活动性的牵伸训练。

■ **肌肉功能**　制订提高姿势肌控制和耐力的计划。常见的无力肌肉包括但不限于肩胛内收肌、上回旋肌、肩外旋肌、颈深屈肌和背部伸肌。第 14 章列出了提高肌肉功能的姿势训练方法。

■ **呼吸模式和上肋骨抬高**　如果患者倾向于使用胸式呼吸模式，并且增加斜角肌的张力，则教授患者使用腹式呼吸或混合式呼吸模式以及放松上胸部的方法。

■ **功能独立**　通过教育提高患者自我管理症状的意识和能力。鼓励患者积极参与到计划和干预的各个环节。

腕管综合征

腕管是腕骨掌侧与腕横韧带（屈腕支持带）之间的狭长间隙（图 13.20）。在这个区域，正中神经与指屈肌肌腱一起进入手部时，很容易受到压力的影响。腕管综合征（carpal tunnel syndrome，CTS）的特征是，当正中神经在腕管中受到损伤时，会出现感觉丧失和运动无力。腕管间隙减少或腕管内容物体积增大会压迫或限制正中神经活动，对腕关节远端造成压迫、牵拉性损伤、缺血和神经症状[2,7,53,54]。

症状病因

病因包括多种因素，主要分为局部因素和系统性因素[54]。局部因素有滑膜厚度、腱鞘瘢痕（肌腱增生）或激惹、炎症以及由于重复或持续的腕部屈、伸或抓握活动导致的肌腱肿胀（肌腱炎）。因此，腕管综合征经常被认为是累积性损伤或过度使用损伤。由于局部外伤（如跌倒、撞击等，伴有或不伴有腕部或桡骨远端骨折）、腕关节脱位、骨关节炎以及系统性因素如妊娠（激素变化和水潴留）、类风湿关节炎或糖尿病等导致腕部肿胀，使腕管间隙减小。此外，不良的腕关节姿势（屈曲或伸展）、持续佩戴设备所产生的压力以及对腕管的振动可能也会导致正中神经压迫和损伤[2,7,54]。

检查

Mac Dermid 和 Doherty[50] 的综述总结了多种评估方式在诊断腕管综合征时的敏感性和特异性，归纳了腕管综合征的核心体征和症状，提升了诊断的可靠性。

病史　患者描述正中神经手部支配区域（不包括由腕管近端正中神经掌侧皮束支配的手掌）的感觉变化、夜间麻木和疼痛，可以通过手腕的摆动来缓解。

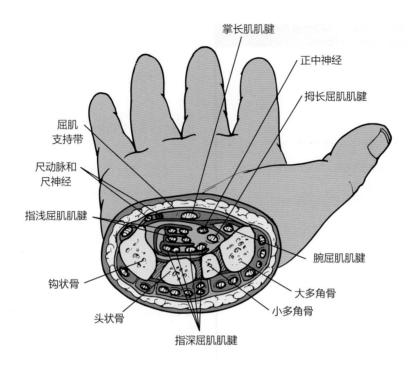

掌长肌肌腱

正中神经

拇长屈肌肌腱

屈肌支持带

尺动脉和尺神经

指浅屈肌肌腱

腕屈肌肌腱

大多角骨

小多角骨

钩状骨

头状骨

指深屈肌肌腱

图 13.20　腕管边界

临床检查阳性。根据严重程度，可能出现大鱼际萎缩。测试结果包括鱼际肌无力、腕掌屈试验（Phalen test）阳性（持续腕关节屈曲）、两点辨别能力丧失、正中神经压迫试验阳性和蒂内尔征（Tinel sign）阳性（叩击正中神经）[7,54]。电生理相关研究（神经传导和肌电图）有助于鉴别诊断[2,7,54]。

确定相关区域　其他原因也可引发正中神经症状，如颈椎间孔神经根、胸廓出口的臂丛神经或穿过前臂区域的正中神经节段（受压可出现旋前综合征与前骨间神经综合征）出现紧张、压迫或活动受限。——排查这些部位，以确定它们是否与正中神经症状有关（图 13.5）[39,46,54]。

双重挤压损伤　神经刺激有可能发展为双重挤压损伤，即在原发部位和其支配的其他区域产生症状[16,40,51,55,61]。Seror[69,70] 指出缺乏支持真性神经源性 TOS 和明确的 CTS（＜ 1/100）间相互关系的证据，但在不确定性神经源性 TOS（轻度至中度的临床症状和体征）中时常出现，尽管在电诊断中未见显著结果。Fernández-de-Las-Peñas 及其同事的研究[31] 测量 CTS 患者的压痛阈值，显示全正中神经的机械疼痛敏感性增加，提示整个神经干的中枢

和外周都有敏化作用。

CTS 常见的结构损伤

- 反复使用会增加手部疼痛和感觉异常。
- 大鱼际肌和第一蚓状肌进行性无力或萎缩。
- 正中神经分布区的易激惹或感觉丧失（图 13.5）。
- 腕关节和拇指、示指、中指的掌指关节活动能力可能下降。
- 交感神经系统的变化。
- 错误的头前伸姿势和颈椎活动度下降[24]。

常见的功能损伤、活动受限和参与受限

- 两指尖抓握、指尖对指腹抓握及指腹对指腹抓握的活动（如扣衣服纽扣和操纵小物品）障碍，因为这些动作需要拇指对侧的精细神经肌肉控制。
- 避免使用感觉减退的手部部位。
- 无法进行易激惹的持续或重复的手腕或手指动作，如财务结账查对、装配流水线工作、精细工具操作、剪 / 烫发或打字。
- 睡眠障碍。

CTS 的非手术治疗

专栏 13.9 总结了 CTS 非手术治疗指南，对于有轻、中度症状的患者，建议保守治疗，尽量减少或消除致病因素[4,7,50,53,54,64]。

- **神经保护**　强烈建议在夜间使用静态腕关节支具置于中立位，以减少腕管压迫[4,7,50,53,54,64]。
- **活动调整和患者教育**　识别错误的腕、颈和上肢姿势和活动。
  - **活动调整**　调整活动以保证手腕的中立位，减少力量性抓握。
  - **教育**　告知患者压迫的机制及其对循环和神经压力的影响，教他/她改变或消除易激惹的姿势和活动。同时，指导患者观察敏感性降低的区域，以避免组织损伤（专栏 13.6）。
  - **家庭锻炼计划**　在家庭锻炼项目中教患者进行安全的锻炼，强调通过提高神经和肌腱组织的顺应性来降低压力，整合脊柱和肩带区域的姿势锻炼。
- **松动技术**
  - **关节松动术**　如果关节活动度受限，松动腕骨以增加腕管间隙（图 5.39，第 5 章）。
  - **肌腱滑动练习**　教授患者肌腱的滑动练习，增加肌腱的灵活性，动作要温和，防止肿胀加重（图 19.16，第 19 章[4]）。
  - **正中神经松动**[4,16,30,54,64]　如图 13.21 所示在腕关节和手部的正中神经松动的 6 个位置，从姿势 A 开始练习，慢慢进阶到下一个，直到正中神经症状被激发（刺痛），这是练习时的最大位置，在该位置和前一动作之间交替练习。当患者可活动至在该位置没有症状的时候，按照上述方法练习下一个动作。每天进行 3~4 次松动训练，症状加重时应降低强度和减少频率，但不能停止。

如果症状允许，推荐使用其他正中神经松动技术，包括整个上肢和颈部（图 13.13 及本章上肢神经动力学的原则描述）。

🔵 聚焦循证

Bialosky 和同事[6]比较了正中神经松动组和假技术组（没有将全部正中神经置于伸展位），发现两组腕部和手指屈曲/伸展功能状态是一致的。在

专栏 13.9　腕管综合征非手术治疗指南

保护神经
- 夜间佩戴静态腕关节支具置于中立位。
- 保护敏感性降低的部位。

调整活动和教育患者
- 告知患者易激惹的活动及如何调整。
- 教授家庭安全锻炼计划。
- 教患者如何保护手敏感度降低的部位（专栏 13.5）。

松动受限的关节、结缔组织和肌肉/肌腱
- 受限腕骨的松动。
- 肌腱滑动练习。
- 正中神经松动练习。

改善肌肉功能
- 温和的多角度肌力训练。
- 渐进性抗阻和耐力训练。
- 手指精细灵巧度练习。

渐进性功能独立
- 涉及患者的各个方面。
- 症状的自我监测。

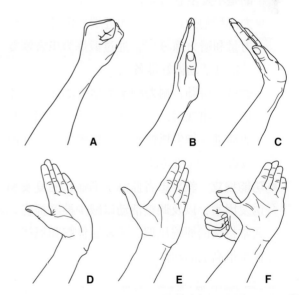

图 13.21　正中神经滑动和松动的手部位置。A. 拇指和其余四指弯曲，腕关节中立位。B. 拇指和其余四指伸展，腕关节中立位。C. 腕关节和其余四指伸展，拇指中立位。D. 腕关节和五指伸展。E. 腕关节和五指伸展，前臂旋后。F. 腕关节和五指伸展，前臂旋后，拇指牵伸至伸展位

开始前和治疗 3 周后进行一系列评估测试（每周 2 次，最多 6 次）；两组均在夜间佩戴支具，无对照组。两组的唯一显著差异是正中神经松动组的症状时间总和减少。作者推测两组的大多数测试结果均改善，可能与手法治疗有关，与正中神经的特殊机械力学没有关系。Oskouei 和同事[64]比较了两组 CTS 患者，将 20 例患者的 32 只手随机分配到常规物理治疗组（对照组）和常规物理治疗加神经松动组（治疗组）。采用症状严重度量表、视觉模拟评分法（visual analogue scale，VAS）、功能状态量表、Phalen 试验、正中神经神经动力学测试、EMG（远端感觉和运动潜伏期）进行评估。常规物理治疗包括使用中立位腕支具、TENs 和超声，两组患者的症状严重性量表、VAS、正中神经神经动力学测试和 Phalen 试验均有改善，但仅治疗组的功能状态评分和 EMG 有明显改善。作者认为常规物理治疗结合神经松动是治疗 CTS 患者的一种有效的无创方法。

- ■ **肌肉性能**
  - ▪ **缓和的多角度肌肉训练** 在早期，温和的肌肉多角度训练是唯一的抗阻练习。重要的是不要激惹出症状。
  - ▪ **力量和耐力训练** 增加近端稳定性、姿势力量和耐力练习[53]。通过锻炼为患者恢复功能性活动做好准备。
  - ▪ **速度、协调、耐力和手指精细动作** 当症状不再出现时，强化这些活动。利用一些活动进行指尖抓握和指尖指腹抓握，从而改善大鱼际肌功能。
- ■ **功能独立** 教导患者监测手部症状的复发和诱发因素，以及调整活动以减少神经损伤。通常持续的屈腕尺偏、重复屈伸腕和抓握、捏是最高危的动作。

◉ 聚焦循证

Cochrane 的一篇综述总结了 21 项相关研究（n=884 人），患者佩戴手支具 4 周后 CTS 症状显著减轻了；在一项涉及 21 人的试验中，患者行腕骨松动术 3 周后症状明显减轻（与未干预组比）。其他证据支持了使用口服类固醇、超声波和瑜伽可使症状减轻[63]。

CTS 的手术及术后管理

如果保守治疗不能缓解神经症状或神经症状严重（持续麻木、无力、疼痛和手功能性使用减退）[2,7,50,54]，则须进行手术减压，切断腕横韧带，切除瘢痕组织，增加腕管的容积，减轻正中神经受压。手术可以是开放性腕管松解术或内镜辅助下腕管松解术[2,7,54]。术后康复仍有争议，尤其是简单的腕管松解术；然而，如果术后有并发症，则可以在术后即刻进行康复治疗。手术后最重要的事情是伤口管理和康复教育，涉及合适的练习、活动受限和重返活动[30]。

腕掌疼痛是腕管手术后一种比较少见的并发症，病因不明。疼痛局限在大鱼际肌和小鱼际肌，应与切口疼痛或瘢痕痛区别开来。通常疼痛会随着时间的推移而减轻，可以用局部麻醉剂进行神经调节治疗[30,56]。

最大保护阶段

通常在手术后使用大量敷料或支具。在治疗中应取下保护性支具。

注意： 术后 2 周内避免腕关节主动屈伸活动。

- ■ **患者教育** 建立患者的康复期望。最初下降的握力和捏力会随着手的正常使用而逐渐恢复[53]。神经症状随着时间的推移而缓解，轻触觉最先恢复。
- ■ **伤口管理、水肿和疼痛的控制**
- ■ **主动肌腱滑动** 肌腱滑动训练（图 19.16，第 19 章）对防止粘连形成，限制腕管的活动有重要意义[4]。
- ■ **相关区域的练习** 前臂、肘、肩的主动练习在手术后的初始阶段是很重要的。

中度和最小保护阶段

缝线在术后第 10 天至第 12 天拆除，并给予更积极的治疗[30]。患者应能在 6~12 周恢复所有活动。残留的损伤可能包括无力、感觉缺失、持续水肿、运动受限、过敏和疼痛。

建议的干预措施包括以下内容。

- **瘢痕组织松动** 使用软组织松动技术处理掌部筋膜和瘢痕。
- **渐进性神经松动** 一旦症状解除并且瘢痕完全愈合，即可开始对正中神经进行柔和的神经松动。（术后 2~3 周）；
- **肌肉功能训练** 在手术后大约 4 周开始等长肌力训练。在 6 周时逐渐进行握捏练习。强调力量、协调和耐力，以实现功能目标。第 19 章详细讲述腕和手的训练。
- **精细运动训练** 一旦出现运动恢复的迹象，就开始进行精细训练。建议使用指腹对捏、指尖对捏和指尖指腹对捏的方式进行训练，如捡起小物品、翻转卡片、堆叠棋子、书写、把住瓶口并让拇指绕着边缘做环形移动。
- **脱敏和感觉辨别再教育** 优先考虑感觉过敏的瘢痕组织和皮肤的脱敏治疗。当神经恢复时，应实施脱敏和知觉再定位练习[30]。这些技术在本章前面已经讲述过。告知患者神经恢复的进程，因为没有感觉的区域在恢复时可能会出现敏感性和疼痛增加。症状通常在 1~6 个月内消退。

腕尺管的尺神经卡压

腕尺管（也称为 Guyon 管）的尺神经卡压仅次于肘关节的卡压。有 3 个部位（区域）常发生卡压[27,28]。

- 区域 1 位于神经分叉的近端，压迫会导致运动和感觉丧失。
- 区域 2 位于神经分叉的远端，压迫会导致手部尺神经支配肌肉运动功能的丧失。
- 区域 3 涉及感觉分支，压迫会导致小鱼际肌、小指和部分环指的感觉丧失。

症状病因

在钩状骨和豌豆骨之间的尺神经损伤或刺激是持续压迫的结果，例如长时间写字或骑自行车时向

前俯身导致腕关节长时间背伸；第四和第五指的重复性抓握，如编织、打结或使用钳子和订书机；创伤，如滑倒时用腕部尺骨边缘支撑（可能会造成钩状骨的骨折）；或来自占位性病变，如神经节或尺动脉瘤[27]。

检查

病史 患者会描述小指和环指尺侧的感觉症状，并可能抱怨重复性运动中手部疲劳、无力和活动（如打开罐子或转动门把手）困难。

阳性指征 视严重程度而定，可能会存在小鱼际肌和手内在肌萎缩和部分爪形手姿势。试验结果包括固有肌无力和腕尺管的 Tinal 征（叩击尺神经）阳性[27,28]。

相关区域的排除 其他原因也可引起尺神经症状，如颈椎椎间孔内神经根、胸廓出口臂丛神经或尺神经在肱二头肌沟内穿行时受到张力、压迫和移动限制以及在尺侧腕屈肌两头之间的卡压。这些部位都应该进行检查以排除症状的原因[28,61]（图 13.6）。此外，如果神经易受刺激，就有可能发展出双重挤压损伤[40]，神经会在原发部位和沿着神经走行的其他区域产生症状。

常见的结构损伤

- 位于尺神经分布区域的第四指、第五指和手掌尺侧的疼痛和感觉异常（图 13.6）。
- 尺神经支配的手内在肌进行性无力或萎缩。
- 尺侧腕屈肌和尺侧腕伸肌的活动受限。
- 豌豆骨可能粘连和活动受限。

常见的功能损伤、活动受限和参与受限

- 握力下降。
- 重复或持续动作时手部易疲劳。
- 不能用第四指、第五指进行球状或柱状抓握。
- 进行易激惹活动的能力下降。

非手术治疗

- 遵循与 CTS 相同的指南。调整易激惹的活

动，避免对掌根的压力，并使用手部尺沟支具进行休息。

- 尺神经松动：将腕关节置于桡偏伸展位，然后对环指和小指施加伸展的牵伸力，包括前臂旋前和肘关节屈曲，将神经向近端移动。评估和松动整个尺神经见图 13.15。

手术松解与术后管理

如果经过 6~12 周的保守治疗，患者的症状没有改善，或出现进行性麻痹、长期的肌萎缩、手指爪形，可实施腕尺管手术松解[27]。松解术后，腕关节固定 3~5 天，然后开始进行温和的关节活动度训练。遵循与腕管手术相同的指南，但采用尺神经松动技术。

复杂性区域疼痛综合征

复杂性区域疼痛综合征（complex regional pain syndrome，CRPS）是一种疼痛、失能、频发的慢性疾病，在美国每年大约有 5 万个新发病例[77]。复杂性区域疼痛综合征最常见的原因为手术和创伤，大约 7% 的患者有肢体骨折、肢体手术或其他损伤，其中手部手术是一个特别相关的因素[12,77]。该征完全根据临床症状和体征来进行诊断，其诊断主要依据两个因素，第一是出现的持续的疼痛与刺激因素不成比例，第二是没有其他的诊断能解释症状和体征[8]。专栏 13.10 总结了 CRPS 常见的三种形式。CRPS Ⅰ 型是由损伤性事件引起的，如压伤或软组织损伤、制动、石膏固定或手术，并且没有明确的神经损伤。CRPS Ⅱ 型存在明确的神经损伤。CRPS-NOS（not otherwise specified）的症状与 CRPS 相一致，但无具体损伤或缺损的病因。无论何种类型都推荐以功能为基础的多学科临床照护治疗[9,12,14,32,36,44,59]。

CRPS 的症状和体征

复杂性区域疼痛综合征与其他慢性疼痛症状不同，疼痛区存在明显的自主神经异常和炎症改变。疼痛是一个主要特征，其他症状和体征包括感觉异常（灼痛和触痛）、营养改变、运动功能受损以及情绪 / 心理反应[12,36,49,77]（专栏 13.10）。

症状病因

促使这些症状出现的潜在机制仍不清楚，然而在过去几年中，对复杂性区域疼痛综合征在病理生理方面的认识取得了重大进展[8]。创伤或手术后的炎症是生理性的，然而，在 CRPS 中炎症持续存在。由于缺乏抗炎因子，使得炎症因子富集。这种促炎症反应敏化外周和脊髓的疼痛感受系统，促进神经肽释放，诱导炎症征象，刺激骨细胞和成纤维细胞增殖，内皮功能紊乱导致血管改变。在这一炎症阶段，感觉 - 运动整合紊乱，导致运动功能丧失，身体代表区改变，也导致自主神经紊乱[8,77]。

临床病程

临床症状和体征本质上似乎是动态的，受累的肢体从急性发热期（肢体敏感、肿胀，并表现为温度升高）转变为慢性降温期（炎性症状消退、温度下降、疼痛和失能持续存在）。一般来说，CRPS 的演变特点是从具有明显外部特征的急性状态（图 13.22），过渡到以中枢变化（如中枢致敏）为特征的慢性状态，伴有持续疼痛以及明显的认知和情绪改变[12,49,77]。

专栏 13.10　复杂性区域疼痛综合征的分类及临床特点

CRPS Ⅰ 型
- 在损伤事件后形成。
- 自发性疼痛或触痛、痛觉过敏。
- 水肿，血管异常。
- 出汗异常。
- 非神经源性。

CRPS Ⅱ 型
- 在神经损伤后形成。
- 不限于受损神经的区域。
- 水肿，皮肤血流异常。
- 出汗异常。

CRPS-NOS
- 特异性损伤，尚未明确是否为症状原因。

CRPS 的临床特征（除上述内容外）
- 症状在远端更明显。
- 症状逐渐加重并向近端扩散。
- 症状随时间变化。
- 症状与刺激因素不成比例。
- 排除某些特殊诊断，比如糖尿病或纤维肌痛等。

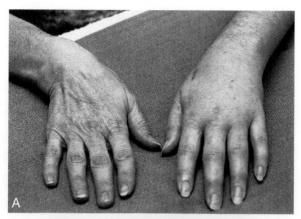

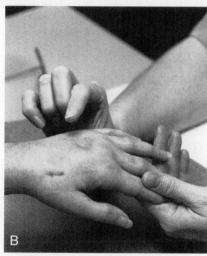

图 13.22 CRPS 的急性状态。A. 在 CRPS 的早期阶段，会出现弥漫性水肿。水肿通常出现在手背部的掌骨和近端指骨间关节。B. 水肿通常具有凹陷特性，按压过后出现压痕

▶ 临床提示

　　重要的是，当肢体处于急性发热期时，识别早期症状是很重要的，因为早期干预可能避免疾病进展到慢性降温阶段 [12]。

CRPS 常见的结构损伤

- 与刺激因素不成比例的肢体疼痛或感觉过敏。运动受限和（或）运动功能障碍（无力、震颤、肌张力异常）。
- 出汗异常 / 水肿：水肿和（或）出汗改变和（或）出汗不均匀（多汗或少汗）。
- 血管舒缩不稳定：温度不均匀和（或）皮肤颜色改变和（或）不均匀。

- 营养改变：毛发和指甲生长加快或减慢，和（或）皮肤改变（薄或发亮）。

常见的功能损伤、活动受限和参与受限

- 为了避免疼痛，患者在日常生活中减少使用患肢，从而在慢性恢复期出现肌肉萎缩或骨质疏松 / 骨量减少。
- 启动动作较慢，和（或）受累肢体在执行目标性运动时速度较慢且更不准确。
- 步态异常（当下肢受累时）。
- 参与工作和（或）家务劳动的能力受限。
- 参与休闲活动的能力受限。

管理

　　有效治疗 CRPS，需要早期确诊和早期治疗。在受伤第一年即接受治疗的患者中，80% 会有明显的改善，而 1 年后介入治疗的患者，50% 会出现明显好转 [44]。治疗师要了解疼痛反应，看似轻微的损伤导致了超出正常的预期反应，且与常规诊断相一致时，往往有更高的概率发展成 CRPS。治疗师要对不良症状的发展保持警惕，尽管有可能出现不正确或片面的诊断，但有助于尽早解决这一问题 [44,82]。

　　目前尚无治疗 CRPS 的金标准，但有大量证据支持以功能重建为主的物理治疗与药物疗法和心理疗法相结合的综合治疗 [10,32,36,59]。功能恢复是一个渐进的过程，基于前感觉运动皮质的激活（运动想象）到非常温和的主动运动，如从主动活动度训练到如下所述的负重活动是一个渐进性的过程 [36]。强调早期诊断、早期治疗和避免单纯药物治疗，防止受累肢体失用和疼痛造成的心理阴影 [59]。

　　医学管理　医学管理和药物相结合是功能重建的最佳途径。如果患者由于疼痛或其他症状无法参与治疗，可使用药物促进恢复。在急性炎症期，口服皮质类固醇通常是有益的。为了解决轻中度疼痛，可以使用阿片类药物或其他止痛药，对于极度疼痛或顽固性疼痛可以采用介入阻滞。对于神经性疼痛，可以使用抗痉挛药或三环类抗抑郁药。由于通常伴有情绪或心理问题，医疗干预除了心

理治疗外，还可使用镇静剂、抗抑郁药、抗焦虑药 [12,32,59]。和其他的治疗不同，CRPS 较为特殊，治疗师必须对药物有一个全面的了解，以便预测药物对患者的治疗计划的影响。

物理治疗管理 CRPS 患者的治疗目标包括减少水肿、使疼痛的肢体脱敏、恢复感觉、促进正常摆位、缓解肌肉保护性僵硬以及增加肢体的功能性使用 [33,66]。事实上，很多文献提出了物理疗法在治疗 CRPS 中的实用性和重要性，但很少有证据支持物理治疗的有效性 [9,12,66,73,82]。因此，应该采用一种基于患者目前的症状和体征（包括组织激惹性、血管舒缩状态和已识别损伤等）的实用而常识性的方法。专栏 13.11 总结了 I 型 CRPS 的管理指南。

专栏 13.11　I 型复杂性区域疼痛综合征管理指南总结

早期干预

减轻疼痛，控制水肿
■ 理疗。
■ 向心性按摩。
■ 抬高，压力袖套或压力手套。

纠正感觉运动失调
■ 镜像疗法。
■ 分级运动想象。

增加活动度（针对受累组织）
■ 针对受累肢体进行温和的主动运动。

改善肌肉功能
■ 主动负荷（闭链运动）。
■ 牵伸训练。

改善全身循环
■ 低强度有氧运动。
■ 水上运动。

局部脱敏
■ 每日 5 次的短时脱敏技术。

教育患者
■ 教授患者应对各种血管舒缩反应；适时使用热疗、冷疗和温和的训练。

慢性期

管理疼痛
■ 理疗先于或与所需的运动相结合。
■ 局部脱敏。
■ 通过脱敏技术不断提高对不同质地接触物的耐受性。
■ 进阶镜像疗法。

增加活动度（针对受累组织）
■ 有适应证时，可实施上胸椎或腰椎（交感神经节位置）的关节松动/手法和软组织的松动/手法。
■ 神经松动术。
■ 被动和自我牵伸。

提高功能表现
■ 密切监控，逐步提高肌力、耐力和功能性活动能力。

■ **疼痛和水肿控制**　使用 HVGS、TENS、热疗或冷疗等方法（视血管舒缩状态而定）。射流治疗特别有益（尽管缺乏试验证据），因为可以与主动运动结合以减少疼痛 [82]。采用向心性按摩（如可耐受）、抬高肢体、压力袖套或手套以及加压疗法来治疗水肿 [82]。

■ **活动**　在早期，进行温和的主动训练改善僵硬 [82]。避免增加疼痛反应，否则会降低活动度。让患者对每个受累关节都进行短时间的主动活动，并在一天内训练多次。

　■ 手部还包括肌腱滑动训练（第 19 章图 19.16）。

　■ 足部可包括毛巾卷、从坐位平衡板进阶到渐进性负重、重心转移及在步态训练中的受累肢体的平衡 [32,36]。

　■ 有研究显示，水疗有助于早期负重 [32]。

■ **肌肉功能**　促进肌肉主动收缩，包括与出现症状的部位相邻的关节（肩关节/髋部），这些部位常因疼痛或失用而导致活动受限。利用闭链技术进行上下肢的主动负重训练。采用牵张活动，如手提轻袋来强化神经肌肉控制和传入纤维刺激。目的在于用最小的关节活动为组织提供应力。

■ **镜像疗法**　患者对受累肢体的知觉发生改变。文献报道，患者在运动前与受累肢体连接是更慢的，并且运动计划和实施过程常常中断。因为惧怕疼痛，患者经常过度关注受累肢体，从而脱离正常的活动。镜像治疗的目的是通过将健侧肢体活动的画面复制到患侧来纠正感觉运动的不一致。镜像疗法是一种既廉价又容易实施的方法，能帮助某些患者明显改善疼痛，尤其是在早期阶段 [57,58]。

　■ 将受累肢体放在盒子内，将健侧肢体与镜子平行。移除所有可能干扰大脑的首饰、手表或其他物品。

　■ 让患者看镜子里反射的肢体映像，这会让他们产生错觉，以为看到了隐藏的患肢。

　■ 首先保持双侧四肢不动，然后保持受累肢体不动，健侧肢体进行运动。更进一步的，将受累肢体在其限制范围内运动，同时健侧肢体进行大幅度运动。最后，实现两侧肢体进行同样的运动。

- **分级的运动想象** 此方法的目的是采用分级方式激活不同的脑区。治疗包括三个部分：受累区域的左 / 右辨别、运动想象练习和镜像治疗（参照 Moseley 的具体指导 [57,58]）。
  - 左 / 右辨别将一个人身体部分的无意识大脑分区和运动联系在一起。辨别性训练应该尽可能快地进行，以便能进入大脑深层的运动计划区。
  - 外在的运动想象是一种想象运动。首先让患者想象一个非受累部位的运动，这样他们就可以体验到任务，获得感觉反馈，再逐渐地对受累部位进行运动想象。
  - 镜像疗法如前文所述。
- **全身循环和心输出量** 采用低强度有氧运动计划。在早期为了使负荷最小，可考虑水中运动治疗训练。
- **脱敏** 使用脱敏技术（如本章前面所述），每天 5 次，每次时间较短，例如让患者感受不同的质地、敲击、压力和振动。治疗师实施脱敏技术时应从非超敏区域开始，然后逐渐缩小至最敏感的区域 [36,82]。
- **患者教育** 强调日常生活中使用受累肢体的重要性，即使可能会诱发轻微的疼痛或相关症状。值得注意的是，应在患者可耐受的范围内工作，以免造成患者焦虑和消极应对，否则可能导致更严重的功能损害 [9]。
  - 教导患者在一天内少量多次使用温和的温热疗法、柔和的运动或运动肢体相关部位，以应对各种血管舒缩反应。
  - 患者教育涉及用患者的个体症状、信念和行为去解释恐惧逃避。教导患者将各种自主神经和血管舒缩功能障碍看作是一种可以自我控制的疾病，而不是需要保护受累肢体的疾病。在治疗期间，患者学会识别疼痛或症状加重的情形，治疗师逐渐增加患者与这些活动的接触，直到焦虑程度降低 [32]。

▶ 临床提示

在患者恢复过程中，疼痛持续存在并时强时弱。因此实施任何运动治疗或手法治疗应仔细观察或询问患者的反应，尽量减少不适的症状 [82]。

⊙ 聚焦循证

有证据支持 CRPS 早期（急性期）干预使用物理治疗的有效性，但在后期干预中物理治疗的有效性存在争议 [35,41]。一项研究对慢性期患者进行了 6 个月治疗（在 12 个月时评估），治疗成功和患者满意度高的主要预测因素是开始治疗时功能水平较好、ROM 和肌力水平较高以及疼痛水平较低。

自学活动

批判性思考与讨论

1. 患者主诉示指和中指出现间歇性感觉改变，可能的原因是什么？采用哪些测试来评估？哪些结果证明神经活动受限？

2. 患者主诉当手在过头位工作时，会有间歇性刺痛和沉重的感觉。患者是一名汽车修理工，经常要在这个姿势下工作。找出诱发症状的可能原因。通常"刺痛"感觉的来源是什么？"沉重"感觉的来源可能是什么？为什么手在过头位会诱发血管和神经症状？判定可能引发这些症状的部位。采用什么测试来证实或排除假设？

3. 一名19岁的患者确诊患有CRPS I型，病史如下。

   ■ 足中段疼痛3个月，站立时间超过5分钟或跑步时疼痛加剧，疼痛症状在3周前加重。

   ■ X线片显示足舟骨应力性骨折，因此患者佩戴膝下非负重管型石膏。

   ■ 足部不适加重，并变得更加弥散，放射到足底前部和足趾外侧，使用止痛药也未缓解。

   ■ 症状随着灼痛或刺痛、水肿和足趾变色出现而加重。

   ■ 石膏固定3周后评估：足趾变凉、水肿、感觉过敏和多汗。踝关节和足趾主被动活动出现中度疼痛。X线片显示弥漫性骨质疏松。

   对于这个患者，你的目标是什么？制订一个治疗方案。

4. 关注并描述在日常生活活动中与神经动力学测试类似的姿势或动作，这些信息可能来自患者的主诉并提示需要进一步的神经动力学测试。例如，伸直腿并低头坐进轿车的动作类似"slump测试"的姿势。

实践实习

1. 和你的同伴一起练习每一种神经动力学姿势。演示如何松动每一种神经限制。

2. 练习每一个胸廓出口测试，并描述每个测试的力学原理。确定和练习你可以使用的技术，在臂丛可能发生压迫或张力的每个部位增加活动或减少受压。设计一个运动计划和程序来管理可能导致TOS的损伤。

3. 练习脱敏和感觉再教育技术，完成以下每一项：

   ■ 收集10个不同材质的材料，按最不刺激到最刺激的顺序排列。用手指轻轻摩擦每一种材料，练习感官刺激技术。

   ■ 使用5个塑料盆或桶，把豆子、螺旋形通心粉、沙子、细砾石和种子分别放在5个容器中。在每种质地的盆或桶里，移动你的手（或脚），练习感觉刺激。

   ■ 让你的同伴把几个熟悉的家用物品（例如钥匙、硬币、开罐器）放在一个袋子里，在不看的情况下，试着辨认每一个物品。

（窦娜　王盛　译，高强　朱玉连　审）

参考文献

1. Alshami, AM, et al: Strain in the tibial and plantar nerves with foot and ankle movements and the influence of adjacent joint positions. *J Applied Biomech* 24:368–376, 2008.

2. Amadio, PC: Carpal tunnel syndrome: surgeon's management. In Skirven, TM, Osterman, AL, Fedorczyk, JM, and Amadio, PC (eds): *Rehabilitation of the Hand and Upper Extremity, Vol I*, ed. 6. Philadelphia, PA: Elsevier Mosby, 2011, pp 657–665.

3. Bathen, M, and Gupta, R: Basic science of peripheral nerve injury and repair. In Skirven, TM, Osterman, AL, Fedorczyk, JM, and Amadio, PC (eds): *Rehabilitation of the Hand and Upper Extremity, Vol I*, ed. 6. Philadelphia, PA: Elsevier Mosby, 2011, pp 591–600.

4. Baysal, O, et al: Comparison of three conservative treatment protocols in carpal tunnel syndrome. *J Clin Pract* 60:820–828, 2006.

5. Benjamin, K: Injuries to the brachial plexus: mechanisms of injury and identification of risk factors. *Adv Neonatal Care* 5(4):181–189, 2005.

6. Bialosky, JE, et al: A randomized sham-controlled trial of a neurodynamic technique in the treatment of carpal tunnel syndrome. *J Orthop Sports Phys Ther* 39(10):709–723, 2009.

7. Bickel, KD: Carpal tunnel syndrome. *J Hand Surg* 35A:147–152, 2010.

8. Birklein, F, and Schlereth, T: Complex regional pain syndrome—significant progress in understanding. *Pain* 156:S94–S103, 2015.

9. Birklein, F, O'Neill D, and Schlereth, T: Complex regional pain syndrome: An optimistic perspective. *Neurology* 84:89–96, 2015.

10. Borchers, AT, and Gershwin, ME: Complex regional pain syndrome: A comprehensive and critical review. *Autoimmun Rev* 13:241–265, 2014.

11. Boyd, BS, et al: Mechanosensitivity of the lower extremity nervous system during straight-leg raise neurodynamic testing in healthy individuals. *J Orthop Sports Phys Ther* 39(11):780–790, 2009.

12. Bruehl, S: Complex regional pain syndrome. *BMJ* 350:1–13, 2015.

13. Burnett, MG, and Zager, EL: Pathophysiology of peripheral nerve injury: a brief review. *Neurosurg Focus* 16(5):1–7, 2004.

14. Bussa, M, et al: Complex regional pain syndrome type I: a comprehensive review. *Acta Anaesthesiologica Scandinavica* 59:685–697, 2015.

15. Butler, DS: *Mobilization of the Nervous System*. New York: Churchill Livingstone, 1991.

16. Butler, DS: *The Sensitive Nervous System*. Adelaide, Australia: Noigroup Publications, 2000.

17. Coppieters, MW, Alshami, AM, and Babri, AS: Strain and excursion of the sciatic, tibial, and plantar nerves during a modified straight leg raising test. *J Orthop Res* 24:1883–1889, 2006.

18. Coppieters, MW, et al: Excursion of the sciatic nerve during nerve mobilization exercises: an in vivo cross-sectional study using dynamic ultrasound imaging. *J Orthop Sports Phys Ther* 45(10):731–737, 2015.

19. Coppieters, MW, and Butler, DS: Do "sliders" slide and "tensioners" tension? An analysis of neurodynamic techniques and considerations regarding their application. *Man Ther* 13:213–221, 2008.

20. Coppieters, MW, Hough, AD, and Dilley, A: Different nerve-gliding exercises induce different magnitudes of median nerve longitudinal excursion: an in vivo study using dynamic ultrasound imaging. *J Orthop Sports Phys Ther* 39(3):164–171, 2009.

21. Coppieters, MW, et al: Addition of test components during neurodynamic testing: effect on range of motion and sensory responses. *J Orthop Sports Phys Ther* 31(5):226–237, 2001.

22. Crotti, FM, et al: TOS pathophysiology and clinical features. *Acta Neurochir Suppl* 92:7–12, 2005.

23. Crotti, FM, et al: Post-traumatic thoracic outlet syndrome (TOS). *Acta Neurochir Suppl* 92:13–15, 2005.

24. De-La-Llave-Rincán, A, et al: Increased forward head posture and restricted cervical range of motion in patients with carpal tunnel syndrome. *J Orthop Sports Phys Ther* 39(9):658–664, 2009.

25. Dilley, A, et al: Quantitative in vivo studies of median nerve sliding in response to wrist, elbow, shoulder, and neck movements. *Clin Biomech* 18:899–907, 2003.

26. Duff, SV, and Estilow, T: Therapist's management of peripheral nerve injury. In Skirven, TM, Osterman, AL, Fedorczyk, JM, and Amadio, PC (eds): *Rehabilitation of the Hand and Upper Extremity, Vol I*, ed. 6. Philadelphia, PA: Elsevier Mosby, 2011, pp 619–633.

27. Earp, BE, Floyd, WE, Louie, D, Koris, M, and Protomastro, P: Ulnar nerve entrapment at the wrist. *J Am Acad Orthop Surg* 22:699–706, 2014.

28. Elhassan, B, and Steinmann, SP: Entrapment Neuropathy of the Ulnar Nerve. *J Am Acad Orthop Surg* 15:672–681, 2007.

29. Ellis, RF, and Hing, WA: Neural mobilization: a systematic review of randomized controlled trials with an analysis of therapeutic efficacy. *J Man Manip Ther* 16(1):8–22, 2008.

30. Evans, RB: Therapist's management of carpal tunnel syndrome: a practical approach. In Skirven, TM, Osterman, AL, Fedorczyk, JM, and Amadio, PC (eds): *Rehabilitation of the Hand and Upper Extremity, Vol I*, ed. 6. Philadelphia, PA: Elsevier Mosby, 2011, pp 666–677.

31. Fernández-de-Las-Peñas, C, et al: Specific mechanical pain hypersensitivity over peripheral nerve trunks in women with either unilateral epicondylalgia or carpal tunnel syndrome. *J Orthop Sports Phys Ther* 40(11): 751–760, 2010.

32. Freedman, M, Greis, AC, Marino, L, Sinha, AN, and Henstenburg, J: Complex regional pain syndrome: diagnosis and treatment. *Phys Med Rehabil Clin N Am* 25:291–303, 2014.

33. Freedman, M, et al: Electrodiagnostic evaluation of compressive nerve injuries of the upper extremities. *Orthop Clin N Am* 43:409–416, 2012.

34. George, SZ: Differential diagnosis and treatment for a patient with lower extremity symptoms. *J Orthop Sports Phys Ther* 30(8):468–472, 2000.

35. Guisel, A, Gill, JM, and Witherell, P: Complex regional pain syndrome: which treatments show promise? *J Fam Pract* 54(7):599–603, 2005.

36. Harden, RN, et al: Complex regional pain syndrome: practical diagnostic and treatment guidelines, ed. 4. *Pain Med* 14:180–229, 2013.

37. Hooper, TL, Denton, J, McGalliard, MK, Brismee, JM, and Sizer, PS: Thoracic outlet syndrome: a controversial clinical condition. Part 1: anatomy, and clinical examination/ diagnosis. *J Man Manip Ther* 18: 74–83, 2010.

38. Jacoby, SM, Eichenbaum, MD, and Osterman, AL: Basic science of nerve compressions. In Skirven, TM, Osterman, AL, Fedorczyk, JM, Amadio, PC (eds): *Rehabilitation of the Hand and Upper Extremity, Vol I*, ed. 6. Philadelphia, PA: Elsevier Mosby, 2011, pp 649–656.

39. Julius, A, et al: Shoulder posture and median nerve sliding. *BMC Musculoskel Disord* 5:23, 2004.

40. Kane, PM, Daniels, AH, and Akelman, E: Double crush syndrome. *J Am Acad Orthop Surg* 23:558–562, 2015.

41. Kemler, MA, Rijks, CP, and de Vet, HC: Which patients with chronic reflex sympathetic dystrophy are most likely to benefit from physical therapy? *J Manipulatiave Phys Ther* 24(4):272–278, 2001.

42. Kietrys, DM: Neural mobilization: an appraisal of the evidence regarding validity and efficacy. *Orthop Pract* 15(4):18–20, 2003.

43. Klaassen, Z, et al: Thoracic outlet syndrome: a neurological and vascular disorder. *Clin Anat* 27:724–732, 2014.

44. Koman, LA, Li, Z, Smith BP, and Smith, TL: Complex regional pain syndrome: types I and II. In Skirven, TM, Osterman, AL, Fedorczyk, JM, and Amadio, PC (eds): *Rehabilitation of the Hand and Upper Extremity, Vol I*, ed. 6. Philadelphia, PA: Elsevier Mosby, 2011, pp 1470–1478.

45. Kuhn, JE, Lebus, GF, and Bible, JE: Thoracic outlet syndrome. *J Am Acad Orthop Surg* 23:222–232, 2015.

46. Lee, MJ, and LaStayo, PC: Pronator syndrome and other nerve compressions that mimic carpal tunnel syndrome. *J Orthop Sprots Phys Ther* 34(10):601–609, 2004.

47. Ljungquist, KL, Martineau, P, and Allan, C: Radial nerve injuries. *J Hand Surg Am* 40:166–172, 2015.

48. Lohman, CM, et al: 2015 Young Investigator Award winner: cervical nerve root displacement and strain during upper limb neural tension testing. *Spine* 40(11):793–800, 2015.

49. Lohnberg, JA, and Altmaier, EM: A review of psychosocial factors in complex regional pain syndrome. *J Clin Psychol Med Settings* 20: 247–254, 2013.

50. MacDermid, JC, and Doherty, T: Clinical and electrodiagnostic testing of carpal tunnel syndrome: a narrative review. *J Orthop Sports Phys Ther* 34(10):565–588, 2004.

51. Mackinnon, SE: Pathophysiology of nerve compression. *Hand Clin* 18:231–241, 2002.

52. Magee, DJ: *Orthopedic Physical Assessment*, ed. 5. Missouri: Saunders Elsevier, 2008.

53. Michlovitz, SL: Conservative interventions for carpal tunnel syndrome. *J Orthop Sports Phys Ther* 34(10):589–600, 2004.

54. Middleton, SD, and Anakwe, RE: Carpal tunnel syndrome. *BMJ* 349: 1–7, 2014.

55. Molinari, WJ, and Elfar, JC: The double crush syndrome. *J Hand Surg* 38A(4):799–801, 2013.

56. Monacelli, G, et al: The pillar pain in the carpal tunnel's surgery. Neurogenic inflammation? A new therapeutic approach with local anaesthetic. *J Neurosurg Sci* 52(1):11–15, 2008.

57. Moseley, GL: Graded motor imagery is effective for long-standing complex regional pain syndrome: a randomised controlled trial. *Pain* 108: 192–198, 2004.

58. Moseley, GL, Butler, DS, Beames, TB, and Giles, TJ: *The Graded Motor Imagery Handbook*. Adelaide, Australia: Noigroup Publications, 2012.

59. Murakami, M, Kosharskyy, B, Gritsenko, K, and Shaparin, N: Complex regional pain syndrome: update and review of management. *Topics in Pain Management* 30(7):1–10, 2015.

60. Nee, RJ, Jull, GA, Vincenzino, B, and Coppieters, MW: The validity of upper-limb neurodynamic tests for detecting peripheral neuropathic pain. *J Orthop Sports Phys Ther* 42(5):413–424, 2012.

61. Novak, CB: Upper extremity work-related musculoskeletal disorders: a treatment perspective. *J Orthop Sports Phys Ther* 34(10):628–637, 2004.

62. Novak, CB, and Mackinnon, SE: Evaluation of nerve injury and nerve compression in the upper quadrant. *J Hand Ther* 18:230–240, 2005.

63. O'Connor, D, Marshall, S, and Massy-Westropp, N: Non-surgical treatment (other than steroid injection) for carpal tunnel syndrome. *Cochrane Database Syst Rev* 1:CD003219, 2003.

64. Oskouei, AE, Talebi, GA, Shakouri, SK, and Ghabili, K: Effects of neuromobilization maneuver on clinical and electrophysiological measures of patients with carpal tunnel syndrome. *J Phys Ther Sci* 26:1017–1022, 2014.

65. Pascarelli, EF, and Hsu, YP: Understanding work-related upper extremity disorders: clinical findings in 485 computer users,

musicians, and others. *J Occup Rehabil* 11(1):1–21, 2001.

66. Pollard, C: Physiotherapy management of complex regional pain syndrome. *NZJ Physiother* 41(2):65–72, 2013.

67. Porretto-Loehrke, A, and Soika, E: Therapist's management of other nerve compressions about the elbow and wrist. In Skirven, TM, Osterman, AL, Fedorczyk, JM, and Amadio, PC (eds): *Rehabilitation of the Hand and Upper Extremity, Vol I*, ed. 6. Philadelphia, PA: Elsevier Mosby, 2011, pp 695–709.

68. Schmid, AB, et al: Reliability of clinical tests to evaluate nerve function and mechanosensitivity of the upper limb peripheral nervous system. *BMC Musculoskelet Disord* 10:1–9, 2009.

69. Seror, P: Frequency of neurogenic thoracic outlet syndrome in patients with definite carpal tunnel syndrome: an electrophysiological evaluation in 100 women. *Clin Neurophysiol* 116(2):259–263, 2005.

70. Seror, P: Symptoms of thoracic outlet syndrome in women with carpal tunnel syndrome. *Clin Neurophysiol* 116(10):2324–2329, 2005.

71. Shacklock, M: *Clinical Neurodynamics: A New System of Musculoskeletal Treatment.* Philadelphia: Elsevier, 2005.

72. Silva, A, et al: Quantitative in vivo longitudinal nerve excursion and strain in response to joint movement: A systematic literature review. *Clin Biomech* 29:839–847, 2014.

73. Smart, KM, Wand, BM, and O'Connell, NE: Physiotherapy for pain and disability in adults with complex regional pain syndrome (CRPS) types I and II (review). *Cochrane Database Syst Rev* 2:1–101, 2016.

74. Smith, KL: Nerve response to injury and repair. In Skirven, TM, Osterman, AL, Fedorczyk, JM, and Amadio, PC (eds): *Rehabilitation of the Hand and Upper Extremity, Vol I,* ed. 6. Philadelphia, PA: Elsevier Mosby, 2011, pp 601–610.

75. Smith, MB: The peripheral nervous system. In Goodman, CC, Fuller, KS, and Boissonnault, WG: *Pathology: Implications for the Physical Therapist.* Philadelphia: Saunders, 2003, pp 1140–1173.

76. Stewman, C, Vitanzo, PC, and Harwood, MI: Neurologic thoracic outlet syndrome: summarizing a complex history and evolution. *Curr Sports Med Rep: ACSM* 13(2):100–106, 2014.

77. Tajerian, M, and Clark, JD: New concepts in complex regional pain syndrome. *Hand Clinics* 32:41–49, 2016.

78. Topp, KS, and Boyd, BS: Structure and biomechanics of peripheral nerves: nerve responses to physical stresses and implications for physical therapist practice. *Phys Ther* 86(1):92–109, 2006.

79. Turl, SE, and George, KP: Adverse neural tension: a factor in repetitive hamstring strain. *J Orthop Sports Phys Ther* 27:16–21, 1998.

80. Urban, LM, and Macneil, BJ: Diagnostic accuracy of the slump test for identifying neuropathic pain in the lower limb. *J Orthop Sports Phys Ther* 45(8):596–603, 2015.

81. Vanti, C, et al: The upper limb neurodynamic test I: intra- and intertester reliability and the effect of several repetitions on pain and resistance. *J Manip Physiol Ther* 33:292–299, 2010.

82. Walsh, MT: Therapist's management of complex regional pain syndrome. In Skirven, TM, Osterman, AL, Fedorczyk, JM, and Amadio, PC (eds): *Rehabilitation of the Hand and Upper Extremity, Vol I,* ed. 6. Philadelphia, PA: Elsevier Mosby, 2011, pp 1479–1492.

83. Watson, LA, Pizzari, T, and Balster, S: Thoracic outlet syndrome part 1: clinical manifestations, differentiation and treatment pathways. *Man Ther* 14:586–595, 2009.

84. Watson, LA, Tizzari, T, and Balster, S: Thoracic outlet syndrome part 2: conservative management of thoracic outlet. *Man Ther* 15:305–314, 2010.

85. Wehbe, MA, and Schlegel, JM: Nerve gliding exercises for thoracic outlet syndrome. *Hand Clin* 20(1):51–55, 2004.

86. Wood, VE, and Biondi, J: Double-crush nerve compression in thoracicoutlet syndrome. *J Bone Joint Surg Am* 72(1):85–87, 1990.

脊柱：结构、功能与姿势

■ CAROLYN KISNER   ■ JACOB N. THORP

姿势是在站立位、坐位或卧位时身体各部分的力线。它可以被描述为关节和身体节段的姿势和跨关节肌肉之间的平衡[46]。出现在关节、肌肉或结缔组织的损伤都可能导致错误的姿势，反之，错误的姿势也会引起关节、肌肉或结缔组织的不适症状或疼痛。许多与肌肉骨骼系统相关的主诉都是由在习惯性错误姿势力线下反复或持续活动产生的应力导致的。本章将回顾与正常和异常姿势相关的脊柱及肢体的结构关系，阐述姿势控制的机制。本章还将介绍常见的姿势损伤和一般管理指南。本章强调不同身体节段的特定运动，并在本章中第Ⅳ部分继续描述。第 15 章介绍与脊柱相关的病理情况及其详细的管理指南，第 16 章将详细介绍脊柱的运动和手法干预措施。

脊柱的结构和功能

结构

脊柱由 33 块脊椎（7 块颈椎、12 块胸椎、5 块腰椎、5 块融合在一起的骶椎和 4 块尾椎）和相应的椎间盘构成。与脊柱相连的有胸部区域的 12 对肋骨、在脊柱上端构成寰枕关节的颅骨及在骶髂关节处的骨盆（图 14.1）。

脊柱的功能性组成成分

从功能上来说，脊柱可以分为前柱和后柱（图 14.2）[16]。

■ **前柱**由椎体和椎间盘构成，是脊柱中富含水分、承重、吸收震荡的部位。椎间盘的大小影响两个椎体间活动的程度。

■ **后柱**或椎弓，由关节突和关节突关节构成，为运动提供滑动机制。关节面的朝向将影响运动的方向。后柱单元的一部分是骨性杠杆，两侧的横突和棘突上都有肌肉附着，其功能是产生和控制运动，提供脊柱稳定性。

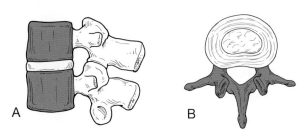

图 14.2 脊柱节段图。A. 前方的承重和震荡吸收部分。B. 后方的滑动机制及为肌肉附着的杠杆系统

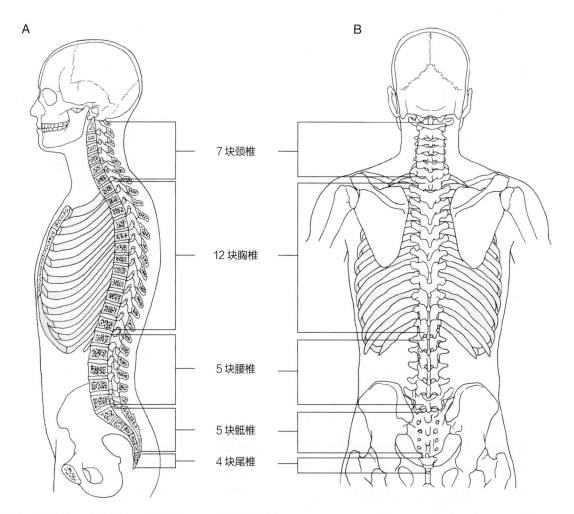

图 14.1 脊柱的 5 个区域。A. 侧面观。B. 后面观 [引自 Levangie, P, and Norkin, C (eds): Joint Structure and Function: A Comprehensive Analysis, ed. 5. Philadelphia: F.A. Davis, 2011, p 141]

脊柱的运动

脊柱的运动可以描述为整体运动和在功能单元或运动节段上的运动。功能单元由两个椎体及椎体间关节（通常来说是两个关节突关节和一个椎间盘）构成。通常情况下，每个单元的运动轴位于椎间盘的髓核部分。由于脊柱可以发生自上而下或自下而上的运动，因此功能单元的运动定义为上方脊椎椎体前部产生的运动（图 14.3）。

运动的六个维度

屈曲 / 伸展 屈曲（向前弯曲）或伸展（向后弯曲）是矢状面的运动。屈曲时，椎体前部相互靠近，棘突相互分离；伸展时，椎体前部相互分离，棘突相互靠近。

侧屈 向侧方屈曲（侧屈）是冠状面的运动。侧屈时，屈曲侧椎体侧缘相互靠近，对侧相互分离。

旋转 旋转是水平面的运动。右旋，上方椎体相对于下方椎体旋转向右，棘突旋转向左。若运动从骨盆往上发生时，运动依然定义为上方椎体的相对运动。

向前 / 向后剪切 向前或向后剪切（平移）发生在当上方椎体向前平移或下方椎体向后平移时。

向侧方剪切 向侧方剪切（平移）发生在上方椎体相对于下方椎体向侧方平移时。

挤压 / 分离 在纵向力的作用下产生的分离或相互靠近，或者是椎体间出现相互远离或靠近。

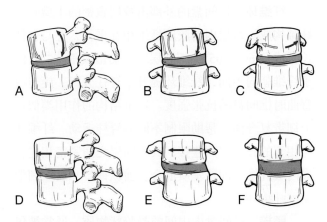

图 14.3 脊柱的运动。A. 屈曲 / 伸展（向前 / 向后弯曲）。B. 侧屈（向侧方弯曲）。C. 旋转。D. 向前 / 向后剪切。E. 向侧方剪切。F. 挤压 / 分离

关节突（椎间）关节的关节运动学

由于脊柱不同区域关节运动学和功能的特殊性，每一个部位都有其需要特殊考量的要点。颅颈（枕骨下）交界区的关节运动学如下所述。注意，其他的颈椎和胸椎的关节面都相对较平，并且可以在相邻关节上滑动[16]。腰椎的上关节面凹陷，与相邻关节凸起的下关节面形成关节[65]。

当个体脊柱侧屈或旋转时，耦合运动（Coupled motion）通常发生在节段水平上。耦合运动被定义为"一种围绕一轴的运动与另一种围绕另一轴的运动的一致联系"[16]，取决于部位、脊柱姿势、关节面朝向和其他因素诸如软组织延展性等。当侧屈和旋转运动耦合时，椎间孔开口由侧屈曲部分决定。

颈椎 颈椎可以分为颅颈区域和"广义上的"颈椎区域。

■ 颅颈区域由枕骨、寰椎及枢椎的上方关节面构成。

■ 寰枕（occipito-atlanto，OA）关节被认为是球窝关节，枕骨的凸面与寰椎的凹面形成关节。它主要产生的运动是向前和向后的点头动作（屈曲和伸展）（图 14.4）。在 OA 关节处还可以发生小幅度的侧屈；此区域中的旋转和侧屈运动在相反方向上形成耦合。

■ 寰枢（atlanto-axial，AA）关节由寰椎的凸状关节面与枢椎的凸状关节面构成；其主要运动为寰椎以枢椎齿突为轴进行的旋转。需要指出的是，在旋转动作中，AA 关节复合体的一侧屈曲（向前移动）而另一侧伸展（向后移动）（图 14.5）。

■ 典型的颈椎区域包括枢椎的下方关节面和其余所有颈椎。它的特点是关节突关节与水平面成角 45°。侧屈和旋转通常在相同方向上形成耦合。

■ 颈椎其他特有的特征是钩椎关节（joints of Luschka）。这些骨性结构为脊柱提供侧方稳定性，从后外侧加强椎间盘。

胸椎 胸椎的小关节面起始为冠状面朝向，当其靠近腰椎时，逐渐过渡至矢状面朝向。肋骨与

寰枕关节的运动

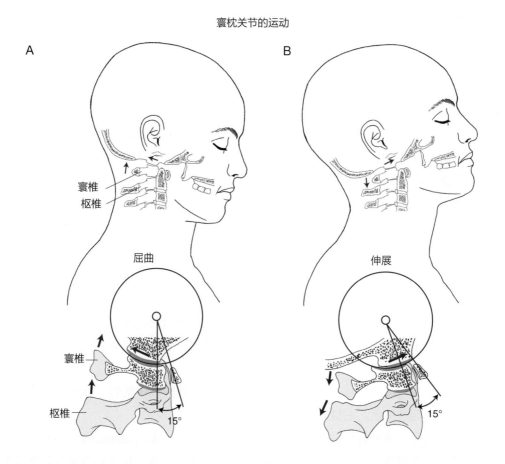

图 14.4 寰枕关节的点头动作。A. 屈曲。B. 伸展 [引自 Levangie, P, and Norkin, C (eds): Joint Structure and Function: A Comprehensive Analysis, ed. 5. Philadelphia: F.A. Davis, 2011, p 141]

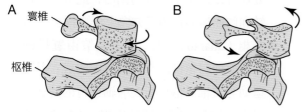

图 14.5 寰枢关节的旋转（侧面观）。A. 右旋，C1 和 C2 的右侧关节面向后运动。B. 左旋，C1 和 C2 的右侧关节面向前运动

胸椎在横突、椎体和椎间盘处构成关节。直立姿势下，侧屈和旋转运动在上胸段向相同方向耦合，而在下胸段在相反方向耦合[16]，但也见有其他情况[78]。

腰椎 腰椎关节面由矢状面朝向过渡至冠状面朝向，一些关节面有双重朝向[16]。此区域内的耦合情况有所不同，侧屈时，旋转出现在相同方向，但旋转时，侧屈出现在相反方向[16]；在屈曲和伸展时也存在变化。

椎间盘和软骨终板的结构和功能

椎间盘由纤维软骨和髓核构成，是两个相邻椎体和椎体的软骨终板组成的三关节复合体的结构之一。椎间盘的结构决定了其功能（图 14.6）[16,50]。

纤维环 椎间盘的外部由数层致密的 I 型胶原纤维构成。每层内的胶原纤维相互平行，并与脊柱长轴成角 60°~65°，相邻层之间交错成角[31,47]。由于纤维朝向不同，纤维环提升了脊柱分离、旋转或弯曲时椎间盘的抗张强度。这个结构的作用类似一个韧带复合体，帮助限制不同的脊柱运动。纤维环与相邻的脊椎牢固连接，其不同层之间紧密相连。最内层纤维与髓核基质混合。前纵韧带和后纵韧带支撑纤维环。

髓核 椎间盘内中间的凝胶状物质，通常被包裹在内部，但由于其内含有散在的 II 型胶原纤维，因此与最内层纤维环相融合。除了腰椎处的椎间盘

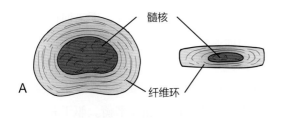

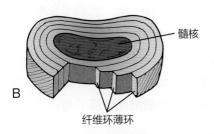

图 14.6 椎间盘。A. 纤维环包绕髓核，可以分散压力。B. 纤维环不同层的朝向为椎间盘在不同方向运动时提供抗张强度

更靠近纤维环的后缘外，其他节段的椎间盘都位于中央。聚集的蛋白多糖，在健康的髓核中浓度较高，亲水力强。这样的液体机制可以使髓核在负重状态下使施加在椎间盘处的压力平均分散并将应力传递至下一个椎体。由于其亲水性强，当椎间盘处压力减小时髓核吸收水分，当压力性负荷增加时水分被挤出。这些液体的流动性可以运输营养物质，并维持椎间盘的组织健康。在脊柱节段屈曲时（向前弯曲），椎间盘前部被挤压，后方分离。髓核在健康的椎间盘中通常不移动，但可能在屈曲时发生轻微变形，使负荷在椎间盘中重新分配[48]。屈曲时非对称性负荷将导致髓核向对侧的后外侧角方向发生变形，此处纤维环的纤维受到较大程度的牵拉。

软骨终板 软骨终板在上方和下方覆盖髓核，其位于髓核与椎体之间。每个软骨终板都被相应椎体的骨突环状结构包绕[16]。内层纤维环的胶原纤维插入终板并在中心成角，包裹髓核。营养物质从椎体的骨髓通过终板弥散至椎间盘[16]。终板还起到防止髓核向上 / 向下移动的作用。

椎间孔

椎间孔是相邻两个椎体间后柱的组成部分。其前方以椎间盘为界，后方以关节突关节为界，上下缘分别为相邻两个节段脊椎的椎弓根。混合型脊神经从髓腔处发出，穿过椎管与血管和脑膜返支或窦椎神经伴行。椎间孔的大小受到脊柱运动的影响，前屈和对侧侧屈时变大，后伸和同侧侧屈时减小。

生物力学对姿势力线的影响

脊柱曲线

成人的脊柱可以分为四段曲线：两段原始（primary）或向后的生理曲线，这样命名是因为其在婴儿时期就出现且凸向后方；另外两段是代偿（compensatory）或向前的生理曲线，这样命名是因为其在婴儿学习抬头和站立时才出现并凸向前方。

- 向后的生理曲线位于胸椎和骶椎区域。后凸用于描述向后的曲线。后凸姿势是指胸椎处存在过度向后的弯曲角度。
- 向前的生理曲线位于颈椎和腰椎区域。前凸用于描述向前的曲线，一些资料把前凸这个词用来描述异常状况，如发生反张背[46]。
- 脊柱的曲线和灵活性在对抗重力和其他外力时非常重要[15,56]。
- 骨、关节、肌肉和下肢惰性组织结构的主要作用是承重；它们在直立姿势下支撑躯干并维持平衡。下肢的功能和力线将在相关章节中介绍（见第 20 ~ 22 章）。

重力

当谈及姿势和功能时，了解重力对躯干和下肢的影响非常重要。重力对维持身体直立的结构施加应力，从而对稳定性和有效运动产生持续的影响。若承重关节需要稳定或平衡，质量的重力线必须准确落在旋转轴上，或存在一个力对抗重力引起的力矩[49]。在身体中，对抗力由肌肉或惰性组织产生。此外，站立姿势通常包含幅度在 4 cm 内的轻微向前 / 向后摆动，因此肌肉在控制摆动和维持平衡时非常重要。

直立姿势下，重力线穿过脊柱曲线，使前方和后方达到平衡。重力线靠近下肢关节的旋转轴。图 14.7 展示了平衡直立姿势的标准。

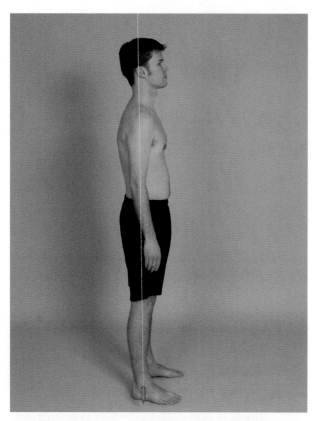

图 14.7　标准姿势力线的侧面观。通常使用重锤线作为参考，代表身体不同部位和身体重力线之间的关系。重锤线位于外踝稍前方、膝关节轴稍前方，穿过股骨大转子（在髋关节轴稍后方），穿过腰椎和颈椎椎体，穿过肩关节和耳垂

踝关节　在踝关节处，重力线在关节前方，因此导致胫骨在踝关节处有向前旋转的趋势。关节稳定由踝跖屈肌群维持，主要为比目鱼肌。

膝关节　正常情况下重力线位于膝关节前方，使膝关节趋向于伸展状态。前交叉韧带、后方关节囊（膝关节锁定机制）和膝关节后侧肌肉张力（腓肠肌和腘绳肌）维持关节稳定。比目鱼肌通过向后牵拉胫骨提供主动稳定性。当膝关节完全伸展时，无需任何肌肉支撑来维持直立姿势；然而，当膝关节微屈时，重力线移动至关节后方，此时股四头肌必须收缩以防止膝关节弯曲。

髋关节　髋关节处的重力线的位置随着躯干的摆动而发生变化。当重力线穿过髋关节时，身体处于平衡状态，无需外部支撑。当重力线向关节后方偏移时，骨盆产生后旋，但这种旋转可由髋屈肌群来控制（主要是髂腰肌）。在放松站立状态下，髂

股韧带为关节提供被动稳定性，无需肌肉张力。当重力线向前偏移时，髋伸肌群的主动支撑为身体提供稳定性。

躯干　通常情况下，重力线在躯干处穿过腰椎和颈椎椎体，生理曲线相互平衡。躯干和骨盆的肌肉活动以帮助维持平衡。当躯干发生偏移时，对侧肌肉收缩，起到类似拉索（guy wires）的作用。此时，惰性结构支撑极端或持续的偏斜。

头部　头部的重力线中心落在寰枕关节前方。颈后部的肌肉收缩维持头部平衡。

稳定性

在站立时，重心通常落在骨盆 S2 处的前方。穿过质心的重力线落在支撑面内部时，结构即稳定。直立位时，由于身体结构较高且支撑面较小，处于相对不太稳定的状态。当重心落在支撑面外部时，结构就会倒塌或者需要一些力的作用来维持整体的直立。惰性结构和动力结构支撑身体以对抗重力和其他外力。这些惰性的骨性和韧带结构在关节到达其活动范围（ROM）末端时提供被动张力。肌肉就像动态拉索一样，通过对抗重力矩来应对外力干扰和维持 ROM 稳定性，使负荷不被施加在惰性组织上。

脊柱的姿势稳定性

可使用三个亚系统来描述脊柱稳定性：被动（惰性结构 / 骨和韧带）、主动（肌肉）及神经控制 [24,64]。这三个亚系统之间的相互关系可以用三条腿的凳子来做比喻：当任意一条腿不能提供支撑时，将影响整个结构的稳定性 [64]。脊柱节段性失稳通常是惰性组织损伤、肌肉力量或耐力不足及神经肌肉控制较差共同作用的结果 [3,24]。

惰性结构：对稳定性的影响

Penjabi[63,64] 将每一节段的 ROM 分为弹性区（elastic zone）和中性区（neural zone）。当脊柱节段位于中性区（活动范围中间）时，诸如关节囊和韧带等惰性组织对运动仅产生微小阻力，因此仅能

提供极小的稳定性。当一个节段移动至弹性区时，惰性结构在运动时被动提供阻力。当一个结构在特定方向上限制运动时，它为该方向提供了稳定性。除了惰性结构提供被动稳定性来限制运动，关节囊和韧带的感受器也可感知位置和位置的变化。刺激这些感受器为中枢神经系统提供反馈，从而影响神经控制系统[64,66]。

肌肉：对稳定性的影响

躯干的肌肉在动态活动中并不只是作为原动肌，还是由重力产生的运动的拮抗肌，以及脊柱重要的稳定肌[3,9,11,27,39,54,66]。若无躯干肌肉产生的动态稳定性活动，脊柱将在直立状态下坍塌[14]。

整体和节段性肌肉活动的作用

表层（整体）和深层（节段性）肌肉在提供稳定性和维持直立姿势时都起到非常关键的作用。表14.1 总结了这两种不同肌群的稳定性特征。

整体肌的功能　在腰椎处，整体肌群主要为表层的两组，它们作为大的拉索，对抗作用在躯干上使质心移动的外部负荷（图 14.8A）。它们作用于特定方向来控制脊柱方向[3,39]。由于其几乎在脊椎上无直接附着，除了通过压缩负荷，整体肌肉对单

个脊柱节段并无稳定作用。若单一节段失稳，当应力施加在该节段运动范围末端的惰性组织上时，整体肌产生的压缩负荷可能会导致持续疼痛（图 14.8B）。

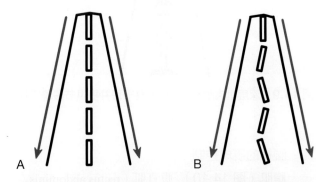

图 14.8　整体肌的功能。A. 整体肌的拉索作用提供了抗干扰的总体稳定性。B. 脊柱多节段失稳不能通过躯干整体肌的拉索作用来控制。来自拉索作用的压缩性负荷对惰性组织的失稳节段的活动范围末端产生应力

深层 / 节段性肌肉的功能　位于较深层的节段性肌肉跨过脊椎并与其有直接附着点，为脊柱的单独节段提供动态支撑，维持各个节段位置的稳定，因此惰性组织并不会由于受到应力而对运动产生限制（图 14.9）[39,43,44,55]。

表 14.1　控制脊柱的肌肉的稳定性特征	
整体肌	**深层节段性肌肉**
特征	
■ 表层：远离运动轴 ■ 跨过多个脊柱节段 ■ 产生运动并提供强大的拉索功能 ■ 强力收缩可产生压缩性负荷	■ 深层：靠近运动轴 ■ 附着于每个脊柱节段 ■ 控制节段性运动；节段性拉索功能 ■ 耐力性 I 型肌纤维比例高
腰部	
■ 腹直肌 ■ 腹内 / 外斜肌 ■ 腰方肌（外侧纤维） ■ 竖脊肌 ■ 髂腰肌	■ 腹横肌 ■ 多裂肌 ■ 腰方肌（深部纤维） ■ 深层旋转肌群
颈部	
■ 胸锁乳突肌 ■ 斜角肌 ■ 肩胛提肌 ■ 上斜方肌 ■ 竖脊肌	■ 头前直肌和头外侧直肌 ■ 颈长肌

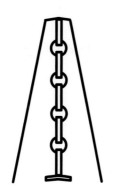

图 14.9   深层肌肉附着于每个脊柱节段并提供节段稳定性

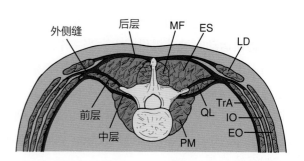

图 14.11   腰部横截面显示三层胸腰筋膜与肌肉的关系及其与脊柱的附着点。ES，竖脊肌；MF，多裂肌；TrA，腹横肌；IO，腹内斜肌；EO，腹外斜肌；LD，背阔肌；PM，腰大肌；QL，腰方肌

腰椎的肌肉控制

腹肌（图 14.10）   腹直肌（rectus abdominis，RA）、腹外斜肌（external oblique，EO）和腹内斜肌（internal obique，IO）是体积较大且跨多节段的躯干屈肌，为脊柱对抗姿势干扰提供重要的拉索作用。腹横肌（transversus abdomihis，TrA）是腹肌中位置最深的一块，对姿势性干扰有独特的反应。它通过胸腰筋膜的后层和中层纤维附着于腰椎（图 14.11，图 14.12），通过收缩产生张力，以条带状作用于腹部和腰椎形成支撑。在躯干等长屈曲和伸展时，仅 TrA 被激活，其余腹肌在对抗伸展时活动性下降。这是由于 TrA 具有稳定性功能 [13,41]。

腹横肌的稳定性活动   早期的肌电图研究探索了腹部深层肌群在稳定性方面的功能，由于使用表面肌电的方法，因此并未将 TrA 和 IO 的活动区分开来。通过超声成像技术，将细针电极插入不同肌肉时，观察健康受试者与腰痛受试者在受到平衡干扰时这两块肌肉的不同功能 [37]。

TrA 在预期性活动和手臂及腿部快速运动时被激活（早于其他腹肌），并在其他活动中配合呼吸 [39,43,44]。TrA 同时也与会阴部和盆底肌肉功能（见第 25 章）[7,15,57,69,70] 及多裂肌深部纤维 [39,42-44,55] 相协调。Drawing-in 呼吸法（abdominal drawing-in maneuver）动作可用来自主激活 TrA，通过训练，可以使这块肌肉产生更多的独立运动 [67,76]。训练 TrA 进行姿势控制和稳定已经证实可以改善首次出现腰痛患者的长期预后 [32]（见第 16 章）。

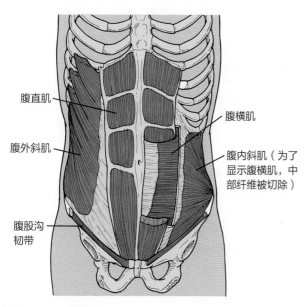

图 14.10   腹肌

（图中标注）
腹直肌
腹外斜肌
腹股沟韧带
腹横肌
腹内斜肌（为了显示腹横肌，中部纤维被切除）

⦿ 聚焦循证

在一篇包含了 42 名健康对照者和 56 名腰痛患者的研究中，研究者使用超声成像测量了在静息状态和无阻力稳定性收缩状态下 TrA 和 LM 肌群的厚度。结果用在不同时间点厚度改变的百分比表示。结果表明，健康对照组的 TrA 平均增加 60%，LM 增加 30%；而 LBP 患者则为 40% 和 20%[19]。然而，一篇系统评价表示，在不同的保守干预后，LM 厚度改变百分比和功能结果之间的证据相互矛盾 [80]。

竖脊肌（图 14.13）   竖脊肌是一条长且跨多节段的伸肌，在骶椎和下段腰椎形成一块大的肌

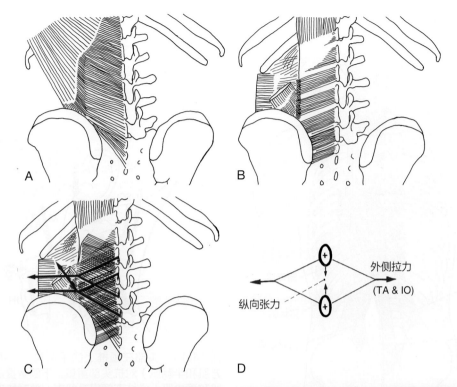

图 14.12　胸腰筋膜后层的朝向和附着点。从外侧缝起始，A. 浅层纤维朝向下内侧。B. 深层纤维朝向上内侧。C. 后层斜角纤维的张力以相反方向传递至棘突，抵抗棘突间相互分离的力量。D. 外侧缝承受向外拉力的图示，在腰椎棘突间产生与分离方向相反的张力，从而为脊柱提供稳定性（A–C：改编自 Bogduk, N, and MacIntosh, JE: The applied anatomy of the thoracolumbar fascia. Spine 9:164 - 170, 1984, pp 166 - 167, 169；D：改编自 Gracovetsky, S, Farfan, H, and Helleur, C:The abdominal mechanism. Spine 10:317 - 324, 1985, p 319 ）

腱。它是控制躯干对抗姿势干扰重要的整体拉索。

多裂肌的稳定性活动　多肌束的多裂肌含有丰富的 I 型肌纤维及毛细血管网，主要起到张力性稳定肌的作用。其节段性附着点能够控制脊柱节段性运动并增加脊柱的刚度。多裂肌与竖脊肌同时被腰背筋膜后层和中层所包绕（图 14.11），体积增大和肌肉收缩都会增加筋膜张力，为筋膜提供稳定功能（有关此机制的描述见下文）。

　　在腰部损伤的患者中，相应脊柱节段的多裂肌纤维快速萎缩[6,33]，有报道称在患有腰椎间盘疾病需要进行手术的患者中，多裂肌呈现虫噬样改变[66]。此外，LBP 患者与对照组相比，LM 有更多的脂肪浸润[10,18]。肌肉质量的变化可能是 LBP 复发的先兆。有证据表明，使用特定练习对多裂肌和竖脊肌进行训练可增强其功能[7,32,34]。理论上来说，其他深层肌肉也起到节段性稳定作用，但由于其位置较深且包含脊椎间肌群（旋转和横突间肌群）及腰方肌的深部纤维，因此很难进行评估。

● 聚焦循证

　　活动减少会导致多裂肌中脂肪含量增加、疼痛加重及功能障碍[73]。此外，一篇系统综述指出，慢性 LBP 患者中脊旁肌群的体积显著小于对照组[22]。然而，活动水平下降与多裂肌或竖脊肌横截面积减小间并无显著联系[73]。相反，另一篇系统综述提出的强证据表明，收缩过程中 TrA 厚度的改变与腰痛的程度无关，多裂肌的改变和临床结局之间的关系不确定[79]。

胸腰（腰背）筋膜　胸腰筋膜是背部一块较大的、包含了数层的筋膜[8,9,27-29]。它包绕着竖脊肌、多裂肌和腰方肌，为这些肌肉收缩时提供支撑[28]（图 14.11）。这些肌肉的体积增大可以增加筋膜张力，可能有助于提高这些肌肉的稳定功能。

　　背阔肌腱膜和后锯肌下部、腹内斜肌和腹横肌的纤维在胸腰筋膜的外侧缝处汇合，因此这些肌肉收缩时通过成角的筋膜增加张力，提供腰椎稳定

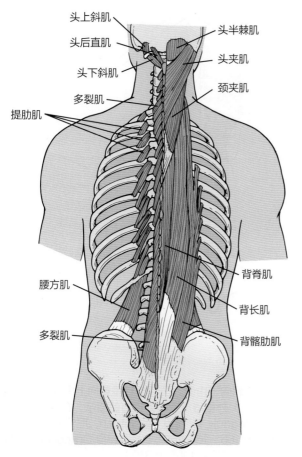

图 14.13 背部肌肉

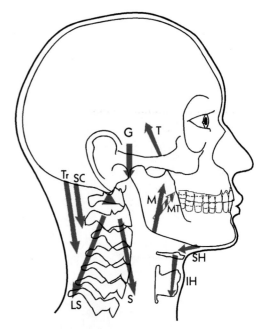

图 14.14 头部在颈椎上的平衡关系。颈后部肌群（斜方肌和半棘肌）对抗头部重量。下颌骨提肌群（咬肌、颞肌和翼内肌）维持下颌提升状态，并对抗下颌下降的重力和喉前肌群（舌骨上和舌骨下肌）的张力。斜角肌和提肌起稳定作用，并对抗颈椎向前和向后的平移力。Tr，斜方肌；SC，头半棘肌；M，咬肌；T，颞肌；MT，翼内肌；SH，舌骨上肌；IH，舌骨下肌；S，斜角肌；LS，肩胛提肌；G，重心；▲，运动轴

性，"X"形的背阔肌和对侧臀大肌对腰骶联合有潜在的稳定作用。

颈椎的肌肉控制

头部在脊柱上的支点为寰枕关节。头部的重心落在关节运动轴前方，因此产生一个屈曲力矩。颈椎伸肌群（上斜方肌和颈部竖脊肌）抵抗头部的重量。当头部和颈部存在姿势性应力时，颈部伸肌群和肩胛提肌（维持肩胛骨的姿势）常出现张力和疲劳感（图 14.14）。颈椎和头部姿势关系将影响下颌骨的位置和咀嚼肌群的张力。

下颌骨提肌 可移动的下颌骨通过下颌骨提肌（咬肌、颞肌和翼内肌）的运动使下颌部分闭合时维持在休息位。

舌骨上及舌骨下肌群 喉部前方的肌群可以辅助吞咽，平衡下颌以对抗咀嚼肌。这些肌肉在从仰卧位起身时可起到屈颈的功能。当头部呈现前伸姿势时，这些肌群和颈长肌同时受到牵拉并变弱，此时个体将使用胸锁乳突肌（sternocleido-mastoid，SCM）来抬起头部。此外，在头部前伸姿势下，由于舌骨上肌的朝向及其附着点在舌骨和下颌骨，因此有将下颌骨向下拉的趋势。此时，下颌骨提肌将产生持续收缩来进行对抗，以维持口部闭合状态

头前及外侧直肌、颈长肌和头长肌（图 14.15） 颅颈深屈肌群有节段性附着点，为颈椎和头部提供动态支撑[30]。颈长肌对于轴向伸展动作（后缩）非常重要，并与 SCM 一起屈曲颈椎。若无颈长肌的节段性影响，则 SCM 可能将在尝试屈曲时使颈椎前凸增加[5]。

多裂肌 由于其在不同节段上的附着点，颈部多裂肌被认为与腰部多裂肌拥有相同的稳定性功能（图 14.13）[30]。

肌肉耐力的作用

肌力是控制较大负荷或应对较大且不可预测负荷（例如在体力劳动中、体育活动或跌倒时）的

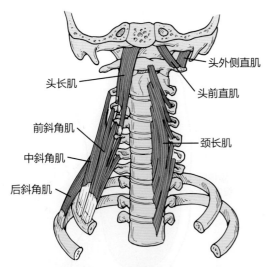

图 14.15 颈椎的深部节段性肌群：头前和外侧直肌、颈长肌和斜角肌

头外侧直肌
头长肌
头前直肌
前斜角肌
中斜角肌
颈长肌
后斜角肌

关键，但通常情况下仅需最大收缩的 10% 来提供稳定性 [3]。椎间盘疾病或韧带松弛产生节段性问题时，收缩幅度可能会轻微增加，这被称为被动支撑结构损害时肌肉活动的代偿 [3]。一篇文献研究了 600 名受试者（年龄 20 ~ 65 岁）的 17 个力学因素与腰痛发生的关系，结果表明，背部伸肌群耐力较差与发生腰痛的关联性最高 [59]。

在所有的背部肌肉中，Ⅰ 型肌纤维含量高于 Ⅱ 型肌纤维，这反映了这些肌群的姿势和稳定性功能 [58]。

神经控制：对稳定性的影响

当应对变化的力量和活动时，神经系统受到外周和中枢机制的影响激活并控制颈部和躯干肌肉。本质上来说，神经系统协调肌肉在恰当时间点来应对预期性或非预期性外力，并通过调动恰当数量的肌群调节刚度和运动来匹配各种施加的应力 [3,20,39]。

前馈控制和脊柱稳定性 中枢神经系统通过预测肢体运动产生的负荷来激活躯干肌肉以维持脊柱稳定性 [44]。研究表明，前馈机制在肢体肌肉出现活动前将激活所有与姿势相关的躯干肌 [39,42,44]，腹横肌和多裂肌纤维的前馈性激活与姿势性干扰的方向或速度无关 [37,38,43,55]。躯干部表层的肌肉根据手臂和腿部运动的方向而变化，这反应出其姿势性拉索功能，用以控制身体形态变化时质心的位

移 [39,44]。有研究指出，腰痛患者肌肉募集模式发生变化，与对照组受试者相比，患者的腹横肌在所有方向的运动中都出现募集延迟，而腹直肌、竖脊肌和腹内、外斜肌在特定方向的运动中出现募集延迟 [40]。

🔘 聚焦循证

Allison 等人的研究 [1] 收集了 7 名受试者双侧 TrA、腹内斜肌、竖脊肌和多裂肌活动的数据，提出了 TrA 激活的双侧前馈对称性的概念，并与过去已出版文献中提到的 TrA 的收缩与手臂不同运动方向引起躯干干扰无关的观点相悖。这篇研究的数据支持了前馈活动的运动控制策略，但由于激活模式的不对称性（取决于手臂运动和其运动方向）以及躯干干扰的方向，因此对通过对称性的力来支撑脊柱的这一观点质疑。虽然作者承认 TrA 训练的价值，但建议进行进一步的研究来解释其提供稳定性的机制。

四肢功能对脊柱稳定性的影响

如果脊柱缺乏足够的稳定性，四肢肌群收缩时将力传递至近端，使脊柱结构和其支撑性组织受到过度应力而产生运动。

▶ 临床提示

■ 在髋关节主动屈曲动作中，腹肌对抗髂腰肌的牵拉来稳定骨盆和腰椎是非常必要的，可避免腰椎前凸增加并抵消椎体向前的剪切力。
■ 肋间肌和腹肌对肋骨的稳定对由胸大肌和前锯肌产生的有效推力是必要的。
■ 颈长肌稳定颈椎对防止由于上斜方肌收缩造成的过度前凸是必要的，因为斜方肌与肩带肌群在提举和推等活动中共同作用。

局部肌肉疲劳 反复活动、过度用力或由于错误姿势导致的肌肉效能下降都将可能产生脊柱稳定肌群的局部疲劳。当稳定肌疲劳时，脊柱的支撑结构损伤的风险大大增加。Marras 和 Granata [52] 指

出，在长时间反复进行提举动作时，脊柱和下肢关节的运动模式显著改变，肌肉募集模式也发生显著改变，从而导致腰椎向前 / 后的剪切力增加。

肌肉失衡　髋部、肩部和颈部肌群间的灵活性与肌力失衡会导致脊柱受力不对称，继而影响姿势。常见的问题将在本章中"常见的错误姿势"部分讲述。

呼吸对姿势和稳定性的影响

吸气和胸椎伸展时，胸廓抬起并辅助维持姿势。此时肋间肌的功能更像是作为姿势肌来稳定并移动肋骨。它们在肋骨间形成动态膜状结构防止在呼吸过程中软组织由于压力改变而被吸入和吹出[4]。腹横肌在快速举臂动作中与膈肌共同以前馈方式提供稳定功能。膈肌收缩及腹内压（ihtra-abdominal pressure，IAP）升高出现在快速举臂动作前，与呼吸相及手臂运动方向无关[39,41]。在吸气和呼气时，腹横肌和膈肌调节张力活性以适应呼吸需求，并在重复性的四肢运动时提供脊柱稳定性[35,36]。

腹内压和瓦尔萨尔瓦动作对稳定性的影响

进行瓦尔萨尔瓦动作时，腹横肌、腹内斜肌和腹外斜肌收缩使腹内压升高[13]。腹横肌单独收缩推动腹腔内容物向上接近膈肌；因此，膈肌、盆底肌与腹横肌同步收缩使整个闭合腔室结构完整[57]。关于 IAP 升高如何增加脊柱稳定性有多种解释。闭合腔室压力升高可释放脊柱上的压缩力，借由向外推挤腹肌提高稳定性，提高其长度 – 张力关系及胸腰筋膜上的张力（图 14.16，图 14.17）[69]。IAP 还可以防止脊柱过度屈曲从而预防组织拉伤或损伤[12]。

憋气是提举重物时常用的策略，可能造成潜在的心血管风险（见第 6 章），因此建议在维持腹肌收缩时呼气以降低风险。此外，Hodges 等[41]发现，在维持静态爆发力时（憋气同时收缩腹肌），腹横肌激活延迟。但由于腹横肌激活是维持节段性脊柱稳定性的必要条件，因此在用力时呼气可以强化这种稳定性功能。

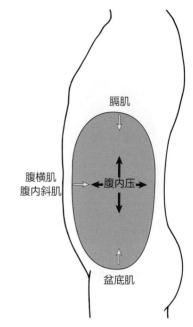

图 14.16　腹横肌、膈肌和盆底肌群的协调性收缩使腹内压升高，减轻脊柱负荷并提供稳定性

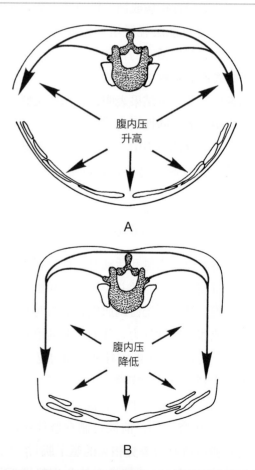

图 14.17　腹内压变化的影响。A. 腹内压升高向外推挤腹横肌和腹内斜肌，胸腰筋膜张力升高，脊柱稳定性增加。B. 腹内压降低时脊柱稳定性作用下降（改编自 Gracovetsky, S: The Spinal Engine. New York: Springer-Verlag Wein, 1988, p 114）

姿势受损

当管理由于脊柱问题导致活动或参与受限的患者时，为了做出合理的临床决策，理解错误姿势对灵活性、肌力和疼痛的影响背后的机制非常重要。姿势受损可能是患者出现疼痛的潜在诱因，一些外伤和病理情况也会影响姿势。在本节中，将详细描述疼痛的病因学和常见的错误姿势，并为设计治疗性运动干预提供指南。

疼痛的病因学

韧带、关节面关节囊、椎体骨膜、肌肉、硬脊膜前部、硬脊膜鞘、硬膜外网状脂肪组织和血管壁都是受神经支配的组织，对伤害性刺激起反应。

机械应力的影响

作用在疼痛敏感结构上的机械应力，例如持续牵拉韧带或关节囊及压迫血管导致神经末梢膨大或压迫，都会产生疼痛。这是在没有炎症反应的情况下发生的。由于并未出现由于急性炎症产生的持续性疼痛，因此它并不是病理性问题而是力学性问题。

移除疼痛敏感性结构上的应力可释放疼痛刺激，消除痛感。若机械应力超过支撑组织的能力，组织将损伤。若损伤后愈合不完全，将出现肌肉骨骼问题或过用综合征，炎症和疼痛将在还未出现显著损伤时影响功能（见第 10 章）。通过释放机械应力（例如纠正姿势）来减轻炎症非常重要。

▶ **临床提示**

为了说明长时间的应力作用在组织上的力学效应，让患者用一只手将另一只手的一个手指维持在伸展的末端。一段时间后，当他们开始感受到不适时，将这个手指放开，不适感会立刻消失。这就是当关节和韧带维持在错误位置上时发生的情况。

躯干肌对姿势受损的影响

人体需要微小的肌肉活动才能维持直立姿势，当完全放松时，脊柱曲线将变大，此时被动支撑结构需要起到维持姿势的作用。当在活动范围末端持续受力时应变会随着支撑组织的蠕变和液体的重新分布而发生，从而使其容易受伤[74]。

脊柱曲线持续变大将导致姿势受损，肌力和柔韧性失衡，同时还会导致其他软组织受限或过度活动。习惯性维持在被牵伸的体位的肌肉由于长度-张力曲线移动而趋于变弱，这被称为牵伸性无力[46]。习惯性维持在缩短位置的肌肉趋向于丧失延展性。在进行测试时，肌肉仅在缩短位下变强，而在延长位时变弱。这种情况被称为紧张性无力[26]。

肌肉耐力受损的影响

耐力是肌肉维持姿势控制的必要条件。需要稳定肌持续的小幅度的适应来支撑躯干对抗变化应力。大范围、重复性运动同样需要肌肉做出相应反应来控制活动。在其他情况下，如肌肉疲劳时，动作表现的力学改变，在末端范围的负荷转移至支撑脊柱的惰性组织中[71]。在支撑不足且惰性组织受到持续负荷时，肌肉出现蠕变和膨胀，导致机械应力产生。此外，损伤常出现于大量重复性平行活动或长时间工作后肌肉呈现疲劳状态时。

与姿势损伤相关的疼痛综合征

姿势性错误　姿势性错误是指在没有结构性问题情况下出现的偏离正常对位对线的姿势。

姿势性疼痛综合征　姿势性疼痛综合征是指个体长时间维持错误姿势时由于机械应力产生的疼痛，疼痛通常在活动时缓解。功能性肌力或柔韧性通常不受影响，但若错误姿势持续存在，最终将发展为肌力和灵活性失衡。

姿势性功能障碍　姿势性功能障碍与姿势性疼痛综合征不同，通常存在软组织适应性短缩、肌力变弱。导致这个问题的原因可能是长期错误的习惯性姿势，亦或是外伤或手术后组织愈合过程中由于挛缩和粘连而导致功能障碍。作用于短缩结构上的应力将产生疼痛。此外，肌力和柔韧性失衡可能会使局部损伤或出现过用综合征，但这是正常的肌肉骨骼系统可承受的。

姿势习惯   成人良好的姿势习惯是避免出现姿势性疼痛综合征和姿势性功能障碍的重要因素。同时，外伤或手术后通过柔韧性和姿势的训练能有效预防挛缩和粘连等损伤。对于儿童来说，良好的姿势习惯对于避免出现作用在生长中的骨骼上的异常应力和肌肉及软组织的适应性改变非常重要。

常见错误姿势：特点和损伤

头部、颈部、胸椎、腰椎和骨盆环环相扣，任一区域出现异常将影响其他区域。为使表述清晰，腰椎骨盆区域（或下象限）和颈胸区域（或上象限）以及每个区域典型的肌肉长度 – 肌力受损将分别在本部分中描述，见图 14.18。

骨盆和腰椎区域

腰椎前凸姿势
腰椎前凸姿势（图 14.18A）是以腰骶角增大（第一骶椎椎体上缘与水平面的夹角，通常为30°）、腰椎前凸增加、骨盆前倾增加及髋呈屈曲位为特征。胸椎后凸和头前伸姿势，被称为后凸姿势（kypholordotic posture）[46]。

潜在肌肉损伤

■ 髋屈肌群（髂腰肌、阔筋膜张肌和股直肌）和腰椎伸肌群（竖脊肌）活动性障碍。

■ 由于腹肌（腹直肌、腹内外斜肌和腹横肌）和髋伸肌群（臀大肌和腘绳肌）被牵伸和无力导致肌肉功能受损。

潜在症状源头

■ 前纵韧带受到应力。

■ 椎间盘后方间隙及椎间孔变窄。这可能会压迫硬脊膜和相关神经根的血管或神经根本身，特别是在椎体或椎间盘存在退行性改变时。

■ 关节面相互靠近。关节面的负重可能增加，将导致滑膜激惹和关节炎症，若不及时纠正，可能将加快退行性改变。

常见诱因
长期姿势错误、怀孕、肥胖和腹肌肌力弱为常见诱因。

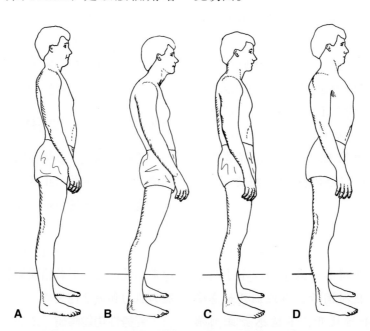

图 14.18   常见错误姿势。A. 腰椎前凸姿势，以腰骶角增大、骨盆前倾增加及髋屈曲为特征。B. 放松或懒人姿势（头部前伸的圆背姿势），以骨盆节段过度向前平移为特征，导致髋关节伸展，胸廓部向后平移，使腰椎相对于腰椎上段发生屈曲。常见胸椎后凸代偿性增加，头前伸。C. 腰部变平姿势，以腰骶角减小、腰椎前凸减小及骨盆后倾为特征。D. 上背及颈椎变平姿势，以胸椎曲度减小、肩胛骨下降、锁骨下降和轴向伸展过度（枕骨在寰椎处屈曲增加，颈椎前凸变平）为特征

放松或懒人姿势

放松或懒人姿势（图 14.18 B）也被称为摇摆背（swayback）姿势[46]。骨盆倾斜的程度各异，但通常整个骨盆节段都向前移动，从而出现髋伸展、胸廓后移，最终导致胸椎相对于腰椎上段屈曲。下腰段前凸增加，胸椎后凸增加，伴有头前伸。胸廓移位将影响腰椎中、上段的位置。当长时间站立时，人们通常习惯将大部分重量压在一侧下肢，此时骨盆倾斜向该侧（侧倾），非负重侧髋关节外展。这将影响矢状面对称性。

当整个胸椎和腰椎出现整体后凸时，将出现坐位下的懒人姿势。

潜在肌肉损伤

- 腹肌上部（腹直肌和腹内外斜肌上段）、肋间内肌、髋伸肌和下腰段伸肌及相关筋膜的活动性受损。
- 由于腹肌下部（腹直肌、腹内外斜肌下部）和胸廓下段伸肌和髋屈肌群被牵伸和无力导致肌肉功能受损。

潜在症状来源

- 髂股韧带、腰椎下段前纵韧带和腰椎上段及胸椎的后纵韧带受到应力。在非对称性姿势下，髋关节抬高侧的髂胫束同样受到应力。其他可能出现的不对称情况将在以下部分叙述。
- 腰椎下段椎间孔变窄可能会压迫血管、硬脊膜和神经根，特别是在关节炎时。
- 腰椎下部关节面相互靠近。

常见诱因

顾名思义，在放松姿势下肌肉无法提供支撑。个体完全屈服于重力产生的效应，仅在关节活动度末端由被动结构（例如韧带、关节囊、骨性支撑等）提供稳定性。出现此姿势的原因可能与个人态度（个体在懒人姿势下感到舒适）、疲劳（在需要长时间站立时可见）或肌肉无力（无力与姿势间互为因果）。若运动项目设计不佳，例如一个仅强调胸椎屈曲而无其他恰当的平衡增强训练和姿势训练时，这些损伤可能会持续存在。

腰部变平姿势

腰部变平姿势（图 14.18 C）是以腰骶角减小、腰椎前凸减小、髋伸展和骨盆后倾为特征。

潜在肌肉损伤

- 躯干屈肌群（腹直肌和肋间内肌）和髋伸肌群的活动性受损。
- 由于腰部伸肌群被牵伸和无力导致肌肉功能受损，髋屈肌群也可能存在此问题。

潜在症状来源

- 腰椎正常生理曲度丧失，导致腰椎区域的振动吸收能力减弱，使个体更容易损伤。
- 后纵韧带受到应力。
- 椎间盘后部间隙增加，使髓核在特定环境中吸收多余液体，当个体尝试伸展时，可能会向后凸出。椎间盘负重增加可能导致退行性改变。

常见诱因

常见诱因包括在坐位和站立位下习惯性处于懒人姿势，或在一般训练项目中过分强调屈曲练习。

颈椎和胸椎区域

头部前伸的圆背姿势（后凸增加）

头部前伸的圆背姿势（图 14.18 B）是以胸椎后凸增加、肩胛骨前伸（圆肩）和头前伸（向前）为特征。头部前伸包括下颈段及上胸段屈曲增加、上颈段伸展增加，枕骨在 C1 上呈现伸展状态。下颌骨凸出和下降可能出现颞下颌关节功能障碍。

潜在肌肉损伤

- 胸廓前部（肋间内肌）、起于胸廓的上肢肌群（胸大肌和胸小肌、背阔肌、前锯肌）、附着于肩胛骨和胸廓上部的头颈部肌肉（肩胛提肌、胸锁乳突肌、斜角肌、上斜方肌）和枕骨下肌群（头后大直肌、头后小直肌、头上斜肌、头下斜肌）的活动性受损。
- 下颈段及上胸段竖脊肌和肩胛收缩肌群（菱形肌及中下斜方肌）、喉前部肌群（舌骨上肌和舌骨下肌）及头部屈肌群（头前部和外侧直肌、头长肌上斜部、颈长肌）被牵伸和无力导致肌肉功能受损。

- 当存在颞下颌关节症状时，咀嚼肌群（翼状肌、咬肌、颞肌）张力可能增加。

潜在症状来源

- 上颈段前纵韧带和下颈段及胸段的后纵韧带、黄韧带受到应力。
- 胸段竖脊肌和肩胛骨内收肌群疲劳。
- 上颈段关节突关节激惹。
- 上颈段椎间孔狭窄，使血管和神经根受到卡压，特别是存在退行性改变时。
- 前斜角肌或胸小肌紧张导致神经血管束受到挤压（第13章"胸廓出口综合征"）。
- 由于肩胛骨前伸导致胸廓出口处神经血管结构受到应力[45]。
- 肩胛提肌紧张造成颈丛挤压。
- 上斜方肌张力增加和紧张使枕大神经受到挤压，产生紧张性头痛。
- 提下颌骨肌群紧张造成下颌骨力线异常引起关节受压导致颞下颌关节疼痛和紧张性疼痛（第15章"颞下颌关节功能障碍"）。
- 由于错误的屈曲姿势导致下颈段椎间盘损伤。

常见诱因

- 重力、过度放松和工作或居家环境中人体工程学不良的姿势力线都会产生影响。作业性或功能性姿势需要头部长期处于前倾或后仰的状态，例如在电脑前敲击键盘及看屏幕的错误坐姿、放松姿势或错误的骨盆、腰椎姿势等都是造成头部前伸姿势的常见诱因。其他的诱因与腰部放松姿势或腰部变平姿势相似，都是持续的过度放松或在训练项目中过度强调屈曲训练。

上背部及颈部变平姿势

上背部及颈部变平姿势（图14.18D）是以胸椎曲度减小、肩胛骨下降、锁骨下降、颈椎曲度减小、枕骨在寰椎处屈曲增加为特征。其常与过度的军人姿势相关，但不是常见的姿势性偏斜。此时下颌骨前伸可能导致颞下颌关节功能障碍。

潜在肌肉损伤

- 颈前部、胸段竖脊肌、肩胛骨内收肌群活动性受损，还可能由于肩胛骨活动受限产生肩部上提活动度下降。
- 肩胛骨前伸肌群和胸廓前部肋间肌群的肌肉功能受损。

潜在症状来源

维持姿势的肌肉疲劳。

- 神经血管束在锁骨和肋骨间的胸廓出口处受压。
- 颞下颌关节疼痛及咬合改变。
- 前凸－后凸生理弯曲振动吸收功能减弱，可能会造成颈椎损伤。

常见诱因

如前所述，姿势偏斜不常见，最初可能由于过度的军人姿势引起。

冠状面偏斜：脊柱侧弯和下肢不对称

脊柱侧弯

脊柱侧弯是指脊柱出现侧向弯曲。胸椎和腰椎区域常见。通常情况下，右利手的个体，通常呈现胸椎中段轻微向右、腰段轻微向左的S形曲线。髋关节、骨盆和下肢也可能出现不对称。

结构性脊柱侧弯　结构性脊柱侧弯是脊椎固定式旋转而出现不可逆的侧向弯曲（图14.19A）。椎体向曲线的凸面旋转。在胸椎，肋骨随着椎体旋转，因此在脊柱凸面侧肋骨向后凸而脊柱凹面侧肋骨向前凸。当结构性脊柱侧弯患者前屈时，可检测到后肋骨凸起（图14.19B）[49]。

非结构性脊柱侧弯　非结构性脊柱侧弯可逆，可随前屈或侧屈和体位变化来改变，如仰卧、通过调整下肢不等长状态或通过肌肉收缩来调整骨盆。这也被称为功能性或姿势性脊柱侧弯。

潜在肌肉损伤

- 凹侧的关节、肌肉和筋膜活动性受损。
- 凸侧肌群由于被牵拉和无力导致肌肉功能受损。
- 若一侧髋关节内收，则该侧的内收肌群柔韧性下降，此时外展肌群将受到牵拉且无力。对侧情况相反[46]。
- 在晚期结构性脊柱侧弯患者中，肋骨扩张受限；心肺功能受损可能导致呼吸困难。

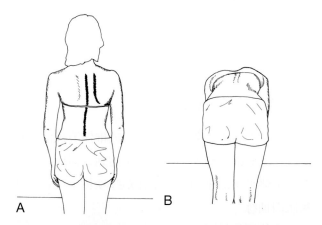

图 14.19　结构性脊柱侧弯。A. 轻度右胸左腰结构性脊柱侧弯，右侧肩胛骨突出。B. 前屈过程中肋骨轻微向后凸起，表明椎体和胸腔存在固定式旋转

潜在症状来源

- ■ 凸侧肌肉疲劳，韧带受到张力。
- ■ 凹侧神经根激惹。
- ■ 凹侧关节相互靠近导致关节激惹。

常见诱因：结构性脊柱侧弯

　　神经肌肉疾病或障碍（例如儿童脑瘫、脊髓损伤、进行性神经或肌肉疾病等）、骨性疾病（例如半椎体畸形、骨软化、佝偻病及骨折等）和一些不明原因的特发性疾病都是造成结构性脊柱侧弯的原因。

常见诱因：非结构性脊柱侧弯

　　双下肢不等长（机构性或功能性）、由于头部和颈部受到刺激导致的防卫性肌痉挛及习惯性或不对称的姿势等都是非结构性脊柱侧弯的常见诱因。

双下肢不对称产生的冠状面偏斜

　　任何下肢的不对称都可能影响骨盆，从而影响到脊柱及其支撑性结构[23]。当处理脊柱姿势时，需要同时考虑下肢力线、对称性、足部姿势、关节活动度、肌肉柔韧性和力量（见第 20～22 章）。冠状面偏斜可能是由于错误的姿势习惯造成的，例如在放松姿势下以一侧骨盆下降姿势长期站立，这可能会导致髋部和脊柱的肌肉失衡，并可能表现为双下肢不等长。

偏斜的特征

　　当站立时，体重均匀分配在双下肢上，长腿（long leg，LL）侧髂骨抬高，而短腿（short leg，

SL）侧降低，从而导致以下偏斜（图 14.20）。

- ■ LL 侧髋关节内收，剪切应力增加；SL 侧髋关节外展，压缩应力增加。
- ■ 骶髂（socroilias，SI）关节在 LL 侧更加垂直，剪切应力增加；在 SL 侧，关节更加水平，扭转应力增加。
- ■ 腰椎侧屈向 LL 一侧，同时伴随向对侧旋转。
- ■ 椎体侧屈和旋转使 LL 侧椎间盘挤压，而 SL 侧椎间盘分离；其还将产生轴向应力。
- ■ LL 侧（曲线的凹陷部分）腰段关节突关节伸展并压缩，而 SL 侧（曲线凸起部分）腰段关节突关节屈曲并分离。
- ■ LL 侧椎间孔变窄。
- ■ 颈椎和胸椎出现向对侧的代偿性脊柱侧弯。

潜在肌肉损伤

- ■ LL 侧髋内收肌群和 SL 侧髋外展肌群柔韧性下降而活动性受损。可能还存在髂腰肌、腰方肌、梨状肌、竖脊肌和多裂肌的不对称，这些肌肉在凹陷侧或 LL 侧柔韧性下降。
- ■ 由于牵伸无力而造成肌肉功能损伤，这些肌肉包括 SL 侧髋内收肌群、LL 侧髋外展肌群及凸侧的肌肉等。

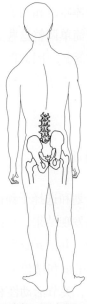

图 14.20　冠状面不对称。图中所示个体为右侧腿部较长导致右侧髂骨抬高。通常情况下，髋关节内收、骶髂关节较垂直、腰椎侧屈向 LL 侧并向对侧旋转，并出现颈椎和胸椎凸向 LL 侧的代偿

潜在症状来源

■ LL 侧髋关节和骶髂关节处的剪切力增加，使该侧支撑性韧带结构的应力增加，使关节负重面减小。LL 侧髋关节常出现退行性改变[21]。

■ LL 侧腰椎间孔狭窄可能导致淤血或神经根激惹。

■ LL 侧腰椎关节面压缩和激惹，导致早期的退行性改变。

■ 扭转和不对称应力导致椎间盘受损。

■ 非对称性负荷和反应导致肌肉紧张、疲劳或痉挛。

■ 下肢过用综合征。

常见诱因

髋、膝、踝或足的结构性或功能性偏斜可能会导致下肢结构不对称。常见的功能性问题包括一侧扁平足及肌肉柔韧性失衡，由此产生的不对称的地面反作用力传递至骨盆和背部，导致组织受损和过度使用，特别随着年龄增加，超重或运动减少导致体能下降。

姿势损伤的管理

许多脊柱和肢体障碍和功能性受限的背后都存在错误的姿势。若简单调整这些姿势性应力，主要的症状可能减轻或缓解。因此以下这些指南可纳入大多数康复计划中。本章将详细介绍运动对姿势损伤的作用。

一般管理指南

在执行护理计划和选择干预措施前，要通过对患者的检查来评估发现结果，包括病史、系统回顾及特殊测试和测量，并记录这些发现。

■ 姿势力线（坐位和站位）、平衡和步态。

■ 关节活动度、关节活动性和柔韧性。

■ 肌力和完成重复和维持动作时需要的肌耐力。

■ 人体工程学评估。

■ 身体生物力学。

■ 心肺耐力 / 有氧能力、呼吸模式。

专栏 14.1 总结了常见的损伤和对姿势受损的患者的管理信息。

脊柱姿势的知觉和控制

在早期，由于肌肉、软组织或椎体节段活动性受限，良好的脊柱姿势可能无法达到，但应培养患者对姿势平衡的感知，尽早在治疗项目中结合牵伸和肌肉训练。

姿势训练技术

将身体的不同节段独立开来，训练患者正确活动该节段。当一个区域处于对线异常时，脊柱的某个部分将出现代偿。因此，应当强调包括上下肢在内的整体姿势纠正。将患者的注意力引导至感受正确的运动、肌肉收缩和放松。另外一个技术是让患者采取纠正姿势的末端，之后让患者从这个末端向中间位置移动，最后维持这个纠正姿势。使用语言、触觉和视觉强化提示，操作方法如下。

■ **语言强化**　当与患者互动时，常对患者解释他或她应该感觉到的肌肉收缩和脊柱姿势。

■ **触觉强化**　帮助患者将头部和躯干摆放在正确的对位对线上，触摸需要通过收缩来移动或维持姿势的肌肉。

■ **视觉强化**　使用镜子让患者看到他或她姿势力线被纠正后的样子，随后体会在正确力线时的感觉。

减少头前伸姿势的轴向伸展（颈椎后缩）

患者体位与操作：坐位或站立位，手臂在体侧放松。轻轻触碰上唇与鼻之间的区域，嘱患者将头抬起，想象有一根弦将头部向上拉（图 14.21A）。语言强化纠正姿势，让患者注意此时的感觉。将患者移动至纠正姿势的末端，随后回到中线。

肩胛骨后缩

患者体位与操作：坐位或站立位。使用触觉和本体感觉提示，轻轻对抗肩胛下角的运动，让患者将其夹在一起（后缩）。建议患者想象"在肩胛骨之间夹住四分之一"或想象"将手肘放进后口袋里"。患者不应出现肩关节伸展或肩胛骨上提（图 14.21B）。

专栏 14.1　管理指南——姿势受损

结构和功能受损

- 疼痛来自于敏感结构的机械性应力和肌肉张力。
- 肌肉、关节或筋膜受限导致活动性受损。
- 抵抗肌群间肌肉长度和力量失衡导致肌肉功能受损。
- 肌肉耐力较差相关的肌肉功能受损。
- 肩胛骨和躯干稳定肌群的姿势控制不足。
- 心肺耐力下降。
- 由于神经肌肉控制较差和长期错误姿势导致姿势运动觉改变。
- 缺乏健康脊柱控制和力学的知识。

康复计划	干预措施
1. 培养脊柱姿势的知觉和控制。	1. 运动觉训练：颈部和肩胛骨运动、骨盆倾斜、脊柱中立位控制。坐位、站立位、行走和完成目标性功能性活动时，优化运动程序，强化姿势控制。
2. 教育患者错误姿势和症状之间的关系。	2. 通过姿势和运动练习来体验在不同姿势下对症状的控制。
3. 增加受限肌肉、关节、筋膜的活动性。	3. 徒手牵伸和关节松动术 / 手法；教导自我牵伸技巧。
4. 培养姿势性和四肢肌群中的神经肌肉控制、肌力和耐力。	4. 稳定性训练：逐渐增加肢体运动的重复次数，增大肢体运动的难度；逐渐进阶至躯干的动态强化练习。
5. 教导安全的身体力学。	5. 为安全的身体力学做准备的功能性练习（在脊柱稳定时完成下蹲、弓箭步、够物、推 / 拉、提举和旋转负荷）。
6. 居家、工作和娱乐环境中的人体工程学评估。	6. 改造工作、居家和娱乐环境。
7. 压力管理 / 放松。	7. 放松练习和释放姿势应力。
8. 明确安全的有氧活动。	8. 执行并进阶有氧训练项目。
9. 培养健康运动习惯。	9. 将健身项目、规律性训练和安全的生物力学整合至日常生活中。

骨盆倾斜和脊柱中立位

患者体位与操作：先坐位，之后背靠墙站立。教导患者向前和向后滚动骨盆，出现骨盆前倾和后倾。当患者习得独立运动时，引导其变换动作从腰椎极端前凸至变平，之后回到轻度前凸位置来练习控制骨盆和腰椎。确认中间位置为"脊柱中立位"，之后患者开始熟悉这个术语。此时手掌应该能轻松进入背部与墙之间的空隙，或者患者的手的一侧可以感受到背部，而另一侧可以到墙壁。若患者存在骨盆倾斜困难，建议患者想象骨盆是一个圆底的篮子，腰部是篮子的边缘。让患者想象并练习将这个"篮子"向前和向后倾斜，随后找到脊柱中立位。

胸椎

患者体位与操作：站立位。胸廓位置将影响腰椎和骨盆的位置。因此，在对腰椎进行姿势训练时需要配合胸椎运动进行。当患者采取轻度前凸姿势

时，让其吸气并提起胸腔（扩胸）。引导患者至平衡姿势，而非过度伸展姿势。靠墙站立（姿势如骨盆倾斜训练所述）鼓励胸部伸展。

脊柱整体运动和控制

患者体位与操作：坐位或站立位。引导患者

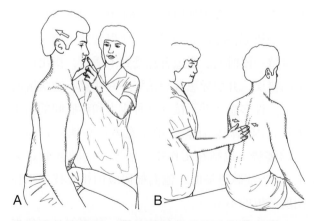

图 14.21　训练患者纠正姿势。A. 纠正头前伸姿势。B. 纠正肩胛骨前伸

将整个脊柱卷曲，从颈椎屈曲开始，之后是胸椎然后是腰椎。之后给予患者伸展提示，从触摸患者腰椎让其伸展开始，之后是胸椎伸展，让患者吸气以提起胸腔。通过提供轻微阻力将患者注意力引导至肩胛骨内收，之后抬头时通过在上唇与鼻之间施加些许压力进行轴向伸展（图 14.21）。若患者过度纠正姿势，让其稍稍放松后回到脊柱中立位。当患者知晓如何进行时，使用语言和视觉强化纠正。

强化技术　人不可能随时都保持良好姿势。因此，为了强化正确的表现，应教导患者使用不同的提示随时检查姿势。例如，引导患者每次在路过镜子、停车等红灯、坐下吃饭、进屋或开始与他人谈话时检查姿势。发掘患者的日常习惯用作强化或提示正确姿势的工具；引导患者去练习并汇报结果。当患者主动融入再学习过程中时，应给予正向反馈。

姿势支撑　必要时，可使用姿势性夹板或贴布从外部来提供姿势支撑，从而避免出现圆肩和肩胛骨前伸等极端姿势。这些支撑可在患者过度放松时作为提示作用辅助训练纠正肌肉功能。同样，通过防止身体部位处于被牵伸状态来纠正牵伸无力的情况。但是这些工具只能暂时用于训练，患者不应对这些工具产生依赖。

姿势、运动和功能的关系

当患者习得如何获得正确姿势时，让他们体验持续或重复的错误姿势对疼痛和功能的影响非常重要，之后可以利用他们自己的能力来纠正姿势。

姿势损害与疼痛的关系　让患者处于错误姿势并维持一段时间。当患者感受到不适时，指出此姿势的错误，并引导患者纠正姿势并注意不适缓解的感觉。许多患者并不接受这种应力和疼痛间的简单关系，因此需要让患者把注意力放在他们目前所处的姿势（包括在工作中、居家、驾驶或躺在床上），当症状进展时，他们如何应用相应技术来控制所产生的不适。

姿势受损与四肢功能的关系　让患者处于错误姿势并尝试进行例如用上肢向上够物、移动下肢或

开闭口等功能性活动。之后让患者纠正姿势，再重复同样的活动，注意两种姿势的不同。当患者感受到运动的范围和质量提升时，强化这种感觉，此时患者可理解在进行功能性活动中维持正确对位对线的价值所在。

关节、肌肉和结缔组织活动性受损

前面部分已经叙述了姿势受损时肌肉常见的长度和肌力失衡。若确定存在特定的活动性限制，则可选择牵伸技术。例如，颈胸结合段、胸腰结合段和腰骶结合段通常活动性过大。当错误姿势成为习惯时，在这些区域的节段活动性趋向于在错误姿势的方向上变得更大。此时应谨慎进行牵伸，当尝试纠正活动性减少的软组织时，不要使症状加重。颈部、胸部和腰部区域的牵伸技术将在第 16 章中介绍。第 15 章和 16 章中有特定的针对活动不足的节段脊柱松动术 / 手法技术的介绍。尽管任何结构都有可能受累，特别是存在损伤或病理状况时，常见的肌肉活动性受损列于专栏 14.2 中。亦可参考针对每个肌群的自我牵伸 / 活动性练习。具体的说明和注意事项将在相应章节的图片与对应的解释说明中描述。

肌肉功能受损

通常情况下，由于重力的作用，长期支撑身体持续姿势的姿势性肌肉损伤时，活动将减少[61]，从而发展为牵伸无力[46]。单纯进行强化并不能纠正这个问题，所有练习应当与之前所述的姿势控制训练联合进行。此外，肌肉耐力训练是长时间提升肌肉功能不可或缺的一部分。最后，必须做出环境改造来减少由于持续和重复姿势带来的应力。常表现出牵伸力弱或姿势性耐力差的肌肉总结在专栏 14.3 中。对练习的详细介绍将在各个相应章节中进行描述。

身体力学

针对身体力学安全的肌肉强化并不仅仅包括对特定肌肉的强化，还包括让身体执行特定功能而准备让身体应对特定应力的功能性活动，见专栏

14.4。身体力学的说明将在第 16 章中"功能性训练"部分详细介绍。

人体工程学：缓解和预防

在工作、居家或休闲活动需要持续或重复性运动，或患者存在姿势压力和骨骼肌肉障碍时，帮助患者适应姿势和活动非常重要 [60]。此时可能需要使用一个腰枕来支撑或对工作环境（工作台）进行改造来改变这种持续受应力的姿势。有很多资料都可以提供人体工程学评估或工作环境改造以缓解姿势性压力和肌肉骨骼功能障碍。人体工程学的干预原则在专栏 14.5 中列出。

◉ 聚焦循证

一篇文献提供了强证据，记载了一项为期 3 年的针对新雇佣的 632 名电脑使用者的前瞻性研究，

证据表明，若椅子、桌子、键盘、鼠标和显示器没有针对使用个体进行摆放，那么工作台可能会成为症状的源头 [25,51]。一篇文献总结了在腰痛发展过程中，工作环境中姿势和反复应力的关系 [77]。一篇 3 年的随访研究纳入了 12550 名工人，结果表明，长期站立、存在不恰当的提举动作和需要下蹲或跪地工作是他们出现与工作相关的腰痛的主要力学因素 [72]。

应力管理／放松

教育过程的一个组成部分是教导个体如何放松肌肉及释放姿势性应力。肌肉放松技术可在日间使用来释放姿势性应力，有意识的放松训练能够增强患者对肌肉张力的感知和控制。

注意：这些技术不适用于管理由于炎症、关节

专栏 14.2　常见活动性受损的自我牵伸技术

- 枕骨下区域：通过点头动作自我牵伸；自我牵伸时用手掌外侧在枕骨上施加力进行轻柔牵伸。
- 肩胛提肌：通过肩胛骨下降和颈椎屈曲并旋转向对侧进行自我牵伸（第 17 章图 17.35）。
- 斜角肌：通过轴向伸展、颈部向对侧屈曲，之后向受限侧旋转进行自我牵伸（第 16 章图 16.3）。
- 胸大肌和胸廓前方肌群：使用墙角牵伸或在仰卧位下将泡沫轴纵向置于脊柱下方的方式进行自我牵伸（第 16 章图 16.1B）。
- 背阔肌：仰卧于一泡沫轴上时手举过头进行自我牵伸（第 16 章图 16.1A）。
- 腰部和髋伸肌群：仰卧位时将膝关节拉向胸部进行自我牵伸；或四点姿势时，将臀部坐在脚上（第 16 章图 16.13 和图 16.14）。
- 腰椎屈肌群：俯卧位撑起或站立位下后伸进行自我牵伸（第 16 章图 16.15）。
- 髋屈肌群：仰卧位下使用托马斯姿势或站立位下使用改良击剑下蹲姿势（fencer's squat）进行自我牵伸（第 20 章图 20.10 和图 20.11）。
- 阔筋膜张肌：可在仰卧、侧卧或俯卧位下进行自我牵伸。伸展、外旋随后内收髋关节（第 20 章图 20.19～图 20.21）。
- 髂胫束泡沫轴牵伸：侧卧于与大腿垂直摆放的泡沫轴上，利用体重轻柔地前后滚动（第 21 章图 21.22）。
- 梨状肌：仰卧或坐位下将屈曲的膝关节拉向对侧肩部进行自我牵伸。屈曲、内收、内旋髋关节（第 20 章图 20.15）。
- 腘绳肌：仰卧位或长坐位下使用直腿动作进行自我牵伸（第 20 章图 20.17 和图 20.18）。
- 腓肠肌：在向前跨步姿势下维持后侧足跟贴地或站立在斜坡上／台阶边缘进行自我牵伸（第 22 章图 22.9）。

专栏 14.3　常见针对肌肉受损的训练和力量强化技术

- 激活并学习控制颈长肌和颈深屈肌群（第 16 章图 16.39 和图 16.59）。
- 下颈段伸展（第 16 章图 16.40）。
- 肩胛骨后缩和肩外旋（第 16 章图 16.45，第 17 章图 17.46 和图 17.47）。
- 腰椎稳定性（第 16 章图 16.47～图 16.56）。
- 髋外展；臀中肌后部；从侧卧位开始，逐渐进阶至站立位。将重点放在外展时维持髋伸展并伴轻微外旋（第 20 章图 20.26 B）。

专栏 14.4　安全身体力学的功能性练习

- 上肢推和拉（第 17 章图 17.58）。
- 靠墙滑动 - 逐渐进阶至下蹲和下蹲时提举物体（第 20 章图 20.29）。
- 弓箭步 - 逐渐进阶至提举物体或推／拉时进行弓箭步（第 20 章图 20.32，第 23 章图 23.31 和图 23.36）。

专栏 14.5　人体工程学干预的基本原则

- 将工作台上所有物品都放置在容易够取的位置和高度，使关节能够在中立位发挥功能，能够维持中立位。
- 减少过度的重复性运动。
- 减少过度用力。
- 减少需要静态维持物体或维持静态姿势导致的疲劳。
- 减少压力点。
- 清理工作台周边的物品以进行安全运动。
- 在正常 ROM 范围内经常活动头部、脊柱和四肢。
- 良好的照明条件。

肿胀或椎间盘紊乱造成的急性疼痛。若患者正在从脊柱病理情况中恢复，应叮嘱患者使用这些技术时症状不应加重（不同于慢性情况时的牵伸感），特别是神经根症状。当患者的临床诊断为椎间盘突出时，使用屈曲动作时应当注意，患者不应出现症状外周化。

肌肉放松技术

维持同一姿势或长时间的持续肌肉收缩而产生不适时，向对侧的主动 ROM 训练可以释放支撑结构的应力，促进循环并维持灵活性。应缓慢地进行全范围关节活动，患者将注意力放在感受肌肉上。重复每个动作数次。建议患者在工作、居家或出现张力、应力或经历姿势性疼痛时，采取短暂休息。

颈段和上胸段区域

患者体位与操作： 坐位下手臂舒适地放于膝关节上或站立位。引导患者做以下步骤。

- 向前及向后弯曲颈部（当存在神经压迫症状时，向后弯曲是禁忌证，若顺着手臂向下出现麻木或疼痛，应检查确认诱因；见第 15 章中治疗神经根压迫的干预措施）。
- 向每个方向侧屈头部；之后向每个方向旋转头部。
- 放松肩关节；前伸、上举、后缩，之后放松肩胛骨（将肩胛骨放置在良好位置下）。
- 手臂环绕（肩部环绕）。可在肘关节屈曲或伸展时进行，将手臂指向前方或侧方时使用画小圈或大圈的方式。顺时针方向和逆时针方向都需进行，包括向前、向上、绕圈的环绕动作，之后肩胛骨止于后缩位置。这有助于重新训练正确的姿势。

下胸段和腰段区域

患者体位与操作： 坐位或站立位。站立时，双脚分开与肩同宽，膝关节微屈。患者将手置于腰部两侧，手指指向后方。引导患者做以下步骤。

- 通过将躯干向后倾斜伸展腰椎（图 16.15B）。这个动作对于长期处于向前弯曲姿势的坐位和站立位人群非常有用。
- 通过收缩腹肌屈曲腰椎，产生骨盆后倾；或在坐位时将躯干向前屈曲，手臂垂向地面。

这个动作对于长期以前凸或平背姿势站立的人群非常有用。

- 向各个方向侧屈。
- 向各个方向旋转躯干，同时保持骨盆向前。
- 在久坐后要时不时站起来走动。

颈段区域意念性放松训练

针对颈段区域意念性引导的特定技术可以让患者对紧张或放松的肌肉建立运动学感知，以及有意识地对肌肉进行放松。此外，若记住本章前面部分所述的姿势再训练技术，当头部平衡且颈部处于对线中间位置时，可帮助患者意识到肌肉张力的降低。

患者体位与操作： 舒适坐位，手部放松，例如可将手置于放在大腿上的枕头上，闭眼。治疗师靠近患者站立，并在肌肉上使用触觉提示，必要时可帮助摆放头部的位置。让患者按顺序进行以下练习。

- 使用膈肌呼吸，缓慢用鼻深吸气，使腹肌放松延展；随后放松，让空气通过放松的口部呼出。这个呼吸动作在以下每个活动完成后都需进行。
- 随后，放松下颌。舌头轻轻顶在门牙后面的硬腭上，下颌微微张开。若患者放松下颌存在困难，让其通过点击舌头方式使下颌下垂。继续练习直到患者感受到下颌放松后，将舌头点于前牙后方。之后进行放松呼吸。
- 缓慢屈曲颈部。患者做动作时，指导患者将注意力放于颈后部肌肉和对肌肉感觉的感知。使用诸如"当你的头向前垂下时，注意到你的肌肉越来越紧张的感觉"等语言提示。
- 缓慢抬起头部至中立位，缓慢吸气，随后放松。帮助患者正确摆放头部位置，建议让患者关注其在抬起头部时肌肉收缩的程度，在头部平衡后放松。
- 重复这个动作；同样，指导患者将注意力放在移动时肌肉收缩和放松的感觉。意念性疗法可以和呼吸同时进行，例如"让空气充满我们的脑袋，当你吸气和放松时，感觉它从你的肩膀上抽离"。

- 随后在一定范围内进行运动，注意肌肉的感觉。
- 接下来，想象让头部向前下垂，之后收紧肌肉；随后想象头部向后并放松。向患者强调感知肌肉收缩和放松的能力对训练效果的影响。
- 最后，想象收紧和放松肌肉，进一步释放肌肉张力，指出患者现在需要更加放松。当患者习得感知肌肉张力时，即可有意识的放松肌肉。注意头部的位置也会影响肌肉张力。让患者处于不同头部姿势，在其感觉强化后对其进行纠正。

物理因子和按摩

当急性症状受到控制后，可以减少使用物理因子和按摩，让患者能够通过练习、放松和姿势再训练得自我管理技巧，不依赖于施加外部干预来获得舒适感。

健康运动习惯

将进阶式姿势控制整合至所有练习、有氧运动和功能性活动中非常重要（见第 16 章）。当患者在进行挑战较大的活动时，应谨慎观察，如有需要，可提醒患者找到脊柱中立位并在活动前先启动稳定肌。例如，当举臂过头时，患者学会收缩腹肌以维持脊柱中立位，防止脊柱伸展至疼痛或不稳定的范围。这些与身体力学相配合，例如将物体捡起后放置在一高架上或在体育活动中需要挡住或接住一个球。一旦患者能够在引导下完成，鼓励患者继续保持健康的生活方式、体能水平及身体力学。

自学活动

批判性思考与讨论

1. 颈椎和腰椎在进行日常活动时的功能性差异有哪些？
2. 解释错误姿势如何引起疼痛症状。
3. 解释"一体通用式（one-size-fits-all）"的姿势纠正性练习不能在所有人身上都起效甚至其对一些人是有伤害的。结合本章中提到的各种错误姿势分别讨论。

实践练习

1. 练习确认不同姿势在脊柱不同区域的效果，即在仰卧、俯卧、侧卧、坐和站立姿势下颈椎和腰椎的变化；脊柱趋向于屈曲或伸展吗？确认改变姿势需要的条件，即若特定姿势下强调屈曲，那么如何可以使脊柱移动至中立位（中间范围）？
2. 确认和感受当从一个姿势移动至另一个姿势时（例如由仰卧翻滚至俯卧再回来，由仰卧移动至坐位，由坐到站或由站到坐），不同脊柱节段如何变化。步行时腰椎和骨盆发生了什么；若存在髋屈曲挛缩或髋外旋挛缩时，患者会受到什么影响？
3. 检查同伴的站立姿势；之后检查关节活动度、肌肉灵活性和肌力。确认肌肉是否存在长度-肌力失衡；之后针对所发现的问题设计一套训练计划。使用本章中及专栏 14.1、第 16~22 章建议的运动计划及运动中的安全考量。
4. 比较腰椎过度前凸和骨盆前倾个体与站立位下骨盆前移胸廓屈曲的懒人姿势个体在灵活性和肌肉无力方面的异同。骨盆姿势如何对髋关节发生影响，哪些肌肉会出现活动性受限？通常在懒人姿势中，胸廓和上腰椎屈曲，卷腹对此有效还是会导致这个问题出现？设计一个锻炼的计划解决常见的灵活性和肌力损伤，而不加强错误姿势。

案例研究

案例 1

患者为 35 岁电脑程序员，由于右侧颈部、肩后部和手臂区域疼痛症状转诊。这些症状在工作时进行性加重；通常疼痛在开始工作 1 小时内出现，午饭时达到 6/10 分。下午出现同样的循环。拇指和示指偶尔出现"刺痛"感。自从被安排到重要工作岗位后，症状在过去三个月中进行性加重。休闲活动包括网球和阅读，打网球不会引起症状，但阅读时颈痛加重。

检查结果提示头前伸和圆肩姿势。头屈曲可达 50% 活动范围，颈部旋转和侧屈达 80% 活动范围，肩外旋 75°。胸大肌、胸小肌、肩胛提肌和斜角肌灵活性下降。颈部象限测试重现右手的麻刺感；其他所有神经检查阴性。舌骨上肌、舌骨下肌、肩胛骨后缩肌群和肩外展肌群肌力 4/5。

- 什么是诱发患者症状和体征的因素？功能性限制有哪些？预后如何？
- 确认损伤和功能结果目标。
- 设计一套干预计划。如何可以让这位患者进阶到功能性独立状态？

案例 2

患者为 51 岁的汽车修理工，由于左臀部和大腿后部疼痛症状被转介至康复科。他的症状通常在站立且手举过头超过 15 分钟后出现，这个动作是将汽车吊上修理架后维修需要使用的。抬重物（超过 50 磅）、站立及超过半小时的步行都会加重症状。症状并非急性发生，但在过去一年中反复出现。在进行需要背包的娱乐活动中，症状也会出现。症状在坐躺椅、屈膝躺在长椅上或将膝关节抱向胸部时缓解。

检查提示站立时呈平背姿势；腰部、臀大肌、腘绳肌（直腿抬高至 60°）和腹肌上部灵活性下降；向后伸展时疼痛增加。腹肌下部肌力 3/5。他能够完成重复弓箭步，但只能完成部分下蹲并维持约 20 秒。

- 什么是诱发患者症状和体征的因素？功能性限制有哪些？预后如何？
- 确认损伤和功能结果目标。
- 设计一套干预计划。使用第 1 章中所介绍的运动任务分类法（图 1.6，图 1.7）设计一套逐渐进阶的练习和任务，使此患者进阶至功能性独立状态。

（王欣　译，高强　朱玉连　审）

参考文献

1. Allison, GT, Morris, SL, and Lay, B: Feedforward responses of transversus abdominis are directionally specific and act asymmetrically: implications for core stability theories. *J Orthop Sports Phys Ther* 38(5):228–237, 2008.
2. Andersson E, et al: The role of the psoas and iliacus muscles for stability and movement of the lumbar spine, pelvis, and hip. *Scand J Med Sci Sports* 5:10–16, 1995.
3. Barr, KP, Griggs, M, and Cadby, T: Lumbar stabilization: core concepts and current literature. Part 1. *Am J Phys Med Rehabil* 84:473–480, 2005.
4. Basmajian, JV: *Muscles Alive,* ed. 4. Baltimore: Williams & Wilkins, 1979.
5. Beazell, JR: Dysfunction of the longus colli and its relationship to cervical pain and dysfunction: a clinical case presentation. *J Manual Manipulative Ther* 6(1):12–16, 1998.
6. Beneck, GJ, and Kulig K. Multifidus atrophy is localized and bilateral in active persons with chronic unilateral low back pain. *Arch Phys Med Rehabil* 93(2):300–306, 2012.
7. Bo, K, Sherburn, M, and Allen, T: Transabdominal ultrasound measurement of pelvic floor muscle activity when activated directly or via a transverse abdominis muscle contraction. *Neurourol Urodyn* 22:582–588, 2003.
8. Bogduk, N, and MacIntosh, JE: The applied anatomy of the thoracolumbar fascia. *Spine* 9:164–170, 1984.
9. Bogduk, N, and Twomey, LT: *Clinical Anatomy of the Lumbar Spine and Sacrum,* ed. 4. New York: Elsevier Churchill-Livingston, 2005.
10. Chen, YY, Pao, JL, Liam, CK, Hsu, WL, and Yang, RS. Image changes of paraspinal muscles and clinical correlations in patients with unilateral lumbar spinal stenosis. *Eur Spine J* 23(5):999–1006; 2014.
11. Cholewicki, J, Panjabi, MM, and Khachatryan, A: Stabilizing function of trunk flexor-extensor muscle around a neutral spine posture. *Spine* 22(19):2207–2212, 1997.
12. Cholewicki, J, et al: Intra-abdominal pressure mechanism for stabilizing the lumbar spine. *J Biomech* 32:13–17, 1999.
13. Cresswell, AG, Grundstrom, H, and Thorstensson, A: Observations on intra-abdominal pressure and patterns of abdominal intra-muscular activity in man. *Acta Physiol Scand* 144:409–418, 1992.
14. Crisco, J: Stability of the human ligamentous lumbar spine. *Clin Biomech* 7:19–32, 1992.
15. Critchley, D: Instructing pelvic floor contraction facilitates transversus abdominis thickness increase during low-abdominal hollowing. *Physiother Res Int* 7(2):65–75, 2002.
16. Dalton, D: The vertebral column. In Levangie, P, and Norkin, C (eds): *Joint Structure and Function: A Comprehensive Analysis,* ed. 5. Philadelphia: F.A. Davis, 138–187, 2011.
17. Danneels, L, et al: The effects of three different training modalities on the cross-sectional area of the paravertebral muscles. *Scand J Med Sci Sports* 11:335–341, 2001.
18. D'hooge, R, et al: Increased intramuscular fatty infiltration without differences in lumbar muscle cross-sectional area during remission of recurrent low back pain. *Man Ther* 19(6):584–588, 2012.
19. Djordjevic, O, Djordjevic, A, and Konstantinovic, L. Interrater and

intrarater reliability of transverse abdominal and lumbar multifidus muscle thickness in subjects with and without low back pain. *J Orthop Sports Phys Ther* 44(12):979–988, 2014.

20. Ebenbichler, GR, et al: Sensory-motor control of the lower back: implications for rehabilitation. *Med Sci Sports Exerc* 33(11):1889–1898, 2001.

21. Farfan, HF, et al: The effects of torsion on the lumbar intervertebral joints: the role of torsion in the production of disc degeneration. *J Bone Joint Surg Am* 52(3):468–497, 1970.

22. Fortin, M, and Macedo, LG. Multifidus and paraspinal muscle group crosssectional areas of patients with low back pain and control patients: a systematic review with a focus on blinding. *Phys Ther* 93(7):873–888, 2013.

23. Friber, O: Clinical symptoms and biomechanics of lumbar spine and hip joint in leg length inequality. *Spine* 8:643–651, 1983.

24. Fritz, JM, Erhard, RD, and Hagen, BF: Segmental instability of the lumbar spine. *Phys Ther* 78(8):889–896, 1998.

25. Gerr, F, et al: A prospective study of computer users. I. Study design and incidence of musculoskeletal symptoms and disorders. *Am J Ind Med* 41:221–235, 2002.

26. Gossman, M, Sahrmann, S, and Rose, S: Review of length-associated changes in muscle. *Phys Ther* 62:1799–1808, 1982.

27. Gracovetsky, S, Farfan, H, and Helleur, C: The abdominal mechanism. *Spine* 10:317–324, 1985.

28. Gracovetsky, S, and Farfan, H: The optimum spine. *Spine* 11:543–573, 1986.

29. Gracovetsky, S: *The Spinal Engine.* New York: Springer-Verlag Wein, 1988.

30. Grant, R, Jull, G, and Spencer, T: Active stabilization training for screenbased keyboard operators—a single case study. *Aust Physiother* 43(4): 235–232, 1997.

31. Hickey, DS, and Hukins, DW: Aging changes in the macromolecular organization of the intervertebral disc: an x-ray diffraction and electron microscopic study. *Spine* 7(3):234–242, 1982.

32. Hides, JA, Jull, GA, and Richardson, CA: Long-term effects of specific stabilizing exercises for first-episode low back pain. *Spine* 26:E243–E248, 2001.

33. Hides, JA, et al: Evidence of lumbar multifidus muscle wasting ipsilateral to symptoms in patients with acute/subacute low back pain. *Spine* 19(2):165–172, 1994.

34. Hides, JA, Richardson, CA, and Jull, GA: Multifidus muscle recovery is not automatic after resolution of acute, first-episode low back pain. *Spine* 21:2763–2769, 1996.

35. Hodges, P, and Gandevia, SC: Changes in intra-abdominal pressure during postural and respiratory activation of the human diaphragm. *J Appl Physiol* 89:967–976, 2000.

36. Hodges, P, and Gandevia, SC: Activation of the human diaphragm during a repetitive postural task. *J Physiol* 522:165–175, 2000.

37. Hodges, PW, and Richardson, CA: Altered trunk muscle recruitment in people with low back pain with upper limb movement at different speeds. *Arch Phys Med Rehabil* 80(9):1005–1012, 1999.

38. Hodges, PW, and Richardson, CA: Transversus abdominis and the superficial abdominal muscles are controlled independently in a postural task. *Neurosci Lett* 265(2):91–94, 1999.

39. Hodges, P, Cresswell, A, and Thorstensson, A: Preparatory trunk motion accompanies rapid upper limb movement. *Exp Brain Res* 134: 69–79, 1999.

40. Hodges, PW, and Richardson, CA: Delayed postural contraction of transversus abdominis in low back pain associated with movement of the lower limb. *J Spinal Disord* 11(1):46–56, 1998.

41. Hodges, PW, Gandevia, SC, and Richardson, CA: Contractions of specific abdominal muscles in postural tasks are affected by respiratory maneuvers. *J Appl Physiol* 83(3):753–760, 1997.

42. Hodges, PW, and Richardson, CA: Relationship between limb movement speed and associated contraction of the trunk muscles. *Ergonomics* 40(11):1220–1230, 1997.

43. Hodges, PW, and Richardson, CA: Feedforward contraction of transversus abdominis is not influenced by direction of arm movement. *Exp Brain Res* 114(2):362–370, 1997.

44. Hodges, PW, and Richardson, CA: Contraction of the abdominal muscles associated with movement of the lower limb. *Phys Ther* 77(2): 132–142, 1997.

45. Julius, A, et al: Shoulder posture and median nerve sliding. *BMC Musculoskel Disord* 5:23, 2004.

46. Kendall, FP, et al: *Muscles: Testing and Function, with Posture and Pain,* ed. 5. Baltimore: Lippincott Williams & Wilkins, 2005.

47. Klein, JA, and Hukins, DW: Collagen fiber orientation in the annulus fibrosus of intervertebral disc during bending and torsion measured by x-ray defraction. *Biochim Biophys Acta* 719:98–101, 1982.

48. Krag, MH, et al: Internal displacement distribution from in vitro loading of human thoracic and lumbar spinal motion segments: experimental results and theoretical predictions. *Spine* 12:1001–1007, 1987.

49. Levangie, P, and Norkin, C: *Joint Structure and Function: A Comprehensive Analysis,* ed. 5. Philadelphia: F.A. Davis, 2011.

50. Lundon, K, and Bolton, K: Structure and function of the lumbar intervertebral disc in the health, aging, and pathologic conditions. *J Orthop Sports Phys Ther* 31(6):291–306, 2001.

51. Marcus, M, et al: A prospective study of computer users. II. Postural risk factors for musculoskeletal symptoms and disorders. *Am J Ind Med* 41:236–249, 2002.

52. Marras, WS, and Granata, KP: Changes in trunk dynamics and spine loading during repeated trunk exertions. *Spine* 22(21):2564–2570, 1997.

53. McGill, SM: Low back exercises: evidence for improving exercise regimens. *Phys Ther* 78(7):754–765, 1998.

54. McGill, SM, and Norman, RW: Low back biomechanics in industry: the prevention of injury through safer lifting. In Grabiner, M (ed): *Current Issues in Biomechanics.* Champaign, IL: Human Kinetics, 1993.

55. Moseley, GL, Hodges, PW, and Gandevia, SC: Deep and superficial fibers of the lumbar multifidus muscle are differently active during voluntary arm movements. *Spine* 27:E29–36, 2002.

56. Neumann, DA: *Kinesiology of the Musculoskeletal System: Foundations for Physical Rehabilitation.* St. Louis: Mosby, 2002.

57. Neumann, P, and Gill, V: Pelvic floor and abdominal muscle interaction: EMG activity and intra-abdominal pressure. *Int Urogynecol J* 13:125–132, 2002.

58. Ng, JK-F, et al: Relationship between muscle fiber composition and functional capacity of back muscles in healthy subjects and patients with back pain. *J Orthop Sports Phys Ther* 27(6):389–402, 1998.

59. Nourbakhsh, MR, and Arab, AM: Relationship between mechanical factors and incidence of low back pain. *J Orthop Sports Phys Ther* 32(9): 447–460, 2002.

60. Novak, CB: Upper extremity work-related musculoskeletal disorders: a treatment perspective. *J Orthop Sprots Phys Ther* 34(10):628–637, 2004.

61. O'Sullivan, PB, et al: The effect of different standing and sitting postures on trunk muscle activity in a pain-free population. *Spine* 27(11): 1238–1244, 2002.

62. Park, RJ, et al: Changes in regional activity of the psoas major and quadratus lumborum with voluntary trunk and hip tasks and different spinal curvatures in sitting. *J Orthop Sports Phys Ther* 43(2): 74–83, 2013.

63. Penjabi, MM: The stabilizing system of the spine. Part I. Function, dysfunction, adaptation, and enhancement. *J Spinal Disord* 5:383–389, 1992.

64. Penjabi, MM: The stabilizing system of the spine. Part II. Neutral zone and instability hypothesis. *J Spinal Disord* 5:390–397, 1992.

65. Porterfield, JA, and DeRosa, C: *Mechanical Low Back Pain: Perspectives in Functional Anatomy,* ed. 2. Philadelphia: WB Saunders, 1998.

66. Richardson, C, Hodges, P, and Hides, J: *Therapeutic Exercise for*

Lumbopelvic Stabilization: A Motor Control Approach for the Treatment and Prevention of Low Back Pain, ed. 2. Edinburgh: Churchill Livingstone, 2004.

67. Richardson, CA, et al: Techniques for active lumbar stabilisation for spinal protection: a pilot study. *Aust J Physiother* 38:105–111, 1992.

68. Richardson, CA, Toppenberg, R, and Jull, G: An initial evaluation of eight abdominal exercises for their ability to provide stabilisation for the lumbar spine. *Aust J Physiother* 36:6–11, 1990.

69. Sapsford, RR, et al: Co-activation of the abdominal and pelvic floor muscles during voluntary exercises. *Neurol Urodynam* 20:31–42, 2001.

70. Sapsford, RR, and Hodges, PW: Contraction of the pelvic floor muscles during abdominal maneuvers. *Arch Phys Med Rehabil* 82:1081–1088, 2001.

71. Sparto, PJ, et al: The effect of fatigue on multijoint kinematics, coordination, and postural stability during a repetitive lifting test. *J Orthop Sports Phys Ther* 25(1):3–11, 1997.

72. Sterud, T, and Tynes, T. Work-related psychosocial and mechanical risk factors for low back pain: a 3-year follow-up study of the general working population in Norway. *Occup Environ Med* 70(5):296–302, 2013.

73. Teichtahl, AL, et al: Physical inactivity is associated with narrower lumbar intervertebral discs, high fat content of paraspinal muscles and low back pain and disability. *Arthritis Res Ther*. May 17(1):114, 2015.

74. Twomey, LT: A rationale for the treatment of back pain and joint pain by manual therapy. *Phys Ther* 72:885–892, 1992.

75. Twomey, T, and Taylor, JR: Sagittal movements of the human lumbar vertebral column: a quantitative study of the role of the posterior vertebral elements. *Arch Phys Med Rehabil* 64:322–325, 1983.

76. Urquhart, DM, et al: Abdominal muscle recruitment during a range of voluntary exercises. *Manual Ther* 10(2):144–153, 2005.

77. Waddell, G, and Burton, AK: Occupational health guidelines for the management of low back pain at work: evidence review. *Occup Med* 51(2):124–135, 2001.

78. White, AA, and Panjabi, MM: *Clinical Biomechanics of the Spine,* ed. 2. Philadelphia: JB Lippincott, 1990.

79. Wong, AY, Parent, EC, Funabashi, M, and Kawchuk, GN. Do changes in transversus abdominis and lumbar multifidus during conservative treatment explain changes in clinical outcomes related to nonspecific low back pain? A systematic review. *J Pain* 15(4):377.e1–35, 2014.

80. Wong, AY, Parent, EC, Funabashi, M, Stanton, TR, and Kawchik, GN. Do various baseline characteristics of transversus abdominis and lumbar multifidus predict clinical outcomes in nonspecific low back pain? A systematic review. *Pain* 154(12):2589–2602, 2013.

脊柱：管理指南

CAROLYN KISNER　　JACOB N. THORP

理论上，治疗脊柱和躯干组织相关的损伤及活动受限与治疗四肢组织损伤是类似的。治疗脊柱面临的难题是它与脊髓和神经根紧密相连。治疗师所面临的挑战是识别关节突关节、椎间关节、肌肉、筋膜和神经系统之间的复杂功能关系，并且知道如何检查、评估疼痛和活动受限的个体。长期以来，活动而不是长期卧床休息一直被认为是治疗脊柱和姿势性疼痛的重要管理手段 [2,242]，但在治疗和恢复的过程中，治疗师的任务则是定义什么是安全有益的活动。

医学诊断模式并不适用于直接指导治疗性运动干预策略的制订，特别是患者报告存在的颈、腰痛症状往往与特定的病因无关。目前我们正在努力找出对存在影响脊柱和躯干功能的症状的患者进行分类的有效方法，以便更准确地进行结果研究 [37,49,73,158,159,204,214]。此外，研究结果为预测颈、腰痛患者的预后提供了一些标准，因此治疗师可以更好地确定可能产生积极疗效的干预措施 [9,14,38,42,103,145,198,200,233,249]。本文中描述的方法支持基于导致活动受限的当前结构和功能损伤的治疗方式，同时也肯定了其在特定医学诊断的病理力学、病理生理学和预防措施中的意义。

本章的内容有三个重点部分，第一部分回顾了脊柱结构的病理和病理力学关系，第二部分集中于脊柱功能受损患者的管理原则和指南，这部分主要包括对急性期、亚急性期、慢性期脊柱疾病的干预原则，也扩展了功能障碍基础上诊断分类的具体干预方法、它们与临床实践之间的关系 [37,48] 以及用于治疗特定损伤的技术。第三部分主要包含对胸 – 腰 – 骨盆和上胸 – 头颈区独特的医学诊断。因为颞下颌关节（temporomandibular joint，TMJ）的功能与颈椎密切相关，TMJ 相关障碍的物理治疗管理指南也包含在本章中。

第 16 章中描述了所有脊柱和姿势性损伤干预的一般运动治疗技术，第 14～16 章的内容基于假设读者已经完成或正在学习关于脊柱与姿势检查和评估的课程。

脊柱病理和脊柱功能受损

椎间盘的病理

第 14 章描述了椎间盘的正常结构和功能。创伤以及正常的年龄增长都可以导致椎间盘的退变，同时影响整个脊柱的力学 [91,195]。

椎间盘的损伤和退变

不同的作者对于膨出、突出、脱出的定义不同 [23,65,148,158,213]，以下定义是在本文中所用到的（图 15.1）。

- **膨出（herniation）** 椎间盘内容物包括髓核、软骨、碎裂的核或纤维环等，移位到正常椎间盘的范围之外，它可能基于该内容物的形状，膨出的椎间盘可被进一步描述为突出或脱出 [88]。
- **突出（protrusion）** 移位的椎间盘内容物和椎间盘内的物质是连续的，也可以被描述为核内容物被外层纤维及支撑韧带结构包绕。
- **脱出（extrusion）** 核内容物超出范围延伸至后纵韧带或椎间盘间隙的上方和下方，磁共振成像（magnetic resonance imagihg，MRI）仍可能检测到与椎间盘相连 [123,158]，或可能完全分离 [65]。
- **游离（sequestration）** 脱出的髓核不再被外层的纤维环所包绕，与椎间盘分离并且远离椎间盘 [65,158]。

疲劳性破裂和创伤性破裂

纤维环结构的连续性和完整性的降低可能是由正常老化产生的环形裂隙所致，也可能是疲劳性破裂或创伤性破裂造成的。

疲劳性破裂 随着时间的推移，反复的脊柱前屈时超负荷且伴有不对称的弯曲和扭转应力造成了纤维环的破裂 [3,4,66]。

- 在扭转应力作用下，纤维环变得扭曲，最明显的是与旋转方向相反的后外侧角。纤维环的各层失去了凝聚力，开始彼此分离。每一

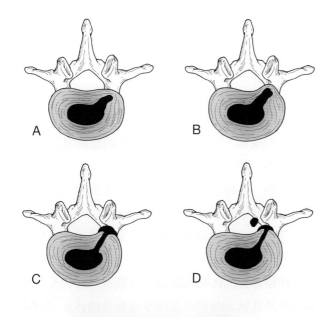

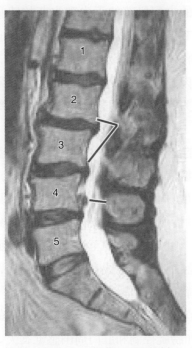

图15.1　椎间盘损伤。A. 纤维环受压破坏，髓核移位。B. 辐射状撕裂，髓核内容物膨出挤到外侧环状纤维。C. 纤维环受压髓核脱出，但与髓核仍然相连。D. 髓核游离到纤维环外。E. 一名61岁的腰痛患者症状放射到腿部，MRI扫描显示T12~L1、L4~L5多个椎间盘中度退化，L2~L3和L3~L4水平轻度后滑脱，在L4~L5节段，可见小范围的椎间盘弥漫性膨出伴随大的中央旁椎间盘脱出

层纤维环作为髓核的单独屏障，最终发生辐射状撕裂，髓核会在每层间游离[66]。

■ 随着反复向前弯曲和提举物品或持续的姿势应力，每层环状纤维被拉紧，使得后外侧

角紧密地挤压在一起，因而产生辐射状裂隙，髓核就朝着裂隙移动[3,4]。只要外侧环状纤维连续性没受到破坏，就可以包含住髓核[3]，而损伤后的髓核会倾向于变得肿胀，并且让环状纤维扭曲变形，牵拉处的环状纤维产生的扭转变形更为严重[4]，若环状纤维外层断裂，髓核可能通过裂隙脱出。

■ 椎间盘本身会尝试自我修复，但其血液循环并不好[17]，虽然髓核胶质缺损处会自我修复或出现环状纤维细胞的增生，但椎间盘供血较差的状态会使得修复后的环状纤维比较脆弱，并且需要更长的时间来修复。

创伤性破裂　环状纤维的断裂可能是一次性发生的，也可能叠加在环状纤维逐渐破裂的椎间盘上，这种情况最常见于创伤性过度屈曲损伤[4]。

中轴过度负荷

脊柱的中轴过度负荷（压缩）通常发生在环状纤维损伤前，导致终板损伤或是椎体骨折[25]。当髓核向上或向下移动到损伤的终板时产生舒尔曼病。当出现压缩性骨折时，屈曲和中轴负荷通常会引起疼痛加剧，尽管肢体常会出现牵涉痛，但可能与神经根关系不大。舒尔曼病和压缩性骨折会在本章第3节讨论。

年龄

症状性椎间盘损伤的易发年龄为30~45岁，该年龄段患者椎间盘内的髓核仍有吸收水分的能力，但随着时间造成的疲劳负荷，环状纤维开始变弱，因此在极大的重复性压力下椎间盘就无法承受增加的压力，这时髓核就会从裂隙处突出，且最常发生在后外侧，也就是在压力增加的情况下髓核会朝外侧环状纤维鼓出，导致环状纤维扭曲，髓核也会沿着环状纤维完全破裂处被挤出椎间盘外[3,17,66,148]。

退行性改变

任何感染、疾病、椎间盘突出或终板的缺损，都有可能造成椎间盘退行性改变[17]。遗传因素与椎间盘退化有很大的关联，而抽烟和抬举重物似乎也对疾病的发展有一定的影响[16]。Battie[16]发现在21岁前被诊断出椎间盘损伤的人，他们有高于普

通人 4~5 倍的可能性有Ⅳ型椎间盘病变家族史。

- 退化的特征有渐进性的髓核纤维化、环状纤维丧失原有的组织结构排列，及终板软骨的流失[14]。
- 当髓核逐渐纤维化时，会失去吸收水分的能力，含水量降低继而髓核变小。因膨出的髓核挤压环状纤维或髓核通过破裂的环状纤维脱出而产生的急性椎间盘突出，在老年人身上比较少见。
- 在髓核不受压的情况下，纤维环突出是可能的，黏液瘤变性伴环状突出已在老年人椎间盘病变中得到证实[248]。

对脊柱力学的影响

椎间盘的损伤和退化都会影响到脊柱整体的力学关系[187]。在早期阶段脊柱节段灵活性较好，椎体的屈曲 / 伸展和前后位移大于正常水平，导致节段不稳，整体节段的力量分布会有所改变，使得关节突关节及支撑性结构受力异常[31,66]。

椎间盘病理及相关情况

椎间盘膨出、组织液淤积、椎间盘源性疼痛及炎症产生的肿胀等情况，都可能来源于长期的屈曲姿势、反复屈曲造成的微小损伤，或是创伤性屈曲损伤。刚开始尝试伸展运动可能会使症状加重，但如果在控制下进行伸展，症状反而会减轻。多项研究表明，采用伸展治疗方法后症状减轻的髓核突出症（herniatecl hucleus pulposus，HNP）患者对保守性非手术治疗反应良好[9,26,48,133,201,220]。

组织液淤积

在脊柱持续的末端屈曲姿势下，椎间盘、关节突关节和韧带将承受持续的负荷[23]。随着椎间盘内压力的增加，关节突关节的软骨会受到压缩性负荷，后纵韧带和环状纤维的后方纤维会遭受分散性牵张，并发生韧带蠕变及组织液流动。突然伸展运动时，椎间盘内的组织液不会重新分布，从而增加了肿胀和炎症的风险[234]，这些症状可能与椎间盘损伤相似，也可在重复性伸展运动下减轻，对本章后面的管理部分（伸展方法）描述的治疗作出反应。

椎间盘损伤和组织液淤滞的体征和症状

症状的病因

椎间盘受混合性脊神经和灰色交通支（gray ramus communicans）支配，因为只有 1/3 的环状纤维受神经支配[189]，所以不是所有的椎间盘脱出均出现症状。

疼痛　疼痛的症状来自肿胀的椎间盘或肿胀的组织对疼痛敏感的结构（韧带、硬膜、神经根周围的血管）的挤压，或源于椎间盘突出物质的炎症刺激[17,197]。

神经系统的体征和症状　脊髓或神经根受压会引发神经症状，与神经系统本身相关的体征和症状是有特定的支配肌节的无力和皮节的感觉改变，而支配皮节区域的牵涉痛、腘绳肌的肌电活动增加、直腿抬高角度减少及深部腱反射减弱，都可能和脊椎肌肉、棘间韧带、椎间盘及关节突关节的牵涉痛有关，因此都不是真正的神经根受压的症状[126,164]。

症状的变化　症状的变化取决于椎间盘突出的方向和程度，以及受损的脊髓节段。

- 椎间盘向后侧或后外侧突出最为常见，小范围的后侧或后外侧突出可能会压迫到后纵韧带、硬膜，或延伸至神经根周围，而患者可能会描述背部中线存在严重的疼痛，或疼痛由背部放射到臀部及大腿。
- 大范围的后侧突出会引起脊髓损伤的体征，比如膀胱控制和肛门周围感觉丧失。若颈部区域的椎间盘大范围突出未被治疗或未被诊断，将会造成脊髓型颈椎病。
- 大范围后外侧突出会造成部分脊髓或神经根体征。
- 向前侧突出可能会压迫前纵韧带导致腰痛，但不会有神经方面的体征。
- 虽然椎间盘突出可发生在任何椎体间包括颈椎，但最常见突出的位置是第 4~5 腰椎和第 5 腰椎与骶椎之间[149,190,191,217]。胸椎的椎间盘突出是极少见的（1/1000[190,191]），部分原因在于椎间盘相对椎体较小且胸椎区域有稳定的骨性解剖结构。胸椎最常见椎间盘突出位置为第 11 胸椎和第 12 胸椎，因为该部分活动性较大。胸椎区域的突出通常比腰椎更严重，若椎间盘直接向后突出，将使患者有脊髓压迫的风险。

症状的转移　在环状纤维结构完整的情况下，流体静压机制完好，椎间盘损伤的症状可能会产生转移 [158,159]。

炎症　神经椎管内的髓核物质可能会引起炎症反应，并且刺激硬膜、神经根鞘膜或神经根。症状可能会持续一段时间，并且对于单纯的力学改变并无反应。在执行直腿抬高测试时，腰痛会比腿痛更严重。如果这种炎症刺激没有得到良好的解决，将会导致纤维化反应、神经活动性损伤和慢性疼痛 [155,209,212]，所以早期抗炎因子的药物干预通常是有必要的 [209]。然而，对椎间盘游离程度较重的患者而言，手术成功率更高 [127,226]。

椎间盘损伤症状的发生和表现

开始　开始通常发生在 20 ~ 55 岁之间，但最常见的年龄是 30 ~ 40 岁。除了外伤情况外，腰椎症状的发生通常都与弯腰、弯腰且抬举物品，或在长时间斜躺、久坐或弯腰之后站起有关，个体可能会或可能不会有撕裂的感觉 [159]。虽然，颈椎椎间盘的损伤较不常见，但长时间的脊柱屈曲姿势，如头部前倾，会导致椎间盘突出产生症状或使症状加剧，许多患者都可能有错误的屈曲姿势的病史。

疼痛表现　在个体处于不活动状态时，如坐着或休息一晚后，疼痛可能会逐渐增加。患者经常会描述早上下床或刚站起来时，疼痛就加剧。在执行增加椎间盘内压力的活动时症状也会加重，例如坐着、身体前屈、咳嗽、牵拉或在屈曲姿势下尝试站起的时候。通常情况下，除了突出程度较大或髓核内容物脱落并超出纤维环范围的情况外，步行时症状都会减轻 [159]。

急性疼痛　急性期若有炎症，疼痛几乎会一直存在，但程度则视个体的姿势或活动而定。

当腰椎椎间盘损伤，刚开始时不舒服的位置会发生在腰骶部或臀部区域，有些患者会感到疼痛放射到大腿或下肢。在颈椎，刚开始的疼痛部位是肩胛中部和肩部，通常不会感到肌肉无力或麻木（神经体征），除非椎间盘的突出已经进展到压迫神经根、脊髓或马尾的程度。

腰椎的客观临床表现

注意：以下内容与腰椎髓核向后侧或后外侧突出相关 [159]。其损伤总结于专栏 15.1 中。

- 比起坐姿，患者通常更偏好站立或行走。
- 患者腰椎前凸减少或丧失，脊柱会有某些程度的侧移。
- 前屈运动受限，在重复前屈测试下症状会加重且外周化。外周化指的是症状在下肢更远的部位出现（图 15.2）。
- 后伸受限，重复后伸测试下疼痛会减轻且中央化 [140,146,250]。中央化是指症状由下肢向腰椎回返或消失，或症状局限在背部。但如果椎间盘突出无法机械性减轻，后伸运动会使症状外周化或加剧。
- 脊柱如果发生侧移，后伸运动会增加疼痛，但是先矫正脊柱侧移后再进行重复性后伸运动，可减轻疼痛或让疼痛中央化（图 15.6，图 15.7）。
- 仰卧下被动腰椎屈曲测试（双膝屈曲至胸部）和俯卧位被动伸展测试（伏地挺身）时，通常产生的症状会和站姿测试相似，只是结果不太明显，因为去除了重力影响。
- 直腿抬高 30° ~ 60° 时产生疼痛，表示硬膜活动性受限，并非椎间盘突出的特殊病症 [235]。
- 因流体静压机制完好，被包含的髓核突出物会受运动的影响，但若是环状纤维外层完全撕裂就会破坏流体静压机制，因而脱出或脱垂的髓核就不会受到运动影响 [158]。在急性

专栏 15.1　腰椎间盘突出相关的常见损伤

- 疼痛、防卫性肌痉挛。
- 屈曲姿势和（通常）朝向症状对侧偏移。
- 皮节的神经性症状及受影响神经根导致的肌节症状。
- 坐姿、长期屈曲姿势、由坐到站转移、咳嗽及牵拉时，症状会加剧（外周化）。
- 神经活动度受限，例如直腿抬高（通常为 30° ~ 60°）。
- 反复弯腰（脊柱屈曲）测试会出现症状外周化。

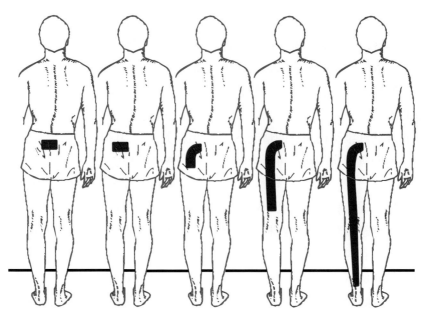

图 15.2　单侧下肢症状外周化与中央化的例子。由左到右显示症状外周化，由右到左则显示中央化

期由医生给予抗炎药物治疗是很重要的，椎间盘脱出的患者接受保守治疗会有反应是因为炎症的缓解及椎间盘脱出物质的重吸收[213]。

颈椎的客观临床表现

■ 颈椎的临床表现与腰椎相似，只是症状发生在颈椎神经所支配的皮节和肌节上。

■ 最初，患者可能会出现错误的头部前倾姿势，并可能将头部保持在保护性的侧弯位置或旋转的位置以远离症状侧。

■ 颈椎屈曲会使症状外周化，而将颈椎后缩（轴向伸展）然后伸展会使膨出的髓核处的症状中央化。

■ 上肢的神经活动性可能会受损。

■ 徒手牵引可减轻症状或使症状中央化。

■ 严重状况下，患者可能会出现双侧症状或是脊髓型颈椎病的病理特征，如步态异常、上运动神经元损伤和（或）由于脊髓受压或激惹出现下肢肌肉无力或感觉异常。

椎间盘与关节突关节之间的病理力学关系

相邻两椎体间的椎间盘与关节突关节所组成的

三关节复合体，在生物力学上互相关联。不对称的椎间盘损伤将影响整体及其上下关节的运动学，并导致关节突关节出现不对称的运动、异常压力，最后产生软骨退化的现象[188]。

椎间盘的退变

随着组织退化，椎间盘的含水量将减少，高度将降低，导致椎体彼此接近压迫椎间孔及造成脊髓椎管狭窄[31]，这些都称为椎间盘退变性疾病。

最初的改变

最初，伴随着脊柱节段的活动和平移增加，其松弛度也会增加。关节突关节的关节面相对改变，关节囊被拉紧，并导致炎性刺激、肿胀及肌肉痉挛。

肌肉控制改变

肿胀关节内的关节感受器功能产生改变，对肌肉募集会产生负面影响[212]。而疼痛被认为是脊柱周围稳定肌肉募集模式改变与减少的原因之一[108,109,112]。脊柱椎体间活动范围稳定性不足使其承受的剪切力增加，进而让骨性韧带的支撑结构受到的压力增加，这被认为是造成椎体间过度活动或不稳定的因素[72]。

进行性骨改变

错误的力学和重复的刺激，使关节突关节和椎体边缘最终产生进行性骨改变，这被称为脊椎病、骨关节炎（osteoarth-ritis，OA）或退行性关节病（degenerative joiht disease，DJD）。沿着关节面产生骨赘或沿着椎体形成脊柱炎的唇形病变及骨赘，会造成活动度不足[165]。这些变化会导致相关的椎间孔及椎管进一步狭窄。在颈椎，钩突关节会变厚、变粗并且扭曲[207]。

相关病理

节段性（临床）不稳

由于神经肌肉稳定系统控制运动的能力下降，在脊椎运动的生理范围内的中间区域中，节段性不稳被认为是控制不佳的表现[72,188]。临床上，患者会表现出对脊柱运动的中间范围移动困难，并显示运动的偏移或浮动（见本章脊柱不稳的病理力学部分）。

狭窄

狭窄是指通道或开口狭窄。在脊柱，狭窄是指任何椎管（中央性狭窄）、神经根管或椎间孔（侧方狭窄）的空间变窄，可为先天或后天产生，而且可在任何年龄阶段出现。狭窄可能是由软组织结构造成的，如椎间盘突出、纤维性瘢痕或关节肿胀，或椎体发炎致骨赘形成，或是滑椎造成的骨性狭窄，或错误姿势，并随着进展产生神经症状，伸展运动将会加剧症状[175]。

🎯 聚焦循证

在一项研究中，具有以下 4 个或 4 个以上改变的患者确定中央狭窄的特异性为 0.98：双侧直腿抬高试验症状；腿痛比背部疼痛更严重；步行和（或）站立时出现疼痛；坐位时疼痛缓解；年龄大于 48 岁[44]。

神经系统症状：神经根病变

脊髓神经根或脊髓症状可能产生的情况。

- 椎间盘突出压迫脊髓或神经根。
- 当椎间盘厚度因退变而减少[196]，或椎体因剪切力产生过度位移导致椎间孔空间减少，神经根会在上关节突的尖端和椎弓根之间被

撞击。

- 由于外伤、退变或疾病伴随水肿及狭窄，而产生炎性反应。
- 当椎关节强直导致关节突关节面或沿着椎体椎间盘边缘出现骨赘，由此减少椎管或椎间孔的空间大小。
- 损伤或脊柱手术后出现的瘢痕组织或粘连形成滑椎。

功能障碍

由于损伤、疼痛及肌肉紧张干预形成功能障碍的恶性循环，除非有合适的治疗，否则将导致进一步的运动受限、疼痛及肌肉紧张。下面对关节突关节的病理进行更详尽的叙述。

关节突关节的病理

关节突关节是包裹于关节囊中且由韧带支撑的滑膜关节，跟任何周围关节一样会遭遇外伤及关节炎。

脊柱的关节突关节拥有不同类型的类似半月软骨的结构或关节突关节囊皱褶，这些皆为含有脂肪与血管的滑膜组织。在一些情况下，因为机械性压力会形成致密的纤维组织[23]，而有些人叙述因突然或异常运动会造成这些结构在关节面间"卡压"。当这些拥有丰富神经支配的关节囊在承受张力时会产生疼痛及运动受限[23,228]。Bogduk[23]将锁定机制描述为半月板在囊上或囊下皱襞间的"外展"，会阻止关节从屈曲恢复到伸展。因为半月板不能重新进入关节腔，所以被称为"外展"。它成为囊膜皱襞的占位性病变，当撞击及牵拉关节囊时引起疼痛。

关节突关节病理的常见诊断和损伤

关节突关节病理变化的原因可能有外伤、退变或系统性疾病，专栏 15.2 总结了这些损伤及功能限制。

关节突关节扭伤/关节囊损伤

通常会有外伤史，如跌倒或是发生车祸，关节会产生积液（肿胀）、关节活动受限，并且伴随保

护性肌痉挛，而肿胀可能会导致椎间孔狭窄和神经体征。

椎关节强直、骨关节炎和退行性关节病

椎关节强直和骨关节炎是同义词，病理上皆指的是退行性关节病。骨关节炎涉及椎间盘及关节突关节退变，通常会有错误姿势、损伤后长期制动，或者严重、重复性外伤的病史。

- 在退行性改变的早期阶段三关节复合体有更大的关节内活动或活动过度 / 不稳定。一段时间后，力学改变的压力会导致骨赘生成，沿着关节边缘和椎体产生骨唇及骨赘，渐渐造成活动度不足合并骨性狭窄。当骨赘侵入椎管和椎间孔则可能会造成神经症状，特别是在脊柱伸展和侧弯时。
- 通常在活动不足的部位，相邻的脊柱节段会产生代偿性活动过度。
- 运动伴随疼痛和（或）休息后的关节僵硬是患者选择物理治疗的主要原因。
- 疼痛可能源自过度活动的压力，或是来自活动不足的结构受到牵拉，也可能是由于骨赘压迫了疼痛敏感组织，或因肿胀及椎体间过度或异常的活动产生刺激所造成的。
- 就像任何发生关节炎的关节一样，退变的关节容易受到关节面撞击、扭伤和炎症的影响。
- 对于某些患者，运动可缓解症状；而对于其他患者，运动将激惹关节，使疼痛症状加剧。

类风湿关节炎

类风湿关节炎（rheumatoid arthritis，RA）的症状可影响脊柱及肋骨的任一滑膜关节，并伴有疼痛和肿胀等情况。

- 类风湿关节炎在颈椎呈现许多特殊问题，只要有退行性改变或肿胀卡压到神经组织就会产生神经症状。受到类风湿关节炎影响，组织会变得脆弱，如骨质疏松合并囊肿的形成、骨骼侵蚀及韧带坏死引起的不稳定。最常见的严重损伤为寰枢关节半脱位及 C4 ~ C5 和 C5 ~ C6 椎体脱位[163]。
- 源自脊柱的疼痛或神经症状可能与半脱位相关，也可能不相关。因此在处理这种疾病时要注意这些症状，因为可能会存在潜在的脊髓损伤[163]。
- X 线检查和 CT 检查在排除不稳定的情形时多起到重要的作用，仅靠症状和体征不能得出结论。

注意：类风湿关节炎的患者不适当的脊柱运动，如进行颈椎手法操作，可能会危及生命，因为这可能会导致颈髓或椎动脉的潜在损伤[163]。

强直性脊柱炎

强直性脊柱炎（ankylosing spondylitis，AS）是一种风湿性疾病，特征是腰椎和脊柱部分韧带的慢性炎症[80]。有大约 20% 的患病人口，发炎的软骨 / 骨性关节会融合[241]。

- 这个疾病的发病率为每 1000 人中有 1 ~ 3 例，发作的高峰年龄为 20 ~ 30 岁[59]。
- 根据关节受累的时间，病变似乎从腰椎开始且向头部进展，最常累及骶髂关节（sacroiliac，SI，几乎为 100%），接着是颈部（75%）、腰骶部（50%）、髋关节和足跟（30%）[80,141]。
- 随着运动功能逐渐丧失，患者会抱怨整体的僵硬。患者可能会在初期主诉其骶髂关节、胸椎或肩关节的两边疼痛；随后，患者会因为疼痛和关节僵硬而醒来，甚至会出现难以站立的情况。
- 对于后期的患者，影像学上会显示脊柱"竹节"样变化。影像显示前纵韧带已与椎体融合，同时也会看到关节间隙变窄[80,141]。

聚焦循证

Rudwaleit 和同事[206]确定了四个常见于强直性脊柱炎的参数。这些参数包括持续时间超过 30 分钟的僵硬、通过锻炼而非休息改善的腰痛、在后半夜因腰痛醒来，及臀部交替疼痛。如果满足三个或三个以上参数，阳性似然比为 12.4，信度和效度分别为 0.97 和 0.34。

注意：寰枢椎半脱位是颈椎的标志。在评估及执行颈椎部位手法操作时要特别小心，以免造成严重或致命的损伤[80,141,239]。

关节突关节撞击（卡住、固定、压陷）

由于突然或异常的运动可能会使关节囊中的半月板样物溢出、撞击（卡压）或是受压，导致疼痛及保护性肌痉挛。这些症状多是突发性的，并且通常和前屈及旋转有关[23,234]。

- 会丧失特定的运动功能，并且在尝试运动时产生疼痛。但是休息时没有疼痛。
- 没有真正的神经症状，但在相关皮节上会有牵涉痛。
- 一段时间后，对侧的关节和椎间盘会因承受压力而产生结构问题。

椎体的病理

脊柱的轴向过度负荷（压缩）会引起终板损坏或椎体骨折，而压缩性骨折是骨质疏松的并发症。

骨质疏松继发压缩性骨折

在第 11 章中详细描述了发病率、风险因素、预防、一般运动建议及骨质疏松运动的注意事项，在第 24 章中介绍了老年群体的一些相关信息。脊柱压缩性骨折最常见于胸腰椎区域，原因为跌倒、外伤，或者日常生活中一些需要向前屈曲躯干的活动。

- 在 60 ~ 70 岁时，骨折常发生在前侧椎体。
- 疼痛可能会放射到腰部或腹部区域，伴或不伴下肢神经根病变。
- 由于继发的不稳、骨质变化（楔形化）和肌肉无力，患者呈现胸椎后凸增加和腰椎前凸增加。

- 运动处方应根据个人对疼痛的耐受度而定。
- 对于严重的患者为预防症状的进展可以采取外科治疗，像是椎体成形术的手术干预。
- 由严重病变引起的腰痛（low back pain, LBP）在没有创伤的情况下，发病风险在普通人群中低于 1%[99]。当出现多个红旗征，而不是单一的外周体征和症状时，治疗师应多关注。

聚焦循证

Henschke 等人[98]发现脊柱骨折的几个主要风险因素，包括年龄超过 50 岁；女性；严重的外伤史；疼痛和压痛和（或）同时发生的牵引/疼痛损伤。此外，这项研究还报道了风险因素个数大于等于 3 的人发生后侧椎体压缩骨折概率为 52%。其风险因素为：超过 70 岁、女性、严重创伤和长时间使用皮质类固醇。

舒尔曼病

舒尔曼病是一种少见的先天和（或）椎体终板退行性弱化的疾病，常见于 T10 ~ L2[149]。髓核会垂直凸出到椎体终板，因此导致骨性坏死或形成施莫尔结节。舒尔曼病也可能因成长中的骨骼血液供应不足而引起。这个疾病通常于 10~20 岁出现，而且可能被诊断为"生长痛"。干预方法应与所呈现的症状相关，同时注意应尽量减少椎体上的压力。

肌肉和软组织损伤的病理：牵拉伤、撕裂、挫伤

常见损伤及功能限制总结于专栏 15.3 中。

创伤的常见症状

通常有不止一个组织因创伤而损伤，急性期无法确定组织损伤程度。

- 无论损伤的组织是非收缩性还是收缩性，都

会有疼痛、局部肿胀。触诊时有压痛及保护性肌痉挛，而保护性肌痉挛的作用是为了立即保护损伤区域。如果肌肉收缩时间过长就会导致代谢产物堆积和血液循环不良。局部环境的改变将刺激神经末梢，因此肌肉持续收缩会成为额外的疼痛来源（图 10.1）。

- 当韧带拉伤时，牵拉韧带会引起疼痛。若撕裂则会出现该节段活动过度。
- 受累结构愈合时，可能会产生适应性短缩或瘢痕粘连到周围组织并限制组织活动及姿势力线。

腰椎牵拉伤常见部位

腰椎常见损伤的部位是沿髂嵴处。这个部位聚集着来自胸腰筋膜外侧缘、腰方肌、竖脊肌及髂腰韧带的外力（图 14.12）。在抬举或扭转运动中，该区域常因跌倒和反复负荷而损伤。

颈椎牵拉伤常见部位

颈椎及上胸段常见损伤伴随着屈曲 / 伸展创伤。严重的颈椎创伤会导致椎体骨折及脊髓损伤。椎体骨折及脊髓损伤非本章讨论范围。

伸展损伤。当头部快速伸展，若未受阻碍（如车内的头枕），则枕骨会由胸廓阻挡而停止。在此情形下后侧结构会受到压迫，尤其是关节；前侧结构（颈长肌、舌骨肌及舌下肌）会被牵拉。下颌骨也被拉开，颞下颌关节的关节突向前位移压迫关节结构，而控制下颌抬高的肌肉（咬肌、颞肌、内侧

翼肌）也受到牵拉。

屈曲损伤。当头部快速屈曲且未受阻挡（如方向盘或汽车安全气囊），颏部由胸骨阻挡而停止。在此情况下，下颌骨被推挤向后，因此关节突向后挤入关节盘的后部，且颈椎后侧肌肉、韧带、筋膜及关节囊都会被牵拉。

姿势性拉伤

颈椎后侧、肩胛及胸椎上方肌肉与筋膜的拉伤常见于姿势性压力，如久坐于电脑、书桌前，或者过度使用平板电脑以及其他电子设备，而腰部的结构会因错误站姿与坐姿产生拉伤。有关姿势性压力的详细描述见第 14 章。

情绪压力

情绪压力经常表现为颈椎或腰椎区域张力增加。

活动和参与受限

大部分脊柱问题的根本在于肌肉功能受损，并且在功能性活动时，出现疼痛或脊柱控制较差以及失稳。

急性期 在急性期，保护性肌痉挛会影响一些基本活动，如翻身、坐、站、步行以及参与家庭活动、工作和娱乐的能力。

亚急性期及慢性期 在亚急性期及慢性期，肌肉损伤会导致长时间站立姿势及活动时脊柱稳定及控制不良。对于大多数活动来说，脊柱稳定性是必要的且需要被重视，应减小受限程度并改善功能。

脊柱失稳的病理力学

脊柱稳定性节段已在第 14 章中定义描述。回顾稳定性的力学模型，脊柱的稳定性是以整体与节段肌肉组织的拉索功能为基础支撑提供的，正如 Panjabi 及同事[185-187] 提出的三脚凳稳定功能模式，认为对于脊柱稳定性，不单是主动肌的作用，被动骨性韧带结构及中枢神经系统的神经控制也都是必要的。凳子的三只脚对于稳定性来说缺一不可，当其中一脚（或更多脚）无法正常运动时，即

产生失稳。

失稳有许多级别。症状严重且影像学检查显示有过度活动且保守治疗无效的患者适合接受脊柱融合术[72]。颈椎和腰椎部位的手术融合会在本章后续探讨。临床失稳定义为中间区域增加，可通过治疗性运动干预处理。

中间区域

中间区域[185,186]指的是在脊柱节段活动度的中间范围，此区域内被动骨韧带结构不受到任何应力。脊柱的中间区域相对较小（通常在任意两个椎体间的非收缩性组织达到弹性区域前，只有几度的活动范围），而且由附着在每一椎体间的深层肌群的动态张力控制。

中间区域可视为一颗碗底的球。碗的两侧为提供椎体间被动支撑的骨韧带结构。球被扰动时，将会前后滚动到碗的两侧但最后回到碗中央，在较深的碗中球能前后活动的范围较小，因而活动范围较小或较为稳定；而在浅的碗中，球可以滚动的范围较大，位移距离较大或活动性较大（稳定性较小）（图15.3A 和 B）。在这个模型中，肌肉被视为附着于球上连接到碗缘的弹力绳索，产生干扰时协助将球维持在碗中央（图15.3C）。在缺乏稳定性的结

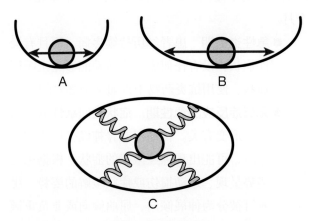

图 15.3　脊柱节段间的中间区域图示为一个碗，碗的两侧为骨韧带组织，而移动中的球则表示椎体间的活动性。A. 在深的碗中，碗内的球受外来干扰后，会轻微的向前后滚动直到停在中央——显示稳定性。B. 在浅的碗中运动较大——显示较大的椎体间活动性或不稳定。C. 由上方俯瞰这个碗，弹力绳索连接球及碗的边缘，显示了椎体间肌肉的动态功能。在外力干扰时，弹力绳索分配适当的张力可稳定受干扰的球

构中（较多的椎体间活动），肌肉必须承担更多维持脊柱于中间区域的责任（球在碗中央）。

脊柱中立位　临床使用脊柱中立位定义活动的中间范围。

不稳定性

若中间区域增加则表示椎体间不稳定性增加[72,185~187]。椎间盘退变、脊柱滑脱、脊椎前移，或韧带松弛都会导致椎体间活动增加；另也可因疲劳、募集模式改变、疼痛产生的反射抑制或某些病理，造成维持脊柱在中间区域的椎体间深层稳定肌群神经肌肉控制不良，而导致椎体间活动增加[72,186,187,236]。椎体间产生异常活动时，或在活动范围末端受到应力（一段时间的放松姿势或突然的应力使肌肉无法控制），个体就会经历颈部或背部疼痛。

⦿ 聚焦循证

文献显示腰痛的患者，腹横肌的激活及功能均发生变化（延迟和更有阶段性）[110,111]；疼痛可能使椎体间的多裂肌萎缩、结构改变与肌电图活动改变[46,105,203]，可能提示这些肌肉的稳定效果较差。研究结果也显示，训练急性[104]和慢性[183]腰痛和产后骨盆带疼痛患者[223]的深层节段肌群，有改善姿势控制及稳定性的长期预后结果。研究结果显示，针对颈椎区域，训练控制颈椎姿势的深层肌群的稳定功能，可减少颈源性头痛症状的发作频率及强度[121]。

基于恢复阶段和诊断类别的管理指南

脊柱管理原则

脊柱损伤时，损伤、活动受限和参与受限的程度如何尚不清楚。通常高达60%的急性背部损伤会在1周内缓解，高达90%的会在6周内缓解[129]，复发率低于25%[22,222,243]。参与受限程度取决于损伤程度。如果涉及脊髓，可能会出现完全性

瘫痪，需要康复干预才能参与日常活动。如果涉及神经根（马尾神经），则可能发生不同程度的特定皮节感觉丧失和肌肉无力，这可能会影响个体的日常生活和与工作有关的活动。上四分之一的神经根影响手臂和手的功能；下四分之一的神经根会影响下肢功能，尤其是负重活动。因脊柱损伤产生慢性疼痛综合征的研究结果显示，相比实际受累的组织，参与受限程度与心理、经济、社会因素及以往发生的损伤更为相关[135]。在慢性疼痛患者中神经根受累，及向多个方向的主动活动的疼痛激惹更为常见。脊髓损伤和慢性疼痛综合征的治疗不在本书讨论范围。

检查和评估

病史、系统回顾和测试。询问患者病史和系统回顾可以用来排除任何严重的情况，并决定患者是否应被转诊给其他医疗专业人员，或决定患者是否适合接受物理治疗，然后在安全情况下执行测试和测量，以确定症状来源是否与姿势或运动的机械力学改变有关，并且建立损伤和功能限制的基线，以记录变化。检查技术和程序并不在本书介绍范围，但是为了便于医疗人员能够在提出干预方案前做出关键决策，本书列出了一些脊柱区域关注点的概要。

- 与骨科疾病相关的严重"红旗征"状况，包括脊髓症状和体征（上运动神经元损伤）、近期无法排除是否有脊柱椎体骨折或不稳定的创伤，及无法用力学机制解释的严重疼痛（特别是会让患者痛醒的疼痛），应转介由医生处理。

- 心理压力可能会影响患者的康复。因此，要将患者转诊给合适的专业人员，患者可能需要进行多学科方法治疗。一些社会心理调查问卷，包括抑郁和焦虑患者健康问卷（patients health questionnaire for depression and anxiety，PHQ-4）[138]和分级慢性疼痛量表[178,237]可以用来确定是否指示转诊。

- 应检查是否存在与脊髓、神经根、脊神经、神经丛或周围神经损伤模式相关的神经性症状。物理治疗师常会发现造成神经根体征的原因，包含椎间盘突出，椎管或椎间孔内骨性、软组织性或血管性狭窄，关节突关节肿胀，和因活动受限或炎性造成的神经根紧张。

- 应检查疼痛模式是否与已知的肌肉骨骼模式或显示的身体状况有关。应认识到疼痛的表现方式很多，且对于不同人有不同的意义。因此，在确定造成症状的原因时，疼痛的信息只被列为其中的一个因素。

🔵 聚焦循证

基于强证据，利用自我报告问卷，针对腰背疼痛和肩颈疼痛的临床实践指南（如 Oswestry 残疾指数或 Roland-Morris 腰部和颈部残疾指数问卷或患者特定颈部疼痛功能量表）来识别患者的疼痛、功能以及残疾的基线状态以监测变化。基于专家意见，腰痛和颈痛的 CPG 建议通过使用可重复和有效的措施来监测活动受限和参与受限[37,48]。

恢复期：各个恢复期的时间长短根据所参考的依据有所不同。一般来说，急性期通常少于4周，亚急性期则是 4~12 周，而慢性期长达 12 周以上[2]，至于慢性疼痛综合征，时间通常是超过 6 个月。

- **急性炎症期**　患者经历持续疼痛，而且有炎性症状，没有任何姿势或活动能够完全缓解症状。使用抗炎药物干预通常是必要的。

- **无炎症反应的急性期**　症状是间歇性的且与力学形变有关。神经根或脊神经受压或被牵张时，可能出现神经激惹的症状。根据患者姿势呈现、运动损伤或症状缓解的姿势，患者可被分为伸展倾向、屈曲倾向或非负重倾向，这些分类将在下一节有更详细的描述。Delitto 及其同事[49]对于此期的定义是患者无法站立超过 15 分钟，坐位时间超过 30 分钟，或行走超过 1/4 英里（约 0.4 km），而不使症状加重。

- **亚急性期**　通常在这个阶段，部分工具性日常生活活动（IADL）的特定运动和姿势仍会诱发症状，如抬举物品、使用吸尘器、进行园艺和其他需要重复负重的活动，因此个人的基本生活方式无法完全恢复。应实施更详细的检查来明确影响恢复的损伤、活动受限和参与受限。

■ **慢性期**　到达慢性期时，重点应放在让患者恢复从事长时间、持续处理重复性负荷的高要求活动（从搬运重物到重复性居家活动，如抱孩子，或剧烈的体育活动）。

诊断、预后和护理计划　如同本章引言所提，特定病理和医疗诊断并非引导治疗师选择合适治疗干预的依据，并且用于治疗肌肉骨骼受损和功能限制的患者分类系统可以在大量文献中找到 [2,49,50,73,158,204,214]。此外，许多验证性研究都支持临床预测规则可以用来帮助治疗师在建立和调整干预时做判定的观点 [14,38,41,42,75,103,145,200,233]。此外，颈部疼痛 [37] 和腰背疼痛 [48] 的 CPG 已经形成了关于国际功能、残疾和健康分类（ICF）的推荐。

本节其余部分将整合根据损伤分类与脊柱病理的医疗模式，协助治疗师选择最能促进患者恢复的干预策略。特定的医疗诊断及独特区域特征及干预会在本章最后部分描述。

治疗方法的确定取决于患者对检查策略的反应和能最大程度缓解症状的操作。干预随着患者在愈合过程中的进展而不断调整。专栏 15.4 总结了基于损伤的诊断分类。

专栏 15.4　基于损伤的诊断分类 [49,73,158,204]

一般：恢复阶段
■ 急性炎症期（0~4 周）。
■ 急性无炎症期（0~4 周）：间歇性症状合并急性神经根症状。
■ 亚急性期（4~12 周）。
■ 慢性期（>12 周）。
■ 慢性疼痛综合征（>6 个月）。

非负重倾向：牵引方法
■ 患者不能忍受直立进行基本 ADL 和 IADL。
■ 运动测试使症状加剧。
■ 牵引（或其他非负重程序）可以减轻症状。

伸展倾向：伸展方法
■ 患者通常呈现屈曲的姿势，也可能存在侧移。
■ 伸展测试能减轻症状或使症状中央化。
■ 诊断可能包括椎间盘损伤，屈曲姿势受损，组织液淤积。

屈曲倾向：屈曲方法
■ 患者通常呈现屈曲的姿势，并且在屈曲时更舒适。
■ 伸展测试时症状加剧或呈现外周化。
■ 诊断可能包括脊椎病、椎管狭窄、伸展负荷损伤、关节突关节肿胀。

活动过度 / 功能性不稳：稳定 / 制动的方法
■ 患者有活动过度的椎体，脊柱稳定性下降（椎体间或整体）。
■ 诊断可能包括创伤，韧带松弛，脊椎峡部裂或脊柱滑脱。

活动减少：关节松动 / 手法操作
■ 在一个或多个脊柱节段活动受限。

肌肉和软组织损伤：运动方法
■ 患者通常呈现保护性的姿势或肌肉张力增加。
■ 诊断可能包括牵拉、撕裂、挫伤或过度使用。

姿势性疼痛综合征：运动和体能锻炼方式
■ 患者呈现错误的姿势；持续的姿势导致症状增加。
■ 诊断可能包括姿势性扭伤，颈源性头痛，胸廓出口综合征，体能状况差。
■ 活动，姿势矫正和运动减轻症状。

证据，腰痛 CPG 推荐利用重复性运动、锻炼或促进症状中央化的策略 [48]。

⊚ 聚焦循证

在两个独立但类似的评价系统中，当出现中央化与其他治疗方案进行比较时，使用定向偏好治疗（在初始评估时会减少症状的运动方向）是一种有效方法 [154]。Donelson 等 [55] 的研究进一步证实了这种方法，其研究包括 71 名患有急性或慢性腰痛伴或不伴腿部牵涉痛的患者。根据定向偏好为每个人进行 2 周治疗。在随访中，91%~100% 的参与者表示其疼痛部位、疼痛持续时间或神经状态显著改善或完全缓解。

基于收集自急性腰痛和相关下肢疼痛患者的强

急性脊柱损伤的一般管理指南：最大保护阶段

在此期，合适的方法是用物理因子、筋膜松解以及按摩方法减轻疼痛和肿胀等急性期症状。同时，让患者成为自己康复计划的主动参与者也很重要。在不加剧症状的前提下，可教导患者在脊柱中立位或功能位的姿势下的运动感知觉训练、无痛运动范围内非破坏性运动、深层节段肌群的感知及激活，以及基本功能训练技巧。针对脊柱区域的各种损伤，特定方向倾向或综合征及常见病理变化的特定干预，会在本章后面的部分介绍。而颈椎和腰椎区域急性期的运动知觉训练、深层节段肌群激活、稳定性训练、关节松动术和功能性训练活动的特殊技巧会在第 16 章介绍。急性症状患者干预的管理指南总结于专栏 15.5 中。以下几点为所有干预的处理原则。

患者教育

重要的是让患者参与各方面的干预，包括有关预期进展与结果的信息、炎症组织的愈合时间、减轻神经根压迫的症状（如果是适应证）、注意事项及禁忌证。

◉ 聚焦循证

基于中等证据，对于腰痛 CPG，建议提供教育和咨询，包括保持活动度的重要性（包括恢复正常和职业活动）、自我护理选择、避免在急性期卧床休息，以及解释腰痛的自然病史、脊椎的内在力量和疼痛应对策略[48]。

症状缓解

若患者因创伤产生急性炎症并有持续性疼痛，通常可通过改变姿势以减轻炎性、刺激或肿胀区域

的压力，来决定最理想的舒适姿势或减轻症状的姿势，这被称为功能性姿势或功能范围（中立位为中间范围）[167]。功能范围会随着个体组织愈合、损伤区域活动性及肌力改善而改变。有些病理变化会造成某部分运动范围的症状，而在其他部分运动范围会缓解症状[167]。以下为根据 Morgan[167]、Saal 等人[209,211]、Delitto 等人[49]及 Fritz 与 George[73] 提出的依诊断或综合征分类且被广泛使用的术语。

▶ 临床提示

对于患有急性或慢性腰痛伴或不伴下肢牵涉痛的患者，利用强调定向偏好（屈曲、伸展或侧滑旋转）的练习，结果要比使用非定向或全身练习更有效[14,55,224]。

伸展倾向——伸展综合征　患者在伸展姿势（前凸）下症状会减轻，持续屈曲姿势或重复屈曲运动会让椎间盘前侧承受负荷，导致椎间盘内液体因受压重新分布，而膨胀区域产生肿胀及组织蠕变。通常产生症状的机制是椎间盘后侧、后外侧损伤或后纵韧带损伤。无论病理变化是在损伤的椎间盘或是在受压及肿胀的组织，通过液体流动和清除

专栏 15.5　管理指南——急性脊柱损伤 / 保护阶段	
损伤、活动受限和参与受限	
疼痛和（或）神经症状。 炎症。 保护性姿势（倾向屈曲、伸展或非负重姿势）。 ADL 及 IADL 能力受阻。	
康复计划	**干预措施**
1. 教育患者。	1. 让患者参与所有活动，学习自我管理。告知患者预期进展及注意事项。
2. 减轻急性症状。	2. 根据需要，给予物理因子、按摩、牵引或松动手法操作。如果有需要，只在前几天休息即可。
3. 教导颈椎及骨盆姿势与运动的意识觉。	3. 运动知觉训练：颈椎及肩胛运动、骨盆倾斜、脊柱中立位。
4. 示范安全的姿势。	4. 练习并感觉姿势与运动对脊柱的影响。帮助患者在仰卧、坐、站立等方面找到舒适的功能性脊柱姿势。
5. 开始神经肌肉激活及稳定肌的控制。	5. 深层节段肌群的激活技巧： ■ 腰椎：肚脐内缩技巧、多裂肌收缩。 ■ 颈椎：温和地点头。 ■ 基础稳定性训练：加上手臂与下肢运动（如有需要，给予被动支撑，并进展到主动控制）。
6. 教导患者安全执行基础日常生活活动，并进展到工具性日常生活活动。	6. 以安全姿势翻身、坐、站及行走。进展到可耐受坐姿超过 30 分钟，站姿超过 15 分钟及行走超过 1 英里（约 1.6 km）。

液体淤滞，重复性伸展运动及姿势可缓解症状（这些技术将在后文讨论）。有些患者会有侧移的现象，通常在执行伸展运动前，要先矫正侧移才能缓解症状[158-160]。

屈曲倾向——屈曲综合征 患者的症状在脊柱屈曲时减轻，并在伸展时诱发。这种情况一般涉及关节突关节、椎间孔或椎管，如骨性椎管狭窄、脊椎病及滑椎等（这些技术将在屈曲倾向部分讨论）。

非负重倾向——牵引综合征 患者在非负重姿势下症状会减轻，比如躺下或牵引时；上肢负重（利用上肢负重减轻躯干负重），或将躯干倚靠于支撑物上，或在水池中等降低脊椎压力，也能减轻症状。此状况为重力敏感，症状在站立、行走、跑步、咳嗽，或类似增加脊柱压力的活动下会加剧，通常只有牵引和水疗能使急性期症状减轻。

安全姿势和运动效果的运动知觉

教导患者明确并采取最舒适和减轻症状的姿势，利用骨盆倾斜来进行腰椎姿势矫正，利用点头与收下巴来进行颈椎姿势矫正，以及教导患者在治疗阶段使用被动矫正来帮助维持功能位（专栏15.6）。如有必要可使用紧身衣或颈托提供支撑（通常只会在时间有限或手术后等严重的情况下使用）。

肌肉表现：深层节段肌群激活与基本稳定

无论是颈椎还是腰椎的问题，只要能耐受就应尽早教导患者如何激活深层节段肌群。

腰椎区域：深层节段肌群激活

腰椎区域可利用"肚脐内缩"技巧活化腹横肌

专栏 15.6　脊柱被动摆放位的例子

- **仰卧**：通过踮卧使腰椎屈曲；通过下肢伸展将脊椎伸展。枕头放在头下可屈曲颈椎，颈椎下方放置小毛巾卷可增加颈椎前凸，并让头部维持于正中姿势。
- **俯卧**：在腹部下方放置枕头可让腰椎屈曲，不放入枕头可使腰椎伸展。为维持颈椎于正中位而不旋转，可将分离式治疗床或小毛巾卷放在前额下方，给鼻子提供可呼吸的空间，如此患者就不需要转动头部。
- **坐位**：通常造成脊柱屈曲，特别是当髋关节、膝关节屈曲时。若是强调屈曲，可以将足部放在小凳上；若要强调伸展，可将腰椎枕或毛巾卷置于腰部区域。为减轻脊椎负重，手臂可以放在扶手上或使用斜躺椅。
- **站立**：通常导致脊椎伸屈，强调屈曲时将一只脚踩在小凳子上。

和使多裂肌轻微隆起收缩。诱发技巧是很重要的，第16章将对其进行详述。

颈椎区域：深层节段肌群激活

对于颈椎疼痛患者，在仰卧姿势下轻微点头和颈椎前凸曲线轻微变平，可激活颈长肌与多裂肌。

基本稳定性

一旦患者学会激活椎间肌群，就能在稳定的脊柱上加入简单的上肢和下肢运动，开始训练整体稳定肌。若患者无法主动维持其功能性姿势，可用专栏15.6描述的被动摆放下的预先姿势。对于同时存在颈椎和腰椎问题，可先教导患者进行轻微的手臂运动，在患者能控制骨盆运动且不因运动加剧症状时，可加入骨盆控制下较多的下肢运动。关于运动进展的建议将在第16章稳定性训练相关部分详述。

基础功能性活动

教导患者进行简单的日常生活活动，同时保护脊柱处于功能性姿势。这些运动包括俯卧到仰卧的翻身、躺到坐、坐到站等各种相反的运动和行走，这些技巧将在第16章功能性活动相关部分中描述。

注意：与患者共同回顾所有的注意事项。特殊情况下的注意事项将在本章后面的部分描述。

亚急性脊柱损伤的一般管理指南：控制运动阶段

当炎症过程的症状和体征受到控制，并且疼痛不再持续时，患者治疗就可以进展到安全的肌肉耐力与强化肌力的运动，让组织预先进行功能性活动及康复训练，恢复安全执行功能性活动的能力。疼痛可能仍会干扰一些日常生活活动，但不应该是持续的。不良的神经肌肉控制与稳定性、不良的姿势意识与身体力学、柔韧性与肌力不足和整体体能变差都可能是此期潜在的损伤。该期的干预是非常重要的，因为患者常常自感良好而过度活动使得组织再度损伤；或因害怕而无法正常恢复安全运动，因此造成参与受限。任何极端都会延迟恢复进程。

有关颈椎和腰椎问题的管理指南和需要控制运动干预的方法总结在专栏15.7中。第16章详细描述和罗列了具体的技术和干预进展情况。

疼痛调节

在此阶段，不推荐使用物理因子来调节疼痛。重点在于提高患者对姿势、力量、活动能力和脊柱控制的认识以及它们与疼痛调节的关系。

运动知觉训练

通过加强技巧进展到运动知觉的训练，以各种方式加强深层椎体间肌群的前馈控制、脊柱姿势的主动控制及维持正确姿势，直到肌肉激活与控制变成一种习惯。运动知觉的训练可与稳定性运动同时进行。

牵拉 / 手法操作

关节、肌肉与筋膜的柔韧性变差会限制患者恢复正常脊柱力线的能力，可用手法操作与安全的自我牵拉来增加肌肉、关节与结缔组织的活动性。

肌肉表现

运动进展为逐渐增加运动控制、脊柱稳定肌的肌肉耐力和肌力；这些运动包括结合在脊柱稳定的同时增加肢体肌肉控制与肌力的活动。

▶ **临床提示**

如果患者继续表现出屈曲或伸展倾向，调整训练以强调特定的倾向并防止在出现症状的方向上产生压力。

■ 稳定性训练，在维持脊柱姿势控制下强调肢体运动并给予阻力。延长训练时间，增加重复训练次数，可以在各个训练水平增强肌肉耐力。

■ 抵抗阻力进行滑墙运动、半蹲、半弓箭步、推和拉，强调肢体肌力，为提举、伸手够物、推和拉等活动做准备。

■ 当患者在各种稳定性训练中学会利用稳定肌群有效控制脊柱时，可加入动态躯干与颈椎强化肌力训练运动，比如卷腹、背部伸展及颈部运动等。应仔细监测症状及调整任何加剧症状的活动。

心肺功能训练

损伤后有氧代谢能力通常也受到影响，因此引导患者开始或安全地重返有氧运动训练项目是很重要的。帮助患者明确不会加重脊柱症状的活动，设定目标和进展以达到预期的结果。

专栏 15.7　管理指南——亚急性脊柱问题 / 运动控制阶段

损伤、活动与参与受限

疼痛：只有在易损伤的组织承受过度压力时。
姿势 / 姿势感知受损。
活动性受损。
肌肉运动表现受损：稳定肌的神经肌肉控制不良，肌肉耐力及肌力下降。
整体体能变差。
无法长时间执行工具性日常生活活动。
不良的身体力学。

康复计划	干预措施
1. 教育患者自我管理及减轻疼痛发作。	1. 让患者参与各种活动，并强调安全的运动与姿势；居家运动计划；工作或居家环境的人工力学调整。
2. 加强脊柱的感知及控制。	2. 在所有运动及活动中，练习无痛姿势下的主动脊柱控制。练习姿势矫正。
3. 增强受限肌肉 / 关节 / 筋膜 / 神经的活动性。	3. 关节松动术 / 手法操作、神经松动术、肌肉抑制、自我牵拉。
4. 教导建立神经肌肉控制、肌力及耐力的技巧。	4. 稳定运动进阶，增加重复次数（强调肌肉耐力）。开始肢体强化肌力训练，并结合脊柱稳定性训练。
5. 提高心肺耐力。	5. 低到中等强度的有氧运动，强调脊柱偏向。
6. 教导缓解压力 / 放松的技巧。	6. 放松训练及缓解姿势压力。
7. 教导安全的身体力学及功能性适应。	7. 练习提举、推 / 拉及伸手够物时稳定脊柱。尤其针对预期结果强调脊柱控制、耐力和时机。

姿势应力管理与放松训练

持续性姿势应力会加剧患者症状，比如坐在电脑前、打电话（颈部前倾）或重复向前屈曲（鞋店售货员工作中常呈此姿势）。因此分析患者的工作、居家或休息时的姿势和活动在康复计划中很重要。给予患者矫正持续或重复性姿势应力的建议。此外应鼓励患者在无痛关节活动度范围内，经常变化姿势和运动。教导患者有意识地放松肌肉张力以缓解压力是必要的。放松训练已经在第 14 章中详述。

功能性活动

一旦患者学会脊柱控制与稳定，并具有执行具体任务所需的足够的灵活性与肌力时，就可将任务组合纳入训练项目再整合到患者日常生活模式中。在护理的各个方面应注意安全的身体力学。

慢性脊柱损伤的一般管理指南：功能恢复阶段

经过急性期与亚急性期的愈合并通过适度分级运动治疗的患者，应将结构性、功能性损伤降至最低，以防止其日常生活活动受阻碍或受限制。必须搬运重物的人员（如劳工、消防员、保姆或看护员）或参与高需求体育运动者，要进一步进行康复训练，让他们能够安全恢复执行高需求的活动，并避免进一步损伤。肌力、耐力、神经肌肉控制及技巧方面的损伤都与个体功能性目标相关。这个阶段要强调在高强度及重复性活动中的体能与脊柱控制，任何会影响预期结果的潜在损伤都要进行处理。功能恢复的管理指南总结于专栏 15.8。亚急性期到慢性期进展运动干预技巧的建议将在第 16 章说明。

管理指南：非负重倾向

检查时，有些患者由于症状剧烈或来自身体状况的机械刺激，对伸展、屈曲、甚至脊柱中间范围的姿势或运动没有反应。患者通常在躺下后会感到较舒适，或在脊柱疼痛区域接受牵引时症状可能有部分或完全缓解。

对于这些患者，使用牵引治疗或置于水池中使身体不负重，也许能作为长期干预方法直到症状稳定。

急性症状的管理

牵引

■ 许多文献都报道当牵引满足以下标准时对患

专栏 15.8　管理指南——慢性脊柱问题 / 功能恢复阶段

损伤、活动受限和参与受限

疼痛：只有在易损组织受到长时间重复或持续的过度压力下。
在高强度或不稳定状况下，神经肌肉控制和耐力不良。
灵活性与肌力的失衡。
整体体能变差。
无法长时间执行高强度的体能活动。

康复计划	干预措施
1. 强调高强度及重复性活动的脊柱控制。	1. 在各种挑战平衡的过渡性活动中练习主动脊柱控制。
2. 增加受限肌肉 / 关节 / 筋膜 / 神经的活动性。	2. 关节松动术 / 手法操作、神经松动术、肌肉抑制、自我牵伸。
3. 改善肌肉表现，动态躯干和肢体的肌力、协调性及耐力。	3. 进行强调功能性目标的躯干动态和肢体抗阻运动。
4. 增加心肺耐力。	4. 进阶有氧运动的强度。
5. 强调养成缓解压力 / 放松及姿势矫正技巧的习惯。	5. 缓解压力的运动与姿势。
6. 教导安全进阶到高阶 / 高强度活动。	6. 在工作 / 家庭环境中应用符合人体工程学的改变。
7. 教导可自我维持的健康运动习惯。	7. 渐进性练习，使用符合期望功能结果的特定活动训练，强调脊柱控制、耐力、平衡、敏捷性、时机和速度。

者是有好处的 [27,40,74,193,217]。牵引有暂时分离脊柱的机械性益处，造成关节突关节的机械性滑动并增加椎间孔的大小。若以间歇性方式进行还能协助减少循环系统的阻塞，并缓解椎间孔内硬膜、血管及神经根的压力。循环改善也有助于降低因肿胀和炎症所堆积的有害化学刺激物质的浓度。

- 通过机械性刺激感受器的刺激有可能会产生神经生理学上的反应，而这种机械性刺激感受器则可能用来调节处于脊髓或者脑干水平的疼痛的刺激。

水疗

如果患者不害怕水池，可在深水池利用救生圈支撑患者，减轻重力对腰椎的作用。若症状减轻，就在浮力环境中开始并进行轻微的稳定运动，让患者达到急性期与亚急性期的一些目标，也可以利用水的特性进行抗阻与牵伸运动（见第 9 章对水疗运动的描述）。

进阶

随着组织愈合，患者应开始负重。经过再次检查与评估后，明确损伤、活动及参与受限。根据检查结果确定患者的屈曲或伸展倾向，或脊柱区域是活动过度还是活动不足，来考虑干预方式。

管理指南：伸展倾向

有伸展倾向的患者通常采取屈曲姿势，或屈曲合并躯干或颈椎侧移，但在检查时持续或重复伸展运动后可减轻或缓和症状。这些患者可通过早期干预时侧重牵涉节段的伸展运动而获益。损伤的可能原因有Ⅳ椎间盘损伤、液体淤滞、屈曲损伤或错误屈曲姿势造成的肌肉失衡。McKenzie[158~160] 根据这些患者疼痛程度和（或）神经症状整理出一套分类系统，还描述了伴随损伤扩大和消退的外周化及中央化现象，通常归因于Ⅳ椎间盘损伤（图 15.2）。

McKenzie[158-160] 所描述的许多对急性椎间盘损伤处理的技巧，被证实对于迹象和症状被归类为伸展倾向（伸展综合征）的患者非常有效 [71,73,145,211]。

管理原则

有Ⅳ椎间盘膨出体征和症状的患者，通常都符合"伸展倾向"分类，因此在此提供Ⅳ椎间盘反应的简要讨论。

姿势变化对Ⅳ椎间盘压力的影响

姿势与活动的相对变化将影响椎间盘内压力。与站姿相比，椎间盘压力在仰卧时最小，而髋与膝关节屈曲的坐姿使压力增加约 50%，另外在坐姿下身体前倾则压力为仰卧时的 2 倍 [217]。以靠背呈 120° 且提供 5 cm 深度的腰椎支撑坐着时，椎间盘承受的压力最小 [11]。因此急性椎间盘损伤时应避免采用髋与膝关节屈曲或身体前倾方式的坐姿，若要坐着也应让躯干倾斜 120° 并给予腰椎支撑。

卧床对Ⅳ椎间盘的影响

当患者躺下时椎间盘受到的压力减小，一段时间后，髓核可能会吸收更多的水分让压力平均分布（吸涨作用）。以脊柱屈曲姿势躺下，椎间盘所吸收的液体会在有较大空间的椎间盘后侧积聚，于是起床时身体重量就会压迫有大量液体的椎间盘，椎间盘内压力增加，因椎间盘突出造成的疼痛或症状会加剧。为了避免症状恶化，急性期尽量不要完全卧床休息 [48]。为了促进早期愈合，前两天卧床休息（当症状激惹性高时）可能是必要的，但是中间应穿插一些站立、行走及适当控制的运动 [242]。

牵引对Ⅳ椎间盘的影响

尽管牵引对患者是否有效仍然是一个有争论的话题，但是牵引是有可能缓解椎间盘突出的症状 [40,48] 的。一般认为椎间盘的分离对环状纤维及后纵韧带会产生张力，因此对膨出的椎间盘会形成压平效应，也可减少椎间盘内的压力 [217]。如果牵引能缓解症状，那么进行的时间必须要短，因为压力减少后液体吸收会让压力平均，在去除牵引外力后，压力增加会使症状加剧。

屈曲和伸展对Ⅳ椎间盘及液体淤滞的影响

在轻微前屈的姿势下休息通常能减轻疼痛，因为前屈姿势让Ⅳ椎间盘内的髓核有足够的移动空间。患者也会侧移脊柱使神经根受到的压力最小，但伸展运动最初会使症状恶化。在急性椎间盘损伤后，患者会采取保护性腰椎侧移及屈曲的姿势，可使用相反方向的腰椎侧移加上被动腰椎伸展技巧（持续或重复性），将突出的椎间盘以力学方式压回，该方法已被发现可缓解许多患者的临床体征和症状[133,159]。

患者在持续屈曲姿势后会因液体淤滞感觉疼痛，进行伸展运动可缓解。

◉ 聚焦循证

在接受伸展倾向治疗的 20 名腰痛患者中，部分患者（$n=10$）在治疗后感觉疼痛立即减轻了 2/10 分（进行从后至前的关节松动术后，接着做俯卧伏地挺身），MRI 测量显示他们的 L5～S1 椎间盘的髓核区域平均扩散系数增加 4.2%，而那些疼痛没有降低者（$n=10$）在扩散系数上并无变化（平均减少 1.6%）（$P<0.005$）[18]。

等长与动态运动的影响

等长运动（抵抗骨盆倾斜运动、牵拉、瓦尔萨尔瓦运动）及主动背部屈曲或伸展运动会让椎间盘压力增加并超过正常范围，因此在椎间盘急性损伤期必须避免这类运动。若肌肉也有损伤，强壮的肌肉收缩也会让症状加剧，因此急性期要避免主动及抗阻伸展运动。

保护性肌痉挛的影响

急性椎间盘损伤常伴随反射性保护性肌痉挛或紧缩，使得椎间盘受到更大的压迫。给予脊柱区域物理因子治疗及轻微的振动牵引有助于减轻肌肉紧缩现象。

干预的适应证、注意事项和禁忌证：伸展方法

适应证：若重复性伸展运动测试让疼痛和（或）神经症状中央化（减轻或向近端移动），而屈曲运动测试使症状外周化（恶化），可使用伸展方式治疗[158]。此外，伸展方式治疗也可用在屈曲姿势功能障碍合并伸展受限的情形。若没有测试运动能减轻症状，则不应使用此力学方法治疗。这一点在 Hosseinifar 等人的随机对照试验中得到了说明[118]。试验中，非特异性腰痛的患者被分在

McKenzie 伸展训练或稳定性训练组中。在 18 次随访之后，与使用 McKenzie 治疗的患者相比，稳定性训练患者的疼痛显著下降以及功能结果提升。

注意：不受患者姿势或运动改变影响的急性脊柱区域疼痛，应由临床医生筛查是否有严重病理的征象。

禁忌证：急性椎间盘损伤时，任何增加椎间盘内压的运动或活动，比如憋气、主动屈曲躯干或旋转，在治疗保护期都是禁忌证；在急性或亚急性早期任何使症状外周化的运动都是禁忌证。伸展运动若导致症状外周化，代表有狭窄、大的椎间盘侧向突出或椎体后侧结构的病变[210]。具体运动的禁忌证总结在专栏 15.9。

腰椎伸展的干预方法

急性症状的管理

如果症状严重的话，可允许卧床休息，但需要有规律的间隔性的短暂行走。通常行走会促进腰椎伸展并刺激流体力学，有助于减轻椎间盘内或结缔组织的肿胀。如果患者无法站直，可使用手杖辅助缓解前屈姿势造成的椎间盘压力增加。

在干预早期，如果重复性屈曲测试使症状加重，而重复伸展运动测试能减轻症状或使症状中央化，就应避免所有的屈曲运动，应用以下方法开始治疗：

伸展

患者体位与操作：俯卧。如果屈曲姿势困难，则可将枕头放在腹部下面支撑。通过移动枕头逐渐增加伸展角度，然后让患者肘部支撑，使骨盆下降（图 15.4A）。支撑时，胸椎下方放枕头有助于缓解肩部的压力。在伸展的每个增量之间等待 5～10 分钟，以减少椎间盘的含水量和膨胀程度。此时应该

专栏 15.9　具体脊柱运动的禁忌证[100]

伸展脊柱为禁忌证
- 没有任何姿势或运动能使疼痛减轻或中央化。
- 存在鞍区感觉缺失和（或）膀胱无力（可能表示有脊髓或马尾损伤）。
- 患者极度疼痛，在尝试矫正运动时身体会非常僵硬。

屈曲脊柱为禁忌证
- 伸展可缓解症状。
- 屈曲运动增加疼痛或使症状外周化。

伴随症状的中央化和减轻。进阶到使患者手支撑，并让骨盆下降（图 15.4B）。

　　患者如果无法耐受俯卧肘支撑的持续姿势，就让患者反复进行俯卧伏地挺身，间歇被动伸展腰椎，至少重复 10 次，每次尝试进行更大程度的伸展。如果可能的话，重复 10 次后，让患者在可耐受的情况下，尽可能地保持终止姿势（图 15.4B）。

　　注意： 认真监测患者症状，外周化症状应减轻（也就是足部与下肢症状，或大腿与臀部症状减轻），但腰部症状增加（中央化）。如果症状向下进展到下肢（外周化），应立即停止运动并再次评估[159]。

　　改变患者体位与操作： 如果患者不能耐受俯卧位，交替姿势可能会有效。

- 坐位时在腰部后面放毛巾卷。坐着的时候重复伸展运动，摆动骨盆，或将胸椎伸展超过稳定的骨盆平面。
- 站立并进行重复的背部伸展（图 15.5）。
- 站立时，双手放在柜台或桌子上，然后将骨盆前倾以使腰椎伸展。这可以是一个持续的或者是重复的姿势。

　　患者如果有脊柱侧移的现象（图 15.6），单独伸展无法减轻椎间盘内髓核突出，除非侧移情况被矫正。一旦侧移矫正，患者就必须伸展（如上所述）以维持矫正效果。

　　患者体位与操作： 站姿下肘关节屈曲抵在偏移的胸廓，治疗师站在胸廓偏移侧用自己的肩关节抵住患者的肘关节，再将手臂环抱患者对侧骨盆，同时将骨盆拉向自己，并将患者胸廓推向相反的方向（图 15.7）。这是一种渐进性操作，如果症状中央化就持续使用侧移矫正。如果矫正过度，疼痛及

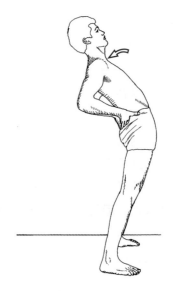

图 15.5　站立时背部伸展

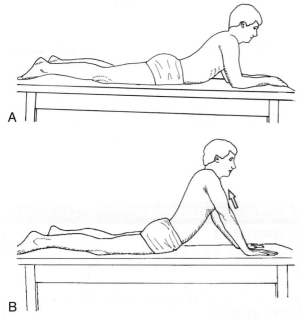

图 15.4　完成腰椎伸展。A. 让患者用肘关节支撑。B. 让患者用手掌支撑，并让骨盆下降

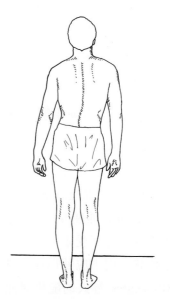

图 15.6　患者的胸廓侧移到右侧，骨盆移到左侧

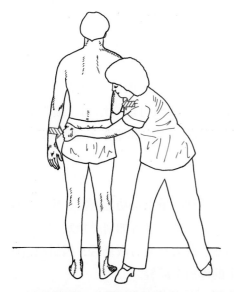

图 15.7 使用侧向滑动技巧矫正胸椎侧移，抵住患者的肘关节及胸廓，同时将骨盆朝相反方向拉

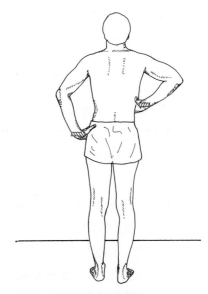

图 15.8 侧移的自我矫正

侧移的症状会转变到对侧，这时再将胸廓拉回进行矫正。治疗目的是使疼痛中央化和矫正侧移，一旦矫正侧移后，立即让患者向后弯曲（图 15.5）。同样，等待一段时间后，再进展到前述的俯卧肘支撑及伏地挺身被动伸展。

改变患者体位与操作

- 侧躺于胸廓侧移的一侧，胸部下方放一个枕头或毛巾卷，患者维持此姿势直到症状中央化；再翻身到俯卧以肘关节支撑及伏地挺身姿势，开始被动伸展。
- 俯卧，尝试以徒手方式将胸廓与骨盆侧向滑动到脊柱中线，两侧外力大小相同、方向相反。一旦症状中央化，教导患者俯卧以肘关节支撑及伏地挺身姿势，开始被动伸展。

教导侧移的自我矫正。患者一只手放在侧移侧的胸廓外侧，另一只手放在对侧髂嵴，然后逐渐将以上部位推向脊柱中线并维持（图 15.8）。

患者教育

- 在监督下帮助患者意识到哪些位置和运动会引起或减少疼痛和其他症状。按照治疗急性脊柱问题的指南中所述的方法教导安全的运动模式以保护背部（专栏 15.5）。
- 指导患者经常重复进行伸展运动，如有必要，在开始几天内每小时进行 10 次侧移纠

正。症状越严重，就越应该多进行伸展练习。此外，在长时间的坐和（或）弯腰后，应立即进行伸展运动。

- 警示患者如果运动时疼痛加重或外周化，应立即停止进行的活动。
- 教导患者损伤愈合时，要以被动支撑维持伸展姿势。例如，要求患者在坐姿下使用毛巾卷或腰枕，特别是在驾车或坐在软椅上时更为重要。卧床时，教导患者将毛巾折叠 4 次并放在腰部。

患者如需要进行屈曲的活动，如提举，或任何其他增加椎间盘内压力的功能性活动，嘱其用力时要格外小心。

▶ **临床提示**

如果患者必须做需要屈曲或用力的运动，那就让他们先伸展脊柱，完成活动后再做重复的伸展运动。

腰椎牵引

急性期的患者也许能耐受牵引，牵引有利于增加椎间盘空间，另外也可能通过减轻椎间盘压力或增加后纵韧带张力来减轻髓核突出的程度[217]。

- 牵引的时间要短；椎间盘渗透压很快就达到

平衡。一旦解除牵引外力时，椎间盘内压可能会增加而导致疼痛加剧。因此使用少于 15 分钟的间歇性牵引或少于 10 分钟的持续牵引。

- 高剂量；腰椎椎体分离的重量需要超过患者体重一半。
- 若症状一开始就得到完全缓解，通常之后会加剧。
- 如果症状通过机械牵引缓解，指导家人或护理人员进行家庭治疗时对患者受累肢体进行单侧腿部牵拉。这种手动牵引技术在足够的力量下间歇性施加 10~15 秒来减轻症状且可以在一天中随时操作。

关节松动术

可在俯卧伏地挺身之前，使用等级 I 到 IV 的关节松动术 / 手法操作，但不应使用会引发节段炎症的 HVT 技术。HVT 技术还需结合旋转，这会对椎间盘造成更大压力。

运动知觉训练、稳定及基本功能性活动

一旦患者学会控制症状，就要侧重以下训练。

- 教导患者在无痛运动范围内使用轻微的骨盆倾斜进行简单的脊柱运动，并在不加剧症状的情况下，向后或向前摇动骨盆。可在仰卧、坐姿、四点跪位、俯卧、侧躺及站姿下进行骨盆摇摆。重要的是在患者的自身能力内控制症状。
- 指导患者在骨盆向前倾斜和脊柱伸展下完成所有训练。
- 教导患者基本的稳定技巧，利用核心躯干肌群维持控制脊椎伸展姿势，同时进行简单的肢体运动。重要的是要提醒患者不可憋气和产生瓦尔萨尔瓦运动，这会让椎间盘内压力过度增加。
- 鼓励个体在耐受范围内进行活动，如行走或游泳。
- 开始进行被动直腿抬高合并间歇性踝关节背伸和跖屈，以维持腰椎神经根的活动性。

急性症状稳定后的管理

改善的表现

症状改善可见脊柱畸形消失、背部运动增加及硬膜活动性体征为阴性。腰痛减轻而真正的神经系统体征增加表明病情恶化。确定测试患者症状已达到稳定，再让患者站姿下执行重复性屈曲和伸展测试，然后于仰卧、俯卧下测试。如同在急性期的状况，这些测试可能在结构性损伤时结果为阳性（运动受限、无力和紧张），但不应造成症状外周化[159]。

干预

这个时期的重点是功能恢复、建立健康的背部护理计划，并教会患者如何避免复发。灵活性、神经活动性、肌力及耐力恢复后，因组织适应性短缩所产生的疼痛会减轻。

除了一般的训练指示外，还要教导患者下列原则。

- 屈曲运动后进行伸展运动，如俯卧伏地挺身或站姿背部伸展（图 15.4 和 15.5）。
- 如有必要维持长时间的屈曲姿势，每 1 小时的屈曲活动应穿插至少一次背部后伸运动，并且每小时进行间歇性的骨盆倾斜。
- 如果感觉到椎间盘突出的症状，立即在俯卧下进行伏地挺身、四点跪位姿势下骨盆前倾，或站姿下背部向后弯曲，以避免症状加剧。

▶ **临床提示**

患者了解他们应该继续进行日常活动并且症状通常可以通过腰部伸展姿势和骨盆倾斜运动进行管理，这一点很重要。指导他们在醒着的每隔一小时中的坐位、站位或俯卧位，重复进行腰椎伸展，或通过骨盆倾斜来完成腰椎 ROM 活动。

颈椎椎间盘病变的干预管理

与腰椎椎间盘损伤相比，颈椎椎间盘损伤较少发生。椎间盘突出最常见于 C6、C7 间隙，这可能是由于在颈椎前凸到胸椎后凸过渡部位的活动性增加，也可能是退化、骨赘或姿势不良导致的结果。在没有椎间盘病变的情况下，患者可出现周围神经病变和头前倾姿势。症状会随着下颈椎和上胸椎屈曲活动和姿势增加而加重，并随着该区域的伸展活动而减轻（轴向伸展或颈椎后缩）[1]。

保守的处理方式和腰椎相似，并且遵循上一节中描述的原则。医学管理包括药物治疗疼痛和炎症控制措施。椎间盘突出通常是手术的指征，因为这可能会危及椎管并对脊髓造成压力[213]。这些过程将在下一节中进行描述。

急性期

被动轴向伸展（颈椎后缩）

患者体位和步骤：患者由仰卧开始，头颈下不放置枕头。让患者下颌回收，并让其颈部变平紧贴治疗床。如果颈部偏离或旋转到一侧，必须先将头颈部移回到中线。这可能需要温和、渐进的定位，并且可能需要 10～20 分钟才能完成。

进阶：由颈椎后缩进阶到过度伸展，然后再进阶到旋转，注意并仔细观察体征和症状。如果症状向手臂周围发展，要停止进阶。

患者教育

教育患者在坐位下将头部和颈部后缩。患者可轻推下巴来引导运动（注意不要太用力，以免压迫颞下颌关节）。这项技术已被证实可改善 H 反射幅度，并有助于减少下颈椎神经根的压迫，以此改善活动性和减轻神经根病变症状[1]。

牵引

颈椎牵引可缓解患者症状。如腰椎牵引所述，急性期持续牵引时间不得超过 10 分钟，间歇牵引时间不超过 15 分钟。强度剂量要求可达到椎体分离（至少 7 kg）。

▶ 临床提示

家属或者护理人员可以在指导后进行家庭牵引治疗。施术者缓慢摇动患者头部同时给予足够的牵引力来缓解症状。可以在 10～30 秒的时间内完成，并且可以全天执行。

姿势矫正的运动知觉训练

指导患者以安全的身体力学维持头部姿势。重要的是帮助患者识别使症状中央化的姿势，并且调整牵引环维持此姿势。

症状稳定期的进阶

遵循专栏 15.7 所述原则。患者可能呈现错误的颈椎、胸椎及肩胛姿势。应强调姿势觉察的运动知觉训练、姿势控制的稳定性练习，且重点放在肩胛和肩关节肌群，调整环境减轻姿势压力，及使用安全的脊柱力学执行功能性活动[89,139]。

⊙ 聚焦循证

Kjellman 和 Oberg[130] 将 77 名有颈部疼痛的患者随机分成 3 组：常规训练组、McKenzie 伸展训练组以及对照组（超声治疗和教育）。观察指标包括疼痛强度和颈椎功能障碍指数（Neck Disability Index，NDI）。12 个月后所有组别均显示有明显改善且无组间的显著差异。报告有接近 70% 的患者病情好转或完全恢复。作者注意到虽然此为短期效果（在治疗的前 3 周），但伸展运动组相比常规训练组或对照组的治疗效果更好。而且在 6～12 个月期间，伸展训练组使用医疗保健系统的频率较低。分析显示在第 3 周和第 6 个月时，伸展训练组与对照组均有显著改善（P<0.05）。

椎间盘病变：手术和术后管理

手术适应证

神经根刺激引起的上肢或下肢神经病变患者，如果保守治疗（包括物理治疗、药物治疗和类固醇注射）失败，此时可能适用手术干预[33,34,36,78,131,151,184,194,240]。

常见手术

脊柱最常见的两种手术方法是椎板切除术和多椎体融合术[152]。

椎板切除术　椎板切除术是指切除椎板，部分或半椎板切除术是指仅切除部分椎板。全椎板切除术是切除整个椎板、棘突和附着在椎板上的黄韧带。全椎板切除术的主要缺点是手术节段会丧失其解剖稳定性[34,36,100]。椎板切除术比融合术更适用于患有单侧椎间盘突出且突出髓核较小的患者。椎板切除术的优点是患者在缓解症状的同时保留节段性活动。

融合术　融合术适用于当患者出现轴向疼痛并伴有不稳定、严重的关节退行性病变，或者不受控的外周疼痛等情况 [33,36,78,94,131,151,184,194,240]。脊柱融合术的优点是减少或消除节段间运动，降低椎间盘退化区域的机械压力，并减少患侧椎间盘部位额外突出的发生率 [240]。然而，融合术的效果可能会加速退化的过程，造成相邻的脊柱节段活动过度并改变整个脊柱力学 [19,62,100,106]。

手术程序

颈椎前路椎间盘融合术（Anterior cervical disc fusion，ACDF）　颈椎前路椎间盘融合术是指在被融合椎体处实施横向切口。在手术中颈阔肌和颈长肌都会受累。一旦切除椎间盘，将在邻近椎体处通过一个单侧钢板和钢钉直接固定到一起。虽然并发症很少见，但可能会出现喉咙痛、声音嘶哑和吞咽困难的症状 [81]。并且在 ACDF 术后约有 5% 的患者出现涉及心脏、肺脏和其他器官的并发症 [152]。另据报道，术后人群中的 1% ~ 4% 患有神经病变或更严重的并发症，包括脊髓病变、神经根性脊髓病变和喉返神经麻痹 [20,33,69]，而老年患者（≥ 65 岁）更容易出现并发症 [30]。

> **结局**
>
> 据报道，疼痛在 ACDF 术后有显著减轻 [78,107,131,144,168,184,247]。高达 92% 的患者被报道有非常良好的预后效果 [100]。

经椎间孔腰椎椎间融合术（Transforaminal lumbar interbody fusion，TLIF）　经椎间孔腰椎椎间融合术是指沿着椎体后侧的中央行垂直切口 [94]。在切除椎板、棘突和黄韧带前先反折包括多裂肌在内的椎旁肌群。椎体由小关节切除术中的骨骼和髂嵴的自体骨融合而成 [94]。2% ~ 5% 的患者会出现并发症，包括感染、硬膜外出血、神经损伤、术后不稳、硬膜外纤维化和蛛网膜炎 [19,76,86,194,246]。手术部位感染和伤口并发症被认为是术后最常见的并发症 [6]。Hayashi 等人报道 [96]

在 121 个月的随访中，40% 的人邻近节段退化。再次手术率 8% ~ 14% 不等 [96,216]。据报道融合率在 70% ~ 96% 之间 [76,143,170]。

> **结局**
>
> 据报道，VAS 评分、Oswestry 失能指数（Oswestry Disability scores）和其他功能结果有显著改善 [12,76,86,90,102,216]。Berg 等人 [19] 指出 84% 的人术后 1 年疼痛改善和（或）完全缓解，86% 的人术后 2 年疼痛得到改善和（或）完全缓解。作者还指出 1 年后有 71% 的人重返工作。在相似的研究中，Fujimori 和同事 [76] 报道术后 1.3 年，在 VAS 评分中疼痛减少 3.4 分，Oswestry 失能指数改善 14 分。

椎板切除术　椎板切除术可在腰椎和颈椎部位实施。两者都会采用后侧入路，除了椎体不会内固定于其他椎体上，手术方式类似后侧融合。与融合术相比，恢复时间和重返工作时间通常更快。类似的康复指南会在下一节中介绍。据报道，椎板切除术后需要再手术的概率为 14% ~ 33.8% [32,216]，并且椎板切除术后融合的终生风险为 8% [32]。

术后管理

所有这些手术的术后管理步骤都是相似的。

最大保护期

- **患者教育**：对患者进行外科医生的期望、手术步骤和康复相关过程的教育。此外，指导患者遵循外科医生给予的任何限制。这些限制通常包括 3 个月内不抬举重物（超过 4.5 kg）。根据外科医生的偏好和手术的类型，也可以对主动运动施加限制。

- **伤口管理和疼痛控制**：教育患者注意发炎的迹象，如伤口发红、肿胀或不愈合。

- **床上活动**：因为患者可能穿着阻碍正常运动的脊柱矫形器，所以必须重新学习如何进行床上的活动。

- **支具**：为了促进愈合，接受 ACDF 或 TLIF 的患者，一般会穿戴 Philadelphia 颈托，然后使用软颈托或椅背型支具，直到术后 3 个月。患者在淋浴时可移去支具，但穿衣时需立即穿戴。

- **练习**：鼓励在行走和仰卧的姿势下完成温和的 ROM 练习（必要时给予帮助）。包括足跟滑动、短距离的股四头肌短弧收缩、股四头肌和臀大肌的等长收缩以及踝泵训练。指导接受椎板切除术的患者避免由于骨性神经弓的变弱而导致过度的脊柱伸展。

禁忌证：在伤口完全闭合前，通常是术后的 1～2 周，患者应避免淋浴或将切口弄湿。如先前所述，关于动作和抬举的限制，患者应遵循手术医生的指示。

中度和最小保护期

- **瘢痕组织松动**：切口处愈合后，开始进行瘢痕组织松动以改善软组织的活动度，并减少手术区域的疼痛。

- **受限组织的渐进性牵伸和关节松动 / 徒手操作**：为了调节疼痛和改善关节活动性，可在邻近部位进行温和的（Ⅰ级和Ⅱ级）关节松动术。

- **肌肉表现**：
  - 从局部开始并进阶到患者可耐受的整体稳定性练习[97]。
  - 设定患者的目标为尽量减少特定的活动受限和损伤。
  - 从单一平面的运动开始，当患者可耐受时进阶到更复杂的运动。

- **步行训练**：一旦患者被允许走动，通常会用辅助性设备促进直立的姿势并减轻部分手术区域的压力。

禁忌证：

- 患者必须继续遵循外科医生所提及的禁忌证，以达到最理想的愈合。
- 禁忌在融合的部位上进行关节松动。
- 接受过椎板切除术的患者，禁忌伸展运动，包括俯卧伏地挺身。

⬤ 聚焦循证

大量研究显示在腰椎手术后 12 周开始康复（不论是否融合）的患者，功能状态有所改善[157,176,177,208]。一些学者指出术后 6 周开始康复的效果低于术后 12 周[176,177,208]。

管理指南：屈曲倾向

由于神经症状的增加和活动能力的降低而无法伸展，患者可能出现屈曲的姿势。这些患者将受益于早期干预，诸如强调屈曲相关节段以减轻症状。患者可能有椎关节强直或椎管狭窄（中央或外侧）的临床诊断，伸展负荷损伤，关节囊挤压或关节突关节肿胀，使症状随伸展动作而加剧。屈曲姿势可减少和缓解症状。

注意：颈神经根病将在本章后面关于区域诊断的管理一节中进行讨论。

管理原则

物理治疗的干预着重于增加椎间孔的大小，并使神经根的刺激最小化。

姿势的影响 屈曲动作扩大椎间孔，而伸展动作缩小椎间孔。任何椎间孔开口空间变小的问题，如骨赘、骨唇或组织肿胀等都会减少空间大小。受累节段伸展时，患者会出现间歇性神经根症状（间歇性麻木或针刺感），则提示有机械性压迫。持续的神经根症状可由炎症和肿胀组织导致。

牵引的影响 研究显示牵引可扩大椎间孔。实施牵引前将脊椎放置在屈曲的姿势，可最大限度地增加椎间孔的大小[145,193]。姿势性牵引，也就是将患者置于远离疼痛侧的侧屈位置并向疼痛侧旋转，也可能有利于增加外侧椎间孔的直径。

创伤及重复性的刺激的影响 大或小创伤而造成的关节突关节肿胀，会缩小椎间孔的空间。随着脊柱退化及椎节活动性增加，失稳会造成脊柱重复的微小损伤，因而导致肿胀和疼痛。

半月板组织的影响 关节囊内的半月板会因突然的动作受到挤压，这会阻碍特定动作的产生，如伸展或向患侧侧屈，而徒手操作技术及牵引通常可缓解症状。

干预的适应证和禁忌证：屈曲方式

适应证：若神经性症状和（或）疼痛症状随屈曲动作而缓解，随伸展姿势或动作而加剧，应使用屈曲动作进行治疗。

禁忌证：若伸展及伸展合并旋转的姿势、动作和训练会加剧神经性症状或疼痛，此为禁忌证。如果屈曲和重复性屈曲动作使神经性症状或疼痛外周化，屈曲训练为禁忌证（专栏 15.9）。

利用屈曲方式的技术

一般情况下，脊柱屈曲姿势和训练根据专栏 15.5、专栏 15.7 及专栏 15.8 中列出的指南进行指导。在特殊状况下也可以考虑以下建议。

急性症状的管理

患者教育

■ 如本章前面的一般急性期部分所述，一旦确定了舒适的功能位置，就会鼓励患者在无痛范围内活动，并在不会加重症状的情况下保持日常活动。

■ 被动支持，如使用颈托和腰束带，除非是在治疗类风湿关节炎（rheumatoid arthritis，RA）和其他与过度活动或不稳相关的疾病时，否则通常情况下不建议患者使用或与患者进行讨论。

舒适的功能性姿势

■ 腰椎的屈曲倾向通常是髋关节与膝关节屈曲以便腰椎屈曲。

■ 在颈椎，此姿势是朝向轴向伸展（上颈椎屈曲），下颈椎也有一定范围的屈曲。

■ 如果有神经性症状，此姿势可使椎间孔开到最大以使神经根的挤压最小化。

牵引

■ 温和的间歇性的关节分离和滑动技术可以抑制肌肉疼痛反应，并且促进关节内滑液的流动，从而加快愈合。

■ 急性期用徒手技术最为合适，强度必须为非常温和的 Ⅰ 级或 Ⅱ 级以避免牵拉关节囊。

■ 在脊柱强直或者狭窄的情况下，如果患者没

有急性关节炎性体征，但有神经根激惹的症状，较强的牵引力可使椎间孔打开，有助于缓解压力。

禁忌证：患有 RA 的患者，因韧带坏死和椎体失稳，进行牵引和关节松动 / 徒手操作技术都会有潜在风险，因此不应该执行此类技术 [163]。

侧移矫正

如果患者有胸椎区域的侧移，并且在屈曲姿势下可缓解症状，可教导他们进行自我矫正。

患者体位与操作：用侧移方向对侧的下肢踩在椅子上，同时让髋关节屈曲 90°。侧移一侧的下肢伸展。要求患者将躯干屈曲向抬高的大腿，同时用双手拉住踝关节施加压力（图 15.9）。

半月板挤压的矫正

若滑膜或半月板组织嵌入到关节突关节，将会阻碍伸展运动的进行，释放嵌入的半月板组织可缓解疼痛及缓解伴随的肌肉保护性收缩。关节面需要被分开并且关节囊被拉紧 [23]。常规的技术包括牵引和徒手操作。

■ 脊柱牵引可通过徒手或机械方式，也可以教导患者进行自我牵引和姿势牵引技术。沿着脊柱轴纵向牵引可达到滑动关节突关节的效果，从而使关节突关节囊张力增加。而脊柱朝向对侧侧屈加旋转动作的牵引，在产生关节囊张力的同时还有牵张关节突关节面的效果。

■ 手法牵引、自我牵引、姿势性牵引结合旋转

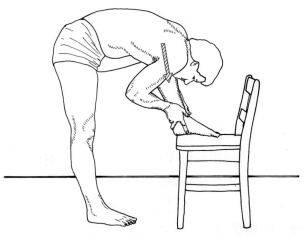

图 15.9 躯干屈曲时，侧移的自我矫正

与徒手操作技术会在第 16 章的牵伸部分进行描述。

急性症状稳定后的管理

亚急性期和慢性脊柱问题的一般指导原则总结在专栏 15.7 和专栏 15.8 中。在治疗因关节突关节受限或过度活动引起的活动障碍患者时，应特别强调以下几点。

- 活动不足的关节需要牵伸，活动过度的关节不能施以牵伸技术。如果在牵伸过程中，活动过度的区域能被固定好，就可达到有效的牵引。对于接受过关节松动 / 徒手操作技术的人来说，这些技术对于选择性的关节突关节伸展是有效的，并且在特定失稳区域和邻近关节突关节活动受限的情况下，这些技术是整体治疗方法的有效组成部分 [182]。重点在于通过过度活动区域的肌肉稳定控制达到脊柱动态稳定，同时改善受限区域的活动性。

- 躯干、髋关节和肩胛带肌群的肌力和柔韧性，需要选择性的牵伸和肌力强化训练。

- 如果有骨性变化和骨赘生成，患者应避免过度伸展的姿势及活动，例如，长时间够物动作和抬头注视动作。对环境的适应可能包括使用梯凳让伸手取物的高度达到肩关节水平。通常强调采用屈曲姿势和动作来增大椎间孔。

- 对于有 RA 的患者，重点放在脊柱的稳定和控制上。由于坏死组织和骨质侵蚀会造成脊柱潜在的失稳，半脱位和脱位会造成脊髓损伤和血液供应受阻，这些情况会有害健康或危及生命。

管理指南：稳定性

节段性不稳定的患者的诊断包括活动过度、韧带松弛、脊柱滑脱和椎体前移等，或深层节段和整体稳定肌群的神经肌肉控制不良，需要接受改善稳定性的干预方法。有些可能有创伤病史、重复接受手法治疗或有早期脊椎病症状的患者，节段的活动

性测试会显示一个或多个节段活动性增加。在稳定的肌肉组织中活动可能有减少，特别是在姿势不良的情况下，并且可能会出现错误的呼吸模式。关于滑椎的更多信息请见本章最后一节。

临床失稳的鉴别

医学界通常会使用脊柱压力影像学检查来确认脊柱失稳。检查结果发现位移超过 4 mm 或旋转超过 10° 者，适用于手术干预 [72]。影像学检查只能找出被动结构的问题。为了识别肌肉组织中的损伤和控制运动的能力，已经发展出专门解决节段性深层肌肉激活、耐力和整体肌肉稳定性问题的技术。可使用以下方法：

- **动作质量** 观察脊柱关节活动度（站立位）并注意动作中是否有不顺畅和异常的动作。患者可能出现中间动作范围不顺畅，以及动作偏移或动作起伏的现象 [75]。

- **深层节段肌群的控制** 在腰椎区域，当患者尝试收缩腹横肌和多裂肌时，治疗师可触诊到其收缩活动。科研和临床两个领域均已开发出能测量肌肉激活程度的设备，如生物反馈装置和超声成像 [113]。（见管理原则部分及第 16 章）。

- **整体肌群的控制** 现已建立许多测试整体肌群稳定功能的方式 [79,92,203]。测试内容主要是在各种不同负荷下，测试躯干前、后及侧面肌群维持等长收缩的能力。被动腰椎伸展试验、腰椎伸展负荷试验和主动直腿抬高试验均被证明对于需要腰椎稳定训练的患者有好的预判性 [199]。

管理原则

被动支撑

虽然通常情况下不推荐，但是当失稳严重时，必须使用支具和腰束带作为外在支持以提供稳定性和减轻疼痛 [72]。如果需要，这些装备应与深层肌肉训练结合使用，以便进行动态控制。

深层节段肌肉激活

在疼痛或失稳患者中，可能节段性肌群不能自

动激活。除了口头和触觉提示外，用于指导患者的技术还包括使用生物反馈压力袖带（Chattanooga）和超声成像。但由于超声成像仪器成本较高，主要应用于研究领域，而压力袖带在临床应用中可提供患者即时反馈[113]。应用压力袖带作为测试、教导患者激活颈椎及腰椎深层肌群的方式，将于第16章肌肉表现的部分详尽叙述。

一旦患者学会激活节段性肌群，就会强调在一段时间内保持收缩，并增加静态收缩的重复次数，以加强姿势功能。这些肌肉收缩须为低强度，使整体肌群产生的压迫性活动最小化[83]。

> ▶ **临床提示**
>
> "加强核心"已成为一般训练计划中的一种普遍说法，其含义适用于任何躯干肌肉（通常是腹肌）的训练。将节段性失稳的患者作为治疗对象，最初的重点是训练深层节段肌肉的激活，然后是整体躯干肌肉，并帮助患者意识到动作中的差异和这些肌肉的功能。第16章详细描述了这些技术。

腰椎区域

开始时，使用骨盆倾斜的方法（中间范围）来教导患者找到并维持脊柱中立姿势。然后再指导患者进行腹横肌激活训练，并学会鼓起肌肉来收缩多裂肌。会阴部肌肉温和的共同收缩可促进这些节段间肌群收缩[173]。

> ● **聚焦循证**
>
> 从2000～2011年针对慢性腰背痛核心稳定训练的系统回顾总结出，稳定性训练方案有利于非特异性腰背痛患者[93]。此外，据报道，与常规训练相比，核心稳定在减轻腰背痛和改善功能方面更为有效[29,119]。

颈椎区域

教导患者用温和的点头及轻轻将颈椎前凸曲度变平等方式激活节段性肌群[83]。

稳定性训练进阶

- 由激活节段性肌群进阶到整体稳定肌群训练，使用强调颈椎和骨盆控制的整体肌群同时增加肢体动作，包括一些负重活动如滑墙、半弓箭步、半蹲等，重点是"腹部内缩"动作和脊柱在中立位控制的活动。
- 将功能性活动纳入到稳定性训练步骤中。鼓励患者有意识地激活节段性肌群，并保持脊柱中立姿势，直到成为一种习惯。

管理指南：关节松动／徒手操作技术

注意：徒手操作技术和关节松动术目前是交替使用，但一般较常用徒手操作技术（见第5章）。本章作者所使用徒手操作技术指的是分级振动技术，而高速猛推（HVT）技术指的是在关节病理限制的范围末端执行高速低幅动作。在描述或标示所使用的徒手技术时，提醒临床医生定义强度（Ⅰ～Ⅳ级或HVT）以及脊柱节段（目标）、施力方向和患者体位。

有些患者在早期的治疗中从脊柱徒手操作技术获益[39,43,161]。活动不足的节段会增加活动过度节段的压力，因此需要结合徒手操作技术和脊柱稳定性运动[116,182]。颈椎、胸椎和腰椎的徒手操作技术会在第16章描述。

管理：腰椎

确定腰椎活动不足的节段后，执行2次一般徒手操作（使用腰椎滚动技术），接着进行关节活动度训练。将这些内容重复两次，之后教导患者脊柱稳定性运动，并通过治疗进阶，如专栏15.7和专栏15.8所述。

研究证明腰椎骨盆技术和第16章描述的替代技术[43]，以及在本章先前非负重一节提及的牵引技术对于腰椎活动不足也都是有益的。

> ● **聚焦循证**
>
> 在71名腰背痛患者的随机对照试验中，Flynn等人[68]确定在执行稳定运动前，符合以下5项条件的4项者，能最大程度的从脊柱徒手操作技术中

获益：症状出现少于 16 天；远端症状不超过膝关节；恐惧回避量表低于 19 分；至少一个腰椎节段活动受限；至少一侧髋关节内旋大于 35°。在一项纳入了 131 名连续患者的多中心随机对照试验中，Childs 和同事 [38] 对这一点的有效性进行了验证。

Fritz 和同事 [75] 报道了徒手操作技术对于脊柱活动受限测试阳性的患者预后结果更成功，而存在脊柱活动过度的患者采用稳定性训练会更成功。

腰背痛的临床实践指南 [48] 提供了强证据，该证据证明，在治疗活动障碍和急性、亚急性、慢性腰背痛以及与背部相关的臀部或大腿疼痛时，利用徒手操作技术可减轻疼痛，改善活动性。

管理：颈椎

研究显示颈椎徒手操作技术结合训练可显著降低颈部疼痛 [7,63,64,87] 和增加关节活动度，以及上肢和颈部的力量和耐力 [27]。Gross 等人 [87] 完成 Cochrane 回顾并指出，强证据证实相比对照组，徒手操作技术结合训练在减轻疼痛方面有更好的效果。

注意：据报告，尽管有潜在的风险 [53,118]，严重或危及生命的损伤风险已从 1/20000 降低到 5/10000000 [88]。另有许多报道，颈椎 HVT 技术对椎 - 基底动脉没有损伤风险 [15,35,101,227]。此外，颈椎 HVT 技术与牵引相比可减少疼痛 [251]，与非 HVT 技术相比，可以减少疼痛和残疾，改善患者的预后 [58,225]。

评估颈椎损伤患者的胸椎是很重要的 [120,132]。胸椎不仅在颈椎运动时同时运动，而且容易出现活动性损伤。另外，两个区域有共同的肌肉附着。执行胸椎的关节徒手操作技术和 HVT 技术通常可改善颈椎病患者的预后 [41,42,120,132,153]。

● 聚焦循证

Cleland 和同事 [41] 对 78 例颈部疼痛患者进行胸椎徒手操作技术、训练和患者教育。有以下 3 项或 3 项以上条件的患者成功率为 86%：症状远端持续时间小于 30 天；远端症状不超过肩关节；颈部

伸展不会诱发症状；恐惧回避信念问卷—身体活动分数小于 12 分；上胸椎后凸减少（T3～T5）；颈椎伸展小于 30°。

Puentedura 和同事 [198] 明确了 4 个预测颈椎 HVT 技术实施成功的临床变量。变量为：症状持续时间小于 38 天；患者预期 HVT 技术是有效的；左右旋转角度差值 ≥ 10°；由后向前的颈椎中段活动性测试中出现疼痛。如果确定了 3 个或更多的变量，那么短期成功的可能性就有 90%。此外，Bishop 等人 [21] 发现，相信徒手操作成功的患者会有更好的效果。

管理指南：软组织损伤

如前所述，包括肌肉等在内的软组织症状，可因直接创伤（撕裂 / 挫伤），持续或重复活动导致的拉伤，或关节和其他软组织受伤导致的保护性机制（肌肉保护性收缩 / 痉挛）引起。管理的一般指南会遵循先前总结在专栏 15.5、专栏 15.7 和专栏 15.8 中的描述。另外，本节会说明治疗肌肉损伤时需特别注意的事项。

急性期管理：保护期

疼痛和炎症控制
使用合适的物理因子和肌筋膜松解技术来控制疼痛和炎症。

颈椎区域
严重损伤时，颈托提供被动支撑来缓解损伤部位的肌肉支撑或控制。颈托通常用在严重且急性挥鞭样损伤，或根据医生建议在术后使用。一天内佩戴颈托的时间长短与病情的严重程度和所需保护程度而定。尽可能让患者尽快摆脱被动支撑，以减少对其使用的依赖。

腰椎区域
腰部支具提供腰椎区域的被动支撑，和颈椎区域相同，穿戴支具的时间视需要保护的程度而定。有些患者会变得相当依赖支具，即使是在不起作用的时候仍然继续佩戴。在组织愈合过程中、愈合后

加强身体的天然支具（腹肌）和发展有效的脊柱力学（见第 16 章）比让患者依靠被动支撑更好。

肌肉功能

评估肌肉功能时，要明确使患者症状减轻的功能姿势。肌肉受伤后通常会处在短缩的姿势，在此姿势下开始实施温和的肌肉等长收缩技术。操作强度非常重要，阻力要小，只要足以产生肌肉等长收缩即可。

颈椎区域

患者体位与操作： 仰卧。治疗师站在治疗床床头，以双手支撑患者头部。在防御性收缩肌肉的短缩姿势下开始。要求患者在治疗师实施轻微阻力（轻到几乎无法移动羽毛的程度）时维持姿势。肌肉收缩及放松都应该逐渐进行。阻力应恒定或不产生颈椎运动。

- 如果肌肉有损伤，就在肌肉短缩的姿势下连续几天重复此治疗技术，再开始伸展肌肉。
- 在肌肉愈合或肌肉没有损伤的情况下，可在每次肌肉收缩与放松时，逐渐牵伸保护性收缩的肌肉。只在患者无痛范围内进行，在有保护性肌痉挛的情况下不能进行牵伸。

替代操作： 反向肌肉运动。当颈椎运动导致疼痛及产生保护性肌肉收缩，以下训练有助于温和的肌肉活动——不活动颈椎，但收缩和放松肌肉，动作包括主动肩胛上提、下降、内收及旋转。若症状没有加剧，可利用主动肩关节屈曲、伸展、外展、内收及旋转刺激颈椎肌群提高功能。

腰椎区域

患者体位与操作： 仰卧，双手自然置于体侧。要求患者将头抬起。这会促使腰椎竖脊肌的等长（稳定）收缩。如果头部和胸部一起伸展，腰椎后伸肌群会产生更强的收缩。另外，交替的髋关节伸展也会引起腰椎后伸肌群的等长收缩。

- 肌肉损伤时，会连续几天维持在短缩范围内。
- 随着肌肉愈合或在未受损的情况下，逐渐允许肌肉在每次收缩后拉长，方法是在腹部下放一个枕头，让患者胸椎相对腰椎做出更大范围的伸展动作。在愈合的早期，延展肌肉需要在患者可耐受的程度下进行，不应加重

症状。

替代体位与操作： 仰卧时，要求患者将头颈部轻微地向床下压，引起脊柱后伸肌群的等长收缩。

牵引

当急性期肌肉限制全范围的关节活动时，温和的摆动牵引可以反射性地抑制疼痛，帮助维持滑液和关节运动。采用徒手牵引方式最能有效执行温和的技术。将损伤组织置于短缩的姿势下，使用的强度小于引起椎体分离的强度。

注意： 将受伤组织放置在延展位置或治疗时使用高强度拉力，实施牵引技术会加剧肌肉或软组织的损伤[169]。

环境调整

如一些活动或姿势会导致损伤和诱发症状，应明确作用机制并调整活动或改变环境，消除造成问题复发的潜在因素。

亚急性期和慢性期愈合管理：运动控制及功能恢复期

一旦急性症状得到控制，就要再次评估患者并确定其损伤及活动受限情况。可参考专栏 15.7 和专栏 15.8 中提出的一般管理指南。

局部诊断的管理

大多数脊柱疾病可能会影响脊柱的任何区域，并倾向聚集在上一节所描述的诊断类别中。有几种疾病是胸椎和腰椎骨盆区域特有的，还有几种是颅颈部和上胸椎特有的。对这些疾病的干预措施将在本节中进行描述。

下胸椎和腰椎骨盆区域

骨质疏松继发压缩性骨折

如此章前一部分所述，椎体压缩性骨折继发于骨质疏松，多由轴向负荷或躯干屈曲所导致，通常发生在胸腰区，其症状是由屈曲活动引起的。

干预

- 教导脊柱稳定训练，促进胸腰椎关节处于中

立位姿势，并且建立脊柱稳定性。

- 教导肩胛稳定性训练来协助矫正姿势，并减缓骨质疏松患者胸椎后凸的进展。这在胸椎后凸骨质疏松患者中很常见。
- 牵伸拮抗肌。这些肌肉包括肩关节水平内收肌、内旋肌、髋屈肌和髋内旋肌。
- 指导正确的抬举技巧，并建议尽可能地避免极度或长期的躯干屈曲。在可能的情况下指导骨质疏松患者预防的方法及安全的训练方法，如第 11 章骨质疏松一节所述。

禁忌证：避免躯干屈曲活动和训练，如前屈抬举重物、足尖着地和仰卧起坐的训练。

滑椎

滑椎是指一个椎体相对于下方椎体向前滑动。根据影像学检查显示，以上方椎体相对于正下方椎体的移动程度来对滑椎进行分级。Ⅰ级是所有影像显示不超过 25% 的滑动，Ⅱ级显示 26%~50% 的滑动，Ⅲ级显示 51%~75% 的滑动，而Ⅳ级显示超过 75% 的滑动[85,245]。此病理情况可发生于任何年龄，并且与相关的椎节不稳定有关。滑椎可能是先天的椎弓连接处发育异常、椎弓外伤性骨折或与年龄和肥胖相关的退行性病变。

物理治疗干预
- 使用前一节描述的屈曲方式。
- 稳定性训练：包括节段间和整体稳定训练。
- 牵伸髋屈肌群。
- 执行温和的徒手操作技术（Ⅰ级和Ⅱ级）来缓解疼痛。避免使用会进一步加剧症状或不稳定的 HVT 技术。

强直性脊柱炎

强直性脊柱炎是导致前、后纵韧带和关节突关节骨化的一种风湿性疾病。它最早出现在青春期，"高峰"出现在 20~30 岁[80,120,239,241]。有此病理改变的患者常主诉有双侧骶髂关节、胸腰椎、肩部和足部区域疼痛。

Rudwaleit 等人[206] 确定了强直性脊柱炎患者的以下特征：僵硬超过 30 分钟，背部疼痛通过训练而不是休息来改善，疼痛仅发生在下半夜，还有交替的臀部疼痛。结果表明，如果其中 4 项中至少有 3 项出现，则阳性似然比为 12∶4。

干预

强直性脊柱炎主要的物理治疗干预方式为患者教育。患者必须对疾病的进程有很好的理解（可能需要转诊给风湿免疫科医生）。

- 在脊柱变得僵直粘连之前，教育患者相关的正确或"功能性"姿势。需要增加腰椎前凸以诱发功能性胸椎后凸，并预防整个脊柱融合后的后凸姿势。可通过指导患者采用俯卧位睡姿，并在所有坐姿活动中，于腰椎后侧放置枕头或毛巾来达到目的。
- 实施温和的徒手操作技巧（Ⅰ级和Ⅱ级），以缓解未僵直粘连节段的疼痛。
- 节段性和全身性躯干稳定训练以及肩胛骨稳定训练是必须的，需要强化椎旁肌群。
- 牵伸以维持髋关节伸展和肩关节屈曲，因为最终可能会丧失腰椎和胸椎伸展角度。

舒尔曼病

舒尔曼病病理和髓核脱出（HNP）相似，不同之处在于髓核会向上方或下方偏移，而非向后或后外侧偏移。舒尔曼病是椎体终板薄弱的结果，这种薄弱会造成椎体破裂负重能力下降。之后髓核会朝向阻力最少处移动。一般来说，舒尔曼病不影响神经根，所以不会出现任何神经根症状。

干预
- 节段性和整体稳定性训练。
- 紧张肌肉的牵伸。
- 姿势教育。
- 使用关节徒手操作技术，缓解疼痛或改善关节活动度[125]。但在实施 HVT 技术时要小心。

肋椎关节半脱位

肋骨与胸椎形成关节，运动时伴有所有手臂和胸椎的运动。肋骨和胸椎构成关节的位置称为肋椎关节。在扭转活动（从车上卸货或者挥动高尔夫球杆）、外伤（机动车碰撞或坠落）、长期重复性或剧烈咳嗽中，这些关节可能被拉伤或移位。根据受伤机制和严重程度，可能伴随或不伴随牵涉痛（肋间神经）。肌肉能量（muscle energy，ME）技术可能用于矫正肋骨前面或后面的活动不足。

干预

肌肉能量技术用于矫正被强制卡在后侧位置的肋骨。

- 患者体位：坐位。
- 技术：站在患者的患侧，将一手置于肋骨角外侧，并且同时以另一手施加水平内收阻力（等长）（图 15.10）。在等长收缩中，诱发肋骨出现向前内侧的力，并尝试改善动作。维持收缩和力量 3 ~ 5 秒并重复 3 ~ 5 次。

肌肉能量技术用于矫正被强制卡在前侧位置的肋骨。

- 患者体位：坐位。
- 技术：站在患者的患侧，将一手置于肋骨角内侧，并且同时以另一手施加水平外展阻力（图 15.11）。在等长收缩中，诱发肋骨出现向后外侧的力，尝试改善动作。维持收缩和力量 3 ~ 5 秒并重复 3 ~ 5 次。这也适用于胸椎关节突关节和椎间关节突关节的整体评估。

▶ **临床提示**

除了应用肌肉能量技术矫正肋骨功能障碍外，还要检查胸椎椎体间活动性和肩胛肌群力量，因为

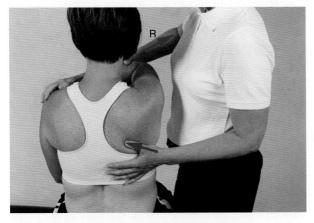

图 15.10　肌肉能量技术矫正被后置的肋骨

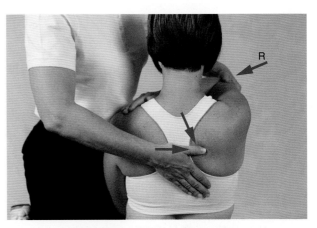

图 15.11　肌肉能量技术矫正被前置的肋骨

这些部位的功能也可能因肋椎关节损伤而受到影响。胸椎椎体间徒手操作技术将在第 16 章讨论，肩胛骨稳定训练将在第 17 章介绍。

骶髂关节功能障碍

患者中有 10% ~ 33% 的人会出现骶髂关节扭伤[8,23,56,57,150,219]。损伤可以是创伤性的，也可以是隐匿性的。患者经常会主诉骶髂关节区疼痛，伴有或不伴有神经根病变，这取决于坐骨神经的受累程度。疼痛通常通过休息和（或）减轻关节负重来缓解。而未解决的炎症或创伤性病因可能会导致骶髂关节活动不足。所有有关骶骨和髂骨活动不足的损伤不在本书讨论范围。4 种常见损伤包括：耻骨联合活动不足、髂骨旋前、髂骨旋后以及髂骨向上滑动（图 15.12）。前 3 种可以用肌肉能量技术矫正，而第 4 种则需要用 HVT 技术纠正。

骶髂关节损伤的鉴别

- **观察与发现**　患者站立时，在患者后方观察。检查双侧髂嵴高度以及髂前上棘、髂后上棘的对称性。治疗师将手放在这些骨性标志上，要求患者原地踏步（踏步测试）并观察髂骨动作。如果试验阳性，进行其他测试，仰卧和俯卧可进一步验证是否涉及骶髂关节[56,149,197]。
- **一般性骶髂关节活动不足**　在踏步测试中，受限侧骨盆会"抬高"。
- **髂骨旋前**　患侧的髂后上棘较高，髂前上棘

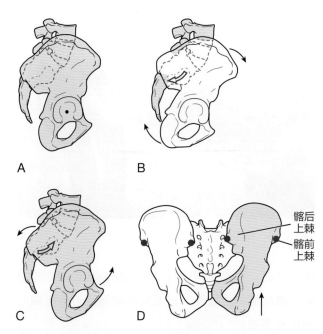

图 15.12　常见损伤。A. 骶骨和髂骨的正常关系。B. 髂骨旋前，提示髂前上棘向下和髂后上棘向上。C. 髂骨旋后，提示髂前上棘向上和髂后上棘向下。D. 髂骨向上滑动，提示右侧相对于左侧，髂前上棘和髂后上棘均向上

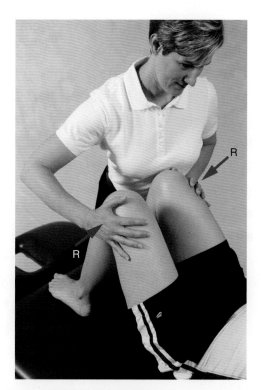

图 15.13　"霰弹枪"肌肉能量技术

较低。

- **髂骨旋后**　患侧的髂后上棘较低，髂前上棘较高。
- **髂骨向上滑动**　向上滑动的所有骨盆带的骨骼标志都会变高。

治疗

　　"霰弹枪"技术　霰弹枪技术可用在治疗耻骨联合一般性骶髂关节活动不足。这项技术的机制是通过压迫耻骨联合关节产生缺口，以改善活动性，尽管目前没有已知的研究证实这一概念。

- 患者体位：仰卧屈膝位。
- 技术：让患者做收缩动作以抵抗治疗师的阻力达到亚极量收缩，髋关节外展和内收交替 3 次，保持每次收缩 3 ~ 5 秒（图 15.13）。

　　矫正髂骨旋前的肌肉能量技术　矫正髂骨旋前的肌肉能量技术，通过利用臀大肌收缩产生的力量，将髂骨向后旋转。

- 患者体位：仰卧位。
- 屈曲患侧髋关节到疼痛处（或）受限位置，然后抗阻执行多组髋关节伸展的亚极量等长收缩（图 15.14）。

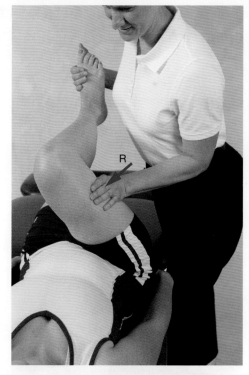

图 15.14　矫正髂骨旋前的臀大肌肌肉能量技术

　　矫正髂骨旋后的肌肉能量技术。髂骨旋后的患者可通过股直肌的肌肉能量技术治疗。

- 患者体位：俯卧位。

- 技术：被动伸展患侧下肢到疼痛处（或）受限位置，然后抗阻进行多组髋关节屈曲的亚极量等长收缩（图 15.15）。治疗师一手置于骨盆，当另一只手抬举股骨时，推动髂后上棘协助骨盆向前滑动。

治疗髂骨向上滑动的高速猛推技术　髂骨向上滑动通常由外伤（如摔倒）或脊柱侧弯造成。治疗利用 HVT 技术而非肌肉能量技术。

- 患者体位：仰卧位。
- 技术：固定患侧骨盆一边的踝关节。将下肢置于髋关节稍微伸展、外展和内旋的姿势。让骶髂关节处于松弛姿势，同时提供髋关节最大稳定度。患者连续进行 2 ~ 3 次吸气和呼气，治疗师在最后一次呼气时执行一次快速"猛拉"动作（图 15.16）。

颈椎和上胸部

颅颈区域的解剖和关节运动学已在第 14 章中进行了描述，物理治疗干预方法将在第 16 章中讨

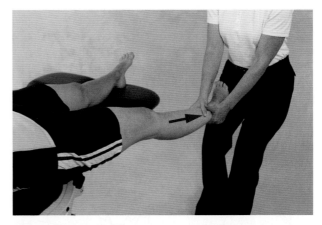

图 15.16　矫正髂骨向上滑动的 HVT 技术

论。然而，有必要讨论这一区域作为从颈部到头部的过渡区域的重要性，以及在椎动脉通过该区域时的注意事项。

这个区域非常重要是因为枕大神经（C2 的感觉分支）在穿过头半棘肌前会提供头皮后侧的神经支配，该神经受到刺激为头痛的主要诱发因素。

颅椎区域也非常重要，因为它和易受伤的椎动脉有关。从锁骨下动脉分支的两条椎动脉在进入 C6 的横突孔前，两侧会往上延伸到 C1，这些动脉负责供应脑部 20% 的血流量。在经过 C1 后，在通过枕骨大孔进入大脑前，动脉会沿着寰椎的上侧面走行。

注意事项和禁忌证： 在执行 IV 级徒手操作技术、HVT 技术、肌肉能量技术和手法牵引时要非常小心，以免阻塞这些动脉。只有旋转 45° 才足以"扭转"动脉，而在对侧侧屈情况下，动脉内径可缩小到它原本大小的 90%[85,192]。当结合向后屈曲时可扩大内径。如果患者有失稳的病史，如类风湿关节炎、长期使用类固醇或主诉头晕或平衡损伤，则不能实施颅颈区域的手法活动。

其他风险因素包括过去一个月的颈椎创伤、最近的感染、高血压、无先兆的偏头痛、低胆固醇和低体重指数[47]。颈动脉夹层是椎动脉或颈内动脉壁上的撕裂或血肿，作为一种潜在的并发症，报道出现在极少数人群中。一项前瞻性病例对照研究中总结了夹层的早期预警征象，包括短暂的缺血性神经特征、视力模糊和不平衡，以及头晕、吞咽困难和手臂的感觉异常和无力[230]。

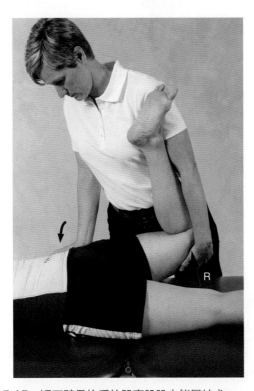

图 15.15　矫正髂骨旋后的股直肌肌肉能量技术

临床提示

如果患者出现与运动有关的头晕，在使用上颈椎旋转或伸展的检查和干预技术时要谨慎。

下文将讨论头痛和某些选择性颈椎损伤的具体治疗。

紧张性头痛 / 颈源性头痛

根据国际头痛协会的说法，头痛的三种类型为原发性头痛（偏头痛、密集性头痛或紧张性头痛）、继发性头痛（另一种疾病引起的头痛）和脑神经痛[229]。继发性头痛包括由颈椎（肌肉骨骼）损伤或颞下颌关节功能障碍引起的头痛。肌肉骨骼性头痛为姿势损伤常见的主诉，15%~20% 的慢性和复发性头痛被诊断为颈源性头痛，并与肌肉骨骼损伤有关[122]。通常与颈部后侧肌肉紧张相关，疼痛在颈部伸肌附着点处、颈胸联合处和（或）辐射到头皮上方、侧面或背面。

病因学

有很多原因会造成颈源性头痛[156]。头痛可能是在软组织损伤后、错误或持续的姿势、枕大神经受到刺激或挤压或持续性肌肉收缩（错误姿势或情绪紧张）导致缺血所造成的。颈部肌肉触发点也会导致头面部疼痛[10,123,142,232,244]。存在颈源性头痛时，上颈椎关节、韧带和神经元结构经常会引发炎症或功能障碍[13,61,77,181]，也包括第Ⅴ、Ⅶ、Ⅸ、Ⅹ脑神经的炎症，因为上述神经下行进入至 C1~C3 灰质时，同时支配面部、前额、眼眶、静脉窦和颞下颌关节的感觉[192]。

头痛也与颞下颌关节功能障碍和其他问题有关[147,180]，包括心血管问题[70,136]、全身性炎症[24,137,205]、过敏或鼻窦炎[5]。颈部损伤可能导致头痛，也可能是由错误的胸椎关节活动引起的[120,132]。无论是什么原因，通常会有周期的疼痛、肌肉收缩、循环减少和疼痛加剧，这会导致功能障碍和潜在的软组织和关节损伤。

呈现的体征和症状

如果是因为外伤或压力造成，或因功能诱发症状和（或）疼痛始于颈部并变成头痛，治疗师都能有效的治疗它们[218]。在肌肉骨骼系统中要分辨颈源性头痛与其他形式头痛的不同，如密集性头痛或偏头痛，这对于建立有效管理头痛的护理计划是很重要的。专栏 15.10 确认了与颈源性头痛相关的病史和症状，以及需要转诊给医生的危险信号[122]。

肌肉骨骼损伤

肌肉骨骼损伤包括以下几大类。
- 上颈椎和颅颈区的关节损伤（疼痛和运动受限）。
- 肌肉功能受损（颈椎上部和深层屈肌群，可能是多裂肌和后方枕骨下小肌群的张力性姿势控制和耐力受损）[122]。
- 肩带 / 肩胛姿势不良和相关肌肉失衡。
- 腰椎姿势不良及相关肌肉失衡。
- 上颈椎 / 颅颈区域压力或炎症所导致的神经组织受损。
- 神经运动控制障碍。
- 上胸椎活动性降低。

一般管理指南

管理旨在逆转身体损伤，包括姿势矫正、压力

专栏 15.10　颈源性头痛的病史与症状

- 单侧头痛或较严重的双侧头痛。
- 颈部或枕骨下区域蔓延到头部的疼痛。
- 强度可在轻度、中度与重度间浮动。
- 由持久的颈椎姿势和动作引起的。
- 可因压力而加剧（其他类型的头痛也常见）。
- 可能与外伤、退行性关节病或久坐及姿势性压力有关。
- 女性发病更普遍但无家族倾向。
- 面部或颞下颌关节区域的疼痛或感觉改变。

红旗征和注意事项

如果患者主诉有以下任何一种情况，请转诊给医生，因为头痛可能不是肌肉骨骼引起的。
- 这是患者经历过的第一次或最严重的头痛。
- 尖锐的疼痛或很剧烈的疼痛。
- 头痛连续不断，例如，一整天或持续数小时的头痛出现或消失。
- 存在个性或行为的改变。

出现以下病史或头痛请询问专家 [88]
- 阳性的心脏病史或体征，转诊给心脏专家。
- 双侧疼痛或多关节疼痛，转诊给风湿科医生。
- 鼻炎、面部疼痛、鼻塞或压力，转诊给五官科。
- 视力丧失 / 眼疾或动眼疼痛，转诊给眼科医生。
- 颞下颌关节紊乱症状，转诊给疼痛中心或牙科医生。

管理及预防未来症状的发生[122]。

疼痛管理

使用物理因子、按摩及肌肉等长收缩训练，打破疼痛及肌肉紧张的恶性循环。

软组织技术和肌筋膜松解技术。 据报道，各种形式的软组织松动、肌筋膜松解和触发点松解均能降低疼痛强度并且改善颈椎活动范围[67,115,117,166]。

干针 据报道，这种手法治疗干预在即刻和4周的随访内均能减轻疼痛[124,128]。

注意： 有关软组织、肌筋膜松解术和干针技术的内容不在本书的讨论范围。

活动性和肌肉表现

检查颈部、上胸部、肩带和腰椎肌肉的灵活性和力量，如第14章所述，结合姿势矫正和训练，设计一套训练计划，重获灵活性以及神经肌肉控制方面的平衡（专栏14.2和专栏14.3）。据报道，降低颈源性头痛的强度和发病率的干预措施包括以下内容[28,67,115,117,122,124,128,156,166]。

活动性和灵活性 增加颈椎关节活动度和枕下肌群的灵活性，以缓解该区域的张力，并激活和训练颈深屈肌，以控制头部屈曲和颈椎后缩（见第16章）。管理的基础在于深层节段肌肉的控制和支持。

颈椎的稳定性 利用第16章详述的颈椎稳定训练，强调将深层节段肌群从整体肌群中独立出来，训练其张力性维持[122]。

肩带稳定性和姿势 在张力性维持姿势下，训练下斜方肌、菱形肌和前锯肌，以改善肩胛胸廓姿势的控制（见第17章）。运动处方制订时应重点关注这些肌群的耐力训练[28]。

应力管理

患者若处于紧张状态，应教导其使用放松技术、关节活动度训练、肌肉等长收缩技术及正确的脊柱力学。

● 聚焦循证

Jull等人[121]对200例颈源性头痛患者进行了一项多中心的随机对照研究。他们观察了徒手操作治疗和低负荷训练方案或合并两者执行的效果，与对照组相比，两种干预措施都降低了头痛的频率和强度，同时减轻了颈部疼痛，并在12个月的随访中保持了这种效果。训练干预主要包括训练姿势控制颈长屈肌和其他颈深屈肌，以及前锯肌和下斜方肌，并提高其肌肉耐力（颈椎稳定性训练的描述见第16章，肩胛稳定性训练的描述见第17章）。全天应进行姿势矫正训练，并进展到等长抗阻训练和灵活性训练。

预防： 预防未来颈源性头痛的发作，重点在于教育患者矫正姿势应力；维持姿势肌肉长度及肌力的平衡；并改善居家、工作或休闲环境，最大程度避免持续性或重复性的错误姿势力线。

颈痛

据估计，22%~70%的美国人在他们的生活中会有颈部疼痛的情况。患病率随着年龄的增长而增加，近37%的人颈部疼痛持续时间超过12个月。在物理治疗门诊中几乎25%的门诊患者都有此主诉[37]。

颈部疼痛的治疗干预遵循之前描述的指南（见专栏15.5、专栏15.7和专栏15.8的管理指南）。正如活动不足——徒手操作治疗技术一节中指出的，重要的是评估和治疗颈椎损伤患者的胸椎[132]，不仅是因为在颈椎运动时胸椎会移动，影响颈椎姿势，且均有共同的肌肉附着点，还因为胸椎容易出现活动不足的损伤。而对胸椎执行关节徒手操作技术和HVT技术，通常可改善有颈部症状患者的预后[41,120,132]。比起健康人群，颈部疼痛患者也会报告较多的颞下颌关节功能障碍症状（见本章后面的颞下颌关节功能障碍的管理指南）[52]。

● 聚焦循证

在颈痛CPG中发表的关于治疗颈部疼痛的干预措施的建议总结[37]如下。

■ 基于强证据的颈椎松动术/徒手操作技术。

■ 基于弱证据的胸椎松动技术/徒手操作技术。

■ 基于弱证据的定向牵伸训练。

■ 基于强证据的协调、肌力和耐力训练。

■基于中等证据的上节段神经松动技术。

■基于中等证据的牵引。

■基于强证据的患者教育和咨询。

　　Raney 和同事们[200] 应用机械牵引治疗 68 例颈痛患者，每次 15 分钟。如果机械牵引符合以下 5 项标准中的 4 项，90% 的患者将获得 90% 的成功率：① C4～C7 活动性测试报告有外周化症状的患者；②患者有阳性外展症状；③患者年龄在 55 岁或以上；④患者正中神经张力测试阳性；⑤患者应用手法牵引时症状缓解。

　　Tseng[233] 对 100 例颈痛患者进行了随访，并确定了对患者成功实施徒手操作技术的 6 个因素。作者的结论是，如果患者符合以下 4 项标准，则使用颈椎徒手操作技术的成功率为 89%：①初始颈部失能指数（Neck Disability mdex，NDI）小于 11.5；②双侧受累模式；③每天从事久坐工作不超过 5 小时；④颈部活动时感觉更好；⑤颈部伸展时并没有感觉更糟；⑥无神经根型颈椎病的诊断。

神经根型颈椎病

　　颈部疼痛和（或）神经症状延伸到手臂可能是多种病理状况的结果，包括因炎症和（或）关节突关节或Ⅳ椎间盘退行性改变导致的Ⅳ椎间孔狭窄。因此，椎间孔狭窄并伴有神经症状需要仔细检查是哪些部位、运动和活动导致症状的产生和缓解，然后采取干预措施来缓解症状。干预措施通常包括以下几项。

　　■颈椎牵引。

　　■强调颈椎稳定性训练，肌力强化和训练深层颈屈肌耐力、轴向伸展 / 颈椎后缩和肩胛姿势（见第 16 章）。

　　■以缓解症状为重点的姿势训练（见第 14 章）

⊙ 聚焦循证

Fritz 和同事[74] 将 86 例神经根型颈椎病患者随机分为 3 个不同干预组进行 4 周治疗，并在治疗结束后进行随访 12 个月。所有患者都被告知坚持活动，每天进行锻炼。干预组分别为：仅锻炼、锻炼

结合间歇机械牵引［仰卧，锻炼结合门上牵引（家庭使用）］。机械牵引组在 6 个月和 12 个月的颈部失能指数评分均明显优于其他组。研究中使用的训练包括肩胛肌力强化训练和颈深屈肌的稳定性训练。

　　有系统综述[231] 总结了神经根型颈椎病患者有良好的自然康复过程。研究发现，使用颈托并不比物理治疗或牵引更有效。也有报道说牵引并不比安慰剂牵引更有效。

　　Cleland 和同事[42] 连续证实了 96 例患有神经根型颈椎病患者，在符合以下标准的情况下，采用手法治疗、牵引和加强颈屈肌锻炼的治愈成功率为 90%：小于 54 岁；优势手没受累；俯视并没有症状的恶化；在物理治疗过程中有 50% 时间使用肌肉能量技术和（或）HVT 技术、牵引和深层屈肌力量强化。

脊髓型颈椎病

　　脊髓型颈椎病是一种脊髓疾病[192]。它是由中央椎管退变或狭窄引起的。这种疾病的流行情况尚不清楚。患有脊髓型颈椎病的患者手足都可能出现神经症状。除步态不协调外，患有脊髓型颈椎病的人可能会经历多种上运动神经元损伤，包括直肠和膀胱损伤。在 MRI 上可以看到，脊髓软化是准确诊断这一病理的黄金标准[45]。没有任何神经检查或体征既具有高度敏感性，又具有特异性[45]。

　　治疗的干预方式是基于相关的损伤和病因的确定而进行的。由于这种病理是由退行性改变、狭窄或脊椎病引起的，因此脊髓型颈椎病的干预顺序将遵循这些病理所描述的相似的指导方针。这包括肩带稳定性训练、姿势教育，以及颈椎和胸椎关节徒手操作技术。

⊙ 聚焦循证

Rhee 等人[202] 对 1956 年 1 月至 2012 年 11 月的文献进行了系统的回顾，比较了保守治疗与手术治疗对脊髓型颈椎病患者预后的影响。在轻度脊髓

型颈椎病患者中，只有1项随机对照试验发现保守治疗优于手术治疗。由于脊髓型颈椎病是一种典型的进行性疾病，总体建议是，患者需要监测神经恶化情况。此外，中度到重度症状的患者需要咨询，即使是轻微的创伤性事件也会严重恶化他们的神经状况。

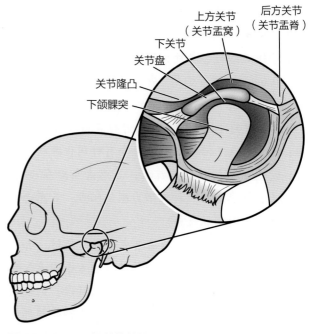

图 15.17　颞下颌关节结构

颞下颌关节功能障碍

颞下颌关节功能与上颈椎功能和姿势密切相关。在44%的病例中，颈部疼痛与下颌关节功能障碍（temporomandibular joint dysfunction，TMD）有关 [238]。由于这种密切的关系，颈部疼痛和下颌功能障碍常同时发生，在此简要描述了与颞下颌关节相关的结构、功能、损伤和干预措施。

结构和功能

每个颞下颌关节被描述为一个屈戌关节（铰链关节和平面关节的组合），由下颌骨髁突与颞下颌关节盘和颞骨的关节盂所组成（图 15.17）。这些关节一起执行如咀嚼、说话和打哈欠等任务。

颞下颌关节的运动　颞下颌关节可执行的动作，包括下颌骨下压（嘴巴打开），侧向偏移和突出。

■ 当下颌骨下压时，髁突会在颞下颌关节盘上滚动和向前滑动，同时关节盘也会向前滑动以维持与关节窝表面的一致性（图 15.18）。张口主要由重力促进，二腹肌前腹与外侧翼状肌提供少量辅助。

■ 当两侧颞下颌关节向前滑动时，就会出现突出。

■ 侧移需要同侧颞下颌关节原地旋转，以及对侧颞下颌关节向前滑动。在磨碎小食品如生菜时，需要突起和侧向偏移。

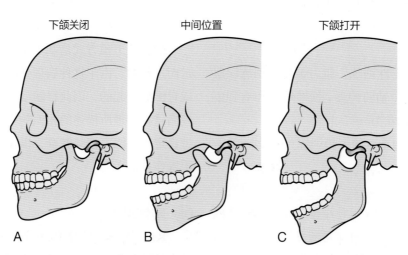

图 15.18　下颌骨下压。A. 下颌闭合时，髁突、颞下颌关节盘和关节盂窝的关系。B. 当下颌打开时，髁突在颞下颌关节盘上滚动。C. 关节盘和髁突在关节隆凸上向前滑动

体征和症状

颠下颌关节损伤有三个主要体征 [51,60,82,162,171,172,179]。

■ 颠下颌关节区域的疼痛会受到动作影响。

■ 运动时会出现关节噪声。

■ 下颌运动受限。

疼痛有很多原因，而且通常被视为颠下颌关节综合征的一部分 [174]。

■ 疼痛可局部发生在颠下颌关节中，也可能发生在关节后方或耳内的富含血管和高度神经支配的关节盘。

■ 来自咀嚼肌、颠肌翼内肌或翼外肌的肌肉痉挛或筋膜疼痛，会被描述为头痛或面部疼痛。

■ 颈椎肌肉的紧张本身会造成疼痛，或因枕大神经受到刺激而造成疼痛，可能会被描述为紧张性头痛。

症状的病因

颠下颌关节损伤通常是因外伤、姿势不良或错误的动作模式产生。此外，症状可来自以下几个因素。

■ 口腔卫生不良。

■ 咀嚼口香糖。

■ 深吻。

■ 夜磨牙症（磨牙）。

■ 吸烟。

■ 炎症性疾病，如风湿性关节炎。

■ 用口呼吸。

与颈痛的关系

关于为何颈部疼痛可能会造成颠下颌关节不适，有两个理论 [215]。原因可能有以下几种。

■ 咀嚼肌的疼痛是由张力性颈反射和（或）前后颈部肌肉的协同肌／拮抗肌间的关系造成的神经生理影响的结果。

■ 颈部疼痛患者会出现夜磨牙症（磨牙），因而造成肌肉或颠下颌关节疼痛。

力学失衡

头部、下颌、颈部和肩带之间出现的不平衡也可能导致颠下颌关节体征和症状产生。原因可能有以下几种。

■ 咬合不良，也就是垂直咬合距离变小或其他牙科问题 [134]。

■ 因炎症、半月板（关节盘）半脱位、髁骨头脱白、关节挛缩、下颌及咬合失衡造成不对称力量，所产生的错误的关节力学。整形手术或下颌骨折后一段时间的固定会造成运动受限。

■ 咀嚼肌的肌肉痉挛，引起不正常或不对称的关节力量。肌肉痉挛可能是情绪紧张、关节力学错误、直接或间接损伤或姿势异常的结果。

■ 鼻窦问题，导致张口呼吸，间接影响姿势和下颌位置。

■ 头前倾姿势造成下颌骨后缩，喉前肌处于伸长的位置。因此，闭合下颌的肌肉活动就必须增加，以对抗二腹肌引起的下颌骨下压的力量。而头部相对上颈椎伸展的姿势，将使枕骨下肌肉及软组织短缩，因此失去灵活性。同时，上颈椎区域的神经与关节也将受到压迫或刺激。

■ 突发性外伤如屈曲／伸展意外，即头部突然后仰过度伸展时下巴被迫张开，如车祸、拳击、跌倒或类似的创伤。

■ 长时间牙科手术的持续性创伤。这类手术患者必须保持下颌张开很长一段时间，将会导致颠下颌关节和支撑组织出现症状。过度的压力，如咬或咀嚼大块硬食物，也会造成关节损伤。

管理及干预原则

管理方式会根据症状的病因和（或）功能限制而定，且需特别留意，应尽可能避免"侵略性和不可逆转的治疗" [84]。一般情况下，也就是姿势、关节功能障碍或肌肉失衡为问题来源时，运动治疗的干预需要直接针对问题，且在许多情况下，可能有必要转诊给牙科、耳鼻喉科或心理支持以处理相关病理 [95]。在开始任何治疗前，有必要进行完整的评估，颞下颌关节损伤的成功治疗直接关系到潜在病理诊断的准确性[54]。

减轻疼痛及肌肉保护性收缩

在急性和疼痛发作期间通常需要使用疼痛调节的物理因子治疗和放松的方式。口腔内外的筋膜技术可用来改善关节和肌肉活动性并减轻疼痛。此外，应进食软质食物，避免食用需要过度张开下颌（如苹果、玉米、大三明治）、用力咀嚼（如胡萝卜）或重复性咀嚼动作（如口香糖）的食物。

软组织技术

以下软组织技术可由治疗师进行和（或）纳入家庭训练方案。建议采用这些技术来减少颞下颌关节区域的肌肉紧张和（或）改善其活动能力。

- 口腔外按摩。在咬肌或颞肌区域使用环形动作技术。利用温和的按摩动作来促进肌肉放松。
- 口腔内触发点放松。找出颞肌或咬肌肌腱内的肌肉触发点。手指保持温和的点状施压直到肌肉感觉放松为止。在肌肉的多个触发点重复执行此技术。
- 岩窦松解术。该技术适用于颞下颌关节疼痛、保护性肌痉挛和（或）岩窦受累所致的受限。将一根手指放在上颌牙的颊侧，然后向后和头侧移动。一旦遇到阻力，维持施压直到肌肉"放松"或软化。应清楚告知患者此技术可能会有一点不舒服。

肌筋膜放松及舌的本体感觉和控制

建议使用以下技术。

- 将舌尖抵住前排牙齿后方的硬腭，在硬腭上用舌头画小圆或写字母。另外可以将 Lifesaver 这种产品放在舌与硬腭间，用舌尖在其轮廓上画圆以给舌头提供额外的刺激。
- 把舌尖放在硬腭上，吹出空气来震动舌头，发出"rrrr"的声音。
- 口中吸满空气并鼓起两腮（口部闭住），然后吹出空气。
- 用舌尖轻拍上腭发出"咔嗒"声。这样做的时候，下颌会迅速张开，牙齿会稍微分开，舌头通常会靠在门牙后面的硬腭上。这是下

颌的休息位，也是教导放松训练的第一步（放松训练在第 14 章描述）。

下颌肌群的控制和关节本体感觉

首先，教导患者了解下颌的休息位。嘴唇紧闭，牙齿稍微分开，舌头轻轻地放在门牙后面的硬腭上。患者应通过鼻子缓慢地呼吸，并使用膈肌呼吸。全天保持下颌处在休息位。

- 在下颌开合的关节活动范围内教导患者控制动作。舌头放在上腭，患者张开嘴，试图使下颌保持在中线。可用镜子来给予视觉强化。此外，教导患者在开合下颌时，轻轻触摸两侧下颌骨髁突的外侧极，并且尝试维持两侧运动的对称性。
- 另一种训练关节本体感觉的方法是让患者把一个手指放在上颌尖牙处。患者缓慢地张开和闭上嘴巴，在下颌骨抬高期间试图使相应的下颌尖牙与其手指接触。这项技术可以通过指导患者从侧方偏移开始，然后尝试将下颌骨恢复到正确的位置。
- 如果下颌在打开或闭合时发生偏移，让患者进行向对侧移动的运动，但侧移不应过大或引起疼痛。
- 进阶到用拇指给予下颌温和的阻力，但不要给予肌肉过度的阻力。

牵伸技术

如果下颌打开受限，确定是否来自活动不足的组织或是关节是否脱位。可使用被动牵伸和关节松动／徒手操作技术来牵伸紧张的组织，利用关节分离将受阻的关节盘复位。

被动牵伸

必要时使用牵伸帮助下颌打开。首先，在中切牙之间放置分层的压舌器。患者可以逐渐增加使用的压舌器的数量，直到其可以打开足够的距离并能允许插入示指和中指的指节。

- 自我牵伸是将两个拇指抵在上排牙齿，示指与中指抵在下排牙齿，并将上下排牙齿分开。

关节松动／徒手操作技术

患者体位与操作　仰卧或坐位，并且支撑及固

定头部。用带手套的单手或双手来执行关节徒手操作技术。第 5 章介绍了实施徒手操作技术的强度及注意事项。

- **单侧牵引**（图 15.19A）　治疗师的手放置在准备治疗的颞下颌关节的对侧，将拇指放在患者嘴巴后方的磨牙上；其他手指在嘴巴外侧包裹住下颌，朝下方（尾端）施力。
- **单侧牵引合并滑动**（图 15.19B）　实施上述的下颌牵引后，用倾斜的动作把它拉向前方。另一手可放在颞下颌关节上方来触诊动作的大小。
- **双侧牵引**（图 15.20）　如果患者仰卧，治疗师站在治疗床的头部。如果患者呈坐位，治疗师则站在患者前面。用两个拇指放在患者下颌骨两侧的磨牙上，其他四指包裹下颌，两侧拇指以相同力量朝尾端施力。
- **自我牵引**　将齿科用棉花卷塞到后侧上下排牙齿间，要求患者咬住，这会使关节髁突远离关节窝。

减轻上象限肌肉失衡

确定上象限灵活性和肌力的失衡。牵伸受限的姿势肌，教导患者放松运动，然后再训练正确的肌肉控制方法。颈椎及肩关节姿势性牵伸和再训练运动分别于第 16 章和第 17 章进行说明。

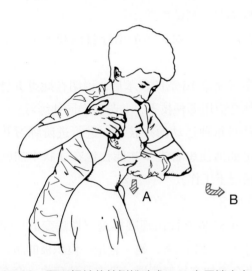

图 15.19　颞下颌关节单侧松动术。A. 向尾端方向牵引。B. 牵引合并尾端滑动，然后向前滑动

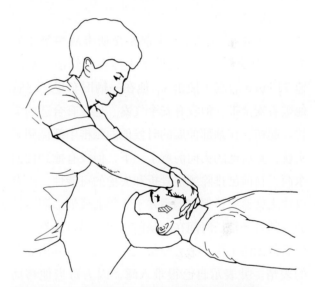

图 15.20　患者仰卧下执行颞下颌关节的双侧牵引

自学活动

批判性思考与讨论

1. 颈椎与腰椎在日常生活活动中的功能差异有哪些？
2. 解释不同背部受伤的人为何会有不同的症状，比如腿部牵涉痛、脚麻木和刺痛、腿深部的疼痛，或者根本没有腿部症状。这些症状意味着什么？
3. 解释为什么有人可通过脊柱伸展活动来缓解症状和改善功能，而其他人则是通过脊柱屈曲活动来改善。
4. 指出三种常见的肌肉骨骼性头痛的原因。需要转诊给医生的头痛适应证有哪些？

实践练习

1. 练习鉴别颈椎和腰椎在仰卧、俯卧、侧卧、坐位及站位下的脊柱姿势，并了解需要做什么来改变姿势，例如，如果强调屈曲，需要怎么做能产生伸展？
2. 确认并感受脊柱各部位在由一个姿势转换到另

一个姿势时，如仰卧翻身到俯卧然后再回位、仰卧到坐起、坐到站及其相反的动作，发生了哪些变化？

3. 练习在颈椎和腰椎的急性期治疗中，应用温和的方式进行肌肉等长收缩。

4. 练习在颞下颌关节区域实施各种本体感觉训练和徒手操作技术。

5. 建立一个比较颈椎关节松动术和HVT技术利弊的列表。与这些技术相关的安全预防措施是什么？在同伴身上进行椎动脉测试。如果敏感性低，对测试结果有何影响？

案例研究

案例 1

一名45岁男性，4天前在交通事故中遭受后方撞击而受伤（当时他的车正停在红灯前，被时速72 km/h的汽车撞击）。他在一辆旧车里，尽管他戴着安全带，但没有安全气囊，也没有合适的头枕。起初，在颈部伸展的时候他的颈椎中部撞到了头枕，然后他的头向前弯了一下，但没有撞到任何东西。目前已排除颈椎骨折和失稳的可能性。患者以往无就诊史，偶尔喝酒并于5年前戒烟。职业是会计师且经常长时间在电脑前工作，但自从意外发生后便无法工作。患者佩戴颈托，脸上流露出痛苦的表情。并表示自己很难入睡，因为每当他移动时，疼痛就会唤醒他。

疼痛：持续性颈后疼痛，头痛且延伸至两侧肩膀，右侧拇指、示指及中指有间歇性针刺感，休息时疼痛达8/10分，移动时则达到10/10分。

阳性检查结果：保护性头部前倾姿势。患者不愿屈曲或伸展超过10°，以及向两侧侧屈超过25°，并且几乎无法旋转。温和的牵引头部可缓解神经症状，上斜方肌、颈部后侧及两侧喉前肌触诊有压痛。C4～C5、C5～C6、C6～C7关节突关节边缘压痛感增加，右侧较左侧严重。

- 根据上述损伤和功能限制，确定该患者的治疗目标和干预措施。描述你将应用的技术，并与实操同伴练习。
- 你预计患者的这些症状会持续多久？在什么时候你会改变目标？

案例 2

假设你在事发4周后才接到病例1的患者。他不再有持续性疼痛并且已回到工作岗位。其主诉在电脑前坐着工作超过半小时便会感到手上有针刺感，一小时后便感到麻木，两小时内开始头痛。中午颈部和肩关节疼痛达到6/10分，需服用止痛药才能继续工作。头部前倾和肩关节前倾姿势检查结果为阳性；枕下肌群、前胸部、肩关节内旋肌群的灵活性降低。相较于正常关节活动度，目前该患者双侧颈部屈曲为75%、伸展50%、侧屈和旋转75%。颈椎的持续性伸展导致右手拇指、示指及中指有针刺感，肩胛内收肌和肩关节外旋肌肌力为4/5；双侧肌力测试正常。

- 此阶段，你对患者的治疗目标和干预措施是什么？
- 学习完第16章的技术后，说明在此患者身上你会应用哪种技术，并与实操同伴练习。
- 针对每种运动治疗技术，进行进阶练习并确定如何使患者进步才能让他在症状不加剧的情况下工作。

案例 3

一位55岁女性出现腰椎退行性病变的早期表现。自从上大学以来，她一直是一位积极的跑者，偶尔也会参加有氧舞蹈课。没有其他病史，育有三个小孩，并且怀孕时未曾有过腰痛症状。

目前症状：从腰椎中部延伸至右侧臀部和大腿后部的间歇性疼痛。跑步后15分钟开始疼痛，25～30分钟后达到8/10分。她还主诉坐着超过1小时，站立超过15分钟，以及早上醒来和起床时僵硬感增加。她的职业是一名中学教师和女子高中队的田径教练。

关键发现：腰椎前凸姿势，腰部屈肌、髋关节屈肌及阔筋膜张肌紧张。下腹部肌力为4/5。脊柱前屈增加腰部张力，重复性向后弯曲及俯卧撑增加臀部疼痛。侧屈角度减少25%，同时向右侧侧弯时给予过度压力会导致一些不适感。

- 根据这些损伤和限制，找出此状况的刺激因素并确定治疗目标和干预方式。

- 对此患者来说什么是帮助其控制症状的最重要因素？
- 学习完第 16 章描述的训练后，练习你想为此患者实施的治疗技术。你将如何进阶这些治疗技术，并用何种标准评估作为进阶的依据？

案例 4

42 岁男性，临床诊断为 L5～S1 的髓核脱出。症状始于 4 天前起床时。他是个久坐不动的人，偶尔周末打社交性高尔夫球（坐手推车），体重超重 23 kg。过去 15 年来，偶尔会有腰痛的症状，但"从未这样疼过"。

病史：每天抽一包烟并接受高血压药物治疗。患者描述的症状是从左臀延伸到大腿后部的尖锐性疼痛；足部外侧有间歇性感觉异常，坐姿下较明显。症状在起床、从座椅站起、有任何压力性疲劳时都会明显加重。另外因无法直立而不能走路。观察时，发现此患者在站姿下有骨盆后倾和躯干前弯姿势，而且有胸廓偏向右侧的现象。

检查：所有脊柱屈曲的动作都会加重症状；胸廓向左侧滑动再加上腰椎伸展会让症状主要集中在臀部和腰部。

- 根据以上信息，确定损伤及功能限制。你将使用哪种治疗措施？
- 给予首次就诊时所使用的一系列治疗技术，包括指示和注意事项，并练习这些技术。

案例 5

61 岁老年男性在 8 天前接受了 L4～S1 的经椎间孔腰椎椎体融合术。患者是一名退休高中教师，希望能恢复到可以进行庭院工作以及打高尔夫球。他表示疼痛位于腰部且活动时有 3/10 分疼痛。目前主诉从低平面站起时有困难，如从马桶和沙发等位置上起来。另外也感觉自己耐力变差，如无法在早晨遛狗超过 10 分钟，但他自己希望能走一个小时。

病史：患者在晚餐时都会喝一杯酒，不吸烟，除了高血压病史，无其他病史。

检查：患者有完整的躯干关节活动范围，但在所有方向的末端范围都会出现疼痛。双侧膝关节

伸肌肌力为 4/5、髋屈肌肌力为 3+/5、腹肌肌力为 3/5。双侧下肢轻触觉均正常。患者可不需要辅助器具行走，但接下来 4 周仍需穿戴可移除式腰椎辅具（椅背型支具）。医生告诉患者不要抬举任何超过 9 kg 的物品。

- 对于此阶段的患者，你的治疗目标和干预方式是什么？
- 在学习完第 16 章的技术后，描述针对患者目前的功能水平你会应用什么技术，并且与实操同伴练习。你将根据什么标准来进阶患者的训练？你要如何将功能性进阶纳入到他的训练步骤？
- 你会如何与患者讨论他所期望恢复的庭院工作和打高尔夫球活动的能力？患者应做哪些调整，有哪些注意事项？

案例 6

一名 22 岁女性患有左侧颞下颌关节疼痛，症状开始于大约 6 周前。她是一名研究生（法学院），并声称在学校一直非常忙，而且正在筹备 3 个月后的婚礼。她想不起来之前有过任何外伤。她去看过牙医，牙医排除了她的任何牙科疾病（脓肿、骨折等）。目前主诉咀嚼时有疼痛并且嘴巴打开受限，特别是在打哈欠时。没有其他病史。

检查：患者有头前倾姿势同时合并颈椎前凸的增加，在额状面并无偏移的情况。两侧上肢肌力和感觉均正常且对称。颈部屈曲和两侧旋转的关节活动范围大约有 25% 受限。患者只能打开颞下颌关节正常范围的 50%，外侧偏移只达到正常范围的 75%，而在触诊咀嚼肌和颞肌肌腹时会出现疼痛。

- 根据这些信息，确认患者损伤和功能受限的情况。应使用哪些类型的治疗？
- 建立你首次治疗此患者所使用的一系列治疗技术，包括指令和注意事项，并练习这些技术。
- 指出患者可以用来治疗和（或）减轻压力的方法。

（李林 席建明 译，高强 朱玉连 审）

参考文献

1. Abdulwahab, SS, and Sabbahi, M: Neck retractions, cervical root decompression, and radicular pain. *J Orthop Sports Phys Ther* 30(1):4–9, 2000.

2. Abenhaim, L, et al: The role of activity in the therapeutic management of back pain: report of the international Paris task force on back pain. *Spine* 25(4Suppl):S1–S33, 2000.

3. Adams, MA, and Hutton, WC: Gradual disc prolapse. *Spine* 10(6): 524–531, 1985.

4. Adams, MA, and Hutton, WC: The effect of fatigue on the lumbar intervertebral disc. *J Bone Joint Surg Br* 65(2):199–203, 1983.

5. Ah-See KW, and Evans AS: Sinusitis and its management. *Br Med J* 334 (7589):358, 2007.

6. Akamnonu, C, et al: Unplanned hospital readmission after surgical treatment of common lumbar pathologies: rates and causes. *Spine* 15:40(6): 423–428, 2015.

7. Akhter, S, et al: Role of manual therapy with exercise regime versus exercise regime alone in the management of non-specific chronic neck pain. *Pak J Pharm Sci* 27(6 Suppl):2125–2128, 2014.

8. Albert, H, Godskesen, M, and Westergaard, JG: Incidence of four syndromes of pregnancy-related pelvic joint pain. *Spine* 27(24):2831–2834, 2002.

9. Alexander, AH, Jones, AM, and Rosenbaum, DH: Nonoperative management of herniated nucleus pulposus: patient selection by the extension sign. *Orthop Rev* 21:181–188, 1992.

10. Amiri M, et al: Cervical musculoskeletal impairment in frequent intermittent headache. Part 2: subjects with concurrent headache types. *Cephalalgia* 27(8):891–898, 2007.

11. Anderson, B, et al: The influence of backrest inclination and lumbar support on lumbar lordosis. *Spine* 4:52–58, 1979.

12. Anderson, T, et al: The effect of electrical stimulation on lumbar spinal fusion in older patients: a randomized, controlled, multi-center trial. *Spine* 34(21):2241–2247, 2009.

13. Aprill C, Dwyer A, and Bogduk N: Cervical zygapophyseal joint pain patterns II. *Spine* 15(6):458–461, 1990.

14. Audrey, L, Donelson, R, and Fung, T: Does it matter which exercise? A randomized control trial of exercise for low back pain. *Spine* 29(23): 2593–2602, 2004.

15. Austin N, DiFrancesco LM, and Herzog W: Microstructural damage in arterial tissue exposed to repeated tensile strains. *J Manipulative Physiol Ther* 33(1):14–19, 2010.

16. Battie, MC, and Videman, T: Lumbar disc degeneration: epidemiology and genetic influences. *Spine* 29:2679–2690, 2004.

17. Beattie, PF: Current understanding of lumbar intervertebral disc degeneration: a review with emphasis upon etiology, pathophysiology, and lumbar magnetic resonance imaging findings. *J Orthop Sports Phys Ther* 38(6):329–340, 2008.

18. Beattie, PF, et al: The immediate reduction in low back pain intensity following lumbar joint mobilization and prone press-ups is associated with increased diffusion of water in the L5–S1 intervertebral disc. *J Orthop Sports Phys Ther* 40(5):256–264, 2010.

19. Berg, S, et al: Total disc replacement compared to lumbar fusion: a randomized controlled trial with 2-year follow-up. *Eur Spine J* 18:1512–1519, 2009.

20. Beutler, WJ, Sweeney, CA, and Connolly, PJ: Recurrent laryngeal nerve injury with anterior cervical spine surgery. *Spine* 26(12):1337–1342, 2001.

21. Bishop, MD, et al: Patient expectations of benefit from interventions for neck pain and resulting influence on outcomes. *J Orthop Sports Phys Ther* 43(7):457–465, 2013.

22. Bogduk, N: Management of chronic low back pain. *Med J Aust* 180(2): 79–83, 2004.

23. Bogduk, N, and Twomey, LT: *Clinical Anatomy of the Lumbar Spine and Sacrum,* ed. 4. New York: Elsevier Churchill-Livingston, 2005.

24. Boissonnault, WG: *Primary Care for the Physical Therapist-E-book: Examination and Triage.* St. Louis: Saunders, 2010.

25. Brinckmann, P: Injury of the annulus fibrosus and disc protrusions. *Spine* 11(2):149–153, 1986.

26. Broetz, D, Burkard, S, and Weller, M: A prospective study on mechanical physiotherapy for lumbar disk prolapse: five year follow-up and final report. *Neurorehabilitation* 26:155–158, 2010.

27. Bronfort, G, et al: A randomized clinical trial of exercise and spinal manipulation for patients with chronic neck pain. *Spine* 26(7):788–799, 2001.

28. Bronfort G, et al: Non-invasive physical treatments for chronic/recurrent headache. *Cochrane Database Syst Rev* (8), 2004. Art. No: CD001878, DOI: 10.1002/14651858.CD001878.pub3.

29. Brumitt, J, Matheson, JW, and Meira, EP: Core stabilization exercise prescription, part 2: a systematic review of motor control and general (global) exercise rehabilitation approaches for patients with low back pain. *Sports Health* 5(6):510–513, 2013.

30. Buerba, R, et al: Increased risk of complications after anterior cervical discectomy and fusion in the elderly: analysis of 6253 patients in the American College of Surgeons National Surgical Quality Improvement Program database. *Spine* 39(25):2062–2069, 2014.

31. Butler, D, et al: Discs degenerate before facets. *Spine* 15:111–113, 1990.

32. Bydon, M, et al: Clinical and surgical outcomes after lumbar laminectomy: an analysis of 500 patients. *Surg Neurol Int* 6(4):S190–193, 2015.

33. Carragee, EJ, et al: Injections and surgical interventions: results of the bone and joint decade 2000–2010 task force on neck pain and its associated disorders. *Spine* 33(45):S153–S169, 2008.

34. Carragee, EJ: The increasing morbidity of elective spinal stenosis surgery. *J Am Med Assn* 303(13):1309–1310, 2010.

35. Cassidy JD, et al: Risk of vertebrobasilar stroke and chiropractic care: results of a population-based case-control and case-crossover study. *Spine* 33(4):S176–183, 2008.

36. Chen, WJ, et al: Surgical treatment of adjacent instability after lumbar spine fusion. *Spine* 26(22):E519–E524, 2001.

37. Childs, JD, et al: Neck pain: clinical practice guidelines linked to the International Classification of Functioning, Disability, and Health from the orthopedic section of the American Physical Therapy Association. *J Orthop Sports Phys Ther* 38(9):A1–A34, 2008. DOI:10.2519/jospt.2008. 0303.

38. Childs, JD, et al: A clinical prediction rule to identify patients with low back pain most likely to benefit from spinal manipulation: a validation study. *Ann Intern Med* 141(12):920–928, 2004.

39. Childs, JD, et al: Clinical decision making in the identification of patients likely to benefit from spinal manipulation: a traditional versus an evidencebased approach. *J Orthop Sports Phys Ther* 33(5):259–275, 2003.

40. Clarke, JA, et al: Traction for low back pain with or without sciatica. *Cochrane Database Syst Rev* (2), 2007. Art.No:CD003010. DOI: 10.1002/14561858.CD003010. pub4.

41. Cleland, JA, et al: Development of clinical prediction rule for guiding treatment of a subgroup of patients with neck pain: use of thoracic spine manipulation, exercise, and patient education. *Phys Ther* 87(1):9–23, 2007.

42. Cleland, JA, et al: Predictors of short-term outcome in people with a clinical diagnosis of cervical radiculopathy. *Phys Ther* 87(12):1619–1632, 2007.

43. Cleland, JA, et al: The use of a lumbar spine manipulation technique by physical therapists in patients who satisfy a clinical prediction rule: a case series. *J Orthop Sports Phys Ther* 36(4):209–214, 2006.

44. Cook, C, et al: The clinical value of a cluster of patient history and observational findings as a diagnostic support tool for lumbar spine stenosis. *Physiother Res Int* 16(3):170–178, 2011.

45. Cook, C, et al: Reliability and diagnostic accuracy of clinical special tests for myelopathy in patients seen for cervical dysfunction. *J Orthop Sports Phys Ther* 39(3):172–178, 2009.

46. Danneels, LA, et al: Differences in electromyographic activity in the multifidus muscle and the iliocostalis lumborum between healthy subjects and patients with sub-acute and chronic low back pain. *Eur Spine J* 11: 13–19, 2002.

47. Debette, S: Pathophysiology and risk factors of cervical artery dissection: what have we learnt from large hospital-based cohorts? *Curr Opin Neurol* 27(1):20–28, 2014.

48. Delitto, A, et al: Low Back Pain: Clinical practice guidelines linked to the International Classification of Functioning, Disability, and Health from the orthopaedic section of the American Physical Therapy Association. *J Orthop Sports Phys Ther* 42(4):A1–A57, 2012. DOI:10.2519/jospt.2012.0301.

49. Delitto, A, Erhard, RE, and Bowling, RW: A treatment-based classification approach to low back syndrome: identifying and staging patients for conservative treatment. *Phys Ther* 75(6):470–485, 1995

50. DeRosa, CP, and Porterfield, JA: A physical therapy model for the treatment of low back pain. *Phys Ther* 72:261–269, 1992.

51. De Wijer, A, et al: Reliability of clinical findings in temporomandibular disorders. *J Orofac Pain* 9(2):181–191, 1995.

52. De Wijer, A: Temporomandibular and cervical spine disorders. Thesis. Utrecht University. Utrecht, The Netherlands: Elinkwijk BV, 1995, as cited in De Wijer, A, et al: Reliability of clinical findings in temporomandibular disorders. *J Orofac Pain* 9(2):181–191, 1995.

53. DiFabio, RP: Manipulation of the cervical spine; risks and benefits. *Phys Ther* 79:50–65, 1999.

54. Dimitroulis, G, Dolwick, M, and Gremillion, H: Temporomandibular disorders. 1. Clinical evaluation. *Aust Dent J* 40(5):301–305, 1995.

55. Donelson, R, Long, A, Spratt, K, and Fung, T: Influence of directional preference on two clinical dichotomies: acute versus chronic pain and axial low back pain versus sciatica. *PM R* 4(9):667–681, 2012.

56. Dreyfuss, P, et al: Positive sacroiliac screening tests in asymptomatic adults. *Spine* 19(10):1138–1143, 1994.

57. Dreyfuss, P, et al: The value of medical history and physical examination in diagnosing sacroiliac joint pain. *Spine* 21(22):2594–2602, 1996.

58. Dunning, JR, et al: Upper cervical and upper thoracic thrust manipulation versus non-thrust mobilization in patients with mechanical neck pain: multicenter randomized clinical trial. *J Ortho Sports Phys Ther* 42(1):5–21, 2012.

59. Dutton, M: *Orthopedic Examination, Evaluation, and Intervention,* ed. 2, New York: McGraw Hill Co, 2008.

60. Dworkin, SF, et al: A randomized clinical trial using research diagnostic criteria for temporomandibular disorders-Axis II to target clinic cases for tailored self-care TMD treatment programs. *J Orofac Pain* 16(1): 48–63, 2002.

61. Dwyer, A, Aprill, C, and Bogduk, N: Cervical zygapophyseal joint pain patterns I: A study in normal volunteers. *Spine* 15(6):453–457, 1990.

62. Ekman, P, et al: A prospective randomised study on the long-term effect of lumbar fusion on adjacent disc degeneration. *Eur Spine J* 18: 1175–1186, 2009.

63. Evans, R, et al: Supervised exercise with and without spinal manipulation performs similarly and better than home exercise for chronic neck pain: a randomized controlled trial. *Spine* 37(11):903–914, 2012.

64. Evans, R, et al: Two-year follow-up of a randomized clinical trial of spinal manipulation and two types of exercise for patients with chronic neck pain. *Spine* 27(21):2383–2389, 2002.

65. Fardon, DF, et al: Lumbar disc nomenclature: version 2.0. Recommendations of the combined task forces of the North American Spine Society, the American Society of Spine Radiology, and the American Society of Neuroradiology. *Spine* 39(24):E1448–E1465, 2014.

66. Farfan, HF, et al: The effects of torsion on the lumbar intervertebral joints: the role of torsion in the production of disc degeneration. *J Bone Joint Surg Am* 52(3):468–497, 1970.

67. Fernández de las Peñas C, et al: Predictor variables for identifying patients with chronic tension-type headache who are likely to achieve short-term success with muscle trigger point therapy. *Cephalagia* 28: 264–275, 2008.

68. Flynn, T, et al: A clinical prediction rule for classifying patients with low back pain who demonstrate short-term improvement with spinal manipulation. *Spine* 27(24):2835–2843, 2002.

69. Flynn, TB: Neurologic complications of anterior cervical interbody fusion. *Spine* 7(6):536–539, 1982.

70. Franco, AC, Siqueira, JT, and Mansur, AJ: Facial pain of cardiac origin: A case report. *Sao Paulo Med J* 124(3):163–164, 2006.

71. Fritz, JM: Use of a classification approach to the treatment of 3 patients with low back syndrome. *Phys Ther* 78(7):766–777, 1998.

72. Fritz, JM, Erhard, RE, and Hagen, BF: Segmental instability of the lumbar spine. *Phys Ther* 78(8):889–896, 1998.

73. Fritz, JM, and George, S: The use of a classification approach to identify subgroups of patients with acute low back pain. Interrater reliability and short-term outcomes. *Spine* 25(1):106–114, 2000.

74. Fritz, JM, Thackeray, A, Brennan, GP, and Childs, JD: Exercise only, exercise with mechanical traction, or exercise with over-door traction for patients with cervical radiculopathy, with or without consideration of status on a previously described subgrouping rule: a randomized clinical trial. *J Orthop Sports Phys Ther* 44(2):45–57, 2014.

75. Fritz, JM, Whitman, JM, and Childs, JD: Lumbar spine segmental mobility assessment: an examination of validity for determining intervention strategies in patients with low back pain. *Arch Phys Med Rehabil* 86: 1745–1752, 2005.

76. Fujimori, T, et al: Does transforaminal lumbar interbody fusion have advantages over posterolateral lumbar fusion for degenerative spondylolisthesis? *Global Spine J* 5(2):102–109, 2015.

77. Fukui, S, Ohseto, K, Shiotani, M, et al: Referred pain distribution of the cervical zygapophyseal joints and cervical dorsal rami. *Pain* 68(1):79–83, 1996.

78. Garvey, TA, et al: Outcome of anterior cervical discectomy and fusion as perceived by patients treated for dominant axial-mechanical cervical spine pain. *Spine* 27(17):1887–1895, 2002.

79. Gilleard, WL, and Brown, MM: A electromyographic validation of an abdominal muscle test. *Arch Phys Med Rehabil* 75:1002–1007, 1994.

80. Goodman, C, Boissonnault, W, and Fuller, K: *Pathology: Implications for the Physical Therapist,* ed. 2. Philadelphia: Elsevier Science, 2003.

81. Gore, DR, and Sepic, SB: Anterior cervical fusion for degenerated or protruded discs. A review of one hundred forty-six patients. *Spine* 9: 667–671, 1984.

82. Goulet, JP, and Clark, GT: Clinical TMJ examination methods. *J Calif Dental Assoc* 18(3):25–33, 1990.

83. Grant, R, Jull, G, and Spencer, T: Active stabilization training for screen based keyboard operators—a single case study. *Aust Physiother* 43(4): 235–242, 1997.

84. Greene, CS: The etiology of temporomandibular disorders: implications for treatment. *J Orofac Pain* 15(2):93–105, 2001.

85. Greenspan, A: *Orthopedic Imaging: A Practical Approach,* ed. 4. Philadelphia: Lippincott Williams and Wilkins, 2004.

86. Grob, D, et al: A prospective, cohort study comparing translaminar screw fixation with transforminal lumbar interbody fusion and pedicle screw fixation for fusion of the degenerative lumbar spine. *J Bone J Surg Br* 91(10):1347–1353, 2009.

87. Gross, AR, et al: A Cochrane review of manipulation and mobilization for mechanic neck disorders. *Spine* 29(14):1541–1548, 2004.

88. Gross, AR, et al: Clinical practice guidelines on the use of manipulation or mobilization in the treatment of adults with mechanical neck disorders. *Man Ther* 7:193–205, 2002.

89. Gross, A, et al: Exercises for mechanical neck disorders. *Cochrane*

Database Syst Rev 28;1, 2015. CD:004250. DOI:10/1002/14561858.

90. Gu, G, et al: Clinical and radiological outcomes of unilateral versus bilateral instrumentation in two-level degenerative lumbar disease. *Eur Spine J*. May 23, 2015.

91. Hadjipavlou, AG, et al: The pathophysiology of disc degeneration: a critical review. *J Bone Joint Surg Br* 90(10):1261–1270, 2008.

92. Hagins, M, et al: Effects of practice on the ability to perform lumbar stabilization exercises. *J Orthop Sports Phys Ther* 29(9):546–555, 1999.

93. Haladay, DE, et al: Quality of systematic reviews on specific spinal stabilization exercise for chronic low back pain. *J Orthop Sports Phys Ther* 43(4):242–250, 2013.

94. Harms, JG, and Jeszenszky, D: The unilateral transforaminal approach for posterior lumbar Interbody fusion. *Orthop Traumatol* 6:88–99, 1998. In Schizas, D, et al: Minimally invasive versus open transforaminal lumbar interbody fusion: evaluation initial experience. *Int Orthop* 33: 1683–1688, 2009.

95. Harrison, AL, Thorp, JN, and Ritzline, PD. A proposed diagnostic classification of patients with temporomandibular disorders: implications for physical therapists. *J Orthop Sports Phys Ther* 44(3):182–197, 2014

96. Hayashi, H, et al: Outcome of posterior lumbar interbody fusion for L4-L5 degenerative spondylolisthesis. *Indian J Orthop* May-Jun;49(3): 284–288, 2015.

97. Hebert, JJ, et al: Postoperative rehabilitation following lumbar discectomy with quantification of trunk muscle morphology and function: a case report and review of the literature. *J Orthop Sports Phys Ther* 40(7):402–412, 2010.

98. Henschke N, Maher CG, and Refshauge KM: A systematic review identifies five "red flags" to screen for vertebral fracture in patients with low back pain. *J Clin Epidemiol*. 61:110–118, 2008.

99. Henschke N, et al: Prevalence of and screening for serious spinal pathology in patients presenting to primary care settings with acute low back pain. *Arthritis Rheum* 60:3072– 3080, 2009.

100. Herkowitz, HN: A comparison of anterior cervical fusion, cervical laminectomy, and cervical laminoplasty for the surgical management of multiple level spondylitic radiculopathy. *Spine* 13(7):774–780, 1988.

101. Herzog W, Leonard TR, Symons B, Tang C, and Wuest S. Vertebral artery strains during high-speed, low amplitude cervical spinal manipulation. *J Electromyogr Kinesiol* Oct 22(5):740–746, 2012.

102. Hey, HQ and Hee, HT: Open and minimally invasive transforaminal lumbar interbody fusion: comparison of intermediate results and complications. *Asian Spine J* Apr;9(2):185–193, 2015.

103. Hicks, GE, et al: Preliminary development of a clinical prediction rule for determining which patients with low back pain will respond to a stabilization exercise program. *Arch Phys Med Rehabil* 86:1753–1762, 2005.

104. Hides, JA, Jull, GA, and Richardson, CA: Long-term effects of specific stabilizing exercises for first-episode low back pain. *Spine* 26: E243–E248, 2001.

105. Hides, JA, et al: Evidence of lumbar multifidus muscle wasting ipsilateral to symptoms in patients with acute/subacute low back pain. *Spine* 19(2):165–172, 1994.

106. Hisey, MS, et al: Prospective, randomized comparison of cervical total disk displacement versus anterior cervical fusion: results at 48 months follow-up. *J Spinal Disorder Tech* 28(4):E237–243, 2015.

107. Hisey, MS, et al: Multi-center, prospective, randomized, controlled investigational device exemption clinical trial comparing Mobi-C cervical artificial disc to anterior discectomy and fusion in the treatment of symptomatic degenerative disc disease in the cervical spine. *Int J Spine Sur* 1(8), eCollection, 2014.

108. Hodges, PW, and Moseley, GL: Pain and motor control of the lumbopelvic region: effect and possible mechanisms. *J Electromyogr Kinesth* 13:361–370, 2003.

109. Hodges, PW, et al: Experimental muscle pain changes feedforward postural responses of the trunk muscles. *Exp Brain Res* 151:262–271, 2003.

110. Hodges, PW, and Richardson, CA: Altered trunk muscle recruitment in people with low back pain with upper limb movement at different speeds. *Arch Phys Med Rehabil* 80(9):1005–1012, 1999.

111. Hodges, PW, and Richardson, CA: Delayed postural contraction of transversus abdominis in low back pain associated with movement of the lower limb. *J Spinal Disord* 11(1):46–56, 1998.

112. Hodges, PW, and Richardson, CA: Contraction of the abdominal muscles associated with movement of the lower limb. *Phys Ther* 77(2): 132–142, 1997.

113. Hodges, P, Richardson, C, and Jull, G: Evaluation of the relationship between laboratory and clinical tests of transversus abdominis function. *Physiother Res Int* 1(1):30–40, 1996.

114. Hosseinifar, M, et al: The effects of stabilization and McKenzie exercises on transverse abdominis and multifidus muscle thickness, pain, and disability: A randomized controlled trial in non specific chronic low back pain. *J Phys Ther Sci*. 25(12):1541–1545, 2013.

115. Hou, CR, Tsai, LC, Cheng, KF, Chung, KC, and Hong, CZ: Immediate effects of various physical therapeutic modalities on cervical myofascial pain and trigger-point sensitivity. *Arch Phys Med Rehabil* Oct;83(10): 1406–1414, 2002.

116. Hoving, JL, et al: Manual therapy, physical therapy, or continued care by a general practitioner for patients with neck pain. *Ann Intern Med* 136:713–722, 2002.

117. Hsueh, TC, et al: The immediate effectiveness of electrical nerve stimulation and electrical muscle stimulation on myofascial trigger points. *Am J Phys Med Rehabil* 76(6):471–476, 1997.

118. Hurwitz, EL, et al: Frequency and clinical predictors of adverse reactions to chiropractic care in the UCLA neck pain study. *Spine* 30:1477–1484, 2005.

119. Inani, SB, and Selkar, SP: Effect of core stabilization exercises versus conventional exercises on pain and functional status in patients nonspecific low back pain: a randomized clinical trial. *J Back Musculoskeletal Rehabil* 26(1):37–43, 2013.

120. Johansson, H, and Sojka, P: Pathophysiological mechanisms involved in genesis and spread of muscular tension in occupation muscle pain and in chronic musculoskeletal pain syndromes: a hypothesis. *Med Hypotheses* 35:196–203, 1991.

121. Jull, G, et al: A randomized controlled trial of exercise and manipulative therapy for cervicogenic headache. *Spine* 27(17):1834–1835, 2002.

122. Jull, G: Management of cervical headache. *Manual Ther* 2(4):182–190, 1997.

123. Jull, G, et al: Cervical musculoskeletal impairment in frequent intermittent headache. Part 1: subjects with single headaches. *Cephalalgia* 27(7):793–802, 2007.

124. Kalichman, L, and Vulfsons, S: Dry needling in the management of musculoskeletal pain. *J Am Board Fam Med*. Sep-Oct;23(5):640–646, 2010.

125. Kaltenborn, FM: *The Spine: Basic Evaluation and Mobilization Techniques*. Oslo: Olaf Norlis Bokhandel, 1993.

126. Kellegren, J: Observations on referred pain arising from muscle. *Clin Sci* 3:175–190, 1983.

127. Kerr, D, Zhao, W, and Lurie, JD: What are long-term predictors of outcomes for lumbar disc herniation? A randomized and observational study. *Clin Orthop Relat Res* 473(6):1920–1930, 2015.

128. Kietrys, DM, et al: Effectiveness of dry needling for upper-quarter myofascial pain: a systematic review and meta-analysis. *J Orthop Sports Phys Ther* 43(9):620–634, 2013.

129. Kinkade, S: Evaluation and treatment of acute low back pain. *Am Fam Physician* 75:1181–1188, 2007.

130. Kjellman, G, and Oberg, B: A randomized clinical control trial comparing general exercise, McKenzie treatment, and a control group in patients with neck pain. *J Rehab Med* 34:183–190, 2002.

131. Klein, GR, Vaccaro, AR, and Albert, TJ: Health outcome assessment before and after anterior cervical discectomy and fusion for radiculopathy: a prospective analysis. *Spine* 25(7):801–803, 2000.

132. Knutson, GA: Significant changes in systolic blood pressure post vectored upper cervical adjustment vs resting control groups: a possible effect of the cervicosympathetic and/or pressor reflex. *J Man Phy Ther* 24:101–109, 2001.

133. Kopp, JR, et al: The use of lumbar extension in the evaluation and treatment of patients with acute herniated nucleus pulposus. *Clin Orthop* 202:211–218, 1986.

134. Kraus, SL: *TMJ Craniomandibular Cervical Complex: Physical Therapy and Dental Management.* Atlanta: Clinical Education Associates, 1986.

135. Krause, N, and Ragland, DR: Occupational disability due to low back pain: a new interdisciplinary classification based on a phase model of disability. *Spine* 19:1011–1120, 1994.

136. Kreiner, M, et al: A quality difference in craniofacial pain of cardiac vs. dental origin. *J Dent Res* 89(9):965–969, 2010.

137. Kretapirom, K, et al: MRI characteristics of rheumatoid arthritis in the temporomandicular joint. *Dentomaxillofac Radiol* 42:3, 2013. Available at http://www.birpublications.org/doi/full/10.1259/dmfr/31627230. Accessed October 8, 2015.

138. Kroenke, K, et al: An ultra-brief screening scale for anxiety and depression: The PHQ–4. *Psychosomatics* 50(6):613–621, 2009.

139. Langevin, P, et al: Comparison of 2 manual therapy and exercise protocols for cervical radiculopathy: a randomized clinical trial evaluating short-term effects. *J Orthop Sports Phys Ther* 45(1):4–17, 2015.

140. Laslett, M, et al: Diagnosing painful sacroiliac joints: a validity study of a McKenzie evaluation and sacroiliac provocation tests. *Aust J Physiotherapy* 49:89–97, 2003.

141. Lee, HS, et al: Radiologic changes of cervical spine in ankylosing spondylitis. *Clin Rheum* 20:262–266, 2001.

142. Leeuw, R, and Klasser, G: *Orofacial Pain: Guidelines for Assessment, Diagnosis, and Management,* ed. 5. Chicago: American Academy of Orofacial Pain, Quintessence Pub Co, 2013.

143. Liang, Y, et al: Clinical outcomes and sagittal alignment of single-level unilateral instrumented transforaminal lumbar interbody fusion with a 4 to 5-year follow-up. *Eur Spine* Apr 14, 2015.

144. Liu, J, et al: Anterior cervical discectomy and fusion versus corpectomy and fusion in treating two-level adjacent cervical spondylotic myelopathy: a minimum 5-year follow-up study. *Arch Orthop Trauma Surg* 135(2):149–153, 2015.

145. Long, AL: The centralization phenomenon: its usefulness as a predictor of outcome in conservative treatment of chronic low back pain (a pilot study). *Spine* 20(23):2513–2521, 1995.

146. Long, A, Donelson, R, and Fung, T. Does it matter which exercise? A randomized control trial of exercise for low back pain. *Spine* 29(23): 2593–2602, 2004.

147. Louw, A, et al: The effect of neuroscience education on pain, disability, anxiety, and stress in chronic musculoskeletal pain. *YAPMR Arch Phys Med Rehab* 92(12):2041–2056, 2011.

148. Lundon, K, and Bolton, K: Structure and function of the lumbar intervertebral disc in the health, aging, and pathologic conditions. *J Orthop Sports Phys Ther* 31(6):291–306, 2001.

149. Magee, DJ: *Orthopedic Physical Assessment,* ed. 5. St. Louis: Saunders Elsevier, 2008.

150. Maigne, JY, Aivaliklis, A, and Pfefer, F: Results of sacroiliac joint double block and value of sacroiliac pain provocation tests in 54 patients with low back pain. *Spine* 21(16):1889–1892, 1996.

151. Malter, AD, et al. Five-year reoperation rates after different types of lumbar spine surgery. *Spine* 23:814–820, 1998.

152. Marawar, S, et al: National trends in anterior cervical disc fusion procedures. *Spine* 35(15):1454–1459, 2010.

153. Masaracchio, M, et al: Short-term combined effects of thoracic spine thrust manipulation and cervical spine nonthrust manipulation in individuals with mechanical neck pain: a randomized clinical trial. *J Orthop Sports Phys Ther.* 43(3):118–127, 2013.

154. May, S, and Aina, A: Centralization and directional preference: a systematic review. *Man Ther* 17(6):497–506, 2012.

155. McCarron, RF, et al: The inflammatory effect of nucleus pulposus: a possible element in the pathogenesis of low-back pain. *Spine* 12: 760–764, 1987.

156. McDonnell, MK, Sahrmann, SA, and Van Dillen, L: A specific exercise program and modification of postural alignment for treatment of cervicogenic headache: a case report. *J Orthop Sports Phys Ther* 35(1): 3–15, 2005.

157. McGregor, AH, et al: Rehabilitation following surgery for lumbar spinal stenosis. *Cochrane Database Syst Rev.* Dec 9;12:CD009644, 2013. DOI: 10.1002/145651858.

158. McKenzie, R, and May, S: *The Lumbar Spine: Mechanical Diagnosis and Therapy, Vol 1,* ed. 2. Waikanae, NZ: Spinal Publications, 2003.

159. McKenzie, R, and May, S: *The Lumbar Spine: Mechanical Diagnosis and Therapy, Vol 2,* ed. 2. Waikanae, NZ: Spinal Publications, 2003.

160. McKenzie, R: Manual correction of sciatic scoliosis. *N Z Med J* 89:22, 1979.

161. Mintken, PE, et al: Some factors predict successful short-term outcomes in individuals with shoulder pain receiving cervicothoracic manipulation: a single-arm trial. *Phys Ther* 90(1):26–42, 2010.

162. Mohl, ND: The anecdotal tradition and the need for evidence-based care for temporomandibular disorders. *J Orofac Pain* 13(4):227–231, 1999.

163. Moneur, C, and Williams, HJ: Cervical spine management in patients with rheumatoid arthritis. *Phys Ther* 68:509–515, 1988.

164. Mooney, V, and Robertson, J: The facet syndrome. *Clin Orthop* 115: 149–156, 1976.

165. Mooney, V: The syndromes of low back disease. *Orthop Clin North Am* 14(3):505–515, 1983.

166. Moraska, A, and Chandler, C: Changes in clinical parameters in patients with tension-type headache following massage therapy: a pilot study. *J Man Manip Ther* 16(2):106–112, 2008.

167. Morgan, D: Concepts in functional training and postural stabilization for the low-back injured. *Top Acute Care Trauma Rehabil* 2:8–17, 1988.

168. Muheremu, A, et al: Comparison of the sort- and long-term treatment effect of cervical disk replacement and anterior cervical disk fusion: a meta-analysis. *Eur J Orthop Surg Traumatol* May 5, Epub, 2014.

169. Murphy, MJ: Effects of cervical traction on muscle activity. *J Orthop Sports Phys Ther* 13:220–225, 1991.

170. Nam, WD, and Cho, JH: The importance of proximal fusion level selection for outcomes of multi-level lumbar posterolateral fusion. *Clin Orthop Surg* May;7(1):77–84, 2015.

171. Nassif, NJ, and Talic, YF: Classic symptoms in temporomandibular disorder patients: a comparative study. *J Craniomandibular Pract* 19(1): 33–41, 2001.

172. National Institutes of Health Technology Assessment Conference on Management of Temporomandibular Disorders, pp 15–120. Bethesda, MD. April 29–May 1, 1996.

173. Neuman, P, and Gill, V: Pelvic floor and abdominal muscle interaction: EMG activity and intra-abdominal pressure. *Int Urogynecol J* 13:125–132, 2002.

174. Nicholson, GG, and Gaston, J: Cervical headache. *J Orthop Sports Phys Ther* 31(4):184–193. 2001.

175. Nowakowski, P, Delitto, A, and Erhard, RE: Lumbar spinal stenosis. *Phys Ther* 76:187, 1996.

176. Oestergaard, LG, et al: Early versus late initiation of rehabilitation after lumbar spinal fusion: economic evaluation alongside a randomized controlled trial. *Spine* 38(23):1979–1985, 2013.

177. Oestergaard, LG, et al: The effect of early initiation of rehabilitation after lumbar spinal fusion: a randomized clinical study. *Spine*

37(21): 1803–1809, 2012.

178. Ohrbach, R, et al: The research diagnostic criteria for temporomandibular disorders. IV: evaluation of psychometric properties of the axis II measures. *Orofac Pain* 24(1):48–62, 2010.

179. Okeson, JP (ed): *Orofacial Pain: Guidelines for Assessment, Diagnosis, and Management.* Chicago: Quintessence Publishing Co, 1996.

180. Okeson, JP: *Management of Temporomandibular Disorders and Occlusion.* St. Louis: Elsevier/Mosby, 2013.

181. Oliveira-Campelo, NM, et al: The immediate effects of atlanto-occipital joint manipulation and suboccipital muscle inhibition technique on active mouth opening and pressure pain sensitivity over latent myofascial trigger points in the masticatory muscles. *J Orthop Sports Phys Ther* 40(5):307–310, 2010.

182. Olson, KA, and Dustin, J: Diagnosis and treatment of cervical spine clinical instability. *J Orthop Sports Phys Ther* 31(4):194–206, 2001.

183. O'Sullivan, PB, Twomey, LT, and Allison, GT: Altered abdominal muscle recruitment in patients with chronic low back pain following a specific exercise intervention. *J Orthop Sports Phys Ther* 27(2):114–124, 1998.

184. Palit, M, et al: Anterior discectomy and fusion for the management of neck pain. *Spine* 24(21):2224–2228, 1999.

185. Panjabi, MM: The stabilizing system of the spine. Part I. Function, dysfunction, adaption, and enhancement. *J Spinal Disord* 5:383–389, 1992.

186. Panjabi, MM: The stabilizing system of the spine. Part II. Neutral zone and instability hypothesis. *J Spinal Disord* 5:390–396, 1992.

187. Panjabi, MM, et al: On the understanding of clinical instability. *Spine* 19:2642–2650, 1994.

188. Panjabi, MM, Krag, MH, and Chung, TQ: Effects of disc injury on mechanical behavior of the human spine. *Spine* 9:707–713, 1984.

189. Paris, SV: Anatomy as related to function and pain. *Ortho Clin North Am* 14:475–489, 1983.

190. Paris, SV: *S1-Introduction to Spinal Evaluation and Manipulation (Course Manual).* St. Augustine, FL: University of St. Augustine, 2002.

191. Paris, SV, Irwin, ML, and Yack, L: *S2-Advanced Evaluation and Manipulation of Pelvis, Lumbar, and Thoracic Spine (Course Manual).* St. Augustine, FL: University of St. Augustine, 2004.

192. Paris, SV: *S3-Advanced Evaluation & Manipulation of CranioFacial, Cervical & Upper Thoracic Spine (Course Manual).* St. Augustine, FL: University of St. Augustine, 2000.

193. Pellechia, GL: Lumbar traction: a review of the literature. *J Orthop Sports Phys Ther* 20:262–267, 1994.

194. Phillips, FM, and Cunningham, B: Intertransverse lumbar interbody fusion. *Spine* 27:E37–E41, 2002.

195. Podichetty, VK: The aging spine: the role of inflammatory mediators in intervertebral disc degeneration. *Cell Mol Biol* 53(5):4–18, 2007.

196. Porter, RW, Hibbert, C, and Evans, C: The natural history of root entrapment syndrome. *Spine* 9:418–421, 1984.

197. Porterfield, JA, and DeRosa, C: *Mechanical Low Back Pain: Perspectives in Functional Anatomy,* ed. 2. Philadelphia: Saunders Company, 1998.

198. Puentedura, EJ, et al: Development of a clinical prediction rule to identify patients with neck pain likely to benefit from thrust joint manipulation to the cervical spine. *J Orthop Sports Phys Ther* 42(7):577–592, 2012.

199. Rabin, A, et al: The interrater reliability of physical examination tests that may predict the outcome or suggest the need for lumbar stabilization exercises. *J Orthop Sports Phys Ther* 43(2):83–90, 2013.

200. Raney, NH, et al: Development of a clinical prediction rule to identify patients with neck pain likely to benefit from cervical traction and exercise. *Eur Spine J* 18(3):382–391, 2009.

201. Rhee, JM, Schaufele, M, and Abdu, WA: Radiculopathy and the herniated lumbar disc. *J Bone Joint Surg* 88(9):2077–2080, 2006.

202. Rhee, JM, et al: Nonoperative management of cervical myelopathy: a systematic review. *Spine* 38(22):S55–67, 2013.

203. Richardson, C, Hodges, PW, and Hides, J: *Therapeutic Exercise for Lumbopelvic Stabilization,* ed. 2. Edinburgh: Churchill Livingstone, 2004.

204. Riddle, DL: Classification and low back pain: a review of the literature and critical analysis of selected systems. *PHYS Ther* 78(7):708–737, 1998.

205. Ringold, S, Tzaribachev, N, and Cron, RQ: Management of temporomandibular joint arthritis in adult rheumatology practices: a survey of adult rheumatologists. *Pediatr Rheumatol Online J* 10:(1):26, 2012.

206. Rudwaleit, M, et al: Inflammatory back pain in ankylosing spondylitis: a reassessment of the clinical history for application as classification and diagnostic criteria. *Arthritis Rheum* 54(2):569–578, 2006.

207. Russell, EJ: Cervical disc disease. *Radiology* 177(2):313–325, 1990.

208. Ruston, A, et al: Physiotherapy rehabilitation following lumbar spinal fusion: a systematic review and meta-analysis of randomized controlled trials. *Brit Med J Open* 2(4), 2012.

209. Saal, JA, Saal, JS, and Herzog, RJ: The natural history of lumbar intervertebral disc extrusions treated nonoperatively. *Spine* 15:683–686, 1990.

210. Saal, JA, and Saal, JS: Nonoperative treatment of herniated lumbar intervertebral disc with radiculopathy. An outcome study. *Spine* 14: 431–437, 1989.

211. Saal, JA: Dynamic muscular stabilization in the nonoperative treatment of lumbar pain syndromes. *Orthop Rev* 19:691–700, 1990.

212. Saal, JS, et al: High levels of inflammatory phospholipase A2 activity in lumbar disc herniations. *Spine* 15:674–678, 1990.

213. Saal, JS, Saal, JA, and Yurth, EF: Nonoperative management of herniated cervical intervertebral disc with radiculopathy. *Spine* 21(16):1877–1883, 1996.

214. Sahrmann, SA: *Diagnosis and Treatment of Movement Impairment Syndromes.* St. Louis: Mosby, 2002.

215. Santander, H, et al: Effects of head and neck inclination on bilateral sternocleidomastoid EMG activity in health subjects in patients with myogenic cranio-cervical-mandibular dysfunction. *J Craniomandular Pract* 18(3):181–191, 2000.

216. Sato, S, et al: Reoperation rate and risk factors of elective spinal surgery of degenerative spondylolisthesis: minimum 5-year follow-up. *Spine J.* Feb 11, 2015.

217. Saunders, HD, and Ryan, RS. *Evaluation, Treatment, and Prevention of Musculoskeletal Disorders. Vol 1,* ed. 4. Chaska, MN: The Saunders Group, 2004.

218. Schoensee, SK, et al: The effect of mobilization on cervical headaches. *J Orthop Sports Phys Ther* 21(4):184–196, 1995.

219. Schwarzer, A, Aprill, CN, and Bogduk, N. The sacroiliac joint in chronic low back pain. *Spine* 20:31–37, 1995.

220. Skytte, L, May, S, and Petersen, P: Centralization: its prognostic value in patients with referred symptoms and sciatica. *Spine* 30(11): 293–299, 2005.

221. Spencer, JD, Hayes, KC, and Alexander, IJ: Knee joint effusion and quadriceps reflex inhibition in man. *Arch Phys Med Rehabil* 65:171–177, 1984.

222. Stanton, TR, et al: After an episode of acute low back pain, recurrence is unpredictable and not as common as previously thought. *Spine* 33: 2923–2928, 2008.

223. Stuge, B, et al: The efficacy of a treatment program focusing on specific stabilizing exercises for pelvic girdle pain after pregnancy. *Spine* 29(4): 351–359, 2004.

224. Surkitt, LD, et al: Efficacy of directional preference management for low back pain: a systematic review. *Phys Ther* 92(5):652–665, 2012.

225. Survarnnato, T, et al: The effects of thoracic manipulation versus mobilization for chronic neck pain: a randomized controlled trial pilot study. *J Phys Ther Sci* 25:865–871, 2013

226. Sutheerayongprasert, C, et al: Factors predicting failure of conservative treatment in lumbar-disc herniation. *J Med Assoc Thai* 95(5):674–680, 2012.

227. Symons BP, Leonard T, and Herzog W: Internal forces sustained by the vertebral artery during spinal manipulative therapy. *J Manipulative Physiol Ther* 8:504–510, 2002.

228. Taylor, JR, and Twomey, LT: Age changes in lumbar zygapophyseal joints. *Spine* 11(7):739–745, 1986.

229. The International Headache Society: H.C.S. The international classification of headache disorders. *Cephalagia* 24:1–160, 2004.

230. Thomas, LC, et al: Risk factors and clinical presentation of cervical arterial dissection: preliminary results of a prospective case-control study. *J Orthop Sports Phys Ther* 45(7):503–511, 2015.

231. Thoomes, EJ, et al: The effectiveness of conservative treatment for patients with cervical radiculopathy: a systematic review. *Clin J Pain* 29(12): 1073–1086, 2013.

232. Travell, JG, Simons, DG, and Simons, LS: *Myofascial Pain and Dysfunction: The Trigger Point Manual.* Baltimore: Lippincott Williams & Wilkins, 1998.

233. Tseng, YL, Wang, WT, and Chen, WY: Predictors for the immediate responders to cervical manipulation in patients with neck pain. *Man Ther* 11:306–315, 2006.

234. Twomey, LT: A rationale for the treatment of back pain and joint pain by manual therapy. *Phys Ther* 72:885–892, 1992.

235. Urban, L: The straight-leg-raising test: a review. *J Orthop Sports Phys Ther* 2:117–133, 1981.

236. Van Dieen, JH, Cholewicki, J, and Radeboid, A: Trunk muscle recruitment patterns in patients with low back pain enhance the stability of the lumbar spine. *Spine* 28(8):834–841, 2003.

237. Von Korff M, et al: Grading the severity of chronic pain. *Pain* 50(2): 133–149, 1992.

238. von Piekartz, H, and Ludtke, K: Effect of treatment of temporomandibular disorders (TMD) in patients with cervicogenic headache: a single-blind, randomized controlled study. *Cranio* 29(1):43–56, 2011.

239. Vinje, O, Dale, K, and Moller, P: Radiographic evaluation of patients with Bechterew's syndrome (ankylosing spondylitis) and their firstdegree relatives. *Scand J Rheumatology* 14:119–132, 1985.

240. Vishteh, AG, and Dickman, CA: Anterior lumbar microdiscectomy and interbody fusion for the treatment of recurrent disc herniation. *Neurosurgery* 48:334–337, 2001.

241. Vlam, K, Mielants, H, and Veys, E: Involvement of the zygapophyseal joint in ankylosing spondylitis: relation to the bridging syndesmophyte. *J Rheumotolgy* 26:1738–1745, 1999.

242. Waddell, G: A new clinical model for the treatment of low back pain. *Spine* 12:632–644, 1987.

243. Wasiak R, et al: Recurrence of low back pain: definition-sensitivity analysis using administrative data. *Spine* 28:2283–2291, 2003.

244. Watson, DH, and Drummond, PD: Head pain referral during examination of the neck in migraine and tension-type headache. *Headache: J Head Face Pain* 52(8):1226–1235, 2012.

245. Wiltse, LL, Newman, PH, and MacNab, I: Classification of spondylolisthesis and spondylolysis. *Clin Orthop* 117:23–29, 1976.

246. Wong, AP, et al: Intraoperative and perioperative complications in minimally invasive transforaminal lumbar interbody fusion: a review of 513 patients. *J Neurosurg Spine* 22(5):487–495, 2015.

247. Xiao, SW, et al: Anterior cervical discectomy versus corpectomy for multilevel cervical spondylotic myelopathy: a meta-analysis. *Eur Spine J* 2491:30–31, 2015.

248. Yasuma, T, et al: Histological development of intervertebral disc herniation. *J Bone Joint Surg Am* 68(7):1066–1072, 1986.

249. Young, IA, et al: Manual therapy, exercise, and traction for patients with cervical radiculopathy: a randomized clinical trial. *J Orthop Sports Phys Ther* 89(7):632–642, 2009.

250. Young, S, Aprill, C, and Laslett, M: Correlation of clinical examination characteristics with three sources of chronic low back pain. *Spine J* 3(6): 460–465, 2003.

251. Zhu, L, Wei, X, and Wang, S: Does cervical spine manipulation reduce pain in people with degenerative cervical radiculopathy? A systematic review of the evidence, and a meta-analysis. *Clin Rehabil* Feb 12, 2013.

第16章

脊柱：运动与手法干预

■ CAROLYN KISNER ■ JACOB N. THORP

脊柱相关的基础解剖、生物力学、姿势已在第 14 章中进行了介绍。第 15 章介绍了脊柱相关病理力学、常见病理变化及处理原则。其中，处理原则是根据治疗阶段及基于损伤和运动障碍的诊断类别进行概述的。第 16 章是此内容的延伸，主要包括采用治疗性运动处理颈部及躯干的相关障碍。

本章分为 6 部分，第 1 部分介绍治疗性运动干预脊柱损伤的基本理念与方法，其余 5 部分描述了颈椎与躯干的相关治疗内容，主要包括运动感知觉、活动性 / 灵活性（包括操作方法）、肌肉表现（包括稳定性、肌肉耐力与肌力）、心肺耐力及功能性活动。减压及放松的原则与技巧也是整体康复的重要内容，这已在第 14 章中进行介绍。

脊柱治疗性运动的基本概念

虽然本章的内容已分别在各部分中进行了介绍，但各部分使用的治疗技术都有所重复，同时所有的运动治疗项目都有其基本的干预方式。

基本干预方式

当患者向物理治疗师寻求治疗时，患者可能有不同的诊断、不同的功能损伤及功能受限情况，同时也处在不同的组织愈合阶段，每位患者的治疗计划都应从基本的干预开始，为进行下一步有效的运动治疗方案打好基础。基本干预方式被定义为对于存在脊柱问题的患者，在刚开始接受检查或初始治疗时应学习的训练或运动技巧。干预的内容包括基本的运动感知觉训练、脊柱稳定性训练及人体力学功能性训练，具体内容见专栏 16.1。

一旦学会基本技巧后，可再根据患者的能力及学习意愿持续进行运动治疗干预。例如，一位患病数月的患者在开始接受治疗时，首先必须要知道会加重症状的姿势或活动，然后学会如何安全地活动脊柱及了解各种姿势和动作是如何影响症状（基本运动感知觉）的。患者应当首先学会如何激活核心稳定肌群，然后学会在对抗各种肢体负荷下同时使用核心肌群及外周肌群稳定脊柱（基本肌肉表现）。最后，在进阶到慢性恢复阶段可耐受训练和回归预期功能性活动前，为使日常活动的脊柱压力最小化，患者必须学习基础人体力学（基本功能性活动）。

本章的每一部分在介绍进阶运动训练之前都先详细描述了基本的运动技术。颈椎及腰椎的处理原则类似，很多相同的治疗技术都可以直接或经改良后应用于治疗这两个区域相关的疾病。

专栏 16.1 脊柱康复的基本运动治疗干预

　　基本的运动治疗干预应根据患者的运动能力及反应做相应调整与修改。

运动感知觉训练

■ 脊柱安全运动的感知觉及控制：点头及骨盆倾斜。

■ 仰卧位、俯卧位、坐位及站立时脊柱保持中立位（若有需要则由脊柱休息位开始）的感知觉。

■ 日常生活活动及肢体动作对脊柱感知觉的影响（见功能性训练）。

脊柱稳定性训练

■ 核心肌群的激活及持续收缩。

　■ 颈部：有控制的轴向后伸（颈椎后缩）与颅颈屈曲及下颈椎／上胸椎后伸。

　　■ 腰部：呼吸动作及多裂肌激活训练技术。

■ 维持脊柱姿势的外周肌群控制训练与肢体负重训练。

■ 若有需要则进行脊柱姿势的被动支撑；逐渐进阶到主动控制。

■ 通过上下肢活动激活核心肌群来维持脊柱稳定在中立位（或休息位）。

功能性训练（脊柱稳定的基础人体力学）

■ 仰卧位到俯卧位、俯卧位到仰卧位的轴线翻身。

■ 由仰卧位到侧卧位再到坐位的转移和反向转移。

■ 从坐位到站位的转移和反向转移。

■ 步行。

患者教育

　　患者教育是每一项治疗目标及干预方法的重要组成部分，其包括多个方面的内容：首先，患者是确定预期治疗目标的主动参与者，进行宣教是该过程中的一部分；其次，患者可能需要被告知在愈合的每个阶段的运动极限，这样患者才不至于担心急性期症状会造成永久失能，也不至于在亚急性早期中因运动或活动过度而导致症状加重。在恢复后期，患者可能需要挑战并超越其所认为的运动极限。

　　为确保患者能够掌握运动控制技术并学习如何处理症状及相关的损伤，患者在恢复的每个阶段都应主动参与所有治疗活动而不是被动接受治疗，这一点相当重要。指导患者在自我训练过程中安全有效地进行运动训练而不产生损伤，这样患者才能够以最小的训练量获得最大的恢复效果。

　　最后患者需要有关预防方面的指导，包括安全的运动方式，为恢复高强度训练所必备的安全的身体机制及工作、居家环境的改造和使脊柱压力最小化的活动。

◉ 聚焦循证

　　基于中等证据的腰痛的临床实践指南推荐，患者教育及宣教内容应包括提高脊柱相关肌肉的肌力的策略、疼痛的病因、腰痛的预后、处理疼痛的策略、早期正常活动及功能性活动水平的提高方式[17]。

常规运动指南

　　在处理脊柱相关区域的功能损伤时，运动治疗的干预相当重要。虽然本书并不重点介绍特定的检查技巧，但重要的是要评估每位患者的结构及功能障碍、活动及参与受限情况、受累组织的愈合阶段或康复分期，以此确定患者基本情况，并根据治疗目标确立初始及进阶干预技术。

　　一般而言，以下身体功能的要素被应用在处理脊柱问题的所有治疗中，这 5 项要素及其在每一康复阶段所使用的治疗技术列在表 16.1 中，这些治疗技术在本章后文部分有详细描述。在进行每一项运动治疗计划之前，必须具备各种脊柱病变及其特定注意事项和禁忌证的相关知识（见第 15 章），以保证每位患者都可以安全地激发他／她的最大身体潜能。

运动感知觉

　　脊柱康复的基本干预方法之一是建立患者对于安全的脊柱姿势、活动及不同姿势如仰卧位、俯卧位、侧卧位、坐位及站立位对脊柱产生影响时的感知觉。提高感知什么姿势能使症状减轻或加重，以及判断脊柱中立位或休息位的能力，有助于患者管理自己的症状。脊柱姿势及动作的感知和控制能力已纳入本章后面所描述的练习，并且构成了四肢练习的基础。

活动性／灵活性

　　牵伸、灵活性训练技术与松动手法技术都可用于解决软组织受限的问题，因此患者可以使用有效的脊柱姿势来改善肌肉表现和运动功能。对于符

表 16.1　各个康复阶段的运动干预			
康复阶段	第一阶段： 早期训练	第二阶段： 基础训练	第三阶段： 中级到高级训练
干预	最大限度到中度，保护受伤部位、病变相关组织或疼痛区域	中度到最小限度保护下控制训练	最小限度到无保护的恢复功能
运动干预的 5 个组成部分			
运动感知觉 ■ 安全的运动和姿势的本体感觉训练	■ 骨盆倾斜 / 颈椎后缩：被动 → 主动辅助→在舒适的姿势主动活动 * ■ 感知什么动作会使症状改善而不是加重 * ■ 学习脊柱中立位（或休息位）	■ 在仰卧位、俯卧位、四点跪位、坐位、站立位主动控制脊柱 ■ 动态维持无痛体位和活动	■ 在所有功能性活动中习得保持脊柱中立位
活动性 / 灵活性 ■ 移动、牵伸、松动受限组织	■ 运动以减少积液 ■ 躯干牵伸：仅在疼痛缓解的姿势下 ■ 肢体牵伸：如果脊柱没有压力，牵伸上 / 下肢 ■ 手法：Ⅰ级和Ⅱ级 ■ 在指导下施行 HVT 技术	■ 在疼痛范围内温和地活动脊柱 ■ 牵伸上 / 下肢肌肉；在休息位稳定脊柱 ■ 手法：进阶到Ⅲ级	■ 按照指示进行疼痛范围内的牵伸和手法治疗
肌肉表现 ■ 稳定性训练（深层肌肉的节段稳定性，外周肌肉的总体稳定性） ■ 肌肉耐力 ■ 肌肉力量	■ 深层肌肉组织的激活 ■ 肢体负荷下的稳定性训练（必要时使用枕头、夹板、紧身衣被动固定脊柱）	■ 肢体负荷下的稳定性训练（主动控制脊柱位置） ■ 加强肌肉耐力 ■ 扰动性训练 ■ 低强度脊柱动态运动	■ 通过过渡性运动和功能性活动加强稳定性；加强力量 ■ 进阶到动态躯干力量训练 ■ 在强化活动目标的模式中进行躯干和肢体增强训练
心肺耐力 ■ 有氧训练	■ 只有在舒适的姿势下，才能得到最大限度的保护	■ 低到中等强度，中等到最小限度的保护 ■ 使用强调脊柱中立位的活动	■ 高强度（靶心率），每周多次
功能性活动 ■ 身体力学 ■ 家庭、社区、工作、娱乐、体育活动技能	■ 卧位、坐位和站位的安全姿势 * ■ 翻身，由仰卧位到坐位，由坐位到站立位的脊椎稳定技术	■ 在稳定脊柱时加强上 / 下肢肌力 ■ 稳定脊柱人体力学 ■ 环境和人体工程学适应性	■ 高强度功能性活动 ■ 恢复预期活动所需的耐力和肌力训练 ■ 实践预防

　*所有患者的基本运动干预

合手法治疗诊断标准（见第 15 章）的患者，早期可以应用脊柱松动技术或高速猛推（high velocity thrust，HVT），随后再介入牵伸技术。神经松动技术可以应用于颈椎 / 上肢或腰椎 / 下肢区域，其适应证与技术见第 13 章。

　　注意：术语松动和手法可以互换使用（见第 5 章）。本章的作者使用手法来指代分级振荡技术，用 HVT 来指代在关节的病理极限末端执行的高速、小振幅技术。

肌肉表现

　　在脊柱中，肌肉表现不仅包括肌力和耐力，还

包括稳定性。深层肌肉及颈部和躯干的浅层 / 外周多节段肌肉的激活是增强脊柱稳定性的基本技术。治疗开始时，重点应放在进行四肢活动和基本功能性活动时对肌肉收缩的感知和脊柱姿势的控制上，然后进行训练来挑战肌肉维持稳定的力，并强调肌肉的耐力、平衡和肌力。一旦患者学会了有效地稳定和症状管理，就启动动态颈部和躯干强化训练来增强全范围关节活动的力量。大多数人都熟悉躯干卷曲、"仰卧起坐"和背部抬举。治疗性运动的重点是根据脊柱生物力学安全地进行训练，同时也应根据功能目标对训练方法进行选择，并使用本章功能性活动部分中讨论的原则来进行操作。

心肺耐力

只要患者耐受重复活动而不加重症状，就应开始进行有氧适应性训练。训练的重点是运动时应采用安全的脊柱姿势。有氧运动提升了患者的健康感并改善了心血管和肺部功能。关于有氧适应性的原理详见第 7 章，该章对其进行了总结，并提出了存在脊柱问题时安全进行有氧运动的建议。

功能性活动

基本的功能性活动包括翻身、从卧到坐、从坐到站（及反向转移）和行走的基础人体力学训练，这些活动与运动感知觉训练、核心肌肉激活、稳定性训练相辅相成。当患者能够将稳定性训练、肌肉耐力、力量练习与人体力学技能（抬举、推、拉、搬运）、安全工作习惯（符合人体工程学）和有效的娱乐或体育活动相结合时，才能实现个人训练目标。

◉ 聚焦循证

颈痛[12]和腰痛[17]的临床实践指南指出在治疗颈部和腰部疼痛的患者的方式中，有强证据表明手法和复位技术，躯干协调、肌力和耐力的训练，渐进性耐力和健身活动都可以减轻疼痛和活动障碍造成的失能；也有强证据支持使亚组患者产生疼痛中心化（从远端区域迁移到近端局部）的干预方式和定向偏好运动（在能够减轻症状的方向上进行的运动），这些运动能有效地治疗颈部和腰部疼痛。

运动感知觉

目标：改善脊柱姿势的本体感觉、安全运动和姿势控制能力。

功能性训练基础：基本技术

症状缓解的姿势

患者学会如何活动脊柱并找到使症状最小化的范围或姿势很重要。症状缓解的姿势称为休息位或静息位，脊柱中立位是中间位，起初患者可能不会在此姿势下感到最舒适。有关缓解脊柱症状及脊椎常见病变化的休息位的讨论请见第 15 章。

颈椎

患者姿势及治疗方式：由仰卧位开始，进阶到坐位和其他可以耐受的功能位。

- 如果患者出现严重疼痛并且无法或不想移动头部，则从被动运动开始。在轻微点头运动时被动移动头颈部使其屈曲、伸展、侧屈和（或）旋转以找到患者最舒适的位置，如有必要可以用枕头支撑头部和颈部。
- 描述你采取此治疗方式的原因和治疗作用机制。
- 让患者识别在静息位内外运动时症状的变化。
- 让患者练习移入和移出该位置来增强控制。
- 如果患者在坐位和站立位时不能保持这个姿势，在受伤后或术后急性期可能适合佩戴颈托，但要根据具体情况使用，避免患者形成依赖。

腰椎

患者姿势及治疗方式：由仰卧位或屈髋屈膝位开始，然后进阶至坐位、站立位、四点跪位。

- 指导患者在舒适范围内进行骨盆前倾和后倾。
- 一旦患者能够在安全的活动范围内活动骨盆和脊柱，指导他或她找到最大缓解症状的位置。
- 若患者无法进行主动运动和控制，则指导患者采取被动体位（见第 15 章专栏 15.6）。使患者在以下每个位置描述脊柱位置和感觉之间的关系。仰卧位时，将患者骨盆被动置于后倾位，双下肢屈髋屈膝、腰椎前屈位，或在患者腰下垫枕头或毛巾使腰椎置于后伸位、骨盆前倾。若患者能够耐受俯卧位，在平卧时将患者置于腰椎后伸位或俯卧位时在腹部放枕头将腰椎置于屈曲位。坐位下鼓励患者将腰椎置于屈曲位，若后伸位舒适则指导患者将枕头置于腰椎后做支撑。站立位时腰椎常处于后伸位，若想腰椎置于屈曲位，则指导患者在站立位时将一侧脚放在凳子上。

运动对脊柱的影响

一旦确定了脊柱功能位，对于患者来说，感受并了解何种动作能够改善或加重症状是非常重要的。一般来说，四肢远离躯干的运动（肩关节屈曲和外展，髋关节伸展和外展）使脊柱伸展；四肢靠近躯干的运动（肩关节伸展和内收，髋关节屈曲和内收）使脊柱屈曲。

■ 让患者找到正确的脊柱中立位或功能位（休息位），然后活动上肢，再活动下肢感受其对脊柱的影响。强调脊柱姿势的控制，让患者练习手臂和腿部运动，同时努力保持对脊柱姿势的控制。这些动作与基本稳定训练相同，并且在肌肉表现部分会详细描述。

■ 如果患者无法维持控制或症状加重，则需要在开始稳定性训练时提供被动支撑或被动姿势稳定。

运动感知觉训练、稳定性训练及基本身体力学的融合

一旦患者了解了什么样的姿势是安全姿势并掌握相关的运动后，治疗师应指导患者基本的稳定技术以改善姿势的神经肌肉控制（参见本章的肌肉表现部分），并且指导患者进行翻身、从卧到坐、从坐到站和行走的基础人体力学训练（参见本章功能性活动部分）。

进阶到主动及习惯性姿势控制

第 14 章对姿势控制的感知觉进行了详细描述（见姿势受损的一般管理指南和专栏 14.1）。描述了强化技术（言语、视觉、触觉）的使用及颈椎、肩胛骨、胸椎和腰骶部对线和控制的训练。强调了错误姿势和疼痛症状的发生之间的关系，以确定是否需要使用姿势性支撑物（临时或长期）。

将姿势感知觉和脊柱节段控制纳入所有稳定性训练、有氧训练和功能性训练活动中。患者在做较

大困难的活动时治疗师要在一旁观察，如有必要，需要提示患者找到脊柱中立位，并在活动前启动稳定肌肉的收缩。例如，当过头够物时，帮助患者意识到需要收缩腹部肌肉以保持脊柱的中立位，而不要让脊柱伸展到疼痛或不稳定的范围，直到脊柱稳定成为一种习惯。这一原则也被纳入人体力学，如从拾起到举起物体放置在高高的架子上或在体育活动中伸手投球或挡球。

活动性 / 灵活性

目标： 改善能够影响颈部和躯干的力线及灵活性的特定结构的活动度。

一般来说，在炎症组织区域，禁止做牵伸运动，然而如果存在可以缓解症状的姿势，但由于组织受限或存在积液而难以维持这一姿势，则允许在受限范围内进行牵伸或重复运动。例如，重复的腰椎伸展可以减轻因积液或椎间盘损伤导致的症状，但由于屈曲姿势受限或组织肿胀，患者可能无法维持伸展姿势。俯卧位平板支撑和俯卧撑可以牵伸紧绷的组织，也可以挤压和按摩肿胀的椎间内容物或积液以减轻症状（图 15.4 和第 15 章）。

另一种可以通过牵伸缓解的急性症状是由脊柱关节炎形成的骨赘或骨刺造成的急性神经根激惹，可通过关节牵引来增加椎间孔间隙以减轻神经根受压症状或采用能使脊椎保持在理想姿势的技术来缓解症状 [1]。

上肢和下肢的活动性降低，从而限制了正常姿势对线排列，如果这些技术在操作时不压迫炎症部位，则可以进行牵伸和松动治疗。

牵伸是以连续的方式进行，要根据愈合组织的完整性及耐受性决定牵伸的力度和时间。牵伸的具体原则见第 4 章。

关节松动术及特定 HVT 技术可用于牵伸活动度低的小面关节囊。第 5 章描述了关节松动术的操作原则；其在脊柱中的适应证见第 15 章。

若情况允许，治疗师可以指导患者常规的缓解压力的动作，以减少他们长期处于某种姿势后产生的积液。这些动作见第 14 章中治疗异常姿势的

部分。

一般来说，组织炎症是软组织牵伸的禁忌证，但下列情形除外：

■ 由积液引起的活动受限可能会造成重复的动作或固定的姿势受限。

■ 通过牵引或屈曲来增大椎间孔间隙可以缓解急性神经根压迫症状。

临床中根据愈合组织的完整性及耐受性决定组织牵伸的强度和时间。

颈椎及上胸段：牵伸技术

改善胸椎伸展的技术

自我牵伸

■ **患者体位与操作**：仰卧位屈髋屈膝，手掌枕在头后方，肘关节平放于治疗床上，可在两肩胛骨之间的胸椎处放一软垫或毛巾卷以增加牵伸效果。也可以配合呼吸训练以增加肋骨活动度帮助胸椎后伸。嘱患者从肘关节靠拢至面部前方的位置开始，然后在肘关节下降至床上时开始吸气并维持牵伸位置，然后在肘部再次靠拢时呼气。

■ **患者体位与操作**：仰卧位，在下方沿脊柱纵向垫一泡沫轴，若患者无法保持仰卧位平衡或因棘突压迫导致疼痛，则并排放置两个泡沫轴。患者双手抬高过肩，利用重力向下牵拉（图 16.1A），患者在保持此姿势的前提下肩关节外展外旋 90° 并且掌面向上（图 16.1B），此姿势也可牵伸胸大肌和肩胛下肌，在此姿势下可加入呼吸训练增加肋骨的运动。

■ **患者体位与操作**：坐在坚固、有直立靠背的座椅上，双手放在头后方或维持肩关节外展外旋 90° 姿势，然后在肩胛骨内收、胸椎伸直（头部保持中立位并避免屈曲）的同时将肘关节向外侧打开。若结合呼吸训练，则在肘关节向外打开的同时吸气，将肘关节向前靠拢至脸部前方时呼气（图 16.2）。

改善颈椎后缩（轴向后伸）的技术：斜角肌牵伸

由于斜角肌附着在颈椎上段的横突和最上端的两根肋骨上，当两侧斜角肌同时收缩时，既能屈曲颈椎，也能上提上端肋骨；一侧斜角肌收缩时，使颈椎弯向同侧，并向对侧旋转。为充分牵拉这块肌

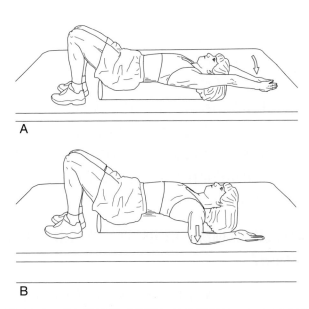

图 16.1　利用泡沫轴牵伸增加前胸灵活性。A. 在手"触地"姿势中，肩关节伸肌群也可被牵伸。B. 肩关节外展、外旋动作中，胸大肌及内旋肌群被牵伸。在后背下放一毛巾卷替代泡沫轴可减小牵伸程度

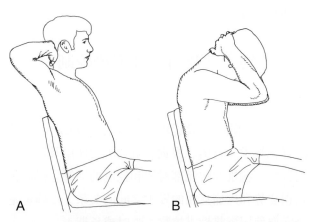

图 16.2　利用椅背牵伸。A. 通过内收肩胛骨和在椅背上伸展胸椎来增加胸前肌和胸肌的灵活性，配合吸气增加牵伸效果。B. 通过肘关节向前靠拢及躯干前屈动作促进呼气

肉，要稳定头部，在胸腔上部施加牵拉力。

徒手牵伸

患者体位与操作：坐位，患者首先进行颈椎轴向后伸（收下颌、伸直颈部），然后向对侧侧屈颈部，向肌肉紧缩侧旋转。治疗师站在患者身后，用一只手环抱患者一侧头部和面部将患者头部固定于治疗师的躯干或肩部，把另一只手放在紧缩侧胸廓的上方（图 16.3）。指导患者吸气、呼气，当患者吸气时，施加一个向下的压力（抵抗胸廓上抬）；当患者放松（呼气）时，拉紧松弛部分，重复此过程。这是一种轻柔的保持—放松牵伸策略，此技术也可在仰卧位下进行。

自我牵伸

患者体位与操作：患者站在一桌子旁，用手抓住桌沿底部，保持头部中立位，向对侧侧屈，当肌肉被牵拉时向同侧旋转，向远离桌子侧倾斜进行牵伸，吸气，呼气，维持牵拉姿势。

改善上段颈椎屈曲的技术：枕下肌群牵伸

徒手牵伸

患者体位与操作：坐位，找出第二颈椎的棘突并用拇指或第二掌指关节固定（用拇指和示指抵住横突），让患者慢慢低头，仅让患者的头部在上段颈椎做轻微的倾斜动作（图 16.4），把另一只手放在患者的前额来引导此动作。

自我牵伸

患者体位与操作：仰卧位或坐位，嘱患者首先收下颌（轴向后伸），然后低头，使下颌靠近喉部直到在枕骨区域感受到一种牵拉感。

- 在向前倾斜头部来加强此动作时，可让患者用他或她的手掌在枕骨区域轻轻施加压力。
- 单侧牵伸时，嘱患者首先收下颌，向左或向右慢慢旋转（达到 45°），然后低头。

注意：在这些训练中，头部的重力已提供足够的牵引力，颈椎存在病变的患者不可继续牵拉头部。

▶ 临床提示

肩胛带的姿势与颈椎和胸椎的姿势直接相关，增加肩胛带肌肉灵活性的技术将在第 17 章中进行描述。

- 胸大肌（图 17.30 ~ 17.32）
- 胸小肌（图 17.33）
- 肩胛提肌（图 17.34，图 17.35）
- 肩关节内旋肌（图 17.26）

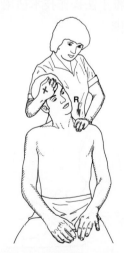

图 16.3　单侧斜角肌主动牵伸（徒手牵伸）。患者首先进行轴向后伸，然后向对侧侧屈颈部，向肌肉紧缩侧旋转。当患者吸气时，治疗师稳定头部和上段胸椎，患者收缩肌肉来对抗治疗师的阻力；当患者放松时，胸廓下降，肌肉得到牵伸

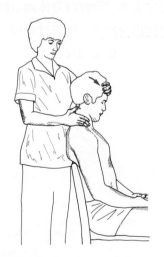

图 16.4　牵伸短枕骨下肌，当患者慢慢低头时治疗师固定住患者第二颈椎

牵引作为牵伸技术

徒手牵引：颈椎

牵引技术可被用于牵伸肌肉和关节突关节并扩大椎间孔间隙[72]。徒手牵引的关键是由治疗师控制牵拉角度、头的位置及力的位置（通过特定的手位置）。因此，可以以最小的应力对不该被牵伸的区域专门施加力。

患者体位： 患者仰卧在治疗床上，尽可能地放松。

治疗师体位与手部放置： 治疗师站在治疗床床头，用手托起患者的头，手的放置取决于患者舒适与否、患者头的大小和治疗师手的大小，建议：

- 把双手手指放在患者枕骨处（图 16.5A）或将手放在面部一侧（不要捂住耳朵）。
- 把一只手放在患者前额，另一只手放在患者枕骨下（图 16.5B）。
- 将示指放在棘突周围以便移动，这种手的位置仅对手指放置的水平以下的椎骨段提供特定的牵引力。治疗师可利用放在髋关节处的治疗带加强手指力量，以更容易施加牵引力（图 16.5C）。

操作步骤： 在屈曲、伸展、侧屈及在侧弯合并旋转，直到需要牵拉的组织被拉紧。然后以一种可控的方法稳定姿势，治疗师身体向后倾斜来施加牵引力。如果使用治疗带，则通过牵拉治疗带传递力量，间歇性平稳地施加和释放力量，其强度和持续时间通常受到治疗师的力量和耐力的限制。

▶ 临床提示

当进行颈椎牵引时，头部屈曲越大，颈椎下部的牵引力就越大。当颈部侧弯时，应谨慎进行牵引，因为这个姿势会造成凹面一侧的关节面和椎间孔相互靠近，进而可能导致该侧牵涉痛或关节突关节症状。

自我牵伸：颈椎

患者体位与操作： 坐位或卧位，患者把他或她的手指交叉放在颈后；将手指或手的尺侧缘放在枕骨和乳突下。患者对头部做一个抬起的动作。头和脊柱可以屈曲、伸展、侧屈或旋转，以获得更多单独的牵伸作用。患者可间歇性地或在一日内以持续的方式进行自我牵伸。

注意： 各种形式的机械牵引都可供临床及家庭使用，牵引的部位、强度和持续时间由治疗师确定，仪器的使用说明在本文中不做描述。

颈椎手法操作技术

如前所述，第 5 章详细讨论了关节松动/手法操作的原则并且在第 15 章介绍了针对特定损伤使用的适应证，脊椎手法操作技术适用于缓解疼痛和改善关节活动范围。

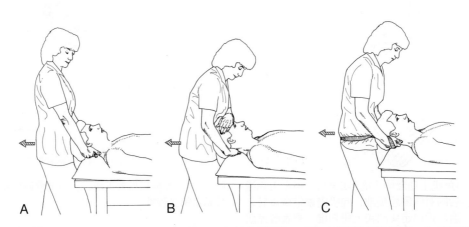

图 16.5　徒手颈椎牵伸。A. 双手放在枕骨下。B. 将一只手放在前额区，另一只手放在枕骨下。C. 利用治疗带，以加强手部牵引力

临床提示

脊椎手法分为Ⅰ～Ⅴ级。除 HVT 技术以外，所有的脊椎和肋骨操作均进行 1～2 分钟，然后为增加活动度或者减少疼痛进行重新评估，一旦达到预期的结果或者超过患者的耐受度就终止操作。

■ Ⅰ级——小幅度的振动，用于减少疼痛，通常应用于损伤后的急性期。

■ Ⅱ级——大幅度的振动，也同样用于减少疼痛，力度与适应证与Ⅰ级操作相似。

■ Ⅲ级——达到关节活动度末端的大幅度振动，旨在改善关节活动度，可用于亚急性或者慢性愈合阶段。

■ Ⅳ级——达到关节活动度末端的小幅度振动。这些手法操作技术被用来改善关节活动度并且只适用于慢性愈合阶段。

■ Ⅴ级（HVT）——在关节活动的生理极限处应用高速和低振幅的推力。这些操作只执行一次，仅用于改善关节活动度。

注意：
■ 如果操作手法造成患者感觉改变或疼痛增加并放射到四肢，或患者出现头晕、轻微头疼的症状时则停止操作。
■ 若患者报告当前使用皮质类固醇或者有过度疼痛的病史，请格外注意。

禁忌证：
■ 未愈合的骨折。
■ 因创伤或全身疾病（如类风湿关节炎）引起的关节或韧带松弛的病史。
■ 椎动脉疾病或闭塞。
■ 急性关节炎症／刺激。
■ 马尾症状。

改善颈椎屈曲的手法（图 16.6）

患者体位：俯卧位，双臂放松置于两侧，在锁骨下放一枕头以保证患者舒适度，并保持颈椎－胸椎在中立位生理曲线上。

治疗师体位与手部放置：站在患者的一侧，躯干朝向患者头侧，将两手的拇指放置在三关节复合体受限节段上侧的棘突上。

操作力：通过拇指用力，将椎骨棘突向头端（向上）滑动。

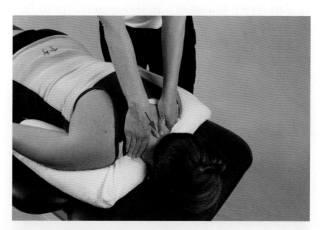

图 16.6　颈椎屈曲手法——俯卧位

改善颈椎伸展的手法（图 16.7）

患者体位：俯卧位，双臂放松置于两侧。垫一个枕头以保证患者的舒适度，并保持颈椎－胸椎在中立位生理曲线上。

治疗师体位与手部放置：站在患者的头侧，躯干朝向患者足侧。将两手的拇指放置在三关节复合体受限节段上侧的棘突上。

操作力：通过拇指用力，将椎骨棘突向尾端（向下）滑动。

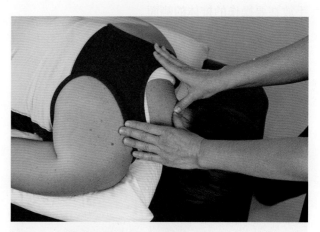

图 16.7　颈椎后伸手法——俯卧位

改善颈椎旋转的手法（图 16.8）

患者体位：俯卧位，双臂放松置于两侧，用一个枕头支撑以保证患者的舒适度，并保持颈椎－胸椎在中立位生理曲线上。

治疗师体位与手部放置：站在患者的一侧，躯干朝向患者头侧。将两手的拇指放置在三关节复合体受限节段上侧的棘突，使其向受限方向旋转。

操作力：通过拇指用力，将椎骨棘突向头端前内侧方向滑动。

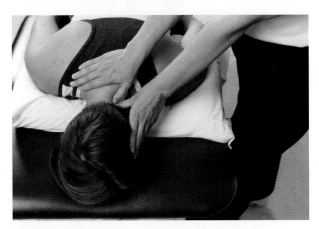

图 16.8　颈椎旋转手法——俯卧位

改善颈椎旋转和侧屈的手法（图 16.9）

这种技术增加了同侧椎间孔的直径，与旋转和侧屈手法相同。

患者体位：仰卧位。

治疗师体位与手部放置：站在患者头部位置，一只手（受限侧的对侧手）支撑患者头部，另一只手放在要操作的椎体的侧面。

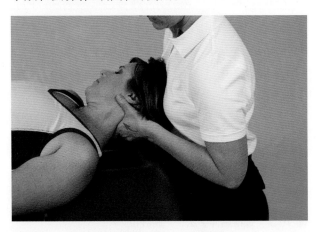

图 16.9　颈椎旋转和侧屈手法——仰卧位

第二掌指关节的内侧应与待操作的关节突关节边缘接触，并将手的其余四指放在颈部后外侧放松患者的颈部。被动地屈曲、对侧旋转和侧屈患者的

头部和颈部，直到确定要治疗的节段。

操作力：第二掌指关节用力，以 45°向前上内侧方向（或向上）滑动小关节。

改善颈椎旋转和侧屈的手法：交替技术（图 16.10）

同侧旋转和侧屈，这项技术减少了同侧椎间孔的直径。

患者体位：仰卧位。

治疗师体位与手部放置：站在患者头侧，一只手（受限侧的对侧手）支撑患者头部，另一只手放在要操作的椎体的侧面，第二掌指关节的内侧应与待操作的关节边缘和支柱接触，并将手的其余四指放松，横向放在患者颈部的后外侧。被动伸展、同侧旋转和侧屈患者的头部和颈部，以拉紧松弛组织，直到确定需要治疗的节段。

操作力：示指第二掌指关节施加力，在颈部关节面处以 45°向内侧方向（或向下）滑动。

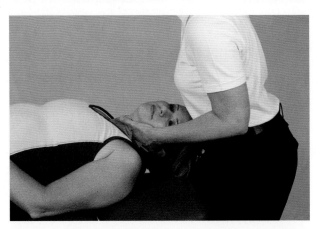

图 16.10　颈椎旋转和侧屈手法（交替技术）——仰卧位

改善颅颈活动范围的肌肉能量技术

肌肉能量技术利用肌肉的次极量等长收缩，其作用力可引起关节的附属运动，该技术可用来改善关节活动范围（见第 5 章）。患者以保持肌肉轻微收缩的方式来抵抗治疗师所施加的分级阻力，抵抗 3~5 秒后放松，重复 3~5 次。在操作正确的情况下，肌肉能量技术是绝对安全且可应用在治疗的任何阶段，以及用于由肌肉骨骼疾病所导致的大部分

的关节活动受限。

　　注意：在应用下列技术时应小心谨慎，以免阻塞椎动脉。治疗师应该在应用肌肉能量技术之前测试椎体的完整性。当治疗师在操作时，如果患者反馈上肢感觉发生改变，或感到头晕或轻微头痛时，不要采用肌肉能量技术。

改善颅颈屈曲的技术（图 16.11）

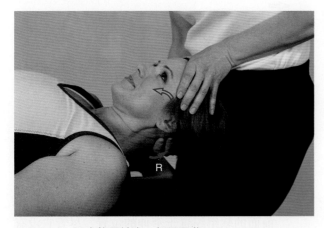

图 16.11　肌肉能量技术：颅颈屈曲

　　患者体位：仰卧位，双手放松置于身体两侧。

　　治疗师体位、手部放置及患者感受：治疗师站在治疗床床头，用一只手支撑患者枕部，另一只手放在前额，让患者慢慢向上看，就像向后仰头，并对患者的枕骨施加阻力，使患者的枕下肌群产生较为轻微的等长收缩。当患者放松时，被动地屈曲头部至新的活动范围以保持获得的放松效果。

　　可替换技术：坐在患者头部方向上的凳子上，前臂放在治疗床上，一只手通过拇指和示指近端压迫横突来稳定 C2 椎体，另一只手支撑枕部。用枕骨下的手使患者被动地点头以收紧枕下松弛的肌肉，然后嘱患者向上看，诱发枕下肌群轻微的等长收缩。患者继续向上看 3 ~ 5 秒，然后放松，之后在新的活动范围内被动地屈曲头颈以达到新的活动度，重复这个步骤 3 ~ 5 次或直到达到预期的效果。仅在枕骨和 C2 颈椎之间发生运动。这种收缩是轻微的，为的是防止影响到多节段棘肌和斜方肌上束，在该操作中使用了头后小直肌保持 – 放松技术。

改善颅颈旋转的技术（图 16.12）

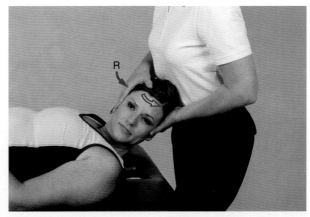

图 16.12　肌肉能量技术：颅颈旋转

　　患者体位：仰卧，双手放松置于身体两侧。

　　治疗师体位、手部放置及患者感受：治疗师站在患者的头部处，将手指放在枕骨下，双手环绕患者头部两侧，将患者头部屈曲置于活动范围末端，然后将患者的头颈向受限的方向旋转（如向左旋转受限，则将头部向左旋转至活动范围末端）。一旦患者到达末端，嘱患者朝相反的方向看（如向右看），同时治疗师用轻微的阻力施加于头部侧面来抵抗这种移动。保持 3 ~ 5 秒之后，让患者放松，使头部旋转更大范围。如有必要则重复该动作。

中下段胸椎和腰椎区域：牵伸技术

改善腰椎侧屈的技术

　　注意：如果屈曲引起感觉改变或疼痛向下肢放射，不要进行此项技术。

自我牵拉

■ **患者体位与操作**：仰卧屈髋屈膝位，患者先屈曲一侧膝关节，然后屈曲另一侧膝关节直至靠近胸部，双手紧握住大腿，然后将大腿拉向胸部，将骶骨从垫子上抬起（图16.13）。患者不应抓住胫骨周围，因为在施加牵伸力时，它会将膝关节固定。

■ **患者体位与操作**：四点跪位（双手双膝）。让患者后倾骨盆而不活动胸椎（集中于腰椎而非胸椎），保持这个姿势，然后放松（图

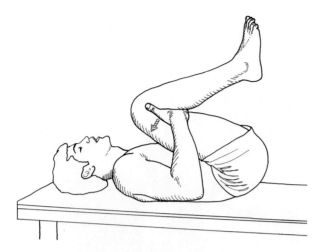

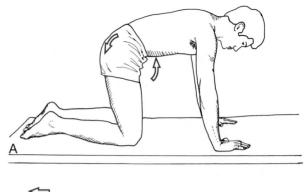

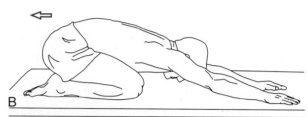

图16.13 自我牵伸腰椎竖脊肌及脊柱后部软组织，患者抓住大腿以避免膝关节受压

图16.14 腰椎牵伸。A.患者在不活动胸椎情况下做骨盆后倾。B.患者将臀部向后移动到双脚上，进行更大的牵伸

16.14 A），重复，然后将臀部放到脚上，保持，然后回到四点跪位（图 16.14 B）。这也牵伸了臀大肌、股四头肌和肩伸肌群。

改善腰椎后伸的技术

注意：如果伸展引起感觉改变或引起疼痛向下肢放射，不要进行此项技术。

自我牵伸

- **患者体位与操作**：俯卧位，双手放在肩膀下方，肘伸直将躯干从垫子上推起，骨盆保持在垫子上，这是一个俯卧位撑起（图16.15A）。为了增加牵伸力，可以将骨盆固定在治疗床上。这项练习也将髋屈肌和髋部

前面的软组织置于牵伸的位置，尽管它没有选择性地牵伸这些组织。

- **患者体位与操作**：站立位，双手叉腰，指导患者向后倾斜（图 16.15B）。
- **患者体位与操作**：四点跪位（双手和双膝），指导患者下压脊柱，形成腰椎伸展。这个练习和骨盆后倾（图 16.14）可交替用来指导患者如何控制骨盆运动。

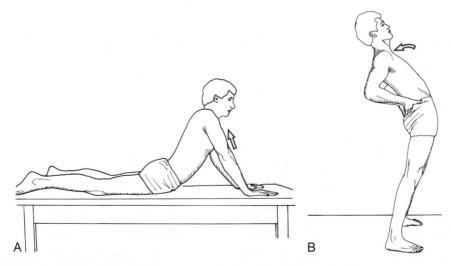

图16.15 腰椎和髋关节前侧软组织的自我牵伸。A.俯卧位（利用俯卧撑）。B.站立位

改善脊柱侧屈活动的技术

当脊柱侧屈存在灵活性不对称时，可采用牵伸技术来增加侧屈的灵活性，此法也可用于治疗脊柱侧凸。值得注意的是，牵伸并没有被证明可以纠正或阻止结构性脊柱侧凸的进展，尽管在进行矫正脊柱侧凸畸形的融合手术之前，牵伸可能有利于获得一定程度的灵活性。当肌肉或筋膜紧张伴随姿势功能障碍时，该技术也可用于恢复冠状面上的灵活性。以下所有的练习目的都是牵拉侧弯凹侧活动不足的结构。

当牵伸躯干时，稳定脊柱侧凸以上或以下的生理曲度都是必要的。如果患者存在两个节段的弯曲，必须在稳定一个脊柱节段的前提下再牵伸另一个脊柱节段。

- 患者体位与操作：患者俯卧位，固定患者髂嵴的凹侧（徒手或用治疗带），让患者将手臂伸向弯曲的凸侧的膝关节处，同时将对侧手臂向上伸展过头（图 16.16），指导患者吸气并延展被牵伸侧的胸廓。

- 患者体位与操作：俯卧位，患者手臂放在治疗床上，双手抓紧治疗床沿，固定上躯干（胸椎曲线处），治疗师抬起患者髋部和腿，并将患者躯干向凸侧水平弯曲（图 16.17）。

- 患者体位与操作：跪坐于足跟上，患者躯干前倾，使腹部接触大腿前侧（图 16.18A），手贴于地面，两侧手臂向前伸展过头，然后将手移动到曲线凸侧，侧屈躯干远离凹侧，在此姿势下做持续牵伸（图 16.18B）。

- 患者体位与操作：侧卧在曲线凸侧，在曲线凸点下垫一毛巾卷，然后让患者上侧手臂伸展过头。固定患者髂嵴，在牵伸时不要向前或向后滚动，持续保持在此姿势下一段时间（图 16.19）。

- 患者体位与操作：侧卧于治疗床边缘，在曲线凸点下垫一毛巾卷，上侧手臂伸展过头，固定患者髂嵴，尽可能长时间保持这个头部向下的位置（图 16.20）。

▶ **临床提示**

由于髋部肌肉附着在骨盆上，对脊柱的姿势和功能有直接影响，所以它们的灵活性对于骨盆和

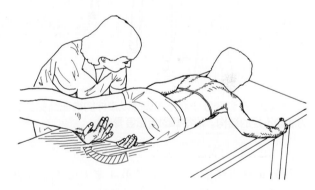

图 16.17　牵拉腰椎左凸导致的曲线凹侧活动不足的结构。患者固定上躯干和胸椎，治疗师被动地向左侧牵伸腰椎

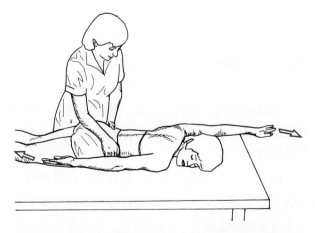

图 16.16　牵伸胸椎曲线凹侧活动不足的结构。图示是一位胸椎向右侧凸、腰椎向左侧凸的患者，治疗师固定骨盆和腰椎的同时，患者主动进行凹侧向头部移动和凸侧向足部移动的胸椎牵伸

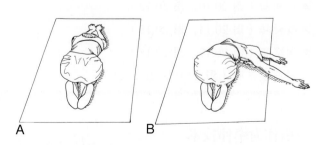

图 16.18　跪坐牵伸。A. 坐于足跟上以稳定腰椎。B. 让患者前伸手臂至头顶上方，然后将手移动到凸侧来牵伸胸椎曲线凹侧活动不足的结构

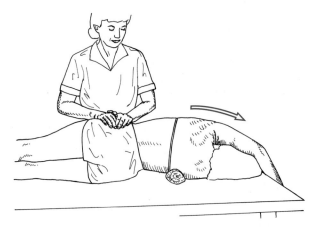

图 16.19　牵伸胸椎右侧凸导致的曲线凹侧紧张的结构。患者侧卧位，在凸点下垫一毛巾卷，治疗师固定患者髂嵴

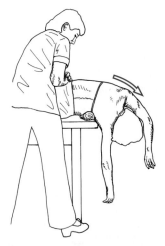

图 16.20　患者侧卧于治疗床边缘以牵伸胸椎在凸侧引起的活动不足的结构。治疗师固定患者骨盆

脊柱的正确力线很重要。除了第 4 章（图 4.25～图 4.30）中所描述的徒手牵伸技术外，第 20 章关于髋部的自我牵伸技术，比较重要的包括以下几种。
- 髋伸展（图 20.10，图 20.11）。
- 髋屈曲（图 20.10，图 20.12）。
- 髋旋转（图 20.14，图 20.15）。
- 腘绳肌（图 20.17，图 20.18）。
- 阔筋膜张肌（图 20.19～图 20.21）。

牵引作为牵伸技术

徒手牵引：腰椎

腰椎部分的徒手牵引不像在颈部那样容易，因为要移动至少一半的体重，而且要克服移动部分的摩擦力，从而牵引和牵伸脊椎。让患者躺在一个分离式牵引治疗床上，可方便移动和牵伸脊柱。

患者体位：仰卧位或俯卧位，用固定在治疗床头的吊带来固定胸部，或让一个助手站在治疗床的头端并握住患者的手臂来固定患者的身体。对患者进行定位，使被固定的部位有最大限度的牵伸。
- 牵伸到伸展位，伸展髋关节。
- 牵伸到屈曲位，屈曲髋关节。
- 牵伸到侧屈位，将下肢移向一侧。

治疗师体位与操作：将身体置于一个身体力学和体重可以被有效利用的位置。
- 若利用下肢伸展来强化脊柱伸展，则可在足踝处施加拉力。
- 若利用下肢屈曲来强化脊柱屈曲，则可将患者两条腿悬垂在治疗师离治疗床中线最近的肩膀上，双臂围住患者大腿进行牵伸。另一种方法是用治疗带将患者骨盆固定住，然后徒手牵伸治疗带提供牵伸力。
- 对于单侧损伤，则牵伸一侧肢体。

姿势性牵引：腰椎

姿势牵引的意义在于，主要的牵引力可以指向出现症状的一侧或用于分离牵伸特定的小关节，从而有利于选择性牵伸。

患者体位：侧卧位，被牵伸的一侧在上方，将卷好的毯子或毛巾卷放在待牵拉的脊柱下面，这会使脊柱产生侧向弯曲，导致被治疗一侧上抬，从而使该侧关节突关节向上滑动（图 16.21A）。

治疗师体位：站在治疗床一侧面向患者。确定要接受大部分牵引力的部位，并触诊该节段及以上节段的棘突。

操作：患者侧卧位放松，旋转躯干以增加分离牵引力到预期水平。治疗师通过温和牵拉患者下方的手臂来旋转上躯干，同时用另一只手触诊患者的棘突来确定旋转动作何时达到恰好分离的关节突关节上方的位置，然后屈曲患者上侧髋关节，再次触诊棘突，直到脊柱下半部分屈曲达到预期水平。这两个相对的力量所形成的力线的交点所在椎节应具有最大的姿势牵张力（图 16.21B）。

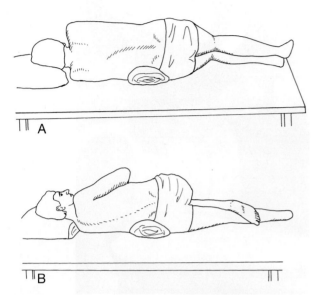

图 16.21　腰椎姿势性牵引。A. 脊柱侧屈超过 6~8 英寸（15.24~20.32 cm）引起脊柱上侧各节段的纵向牵引。B. 侧屈合并旋转增加了脊柱上侧的关节突关节面的牵张力

▶ **临床提示**

　　机械牵引可为胸腰椎组织提供相当大的张力，定位注意事项如徒手牵引所述。仪器使用须知不在本书介绍范围内。

胸腰椎关节手法操作和 HVT 技术

　　对患者而言，关节手法操作和 HVT 技术已被证明治疗风险很低 [8,21]，同时也是一种干预脊柱疼痛的有效措施 [8,11,14,17,21]。尽管从 20 世纪 20 年代开始，HVT 技术已经应用在物理治疗中 [62]，但这些技术却不应由物理治疗师助理操作 [4,62]。关节操作手法和 HVT 技术的适应证已在第 5 章中讨论。

　　若力的应用与患者呼吸相配合则 HVT 技术更容易执行，具体操作为嘱患者进行几次深呼吸，在呼气末给予快速、小幅度的力量。治疗过程中应避免患者过度呼吸。

▶ **临床提示**

　　在应用脊柱手法技术时：
- 根据疼痛情况调整力的应用
- 协调牵伸手法和 HVT 技术与患者呼吸相配合
- HVT 是一种高速低幅的技术
- HVT 使用时仅重复一次

　　注意：
- 如果操作引起感觉改变和疼痛向四肢末端放射，请停止操作。
- 在执行这些技术时，如果患者怀孕，或有皮质类固醇的使用史，或者有剧烈疼痛，应非常小心。

　　禁忌证：
- 骨折未愈合。
- （有）由创伤或系统性疾病引起的关节或韧带松弛病史。
- 滑椎。
- 急性关节炎症 / 刺激。
- 马尾神经综合征。
- 在有骨质疏松症或骨量减少病史的人群中禁用 HVT 技术。

改善胸椎伸展的操作技术（图 16.22）

　　患者体位：俯卧位，上肢放松置于两侧，在胸部区域下放置一个枕头，增加患者的舒适度并使颈椎 – 胸椎处于中立位生理曲度。

　　治疗师体位与手部放置：治疗师站在患者一侧，身体朝向患者头部，将示指和中指的远节指骨放置在将要操作的脊椎上一节段的横突上（图 16.22A），这也被称为"V 字手法"。把另一只手的小鱼际隆起放在两指接触的顶部（图 16.22B）。

　　操作力：治疗师施加一个向前滑行的力，将横突上的接触点作为参照点。另一只手通过小鱼际向前施加力。

改善胸椎屈曲的操作技术

　　患者体位：俯卧位，上肢放松置于两侧，在胸部区域下放置一个枕头以增加患者舒适度并使颈

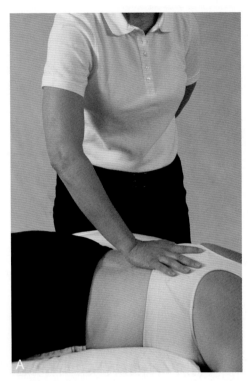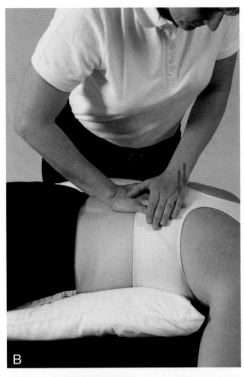

图 16.22   俯卧位下的胸椎伸展手法或 HVT 技术。A."V 字手法"手指放置在横突上。B. 通过小鱼际用力

椎 – 胸椎处于中立位生理曲度。

治疗师体位与手部放置：除了"V 字手法"的接触点是在将要操作的脊椎的下节段的横突上之外，其余操作与胸椎伸展时一样。

操作力：治疗师施加一个向前滑行的力，将横突上的接触点作为参照点，另一只手通过小鱼际向前施加力，根据疼痛或运动改善程度来调整力量。

改善胸椎旋转的操作技术（图 16.23）

患者体位：俯卧位，上肢放松置于两侧，在胸部区域下放置一个枕头以增加患者舒适度并使颈椎 – 胸椎处于中立位生理曲度。

治疗师体位与手部放置：治疗师使用"V 字手法"触点，将一根手指放在上一节椎体横突上，另一根手指放在对侧下一节椎体横突上以松动椎体，手指放置遵循"下位手指原则"（见临床提示）。

操作力：用对侧手通过按压接触手指，对横突施加一个向前的力。

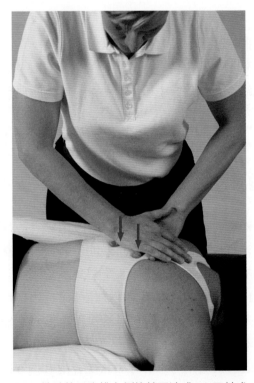

图 16.23   俯卧位下胸椎左侧旋转手法或 HVT 技术

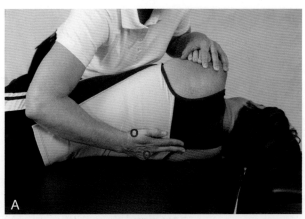

> ▶ **临床提示**
> **下位手指原则**

当应用"V 字手法"对对侧横突进行胸椎旋转评估或手法操作时，节段的旋转发生在下一节椎体横突上的手指的方向上。

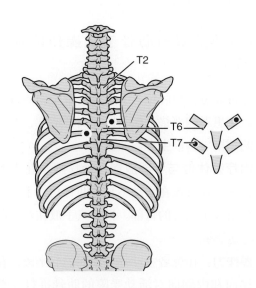

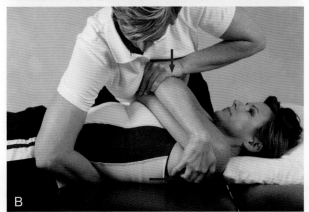

示例：向左旋转 T6～T7 节段。上位手指位于 T6 的右侧横突，便于向左旋转，与此同时，T7 左侧横突的下位手指有利于施加右旋力（图 16.23）。由于下位手指在左侧横突上，"下位手指原则"使我们很容易记住这是左旋操作。

"手枪式手法"增加胸椎活动度（图 16.24）

患者姿势： 仰卧位，双臂交叉。

治疗师体位与手部放置： 治疗师站在患者的一侧面向患者的头部，将患者躯干侧旋转向治疗师，身体越过患者的身体，用"手枪式手法"（图 16.24A 和 16.24C）接触待操作的三关节复合体的下椎体，一旦接触，被动地将患者送回仰卧位。为了提高旋转的关节活动度，可使用上文提到的"下位手指原则"进行操作。

操作力： 治疗师躯干直接压在要操作的节段上。在要操作的节段位置，以患者身体重力为作用力施加一个头向的牵张力，然后在患者交叉的手臂上施加朝向治疗床的、高速的后向力（图

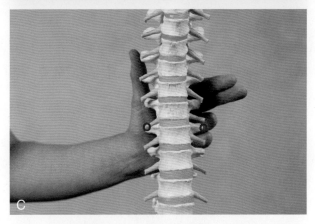

图 16.24 胸椎手法。A. 手放在胸椎上，采用"手枪式手法"。B. 将力施加在患者交叉的手臂上。C. 手枪式手法脊柱模型，如图所示拇指腕掌关节在一个横突上，而弯曲的中指指骨在相对的横突上

16.24B）。

"交叉操作手法"增加胸椎活动度（图 16.25）

患者体位： 俯卧位，上肢放松置于两侧。在胸廓下放置一个枕头，以增加患者的舒适度并保持中立位颈胸曲度。

治疗师体位与手部放置： 治疗师站在患者旁

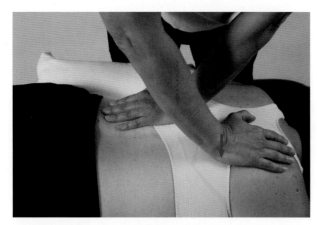

图 16.25 俯卧位下的胸椎的交叉操作手法

边，交叉双臂，将豌豆骨（小鱼际）紧贴在左右横突处进行操作，豌豆骨接触横突的上面、下面或应用前文描述的"下位手指原则"以进行屈曲、伸展或旋转的操作。

操作力：在小鱼际部位施加一个向前的力。该方法可作为手法或 HVT 技术进行操作。

"下推力手法"增加胸椎活动度（图 16.26）

患者体位：双臂交叉站立。

治疗师体位与手部放置：治疗师站在患者后面，用手臂环绕患者，在需要的脊柱高度放置一个

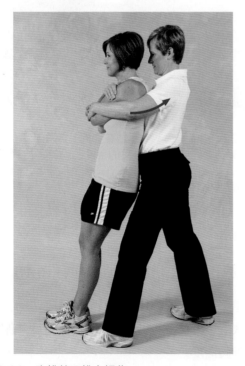

图 16.26 胸椎的下推力操作

可移动的楔形垫或毛巾卷，将力量引导到特定的胸段。握住患者的手肘（左手握住患者的右手肘，右手握住患者的左手肘），如果不能抓住手肘，可在患者前面交叉手指。

操作力：在操作时将患者身体向后倾斜，对患者的脊柱施加伸展力，然后迅速向下推，保持治疗师的脚平放在地板上。

呼气活动受限的肋骨手法操作技术（图 16.27）

患者体位：俯卧位，上肢放松置于两侧或上举过头，在患者胸部垫上枕头以提高舒适度，并保持正常的颈椎 - 胸椎生理弯曲。

治疗师体位与手部放置：治疗师站在患者一侧，将小鱼际放置在活动不足的肋骨角，手的其他部分放松置于患者的背部。另一只手放在对侧肋骨上以稳定胸腔。

操作力：在患者主动呼气期间的后半段，在前向、尾向和内侧向对活动受限的肋骨进行一系列 4~5 次渐进性操作。要防止患者过度通气。

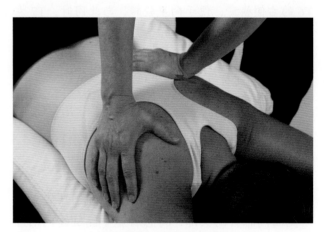

图 16.27 呼气活动受限的肋骨松动手法

吸气活动受限的肋骨手法操作技术（图 16.28）

患者体位：俯卧位，受限侧肩胛骨外展，上肢垂于治疗床一侧，患者胸部垫一枕头以提高舒适度，并保持正常的颈椎 - 胸椎的生理弯曲。

治疗师体位与手部放置：治疗师站在受限侧对侧（健侧），手放于患者肋骨角内下方，用手掌的

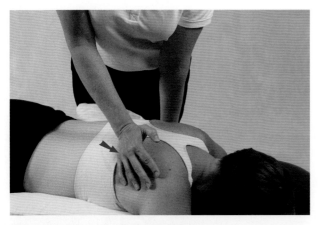

图 16.28　吸气活动受限的肋骨松动手法

豌豆骨或小鱼际接触用力，另一只手放于治疗床上支撑。

操作力： 当患者呼气时，施力于肋椎关节，大约至吸气阶段的一半时，辅助施加 4~5 次渐进性振荡，施力方向垂直于肋骨角（前向、尾向和内侧向）。要防止患者过度通气。

上提第一肋的手法操作技术（图 16.29）

患者体位： 坐在有靠背的椅子上，头侧屈向患侧并转向健侧，使关节面稳定在闭合位置，放松斜角肌。

替代体位： 头转向患侧，使颈椎横突后移，从而使第一肋横突关节处于最大程度的牵张状态。

治疗师体位与手部放置： 治疗师站于患者身后，借助自己的胸廓固定患者的头，另一只手的第二掌指关节放置在患者第一肋处，旁开于肋横突

关节。

操作力： 患者呼气时，施力或者执行 HVT 技术，施力方向为尾向和内侧方向。

改善腰椎伸展的手法操作技术（图 16.30）

患者体位： 俯卧位，放一枕头于腹部，使患者更舒适并维持正常的腰椎 – 骶椎弯曲。

治疗师体位与手部放置： 治疗师用小鱼际或豌豆骨处接触棘突，手其余部位放松置于患者背部。

操作力： 用小鱼际向前方施力，治疗师身体与手部方向一致，身体带动用力。

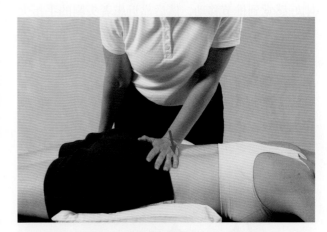

图 16.30　俯卧位下的腰椎后伸松动或 HVT 技术

改善腰椎旋转的手法操作技术（图 16.31）

患者体位： 俯卧位，放一枕头于腹部，使患者更舒适并维持正常的腰椎 – 骶椎弯曲。

治疗师体位与手部放置： 治疗师手掌豌豆骨

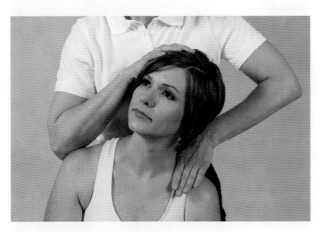

图 16.29　上提第一肋的松动手法

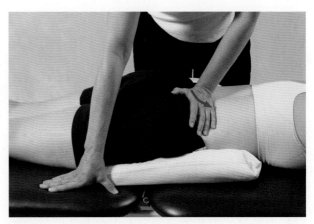

图 16.31　俯卧位下的腰椎左旋松动或 HVT 技术

（小鱼际）放置在脊椎横突处，要在想改善的运动方向相反的一侧（如若想促进腰椎左旋，小鱼际要放于右侧横突上），手的其余部位放松置于患者背部。

　　操作力：用小鱼际向前内侧施力。

改善腰椎侧屈的手法操作技术（图 16.32）

　　患者体位：侧卧位，患侧在下，患者侧卧在治疗床边缘，屈髋屈膝至 90°。

　　治疗师体位与手部放置：治疗师面向患者站立。靠近患者尾椎侧的手指尖放于上一节脊椎棘突上以感觉脊椎活动，被动地向后旋转患者躯干直到刚好感觉到椎节移动，然后靠近患者头侧的手指尖放于上一节脊椎棘突上以感觉脊椎活动，屈曲患者的双腿直到你感觉到椎节移动。此时可以将患者双腿支撑在治疗床或治疗师的大腿上。

　　操作力：抬起患者双腿使髋关节旋转，腰椎侧屈，与双腿抬起方向相同。

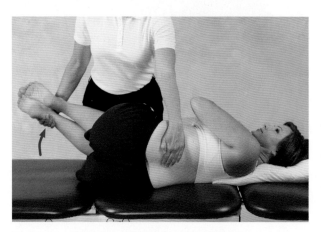

图 16.32　侧卧位下的腰椎侧屈手法操作技术

HVT 技术改善腰椎旋转的操作（图 16.33）

　　患者体位：侧卧位，患侧在上。患者靠近治疗床边并且屈髋屈膝 90°，可抱一枕头以固定身体。

　　治疗师体位与手部放置：治疗师面向患者站立。靠近头侧的手触摸到下一节脊椎棘突以感觉活动，移动患者上方的腿，屈髋直到能感觉到棘突活动。保持患者屈髋姿势并固定在治疗师和治疗床之间，治疗师移动靠近头侧的手至上节脊椎棘突感受脊柱活动（图 16.33A），被动地向后旋转患者躯

干，直至刚好感受到上节脊椎棘突开始活动。治疗师的前臂放置在患者躯干上，身体置于患者需要松动的节段的正上方（图 16.33B）。

　　操作力：

- 治疗师用靠近头侧的手给予向下旋转的推力，同时近尾侧的手拉着患者下半身朝向自己（图 16.33B 和 16.33C）

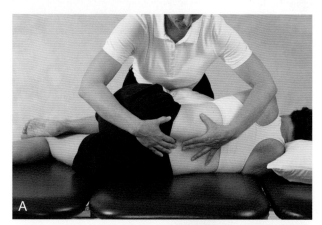

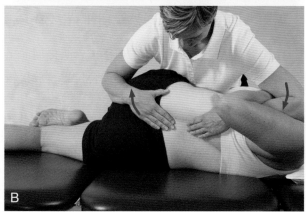

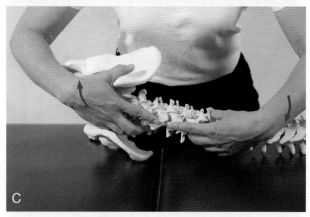

图 16.33　腰椎旋转 HVT 技术。A. 屈髋时监测脊柱活动然后用治疗师的躯干进行固定。B. 向后旋转患者躯干直至躯干收紧，然后通过向前活动骨盆对下节脊椎施加旋转应力。C. 在上下节段及骨盆施加旋转应力，见脊柱模型演示

■替代方法是使用靠近尾侧的手给予患者骨盆一个旋转力，这种手法（接触患者）对于增加 L5～S1 的旋转活动度极为重要。

改善骶骨屈曲的骶髂关节手法操作技术（图 16.34）

患者体位：俯卧位，腹下放置一枕头，提高患者舒适度并维持正常的腰椎—骶椎生理弯曲。

治疗师体位与手部放置：将豌豆骨或小鱼际放在骶骨基底（S1）上，手其余部位放松放置在患者背上。

操作力：小鱼际向前后方向施力。

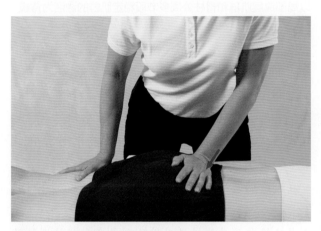

图 16.34　骶髂关节屈曲的手法操作技术

改善骶骨后伸的骶髂关节手法操作技术（图 16.35）

患者体位：俯卧位，腹下放置一枕头，提高患者舒适度并维持正常腰椎—骶椎生理弯曲。

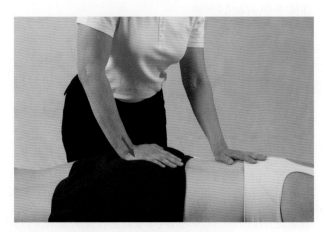

图 16.35　骶髂关节后伸的手法操作技术

治疗师体位与手部放置：将豌豆骨或小鱼际放在骶骨尖（S5）上，手其余四指放松放置在骶骨上。

操作力：小鱼际向前后方向施力。

骨盆后旋的手法操作技术（图 16.36）

患者体位：仰卧位，双臂环抱于胸前，治疗师将患者躯干和腿部移至受限侧，使腰椎侧屈。

治疗师体位与手部放置：治疗师站于健侧。靠近尾侧的手放在患侧的髂前上棘上，靠近头侧的手旋转患者的躯干朝向自己。

操作力：施加渐进性的振荡或向下作用于骨盆上的 HVT 技术。

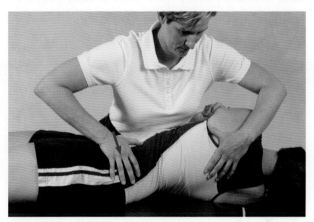

图 16.36　骨盆后旋的手法操作技术

肌肉表现：稳定性、肌肉耐力和力量训练

目标：①激活和改善脊柱深层肌群和脊柱外周稳定肌群的神经肌肉控制以抵抗外来阻力；②提高骨骼中轴功能性活动的肌肉耐力与力量；③改善机体在稳定和不稳定状态下的平衡控制。

本内容将分为两个部分。第一部分讲述颈椎和腰椎稳定性训练的原则与技术，其中一部分内容是关于局部肌肉的运动控制，另一部分内容是关于整体肌肉稳定性。第二部分讲述关于颈椎和躯干的等长训练、动态和功能性训练的原则与技巧。

稳定性训练：基本技巧与进阶

众所周知，"近端的稳定性提供远端的活动性"，这道出了治疗性运动的基本原则。核心训练在常规训练中已经被普遍应用，因为它强调了躯干肌肉在脊柱稳定中的重要性，即使在没有区分不同肌群的特定功能的情况下。躯干核心肌群的主要功能是提供稳定性以维持躯干直立姿势，从而维持身体动态平衡，为四肢肌肉提供稳定的基础，进而可以使四肢肌肉有效地活动，保护脊柱结构完好，同时在功能性活动中维持躯干的运动与控制。

在第 14 章中详细讲述了两组为脊柱提供稳定和控制的肌群：深层肌群和浅层肌群（图14.10～图 14.15）。许多研究表明，腰痛患者存在活动时稳定腰椎的深层肌群的神经肌肉激活状态异常或滞缓[31,34,35,55,61]。另有研究表明，经过特殊训练来提高这些深层肌群激活能力的患者的症状有明显的改善[9,60]，而未经过这些特殊训练的患者的症状则没有改善[30,60,61]。还有研究表明，颈痛或颈源性头痛的患者在整体躯干稳定、深层肌群激活后症状有所改善[40,46,50,53]。

因此，脊椎疾病患者的康复重点之一是教他们如何激活局部肌肉以应对外力干扰，从而提高整体的协调能力和功能。在肌肉耐力与力量训练、有氧训练、功能训练及在整个康复训练中强调核心稳定性，目的就是激活核心稳定并使之成为日常生活与功能性活动中自主的行为（图 16.37）。

核心稳定性训练遵循学习运动控制的基本原则：首先要改善对肌肉收缩与脊柱位置的感知；其次改善简单模式和训练控制，进阶到复杂训练；最后在从简单的功能性活动到复杂和非计划性的活动的进阶训练中改善脊柱稳定和控制的自动维持[75]。康复训练可用于多个目的，而且运动训练、肌肉表现和功能训练在定义上有一定重叠。以下将要介绍的康复训练要结合临床诊断、患者反应和治疗目的来进行选择和进阶，而不是刻板地按照既定方案和损伤时间执行。患者能否控制脊柱在中立位或无负荷姿势是所有康复训练中最重要的条件。

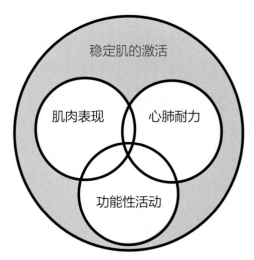

图 16.37 改善肌肉表现、心肺耐力和功能性活动的训练以局部深层肌群和脊柱外周多节段稳定肌群的激活为背景

▶ **临床提示**

核心稳定训练遵循学习运动控制的基本原则。
■ 改善患者对肌肉收缩和脊柱位置的感知。
■ 改善患者在简单肢体模式和训练中对脊柱的控制。
■ 在进阶到复杂的运动训练时，患者形成对脊柱的控制。
■ 在从简单的功能性活动进阶到复杂和非计划性的活动时，患者形成自动维持脊柱稳定和控制的能力。

对腰椎相关肌肉功能和核心稳定的研究远远多于颈椎。颈椎需要更多灵活性来支持头部运动，也依赖于胸椎和腰椎提供稳定性和控制姿势。虽然颈椎有其特殊的解剖特点，但是颈椎与腰椎在稳定性训练上仍有相似之处。

稳定性训练的原则

理解并运用核心稳定性训练的原则和进阶对指导训练的有效性非常重要[7,56,69-71]。这些原则归纳在专栏 16.2 中。

1. 感知觉训练可提高对安全动作和姿势的意识，要先于核心稳定性训练。采用症状最轻甚至无症状的功能姿势和活动范围进行稳定性训练[56]。当急性期过后，许多患者认为中立位姿势是他们的功能姿势，要注意的是这个姿势和功能范围不是固

专栏 16.2　稳定性训练的指南：原则和进阶

1. 首先训练安全的脊柱运动和中立位或非中立的姿势的意识。
2. 指导患者在脊柱中立位下激活深层肌群。
3. 在保持脊柱中立位的情况下，加入肢体运动，激活躯干周围肌群（动态稳定）。
4. 在稳定姿势下提高运动的重复次数；增加负荷（改变杠杆或增加阻力），以提高肌力。
5. 使用交替等长收缩和有节律的稳定技术，在变化的外力负荷下提高稳定性和平衡能力。
6. 进阶到从一姿势转换到另一姿势，并在核心稳定的中立姿势加入肢体变化（稳定状态的过渡）。
7. 使用不稳定支撑面来提高稳定能力和平衡能力。

定不变的，而是因人而异，它随着组织愈合、疼痛激惹性下降、灵活性提高而变化[56]。

2. 激活躯干深层肌群，尤其是腹横肌和多裂肌，这两块肌肉在腰痛患者身上激活滞缓甚至缺失[31,35,61]。此外，超声与磁共振研究表明，单侧腰痛患者的患侧深层肌群比健侧激活能力下降甚至萎缩[22,79]。那些由于腰椎不稳或控制乏力而腰痛的患者，第一步要学习有意识地激活深层肌群，无需收缩躯干所有肌群。一旦学会了使用"腹部内缩"练习正确激活深层肌群后，腹部内缩练习可以应用于任何训练和功能性活动之前，激活并稳定核心肌群，最终达到身体自动前馈激活深层肌群[36]。一项纳入了 42 名受试者的研究表明，经过特殊训练后腹肌有可能有意识地自动激活[60]。在颈部，颈深屈肌、颈长肌、头长肌、颈深伸肌和上胸段伸肌使颈椎稳定在脊柱正常中立位（轴向伸展伴轻度前凸）。

3. 在稳定性训练中增加肢体运动，以协调节段性肌肉的活动与整体稳定的肌肉组织。肢体活动的负荷提高了维持核心稳定性的难度。患者先找到中立位姿势（对于腰椎部使用骨盆前倾或后倾的方法，对于颈椎使用轻柔的点头方法），然后腹部内缩，保持脊柱中立位姿势的同时逐步加入一个或多个肢体的运动。肢体的运动幅度要在脊柱能够维持中立位或功能位的范围之内，这被称为动态稳定，因为核心稳定肌肉群要随着肢体运动而相应改变应力。对抗骨盆在冠状面旋转的稳定肌肉训练更能激活腹斜肌和脊柱深层肌群，比在矢状面上的抗阻训练效果好[68]。

4. 提高肌肉耐力和力量。一旦患者能够完成对脊柱姿势的控制，并且可以激活稳定肌群，就可以增加肢体练习的次数与阻力，从而提高脊柱在抵抗更大外力时依旧维持脊柱姿势稳定的能力。重复训练也有助于养成习惯，因此给予正确而详细的指导和反馈很重要。若躯干或颈部肌肉无法继续维持脊柱稳定或出现疼痛则提示出现疲劳。

■ 在开始时，在维持脊柱中立位姿势的情况下，患者抗阻训练 30 ~ 60 秒，然后进阶至 3 分钟。

■ 通过提高阻力或增长阻力臂来进阶训练，最开始可以进行短时间的训练，但最终训练进阶至 1 ~ 3 分钟。

■ 让患者从最难的动作开始，当患者疲劳后换成容易的动作继续训练，重要的是患者不能失去对功能位的控制或出现症状加重。

5. 拮抗肌与节律性躯干稳定肌肉交替等长收缩，抵抗徒手阻力，也可增强稳定收缩。如果患者是在坐位或站位下完成交替收缩训练，还可以提高平衡能力。

6. 稳定转移，指的是患者借助肢体运动，从一个姿势转移到另一个姿势，这要求躯干的屈肌群和深层肌群协调收缩，患者要有更高的意识和注意力[7,56]。例如，任何肢体远离躯干的运动都会加大脊柱后伸的程度，所以腹肌群（躯干屈肌群）必须收缩来维持对脊柱功能姿势的控制，如从地上提起重物并举过头。而肢体向前移靠近重心活动时，躯干趋于前屈，这时需要伸肌群收缩来维持功能位（如放置重物到地板上）。越复杂的功能性活动要求越高的注意力。

7. 平衡训练，抵抗不稳定的力量或在不稳定的支撑面上活动，将提高神经肌肉的反应性，从而提高平衡能力。

深层稳定肌的激活与训练

关于深层肌群（腰部的腹横肌和多裂肌，颈部的颈长肌和其他深层肌群）的功能在第 14 章已经描述过了，这些肌群的功能损伤在第 15 章也已做讲解，本章将学习激活这些肌群的技巧。

🔘 聚焦循证

科研和临床上都在研究测试和训练深层肌群激活的方法[48,65]。在超声引导下放置细丝电极为研究肌肉功能与恢复提供了非常珍贵的信息[36,37,63]，超声成像为训练提供了有价值的生物反馈信息[28,32,33,80]，但是由于价格昂贵，在临床上使用超声生物反馈成像训练深层肌群的激活并不现实，作为替代方法，更多的是使用压力生物反馈计（Stabilizer, ©2006 Encore Medical, L.P.）来进行腰椎和颈椎的稳定性训练[38,76]。

颈部肌群

在颈部，训练目的是激活和控制轴向后伸（颈椎后缩）的肌群，这需要颈椎前凸轻微变平，上胸段后凸变平（图 16.38）。

颈深屈肌 – 激活与训练（图 16.39）

患者体位与操作：患者仰卧，治疗师指导患者进行缓慢有控制的点头（"是"）动作以达到颅颈屈曲和轻微轴向后伸，如果患者有明显的头前伸姿势，可以在枕头上放置一折叠的毛巾，以矫正头过度前伸。治疗师通过手动提示帮助促进动作完成以确保颈长肌收缩，或胸锁乳突肌相对放松。一旦患者能够激活该肌肉，用 Stabilizer（或血压计袖带）来监测颈椎的位置和维持该体位的肌肉耐力（图 16.39）。

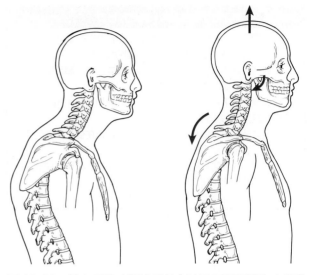

图 16.38　轴向后伸（颈椎后缩）涉及下段颈椎和上段胸椎伸展，从而使颈椎前凸稍微变平，"抬起"头部

Stabilizer 的使用操作归纳在专栏 16.3 中。

🔘 聚焦循证

Jull 及其同事[41]报道，上段颈椎屈曲时 Stabilizer 的压力增加至 30 mmHg，头颈屈曲测试（统计了 50 名无症状受试者 2 次间隔 1 周的测试结果）激活得分的重测信度为 0.81，性能指标的重测信度为 0.93（专栏 16.3）。

下颈段和上胸段伸肌的激活与训练

患者体位与操作：患者俯卧位，额头放在治疗

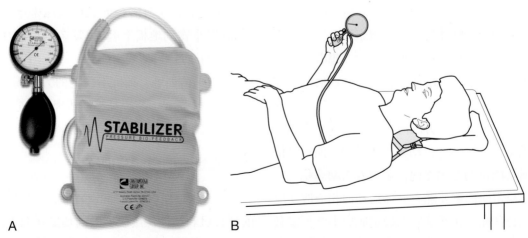

图 16.39　监测肌肉耐力。A. 在训练脊柱稳定性时，利用 Stabilizer 的压力生物反馈计（© 2006 Encore Medical, L.P.）向患者提供视觉反馈。B. 将 Stabilizer 折叠成 1/3 大小置于颈椎下，在轴向后伸脊柱中立位下进行头部屈曲测试

床上，两臂放松置于两侧，患者抬头远离治疗床，内收下颌，眼睛注视治疗床，并保持颈椎中立位姿势（加强在仰卧位下的头颈屈伸运动）。小幅度抬头（图 16.40）。

进阶

一旦患者学会激活深层肌群的同时能维持颈椎的中立位姿势，就鼓励患者练习在日常生活中维持良好的中立姿势。通过协调控制脊柱中立位和上肢负荷来启动稳定性训练。肢体运动可以提高肌肉耐力和稳定脊柱肌群的力量，这些训练将在下一章进行描述（整体肌肉稳定性训练）。

腰椎稳定肌群

在临床上我们使用 3 种方法激活腹部肌肉：腹部内缩、腹部绷紧和骨盆后倾（图 16.41）。每种方法在稳定腹肌和多裂肌活动中作用不同 [67]。研究表明，腹部内缩比其他两种方法更能激活腹肌和多裂肌 [38,67]，腹部内缩动作能改进前馈姿势控

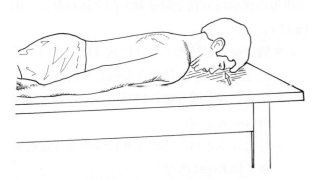

图 16.40 俯卧位轴向后伸（颈椎后缩）训练

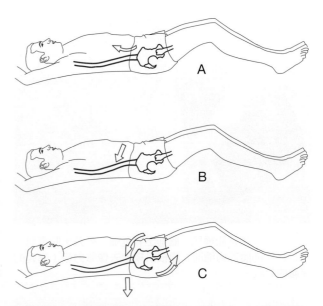

图 16.41 激活腰椎稳定肌群的三种方法。A. 腹部内缩：患者使腹部凹陷（肚脐尽可能靠向脊柱）。B. 腹部绷紧：使腹部肌肉尽可能向腰外侧扩张。C. 骨盆后倾：骨盆主动后倾使腰椎曲度变平

制 [82]，使腹肌向内收缩从而增加腹压，因此腹部内缩成为主要的稳定性训练，其他两种方法可以加以区别，辅助使用。

腹部内缩（腹部吸空训练）激活腹横肌

患者体位：采用四点支撑姿势最容易，其可以有效地利用重力对腹壁的影响。如果患者感觉更舒适，也可采用屈膝平躺仰卧姿势（屈膝 70°~90°，双脚平放在治疗床上）、俯卧姿势或半坐半卧姿势，重要的是尽快将训练进阶至坐位和站位 [51,54]。

操作：使用示范、语言和触觉提示指导患者，讲解躯干的肌肉群，何时激活和何时收紧腰部。

- 触诊腹横肌：腹横肌在髂前上棘远端，旁开于腹直肌（图 16.42）。当腹内斜肌收缩时，可以触摸到该肌肉隆起；当腹横肌收缩，可以触摸到腹壁变平，目的是激活腹横肌而尽可能少地或不收缩腹内斜肌，这是轻微地收缩。
- 让患者保持脊柱中立位，轻柔地做腹部内缩和吸空练习 [65]。指导患者正常呼吸，轻轻地将脐部拉向脊柱方向，吸空腹部，一旦激活腹肌，让患者保持肌肉收缩，恢复呼吸，如果动作完成正确的话，身体应该几乎没有

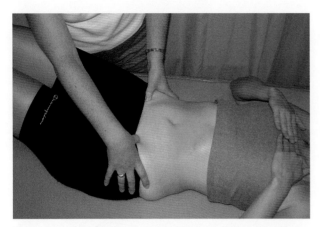

图 16.42　触诊腹横肌：髂前上棘远端，旁开于腹直肌。进行轻微的腹部内缩时，腹横肌摸上去像张力带（隆起的是腹内斜肌）

专栏 16.4　腰椎深层肌群（腹横肌）激活的测试与训练

- 患者俯卧位。
- 将血压计或 Stabilizer 压力生物反馈单元水平地放置在患者脐部正下，两侧髂前上棘之间。
- 充气至 70 mmHg，指导患者腹部内缩。
- 如果患者正确完成的话，压力单元将会下降 6～10 mmHg。
- 让患者保持轻柔地内缩，同时恢复呼吸。
- 观察患者能否保持该压力 10 秒。
- 腹横肌的肌肉耐力（维持能力）是通过 10 秒保持的次数来衡量的（最多 10 次）。

经许可，摘自 Stabilizer 产品使用说明书（©2006 Encore Medical, L.P.）。

类似骨盆后倾、胸廓下沉、胸廓扩张或上提、腹肌突出或足部压力增加等代偿性的动作。在脊柱中立位做腹部内缩练习，可以大大地提高腹横肌反应（在超声成像中可以测量到肌肉厚度增加），而在瘫坐或弯腰驼背的站立姿势中却不能[64]出现此反应。

如果患者激活腹横肌有困难，可以采用下面 2 种反馈技巧辅助学习[25,66,67]。

- 临床测试中的压力生物反馈和视觉反馈：患者俯卧，Stabilizer（或血压计袖带）水平地放在腹下（平齐于脐部位置）。充气，让 Stabilizer 达到 70 mmHg，指导患者做腹部内缩动作，在没有代偿动作时，压力下降 6～10 mmHg，说明患者动作正确，激活了深层肌群。该装置的表盘很大，患者可以很容易地读数以获得直观的反馈。
- 表面肌电生物反馈：将表面电极放置于腹直肌和腹外斜肌在第八肋的附着点附近，可以同时使用血压计袖带。如果患者腹部内缩动作正确的话，电极未被激活，则表明这两个肌群几乎没有被激活。

就像用于颈椎一样，Stabilizer 不仅用于训练和加强腹横肌激活，也可以监测肌肉控制的时间与次数。操作程序归纳在专栏 16.4 中。

腹部绷紧

不同于腹部内缩动作，腹部绷紧运动指的是腹肌收缩绷紧，主动向腰部扩张（图 16.41B）。患者不出现低头弯腰、胸廓下沉、腹部突出、脚下加压等代偿性动作，在保持腹部绷紧的同时正常呼吸，这个方法在激活腹斜肌、稳定核心方面使用广泛，并且已在稳定脊柱方面应用多年[48,67]。此外，腹部绷紧运动能更强地激活腹内斜肌，比许多矢状面上的运动包括动态躯干屈伸运动更有效[48]。研究表明，指导患者在日常生活中经常绷紧腹部，并结合力量训练或牵伸训练，在 10 年时间里显著改善了腰痛症状[2]。

骨盆后倾

骨盆后倾运动（图 16.41C）主要用于激活腹直肌，腹直肌是躯干前屈的主要肌肉。它是浅层肌肉，没有附着于脊柱，因此在核心稳定性训练中并不被强调[67]。骨盆后倾运动常常用来教导患者感知骨盆与腰椎的运动，从而找到腰椎的功能性关节活动度和脊柱中立位。

多裂肌的激活与训练

患者体位与操作：患者俯卧位或侧卧位，治疗师用拇指或示指放置于腰椎棘突两旁进行触诊（图 16.43）。

- 触诊每一脊柱水平，这样就可以比较每一节段之间以及左右侧的多裂肌的激活情况。
- 指导患者收缩你触诊的肌肉，触诊各水平肌肉收缩的连续性。
- 易化技术包括腹部内缩和轻微收缩骨盆底肌肉（如 Kegel 练习）。
- 患者侧卧位，治疗师轻微地给胸廓或骨盆施

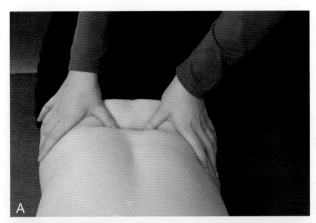

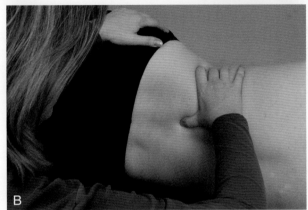

图 16.43　触诊腰椎棘突旁的多裂肌。A. 俯卧位下双侧触诊。B. 侧卧位下单侧触诊

加徒手阻力进行易化，以激活多裂肌的旋转功能。

■ 可以指导患者自己触摸多裂肌的收缩，方法如下：患者坐位，前后倾斜骨盆找到脊柱中立位姿势，手指放于腰椎棘突，让患者躯干稍微前倾，这时多裂肌激活。在整个竖脊肌腱膜拉伸中分辨出多裂肌收缩。

进阶

一旦患者学会激活深层肌群，鼓励他们在日常生活中继续练习。节段性的肌肉激活与核心稳定性训练相协调，并加入整体肌群和肢体运动。加入肢体运动可以提高躯干肌肉力量与耐力。整体稳定性运动训练将在下文中学习。

外周肌群稳定性训练

虽然本训练适用于颈椎和腰椎两大部位，但因为二者在整个的脊柱中轴上的功能相关，许多练习都可以应用于这两个部位。

颈部稳定性训练

稳定性训练并逐步加入肢体运动

一般来说，稳定性训练的动作先在卧位进行，然后进阶为四点跪位（躯干可以支撑在大健身球上）、坐位（坐在大健身球上）、站立位（背靠墙）、无支撑站立位，如需进一步提高则可以站立在不稳定的支撑面上。

■ 训练动作进行之前，先在中立位轻微地低头进行轴向后伸，激活深层肌群（参看前文），在早期训练中，如果患者难以维持中立位姿势，可以将一毛巾卷放置于患者颈下提供支持。

■ 开始时，唯一的负荷来自上肢的简单运动，当患者在保持中立位姿势下，可以轻松完成多次动作并且不诱发症状，就可以让患者手握适当重量的物体或使用弹力带来增加难度。

■ 第 6 章中描述的增加肌肉耐力与力量的原则也适用于脊柱核心肌群训练。

■ 表 16.2 总结了训练（颈部）屈肌的肢体负荷练习；图 16.44 展示了在仰卧位下的基础训练进阶。

■ 表 16.3 总结了训练下颈段／上胸段伸肌的肢体负荷训练；图 16.45 展示了在俯卧位下的基础训练进阶。值得注意的是这些训练并不区分屈肌和伸肌的运动，设计时主要考虑重力的影响。

稳定性训练的多样性与进阶

提醒患者在做训练时要找到并维持脊柱中立位姿势。

肢体负荷　在训练早期，限制患者肩关节在 90° 以内做屈伸和外展。一旦患者可以维持核心稳定，完成动作且不诱发症状，就可以进阶到更难的动作，如全关节活动范围的运动，单侧肢体活动和不对称肢体活动等比双侧对称运动难度更大的活动。

外部阻力　表 16.2 和表 16.3 总结了姿势变化的进阶。此外，使用阻力负荷（重物、弹力带或徒手阻力）能增加训练难度。虽然这些外力的使用可

表 16.2　渐进性肢体负荷下的颈椎稳定性训练——强调颈椎屈肌				
指导：了解患者需要多大程度的帮助和保护。在每个练习前颈部先轴向后伸到中立位并在运动中保持此姿势；增加肢体训练次数，然后增加阻力负荷，再进阶到下一级	**最大帮助◀━━━━━━━▶最小帮助**			
	仰卧	坐位（坐在健身球上或不稳定支撑面上）	靠墙站立	无支撑站立（站立在不稳定支撑面上）
深层肌群激活	轻微的头颈屈 / 伸并保持 10 秒，重复 10 次			
最小肢体负荷 ↕ **最大肢体负荷**	最大至中等保护阶段	肩屈曲 90°		
		肩外展 90°		
		肩外旋		
	中等至最小保护阶段	肩全关节活动范围屈曲		
		肩全关节活动范围外展并外旋		
		对角线模式		
	最小至无保护阶段	向前、向外、向上的功能模式		
		推 / 拉和提的活动		

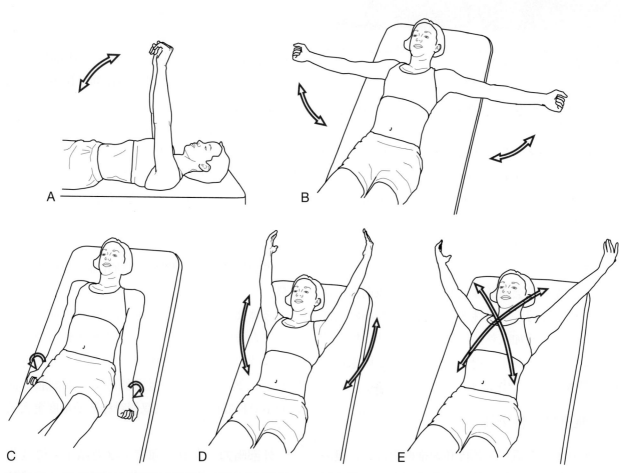

图 16.44　仰卧位下的颈椎稳定肌群的肢体负荷进阶。最大保护阶段：A. 肩前屈至 90°；B. 肩外展至 90°；C. 体侧肩外旋。中度保护阶段：D. 肩在全关节活动范围前屈或外展；E. 对角线模式

表 16.3　渐进性肢体负荷下的颈椎稳定性训练——强调颈椎和胸椎伸肌				
指导：了解患者需要多大程度的帮助和保护。在每个练习前颈部先轴向后伸到中立位并在运动中保持此姿势；增加肢体训练次数，然后增加阻力负荷，再进阶到下一级	最大帮助◀ ▶最小帮助			
	俯卧位额头放在治疗床上——头抬起（图 16.40）	四点支撑在圆凳或健身球上，眼注视地板	靠墙站立（头枕一个球，减少支撑）	无支撑站立位（站立在不稳定支撑面上）
深层肌群激活—轻微头颈屈伸	从治疗床上抬起前额，保持 10 秒，重复 10 次			
最小肢体负荷　↕	最大至中等保护阶段	上肢体侧：肩外旋，肩胛骨内收		
		肩肘 90°/90°（肩外展横向外旋 90°），肩水平外展，肩胛骨内收		
	中等至最小保护阶段	肩全关节活动范围屈曲		
		肩外展 90°，外旋，肘伸直，水平外展肩关节，肩胛骨内收		
		上肢对角线模式		
	最小至无保护阶段	无支撑站立位——站立在不稳定支撑面上： ■ 向前、向外、向上的功能模式 ■ 推 / 拉和提的运动		
最大肢体负荷		站立在不稳定支撑面上： ■ 伸、推、拉		

以提高肢体的肌肉力量，但主要目的是提高颈椎的核心稳定性。因此，如果患者无法保持中立位或出现颈部疼痛症状，就需要减轻外部阻力。

不稳定支撑面　患者在接受外力负荷后，可以引入不稳定支撑面。比如，坐在大健身球上（图 16.46A）、俯卧在球上（图 16.46B）或头枕球站立靠墙（图 16.46C），这样能提高肌肉对突发外力的应对能力。只要患者能够维持中立位姿势，可以充分发挥运动多样性。

肌肉耐力与力量　在不诱发症状的情况下，找到患者颈椎稳定肌群可以承受的最大外力负荷。降低强度让患者在该水平上进行重复训练（20~30次或持续 1 分钟）。在进阶至下一水平的耐力训练之前，可以在之前的水平上通过减少重复次数和增加外力负荷来加强肌肉力量。

稳定性训练与姿势训练的一体化

好的颈部姿势力线源自良好的脊柱姿势，包括骨盆、腰背、肩胛骨和胸部脊柱姿势。骨盆支撑起脊柱，肩胛骨内收至合适的位置辅助颈椎后伸姿势。因此，必须先有好的骨盆和腰骶的控制，改善脊柱胸段的后伸直立，以及肩胛骨的内收情况。当患者在做肢体运动来提高核心稳定性时，要强调良好的肩胛骨 – 肱骨的对线，仅仅肌肉力量训练是不足以纠正不良姿势的，所以要使用第 14 章里学习的强化技巧和环境改良。

功能性活动的等长及动态肌力训练进阶

当患者能保持良好的颈部稳定性，并且能应对变化多样的上肢负荷后，就可以加入等长训练和动态肌力训练。

腰部区域稳定性训练

一旦患者能激活腰部深层肌群，治疗师在指导患者每次做动作之前都要先找到脊柱中立位，做腹部内缩动作并保持脊柱控制，再加以肢体运动，腹部内缩可以前馈并激活深层肌群和多裂肌，与整体性稳定肌群相协调，以保持整体核心稳定性[25]。

渐进性肢体负重稳定性训练

训练开始时，患者仰卧位，以获得最大的支撑，进而进阶至四点支撑跪位。如果患者不能以这个姿势完成，治疗师可以帮助患者完成，或者使用枕头来支撑（见第 15 章专栏 15.6）。

■ 为了提高患者稳定肌群持续工作的能力（持续性），可以增加患者训练的时间。值得注意的是，如果患者不能保持稳定姿势，就应该停止训练，因为若深层肌群无法维持稳

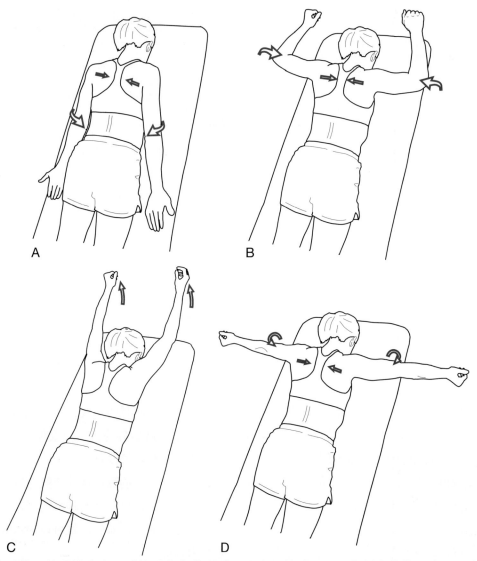

图 16.45 俯卧位下的颈椎稳定肌群的肢体负荷进阶。最大保护阶段：A. 体侧肩外旋，肩胛骨内收；B. 肩肘 90°/90°，水平外展，肩胛骨内收。中度保护阶段：C. 全关节活动范围抬高肩部；D. 肩水平外展，90° 外旋，肘伸直，肩胛骨内收

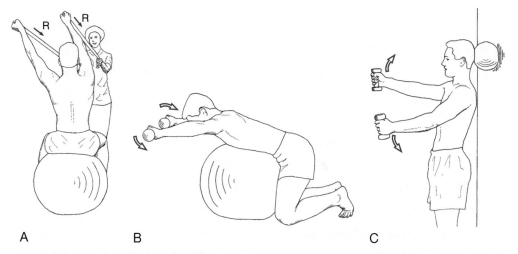

图 16.46 不稳定支撑面增加了训练颈椎稳定肌群的难度，要求患者有更高的运动控制能力，包括上肢运动，如对角模式。A. 坐在大健身球上。B. 四点支撑俯卧在健身球上。C. 站立位头枕球靠墙。外部阻力也在图中进行了展示

定，浅层肌群就会发生代偿并取代深层肌群进行激活。

- 压力生物反馈单元（或血压计袖带）可以在早期训练时用来反馈（专栏 16.5）。
- 表 16.4 总结了在仰卧位的基本的肢体负荷训练，重点在腹肌的练习。图 16.47 和图 16.48 演示了进阶训练。
- 表 16.5 总结了在四点支撑和俯卧位下的肢体负荷的训练，重点在伸肌的练习。图 16.49 演示了进阶训练。

▶ **临床提示**

在俯卧位下加入肢体运动会对腰椎产生很大负荷 [5,52]，有髋屈肌挛缩的患者可能无法完成动作，因此在四点跪位练习后伸使患者较容易找到中立位也更易练习控制。

如果患者肢体不能承受重物或不能维持四点跪位的平衡，可以在患者身下放大健身球或小圆凳帮助支撑。

在做四点跪位的训练时，保持颈椎中立位姿势非常重要，患者应该保持头与躯干的对线，眼睛看向地面，随着训练进阶，同时激活所有的稳定肌群是一个更大的挑战。

─────

提示：表 16.4 描述的运动进阶源自几项研究成果，这些研究调查分析了腹肌稳定性训练中增加肢体负荷的变化的可靠性、有效性和灵敏度 [23,25,39]。表 16.5 描述的运动进阶来源于肌电图研究，这些研究记录了加入肢体负荷后四点跪位和俯卧位中伸肌的活动。

稳定性训练的多样化和进阶

所有的运动训练，首要强调的是找到中立位（颈椎和腰椎），采用腹部内缩方法，然后在维持脊柱中立位的同时加入肢体运动。值得注意的是，如果患者不能控制脊柱的稳定，则需要立即停止练习（或降低强度）。为了发展预期的肌肉反应，记住不要让患者进阶到超过他能控制的水平级别，重

专栏 16.5　腿部稳定性训练中 Stabilizer 的使用说明

患者姿势：屈膝仰卧位。

- 将压力计水平放置在患者腰下。
- 患者保持中立位。
- 充气至 40 mmHg，作为基础值。
- 患者做腹部内缩动作，并保持脊柱和骨盆不动。
- 患者做下肢运动，保持压力计压力在 40 mmHg（上下浮动不超过 10 mmHg）。

─────

经许可，摘自 Stabilizer 产品使用说明书（©2006 Encore Medical, L.P.）。

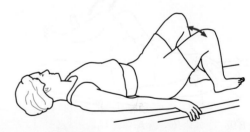

图 16.47　腿屈膝下落。2 级肢体负荷用于仰卧位腹部肌肉的稳定，这需要控制以防止骨盆旋转；在屈膝仰卧时对侧腿辅助保持稳定性

表 16.4　渐进性肢体负重的基本腰椎稳定性训练──强调腹部肌肉

指导：患者屈膝仰卧（屈膝 90°）。将压力计放置在腰下，充气至 40 mmHg。每次练习之前先做腹部内缩动作激活深层肌群。在进行 A、B 或 C 肢体负荷活动时，确保患者能保持压力恒定（骨盆稳定）的水平。耐力训练，减少阻力负荷，提高重复次数，或保持动作 1 分钟以上；肌力训练，逐渐增加负荷		肢体负荷进展────────▶		
		A. 屈膝抬腿至髋关节屈曲 90°	B. 足跟滑动伸膝	C. 直腿抬高至 45°
低强度	1 级：深层肌群激活	腹部内缩保持 10 秒		
	2 级：	对侧腿放在治疗床上，运动腿屈膝下落		
	3 级：A、B 或 C	对侧腿放在治疗床上		
	4 级：A、B 或 C	上肢抱对侧腿，屈髋 90°		
	5 级：A、B 或 C	对侧腿抬起屈髋 90°（上肢不辅助）		
高强度	6 级：A、B 或 C	双侧下肢运动		

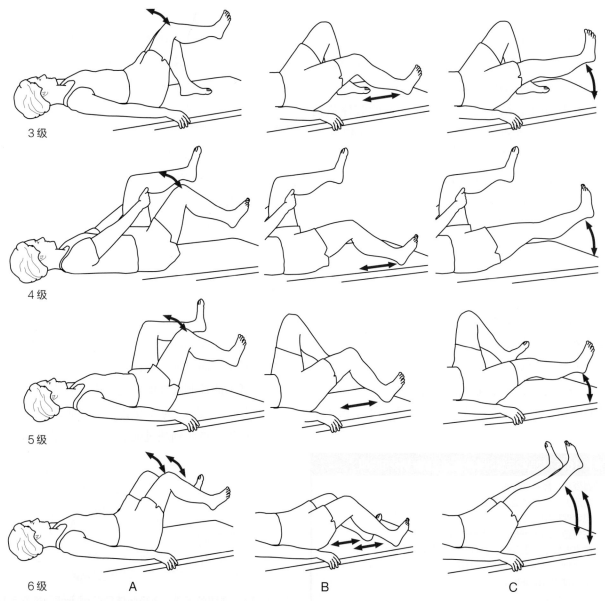

图 16.48   仰卧位下的腹部稳定肌群的肢体负荷进阶，3~6 级。3 级：仰卧屈膝位对侧腿辅助保持稳定性；4 级：患者手抱对侧腿屈膝 90°；5 级：患者对侧腿主动屈膝 90°；6 级：双腿运动。A. 屈膝至 90°。B. 滑动足跟伸膝。C. 直腿抬高 45°辅助保持稳定性

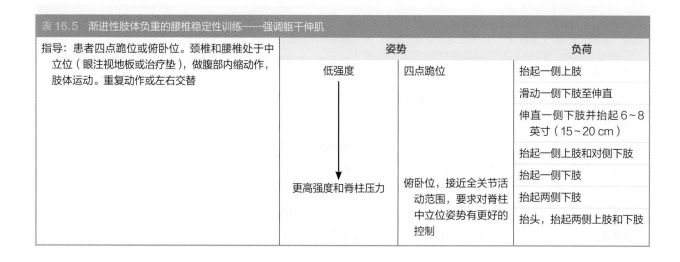

表 16.5 渐进性肢体负重的腰椎稳定性训练——强调躯干伸肌			
指导：患者四点跪位或俯卧位。颈椎和腰椎处于中立位（眼注视地板或治疗垫），做腹部内缩动作，肢体运动。重复动作或左右交替	姿势		负荷
	低强度	四点跪位	抬起一侧上肢
			滑动一侧下肢至伸直
			伸直一侧下肢并抬起 6~8 英寸（15~20 cm）
			抬起一侧上肢和对侧下肢
		俯卧位，接近全关节活动范围，要求对脊柱中立位姿势有更好的控制	抬起一侧下肢
	更高强度和脊柱压力		抬起两侧下肢
			抬头，抬起两侧上肢和下肢

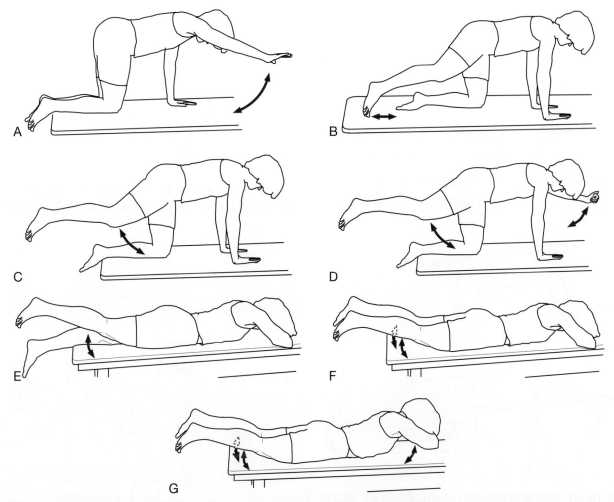

图 16.49 腰椎稳定肌群的肢体负荷进阶。开始于四点跪位，通过如下进阶提高强度。A. 从治疗床上抬起单侧上肢；B. 滑动伸直一侧下肢；C. 伸直一侧下肢并抬起；D. 抬起一侧上肢并伸直对侧下肢，交替肢体。进阶为俯卧位：E. 伸直一侧下肢并抬起；F. 伸直并抬起两侧下肢；G. 抬起双侧下肢、双侧上肢和躯干上部

点要放在提高核心肌肉静态稳定（耐力）性的能力。腰背的伸肌耐力训练和亚急性期腰痛患者的疼痛缓解及功能恢复密切相关[13]。

强调肌肉耐力　首先评估患者在保持稳定的脊柱中立位下能够完成几次重复动作的训练水平。让患者保持该水平上的重复练习以增加重复次数或持续时间。一旦患者可以持续重复 1 分钟，就可以增加负荷，减少重复次数以锻炼肌力。再进阶至下一个难度水平的训练。

使用外在道具　如前所述（专栏 16.5），在做腹肌稳定性训练时使用压力计可以帮助患者学会控制。在做四点跪位的练习时，如果患者难以稳定躯干，可以使用道具，如将长棍放于脊柱之上，指导患者尝试在做肢体运动时保持长棍的平衡稳定（图

16.50），这将给患者有效的提示。当肢体运动时还要保持重心不动是非常困难的，但成功完成的话能有效地激活躯干核心稳定肌群。

肢体负荷　专栏 16.5 和专栏 16.6 描述了仰卧位、四点跪位和俯卧位下循序渐进的肢体负荷（或有氧运动）训练。一开始让患者重复训练，然后交替肢体运动，或者同时运动四肢（图 16.51），这要求核心稳定肌群要时刻进行调整以应对肢体负荷的变化。负荷力线通常先是在矢状面上，然后在冠状面上，再到对角线模式（单侧和双侧）。因此，肢体的运动远离轴心并加入旋转力矩，将大大地提高核心稳定肌群训练的难度。

外部阻力　使用重力负荷、弹性阻力或滑轮进行力量训练，如图 16.52、图 16.53 和图 16.54 所

示。虽然在训练中肢体也有获益，但力量训练的主要目的是提高躯干核心肌群的功能，因此出现任何疲劳迹象，如无法控制脊柱稳定（骨盆或腰椎控制欠佳）时，应该立即降低训练难度甚至停止练习，让机体恢复。

姿势变换 在不同的姿势下加入肢体负荷，包括坐位（有支撑 / 无支撑）、跪位和站立位。改良的桥式和平板姿势都可以对核心肌群进行训练，这些练习将在后面的"等长和动态训练"中详细讲述。

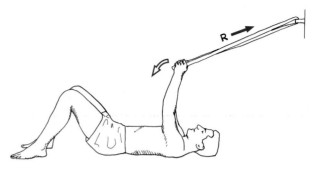

图 16.52 下拉滑轮或弹力带训练腹肌核心稳定性。这个练习也可以在坐位或站立位下做，随支撑面减小而难度加大

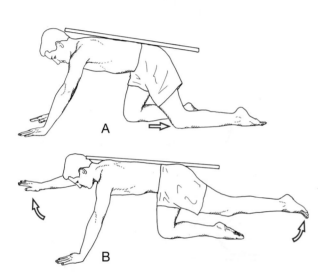

图 16.50 四点跪位下保持脊柱上的长棍的平衡，可以加强躯干稳定的能力。A. 单腿滑动。B. 同时抬起上肢和对侧下肢，双侧交替进行

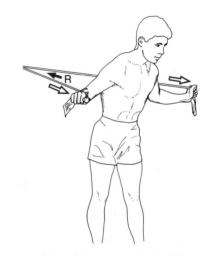

图 16.53 站立位使用弹力带训练和加强腹肌力量。用腹部内缩方法激活深层核心肌群，同时加入上肢抗阻训练

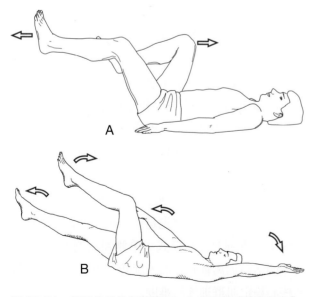

图 16.51 仰卧位肢体负荷练习。A. 仰卧位"骑自行车"，下肢交替运动。B. 四肢同时抬起并交替运动，需要腹肌更好的控制力

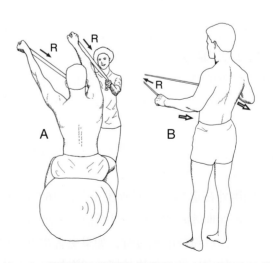

图 16.54 使用弹力带训练腰背伸肌，稳定直立姿势。A. 坐在不稳定支撑面上的对角线模式。B. 站立位

功能性活动　靠墙下蹲、半弓步、桥式运动都以身体的某一部位承重，这些运动为功能性活动做准备，也加强训练了核心肌群。这些练习将在最后一部分"功能性活动"中详细描述。

不稳定支撑面　可以使用大健身球、泡沫轴、滑板工具等训练患者的平衡能力和核心肌群。Scott 等 [73] 指出坐在大健身球上练习比坐在稳定支撑面上更能激活多裂肌。借助球可以进行多种姿势训练，包括端坐在球上两足平放于地（图 16.55）、平躺在球上两足平放于地（图 16.60B）或两足放于健身垫或滑板上。泡沫轴可在仰卧位使用（图 16.56），也可用在跪位、四点跪位（手撑一泡沫轴而膝跪另一泡沫轴上）或站立在泡沫轴上。可以再加入手握重物、弹力带、滑轮等提高难度。

腰方肌的稳定性训练

腰方肌是稳定脊柱的重要肌肉，尤其在冠状面和水平面上 [52,63]，侧卧平板支撑对该肌肉有最强的激活作用，该动作中腹外斜肌也被激活 [48,52]。

患者体位与操作： 患者侧卧位，用肘关节支撑，然后提起骨盆离开床面，位于下侧的膝关节侧面支撑。这个姿势可以用于等长收缩训练或间歇性训练（图 16.57A）。可以进阶为患者用手支撑上半身（即肘关节伸直），用位于下侧的下肢足外侧支撑下半身（图 16.57B），上侧的肢体运动可以增加难度，比如从无重物到加重物。

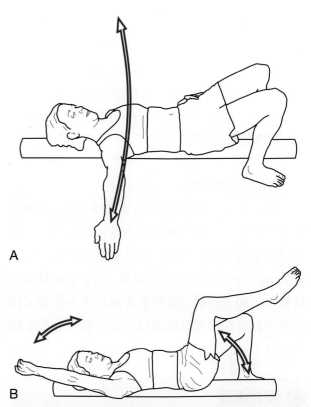

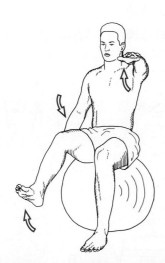

图 16.55　坐在健身球上运动四肢，训练脊柱稳定所需的力量、平衡和协调性。可以进阶为肢体负重下活动

图 16.56　仰卧于泡沫轴上维持平衡并活动四肢以激活躯干稳定肌群。A. 肩水平外展 / 内收。B. 同侧髋关节和肩关节屈伸。肢体负重物可以加大难度

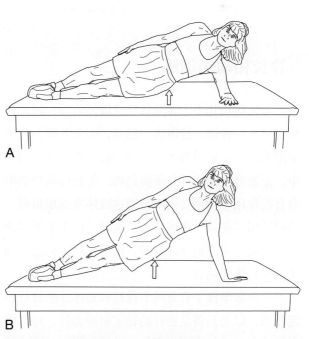

图 16.57　腰方肌稳定性训练，侧卧平板支撑。A. 肘和膝。B. 手和足

聚焦循证

Teyhen 及其同事[81]使用超声成像发现相比于其他5个躯干训练——仰卧起坐、腹部内缩、四点支撑对侧抬手抬腿、仰卧下肢蹬和仰卧起坐，侧卧平板训练可使腹横肌与腹内斜肌增厚最多，而且对脊柱的负荷最小。

进阶至动态训练

当患者在负重支撑和不负重支撑的体位下都能稳定控制姿势，耐力和肌肉力量也都提高了，就可以开始动态核心训练。先从低强度开始（见下文），重点在于控制和安全运动。当患者能够重返日常生活和工作时，指导患者在日常生活与工作中继续调动深层肌群的激活，保持躯干的核心稳定性。

聚焦循证

在一项对腰背痛反复发作的患者的10年随访研究发现，有一半受试者在日常生活中使用腹部绷紧运动，再加以肌力训练或柔韧性训练。据报道，无论哪种训练方式，他们腰背痛复发率均下降。因此，建议进行腹部绷紧练习以预防慢性腰背痛的复发[2]。

等长和动态训练

等长运动几乎不涉及脊柱节段的活动，因此可被看成是一种稳定性训练。然而，因为其阻力的施加方式，等长运动与动态运动一起被纳入这一内容中。正如脊柱稳定部分所提到的，等长运动中的阻力直接作用于中轴骨而不是通过肢体来施加负荷。何时运用本部分所描述的等长运动，取决于干预的目标。制订家庭运动计划时，可考虑将等长运动与稳定性训练相结合。

当患者掌握了有效的节段性和整体性的脊柱稳定技巧，以及具备足够好的稳定肌耐力时，可以将脊柱动态运动加入到患者的运动计划中。然而，动态运动不应该取代稳定性训练。因为动态运动中的负荷是直接施加在脊柱上的，如果在患者掌握有效的稳定和控制技巧之前就进行动态运动有可能会加重患者的症状。但在颈、胸或腰部疼痛患者的整体康复中，动态运动很重要，因为动态耐力和力量是进行许多日常活动、体力劳动和运动的必备功能。

颈部训练

注意：通过钢索或滑轮系统将外力直接作用于头部是颈部肌力训练的禁忌，因为此种外力会对脊柱产生压迫性的负荷，甚至有在运动中失去肌肉控制的潜在风险。

等长训练：自我抗阻

根据患者的症状和耐受程度，等长运动的强度可从低到高进阶。

患者体位与操作：坐位。

■ **屈曲**。让患者将双手放置在额头上，保持头部不动，然后以点头的方式将额头压向手掌（图16.58A）。

■ **侧屈**。让患者一只手抵在头部一侧以对抗试图进行侧屈的头部，就像要将耳朵贴向肩膀但头部不产生运动。

■ **后伸**。让患者双手置于头后侧，将头后侧压向双手（图16.58B），头与手对抗。

■ **旋转**。让患者将一只手抵在眼的外侧上方对抗试图转头看向同侧肩膀的动作，头部不产生运动。

等长阻力活动

患者体位与操作：患者站立位，将篮球大小的

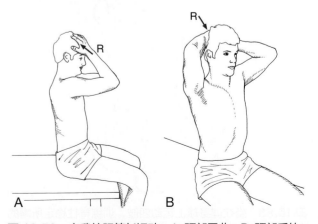

图16.58 自我抗阻等长运动。A. 颈部屈曲。B. 颈部后伸

充气球置于枕后和墙之间。让患者保持下颌后缩，头不要前伸。在患者保持此功能体位的同时，可以加入上肢运动。进阶训练：增加上肢的负重（图16.46C）。

动态颈部屈曲运动

患者体位与操作：患者仰卧位。如果患者不能后缩下颌和屈曲颈部将头部抬离床面，放一块楔形板或者大楔形垫在患者的胸背部和头部下面以减少重力的影响（图 16.59）。让患者练习后缩下颌和屈曲颈部抬头。辅助患者完成动作直至患者掌握正确动作模式。进阶训练：减少楔形板或楔形垫的角度，然后在不出现胸锁乳突肌代偿的情况下增加徒手阻力。

▶ 临床提示

长期不良的头前倾姿势会导致颈部深层屈肌过度牵拉而力量薄弱。当患者从仰卧位坐起，抬头时通常代偿性地收缩胸锁乳突肌而不是深层颈屈肌。为了纠正这种肌肉失衡，起初阶段可以先做头颈屈曲训练，如"深层稳定肌的激活与训练"所描述的那样。在进行居家运动训练和起床时，让患者要注重"屈曲"头颈部而不是直接抬头。

徒手阻力：颈部肌肉

患者体位与操作：患者仰卧位。治疗师站在治疗床的头端支撑患者头部。

- 将一只手放于患者的额部以对抗与之方向相反的运动。不要在下颌骨处用力，以免将力

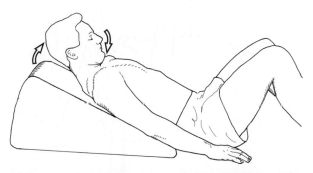

图 16.59　训练短缩的颈屈肌，同时弱化胸锁乳突肌在颈屈曲时的代偿，以恢复肌肉间力量的平衡而达到颈前部的稳定

量传到颞下颌关节。阻力是施予对抗单个的肌肉活动还是对抗整体的关节活动，取决于哪个能更好地达到肌肉平衡和恢复功能。

- 在施加阻力前，等长阻力可以施加在所需的任意头部位置。通过循序渐进地增加或减少阻力来避免出现颈椎突然猛拧的动作。治疗师告诉患者要用匹配的运动强度对抗治疗师所施加的阻力，保持头颈的中立位置，然后治疗师逐渐去除阻力并让患者放松。

中级和高级训练

随着患者在康复训练中的进展，尤其是对于那些即将回归到对颈椎结构有比较大负荷的工作、运动或娱乐活动的人群，要重点训练肌肉的稳定性和运动控制能力。

颈椎和上胸部的过渡稳定性训练

- **患者体位与操作**：站立位，将一个篮球大小的充气球放在头和墙之间。让患者边走边转身，用头带动球沿墙滚动。
- **患者体位与操作**：患者坐于一个大的健身球上。双足着地往前走，从而使球向上滚动至背部，使胸背部可以躺在球上（图 16.60A和 16.60B）。保持头颈部位于中立位，以此强化训练颈屈肌的力量。然后让患者继续往前走，使球滚动至头下，以此强化训练颈伸肌的力量（图 16.60C）。患者可以前后来回走，从而交替训练颈屈肌和颈伸肌的稳定功能。可以在此运动中加入手臂运动，甚至手臂持重，逐步进行进阶训练。

注意：此运动需要相当强的颈伸肌力量以支撑体重。因此，该运动只适用于高阶训练中已经能承受较高强度阻力的患者。

功能性运动

训练中可设计一些模拟患者特定的功能性活动的运动。先明确有哪些功能性活动会给患者的颈部施压，然后让患者在保持脊柱中立位时进行这些活动的改良式训练。这些活动应包括推、拉、够物和提重（参考后文中的"功能性活动"）。通过增加重复次数、增加负重和模拟功能性活动的运动模式以提高患者的挑战难度。

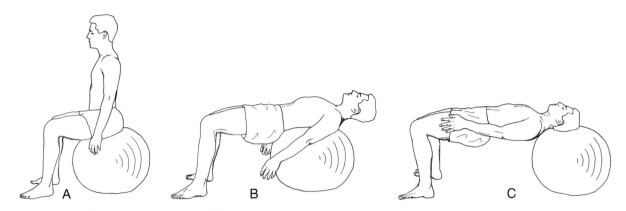

图 16.60 增强颈部和上胸部屈伸稳定肌群力量的高阶运动。A. 起始位置：坐于一个大的健身球上。B. 然后往前走，把球滚动至背部。当球位于中胸部下方时，颈屈肌必然会收缩以稳定脊柱。C. 继续往前走直到球位于头下方，此时，颈伸肌必然会收缩以稳定脊柱。在 B 和 C 两个位置上来回走，交替训练颈屈肌和颈伸肌的稳定控制能力。可加入手臂运动或手臂持重运动，逐步进行进阶训练

胸腰部训练

等长收缩和节律稳定性的交替运动

患者体位与操作：训练可以从患者仰卧于最稳定的位置上开始（图 16.61）。之后可进阶到坐位、跪位和站立位。坐位，臀部肌肉收缩；跪位，膝部肌肉收缩；而站立位则需要髋、膝、踝及脊柱肌肉的共同稳定性收缩运动。治疗师直接将阻力施加于患者的肩部或骨盆，对抗患者双手握住的小棍（图 16.61），或者对抗患者伸直的手臂。

- 让患者找到脊柱的中立位，做腹部内缩动作来激活稳定肌，然后治疗师施加阻力。治疗师在施加阻力激活肌肉等长收缩时，给予患者以下指令："对抗我的阻力。"治疗师以一定的（控制性的）速度改变施力方向，让患者学会保持稳定的姿势。
- 训练的初始阶段可以提供言语提示，例如："对抗我的阻力，但力度不要超过我。感受你腹部肌肉的收缩。现在，我要向相反方向拉了。继续用匹配的力量来对抗我的阻力，同时感受你背部肌肉的收缩。"
- 进阶运动：在没有言语提示的情况下改变阻力的方向，然后通过增加速度和阻力进一步提高难度。
- 初始训练时在矢状面上施加交替性阻力，然后进阶到在冠状面和水平面上施加阻力。在

躯干旋转方向上进行等长阻力收缩（水平面阻力）已经被证明是激活腹斜肌、腹横肌、脊柱深层伸肌的最有效的方式 [68]。

- 让患者坐于健身球上，保持身体稳定并对抗不同的阻力，以此方式增加运动的难度。
- 另一种对骨盆旋转运动施加阻力的方式是让患者采用改良版的桥式姿势，治疗师直接将阻力施加在骨盆上以促进骨盆旋转，然而让患者进行等长收缩，维持骨盆和脊柱处于一个稳定的姿势。

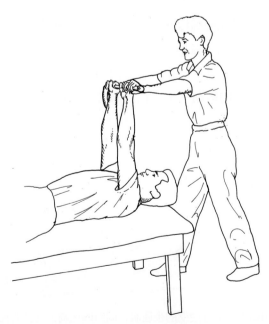

图 16.61 患者仰卧位，将等长阻力交替作用于矢状面、冠状面和水平面以激活躯干肌的稳定功能

等长收缩和动态肌力训练：腹肌

注意： 只有在康复后期和当患者已经能够在所有功能性活动中自如地通过腹部内缩的动作来稳定脊柱之后，才能开始动态的和高强度的躯干肌等长收缩运动。

🔵 聚焦循证

现在有许多肌电图研究探究了腹肌在各种腹肌运动中的收缩模式[5,20,45,48,52,83]。尽管研究结果有差异性，但根据实验设计和数据采集方式，总结可得出以下主要结论。

■各种方式的卷腹运动主要募集腹直肌，而腹内、外斜肌，腹横肌和腰肌的募集相对较少。

■（直腿或屈膝）仰卧起坐中，腹直肌、腹外斜肌和腰肌的收缩活动都强，但同时对腰椎施加的压力也大。在仰卧起坐中压住足能够增强腰肌的收缩活动。

■垂悬抬腿中，腹外斜肌的收缩活动强和对脊柱产生的压力也较大。

■仰卧单腿抬举时（对侧下肢提供稳定），整体的腹部肌肉活动少的几乎可以忽略。这些练习主要用于稳定性训练早期，作为常规练习训练深层肌群，可加入肢体负重来进阶。

■仰卧抬腿中，在髋屈曲的起始活动范围内，腹直肌、腹外斜肌和腹内斜肌呈现出增强的收缩活动，脊柱的负荷也随之增加。

■与在稳定平面上进行的卷腹运动相比，在非稳定平面上的卷腹运动中，腹直肌的肌肉收缩活动增加了 1 倍，而腹外斜肌的肌肉活动增加了 4 倍[83]。

■V 字形坐姿时，腹直肌和腹外斜肌的肌电信号活动是最强的[48]。

■俯卧桥式动作（平板支撑）[15,43]和把腿支撑在大的健身球上做平板运动时，腹直肌和腹内外斜肌的肌肉活动都很强。

腹直肌： 上部和下部腹直肌的募集并没有临床意义上的选择性差别[45]。在所有的躯干卷曲类型的运动和抬腿运动中，腹直肌上下两部分都会强烈地收缩[45,52]。V 字形坐起运动、卷腹运动和仰卧起坐时腹直肌的收缩最为强烈[48]。

腹外斜肌： 腹外斜肌在仰卧起坐、对角线仰卧起坐至对侧[50]和 V 字形坐起运动[48]中的收缩最强。

腹内斜肌： 对角线式仰卧起坐至同侧，侧卧平板支撑（图 16.57）[52]，以及腹部绷紧和腹部内缩运动[48]中腹内斜肌的收缩最强烈。

腹横肌： 在做屈膝卷腹、卷腹往后坐和侧卧平板支撑这些运动之前先做腹部内缩动作，（超声成像证明）可以增加腹横肌的肌肉厚度[81]。

躯干屈曲（腹肌）：仰卧位

患者体位与操作： 患者采取仰卧位或者屈膝仰卧位，使腰椎处于中立位。McGill[52]建议在仰卧或屈膝仰卧位时将双手放在腰背部给予支持并以此维持轻微的脊柱前凸。在运动期间，脊柱前凸的幅度不应该增加。若增加则表明腹部肌肉力量弱，患者只是利用了髋屈肌的收缩将身体抬离地面[42]。训练腹肌时，应该以一个缓慢、有控制的节奏进行卷腹运动，从而激活腹肌的稳定功能。

注意： 若患者屈曲躯干时伴随着疼痛或者神经根症状恶化，则应该停止这些运动。此种情况下，应该在保持脊柱中立位（轻微的脊柱前凸）的基础上做稳定性运动。

卷腹。 首先，治疗师指导患者做腹部内缩动作以激活腹肌的稳定性收缩[81]。然后进行卷腹，抬起肩部直至肩胛骨和胸椎刚好离开垫子，保持双臂平行于地面（图 16.62）。不必完全坐起，因为一旦胸椎离开治疗垫，剩下的运动均由髋屈肌完成。

■可以通过改变双臂姿势来提高卷腹运动的难

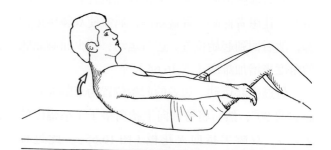

图 16.62 加强腹肌力量的卷腹运动。胸椎屈曲而非腰椎屈曲。图中手臂的位置给卷腹运动提供了最小的阻力。可以通过将双臂交叉于胸前和置于头后来增加运动难度

度。让患者将原来平行于地面的双手交叉于胸前，进阶到下一阶段时可以将双手置于头后，再进阶下一阶段可以双手持重物或者持健身球。

卷曲躺下。如果患者不能做卷腹运动，可以先做卷曲躺下运动。让患者从屈膝坐或直腿长坐姿势开始，将身体往下躺至患者依然能够维持腰背平坦的界点，然后回到坐姿。

■ 一旦患者能够做全范围的卷曲躺下运动，就可以转做卷腹运动了。

对角线卷腹运动。让患者做卷腹的同时，将一只手伸向对侧膝关节的外侧，然后交替。也可以让患者进行反向的肌肉收缩，屈膝使膝关节碰触对侧肩部。另一侧腿重复上述动作。对角线运动着重训练了腹斜肌。

在不稳定的平面上做卷腹运动。以上所描述的卷腹运动可以进阶到在一个不稳定的平面上进行，如一个大的健身球（图 16.63）、泡沫轴或踝关节生物力学平台系统（biomechanical ankle platform system，BAPS）平衡板。

🔘 聚焦循证

健康成人 [24] 和有慢性腰痛的患者都会出现平衡障碍。研究表明在一个不稳定的平面上，如健身球或平衡板上，进行卷腹运动能够增加腹内斜肌、腹外斜肌和腹直肌的收缩活动 [83]。由此推测：这些肌肉产生更强的肌肉收缩活动是为了能够在不稳定的平面上维持平衡。

双膝够胸运动。为了强化训练腹直肌下段和腹斜肌，让患者仰卧，骨盆后倾，屈髋使双膝接近胸部，然后回到起始位置。进阶运动：减少屈髋屈膝的角度来增加难度（图 16.64）。

骨盆提起运动。患者的起始位置为双腿伸直，髋屈曲 90°，然后将臀部向上抬离垫子（小幅度的运动）。双脚尖指向天花板（图 16.65）。此过程中，患者不应该用双手推垫子。

双侧直腿抬高。患者的起始位为双腿伸直，然后骨盆后倾，屈曲双髋，保持两腿伸直。若患者不

能维持骨盆和脊柱的稳定，应该让患者屈曲双膝直至能够控制骨盆和脊柱的位置。若在开始此运动前，髋关节是外展的，则此运动对腹斜肌的挑战更大。

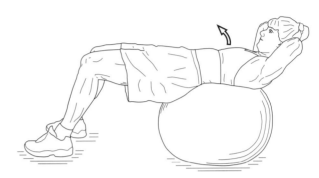

图 16.63　在一个不稳定的平面上进行卷腹运动。不稳定的平面加强了腹斜肌和腹直肌的收缩活动

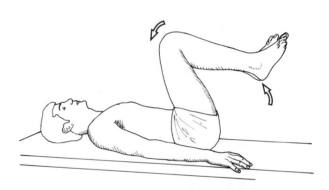

图 16.64　通过屈髋和后倾骨盆来训练腹肌的力量。图中腿的姿势给予了腹肌最小的运动阻力。进阶运动：减少屈髋屈膝的角度直至双下肢能直腿抬高，正如骨盆提起运动那样

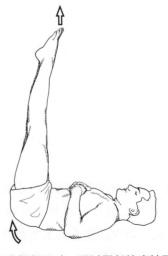

图 16.65　骨盆提起运动。通过臀部抬离地面将双脚推向天花板，着重训练腹直肌下段的力量

双侧直腿下降。如果双侧直腿抬高太难，可让患者进行双侧直腿下降运动。患者的起始位置为髋屈曲 90°，双腿伸直，接着在保持腰椎稳定（不应该增加前凸）的情况下，将下肢尽量往下降至最低的位置，然后将双腿抬高回到 90°。请阅读双侧直腿抬高运动中的注意事项。

注意：

■ 腰大肌的强拉力会在腰椎上产生剪切力。双侧直腿抬高和下降运动会导致脊柱压力负荷的增加。

■ 若患者有任何腰部疼痛或者不适，尤其还存在着脊柱活动度过大或者不稳定时，即使患者的腹肌足够维持骨盆后倾，也应该避免进行双侧直腿抬高和下降运动。

■ 运动中确保患者避免屏住呼吸（瓦尔萨尔瓦动作），因为此时的稳定性可能是由膈肌提供的。

躯干屈曲（腹肌）：坐位或者站立位

患者体位与操作：患者坐位或者站立位。将滑轮或者弹力带固定在患者的身后与肩同高。随着患者的腹肌变强，可增加阻力。

■ 让患者左右手各自抓住滑轮把手或者弹力带的末端，然后屈曲躯干，将胸廓向耻骨的方向靠近，同时后倾骨盆（图 16.66）。

■ 让患者进行对角线运动，将一侧上肢往下摆至对侧膝关节，将胸廓向对侧骨盆的方向靠近。在相反方向重复此对角线运动。

躯干屈曲（腹肌）：俯卧位

患者体位与操作：患者俯卧位，并利用健身球变换体位和运动方式。

平板支撑（俯卧桥式）。让患者用肘和膝支撑身体，将骨盆抬离地面，保持脊柱中立位（图 16.67A）。如果患者能够耐受此动作，那么就进阶到用肘和足趾、手掌和膝、手掌和足趾支撑身体。若依然能够耐受，则可让患者交替抬起左右侧下肢（图 16.67B），进一步的进阶则是抬起一侧上肢和对侧下肢。无论是用手臂还是腿支撑于一个大的健身球上进行平板运动，都需要腹肌的高强度稳定能力 [15,20]。

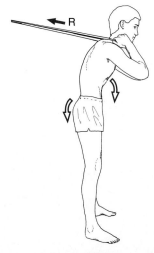

图 16.66　站立位进行躯干屈曲运动，对抗弹力带的阻力，以加强腹肌力量。患者骨盆后倾和将胸廓向耻骨的方向靠近

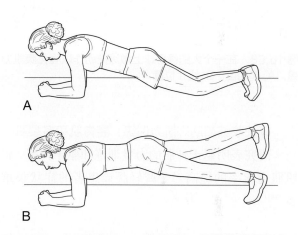

图 16.67　平板支撑。A. 膝肘支撑。B. 肘和足趾支撑。进阶训练：可在肘和足趾支撑时，下肢交替伸直抬起

滚推健身球。起始位置为患者双膝跪地，双手置于球上，然后将球向前推，远离双膝，直到前臂搭在球上，之后再回到起始的直立跪位，保持脊柱处于中立位（图 16.68）。

健身球屈体。起始位置为患者双脚支撑于健身球上，双手撑于地上，然后双脚滚动球，屈髋，同时骨盆向上提起至一个屈体的姿势。该动作需要腹肌的强力收缩，是一个有难度的动作 [20]。

高阶平板俯卧撑。高难度的多种平板运动，结合上臂俯卧撑，会极大地挑战腹肌功能。这些内容将会在本章后面的"功能性活动"（图 16.74）和第 23 章（图 23.23 和 23.24）中进行描述。

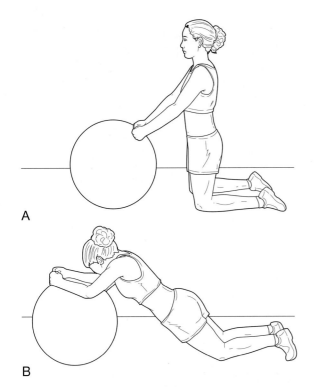

图 16.68 在一个大的健身球上做滚推动作以强化腹肌力量。A. 起始位。B. 终止位置

等长收缩和动态肌力训练：竖脊肌和多裂肌

研究表明躯干伸肌的力量训练和躯干伸肌 / 屈肌肌力比率的提高对于减轻腰痛患者的症状很重要[78]。

⊙ 聚焦循证

Lee 及其同事[44] 证明了躯干的伸肌 / 屈肌肌力的比率是预测腰痛的敏感指标。经过对 67 位起初没有症状的个体进行了 5 年的随访之后，他们发现那些躯干伸肌肌力比躯干屈肌肌力弱的人有较高的腰痛发病率。Danneels 和其同事[16] 发现密集的腰椎阻力训练（等长或动态）是发展椎旁肌肌力和体积的必要条件。以下是具体运动的研究结果的总结。

■ 俯卧位的动态伸展（俯卧弓背）运动。躯干的等长后伸和下肢的等长后伸运动中多裂肌和竖脊肌的收缩活动都较强[59]。与下肢后伸运动相比，躯干后伸运动更能激活躯干伸肌[18]。在躯干后伸运动中固定双下肢时，躯干伸肌的收缩活动更强[19]。

■ 与桥式运动（包括双脚或双肩支撑于健身球上的

桥式运动）相比，四点跪位的上下肢交替抬起运动中躯干伸肌的收缩活动更强[19]。

■ 正如稳定性训练相关内容所描述的，专注于低强度的训练才能单独训练多裂肌[65]。

俯卧位或四点跪位的后伸运动

以下俯卧位中的运动都可以通过让患者手握重物或将重物缠绕在患者的腿上来增加阻力。

注意： 俯卧位后伸运动是在脊柱后伸活动范围的末端进行的，因此此类运动可能不适合有以下症状的个体，如关节炎、腰椎滑脱、神经根受压，或在负荷条件下出现症状（如腰椎间盘病变）的患者。对于这些个体，可以对训练动作进行改良，让他们采取四点跪位的姿势，从而使脊柱处于更接近中立位的位置，并且更注重进行等长收缩的稳定性训练而不是进行躯干后伸的全范围活动（图 16.49A ~ 16.49D，图 16.50，图 16.54）。

胸廓抬高。 开始于双臂置于身体两侧，当力量有所提高时，进阶到将双手置于头后或者伸直过头。让患者内缩下颌并抬起头部和胸部。在此过程中必须固定下肢（图 16.69）。

腿抬高。 起始阶段，让患者只是抬起一侧下肢，左右交替运动，最后抬起双侧下肢并后伸脊柱（图 16.49E ~ 16.49G）。患者可以用手抓住治疗床边以稳定胸段。

其他运动方式。 患者俯卧在大健身球上，与稳定性训练相关内容所描述的运动相似（图 16.46B），患者可结合上肢或下肢的肢体阻力做脊柱后伸运动。

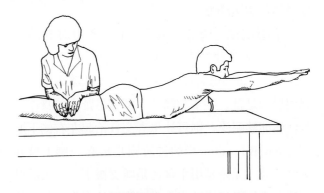

图 16.69 背伸肌力量训练，图中手臂的姿势提供了最大的阻力。可以通过双手握重物以提供额外的阻力

坐位或站立位的后伸运动

弹力带或滑轮。将滑轮或弹力带固定在患者的前面与肩同高。让患者双手握住弹力带的末端或滑轮把手，后伸脊柱（图 16.70）。

若要进行躯干旋转运动，可以将滑轮或弹力带固定于一侧脚下或一个稳固的物体上给对侧上肢提供阻力。让患者对抗阻力，后伸并旋转背部。改变对抗阻力的旋转角度，进行满足患者特定需求的功能模式训练（图 16.71）。

躯干侧屈（腹外肌、竖脊肌、腰方肌）

躯干侧屈运动一般用于强化侧屈躯干的肌肉力量。

🔘 聚焦循证

McGill[52] 发现腰方肌是最重要的脊柱稳定肌之一，并提出侧卧平板等长训练是强化这块肌肉的一种有效的运动（见稳定性训练相关内容的描述和图 16.57）。

躯干侧屈运动也可以用于脊柱侧凸的治疗，尽管没有证据表明单纯的运动治疗能够防止或者改变结构性脊柱侧凸的发展。临床上通常采用运动结合其他矫正方法的方式，如支具辅助来治疗脊柱侧凸[10,57,58]。当有侧凸时，凸侧的肌肉常常被拉长以致力量下降。下文所描述的运动可用于加强凸侧的

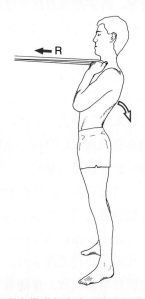

图 16.70　利用弹力带进行向心和离心的背后伸运动

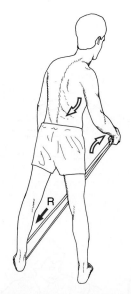

图 16.71　旋转的同时后伸可以在功能模式中加强背伸肌的力量

肌肉力量，也可用于训练两侧的肌肉力量使两侧肌力平衡且对称。正如前文所述，脊柱控制的稳定性训练，对有脊柱侧凸的患者也有帮助，可用来提高肌肉的力量和功能。

- **患者体位与操作**：患者站立位，将弹力带置于脚下或让患者将重物握于与脊柱凹侧同侧的手上，然后让患者朝对侧方向侧屈躯干。
- **患者体位与操作**：患者侧卧于脊柱侧凸的凹侧，最低点位于床或者垫子的边缘使胸部位置降低。若有条件，可用折叠桌，将桌子一端放低，让患者将脊柱凹侧的最低点置于桌子较低的那一端。让患者将下方的手臂收于胸前，上方手臂则置于体侧，侧屈躯干，对抗重力。进阶运动时让患者将双手置于头后侧（图 16.72）。运动过程中必须固定骨盆和下肢。

心肺耐力

目标：发展心肺适能，提高整体耐力和健康水平。

有氧训练为有脊柱症状的患者提供了许多益处。它不仅能够提高心肺耐力，而且能带来愉悦的感觉以及能够减轻症状。第 7 章描述了心肺运动的

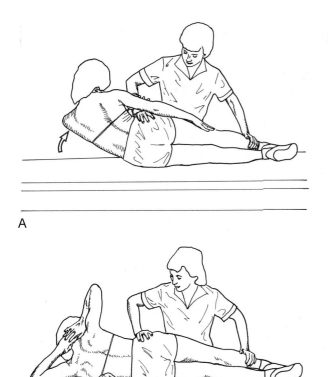

A

B

图 16.72 　侧方躯干肌的抗重力力量训练。A. 如图所示上方手臂位于身体一侧，下方手臂屈肘置于胸前，则所提供的阻力比较小。B. 将双手置于头后能够增加阻力

专栏 16.6 　有氧运动原则的总结

1. 设定靶心率和最大心率。
■ 最大心率通常等于 220 减去患者的年龄，或者是症状限制的心率（心肺症状发生时的心率）。
■ 靶心率是最大心率的 60%～80%。
2. 应进行 10～15 分钟的热身运动，包括颈部和躯干活动。
3. 制订个性化的运动方案。
■ 如有必要，选择那些使患者症状缓解的脊柱运动。
■ 不是所有人的体能水平都是一样的，所以不能让所有人都进行相同的运动。如果患者不能正确完成动作，任何一项运动都可能有害。
■ 避免肌肉骨骼系统结构的过用综合征。应该使用合适的设备，如合适的鞋，在负重运动中给予较好的生物力学的支持。
4. 加快运动的节奏以达到靶心率，并维持这样的节奏运动 20～30 分钟。
5. 进行 5～10 分钟的缓慢的、全身性的、重复性的运动和牵伸活动作为运动后的整理。
6. 有氧运动的频率应该是每周 3～5 次。
7. 运动强度应设定在个人的承受范围内。训练时间增加，强度增大而没有足够的休息（恢复）间歇时间，通常会导致过用综合征。每周运动的频率或时间的增加不要超过原有强度的 10%[47]。如果在运动时出现疼痛，应当警惕并降低运动的强度。

原则和步骤，也提出了针对不同疾病的具体预防措施和建议。对于那些从脊柱损伤、手术或姿势功能障碍中恢复的患者，一旦炎症的迹象消失了，就可以开始进行有氧运动了。训练从低到中等强度开始，治疗师和患者合作，选择不会对恢复中的脊柱结构产生额外压力的活动。如果有某一特定的脊柱活动方向能够减轻患者的症状（见第 15 章），那么就选择偏向于那一侧运动方向的有氧运动。运动原则的简要总结见专栏 16.6。

常见的有氧运动及其对脊柱的影响

有些有氧运动是在脊柱的最大活动度末端进行的，如最大屈曲或最大后伸。本部分对这些有氧运动进行了回顾，以便读者了解为什么有些活动可能不适合有某些特定情况的患者。如果可以改良运动，那么就应该考虑进行改良。

骑自行车

骑公路自行车时会导致胸腰部屈曲和上颈部过度后伸。如果患者没有上颈部症状且在腰部屈曲时症状减轻，就可以进行此项运动。运动的改良包括使用能够让身体更直立的自行车，如山地自行车或混合动力自行车。许多健身自行车也能够使人处于直立的姿势，所以不太可能导致颈椎问题。

步行和跑步

直立姿势强调的是正常的脊柱生理曲线，而在步行和跑步（终末期）中会产生腰后伸。在步行或跑步时要强调有意识地保持脊柱中立位，做腹部内缩动作激活核心肌群和稳定脊柱。因为不可能在整个运动过程中保持有意识的运动控制，所以可以指导患者要经常检查自己的姿势和肌肉控制情况，如在每次他们要穿过十字路口或穿过人群时，又或者在脊柱症状出现时。步行或跑步时，颈椎后缩（轴向伸展）和肩胛骨自然内收，伴随着节律性的手臂摆动，能够加强颈椎的稳定性。现在大众有较多的

机会利用跑步机、跑道、公路和林间小道散步或跑步。跑步是对脊柱产生较大压力的活动，患有椎间盘或退行性关节病变的个体未必能够承受跑步给脊柱带来的压力。

爬楼梯

市面上的阶梯健身设备能提供各种等级的阻力，可以用来强化肌肉力量和进行有氧训练。一般的楼梯台阶也是可以用于有氧训练的。爬楼梯是一种下肢往复运动，需要保持骨盆稳定，因为抬起一侧下肢时，脊柱的同侧屈曲，而对侧肢体和脊柱却是后伸的。运动中要指导患者用稳定肌群对抗旋转的力量以维持脊柱中立位的姿势。

越野滑雪和滑雪机

越野滑雪，不管是在户外还是在健身器械上做，都是一项高强度的有氧运动。向后蹬腿的动作强调的是脊柱后伸。指导患者保持脊柱中立位和收缩腹部稳定肌的姿势是非常重要的。

游泳

蛙泳。蛙泳中呼吸换气时会产生颈椎和腰椎后伸。指导患者不要将颈椎后伸至活动范围末端，而是要保持颈椎中立位，把头连同胸椎当成是一个"坚实的"整体从水面抬起至刚好可以用口呼吸的高度。

自由泳。自由泳可能会加重颈椎问题，因为呼吸时头部在做反复的旋转动作；自由泳中的上下踢腿动作也强调了腰椎的后伸。指导患者呼吸时使用"伸臂滚身"（"log-roll"）技巧，即在呼吸时全身向一侧翻滚，然后再翻滚回面部向下的位置进行划水。这个过程需要很好的脊柱稳定性。

仰泳。仰泳时通过下肢踢水和上肢的运动强调了脊柱的后伸。

蝶泳。蝶泳是在全关节活动范围内运动脊柱的；强调利用稳定肌群来控制活动范围。

上肢功率自行车

功率自行车能为上肢提供阻力，可以用于有氧训练。手臂向前的运动强调的是脊柱屈曲和肩带前伸，向后运动强调的是脊柱伸展和肩带后缩。治疗师指导患者保持脊柱中立位的姿势，在训练开始之前和训练过程中利用稳定肌群去增强姿势反应。如能够在站立位使用设备，则进阶至站立位训练以促进全身反应。

踏步有氧运动和有氧舞蹈

踏步运动与上下楼梯或在器械上进行上下阶梯的运动是相似的，但是在更高阶的踏步有氧运动中通常会增加跳跃和弹跳的元素。

舞蹈运动有很多种形式，并且舞蹈培训班教的舞蹈适用于各种体能水平和年龄组的个体。如果可能，治疗师要检查各种动作模式的安全性，并帮助患者认识到适合他们的脊柱活动范围和能力的安全极限。

混合健身（Cross Fit）

从本世纪初开始，这种高强度并混合各种力量训练的运动越来越流行。这种运动形式具备了有氧运动和团队训练相结合的好处。Smith 等人[74]随访参与了为期 10 周训练课程的 43 名人员。与课程前相比，课程完成后他们的最大摄氧能力和体脂率都得到了改善。为了探究参与这种运动的人群其运动损伤风险是否提高，Hak 等人[26]在混合健身的国际论坛中进行了网上问卷调查，132 人完成了问卷，其中 97 人报告了由于训练而导致受伤。在这 97 人中，9 人需要进行手术治疗。该调查显示每进行 1000 小时的混合健身运动，受伤率为 3.1。该受伤率与奥林匹克运动项目如举重和体操的受伤率相似。和所有的运动训练项目一样，指导患者了解关于运动设备的安全须知，进行与患者自身能力和局限相匹配的运动非常重要。

"最新流行时尚"

人们喜欢变化，且可能羡慕那些能够展现出"新"的运动技能或使用新的运动设备的有魅力且活力四射的人。患者可能会询问治疗师关于这些运动和技能的意见。这时就应该运用治疗师的知识和技能从生物力学的角度分析运动会给脊柱施加多大的压力，提供关于运动安全性的意见。在关节活动范围末端进行的和有高速压力的运动（如强力踢腿和弹振式运动）可能会损伤脊柱中脆弱的组织，不应该让复健中的脊柱疾患患者尝试。

功能性活动

目标：能够安全地进阶到独立生活。

备注：治疗性运动的所有目的都是为了实现患者最大程度的独立性。患者建立节段性和整体性的脊柱稳定；发展灵活性、肌肉耐力和力量；学习如何通过运动和纠正姿势来减轻对脊柱的压力；发展心肺耐力。所有这些都是为了能够让患者安全地进行日常生活活动，包括工作、娱乐和体育运动。

早期功能性训练：基本技巧

早期功能性训练包括教给患者日常生活活动所需的基本技能，如安全翻身、从卧位转移到坐位（或从坐位转移到卧位）和从坐位转移到站位（或从站位转移到坐位）。这些技巧遵循早期运动感觉训练指南，患者要学会找到他们脊柱的中立位，体会上肢和下肢的简单运动对脊柱的影响，同时患者也要在早期的肌肉功能训练中学会如何激活核心肌群以达到节段性稳定。如果在评估时发现患者在基本的日常活动中出现问题，则早期的训练项目应包括以下内容。

翻转。脊柱在中立位姿势进行翻转。患者首先要能够找到并保持脊柱中立位的姿势，进行腹部内缩运动，再将身体作为一个整体进行翻转。

- 提示患者"想象一根结实的长棍把自己的肩膀和骨盆连接了起来以防止身体扭转"或者提示患者"像圆木一样翻滚"这可能会帮助患者做到正确的翻转。
- 鼓励患者用手臂和上方的腿去协助身体翻转。

卧位到坐位、坐位到卧位的转移。让患者利用圆木翻滚技术（如上所述）从仰卧翻转至侧卧位，同时屈髋屈膝，并用双臂撑床将身体向上推。

- 用一些提示来帮助患者专注于稳定其躯干，如"将身体推起来，就好像身体是一块板一样，不要让它扭转或弯曲"。
- 相反的，练习从坐位转移到卧位时，指导患者把身体当成一个整体先降低到肘部，再降低到肩部至侧卧位。一旦躺下，患者就可以利用圆木翻滚技术翻转至仰卧位或俯卧位了。

坐位到站立位、站立位到坐位的转移。患者的功能水平决定了需要多大程度的上肢协助以完成"坐位到站立位的转移"或者"站立位到坐位的转移"。如果髋膝伸肌较弱以致不能站立起来，那么患者需要坐在有扶手的椅子上，这样他们能够通过扶手支撑站起来。或者建议患者坐在硬座或高椅上。

- 使用稳定脊柱的技术。治疗师指导患者通过前倾和后倾骨盆以找到脊柱的中立位，腹部内缩激活核心肌群，然后在髋关节上前屈躯体，同时保持脊柱处于中立位。
- 帮助患者关注于髋部运动，同时保持脊柱"坚实得像块板一样"。相反的，从站立位到坐位的转移也需要练习。

上或下车。上或下车会诱发患者的腰痛或骶髂关节疼痛。一旦患者可以安全地完成从坐位到站立位的转移，就可以让患者练习以下项目了。

- 靠近已打开的车门，调整坐位使患者背对座椅；做腹部内缩动作将脊柱稳定于中立位；然后屈髋，坐下。
- 一旦患者坐下后，屈髋屈膝，把身体作为一个整体旋转，保持脊柱的稳定。
- 当患者要下车时，保持双膝并拢，并将双腿和躯干作为一个整体向外旋转。等双脚踩在地上之后，屈曲髋关节，使躯干作为一个整体站立起来。

步行。对于某些患者，步行也可能诱发症状。

- 提醒患者步行时保持脊柱的中立位和腹部内缩以稳定脊柱。
- 谁都不可能做到长时间有意识地保持运动控

制，所以要提醒患者每当症状出现时，都要去检查一下自身脊柱的姿势和继续腹部内缩重新激活核心肌群。

为功能性活动做准备：基本的运动技巧

一旦患者炎症消失及已经学会了如何管理自己的症状后，就可以开始进行一些训练使下肢和躯体为参与功能性活动做好准备，如安全地搬运物品、扛东西、推、拉和朝各个方向伸手够物。在康复的亚急性期或者康复的运动控制阶段，训练的重点是在功能模式下训练下肢肌力，同时保持稳定的脊柱姿势。在这一阶段，患者应该能够进行工具性的日常生活活动和限制性的工作活动。评估患者的能力，并改良他们现在所进行的活动，让其能够在安全的脊柱姿势和正确的稳定性肌肉收缩的情况下进行活动。教导患者练习本章所描述的活动，提高患者的功能或为进行下一阶段的活动做好准备。

在下肢相关内容中所描述的许多力量训练都适用于为功能性训练做准备。患者因为有姿势问题或处于背部或颈部损伤的复健中，所以在全身运动之前和期间，都要强调保持脊柱中立位（功能性）姿势的重要性。本章前文所述的许多稳定性训练和运动模式是通过增加强度、频率、速度和协调性来加大难度的，从而为重返功能性活动做好准备。

负重运动

改良版的桥式运动

改良版的桥式运动能训练躯干屈肌和伸肌，提高臀大肌和股四头肌的肌力，为搬运物品等功能性活动做准备。此运动中，腹肌与臀大肌一起发挥作用，臀大肌控制骨盆的倾斜；腰背伸肌则稳定脊柱以对抗臀大肌的拉力。

患者体位与操作：患者的起始位置为屈膝仰卧位。让患者集中注意力保持脊柱中立位，抬起和放下骨盆（屈曲和伸直双髋）（图 20.28）。维持桥式姿势进行等长收缩控制。

■ 上肢交替运动；通过手持重物来进阶。

■ 两侧脚交替抬起原地踏步（图 16.73A）；训练进阶：每次抬脚时将膝关节伸直进行直腿抬高。当患者能够承受更大的阻力时，在踝上加沙袋并进行手臂协调运动（图 16.73B）。

■ 保持骨盆不下降进行大腿的外展和内收。继续进阶：将双脚放在凳子、椅子或者大健身球上进行桥式运动，或者将大健身球放在颈肩部、脚踩地进行桥式运动。

保持躯干稳定的俯卧撑

俯卧撑是利用自身体重来进行肱三头肌和肩袖肌群的力量训练，为那些有"推"这一动作成分的活动做准备。当身体被推起和放下时，躯干肌必须要进行稳定性收缩以对抗肩袖肌群的拉力，并且保持脊柱处于中立位。

患者体位与操作：患者起始位置为面向墙站立，双手置于肩膀前方放于墙上或者俯卧位双手放于地上。治疗师提醒患者在进行此运动时找到并维持脊柱中立位。

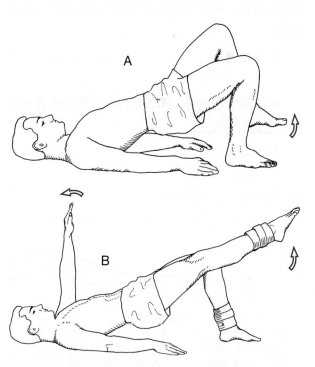

图 16.73　维持改良版的桥式姿势以训练躯干的控制能力和加强臀大肌的力量，伸展上肢或者增加肢体的负重需要更强的力量和控制。A. 通过原地踏步进行进阶训练。B. 通过伸直下肢进行进阶训练

- 如果患者不够强壮，还不能做地面俯卧撑，那么就先进行扶墙俯卧撑。

- 在地上进行俯卧撑，患者可以以膝关节为支撑点进行跪式俯卧撑或者以脚为支撑点进行全身俯卧撑。

- 在一个不稳定的平面上进行训练。患者俯卧于一个大的健身球上，用手支撑在地上往前爬行，直到大腿刚好被球支撑，保持脊柱中立位，进行俯卧撑。进阶运动是手在地面上继续往前爬行直到双脚刚好被球支撑（图16.74）。第 23 章描述了更加高阶的俯卧撑运动（图 23.21 ~ 图 23.24）。

滑墙运动

滑墙运动能够训练髋伸肌和膝伸肌的力量，为下蹲活动做准备，以及进行身体力学的安全训练。

患者体位与操作： 患者背对墙站立，脊柱保持中立位。放一条毛巾在背后，让患者更容易沿着墙滑动。如果放一个大的健身球在背部和墙之间，此运动则更具挑战性（图16.75）。让患者背部沿墙下滑至半蹲位，维持此姿势。进行髋伸肌和膝伸肌的等长收缩；或者上下滑动身体以进行向心、离心收缩。

- 叠加上肢运动，比如交替或者同时做双肩的屈曲、伸展。

- 进阶力量训练，加入单脚交替踏步或者双膝交替伸直。

- 通过手持重物增加阻力以进行上下肢的力量训练。

弓步蹲、半蹲和踏步

第 20 章和第 21 章描述了弓步蹲和半蹲。它们

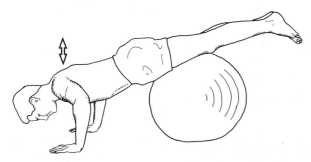

图 16.74　下肢支撑于健身球上的俯卧撑，训练手臂力量和躯干的控制

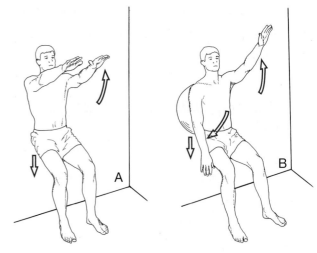

图 16.75　滑墙半蹲来训练下肢肌力和协调躯干稳定性，为掌握身体力学做准备。A. 背部沿墙下滑，伴随着双臂的相向运动以增加阻力。B. 沿墙向下滚动健身球，伴随着双臂的相反运动以发展协调能力

对于全身力量训练有帮助，从而为更好的身体力学做准备。如有必要，可以在开始训练时，让患者抓住治疗床的边缘或者其他稳固的物体以保持平衡，然后进阶到用手杖保持平衡（图 20.32）。一旦患者能够进行多次重复的不用借助外物来保持平衡，可以加入上肢负重以增大阻力。

- 加入与下肢运动同步的上肢运动，比如向前和向后够物以训练协调性和控制。

- 进阶到在一个不稳定的平面上做弓步蹲，并回到直立位置。

- 加入踏上、踏下的活动，先从较低的阶梯开始，然后增加阶梯高度进行进阶训练。

抗阻步行

用腰带将负重滑轮或者弹性阻力带固定在患者的骨盆位置，或者患者手持阻力带两端。让患者对抗阻力往前、往后或者往对角线方向走。训练的重点是增强对脊柱的控制（图 23.34）。

进阶： 让患者推和拉重物，如一个小推车或者桌上的一个箱子。训练的重点是在肢体负重的时候依然能保持稳定的脊柱姿势（图 17.58、图 18.21A、图 23.18 和图 23.36）。

过渡性稳定练习

那些使脊柱先前屈再后伸（反之亦然）的运动

增加了患者保持脊柱中立位的难度。患者要学会稳定脊柱以对抗躯干和肢体的交替性运动。

四点支撑向前、后转移

患者体位与操作：患者四点跪位。移动背部向后将臀部坐于足跟；然后身体向前移至双手处于俯卧撑的位置。患者集中注意力把骨盆控制在中立位，而不是在向后转移至足跟时出现全活动范围的脊柱屈曲，或者在向前转移至俯卧撑位置时出现全活动范围的脊柱伸展运动。

下蹲和够物

患者体位与操作：患者以站立位开始，半蹲时伸手往下够。下蹲时会出现脊柱屈曲的趋势，所以要让患者集中注意力收缩脊柱伸肌，保持脊柱中立位。然后患者站起来，手伸过头。这个动作会导致脊柱伸直，所以此时要让患者集中收缩躯干屈肌以将脊柱稳定在中立位上。进阶：将脊柱控制于中立位的同时，伸手够物并提重物。

重心转移和转身

让患者在保持脊柱中立位的同时，练习向前、向后和向一侧转移重心，靠髋和膝关节的肌肉完成。练习转身时采用小步转体和髋旋转而不是腰背旋转。指导患者想象着有两根坚固的长棍连接着每侧的肩和髋部，不允许出现脊柱的扭转。即使脊柱出现运动，这些运动也用于帮助患者专注于保持脊柱的稳定性而不是在全活动范围内旋转躯干。通过负重来进阶：让患者提重物，转身，并将重物搬移至新的位置。

人体力学与环境改造

人体力学原则：指导与训练

在指导患者遵循安全的人体力学原则时，建议不要给患者太多的信息以致患者觉得难以消化。大部分人都"知道"搬运物品的时候他们要借力于腿部的力量而不是腰部的力量，但他们依然会运用不良的技巧进行搬运。在训练的起始阶段，建议患者找到脊柱中立位，进行腹部内缩动作，然后搬起物品。观察他们运用的技巧，必要情况下给出建议改

良动作。下蹲搬抬物品方法常常作为首选方法，但是并不是所有患者都能够蹲下，尤其是当患者有膝关节疼痛或者力量不足时。在某些情况下，运用箭步蹲而不是下蹲技巧来搬抬物品时，患者的身体可能更稳。

腰椎姿势

腰椎的姿势，无论是屈曲、伸展还是中立位，都会带来问题。搬抬物品时保持脊柱的中立位姿势能够给脊柱提供更好的稳定性[27]，这种姿势利用了韧带和肌肉系统来提供稳定和控制[77]。背部受伤之后，可能需要根据受伤的类型及受压时的组织反应来调整搬抬物品的姿势[77]。

脊柱屈曲。 当弯腰（骨盆后倾）搬抬物品时，脊柱的支持主要来自静力性结构（韧带、腰背筋膜、后环状纤维和关节突关节）；肌肉的活动较少。

- 屈曲发生于弯腰够向地板的时候。有些人认为这可能是背部肌肉损伤的患者的首选姿势，因为在脊柱前屈时，由于是韧带提供支持，肌肉可以保持"静息"[77]。
- 弯腰搬抬物品可能会导致一些问题。当弯腰缓慢抬起物品时，韧带一直承受着负荷，就会发生静力性结构组织的蠕变；如果此时这些组织已经很弱了，就会增加受伤的风险。此外，由于肌肉是拉长和放松的，肌肉就可能处于不良的长度 – 拉力关系，以致于不能以适当的力量快速反应对抗突如其来的负荷变化。当一个人弯腰搬抬重物时，更可能会拉伤韧带[77]。

脊柱后伸。 通过后伸脊柱（增加脊柱前凸）来搬抬物品时，支持脊柱的肌肉比在弯腰的时候更多地被激活了，这也增加了椎间盘的压力。此外，关节突关节之间靠近了（闭锁位）。这个姿势减小了韧带的压力，但是对于一个背部肌肉力量差和较容易疲劳的个体来说，反复搬抬物品时，这个姿势会损伤脊柱，因为此时韧带并没有提供支持作用[77]。

负荷姿势

需要跟患者强调的一点：搬运和携带的物品要尽可能地靠近身体重心。

- 让患者练习携带物品时保持物品靠近身体重

心，体会平衡感和控制感，以及对比当物品远离重心时的压力，并体会此时颈部和背部相对较轻的压力。给患者指出，在搬运物品时，物品越靠近重心，支持脊柱的结构所受的压力就越小。

- 让患者练习把重物从身体一侧转移到另一侧和转身的动作。让患者练习用髋旋转和最小幅度的躯干旋转进行转身动作。该动作应该由下肢主导完成，并保持脊柱稳定。
- 模拟患者在工作环境中的姿势，练习以安全的姿势进行工作。
- 教导患者"捡高尔夫球"式的技能来捡拾轻物体，如钥匙、铅笔和小玩具。其方法是：躯干在一侧腿上（髋关节）前屈而另一侧腿抬起后伸。这样可以让患者保持脊柱中立位并让下肢承担大部分的负荷。

环境改造

为了纠正姿势，减少脊柱负荷和预防症状的复发，有必要对家居和工作环境进行人体工程学的评估和改造。

家居、工作和开车环境的考量
- 椅子和车座应该给予腰部支持以维持轻微的脊柱前凸。如有必要，将一个毛巾卷或者枕头置于腰和座椅之间。
- 椅子的高度应该调整至膝屈曲而腘绳肌放松的位置，支撑大腿，并能让脚舒服地放在地上休息。
- 如果需要久坐，应使用扶手去除肩部和颈椎的压力。
- 将桌子调整到合适的高度，保持身体直立而不是趴着工作。
- 工作和开车时应该养成经常变换姿势的习惯。即使患者通常需要久坐，也应每小时站起来走动走动。

睡眠环境
- 床垫软硬合适，能够给予身体足够的支撑以防止任何过度的压力。如果床垫太软，身体会下陷从而给韧带施加压力；如果床垫太硬，会使有些患者不能放松。
- 枕头应该具有舒适的高度和密度以促进放松，不应该将关节置于极端的位置。泡沫橡胶枕头往往会增加肌肉紧张，给肌肉提供持续的阻力。
- 采取俯卧、侧卧还是仰卧睡姿因人而异。理想情况下，舒适的姿势就是身体的各部分都处于中立位，不会给任何支持结构施加压力。早晨醒来时的疼痛往往与睡姿有关。如果有这种情况，治疗师应当聆听患者对睡姿的描述来判断是否与疼痛有关。然后相应地改变睡姿。提醒患者可能需要花几周的时间才能改变他的睡眠习惯。

功能性训练的中级到高级运动技巧

当患者掌握了运动中正确控制脊柱的技能时，可增加运动的频率以发展肌肉耐力，也可增加阻力以发展力量。如果患者在工作生活中需要运用协调、敏捷和平衡能力，那么就着重训练这些能力。到了这一阶段，患者已经知道了基本的脊柱稳定技术，能习惯性地采取中立位的脊柱姿势并主动内缩腹部激活核心肌群。这一点在做下文所提到的运动时需要继续强化。患者应该能够在更大活动范围内控制脊柱的运动而不诱发症状。改良这些运动以模拟重返工作或体育相关的活动。以下是一些例子。

重复搬运物品

许多工作都需要个体在一整天的工作中重复地搬运物品，这可能会导致症状的复发。为了做好重返工作岗位的准备，循序渐进地增加训练以提高肌肉耐力，直至患者可以应对在工作中必须要进行的搬运次数。Marras 和 Granata[49] 证明了进行不断反复的物品搬运训练后（超过 5 小时），受试者搬运物品和肌肉募集的模式发生了显著的变化，导致脊柱的稳定性下降（压迫减少）和腰椎的前/后剪切力增加。为了降低腰背部疾病复发的风险，患者需要学习监控这些变化并有意识地纠正错误的模式。先开始训练基本的技能，模拟患者在家或者工作上将要做的搬运类型，帮助患者改良并适应稳定的脊柱姿势。让患者进行多种多样的搬运练习，为应对突发情况做准备。

重复伸手够物

重复伸手够物需要患者学习合适的跨步，然后练习将身体重心向前和向后转移至下肢，而不是前屈或后伸脊柱。准备运动应该包括向前、向后和侧向的弓步蹲。在练习期间，让患者使用类似于现实生活中所需的重量进行训练，并重复这些训练，专注于对脊柱的控制，只有在无法控制的时候才能休息。

重复推和拉

重复推拉需要强壮的上肢和稳定的脊柱。模拟工作环境，将弹性阻力带或滑轮阻力装置设置成相似高度，让患者练习推和拉，为以后参与日常生活活动做准备。进阶运动是推拉载重的推车或箱子横跨整个桌子。强调激活脊柱稳定肌的重要性。

旋转或转身

携带重物转身是大多数工作活动的组成部分。一个人为了将重物放到旁边或后面，往往会旋转脊柱。旋转动作可能会造成不稳定的情况或者可能对脊柱结构造成损害。因此，在转身的过程中避免躯干的旋转至关重要。让患者练习"稳定脊柱的转身"，这需要髋关节的运动和控制或迈步至要转身的方向，而不是扭转背部。

过渡性运动

大多数功能性活动都需要过渡性的动作，比如向下伸手去拾起东西（脊柱屈曲），然后伸手过头，将物品放置于高架上（脊柱后伸）。在体育活动中，需要迅速地从躯干前屈的体位过渡到躯干后伸，伸手过头的体位（如篮球运球，然后投篮）。模拟所需的速度和运动方式，制订相应的训练方案，并让患者在执行这些训练方案的同时控制脊柱的功能体位和活动范围。

技能转化训练

理想情况下，每个患者在通过康复治疗后都应该能够将所学的技能转化到密切相关但却是新的场景中。提供可变的从简单到复杂的学习机会，然后帮助患者分析如何成功地改良姿势以适应新的场景。（参见图 1.8 和第 1 章内容）。

预防疾患的患者教育

患者教育要持续进行。康复疗程结束前，治疗师请和患者回顾以下关于姿势和疼痛的关系。

- 当出现疼痛或症状复发时，检查姿势。避免长时间维持任何一种姿势。在疼痛或不适出现之前改变姿势。
- 如果需要长时间维持一个姿势，要经常暂停休息，并且至少每半小时进行一次适当的关节活动。采取平衡的姿势完成所有的运动。
- 避免长时间过度地后伸颈部、前伸头部或者腰前屈。努力改良所做的任务活动，使任务能够在眼睛同高的位置或者在有适当的腰部支撑的姿势下完成。
- 如果处于紧张状态，要进行有意识的放松练习。
- 运用常识并遵循良好的安全习惯。
- 回顾家庭训练计划并解释如何安全地进行进阶训练和改变训练形式以保持兴趣。
  - 教授适合患者并能让患者维持关节活动度、肌肉耐力和力量的灵活性训练、肌肉耐力和力量训练。
  - 解除患者对训练和脊柱管理可能存在的任何误解。
  - 教导患者安全地进行有氧运动。再次强调维持心肺耐力的重要性及其对症状管理的作用。

自学活动

批判性思考与讨论

1. 观察家庭主妇或职场工作人员从事推、拉、伸手够物、搬运或其他重复性的活动。分析哪些运动元素参与并成为了整体模式的一部分，并决定力量、活动范围、耐力、平衡或协调（或组合的）在上肢、下肢和躯干中是必要的。确定在进行此项活动时，保证脊柱安全的必要条件是什么，并设计包含这些所有元素的运动方案。

2. 去健身俱乐部或运动课堂观察每个人是如何进行运动的。注意那些会对脊柱或骨盆造成压力的活动。你会如何改良每个活动？要考虑如何安全地使用设备，运用安全的生物力学原理，并为学员提供适当的指导。你能说出每项运动的目的吗（力量、牵伸、耐力、平衡）？这些运动是否恰当地考虑到了参与者的水平？

3. 你所在的地方关于物理治疗师进行手法治疗和 HVT 的法律规范是什么？什么情况下你会用手法治疗而不是 HVT 技术？有什么情况你会用 HVT 技术而不是手法治疗？

实践练习

1. 与一位同伴一起练习运动感觉训练技术，以及颈椎和腰椎的深层节段肌群的激活技术，直到你能熟练地演示这些训练和判断其他人是否正确地使用了这些技术。然后练习教会一个家庭成员或朋友进行这些活动，看看他们能否很好地明白要做什么。

2. 练习在肌肉性能内容中所描述的脊柱稳定运动的进阶训练。从最简单的等级开始并进阶到加入上肢和下肢的动作，直到你觉得你为你的稳定性训练提供了最大阻力。休息后，自己计时 1 分钟，从最难的运动等级开始。运动目的是在整个 1 分钟内都保持脊柱的稳定。如果你开始觉得你渐渐要失去控制时，减少肢体给予的阻力（如从交替地运动双下肢的模式，到一侧腿保持站在地面，只移动另一侧腿）。这一动作可以保持 3 分钟。你是否能够迎接挑战并保持脊柱稳定？你觉得你的稳定肌正在"工作"吗？

3. 在保持脊柱稳定的情况下，练习滑墙运动、部分深蹲和部分弓箭步的训练。当你可以舒适地保持稳定的脊柱姿势并蹲下时，练习从地板上搬起一个盒子到桌子的高度，然后练习从地板搬起到肩膀的高度，并把它放在与桌子或与肩同高的架子上。体会此时脊柱发生的变化。然后继续在保持脊柱稳定的情况下重复刚才的操作，并看看你是否能够通过腹部内缩动作控制脊柱的位置。当你可以舒适地做弓箭步这一动作时，练习在保持稳定的脊柱姿势的情况下从地板上拾起小物体。最后，练习从地板上搬起物体并转身（用双腿和双髋而不是脊柱旋转去改变躯干的方向），将物体放置在桌子或架子上。感受此时脊柱正在发生的变化并以稳定的脊柱姿势重复此活动。

4. 回顾脊柱手法治疗的适应证和禁忌证。和你的同事在仰卧位和俯卧位下练习颈椎的手法治疗。你在哪个位置会有更好的控制（患者仰卧位或俯卧位）？

5. 本章集中讨论了 HVT 技术。脊柱的 HVT 技术有哪些禁忌证？练习可以改善胸椎屈曲活动度的 3 种 HVT 技术。若你的治疗目标是改善胸椎左旋的活动度，你会用什么技术替换？

案例研究

回顾第 14 和第 15 章所描述的案例，并根据第 16 章所提供的信息调整你的答案。

（李超　谭芳　谢燕菲　译，
高强　朱玉连　审）

参考文献

1. Abdulwahab, SS: Treatment based on H-reflexes testing improves disability status in patients with cervical radiculopathy. *Int J Rehabil Res* 22(3): 207–214, 1999.

2. Aleksiev, AR: Ten-year follow-up of strengthening versus flexibility exercises with or without abdominal bracing in recurrent low back pain. *Spine* 39(13), 997–1003, 2014.

3. Alexander, KM, and LaPier, TL: Differences in static balance and weight distribution between normal subjects and subjects with chronic unilateral low back pain. *J Orthop Sports Phys Ther* 28(6):378–383, 1998.

4. American Physical Therapy Association: Position on thrust joint manipulation provided by physical therapists: White paper-manipulation. Available at http://www.apta.org/uploadedFiles/APTAorg/ Advocacy/ State/Issues/Manipulation/WhitePaperManipulation. pdf#search=%22http%2f%2fwww.apta.org%2fAM%2fTemplate. cfm%3fSection%ef%80%bdHome%22. Accessed September 30, 2015.

5. Andersson, EA, et al: Abdominal and hip flexor muscle activation during various training exercises. *Eur J App Physiol* 75:115–123, 1997.

6. Arokoski, JP, et al: Back and abdominal muscle function during stabilization exercises. *Arch Phys Med Rehabil* 82(8):1089–1098, 2001.

7. Bondi, BA, and Drinkwater-Kolk, M: Functional stabilization training. Workshop notes, Northeast Seminars, October 1992.

8. Bronfort, G, et al: Efficacy of spinal manipulation and mobilization for low back pain and neck pain: a systemic review and best evidence synthesis. *Spine J* 4:335–356, 2004.

9. Byström, MG, Rasmussen-Barr, E, and Grooten, WJ: Motor control exercises reduces pain and disability in chronic and recurrent low back pain: a meta-analysis. *Spine* 38(6):E350–358, 2013.

10. Cassella, MC, and Hall, JE: Current treatment approaches in the nonoperative and operative management of adolescent idiopathic scoliosis. *Phys Ther* 71:897–909, 1991.

11. Childs, JD, et al: A clinical prediction rule to identify patients with low back pain most likely to benefit from spinal manipulation: a validation study. *Ann Intern Med* 141(12):920–928, 2004.

12. Childs, JD, et al: Neck pain: clinical practice guidelines linked to the international classification of functioning, disability, and health from the Orthopaedic Section of the American Physical Therapy Association. *J Orthop Sports Phys Ther* 38(9):A1–A34, 2008

13. Chok, B, et al: Endurance training of the trunk extensor muscles in people with subacute low back pain. *Phys Ther* 79(11):1032–1042, 1999.

14. Cleland, JA, et al: The use of lumbar spine manipulation technique by physical therapists in patients who satisfy a clinical prediction rule: a case series. *J Orthop Sports Phys Ther* 36:209–214, 2006.

15. Czaprowski, D, et al: Abdominal muscle EMG-activity during bridge exercises on stable and unstable surfaces. *Phys Ther Sport* 15(3):162–168, 2014.

16. Danneels, LA, et al: The effects of three different training modalities on the cross-sectional area of the paravertebral muscles. *Scand J Med Sci Sports* 11:335–341, 2001.

17. Delitto, A, et al: Low back pain: clinical practice guidelines linked to the International Classification of Functioning, Disability, and Health from the orthopaedic section of the American Physical Therapy Association. *J Orthop Sports Phys Ther* 42(4):A1–A52, 2012.

18. De Ridder, E, et al: Posterior muscle chain activity during various extension exercises: an observational study. *BMC Musculoskelet Disord* 14:204, 2013.

19. Ekstrom, RA, Osborn, RW, and Haver, PL: Surface electromyographic analysis of the low back muscles during rehabilitation exercises. *J Orthop Sports Phys Ther* 38(12): 736–745, 2008.

20. Escamilla, RF, et al: Core muscle activation during Swiss ball and traditional abdominal exercises. *J Ortho Sports Phys Ther* 40(5): 265–276, 2010.

21. Flynn, TM, Fritz, JM, and Wainner, RS: Spinal manipulation in physical therapist professional degree education: a model for teaching and integration into clinical practice. *J Orthop Sports Phys Ther* 36(8):577–587, 2006.

22. Fortin, M, and Macedo, LG: Multifidus and paraspinal muscle group cross-sectional areas of patients with low back pain and control patients: a systematic review with a focus on blinding. *Phys Ther* 93(7):873–888, 2013.

23. Gilleard, WL, and Brown, JM: An electromyographic validation of an abdominal muscle test. *Arch Phys Med Rehabil* 75:1002–1007, 1994.

24. Granacher, U, et al: The importance of trunk muscle strength for balance, functional performance, and fall prevention in seniors: a systematic review. *Sports Med* 43:627–641, 2013.

25. Hagins, M, et al: Effects of practice on the ability to perform lumbar stabilization exercises. *J Orthop Sports Phys Ther* 29(9):546–555, 1999.

26. Hak, PT, Hodzovic, E, and Hickey, B: The nature and prevalence of injury during CrossFit training. *J Strength Cond Res* Nov 22, 2013.

27. Hart, DL, Stobbe, TJ, and Jaraiedi, M: Effect of lumbar posture on lifting. *Spine* 12(2):138–145, 1987.

28. Henry, SM, and Westervelt, KC: The use of real-time ultrasound feedback in teaching abdominal hollowing exercises to healthy subjects. *J Orthop Sports Phys Ther* 35(6):338–345, 2005.

29. Hicks, GE, et al: Trunk muscle composition as a predictor of reduced functional capacity in the health, aging and body composition: the moderating role of back pain. *J Gerontol* 60A(11):1420–1424, 2005.

30. Hides, JA, Jull, GA, and Richardson, CA: Long-term effects of specific stabilizing exercises for first-episode low back pain. *Spine* 26(11): E243–E248, 2001.

31. Hides, JA, Richardson, CA, and Gwendolen, AJ: Multifidus muscle recovery is not automatic after resolution of acute, first-episode low back pain. *Spine* 21(23):2763–2769, 1996.

32. Hides, JA, et al: Ultrasound imaging in rehabilitation. *Aust J Physiother* 41:187–193, 1995.

33. Hides, JA, Richardson, CA, and Jull, GA: Use of real-time ultrasound imaging for feedback in rehabilitation. *Manual Ther* 3:125–131, 1993.

34. Hodges, PW, and Richardson, CA: Transversus abdominis and the superficial abdominal muscles are controlled independently in a postural task. *Neurosci Lett* 265:91–94, 1999.

35. Hodges, PW, and Richardson, CA: Delayed postural contraction of transversus abdominis in low back pain associated with movement of the lower limb. *J Spinal Disord* 11(1):46–56, 1998.

36. Hodges, PW, and Richardson, CA: Contraction of the abdominal muscles associated with movement of the lower limb. *Phys Ther* 77(2):132–142, 1997.

37. Hodges, PW, and Richardson, CA: Feedforward contraction of transversus abdominis is not influenced by the direction of arm movement. *Exp Brain Res* 114:362–370, 1997.

38. Hodges, PW, Richardson, CA, and Jull, G: Evaluation of the relationship between laboratory and clinical tests of transversus abdominis function. *Physiother Res Int* 1(1):30–40, 1996.

39. Hubley-Kozey, CL, and Vezina, MJ: Muscle activation during exercises to improve trunk stability in men with low back pain. *Arch Phys Med Rehabil* 83:1100–1108, 2002.

40. Jull, G, et al: A randomized controlled trial of exercise and manipulative therapy for cervicogenic headache. *Spine* 27(17):1835–1843, 2002.

41. Jull, G, et al: Further clinical clarification of the muscle dysfunction in cervical headache. *Cephalalgia* 19:179–185, 1999.

42. Kendall, FP, et al: *Muscles: Testing and Function, With Posture and Pain*, ed. 5. Baltimore, MD: Lippincott Williams & Wilkins, 2005.

43. Kong, YS, Cho, YH, Park, and JW: Changes in the activities of the trunk muscles in different kinds of bridging exercises. *Phys Ther Sci* 25(12): 1609–1612, 2013.

44. Lee, FH, et al: Trunk muscle weakness as a risk factor for low back pain. *Spine* 24(1):54–57, 1999.

45. Lehman, GJ, and McGill, SM: Quantification of the differences in electromyographic activity magnitude between the upper and lower portions of the rectus abdominis muscle during selected trunk exercises. *Phys Ther* 81(5):1096–1101, 2001.

46. Lluch, E, et al: Effects of deep cervical flexor training on pressure pain thresholds over myofascial trigger points in patients with chronic neck pain. *J Manip Phys Ther* 36(9):604–611, 2013.

47. Lubell, A: Potentially dangerous exercises: are they harmful to all? *Phys Sports Med* 17:187–192, 1989.

48. Maeo, S, et al: Trunk muscle activities during abdominal bracing: comparison among muscles and exercises. *J Sports Sci Med* 12(3):467–474, 2013.

49. Marras, WS, and Granata, KP: Changes in trunk dynamics and spine loading during repeated trunk exertions. *Spine* 22(21):2564–2570, 1997.

50. McDonnell, KM, Sahrmann, SA, and Van Dillen, L: A specific exercise program and modification of postural alignment for treatment of cervicogenic headache: a case report. *J Orthop Sports Phys Ther* 35(1):3–15, 2005.

51. McGalliard, MK, et al: Changes in transversus abdominal thickness with use of the abdominal drawing in maneuver during a functional task. *Phys Med and Rehab* 2(3):187–194, 2010.

52. McGill, SM: Low back exercises: evidence for improving exercise regimens. *Phys Ther* 78(7):754–765, 1998.

53. McLean, SM, et al: A randomised controlled trial comparing graded exercise treatment and usual physiotherapy for patients with non-specific neck pain (the GET UP neck pain trial). *Man Ther* 18(3):199–205, 2013.

54. Mew, R: Comparison of changes in abdominal muscle thickness between standing and crook lying during active abdominal hollowing using ultrasound imaging. *Man Ther* 14(6):690–695, 2009.

55. Miura, T, et al: Individuals with chronic low back pain do not modulate the level of transversus abdominis muscle contraction across different postures. *Man Ther* 19(6):534–540, 2014.

56. Morgan, D: Concepts in functional training and postural stabilization for the low-back injured. *Top Acute Care Trauma Rehabil* 2:8–17, 1988.

57. Monticone, M, et al: Active self-correction and task-oriented exercises reduce spinal deformity and improve quality of life in subjects with adolescent idiopathic scoliosis. Results of a randomized controlled trial. *Eur Spin J* 23:1204–1214, 2014.

58. Negrini, S, et al: 2011 SOSORT Guidelines: orthopaedic and rehabilitation treatment of idiopathic scoliosis during growth. *Scoliosis* 7:3, 2102.

59. Ng, JK, and Richardson, CA: EMG study of erector spinae and multifidus in two isometric back extension exercises. *Aust J Physiother* 40:115–121, 1994.

60. O'Sullivan, PT, Twomey, L, and Allison, GT: Altered abdominal muscle recruitment in patients with chronic back pain following a specific exercise intervention. *J Orthop Sports Phys Ther* 27(2):114–124, 1998.

61. O'Sullivan, PT, et al: Altered patterns of abdominal muscle activation in patients with chronic low back pain. *Aust Physiother* 43(2):91–98, 1997.

62. Paris, SV: A history of manipulative therapy. *JMMT* 8(2):66–67, 2000.

63. Park, RJ, et al: Changes in regional activity of the psoas major and quadratus lumborum with voluntary trunk and hip tasks and different spinal curvatures in sitting. *J Ortho Sport Phys Ther* 43(2):74–82, 2013.

64. Reeve, A, and Dilley, A: Effects of posture on the thickness of transversus abdominis in pain-free subjects. *Man Ther* 14(6):679–684, 2009.

65. Richardson, C, Hodges, P, and Hides, J: *Therapeutic Exercise for Lumbopelvic Stabilization: A Motor Control Approach for the Treatment and Prevention of Low Back Pain,* ed. 2. Philadelphia: Churchill Livingstone, 2004.

66. Richardson, C, and Jull, G: A historical perspective on the development of clinical techniques to evaluate and treat the active stabilising system of the lumbar spine. *Aust J Physiother Monogr* 1:5–13, 1995.

67. Richardson, C, et al: Techniques for active lumbar stabilisation for spinal protection: a pilot study. *Aust J Physiother* 38:105, 1992.

68. Richardson, C, Toppenberg, R, and Jull, G: An initial evaluation of eight abdominal exercises for their ability to provide stabilisation for the lumbar spine. *Aust J Physiother* 36:6, 1990.

69. Robinson, R: The new back school prescription: stabilization training. Part I. *Occup Med* 7:17–31, 1992.

70. Saal, JA: The new back school prescription: stabilization training. Part II. *Occup Med* 7:33–42, 1992.

71. Saal, JA: Dynamic muscular stabilization in the nonoperative treatment of lumbar pain syndromes. *Orthop Rev* 19:691–700, 1990.

72. Saunders, HD, and Ryan, RS: Spinal traction. In Saunders, HD, and Ryan, RS (eds): *Evaluation, Treatment and Prevention of Musculoskeletal Disorders, Vol 1. Spine*, ed. 4. Chaska, MN: Saunders Group, 2004.

73. Scott, IR, Vaughan, ARS, and Hall, J: Swiss ball enhances lumbar multifidus activity in chronic low back pain. *Phys Ther in Sport* 16(1):40–44, 2015.

74. Smith, MM, et al: Crossfit-based high-intensity power training improves maximal aerobic fitness and body composition. *J Strength Cond Res* Nov;27(11):3159–3172, 2013.

75. Stevans, J, and Hall, KG: Motor skill acquisition strategies for rehabilitation of low back pain. *J Orthop Sports Phys Ther* 28(3):165–167, 1998.

76. Storheim, K, et al: Intra-tester reproducibility of pressure biofeedback in measurement of transversus abdominis function. *Physiother Res Int* 7(4): 239–249, 2002.

77. Sullivan, MS: Back support mechanisms during manual lifting. *Phys Ther* 69:38–45, 1989.

78. Takemasa, R, Yamamoto, H, and Tani, T: Trunk muscle strength in and effect of trunk muscle exercises for patients with chronic low back pain. *Spine* 20(23):2522–2530, 1995.

79. Teyhen, DS, et al: Changes in lateral abdominal muscle thickness during the abdominal drawing-in maneuver in those with lumbopelvic pain. *J Orthop Sports Phys Ther* 39(11):791–798, 2009.

80. Teyhen, DS, et al: The use of ultrasound imaging of the abdominal drawing-in maneuver in subjects with low back pain. *J Orthop Sports Phys Ther* 35(6):346–355, 2005.

81. Teyhen, DS, et al: Changes in deep abdominal muscle thickness during common trunk-strengthening exercises using ultrasound imaging. *J Ortho Sports Phys Ther* 38(10):596–605, 2008.

82. Tsao, H, and Hodges, PW: Immediate changes in feedforward postural adjustments following voluntary motor training. *Exp Brain Res* 181(4): 537–546, 2007.

83. Vera-Garcia, FJ, Grenier, SG, and McGill, SM: Abdominal muscle response during curl-ups on both stable and labile surfaces. *Phys Ther* 80(6): 564–569, 2000.

84. Wohlfahrt, D, Jull, G, and Richardson, C: The relationship between the dynamic and static function of abdominal muscles. *Aust J Physiother* 39:9–13, 1993.

第 17 章

肩关节和肩带

CAROLYN KISNER ■ **LYNN COLBY** ■ **JOHN D. BORSTAD**

肩关节的复杂构造使上肢活动性大大增强。因此，手几乎可以达到运动范围内的任何位置，除非受限于手臂的长度和身体所占的空间。3个滑膜关节和2个功能性关节形成的复合力学，以及组成肩关节复合体的众多肌肉协调作用，为肩关节提供了运动能力及运动控制能力。为功能受损的肩关节设计运动训练计划时，需与其他骨关节肌肉的损伤一样，必须考虑损伤的病理和功能受限制的情况，并须特别考虑其独特的解剖学和运动学特征。本章分为3个主要部分：第一部分是肩关节复合体的结构和功能概述；第二部分为常见的肩部疾病概述，并为保守治疗和术后治疗提供指导；第三部分介绍组织愈合阶段和康复阶段各类常用康复治疗的运动技巧。

肩带的结构与功能

肩带仅由一块骨头与中轴骨相连接（图17.1）。锁骨与胸骨通过小小的胸锁关节相连，这种关节接触面积很小，使得上肢有相当大的活动性，然而其稳定性却因此下降，只能依靠肩胛骨及盂肱关节周围肌肉及肩带关节结构间错综复杂的平衡关系维系。

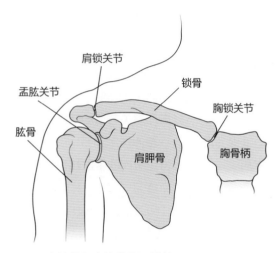

图 17.1　肩关节复合体的骨和关节

肩关节复合体的关节

肩关节复合体的关节由3个滑膜性关节（即盂肱关节、肩锁关节和胸锁关节），以及2个功能性关节（即肩胛胸壁间的关节和肩峰肱骨间的关节）构成。

滑膜性关节

盂肱关节

盂肱关节是一个不完全密合的球窝关节，有一个松弛的关节囊，由肩袖肌群及盂肱韧带（前、中、后）和喙肱韧带支撑（图17.2）；凹面关节窝为关节盂，位于肩胛骨上外侧缘，主要面向外侧、

略向前和向上，为关节提供很小的稳定性；关节盂唇为一纤维软骨唇，附着于关节盂以加深关节窝，作为关节囊的附着点，增加了关节的稳定性。凸关节面为肱骨头。任何时候肱骨头都只有一小部分与关节盂相接触，这使得关节有很大的活动性，但也有潜在的不稳定性[155]。

关节运动学

根据关节运动的凹凸理论（见第5章），肱骨的运动（生理运动），与凸面的肱骨头滚动方向相同，而与盂窝内的滑动方向相反。

稳定性

静态及动态稳定结构为盂肱关节提供稳定性（表17.1）[28,44,180,218,221]。骨性解剖、韧带和肩胛骨关节盂的结构关系，以及关节内的黏附力和内聚力为肩关节提供了静态稳定。肩袖肌群、韧带及盂唇在附着点处融合，因此，肌肉收缩时紧张的动态结构为肩关节提供了动态稳定（图17.3）。根据肱骨的位置和动作，肩袖肌群的协调性及韧带的张力为肩关节稳定提供了不同程度的支持[170,180,204]。此外，肱二头肌长头与肱三头肌长头在其附着处加强关节囊，并在肘关节执行功能性动作时分别提供肩关节上下的支持[105]。尤其是肱二头肌长头[105]，在肩关节外展和外旋时抵抗扭转力从而使肱骨稳定

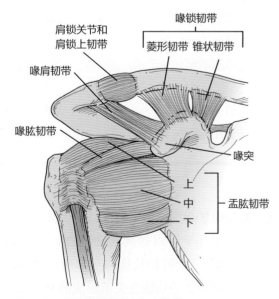

图 17.2　盂肱关节和肩锁关节的韧带

表 17.1 肩胛骨及盂肱关节的静态与动态稳定结构		
描述	静态稳定结构	动态稳定结构
肩胛骨		
上肢重量在肩胛骨上形成向下转动及向前倾斜的转动力矩	■ 肩胛下滑囊、肩锁关节和胸锁关节韧带的内聚力 ■ 肩胛胸壁筋膜	肩胛胸壁肌肉，尤其是斜方肌上、中、下束，前锯肌，肩胛提肌，菱形肌
盂肱关节		
重力姿势下，若肩胛骨力线正常，手臂重量会在肱骨上形成一个向下的平移力矩	■ 肩胛上关节囊、盂肱上关节韧带和喙肱韧带紧张 ■ 滑液的黏合力、内聚力及关节内负压将两关节面互相拉近 ■ 关节盂唇的轻微上倾，盂唇加深了关节窝，增加了吻合度；关节盂唇有下屏障	肩袖肌群、三角肌、肱二头肌长头、胸大肌、背阔肌和大圆肌
肱骨上提且肩胛骨向上旋转	■ 肩袖肌群静态限制结构的张力 ■ 盂肱韧带限制了肱骨头过度位移	■ 肩袖肌群及三角肌，肘关节动作带动双关节肌肉的支持 ■ 肱二头肌长头可稳定抵抗使肱骨上脱位的力

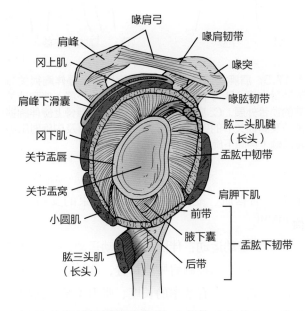

图 17.3 关节盂外侧（内面观），显示关节盂唇、关节囊、韧带及其与肩袖肌群和肱二头肌长头的关系

抬高，也提供了盂肱关节前方的稳定性 [9,170]。神经肌肉控制，包括运动意识和运动反应，是对动态稳定结构的协调 [218,221]。

肩锁关节

肩锁关节是一个平面三轴关节，可能有也可能没有关节盘，由肩锁上、下韧带加强脆弱的关节囊（图 17.2），关节凸面为锁骨肩峰末端的小关节面，关节凹面是肩胛骨肩峰末端的小关节面。

关节运动学

肩峰表面与肩胛骨运动的方向相同。影响这个关节的动作包括肩胛骨向上旋转（肩胛骨旋转，才能使关节盂向上旋转），脊柱两侧出现浮翼（也称为外旋）和肩胛下角的外展。

稳定性

肩锁韧带由强韧的喙锁韧带支撑，但没有肌肉直接跨过此关节提供动态稳定性支撑。

胸锁关节

胸锁关节是一个不密合的三轴鞍状关节，有关节盘。此关节由前、后胸锁韧带及锁骨间韧带和肋锁韧带支撑（图 17.4）。锁骨内侧端的关节凸面为上下走向，凹面为前后走向。关节盘附着在上方。胸骨柄外上方关节凹面为上下走向，第一肋软骨关节凸面为前后走向。

关节运动学

锁骨运动出现在肩胛骨上提、下降、前伸（外展）及后缩（内收）时。锁骨的旋转是肱骨上抬超过水平位置且肩胛骨向上旋转时出现的附属运动，是无法独立自主发生的运动。

稳定性

跨过此关节的韧带提供静态稳定性，但没有肌肉跨过此关节提供动态稳定性 [40]。

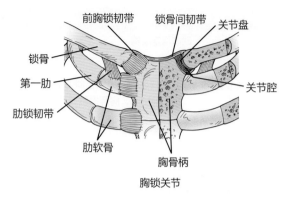

图 17.4 胸锁关节韧带

功能性关节

肩胛胸壁关节

通常有相当大的软组织柔韧性，肩胛骨能沿着胸廓滑动并参与所有的上肢运动。

肩胛骨运动

■ **上提、下降、前伸、后缩**：这些动作在肩锁关节处锁骨运动时可以观察到（图 17.5A 和 17.5B）。当肩胛骨向上和向下移动时，会分别在冠状面出现上提和下降；当肩胛骨远离脊柱或向脊柱靠近时，在水平面出现前伸和后缩。当肱骨运动时，肩胛骨也会参与运动。

■ **上旋和下旋**：这些运动在胸锁关节的锁骨运动及肩锁关节旋转时可以看见，同时伴随着肱骨不同平面的运动（图 17.5C）。肩胛骨上旋，以及后倾和外旋时，是肩关节全活动范围上抬时发生的运动组成部分（屈曲、肩胛骨平面外展，肢骨冠状面外展）[60,131]。

■ **内旋、外旋和倾斜**：这些运动在肩锁关节运动和肱骨头移动时出现（图 17.5D）。内旋和外旋是内侧缘远离或接近胸腔的水平面运动。当手部触及后背时，肩胛骨前倾会和肱骨内旋及后伸同时发生，而后倾发生在肱骨上抬时[64,133]。

肩胛稳定性

姿势关系：在重力姿势下，肩胛骨主要通过力量平衡来稳定。手臂重量在肩胛骨上形成下旋、外展及向下倾斜的转动力矩。这些力矩由斜方肌

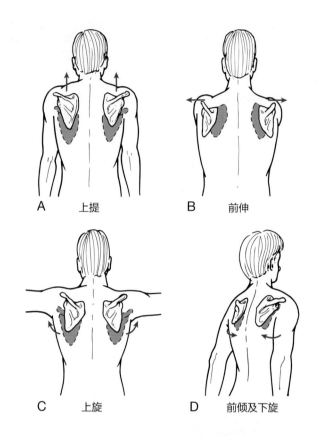

图 17.5 肩胛骨运动。A. 耸肩时肩胛骨上提伴胸锁关节的锁骨上提。B. 手向前伸时肩胛骨前伸（外展）伴胸锁关节的锁骨外展。C. 肩关节屈曲及外展时肩胛骨上旋伴胸锁关节及肩锁关节的锁骨旋转。D. 肩关节伸展及内旋时肩胛骨前倾（伴随下旋）

上束、前锯肌、菱形肌和斜方肌中束的支持来平衡[116,181]。

手臂主动运动：伴随手臂主动运动，肩胛肌肉的作用为稳定和控制肩胛骨位置，这样肩胛骨肱骨肌肉能维持一个有效率的长度、张力关系，其功能为稳定及移动肱骨头，若没有肩胛骨的姿势控制，肱骨肌肉的效能会降低。当手臂抬起时，斜方肌上、下束及前锯肌一起向上旋转肩胛骨，前锯肌牵拉胸廓上的肩胛骨，使肩胛骨在屈曲或推的动作中力线对齐。在手臂伸展或拉的动作中，菱形肌的功能是与背阔肌、大圆肌及肩袖肌群，同步向下旋转和内收肩胛骨。这些稳定肌也能离心控制向上旋转的加速度和肩胛骨的前伸[157]。

错误姿势：懒散的姿势可以显著改变肩胛运动学。具体来说，坐位或站位时胸椎后凸增加会减少肩胛骨在手臂抬起时的后倾和外旋的活动度[60]。

此外在错误的肩胛姿势中，肌肉长度及肌力失衡不只出现于肩胛肌肉，也出现于肱骨肌肉，进而改变盂肱关节的力学机制。肩胛骨前倾（伴随头部前倾姿势及胸椎后凸增加）与胸小肌、肩胛提肌和斜角肌的柔韧性不足及前锯肌或斜方肌的肌力不足有关。此肩胛姿势会改变肱骨位于关节盂中的位置，肱骨头相对于肩胛骨会处于较为外展且内旋的位置（图 17.6）。盂肱关节内旋肌群柔韧性较差，外旋肌群可能肌力不足，都会影响关节的力学机制。

🔘 聚焦循证

　　Borstad 和 Ludewig 的一项实验[15] 测试了无肩关节疼痛的受试者的胸小肌在休息姿势下其长度对肩胛运动的影响，发现和胸小肌较长的受试者（n=25）相比，胸小肌短缩的受试者（n=25）在手臂屈曲、外展及在肩胛骨平面上抬时，肩胛骨内旋角度较大且向后倾斜角度较小。在 Borstad 的另一项相关研究中[16]，胸椎后凸增加、肩胛骨内旋与向前倾增加角度及胸小肌长度减少之间的姿势障碍有显著的相关性，这更进一步支持了肌肉长度与姿势间的关系。

肱骨上（肩峰下）空间

　　喙肩弓，包含肩峰及喙肩韧带，其下有肩峰下/三角肌下滑囊、棘上肌腱及一部分肌肉（图17.7）[116]。这些结构允许并参与正常肩关节功

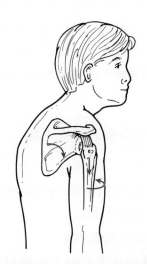

图 17.6　当手臂置于重力姿势时，错误的前倾、胸廓后凸和肩带姿势造成肩胛骨前倾且向下旋转，肱骨相对外展且内旋

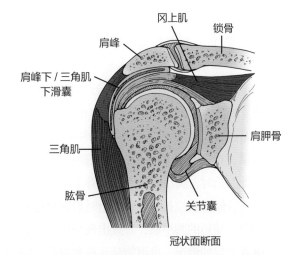

图 17.7　肱骨上空间内的冈上肌及肩峰下/三角肌下滑囊

能。这个空间会因为错误的肌肉功能、错误的姿势关系、错误的关节力学、区域内软组织损伤或肩峰结构异常的问题而导致出现撞击综合征[15,101,109,114,130,233]。肩袖撕裂损伤后，关节囊可能与盂肱关节腔相通[44]。

肩带功能

肩肱节律

　　肩胛骨运动与肱骨运动同步，让肩关节屈曲或外展时活动度能由30°上抬至180°，手臂抬高至结束的过程中这个比率在个体之间有很大的差异，但通常被认为是 2:1（盂肱关节每移动2°，肩胛骨旋转1°）。在预备阶段（外展0°~30°，屈曲0°~60°），动作主要发生在盂肱关节上，而肩胛骨处于一个稳定的姿势。在肱骨运动的中间角度，肩胛骨有较大的活动，与肱骨动作的比率接近2:1，之后的范围盂肱关节再次主导运动[38,116,187]。

- 早期的研究仅分析肩胛骨的向上旋转。最近的三维研究表明肩部完全抬高时（屈曲、肩胛骨平面外展及肱骨冠状面外展），肩胛骨的运动包括上旋，后倾、外旋[101,131]。
- 肱骨上抬时，肩胛骨的同步运动维持了整个运动过程中肱骨肌肉的长度－张力关系，并帮助维持肱骨头及关节盂的密合度以降低剪

切力 [38,116,187]。

- 斜方肌上、下束和前锯肌使肩胛骨向上旋转。这些肌肉存在肌力不足或完全瘫痪，当尝试外展或屈曲肩关节，导致肩胛骨向下旋转。这两块肌肉活动不足时，即使肩关节有正常的被动活动度及外展肌和屈肌有正常的力量，也不能达到手臂的功能高度 [187]。
- 肱骨上抬时，胸小肌随着肩胛骨上旋转、后缩且在后倾时被拉长。肱骨上抬时肩胛骨运动会受限于缩短的胸小肌，导致出现与撞击综合征患者类似的情况，也可能是导致此综合征的一个危险因素 [15]。

肱骨运动时锁骨的上提与旋转

一般而言，肩胛骨向上旋转的前 30° 会伴随锁骨在胸锁关节的上提。之后因为喙锁韧带紧张，锁骨沿着其长轴转动 38°～55°，肩峰端上抬（因为是一个曲柄状结构）。这个运动能让肩胛骨在肩锁关节处额外旋转 30°。这些功能性结构受损都会减小肩胛旋转范围和上肢关节活动范围。

⊙ 聚焦循证

一项关于肱骨前屈时锁骨的三维运动研究中 [115]，在 30 名健康和 9 名有肩关节病变的受试者身上放置表面电磁感应器。在肱骨屈曲、肩胛骨上提和外展至 115° 时，测量到锁骨上抬 11°～15°、后缩 15°～29°，沿着长轴向后旋转 15°～31°。和之前的研究相比显示出相似的模式但角度不同，由于锁骨在皮肤之下无法直视，所以超过 115° 的锁骨测量角度并不完全可靠。

手臂完全上举时肱骨的外旋

手臂上举时肱骨会外旋，这样可使肱骨大结节避开喙肩弓。手臂在冠状面上外展时，肱骨大结节为了避开喙肩弓，肱骨在手臂上抬超过水平面时必须外旋。外旋无力或不足会导致肱骨上空间内软组织的撞击，造成疼痛、炎症，最终丧失功能。

⊙ 聚焦循证

一项关于手臂上举动作的研究表明，肱骨在肩关节屈曲上举、肩胛骨平面上举和外展上举时，在所有平面上都表现出大约 55° 的外旋 [189]，外展时外旋达到 125°，然后产生内旋，前屈时外旋至 50°，然后稳定。最后，在 110°～160° 范围内再次发生外旋。肩胛面抬高时，在整个肩胛骨平面内发生外旋。

三角肌、肩袖肌群和冈上肌的运动机制

三角肌的大部分力量会使肱骨向上平移，如果不加以平衡，会导致肱骨头和喙肩弓间的肱骨上空间内的软组织撞击。

- 肩袖肌群（冈下肌、小圆肌、肩胛下肌）的联合作用能产生稳定的压力并使肱骨头在关节盂内稳定下压及向下位移。
- 三角肌及肩袖肌群的联合作用形成了外展肱骨及控制肱骨头的力量的平衡。
- 上臂抬高时，冈上肌对肱骨有稳定、压迫及轻微的向上平移的作用。它和三角肌一起作用于肱骨上举。
- 这些机制协调功能的丧失可能导致组织微损伤和肩关节复合体功能障碍。

牵涉痛和神经损伤

详细的牵涉痛模式、肩关节周围神经损伤、胸廓出口综合征及复杂性区域疼痛综合征（包括反射性交感神经异常）的描述和相关处理，请看第 13 章。

肩关节区域牵涉痛的常见来源

颈椎
- C3 和 C4 间或 C4 和 C5 间的椎间关节。
- C4 或 C5 颈神经根。

源自相关组织的牵涉痛
- C4 颈神经皮节在斜方肌到肩关节顶端的区域。
- C5 颈神经皮节在三角肌区域及手臂外侧。

■ 膈肌：斜方肌上束区域感到疼痛。

■ 心脏：左侧腋下及胸肌区域会感到疼痛。

■ 胆囊：肩关节顶端及肩胛后区域会感到疼痛。

肩带区域的神经病症

胸廓出口的臂丛神经：常被压迫的部位为斜角肌区域、喙锁关节间区域和喙突下方及胸小肌处[104]。

肩胛上切迹内的肩胛上神经：损伤对于此神经的直接压迫或牵张，像是肩上背着很重的书包。

腋下的桡神经：压迫来自持续的应力，如腋下在拄拐。

肩关节疾病和手术处理

治疗肩关节疾病时，为了做出最完善的临床决策，必须要了解病理学、手术过程及相关注意事项，以分辨现有的功能损伤、功能性限制及潜在的失能。在此，将要描述常见病变和手术及这些状况下的保守治疗及术后处理方法。

关节活动范围不足：非手术处理

盂肱关节

盂肱关节活动受限，可能是风湿性关节炎或骨关节炎、长时间固定不动或不明原因（原发性冻结肩）引起的。在颈部和肩带区域的肌肉激活和结缔组织活动性的同时损伤也可能存在。

症状的相关病理及病因

风湿性关节炎及骨关节炎（退行性关节炎）：这些疾病的临床表现已在第 11 章中进行了详述。

外伤性关节炎：这个疾病是由跌倒或高强度撞击肩关节造成的。

制动性关节炎或肩关节僵硬：该疾病是缺乏运动的结果，或是受诸如心脏病、中风或糖尿病等疾病的相关影响。

原发性冻结肩：该疾病也称为粘连性关节囊炎或肩周炎，其特征为致密粘连、关节囊增厚和受限，特别是在重力位置下的关节囊皱褶区域，这不是风湿性关节炎或骨关节炎的软骨或骨改变。发病隐匿，发病年龄通常在 40～65 岁之间；病因未知（原发性冻结肩），尽管已经提到一些疾病，如风湿性关节炎、骨关节炎、创伤，或制动可能导致冻结肩（继发性冻结肩）并伴有疼痛和（或）活动受限。原发性冻结肩的发病机制可能是肌肉肌腱或滑液组织出现慢性炎症，比如肩袖肌群、肱二头肌肌腱或关节囊[40,70,100,145,148]，患有糖尿病和甲状腺疾病的患者患该疾病的风险增加。

临床症状及体征

盂肱关节炎：下列特征与导致活动度过低的盂肱关节病变有关。

■ **急性期**：疼痛及肌肉防御性收缩限制活动，通常是外旋及外展受限，疼痛常放射到肘关节以下，可能影响到睡眠。因为盂肱关节囊位于深部而无法检查肿胀程度，但是触诊肩峰边缘下方，三角肌后部和中部附着的部位，可引起压痛。

■ **亚急性期**：开始时会出现关节囊紧张，与关节囊模式一致（外旋及外展受限最多，内旋及屈曲受限最少）。通常，患者在活动受限的末端会感到疼痛。被动辅助运动测试显示关节运动受限。如果患者可以通过逐渐增加肩关节活动来缓解病情，则关节及软组织挛缩的并发症通常可以降至最低程度[139,145]。

■ **慢性期**：盂肱关节囊的渐进性受限，使运动更加受限和关节活动减少。功能严重丧失，无法做出举手过头、向外伸手或手置背后的动作。疼痛通常位于三角肌区域。

原发性冻结肩

这个临床过程经历了一系列的经典的四个阶段[40,70,100,144,145,148]。

■ **第 1 阶段**：其特征是逐渐开始的疼痛，并随着运动而增加，并在晚上出现。外旋活动范围的丧失及肩袖肌力量的受损是常见的。这个阶段的持续时间通常少于 3 个月。

■ **第 2 阶段（通常称为渐冻期）**：其特点是持续的疼痛，甚至在休息时也有强烈的疼痛感。在各个方向的活动都受限，不能通过关节内注射完全恢复。这个阶段通常发生在发病后的 3～9 个月之间。

■ **第 3 阶段（冰冻期）**：其特点是仅运动时疼痛，粘连明显，盂肱关节活动受限。肩胛骨过度运动是一种典型的补偿方式。可以观察到三角肌、肩袖肌、肱二头肌和肱三头肌的萎缩。这个阶段发生在发病后 9～15 个月之间。

■ **第 4 阶段（解冻期）**：其特点是疼痛最轻，无滑膜炎，但有明显的关节囊粘连。在这一阶段运动可能会逐渐改善。这个阶段在发病后持续 15～24 个月，尽管有些患者从未恢复正常的 ROM。

有些参考资料指出，自发病起，自我恢复的平均时间为 2 年[70]，然而有些则报告没有自然恢复且出现长期限制[173]。在错误的时间进行不恰当的激进性治疗可能会延长症状的持续时间[13]。管理指南是根据各阶段的连续性制订的[100]，与本部分所述的急性期（第 1 和第 2 阶段中的最大保护）、亚急性期（第 3 阶段的控制运动）和慢性期（在第 4 阶段恢复功能）的关节病理相同。

常见的结构和功能损伤

■ 急性发作时夜晚出现疼痛且影响睡眠。
■ 急性发作时，运动时疼痛且休息时也会出现疼痛。
■ 活动性：关节活动度降低，通常外旋及外展受限，内旋及屈曲上抬时会有一些受限。
■ 姿势：可能会出现错误代偿姿势，肩胛骨前伸且前倾、圆肩，以及肩关节上抬及保护性姿势。
■ 步行时手臂摆动减少。
■ 肌肉表现：盂肱关节周围肌肉无力且耐力差，伴随着肩胛肌肉的过度使用，导致斜方肌和颈后肌群疼痛。
■ 手臂运动时肩胛胸壁运动增加以补偿盂肱关节活动受限。

常见的活动受限与参与受限

■ 无法执行举手过头、手置头后、向外伸手及手置背后的动作，因此会出现穿脱（如穿上夹克或外套，或是女性扣背后的内衣扣）、伸手至裤子后方口袋（掏钱包）、伸手到车窗外（够取停车卡）、梳洗（梳头、刷牙、洗脸）及使用餐具进食的困难。
■ 上举重物无法超过肩关节高度。
■ 持续重复活动的能力受限。

盂肱关节活动度过低：管理——保护期

当症状处于急性期时，处理的一般指导原则见第 10 章，表 10.1。

患者宣教

■ 提供有关治疗阶段的信息。
■ 指导患者进行安全动作和活动调整，以最大限度地减少关节压力。

控制疼痛、水肿及肌肉的保护性收缩

■ 可以用悬吊带制动关节以帮助休息并将疼痛减至最低程度。
■ 一旦患者能忍受疼痛，就能尽快在无疼痛 / 保护性关节活动度内开始间歇被动或辅助性动作以及温和的关节振荡技术，以减少进一步的粘连。
■ 颈部和肩胛周围肌肉的软组织松动可以提高患者的舒适度，减少肌肉的保护性动作，提高颈椎活动度。用 I 级或 II 级手法被动松动颈椎椎间结构。

保持软组织和关节的完整性和灵活性

注意：如果使用以下技术后关节疼痛或激惹性增加，则可能是剂量过大，或是通过减少被动运动范围或延迟关节滑动来调整技术。

禁忌证：如果有机械性限制因素引起活动受限，应在炎症消退后开始适当的组织牵伸。

■ 在所有无痛活动范围内执行被动活动（见第 3 章）。随着疼痛的减轻，患者在使用或不使用辅助的情况下，逐渐进阶为主动活动，如滚动小球或在光滑桌面上滑动抹布等活动。平面、多平面和圆周运动可以使肩部运动到其能够达到的运动极限范围。一定要确保患者学会使用正确的技巧，避免出现错误的姿势，如上提肩胛骨或弯腰驼背。

■ 被动关节分离及滑动，在关节不痛的姿势下进行Ⅰ级及Ⅱ级手法松动治疗（见第 5 章）。
■ 钟摆运动是利用重力牵拉肱骨头与关节盂分离的技巧[28,31]。通过温和的牵拉和振荡动作（Ⅱ级）来减轻疼痛，并使关节结构和滑液早期活动。此阶段的治疗并没有使用任何负荷（图 17.22）。

▶ **临床提示**

许多患者通过错误地使用盂肱关节肌肉来启动肩关节和大幅度的偏移运动进行钟摆训练。必须教导患者这项技术是小范围的、温和的摆动运动，身体摆动的同时保持肩部肌肉放松[113]。

■ 肩关节和邻近区域的所有肌群都可做温和的肌肉定位收缩，包括颈部和肘关节肌肉，因为它们和肩关节关系密切。在施加轻微的徒手阻力的同时，指示患者轻轻收缩一组肌肉——阻力刚好能刺激肌肉收缩而不会引起疼痛。重点是让肌肉进行有节奏的收缩和放松，以刺激血液循环。

维持相关区域的完整性及功能

■ Ⅰ型复杂性区域疼痛综合征是肩关节损伤或制动后的潜在并发症。因此，可以对手进行额外的练习，如让患者反复挤压一个球或其他柔软的物体。
■ 告知患者保持肩关节复合体远端关节尽可能活动的重要性，教导患者或其家属当肩关节制动时，每天要做几次肘关节、前臂、腕关节和手指的 ROM 训练。如果耐受，主动活动或轻微的抗阻运动可以获得较佳的血液循环及肌肉完整性。
■ 如果注意到手部出现水肿，指导患者抬高手部并尽可能高于心脏的位置。
■ 也应考虑颈椎 ROM［主动和（或）被动］，利用椎间盘关节松动和软组织放松技术。

▶ **临床提示**

如风湿性关节炎及原发性冻结肩的渐冻期，可

能会有较长的急性期 / 炎症期，重要的是教导患者要进行主动辅助运动以维持肌肉及关节的完整性，且在不加重症状的情况下尽可能活动。

盂肱关节活动性过低：管理——运动控制期

在亚急性期，根据第 10 章专栏 10.2 中描述的指南，要强调 ROM、神经肌肉控制及指导患者自我照顾。

控制疼痛、水肿和关节积液

■ **功能性活动**：重要的是要认真监测活动。如果关节制动，则每天肩关节活动的时间应逐渐增加。
■ **ROM**：应逐渐增加至疼痛点盂肱关节和肩胛骨运动。指导患者使用自我辅助式活动技术，如利用手杖训练上肢或在桌面上滑动手。

注意：若在这些治疗后疼痛增加或 ROM 减少，可能是活动过于密集或患者使用了错误的力学机制。通过限制关节在一个更安全的关节活动范围内来重新评估该技术，纠正错误的运动，或调整技术的强度、频率和（或）持续时间。

逐渐增加关节及软组织活动性

■ **被动关节松动术**：使用持续的Ⅲ级牵拉手法或是Ⅲ级及Ⅳ级的振荡手法，施加于关节活动范围末端受限的关节囊组织，此技术用于增加关节囊活动性[94,207]（见第 5 章图 5.15 ~ 图 5.20）。末端范围技术包括旋转肱骨，然后应用Ⅲ级分离或Ⅲ级滑动手法来牵伸受限的关节囊组织或粘连（图 5.17，图 5.21，图 17.20）。
　■ 使用Ⅰ级分离手法与所有滑动技术，若关节是易惹的且无法忍受滑动的方向，则朝对侧滑动。若疼痛和激惹性减轻，则可再次朝受限方向滑动[94]。

◉ **聚焦循证**

关于松动技术有效性的实证支持十分有限。一项多名受试者的个案研究中，7 名盂肱关节出现粘连性关节囊炎的受试者（平均发病时间 8.4 个月，

范围在 3～12 个月），每周接受 2 次末端松动技术，为期 3 个月。在治疗结束及治疗 9 个月后的追踪的结果显示，受试者主动及被动关节活动范围增加，且关节囊腔增加。但此研究并没有对照组，因此无法排除是否是因为疾病本身的自然进程的改善的结果[207]。

同一作者的另一项追踪研究，随机将 100 名处于第 Ⅱ 阶段的粘连性关节囊炎患者分组，一组接受高强度松动技术（使用麦特兰德 Ⅲ 级或 Ⅳ 级的末端牵伸技术），另一组接受低强度松动技术（使用麦特兰德 Ⅰ 级或 Ⅱ 级技术）。经过 3 个月的治疗，两组在临床上都出现了显著的改善，接受高强度松动技术组比低强度松动技术组进步更显著，因为没有对照组，无法排除自然恢复的可能[208]。

一项探讨关节运动方向影响的研究表明，向后滑动比向前滑动能更有效地提高盂肱关节外旋活动度。处于第 Ⅱ 阶段至第 Ⅳ 阶段的原发性粘连性关节囊炎患者接受了 Ⅲ 级＋分离手法，持续至少 1 分钟，连续 6 次治疗时间为 15 分钟。向前活动为肱骨末端外展和外旋，向后活动是肱骨末端屈曲和外旋。第 6 次随访结束时，前向活动组（n=10）外旋活动度增加 3°，后向活动组（n=8）增加 31.3°，统计学上有显著性差异[93]。

注意：仔细监测关节对松动牵张的反应；如果应激性增加，则不应采用 Ⅲ 级或 Ⅳ 级技术，直到慢性恢复阶段。

- **自我松动技术**：以下自我松动技术可作为居家训练计划。
  - 尾向滑动的患者体位与操作：患者坐在坚实的表面上，一侧手抓住座位边缘，然后躯干逐渐远离固定的手臂一侧（图 17.8）。
  - 前向滑动的患者体位与操作：患者坐位，双手放在背后或仰卧位于坚实的表面上，然后患者向后倾斜身体（图 17.9）。
  - 后向滑动的患者体位与操作：俯卧位，患者用手肘支撑上半身，然后躯干下降（图 17.10）。
- **徒手牵伸**：徒手牵伸用于增加缩短的肌肉的

长度及受累结缔组织的活动性。
- **自我牵伸运动**：当关节反应可预测且患者可以耐受牵伸时，可以教导患者自我牵伸运动（图 17.24～图 17.29）。

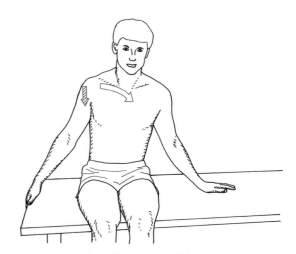

图 17.8　自我松动技术。当患者固定手臂向反方向倾斜时，会出现肱骨向尾侧滑动

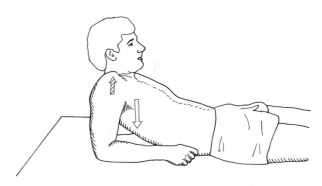

图 17.9　自我松动技术。当患者向两固定手臂间倾斜，肱骨头会前向滑动

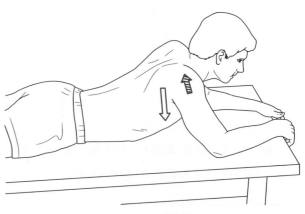

图 17.10　自我松动技术。当患者体重向下转移时，肱骨头后向会出现滑动

抑制肌肉痉挛及矫正错误力学

当患者要抬高手臂时，肌肉痉挛会导致错误的三角肌（肩袖肌群）运动机制及肩肱节律（图17.11）。较高的三角肌激活程度可能导致肱骨头上移，并使肱骨大结节撞击肩峰，使抬高手臂变得困难和（或）疼痛。在这种情况下，在进行其他任何形式的肩关节训练之前，需要用尾向滑动重新定位肱骨头。患者还必须学会识别和避免在休息或抬高手臂时"肩过度抬高"。以下技术可以解决这些问题。

- 温和的关节振荡技术（Ⅰ级或Ⅱ级）能帮助降低肌肉痉挛。
- 持续的向尾向滑动的关节松动术能让肱骨头在关节盂中重新定位。
- 保护性负重，如将手置于墙上或桌面上倾斜躯干以刺激肩袖肌群及肩胛稳定肌的共同收缩，并通过透明软骨压迫改善滑膜液的流动。技术的进阶是通过向前／向后和从一侧到另一侧的温和振荡，可逐渐增加关节活动范围或增加扰动。
- 盂肱关节内外旋的改善能增加肱骨头稳定性（图17.52）。
- 通过提供镜像的视觉反馈或放置在同侧斜方肌上束的对侧手的触觉反馈，可以开始运动再训练，以减少出现肩胛骨上提的代偿模式。

改善关节运动轨迹

动态松动术通过将肱骨头正确摆位重建肌肉功能[136]。

- 用于因疼痛导致的肩关节外旋受限的动态关节松动术（图17.12）。
  - **患者体位**：患者仰卧位，毛巾卷置于肩胛骨下方，肘关节靠近体侧并屈曲90°，双手握住一根单拐。
  - **治疗师体位与操作**：治疗师站在治疗床一侧，面对患者，双手呈杯状置于患者对侧肱骨头前内侧，对关节盂内的肱骨施予无痛渐进性的朝向后外侧的压力。指导患者使用单拐将患侧手臂推向之前活动受限的外旋范围内。动作持续10秒并重复5~10次。重要的是患者肘关节接近身侧且执行时不会出现疼痛，调整松动的手法等级和方向以保证无痛。
- 用于因疼痛导致的肩关节内旋受限的动态关节松动术（图17.13）。
  - **患者体位**：患者站立位，健侧斜方肌上束覆盖毛巾，患侧手后摆置身后最大限度的无痛位置，抓住置于背后的毛巾。
  - **治疗师体位与操作**：治疗师站立面向患者患侧，将靠近患者背侧的手的手掌朝

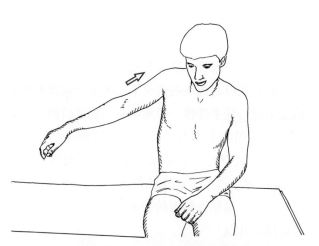

图 17.11　外展肩关节时，患者抬高手臂的不良力学机制导致了肩胛骨上旋受限和增加了肱骨头向上的平移

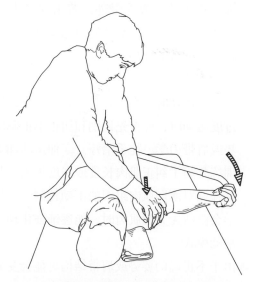

图 17.12　改善外旋的动态关节松动术。当患者利用单拐将手臂推向外旋至末端位置时，肱骨头向后外侧滑动

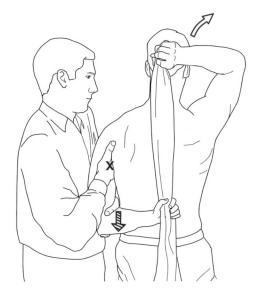

图 17.13　改善内旋的动态关节松动术。当患者用毛巾将背后下方的手上拉时，肱骨向下滑动

外，置于患者腋下，施予向上向内的压力以稳定肩胛骨，将靠近患者腹部的手的拇指勾住患者肘窝并抓住下方肱骨向下滑动。治疗师与患者的肘部接触，为手臂提供内收力。让患者用健侧手拉毛巾，将患侧手拉上背部，同时松动力下移。确认在执行此手法时是无痛的。必要时应调整等级及方向，应施予最大的滑动以达到末端负荷。

■ 用于疼痛弧或撞击综合征的动态关节松动术。除了关节囊受限外，若出现撞击综合征，应用主动抬高手臂的动态关节松动术比较适合（图 17.17）。

改善肌肉表现

■ 当上肢运动时，如肩胛骨抬高、前倾或躯干过度运动时，应首先识别和纠正不正确的姿势或肩带力学。徒手治疗、牵伸运动和力量训练是为了纠正肌肉长度或强度失衡，其次是强调对薄弱肌肉组织的主动控制。当患者学会激活无力的肌肉时，能逐渐强化动作的功能模式。

■ 由于不正确的姿势或肩带结构可能会受到躯干力量或控制的影响，因此也应重视躯干的稳定性。针对错误的脊柱姿势的运动训练在

第 16 章中描述，其中主动后缩颈椎和伸展胸部对肩关节功能特别重要。

■ 重获正确的力学模式后，患者每天应进行所有的肩关节主动活动的动作，在可耐受的情况下回归到功能性的活动。

盂肱关节活动性过低：管理——功能恢复期
慢性期的关节损伤，遵循第 10 章，专栏 10.4。

逐渐增加柔韧性及肌力

■ 牵伸和力量训练是随着关节组织的耐受性提高而进行的。患者应积极参与自我牵伸和力量训练，因此在治疗过程中，重点是保持正确的机制、安全的进步和恢复功能的训练策略。进阶可能包括增加阻力和重复练习，通过多个平面进行练习，增加干扰因素，并将区域肌肉群（如躯干）纳入动态运动中。

■ 若关节囊组织仍限制关节活动，可施予基本的徒手牵伸及关节松动术。

为功能需要做准备

若患者需要重复举、推、拉、扛或够物，当患者关节活动范围及肌力允许时，运动必须逐渐模拟这些动作，参见本章最后部分和第 23 章的建议。

◉ 聚焦循证

美国物理治疗协会出版的指南中的骨科部分有关于肩痛和肩关节活动范围缺失的临床实践总结，并提出了支持患者教育的（中等证据）、盂肱关节联合动作（弱证据）、模式（弱证据）、平移操作（弱证据）和伸展练习（中等证据）的治疗建议[97]。

盂肱关节管理：麻醉下操作术后处理

有时在没有进展的情况下，医生会选择在麻醉情况下进行徒手操作，手术后有炎症反应的关节应视为急性损伤来进行治疗，如果可能的话，当患者还在恢复室时，就可以开始关节活动性及被动 ROM 练习。若手术后无法解除粘连，则可能会使用切开关节囊粘连皱褶的手术介入方法，术后必须考虑以下几点[148]。

■ 炎症反应期手臂保持在抬高且外展、外旋的姿势，治疗进展原则和任何关节损伤相同。

- 当患者还在恢复室时，同一天就可以开始运动治疗，强调外展 90°（或更高）位置下的外旋及内旋。
- 使用关节松动术，特别是尾向滑动时，避免关节囊再度粘连。
- 徒手操作后，患者睡觉时应将手臂置于外展位 3 周。

肩锁关节和胸锁关节

症状相关病理及病因

过用综合征： 肩锁关节过用综合征常见于关节炎或外伤后的情况，原因可能是手臂在腰部高度重复压力性的动作，如碾磨、包装及建造工作[71]，或是重复的对角线伸展、内收及内旋的动作，如排球的攻击动作或网球发球动作。

半脱位或脱位： 肩锁关节或胸锁关节半脱位或脱位通常是由于跌倒时肩关节受到撞击或手臂向外伸来支撑造成的。构成肩锁关节的锁骨远端在肩峰上朝后上方移位，可导致支撑肩锁关节的韧带断裂[147]，锁骨也可能因为跌倒而骨折，关节囊或韧带外伤及过度紧张后，ROM 过大通常是永久的，因为此处没有肌肉为关节提供直接的稳定性。

关节活动度过低： 锁骨活动性的下降可能与锁骨的骨性关节炎有关，活动受限可能造成胸廓出口综合征，导致通过锁骨及第一肋间的神经肌肉束腔隙变窄（见第 13 章）。

结构和功能的常见损伤

- 受累关节或韧带出现疼痛。
- 疼痛弧在肩关节上抬末端出现。
- 肩关节水平内收或外展时疼痛。
- 若有外伤或过度使用，关节会出现活动性过高。
- 持续性的姿势、关节炎及制动会造成关节活动性过低。

常见的功能受限和参与受限

- 维持手臂反复有力运动的能力有限，如碾磨、包装及建造工作[71]。
- 无法在无痛情况下进行过头或重复性的过头动作。

肩峰或胸锁关节扭伤或活动性过高的非手术处理

- 通过用吊索支撑手臂的重量，使关节负荷降到最低。
- 对关节囊或韧带做横向纤维按摩。
- 维持盂肱关节和肩胛骨的活动性。
- 过度活动后若出现关节症状，可指导患者自我施行横向纤维按摩。
- 增加肩关节复合体、躯干和腿部的力量。
- 逐渐回归到功能性活动。

肩峰或胸锁关节扭伤或活动性不足的非手术处理

关节松动术用于改善关节活动性（图 5.22～图 5.24）。

盂肱关节手术及术后管理

盂肱关节单面或双面的关节面严重破坏会造成显著的疼痛及上肢功能丧失，而肱骨近端急性或未愈合的骨折应接受手术介入。潜在的病理状况会进一步造成关节损伤，包括骨性关节炎晚期、风湿性关节炎、外伤性关节炎、肩袖肌群撕裂关节病变，以及因肱骨头解剖颈骨折或因长期系统性疾病服用类固醇药物导致的肱骨头坏死（血管坏死）。

治疗肩关节病变最常使用的手术是盂肱关节置换术，简称为肩关节置换术[34]。罕见情况下，盂肱关节融合术（手术融合）可能是代替关节置换术或抢救术的必要方法[124]。

这些手术技术及术后康复的目标为：①缓解疼痛；②改善肩关节活动性及稳定性；③恢复或提高肌力及上肢功能性的使用。这些目标能否实现是通过患者主动参与康复程度、相关人员辨别潜在病理特征及严重程度、假体的设计及手术技巧、肩袖肌群和其他软组织的整合度，以及年龄、整体健康状态和患者参与的活动水平来预测的[33,124,179,185]。

盂肱关节置换术

盂肱关节置换术有几种类型，最常见的是全肩

关节置换术 [124,141,179,185]。此技术中肩胛盂及肱骨头表面都要被置换（图 17.14）。而肩关节部分置换术则是置换其中的肱骨头表面 [59,124,143,179,234]。其他肩关节置换术的种类包括位置置换术和表面置换术，这些手术移除的骨较少 [124,179,185,202]。

手术适应证

与下列这些病理相关的结构和功能障碍被广泛认为是盂肱关节置换术的适应证 [33,49,123,124,141,143,179,185,194,215]。

- 盂肱关节破坏引起的持续性和失能性疼痛（静止或活动时），是盂肱关节置换术的主要适应证。
- 次要的适应证包括肩关节活动性或稳定性丧失和（或）上肢力量丧失，不能执行功能性任务。

程序

背景

植入设计、材料及固定：始于 19 世纪 60～70 年代 Neer 及其他许多学者开创性的研究 [141,143]，肩

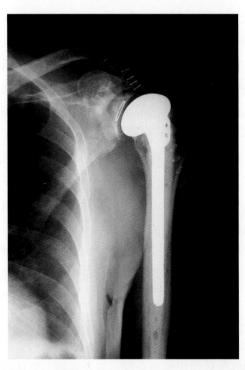

图 17.14 肩关节术后前后观，显示 Neer Ⅱ 型的骨水泥肱骨假体和非金属的后侧聚乙烯肩胛盂（经许可引自 Tovin, BJ, and Greenfield, BH: Evaluation and Treatment of the Shoulder—An Integration of the Guide to Physical Therapist Practice. Philadelphia: F.A. Davis, 2001, p 266.）

关节置换的假体设计和手术技巧不停演进。现代全肩置换组件由高密度的聚乙烯（通常是塑料）的关节盂及惰性金属制成的肱骨头组成，非常接近人体肩关节的生物力学特性 [227]。而反向全肩关节置换术则是一个例外，它的设计逆转了固有的关节中球和窝的关系。具体来说，关节盂被一个凸起的、附着在一个关节盂基底上的"球状"的组件代替，肱骨头被一个柄次凹形杯状组件代替 [209]。假体部分使用加压、生物内生或骨水泥固定，固定的方式由外科医生根据固定组件（关节盂或肱骨头）、潜在病变及骨质而定。骨水泥最常使用于骨质疏松症患者 [33,123,124,227]。

全肩关节置换术的设计从无限制、半限制到限制，为盂肱关节提供了不同程度的活动性和稳定性，专栏 17.1 总结了每项设计的特色 [33,123,124,176,179,185,202]。

程序选择：选择全肩关节或半肩关节置换术的具体标准存在争议，不过一般是根据关节病变恶化的原因及严重程度和关节周围的软组织状况，特别是旋转肌群的状况而定 [124,186]。下面这些例子强调了临床决策过程的复杂性，涉及手术程序选择及假

专栏 17.1　全肩关节置换的假体植入设计

无限制
- 根据解剖设计，有一小而浅的关节盂组件及一肱骨头组件。
- 是最常见的假体设计。
- 提供肩关节最大活动性但无法提供稳定性。
- 适应证为当肩袖肌群完整或能够修复以提供盂肱关节稳定性时。

半限制
- 一个较大的关节盂组件，成罩状或杯状。
- 此设计能提供部分关节稳定性。
- 适应证为关节盂的损伤可以通过功能肩袖扩大关节盂范围而代偿，虽然术前有缺陷，但可通过修复改善。

反向球窝
- 小的肱骨窝在较大的球形关节盂组件内滑动。
- 提供一些因无法修复的肩袖肌群缺陷所丧失的稳定性。
- 为半限制全肩关节置换术及半关节置换术提供一种替代标准。

限制
- 固定支点，关节盂及肱组件相吻合。
- 球窝式设计为关节提供最大稳定性，但比限制较少的设计活动度低。
- 对于既往 TSR 后出现肩袖缺损、肩袖撕裂性关节病或慢性复发性盂肱关节脱位的患者，曾被认为是半关节置换术的替代方案。
- 现在几乎不再使用，因为组件有极高的概率松脱或损坏。

体设计。

在原发性骨性关节炎晚期患者中，盂肱关节典型地表现为肱骨头及关节盂后侧关节软骨缺失或变薄。这些患者的肩袖肌群 90%～95% 是近乎完整的，这使他们成为全肩关节置换术或半关节置换术的理想人选 [33,123,176,179,185]。最近的一项 Meta 分析发现，接受全肩关节置换术治疗的患者的功能效果更好，但全肩关节置换术与半关节置换术在不稳定性或翻修率方面没有差异 [48]。与风湿性关节炎或其他类型滑膜关节炎相关的慢性滑膜炎，倾向于侵蚀关节表面以外的关节周围的软组织。结果，25%～40% 的患者会出现全层肩袖肌腱撕裂（通常是冈上肌腱撕裂），二头肌肌腱断裂的概率更高 [59,176,185,202]。如果能修复软组织并改善其功能，则适合半限制的全肩关节置换术。如果无法实现有效的修复，通常适合反向全肩关节置换术。当没有足够的骨量来固定关节盂内假体时，通常选择半关节置换术 [59,124,176,179,186,202]。

半关节置换术通常适用于关节表面及其下部的肱骨头已经恶化但关节盂相当完整时，如骨坏死 [33,124,185]，对于由于严重的、无法修复的肩袖肌群断裂且进一步发展出肩袖撕裂性关节病而导致的严重有慢性疼痛及功能丧失的患者，是接受反向全肩关节置换术的适宜人群。肩袖撕裂性关节病这一词由 Neer 首先提出，指的是肱骨头恶化和最终塌陷，这是一种少见的严重的且无法修复的肩袖撕裂所致的长期衰弱性疾病 [124,176,215,234]。

慢性肩袖肌群损伤常导致关节盂肱骨头上移，如果在这种情况下植入 TSA 假体，上移位会造成关节无法契合，增加假体松动和关节盂假体过早磨损的风险。反向全肩关节置换术是为了克服这一并发症而开发的，方法是尽量减少关节球和肱骨关节面之间的位移。反向全肩关节置换术的其他特点包括：减少了对关节盂组件的应力，由于组件的一致性而产生的内在稳定性，以及三角肌力矩臂的增加。反向全肩关节置换术设计的一个缺陷是减少了盂肱关节的活动性 [20,127,209]。

手术程序

全肩关节置换术及半关节置换术为开放性手术程序，患者采取半斜卧姿势接受手术。手术程序包括以下部分 [33,59,124,179,185]：①从前方切入，切口位于肱三头肌、胸大肌间，由肩锁关节延伸至三角肌终端以获得充分的手术暴露；②自近端小结节附着点切开肩胛下肌腱；③前关节囊切开术；④露出肱骨头做肱骨切除术；⑤准备植入假体。肩胛骨要么被剥离，要么被扭曲以接受 TSA 的植入物。组件放置后，肩胛下肌被重新连接，如果外旋活动受限，则可能会延长（内侧推进或 Z 成形术）。

软组织重建及平衡是全肩关节置换术及半关节置换术后重获理想功能的关键，"平衡"指手术期间延长或拉紧软组织以尽可能恢复组织正常的静息张力，特别是肩袖肌群、肱二头肌及三角肌的肌腱单元。

执行肩关节置换术时可能必须同时执行下列程序。

- 若肩袖肌群质量良好则修复有缺陷的肩袖肌群。
- 关节囊折叠或拉紧用于盂肱关节慢性半脱位或脱位。
- 若有撞击综合征病史则执行前侧肩峰切除术。
- 若骨质不够无法有效固定肩胛盂植入假体，需使用骨片植入。

植入假体组件及修复软组织后，在缝合皮肤切口之前，需要被动移动肩关节通过所有运动平面，以观察评估假体关节的稳定性及修复后软组织的完整性，这决定了术后可能达到的关节解剖活动范围的大小及术后康复计划的进度 [33,124]。

并发症

虽然目前关节置换术术中及术后的并发症发生率较低，但即便是单一的并发症都足以对功能预后结果造成负面的影响。TSA 术后并发症的发生率在有肩袖肌群缺陷、骨质疏松症或术前有慢性盂肱关节不稳病史的患者中往往较高 [78]。除了感染、深静脉血栓等并发症外，肩关节置换术特有的并发症在专栏 17.2 中有列出 [32,78]。

术后管理

注意：有效的患者教育及治疗师、外科医生和

专栏 17.2　盂肱关节置换术的并发症

术中并发症
- 紧张的肩胛下肌腱单元未能充分延长。
- 术中损伤腋神经或肩胛上神经，分别会影响三角肌、冈上肌／冈下肌。
- 肱骨骨折。

术后软组织相关并发症
- 已修复的肩袖结构再次撕裂。
- 已修复的肩胛下肌断裂或修复失败。
- 慢性盂肱关节不稳或脱位。
- 脱位（rTSA 术后比 TSA 更高）。
- 关节盂表面进行性侵蚀（半关节置换后）。

术后假体相关并发症
- 全关节置换后，关节盂聚乙烯植入物的机械性（无菌）松动、过早磨损或破裂。
- 最常见于肩袖肌群力量不足的患者。
- 由于骨和假体之间接触面受到的压力过大。
- 无限制设计的发生率低，而早期限制设计的发生率更高。
- 半关节置换后，肱骨假体松动。

患者间密切的沟通是有效且安全的康复计划的基础，康复计划强调依特定手术程序设计符合个人特定的需要。

特别考量

肩袖肌群的完整性：无论晚期盂肱关节炎的成因是什么，全肩关节置换术或半肩关节置换术康复计划的目标、组成、进展速度均会受到术前及术后肩袖肌群完整性的影响。对于肩关节置换术前有完整的肩袖肌群的患者，康复计划的进展会比需要在接受肩关节置换术时修复肩袖肌群缺陷的患者的康复计划进展得更快。因为肌腱质量差而无法修复肩袖的患者，其康复计划进度甚至必须更加小心谨慎[42,49,54,99,124]。

手术中关节活动性：安全、稳定的术后关节活动性是基于缝合手术切口前进行的术中关节活动范围测量。接受无限制全肩关节置换术且术后肩关节足够稳定的患者的康复目标是达到 AROM 和手术中相等的 ROM——理想情况下，肩关节上抬 140°～150°，且外旋 40°～50°，对于有较多限制的全肩关节置换术，有缺损的肩袖肌群或盂肱关节松弛的患者，术中关节活动范围通常较小，术后的目标更多关注动态稳定性，而较少关注肩部的活动性。反向全肩关节置换术术后 3 个月，ROM 以外旋 0°～20°，上抬 90°～120° 为限[20,127]。

体位：当胸椎后凸增加和肩胛骨突出时[103]，重要的是手臂上抬时要强调直立坐姿或站姿，并将脊柱伸展和肩胛骨后缩练习纳入术后康复计划。

制动和术后姿势摆放

在手术结束时，手术侧手臂被固定在某些肩关节固定器上，通常是悬吊带，有时是夹板，以保护重新连接和修复的软组织或为了保持舒适[33,124,176,185,204]。术后早期保护术侧肩部的姿势详见专栏 17.3。

开始时，悬吊带或夹板只有在运动或沐浴时才能拆掉。对于不需要修复肩袖肌群的患者，可尽快脱离悬吊带以避免术后关节僵硬。然而，接受肩袖肌群修复或其他软组织重建的患者在人流拥挤区活动或睡觉时，可能需要穿戴悬吊带或夹板 4～6 周以保护修复的组织，直到充分恢复[21,23,33,42,49,50,99,124,194]。

除了每天的个人卫生和定期的被动活动外，接受反向全肩关节置换术的患者在手术后连续 3～4 周都需戴着肩部固定器（悬吊带和绷带）[127]。

运动项目

此部分描述的是肩关节置换术后每个阶段的康复进程的指导原则（全肩关节置换术或半肩关节置换术）都来自已经出版可得的有限资料，一切建立于临床的经验而非对照实验的证据，而且其中显示并没有哪一项运动优于另一项[21,23,34,42,49,98,99,103,124,194,215]。虽然大多数建议都是基于时间的，但是现在有一些更新的基于标准的建议可用。重要的是，这些运动进程及功能性活动的条件

专栏 17.3　肩关节置换术后姿势摆放：术后早期（最大保护期）

仰卧位
- 用悬吊带固定手臂，持续穿戴。
  - 肘关节屈曲 90°。
  - 前臂及手置于腹部。
- 肘关节置于折叠毛毯或枕头上以支撑手臂，稍稍远离身侧，向躯干中线前侧摆放。
  - 向前屈曲（10°～20°），肩关节稍外展伴内旋。
  - 床头抬高约 30°。

坐位
- 用悬吊带支撑手臂，或将手臂放在患者大腿垫放的枕头上或椅子扶手上。

薄弱的肩袖肌群修复
- 在某些个案中，若悬吊带无法为修复的肩袖提供足够的保护，则必须穿戴外展夹板。

及建议时间表应依照每位患者在各个阶段的评估情况，以及治疗师和外科医生后续的沟通结果而调整。

　　注意：本节中的运动指南适用于术前无肩袖缺损且未在全肩关节置换术或半肩关节置换术中进行肩袖修复的患者。对于肩袖机制差的患者或接受反向全肩关节置换术治疗的患者，请注意指南中的调整。表 17.2 总结了全肩关节置换术与反向全肩关节置换术术后运动指南和注意事项的比较。

▶ 临床提示

　　记住，不管假体的设计如何，缓解疼痛是肩关节置换的首要目标，而功能移动性的改善则是次要目标。尽管手术技术和假体技术的改进使术后康复的进展速度比几十年前更快，但在康复的每个阶段都要谨慎进行，以避免愈合的软组织损伤、假体的松动或过度的肌肉疲劳或刺激仍然很重要。

运动：最大保护期

　　康复的最大保护期开始于全肩关节置换术术后第 1 天，并延续到接下来的 4~6 周。第一阶段的重点在于患者教育与疼痛控制，以及开始进行 ROM 训练并避免粘连，要尽早恢复肩关节 ROM 达到术中的范围。无限制及使用骨水泥的肩关节置换术允许早期运动。

　　患者住院期间（通常是术后 3~4 天），患者教育包括复习术后早期的注意事项以及开始制订居家运动计划。软组织修复的关键保护期，即术后前 4~6 周，详见专栏 17.4。患者在此康复阶段对注意事项的配合度是最重要的。

　　目标及干预：康复的最大保护期包括下面几项 [21,23,34,42,49,50,98,99,124,194]

- 控制疼痛及炎症。
  - 为了舒适使用悬吊带或夹板。
  - 使用处方镇痛药及抗炎药。
  - 使用冰敷，特别是运动之后。
- 维持邻近关节的 ROM。
  - 脊柱及肩胛骨的主动运动（穿戴夹板及运动时摘除）以维持正常活动，并且将肌肉保护性收缩及痉挛降到最低。通过上抬、

后缩，然后放松肩胛骨配合"肩关节转动"来加强躯干的直立姿势。强调肩胛骨主动后缩及脊柱伸展。
  - 当手臂可以移除悬吊带后，进行手部、腕关节及肘关节 AROM 训练。
- 恢复肩关节 ROM。
  - 在手术期间确定的安全范围内进行被动或治疗师协助的肩关节运动。患者仰卧位，手臂稍微远离身侧，以毛巾卷支撑并固定肘关节，在耐受状态下，在肩胛骨平面上进行手臂向前上举，最大外旋限制在 30°~45°，内旋至将前臂置于胸廓上。
  - 钟摆运动（力臂较短）。鼓励患者每隔一段时间就移除悬吊带并在家中行走时轻缓摇摆手臂。
  - 在此阶段后期，逐渐进阶到仰卧位下自我辅助式关节活动（上举或旋转）。在棍棒的帮助下做水平外展至中立位，以及内收跨过胸廓的动作。
  - 用棍棒在坐位或站立位时进行"换挡"的动作（图 17.23），通过在桌面上向前滑动手臂（图 17.25），或使用过肩的绳索滑轮系统以减轻手臂的重量进行自我辅助式肩关节 ROM 训练。提醒患者在站立位或坐位下进行辅助式肩关节活动时要维持躯干直立。
  - 自我辅助式伸手够物运动（舒适情况下触及鼻、前额或头顶）以刺激功能性活动的恢复。
  - 有些患者，通常进阶至主动（无需辅助）肩关节 ROM 训练需 4 周。
  - 腰部水平的肘关节功能性活动，比如摸脸及书写是被允许的。
- 将肌肉抑制、保护性收缩及萎缩程度降至最低。
  - 肘关节屈曲且肩关节位于肩胛骨平面或在中立位姿势下进行肩关节肌肉温和的肌肉定位收缩（内旋除外）。出院前以健侧肩关节肌肉指导患者练习等长收缩，术侧肩

表 17.2 全肩关节置换术和反向全肩关节置换术术后运动指南和注意事项的比较

	全肩关节置换术（完整的肩袖肌群）	反向全肩关节置换术
康复训练进程	第 1 阶段：术后 0~4 周 第 2 阶段：术后 4~12 周 第 3 阶段：手术 12 周后	第 1 阶段：术后 0~6 周 第 2 阶段：术后 6~12/16 周 第 3 阶段：手术 12/16 周后
制动	■ 无需固定装置，除非肩袖肌群修复 ■ 肩部无支撑时，为了舒适，在拥挤的公共场合及睡眠时需佩戴悬吊带并坚持 4 周 ■ 在外科医生指导下，手术后摘下悬吊带进行锻炼	■ 外展夹板（在肩胛骨平面内） ■ 术后 3~4 周或 6 周每天穿戴 24 小时 ■ 移除后进行钟摆训练 3~4 次 / 天，注意个人卫生
限制 ROM	从 0~4 周开始： ■ 手臂上抬达 120° ■ 外旋达 30°（手臂在侧面） 4~6 周： ■ 盂肱关节伸展不超过中立位 6~12 周： ■ 允许范围内的内收、内旋及伸展相结合	限制 12 周或更长： ■ 盂肱关节伸展或内旋不超过中立位 ■ 盂肱关节伸展、内收及内旋相结合 ■ 外旋 0°~20°，在肩胛骨平面上抬达 90°~120°
ROM 训练、牵伸、关节松动	第 1 阶段： ■ Ⅰ级 / Ⅱ级关节松动 ■ AROM 训练：仅适用于肩胛骨和肢体远端关节 ■ 钟摆训练 ■ 盂肱关节 PROM 到辅助 AROM 训练 ——仰卧位实施（0~3 周） ——逐渐过渡到坐位和站立位主动辅助活动 ■ 盂肱关节主动活动 4~6 周 ■ 至少 6 周内无主动内旋（保护肩胛下肌） 第 2 阶段： ■ 持续的 AROM 训练 ■ 逐渐增加盂肱关节旋转 ■ 若需要，术后 6~8 周进行温和的牵伸 第 3 阶段： ■ 末端范围自我牵伸	第 1 阶段（固定装置可以移开时）： ■ Ⅰ级 / Ⅱ级关节松动 ■ AROM 训练：仅适用于肩胛骨和肢体远端关节 ■ 钟摆训练 ■ 盂肱关节 PROM 训练 ■ 保留适当的关节限制 第 2 阶段： ■ 在观察运动受限的同时增加 PROM 训练 ■ 盂肱关节辅助 AROM 训练到 AROM 训练 ——开始时仰卧位，逐渐过渡到坐位和站立位 ——逐渐增加内旋并超过中立位 第 3 阶段： ■ 若需要，限制活动的同时进行温和的牵伸
抗阻训练	第 1 阶段： ■ 在肩胛骨平面内，三角肌和肩胛胸部肌肉仅进行简单的非负重性等长收缩 第 2 阶段： ■ 强调提高肩袖肌群和肩胛胸壁肌群力量 ■ 盂肱关节肌肉亚极量等速运动结合上肢简单的负重训练（闭链运动） ■ 旋转抗阻推迟数周（保护修复的肩袖肌群） ■ 逐渐进阶到肘关节和腕关节的动态的低抗阻力量训练；若机械力学允许，肩胛胸壁关节和盂肱关节进行 AROM 训练 第 3 阶段： ■ 功能模式进阶 ■ 逐渐进行稳定性闭链训练	第 1 阶段： ■ 在肩胛骨平面内，三角肌和肩胛胸部肌肉仅进行简单的非负重性等长收缩 第 2 阶段： ■ 强调提高肩袖肌群和肩胛胸壁肌群力量 ■ 盂肱关节和肩胛胸壁关节肌肉亚极量等速运动（仅简单的负重训练） ■ 旋转抗阻推迟数周（保护未修复的肩胛下肌和小圆肌） ■ 逐渐进阶到肘关节和腕关节的动态的低抗阻力量训练；若机械力学允许，肩胛胸壁关节和盂肱关节进行 AROM 训练——仅在非负重姿势下（到 12 周） 第 3 阶段： ■ 逐渐进行稳定性闭链训练 ■ 上肢功能模式的进阶

续表

	全肩关节置换术（完整的肩袖肌群）	反向全肩关节置换术
日常生活注意事项	开始时 4~6 周： ■ 观察活动受限： ——不能伸到背后或臀部口袋 ——仰卧位时，用枕头支撑手臂避免盂肱关节伸展超过中立位 ——允许肘关节在腰部水平完成简单的日常生活活动（书写、进食、洗脸） ■ 不要斜靠在受伤手臂上（坐下或抬起离开椅子） ■ 上举限制：1 磅（约 0.45 kg）（1 杯咖啡或 1 瓶水的重量） 6~12 周： ■ 单侧举重限制 3 磅（约 1.36 kg） 12 周以后： ■ 单侧举重限制 10~15 磅（4.54~6.80 kg） ■ 逐渐回归到简单的功能性活动	开始时 12 周： ■ 功能性活动时观察活动受限 ——不能伸到背后及腿部口袋 ——仰卧位时，用枕头支撑手臂避免盂肱关节伸展超过中立位 ■ 5~7 周允许肘关节在腰部水平完成简单的日常生活活动（书写、进食、洗脸） ■ 不要斜靠在受伤手臂（坐下或抬起离开椅子） ■ 限制手术侧手臂上举 12~16 周（重量不能超过 1 杯咖啡或 1 瓶水的重量） 12~16 周 ■ 单侧举重限制 6 磅（约 2.72 kg） ■ 单侧举重限制 10~15 磅（4.54~6.80 kg） ■ 逐渐回归到简单的功能化活动

专栏 17.4　肩关节置换术后康复最大保护期的注意事项

运动

■ 短时间但频繁的运动（每天 4 次或 5 次）。
■ 每次活动重复次数低。
■ 只做被动或辅助式肩关节 ROM 训练，且只在手术期间安全的范围内运动，绝对不要进行末端范围牵伸。
　■ 反向全肩关节置换术后被动外旋至中立位或全肩关节置换术后小于 30°，以避免对经手术修复的肩胛下肌施加过度压力。
　■ 患者在仰卧位时进行被动或主动肩关节旋转，肱骨置于身体中线稍微前方的位置（手臂置于折叠的毛巾上），以避免前方关节囊及缝合线过度受力。
　■ 肩关节不过度伸展或水平外展（超过中立位置）以避免前方关节囊的应力。
　■ 不能进行伸展内收、内旋的复合动作。
　■ 若使用绳索滑轮系统进行辅助式手臂上抬时，一开始要求患者面对走道及滑轮，这样肩关节上抬只会发生于限定的范围内。
　■ 坐位或站立位下维持被动或辅助式手臂上抬时，躯干直立以避免肩峰下软组织撞击。
　■ 绝大部分情况下是无主动、抗重力、动态的肩关节运动，特别是抗阻内旋。
　■ 无阻力（肌力）运动。
　■ 一般而言，肩袖肌群受伤严重且修复过或无法修复的患者在反向全肩关节置换术后其运动进程远比全肩关节置换术前肩袖肌群完整的患者缓慢。

日常生活活动

■ 只进行那些肘关节位于腰部水平的活动，如进食或书写。
■ 避免任何把手伸到背后的日常生活活动。
■ 避免以术侧肢体负重，如旋转位或在床上移动时推的动作，特别是术后几周内更应避免。
■ 站立或行走时以悬吊带支撑手臂。
■ 睡觉和处于人群拥挤区域时穿戴悬吊带。
■ 4~6 周内避免开车。

关节则延迟至术后 4~6 周再开始定位收缩（轻度的等长收缩）。

■ 不负重姿势下进行肩胛稳定性运动，目标是前锯肌及斜方肌。

注意：对于接受全肩关节置换术并修复大范围肩袖肌群撕裂的患者，手术后禁止立即开始 ROM 训练。当吊带或夹板可以移除进行运动时，在康复的第一阶段只执行被动或辅助式 ROM 训练。最初允许的肩部抬高和外旋范围可能小于不需要修复肩袖肌群的肩部。将主动活动（无辅助）、抗重力 ROM 训练和轻度的等长运动延迟到第二阶段（大约术后 6 周，修复的软组织愈合良好）。

反向全肩关节置换术术后，患者 6 周内上抬重量限制为 1 磅，外旋和上抬高度分别限于 0°~20°、90°~120° 3 个月。此外，反向全肩关节置换术术后应注意的事项包括过度伸展、上抬和术侧的肩关节支撑体重。反向全肩关节置换术术后的其他注意事项见表 17.2。

进阶的标准：进阶至康复第二阶段的标准如下。

■ ROM：在肩胛骨平面上，疼痛最轻的情况下，至少被动上抬 90°，至少外旋 45°，以及内旋 70°[215]，或几乎是全范围 ROM。基于手术中测量的被动肩部运动，几乎没有疼痛[34,99]。

■ 测试肩胛下肌时，进行抗阻等长内旋时没有肌腱疼痛 [34]。

■ 有能进行日常生活中绝大部分腰部水平活动的能力而不会疼痛 [99]。

■ 对于反向全肩关节置换术来说，标准包括对辅助 ROM 训练的耐受性和当关节位于肩胛骨平面时，能够以等长收缩方式激活三角肌群和肩周肌群 [20]。

运动：中度保护 / 运动控制期

虽然建议的时间表都不相同，不过康复的中度保护 / 运动控制期一般开始于术后 4 ~ 6 周，延续至术后 12 ~ 16 周或更久。关键在持续增加关节 ROM 时，逐渐建立主动控制（无需协助）、动态稳定性及肩关节肌力 [21,23,42,49,98,99,124,194,215]。

注意：此阶段康复期间，虽然在特定软组织上增加应力是安全的（牵张或阻力），但重要的是要渐进才不会造成这些持续复原中组织的损伤。因此，要继续短时间但高频的运动，同时避免激烈的牵伸或抗阻运动，避免功能性活动时肩关节过度使用。

目标及干预：这一阶段的康复目标和运动如下。

■ 继续增加肩关节 PROM。

  ■ 从被动或辅助式 ROM 训练过渡至低强度、无痛牵伸，所有解剖平面及对角线运动达到完整范围，即术中获得的活动范围。

  ■ 特定关节囊受限时可以进行温和的关节松动术。

  ■ 除了治疗师辅助牵伸外，还要教患者进行温和的自我牵伸运动，以提高上举、内 / 外旋、伸展和水平内收 / 外展的活动度。

■ 建立肩关节主动控制及动态稳定性并改善肌肉表现（力量及耐力）。

  ■ 继续或逐渐过渡至肩关节 AROM 训练，当患者在运动中不先出现肩胛骨上抬时，即可开始抗重力外展。

  ■ 在不同的姿势下进行肩胛骨及盂肱关节稳定性（交替性等长收缩）及节律性稳定运动。开始时是在不负重的姿势下，然后进阶至最小负重。

注意：对于进行反向全肩关节置换术的患者，术后要保持 12 周的不负重措施。

■ 肩部肌肉无痛、低强度（亚极量）的抗阻等长运动，包括肩胛下肌和其他需要进行修复的肌肉 – 肌腱单元。

■ 开始对肩胛骨和肩部肌肉进行动态抗阻练习（肩关节抬高 0° ~ 90°），使用轻重量或轻量级弹性阻力。从仰卧位开始，支撑和稳定肩胛骨，并逐渐过渡到坐位下进行。

■ 在桌子上放一个固定的测力计或一个便携式的练习器来开始上肢耐力训练。通过增加重复次数或时间来提高肌肉力量和心肺耐力。

进阶标准：为了进阶到康复的最后阶段，患者必须符合下列条件。

■ 肩关节完整的 PROM（以术中范围为依据），或无痛、被动或辅助式肩关节屈曲至少 130° ~ 140° 和外展 120° [215]。

■ 肩胛骨平面内无痛、被动外旋至少 60° 和内旋 70° [215]。

■ 肩胛骨平面上主动（无辅助）、抗重力手臂上抬至少 100° ~ 120°，能维持关节稳定性且使用正确的肩关节力学，特别是手臂上抬时不会出现肩胛骨上抬 [215]。

■ 肩袖肌群及三角肌肌力：4/5 [49,99]。

■ 在进入下一阶段之前，做反向全肩关节置换术的患者应该记录下三角肌和周围肌肉的功能改善和力量增强 [20]。

运动：最小保护 / 恢复功能性活动期

最小保护 / 恢复功能性活动期通常自术后 12 ~ 16 周开始（根据肩袖肌群组织质量及功能），且通常会延续数月之久。为了要达到足够的盂肱关节稳定性，在此阶段要持续的努力以重获功能性活动所需的 AROM。此阶段的重点放在改善动态稳定性的肩带无痛肌力强化运动，以及渐进性改善进行更费力任务的上肢功能性使用。为了达到最佳的效果，居家运动计划必须持续 6 个月甚至更久，且功能及休闲活动可能需要调整。